主编

陈楠

副主编

丁峰　李晓　余晨　郝传明

U0188481

肾脏病诊治精要
附临床病例

THE ESSENCE OF
DIAGNOSIS AND TREATMENT OF
KIDNEY DISEASES

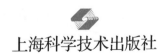

上海科学技术出版社

图书在版编目（ＣＩＰ）数据

肾脏病诊治精要 ： 附临床病例 / 陈楠主编. -- 上
海 ： 上海科学技术出版社，2022.4（2023.4重印）
ISBN 978-7-5478-5638-3

Ⅰ．①肾… Ⅱ．①陈… Ⅲ．①肾疾病－诊疗 Ⅳ.
①R692

中国版本图书馆CIP数据核字(2022)第014257号

肾脏病诊治精要：附临床病例

主 编 陈 楠

副主编 丁 峰 李 晓 余 晨 郝传明

上海世纪出版（集团）有限公司
上海科学技术出版社 出版、发行
（上海市闵行区号景路159弄A座9F-10F）
邮政编码201101　　　www.sstp.cn
上海盛通时代印刷有限公司印刷
开本 787×1092　1/16　印张 29.75
字数 700千字
2022年4月第1版　2023年4月第2次印刷
ISBN 978-7-5478-5638-3 / R · 2464
定价：98.00元

内容提要

　　本书汇集了上海市医师协会肾脏内科医师分会众多肾脏病专家,结合当前肾脏病学界的前沿进展和热点,以及专家们丰富的临床实践经验,精心编写而成。

　　本书对主要肾脏疾病的致病机制、诊断与鉴别诊断、治疗方法的理论知识进行梳理,结合典型病例分析,理论联系临床实践,着重培养年轻医师的临床诊治思路。此外,本书介绍了常用肾脏病诊疗技术,部分配有标准操作视频,便于理解掌握;同时对肾脏内科常用药物的规范化使用亦做了介绍。

　　本书可供规范化培训阶段的轮转医师、肾脏专科住院医师和年轻主治医师,以及基层社区医院的全科医师等参考。

编者名单

主编 · 陈 楠

副主编 ·（以姓氏笔画为序）

丁 峰 李 晓 余 晨 郝传明

参编人员 ·（以姓氏笔画为序）

丁 峰 · 上海交通大学医学院附属第九人民医院

丁小强 · 复旦大学附属中山医院

王伟铭 · 上海交通大学医学院附属瑞金医院

王朝晖 · 上海交通大学医学院附属瑞金医院

牛建英 · 上海市第五人民医院

毛志国 · 海军军医大学第二附属医院（上海长征医院）

方 艺 · 复旦大学附属中山医院

方 炜 · 上海交通大学医学院附属仁济医院

叶志斌 · 复旦大学附属华东医院

叶朝阳 · 上海中医药大学附属曙光医院

史 浩 · 上海交通大学医学院附属瑞金医院

白寿军 · 复旦大学附属中山医院青浦分院

戎 殳 · 上海交通大学附属第一人民医院

朱彤莹 · 复旦大学附属华山医院

任　红·上海交通大学医学院附属瑞金医院

刘　娜·同济大学附属东方医院

刘少军·复旦大学附属华山医院

牟　姗·上海交通大学医学院附属仁济医院

李　林·海军军医大学第二附属医院（上海长征医院）

李　艳·上海交通大学医学院附属第九人民医院

李　晓·上海交通大学医学院附属瑞金医院

肖　婧·复旦大学附属华东医院

吴　俊·海军军医大学第二附属医院（上海长征医院）

余　晨·同济大学附属同济医院

邹建洲·复旦大学附属中山医院

汪年松·上海交通大学附属第六人民医院

沈　茜·复旦大学附属儿科医院

张　文·上海交通大学医学院附属瑞金医院

张　明·复旦大学附属华山医院

张玉强·海军军医大学第二附属医院（上海长征医院）

张伟明·上海交通大学医学院附属仁济医院

张敏敏·复旦大学附属华山医院

张景红·中国人民解放军第八五医院

陈　楠·上海交通大学医学院附属瑞金医院

陈　靖·复旦大学附属华山医院

陈晓农·上海交通大学医学院附属瑞金医院

范　瑛·上海交通大学附属第六人民医院

林芙君·上海交通大学医学院附属新华医院

郁胜强·海军军医大学第二附属医院（上海长征医院）

周　蓉·上海市杨浦区中心医院

郝传明 · 复旦大学附属华山医院

秦　岭 · 同济大学附属第十人民医院

袁伟杰 · 上海交通大学附属第一人民医院

顾乐怡 · 上海交通大学医学院附属仁济医院

倪兆慧 · 上海交通大学医学院附属仁济医院

徐　天 · 上海交通大学医学院附属瑞金医院

徐　虹 · 复旦大学附属儿科医院

郭志勇 · 海军军医大学第一附属医院（上海长海医院）

梅长林 · 海军军医大学第二附属医院（上海长征医院）

彭　艾 · 同济大学附属第十人民医院

蒋更如 · 上海交通大学医学院附属新华医院

傅辰生 · 复旦大学附属华东医院

谢静远 · 上海交通大学医学院附属瑞金医院

潘晓霞 · 上海交通大学医学院附属瑞金医院

薛　骏 · 复旦大学附属华山医院

戴　兵 · 海军军医大学第二附属医院（上海长征医院）

主编助理 · （以姓氏笔画为序）

刘韵子　胡晓帆　傅晓岑

主编简介

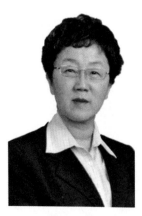

主编 陈 楠

主任医师,博士研究生导师。法国国家医学科学院外籍院士,上海交通大学二级教授,上海交通大学医学院肾脏病研究所所长,上海交通大学医学院附属瑞金医院教授。曾任中华医学会肾脏病学分会副主任委员(两届,2005—2012年)、常委,中国医师协会肾脏内科医师分会副会长和上海市医学会肾脏病专科分会主任委员。现任上海市医师协会肾脏内科医师分会会长、上海市医学会罕见病专科分会副主任委员、亚太地区慢性肾脏病(CKD)防治委员会委员。获国际肾脏病学会(ISN)先锋奖、美国肾脏病基金会(NKF)国际突出贡献奖等奖项。在国内外杂志发表学术论文400余篇。先后承担国家重点基础研究发展计划、国家"十二五"规划、国家自然科学基金等科研项目30余项。获成果奖16项,包括教育部科学技术进步奖一等奖、教育部提名国家科学技术奖科技进步奖一等奖、教育部科学技术进步奖(推广类)二等奖、中华医学科技奖二等奖、上海市科技进步奖一等奖和二等奖等。

序

　　近年来肾脏病学发展迅速，出现了不少新概念、新知识、新技术，而且还出现了一些从前没有认识或认识不足的肾脏病，所以不断地进行知识更新是摆在每位肾脏内科专科医师面前的一项重要任务，只有这样才能更好地为患者服务。

　　改革开放以来，我国国民经济及医疗卫生事业蓬勃发展，我国的肾脏内科医师队伍也在迅速壮大，新生力量不断加入，他（她）们是未来的希望，是我国肾脏病学事业持续发展的保障。年轻医师更需要不断充实并提高自己，以完成承上启下的历史重任。

　　为了帮助年轻医师成长，同时帮助所有肾脏内科专科医师知识更新，一本好的肾脏内科专科医师培训教材十分重要。我认为好的专科医师培训教材首先应该注重临床实践，将理论与实践结合，不空谈理论；要有基础内容培训，又要有最新进展介绍；要传授具体知识，更要注意临床思维培养。当然，写作也应力求深入浅出、清晰易懂。

　　上海市医师协会肾脏内科医师分会会长陈楠教授是一位长期在医、教、研一线工作，且经验非常丰富的著名肾脏病学专家。她组织上海市各大医院50余位肾脏内科专家撰写的这本《肾脏病诊治精要：附临床病例》，就是一本很好的专科医师培训教材，有助于提高我国肾脏内科医师的临床诊治水平。我竭诚推荐肾脏内科医师阅读、学习本书。

谌贻璞

首都医科大学附属北京安贞医院教授、主任医师

中华医学会肾脏病学分会前任主任委员

2021年10月

前　言

慢性肾脏病被称为"沉默的杀手"，由于发病悄无声息，病情大多进展缓慢，往往容易被人们所忽略。近年来流行病学调查显示，我国成年人群中慢性肾脏病患病率为10.8%，据此估计我国现有成年慢性肾脏病患者高达1.2亿，其防治工作刻不容缓，肾脏科医师在其中发挥的作用不言而喻。如何对年轻肾脏内科医师进行规范化培训，促使其更好地成长，及早适应临床肾脏病诊治工作，已成为当前肾脏病学界的要务之一。

目前一些专科培训教材存在诸多待提高之处：因编写年代久远而略显知识老化，缺少对肾脏疾病诊治进展的介绍；内容不够深入浅出，不易被刚刚进入肾脏专科工作的医师理解掌握；偏重理论知识，与临床实践结合不够紧密。

基于此，我们组织了上海市各大医院50余位知名肾脏病学专家，共同撰写这本肾脏专科医师规范化培训教材。编写过程中参考了国内外肾脏病学领域的权威教科书、重要指南和近五年文献综述，同时结合编者的临床实践经验。本书特点主要体现在以下几个方面：① 由浅入深，层层递进，通过简明扼要的语言，勾勒肾脏病学的各大疾病及常见症状体征，在梳理基础理论知识的同时，着重培养临床诊断思路；② 理论结合实践，每个疾病配有典型案例，帮助读者加深理解、融会贯通；③ 由经验丰富的肾脏病学专家撰写，内容严谨，反映本领域最新的学术观点，帮助年轻医师了解肾脏病领域前沿研究进展。

蒙我国著名肾脏病学专家、首都医科大学附属北京安贞医院谌贻璞教授为本书作序，上海50余位肾脏内科同道为本书辛勤耕耘、精心编写，在本书撰写过程中上海市医师协会领导给予的支持与帮助，在此一并致以衷心的感谢！

希望本书对提高对肾脏疾病的规范化诊治水平有所裨益。

陈 楠

上海交通大学医学院附属瑞金医院教授

上海市医师协会肾脏内科医师分会会长

2021年9月

目 录

第三章 · 原发性肾小球疾病
065

第四章 · 继发性肾脏病
109

第五章 · 遗传性肾脏病
209

第六章 · 肾血管性疾病
255

第七章 · 小管间质性疾病
281

第八章 · 泌尿系感染、结石及梗阻
303

第九章 · 急性肾损伤

第十章 · 慢性肾脏病及其并发症

第十一章 · 其他肾脏病

第十二章 · 常用肾脏病诊疗技术

第十三章·肾功能评估
427

第十四章·药物治疗
433

参考文献
456

第一章

常见肾脏病症状及体征的诊断思路

第一节 水 肿

【概述】 人体血管外组织间隙积聚过多的液体形成水肿。根据水肿发生的部位，可分为全身性与局部性水肿。根据水肿部位以手指按压是否会出现凹陷，可分为凹陷性和非凹陷性水肿。根据水肿的发病原因进行的分类详见下文。

【发病机制】 人体毛细血管组织间液由血浆滤过毛细血管形成，除蛋白质分子以外的血浆成分均能自由通过毛细血管，液体进出毛细血管由有效滤过压驱动，有效滤过压＝（毛细血管内静水压－组织间隙静水压）＋（组织液胶体渗透压－血浆胶体渗透压）。正常情况下，毛细血管小动脉端的有效滤过压为正，所以液体由毛细血管滤出至组织间隙，成为组织液。毛细血管小静脉端的有效滤过压为负，液体被回吸收入血管中。两者形成动态平衡，维持正常的组织液量。另外，毛细淋巴管也参与多余组织液和部分蛋白质的回吸收。因此，任何影响到上述因素的病理生理状况，都有可能造成组织间液的生成大于回吸收，从而导致水肿。

局部性水肿由各种病因造成的身体局部组织液有效滤过压失衡引起，全身性水肿还常有肾排水排钠减少导致的全身水钠潴留参与。

根据发病原因，水肿可以分为以下几类。

1. 心源性水肿 心源性水肿常见于右心心力衰竭。右心心力衰竭时回心血量减少，静脉淤血导致毛细血管静水压增高，形成水肿。心源性水肿多出现在颈静脉充盈甚至怒张、肝淤血肿大等之后，常表现为身体下垂部位的凹陷性水肿，还可伴有纳差、恶心、胸腔积液和腹水。自由活动者常在脚踝、足背、胫前出现对称性水肿，抬高下肢或卧位休息后可缓解。长期卧床者骶尾部或侧卧一侧的躯干、肢体水肿明显，随体位改变而改变。另外，左心心力衰竭造成有效循环血量和肾血流减少，引起继发性醛固酮增多，肾排水排钠减少，水钠潴留也可导致水肿。

2. 肝源性水肿 肝源性水肿常表现为下肢水肿并伴有腹水，上肢或躯干上部水肿少见。其发病是多种机制共同作用的结果。

肝硬化患者肾血管收缩、肾排水排钠减少、水钠潴留是肝源性水肿与腹水形成的主要机制。肾血管收缩的可能机制包括：① 门脉高压使肝窦静水压升高，肝内压力受体激活，通过肝肾反射引起肾血管收缩；② 内脏血管扩张，有效循环血量减少，反射性激活肾素－血管紧张素系统和交感神经系统；③ 前列腺素分泌减少。另外，体内心房利钠肽相对不足或机体对其敏感性降低、雌激素灭活减少、抗利尿激素分泌增加、继发性醛固酮增多等，也可使肾排水排钠减少，造成水钠潴留。

肝硬化患者常有纳差，摄食减少，肝储备功能下降，白蛋白合成减少，血浆胶体渗透压下降。肝硬化时的内毒素血症和炎症又使得毛细血管通透性增加，血浆中的蛋白质进入组织间隙，毛细血管与组织间隙的胶体渗透压差进一步降低，组织液有效滤过压降低，这也是肝源性水肿的发病机制之一。

3. 肾源性水肿 肾源性水肿早期仅表现为晨起眼睑或颜面水肿，严重时发展为全身性水肿，可伴有蛋白尿、血尿、管型尿、高血压、肾功能损害等。

肾脏病时，因为：① 肾血流量不变但肾小球滤过分数下降，或者由于肾血流量下降，肾小球滤过率下降；② 球－管失衡或肾小管对心房利钠肽反应减弱，肾小管回吸收水钠增加；③ 交感神经系统和肾素－血管紧张素系统激活，继发性醛固酮增多。大量蛋白尿导致的低白蛋白血症、动脉容量不足或者某些肾脏病导致的肾实质缺血,都能激活交感神经系统和肾素-血管紧张素系统,引发肾血管收缩,肾脏排水排钠减少;④ 肾内前列腺素生成减少,也可通过收缩肾血管,减少肾排水排钠。水钠潴留是肾源性水肿的主要发病机制之一。

另外,尿蛋白流失造成的低白蛋白血症还使毛细血管血浆渗透压降低,组织液有效滤过压增加,促进肾源性水肿形成。

4. 营养不良性水肿　营养不良性水肿常从足部开始逐渐蔓延至全身,可伴有消瘦、体重减轻等表现。主要由各种原因造成的低蛋白血症引起,也可继发于维生素B_1缺乏,后者可引起周围小动脉扩张,每搏输出量增加,毛细血管静脉压升高,加重水肿。

5. 黏液性水肿　黏液性水肿多由甲状腺功能减退(甲减)造成,特征是黏多糖在皮肤组织堆积造成的非凹陷性水肿,颜面及胫前较明显,严重者也可发展成全身性水肿,伴或不伴浆膜腔积液。可伴有甲减的其他症状,如乏力、纳差、怕冷、皮肤苍黄而干燥、毛发脱落、反应迟钝、心率减慢等。部分甲状腺功能亢进和腺垂体功能减退症患者也会出现局部黏液性水肿。

6. 变态反应性水肿　各种过敏引起的变态反应性水肿,可以是局部的,也可以是全身性的。血管神经性水肿也属于此类。

7. 炎症性水肿　除了变态反应以外,其他感染性、非感染性炎症均可引起毛细血管扩张,管壁渗透性增加,血浆里的液体单独或与蛋白质一起漏入细胞间隙,超过淋巴引流量,形成水肿。局部炎症性水肿多伴有局部皮肤发红、皮温升高和疼痛、压痛。全身性炎症反应综合征可引发全身性水肿。

8. 静脉或淋巴回流障碍导致的水肿　如静脉曲张、静脉血栓形成、静脉炎、静脉受压、丝虫病、非特异性淋巴管炎等。久坐或久立引起的下肢水肿也属于此类。某些药物(如钙离子拮抗剂)具有扩血管作用,但对毛细血管小动脉端扩张程度强于小静脉端,导致血管内静水压增加,形成水肿。

9. 内分泌性水肿　除了上述引发黏液性水肿的疾病以外,还有其他一些内分泌疾病也可以导致水肿,如原发性醛固酮增多症、库欣综合征、经前期紧张综合征等。另外,某些药物,如糖皮质激素、性激素、胰岛素、萝芙木制剂、甘草制剂等也可引起水肿,其原因可能是药物导致的内分泌紊乱。

10. 特发性水肿　多见于妇女,主要出现在身体下垂部位,原因未明,可能与内分泌功能失调及直立体位的反应异常有关。

【诊断及鉴别诊断】　通过问诊、体检、实验室检查和辅助检查,结合各种水肿的特点以及常见的伴随症状,得出水肿的病因诊断,其要点如下。

(1) 水肿出现的时间、急缓、部位(开始部位及蔓延情况)、全身性或局部性、是否对称、是否为凹陷性,与体位变化及活动的关系。

(2) 有无心、肝、肾、内分泌等疾病史及其相关临床表现。

(3) 水肿与药物、饮食、月经及妊娠的关系。

(傅辰生)

第二节　高 血 压

【概述】　根据《2020国际高血压学会全球高血压实践指南》,高血压定义为:在未使用降压药物的情况下，非同日3次测量诊室血压，收缩压（SBP）≥140 mmHg和（或）舒张压（DBP）≥90 mmHg。SBP≥140 mmHg且DBP＜90 mmHg为单纯收缩期高血压。根据血压升高水平，又进一步将高血压分级（表1-1）；动态血压监测的高血压诊断标准为：平均SBP/DBP 24 h≥130/80 mmHg；白天≥135/85 mmHg，夜间≥120/70 mmHg；家庭血压监测的高血压诊断标准为≥135/85 mmHg，与诊室血压的140/90 mmHg相对应。该标准适用于18岁以上成年人。

表1-1 基于诊室血压的高血压分类

分　　类	SBP（mmHg）	DBP（mmHg）
正常血压	＜130 和	＜85
正常高值血压	130～139 和（或）	85～89
高血压	≥140 和（或）	≥90
1级高血压	140～159 和（或）	90～99
2级高血压	≥160 和（或）	≥100
单纯收缩期高血压	≥140 和	＜90

注：当SBP和DBP分属于不同级别时，以较高的分级为准。

【发病机制】 高血压的发病是在一定遗传易感性基础上多种环境因素综合作用的结果，后者包括交感神经系统亢奋、肾素-血管紧张素-醛固酮系统激活、胰岛素抵抗、水钠潴留、血管壁结构重建、内皮细胞功能受损等。

高血压根据病因可分为继发性和原发性两种。原发性高血压是指排除了各种继发因素以后确诊的高血压，多有高血压家族史，发病年龄一般在40岁以后。而继发性高血压可以发病较早。常见继发性高血压的病因如下。

1. 肾实质性疾病 多种急、慢性原发性或继发性肾小球疾病、慢性肾小管间质疾病、先天遗传性肾脏疾病、肾脏微血管病等常伴有高血压。患者可以有肾脏病本身的各种临床表现，且出现早于高血压。各种肾实质性疾病高血压的发病率不同，但当病理出现肾小球硬化和肾间质纤维化和（或）临床出现肾功能不全时，高血压的发病率均显著增加。肾实质性高血压易发展成顽固性高血压和恶性高血压。

2. 中、大血管性疾病

（1）肾动脉狭窄：单侧或双侧肾动脉狭窄时患肾缺血，肾素-血管紧张素系统激活引起高血压。动脉粥样硬化是引起我国肾动脉狭窄最常见的病因，其次为大动脉炎、纤维肌性发育不良和其他病因。肾动脉狭窄引起的高血压常伴有患肾缩小、功能减退，高血压发展快，易出现恶性高血压。查体腹部或肋脊角可闻及高音调收缩期或连续性血管杂音。

（2）主动脉狭窄：主动脉狭窄包括先天性及获得性主动脉狭窄。先天性主动脉狭窄常发生在主动脉峡部原动脉导管开口处附近。获得性主动脉狭窄主要包括大动脉炎、动脉粥样硬化及主动脉夹层剥离等所致的主动脉狭窄。本病的基本病理生理改变为狭窄所致血流再分布和肾组织缺血引发的水钠潴留和肾素-血管紧张素系统激活。临床主要表现为上肢高血压，而下肢脉弱或无脉，双下肢血压明显低于上肢，听诊狭窄血管周围有明显血管杂音。

3. 内分泌系统疾病

（1）原发性醛固酮增多症：原发性醛固酮增多症可以由特发性醛固酮增多症、醛固酮瘤、醛固酮癌、原发性肾上腺皮质增生、家族性醛固酮增多症等引起。发病机制为肾上腺皮质球状带自主分泌过多醛固酮，保钠排钾增加，水钠潴留，肾素活性受抑。临床表现除了高血压，部分患者存在低血钾。部分可发展至难治性高血压。

（2）皮质醇增多症：皮质醇增多症又称为库欣综合征，可以由原发性肾上腺腺瘤、腺癌，原发性或继发性肾上腺皮质增生或医源性皮质醇增多引起。高皮质醇血症除了导致高血压，还引起向心性肥胖、满月脸、糖代谢异常、低钾血症和骨质疏松等。

（3）嗜铬细胞瘤：嗜铬细胞瘤大多起源于肾上腺髓质，也可起源于肾上腺外的交感神经链，分布于腹膜后腹主动脉前、左右腰椎间盘间隙、肠系膜下动脉开口处主动脉旁或其他更少见的部位。瘤体分泌过多儿茶酚胺，引起血管收缩，导致高血压。其临床特点为突发性或持续性伴突发性加重的高血压，发作时常伴头痛、心悸、多汗三联征，可伴有糖、脂等多种代谢紊乱和多脏器功能损伤。

（4）其他内分泌紊乱继发的高血压：如甲状腺功能亢进、巨人症或肢端肥大症、肾素分泌增高的肿瘤、女性更年期等。

4. 阻塞性睡眠呼吸暂停综合征　阻塞性睡眠呼吸暂停综合征患者的呼吸暂停引起低氧血症、胸腔内负压增加，刺激压力感受器和化学感受器；或者由于多梦致交感神经兴奋，外周血管收缩导致高血压。

5. 药物性高血压　药物性高血压是由药物本身的药理或毒理作用引起的高血压。可能导致高血压的常用药物包括：① 肾上腺皮质激素类药物，包括糖皮质激素如泼尼松、甲泼尼龙，盐皮质激素如去氢皮质酮，同化激素如苯丙酸诺龙，女用口服避孕药如炔诺酮等；② 非类固醇类抗炎药物；③ 三环类抗抑郁药；④ 环孢素；⑤ 重组红细胞生成素等。

6. 神经系统疾病　如颅内高压症、间脑综合征等，由于血管收缩，中枢功能障碍引起血压升高。

7. 妊娠高血压综合征　发病原因尚不明确，可能与胎盘缺血、肾素-血管紧张素系统激活、前列腺素合成失调、免疫遗传因素等导致全身性小动脉痉挛与水钠潴留有关。特点是孕20周以后发病，可伴有水肿和蛋白尿，严重者会出现先兆子痫或子痫。

8. 真性红细胞增多症　这是一种以克隆性红细胞增多为主要表现的骨髓增生性疾病，高血压可能由血容量增多和血液黏稠度增高造成。

【诊断与鉴别诊断】　高血压的诊断有赖于血压的准确测量。不同测量方法的诊断标准稍有不同，见前文。明确高血压诊断后，尚需进一步对高血压的病因进行分析，尤其是那些高血压发病较早（40岁以前）、血压较难控制的患者，继发性高血压的可能性大。

除了仔细询问病史、体检以外，相应的实验室及辅助检查有助于发现那些可能导致高血压的疾病，如尿液和肾功能检测、泌尿系统影像学检查有助于发现肾脏病，血激素水平测定和内分泌腺影像学检查、各种激素刺激或抑制试验有助于发现内分泌疾病，多导睡眠呼吸监测是诊断阻塞性睡眠呼吸暂停综合征的"金标准"，血常规检查、骨髓穿刺可帮助诊断真性红细胞增多症等。但是须注意鉴别高血压与这些疾病究竟是合并发生还是有因果关系，符合因果关系的才可以诊断为继发性高血压。排除了所有可能的继发性因素,则诊断为原发性高血压。

(傅辰生)

第三节　血　尿

【概述】　血尿包括镜下血尿和肉眼血尿。镜下血尿是指尿色正常,新鲜清洁中段尿离心沉渣检查(3 000转/min, 5 min)每高倍镜视野红细胞数超过3个或红细胞(RBC)$> 10 \times 10^6$/L;肉眼血尿是指尿中红细胞增多以致肉眼可见,尿外观呈洗肉水样、血样、酱油样或有血凝块,一般1 L尿含1 mL血液即呈肉眼血尿。

【发病机制】

1. 泌尿系统疾病　① 肾小球疾病:急性肾小球肾炎、急进性肾小球肾炎、慢性肾小球肾炎、继发性肾小球肾炎、遗传性肾炎等;② 肾间质疾病:间质性肾炎、肾乳头坏死、反流性肾病等;③ 泌尿系统疾病:泌尿系统结石、感染、肿瘤、损伤等;④ 遗传性或先天性疾病:多囊肾、髓质海绵肾、异位肾、肾下垂、膀胱憩室、尿路狭窄等。

2. 系统性疾病　① 感染性疾病:败血症、流行性出血热、猩红热、钩端螺旋体病和丝虫病等;② 血液病:白血病、再生障碍性贫血、血小板(PLT)减少或过敏性紫癜、血友病、凝血酶原或纤维蛋白原或维生素K缺乏、红细胞增多症、镰状细胞病等;③ 自身免疫性疾病:系统性红斑狼疮、结节性多动脉炎、皮肌炎、类风湿关节炎、系统性硬化症等;④ 血管性疾病:亚急性感染性心内膜炎、急进性高血压、慢性心力衰竭、胡桃夹综合征、肾动脉栓塞和肾静脉血栓形成等;⑤ 代谢性疾病:高钙尿症、高尿酸尿症等。

3. 尿路邻近器官疾病　精囊炎、急性盆腔炎或脓肿、宫颈炎、输卵管炎、阴道炎、急性阑尾炎、结直肠癌等。

4. 药物损害及其他因素　① 抗生素:如磺胺类、庆大霉素、卡那霉素、多黏菌素、新霉素、头孢菌素类、两性霉素B等;② 抗癌药、镇痛药、某些中药、有毒有害物质;③ 平时运动量小的健康人突然加大运动量,可出现运动性血尿。

【诊断及鉴别诊断】　当发现可疑血尿时,按以下流程进行血尿的诊断和鉴别诊断(图1-1)。

1. 是不是真性血尿　诊断血尿首先要鉴别真性血尿与假性血尿。假性血尿可见于:① 月经等特殊情况污染了尿液,在经期结束后需复查;② 利福平、苯妥英钠可使尿色变红;③ 某些食物如红心火龙果、甜菜及含人造色素的食品等;④ 若尿隐血阳性,但镜下无或少见红细胞,需完善实验室检查明确是否有血红蛋白尿或肌红蛋白尿。

2. 是不是持续性血尿　某些情况下血尿呈一过性,可能原因包括收集尿液前的剧烈运动、性交、轻微损伤,或感染、某些药物引起的一过性血尿。在避免影响因素、控制感染、停用相关药物4~6周后应再次测定,如仍为阳性即可诊断为持续性血尿。若血尿急性起病伴单侧腰痛,或肉眼血尿伴有血块,需尽快完善影像学检查明确泌尿系结石或梗阻情况,必要时尽快至泌尿外科处理。

3. 是肾小球性还是非肾小球性血尿　确定为持续性血尿后,需要根据临床表现和实验室检查明确是肾小球性还是非肾小球性血尿(表1-2)。

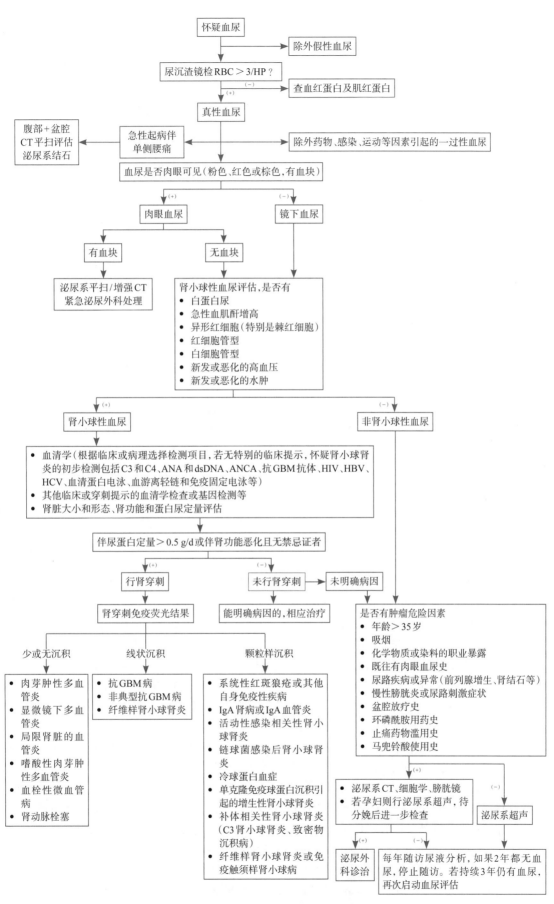

图1-1　血尿的诊断和鉴别诊断思路

RBC：红细胞；ANA：抗核抗体；dsDNA：双链脱氧核糖核酸；ANCA：抗中性粒细胞胞质抗体；GBM：肾小球基膜；HIN：人类免疫缺陷病毒；HBV：乙型肝炎病毒；HCV：丙型肝炎病毒

（1）临床表现：根据尿色、是否伴有血块以及伴随情况来判断。

表1-2　肾小球性血尿和非肾小球性血尿临床表现

临床表现	肾小球性血尿		非肾小球性血尿	
	表　现	见于疾病	表　现	见于疾病
尿色	咖啡色或浓茶色	肾小球肾炎	暗红色	肾脏出血时尿与血混合
			鲜红	膀胱或前列腺出血
血块	无		条状	上尿路病变
			三角形或菱形	肾盂出血
			扁平形	膀胱出血
伴随情况	水肿、高血压、蛋白尿、肾功能减退	急、慢性肾小球肾炎	疼痛、尿路刺激征	尿路感染、结石、膀胱、前列腺疾病
	皮疹、关节痛、脱发、雷诺征、血细胞减少等	自身免疫病肾损害	无痛性肉眼血尿	尿路肿瘤、结石、结核、多囊肾、肾血管病变、前列腺肿大和感染
	紫癜、腹痛、关节痛、黑便	紫癜肾炎	伴有排尿困难、尿流细及中断	尿路结石、肿瘤、异物、前列腺肥大
	眼部异常、神经性耳聋、肾病家族史	遗传性肾炎	伴有畏寒、发热、白细胞增多	急性肾盂肾炎
	皮肤过敏、药物热、血嗜酸性粒细胞和IgE升高	过敏性间质性肾炎	腰痛、腹痛	肾动脉栓塞、肾静脉血栓

（2）实验室检查：若出现异形红细胞或棘形红细胞、有红细胞管型或伴有蛋白尿，应考虑肾小球性血尿。

• 尿红细胞形态：肾小球性血尿的出现是由于肾小球基底膜出现微小破裂，红细胞受机械挤压漏出至肾小囊腔。因此，位相显微镜检查尿沉渣红细胞形态是一种简单、快速的办法。若出现以下情况，需考虑肾小球性血尿可能：① 异形红细胞：由于挤压及肾内渗透压改变的影响，肾小球性血尿时尿中红细胞呈畸形。若镜下红细胞形态单一，与外周血近似，则为均一型血尿，提示血尿为非肾小球性，可能来源于肾后因素，如肾盂、肾盏、输尿管、膀胱和前列腺的病变。但要注意当大量红细胞漏出或肉眼血尿时，肾小球性血尿也可为均一型。此外，相较于异常形态红细胞的绝对值，其所占比例更有意义；② 棘形红细胞：镜下可见红细胞表面具有囊泡样突起，对确诊肾小球性血尿具有重要诊断价值。

• 管型尿：血尿并伴有管型，特别是红细胞管型，是肾小球性血尿的临床特征。

• 尿蛋白测定：血尿本身一般不会使蛋白排泄率明显增加，因此如果同时出现血尿和蛋白尿（尤其是白蛋白尿），则提示肾小球性血尿。重度血尿或尿渗透压降低［＜280 mmol/（kg·H_2O）］的情况下，尿红细胞被破坏，血红蛋白（Hb）逸出，易被误诊为尿蛋白。由于Hb是β球蛋白，因此行蛋白电泳有助于排除。此外，也有部分肾小球疾病可能无蛋白尿，仅出现血尿。

4. 明确病因　确定了血尿性质后，需进一步明确血尿的病因。

（1）肾小球性血尿：明确诊断肾小球性血尿后，需完善肾炎相关的血清学和影像学检查。根据病情严重程度，可行肾穿刺活检确诊。肾活检指征主要包括：① 合并出现尿蛋白定量＞0.5 g/d。

② 高血压或血压较基线明显升高；③ 血肌酐急性升高。不伴蛋白尿和肾功能不全的单纯性肾小球性血尿，通常不建议活检。若经相关检查仍不能明确病因，需按非肾小球性血尿评估。

（2）非肾小球性血尿：若考虑非肾小球性血尿，根据临床表现、是否伴有肿瘤的高危因素（① 年龄＞35岁；② 吸烟；③ 存在化学物质或染料的职业暴露，如印刷工人、画家或化工厂工人；④ 肉眼血尿史；⑤ 尿路疾病或异常；⑥ 慢性膀胱炎或尿路刺激症状；⑦ 盆腔放疗史；⑧ 环磷酰胺用药史；⑨ 止痛药物滥用史；⑩ 马兜铃酸使用史）以及肾功能情况（肾功能不全者不适合应用造影剂的检查），进行针对性的检查，主要包括：① 肾脏B超：安全、无需使用造影剂并可用于妊娠期；② 泌尿系统CT：对于可疑结石的患者，CT平扫＋/－增强是首选检查方法。对于所有的病因未明（即除外了感染、肾小球病因及其他病因）的持续性血尿患者，或具有恶性肿瘤风险的一过性血尿患者，均推荐进行CT检查；③ 尿脱落细胞学：连续三天从早晨第一次排尿中获取尿液样本，显微镜下观察尿中脱落细胞的形态；④ 静脉肾盂造影（IVP）：血尿患者不能确诊为肾小球性血尿时，若条件不允许做CT，应考虑做IVP，不足之处在于可能会漏诊较小的肿物，并且无法鉴别肿块的性质（实性或囊性）；⑤ 逆行肾盂造影：适合于IVP观察肾盂肾盏不清晰或碘过敏者，对肾盂肾盏微小肿瘤的确诊具有重要价值；⑥ 肾动脉和静脉造影：有助于诊断肾脏占位性病变和肾血管疾病，包括动静脉瘘、血管瘤、畸形、动脉栓塞、静脉血栓和肾静脉曲张等；⑦ 膀胱镜：肉眼血尿患者在排除了活动性泌尿系统感染和肾小球疾病后仍不能明确病因，应进行膀胱镜检查；在确诊肾小球疾病后，若有排出血块，仍需进行膀胱镜检查。对于持续性镜下血尿患者，如果病因未明且存在恶性肿瘤高危因素，亦需进行膀胱镜检查。

许多无症状血尿患者即使经过全面细致的检查仍无法确定病因。对于这些患者，应每年进行随访，如果连续2年未发现血尿，可停止随访。若持续3年仍有血尿，则需再次启动血尿评估。

（肖婧）

第四节 蛋 白 尿

【概述】 正常情况下，尿蛋白排泄应低于150 mg/24 h。临床上将尿蛋白定性检查为阳性或定量大于150 mg/24 h时称为蛋白尿。尿白蛋白排泄在正常情况下应低于20 μg/min或30 mg/24 h，当尿白蛋白排泄在20～200 μg/min或30～300 mg/24 h的范围，或尿白蛋白/尿肌酐为30～300 mg/g时，称为中度增加的白蛋白尿（旧称微量白蛋白尿）；超过上述中度增加的白蛋白尿诊断标准上限时，称为重度增加的白蛋白尿（旧称大量白蛋白尿）。

【发病机制】 蛋白尿的产生机制包括肾小球滤过膜机械屏障受损、电荷屏障受损、血流动力学异常和肾小管重吸收功能障碍等。根据是否有病理意义，蛋白尿可分为生理性蛋白尿和病理性蛋白尿。

1. 生理性蛋白尿 无器质性病变，包括：① 功能性蛋白尿：指一过性的蛋白尿，常见于高温环境、寒冷、高热、心力衰竭、交感兴奋或剧烈运动后，常表现为轻度蛋白尿，尿蛋白定量＜1 g/d，故在以上情况改善后应复查尿蛋白情况；② 直立性蛋白尿：常见于青春发育期的青少年，在静息平卧状态下尿液中无蛋白检出，但直立时可超过正常，尿蛋白定量一般＜1 g/d，也可多达2 g/d，一般无高血压、水肿、血尿等表现。这可能与体位改变后肾小球内血流动力学改变,或主动脉、肠系膜上动脉压迫左肾静脉相关。部分肾小球疾病患者早期也可仅表现为直立性蛋白尿,因此应每年重新评估。

2. 病理性蛋白尿 根据蛋白来源分为:① 肾小球性蛋白尿:由于肾小球滤过膜机械和(或)电荷屏障受损,导致血浆蛋白从滤过膜滤出而进入尿中。肾小球性蛋白尿还可分为选择性蛋白尿(相对分子量中等的白蛋白为主)和非选择性蛋白尿(相对分子量较大和中等的蛋白质同时存在,提示肾小球毛细血管壁出现了严重断裂和损伤)。肾小球性蛋白尿见于肾小球疾病,排泄量每天不一,通常＞1 g/d,极少数情况下可达到30 g/d;② 肾小管性蛋白尿:肾小管功能正常时,小分子量蛋白几乎完全被重吸收;当肾小管功能受损时,可引起小分子量蛋白的丢失。一般而言,小管液中的小分子量蛋白分子量在1万～5万,主要成分包括溶菌酶、视黄醇结合蛋白、α_1或β_2微球蛋白等,也可因肾小管重吸收滤过白蛋白的功能受损而出现白蛋白,以及免疫球蛋白轻链(本周蛋白)排出。肾小管性蛋白尿的尿蛋白定量一般＜1 g/d,常见病因包括各种间质性肾炎、肾小管酸中毒、重金属中毒、药物及肾移植术后;③ 溢出性(肾前性)蛋白尿:肾小球滤过功能和肾小管重吸收功能均正常,但血浆中某些小分子蛋白质异常增多,从肾小球滤过膜滤出过多而超出肾小管的重吸收能力,从尿中排出,称溢出性蛋白尿。主要见于浆细胞增生性疾病,体内产生大量轻链、重链或各种免疫球蛋白片段等小分子,也可以见于急性粒-单核细胞白血病(溶菌酶)、横纹肌溶解(肌红蛋白)或血管内溶血(未与珠蛋白结合的游离Hb);④ 组织性(肾后性)蛋白尿:主要成分是肾脏或其他组织的分解代谢产物,包括小分子量蛋白、多肽等,也可见Tamm-Horsfall蛋白,通常与泌尿道感染和白细胞尿有关。需要注意的是,有些患者可能有不止一种类型的蛋白尿,例如肾小球疾病可伴随近端肾小管损伤而导致肾小管性蛋白尿。此外,多发性骨髓瘤除了会引起溢出性蛋白尿外,还可能因肾小球和(或)肾小管损伤而出现相应类型的蛋白尿。

【诊断与鉴别诊断】 当发现蛋白尿时,按以下流程进行蛋白尿的诊断和鉴别诊断(图1-2)。

1. 是否是真性蛋白尿 当尿中出现蛋白质时,首先要确定是否为真性蛋白尿。当尿中有大量血液、脓黏液等成分时,可能导致尿蛋白定性试验阳性,称为假性蛋白尿,一般并无肾脏损害,需要排除影响因素后复查。

2. 鉴别是生理性还是病理性蛋白尿

(1)详细询问病史和体格检查以发现潜在的病因,如糖尿病、恶性肿瘤、自身免疫性疾病或既往肾病史。

(2)尿沉渣检查以寻找提示肾小球疾病的依据,如异型红细胞(特别是棘红细胞)、红细胞管型、无感染时的白细胞或白细胞管型。

(3)通过测量血肌酐水平估算肾小球滤过率(eGFR),并通过肾脏超声评估肾脏大小和形态,以了解肾功能的损害程度。

(4)测定24 h蛋白尿定量和尿白蛋白量。

通过病史、体格检查和实验室检查后,若发现没有明显病因的单纯性蛋白尿患者(尿沉渣正常、肾功能正常、尿蛋白＜3.5 g/d且以白蛋白为主),则需在排除影响因素后复查,评估是否为生理性蛋白尿。年龄＜30岁时,还需评估是否为直立性蛋白尿。检查流程:① 排去晨尿;② 在患者进行正常活动时收集直立位尿液,在睡前排最后一次尿;③ 在睡眠中保持仰卧位,使用另一个容器收集夜间尿液,并在起床活动前排最后一次尿;④ 测定直立位及卧位尿液的蛋白含量,比较两者的差异;如直立位蛋白尿升高,而卧位蛋白尿正常,则为阳性。

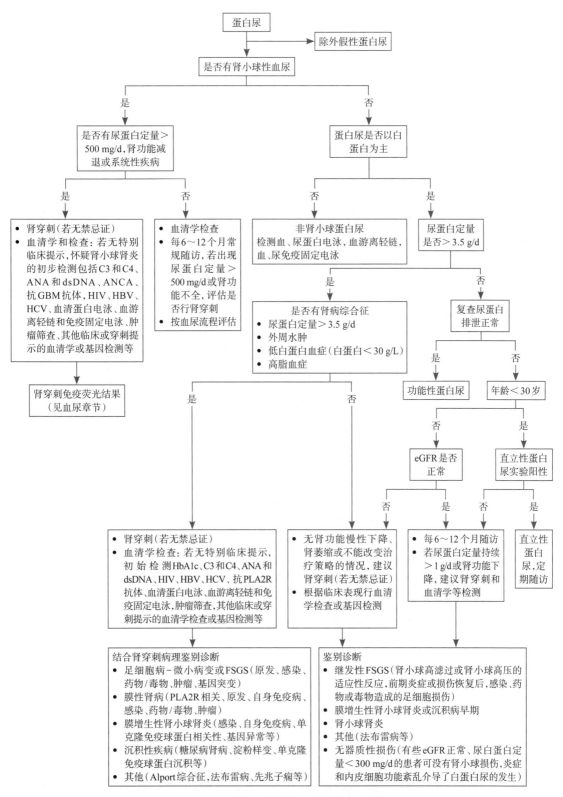

图1-2 蛋白尿的诊断和鉴别诊断思路

ANA：抗核抗体；HCV：丙型肝炎病毒；eGFR：表皮生长因子受体；PLA2R：抗磷脂酶 A_2 受体；FSGS：局灶节段性肾小球硬化

3. 分析病理性蛋白尿的原因　当排除生理性蛋白尿，确定为病理性蛋白尿后，需进行全面评估。综合病史和体格检查，观察有无肾小球源性血尿、尿蛋白程度、尿蛋白成分是否以白蛋白为主、是否有肾功能减退、肾脏是否萎缩等，并进一步完善相关的血清学检查。若患者符合肾穿刺指征且无禁忌证，建议行肾穿刺活检术。最终，根据以上情况对蛋白尿的病因进行诊断和鉴别诊断。

（1）若蛋白尿以非白蛋白为主，需要完善血、24 h 尿蛋白电泳，血、尿免疫固定电泳，以及血游离轻链检查，明确是否有副蛋白肾病可能。

（2）血清学和影像学检查：若无特异性临床提示，应检测 HbA1c、C3 和 C4、ANA 和 dsDNA、HIV、HBV、HCV、血清蛋白电泳、血游离轻链和血免疫固定电泳、肿瘤筛查、抗 PLA－2R 抗体（尿蛋白定量＞3.5 g/d 时）、ANCA 和抗 GBM 抗体（伴肾小球性血尿时），以及其他临床或病理提示的血清学检查或基因检测。

（3）24 h 尿蛋白电泳（UPEP）：利用电泳技术分离不同分子量的尿蛋白，从而判断蛋白尿性质的一种方法。同时，还可检测并定量尿液中的单克隆蛋白（又称 M 蛋白）。M 蛋白的形式可以是同时含有重链和轻链的完整免疫球蛋白，也可以是仅包含轻链或重链的免疫球蛋白，尿中轻链最低检测阈值为 20 mg/L。

（4）尿免疫固定电泳（IFE）：为识别尿中 M 蛋白的首选方法，比 UPEP 更加敏感，轻链最低检测阈值为 5 mg/L，还可以确定尿液单克隆蛋白重链和轻链的类别。不足之处是不能估算单克隆蛋白尿的量，所以要与 UPEP 联合应用。利用热沉淀法进行的尿本周蛋白定性试验，因其敏感度低，已较少使用，现推荐行 24 h UPEP 和尿 IFE。

（5）肾活检指征：① 尿蛋白定量＞3.5 g/d（肾病范围）、非肾病范围但尿蛋白定量＞0.5 g/d 并伴有尿沉渣阳性（即肾小球血尿或细胞管型）或 eGFR 下降，且肾脏无明显萎缩者，一般应行肾活检确诊。但以下情况可除外：a. 考虑蛋白尿为糖尿病所致；b. 可通过微创组织活检诊断的原发性或继发性淀粉样变所致的肾病综合征；c. 已确诊恶性肿瘤；d. 尿蛋白水平随时间缓慢增加达肾病范围的重度肥胖患者；② 单纯性非肾病性蛋白尿患者中，如果后续监测显示蛋白尿程度增加且持续超过 1 g/d，或患者出现新的肾小球性血尿、高血压或 eGFR 下降，通常做肾活检；但如果考虑是长期糖尿病或高血压等情况导致，则无需活检；③ 对于单纯性非肾病性蛋白尿患者，若其他方式不能确诊，肾活检可能有助于诊断可疑的系统性或遗传性疾病；④ 对于狼疮患者，出现以下任何一项需考虑肾活检：a. 尿蛋白定量＞0.5 g/d；b. 尿沉渣有活动性发现；c. 无明确原因下血清肌酐升高；⑤ 单纯性蛋白尿（无肾小球性血尿、肾功能正常、没有证据表明存在可引起肾小球肾炎的全身性疾病如 SLE、血管炎或 M 蛋白血症）＜1 g/d，通常不予肾活检。

（肖婧）

第五节　多　尿

【概述】　正常成人 24 h 尿量为 1 000～2 000 mL，当 24 h 尿量超过 2 500 mL 时，称为多尿。非病理性多尿，又称暂时性多尿，可见于短时间内摄入过多水或含水分食物、寒冷刺激，以及水肿患者使用利尿剂、黏液性水肿患者应用甲状腺素治疗时、充血性心力衰竭患者使用洋地黄药物或利尿剂后等。病理性多尿往往为持续性多尿,可由多种病因导致,下文将做进一步阐述。

【发病机制】

1. 内分泌代谢障碍

(1)中枢性尿崩症:由于原发(抗ADH合成细胞抗体、原因不明的退行性变、基因突变)或继发(颅脑肿瘤、头部外伤、颅内感染、脑血管病等)的下丘脑-神经垂体病变导致抗利尿激素(ADH)生成或分泌不足,肾曲小管和集合管对水分的重吸收减少,导致尿量增加、尿比重下降。

(2)糖尿病:血糖升高,肾小球滤过至尿中的糖升高,管腔内渗透压升高,导致渗透性利尿;血糖升高,血液渗透压升高,刺激下丘脑口渴中枢,机体主动饮水量增加。

(3)原发性甲状旁腺功能亢进:多见于甲状旁腺腺瘤,甲状旁腺素分泌增多,引起高钙血症,近端小管对磷酸根重吸收受抑制,为排出钙和磷需要大量水分,导致尿量增加;同时高钙血症可引起远曲小管和集合管细胞变性、坏死和钙化,损害肾脏的浓缩功能,使多尿加重。除多尿症状外,常有骨质疏松、泌尿系结石或顽固性溃疡病等,实验室检查显示血钙、尿钙、尿磷高,血磷低,有助于鉴别。

(4)Wolfram综合征:一种罕见常染色体隐性遗传病,发病年龄多小于20岁,目前研究多认为由WFS1基因突变或多基因突变引起。WFS1基因编码蛋白质wolframin,该蛋白质在心、脑及胰腺有较高表达,功能尚不明确,可能与膜运输、蛋白加工和抑制胰岛β细胞凋亡机制有关。该综合征表现为1型糖尿病、中枢性尿崩症、视神经萎缩、神经性耳聋,具体发病机制尚不明确。

2. 肾脏疾病

(1)肾性尿崩症:肾远曲小管和集合管对抗利尿激素的反应性降低,水分重吸收减少,尿量增加。目前多认为与遗传性X连锁隐性的AVP2受体基因突变有关,也可见于其他因素引起的抗ADH作用。

(2)慢性小管间质性肾病:由于肾小管-间质浓缩功能减退,可出现多尿、夜尿增加,尿比重降低等表现。

(3)Fanconi综合征:是一组遗传性或获得性近端肾小管复合性功能缺陷疾病,近曲小管对氨基酸、葡萄糖、磷酸盐、尿酸盐及碳酸氢盐的重吸收障碍,临床上出现上述物质大量从尿液中排出,早期可致多尿,还可出现糖尿、代谢性酸中毒、佝偻病(儿童)、骨质疏松等。

3. 精神性因素　精神性多饮患者因精神因素出现自觉烦渴而大量饮水,临床上可发现其他神经系统症状。临床表现与尿崩症类似,出现多尿、低比重尿,但ADH并不缺乏。

【诊断及鉴别诊断】

1. 诊断　成人24 h尿量大于2 500 mL可诊断。准确收集每日总尿量,连续3天大于2 500 mL,可诊断。要注意在收集期间停用利尿剂和正在输注的溶液。

2. 鉴别诊断　判断多尿的病因,应当注重病史、体格检查和实验室检查的综合分析。病史方面包括,患者近日的饮食和药物使用情况,年龄、性别和家族史。体格检查方面,眼睑、下肢水肿可能提示慢性肾脏疾病;儿童发育畸形、成人多发结石、骨病应排除合并钙磷代谢异常的疾病。实验室检查方面,尿量多日达5～10 L及以上、尿比重低于1.005者,考虑尿崩症;多食而消瘦,血糖、尿糖超出正常范围,尿比重正常或升高的多尿,首先考虑糖尿病;高血压合并低血钾提示原发性醛固酮增多症可能。部分疾病的鉴别要点如下。

(1)多尿伴极度烦渴、多饮,低比重尿,多见于尿崩症。需要仔细鉴别中枢性尿崩症、肾性尿崩症和精神性多饮(表1-3)。

（2）中老年多尿患者，出现多饮、多尿，合并肥胖或消瘦，出现视力减退、肢端麻木、周围神经炎或反复的肺部、泌尿系统感染，应当着重考虑糖尿病可能。

（3）多尿合并高血压、低血钾多见于原发性醛固酮增多症，应注意与 Liddle 综合征鉴别。后者临床表现与前者类似，但血、尿中的醛固酮水平不高，对螺内酯治疗无反应，氨苯蝶啶、补钾、限盐治疗有效。

（4）多尿合并骨质疏松、骨骼畸形、骨痛、泌尿系结石等需考虑原发性甲状旁腺功能亢进症。

表1-3 精神性多饮、中枢性尿崩症、遗传性肾性尿崩症的鉴别诊断思路

鉴别要点	精神性多饮	中枢性尿崩症	遗传性肾性尿崩症
发病年龄	多见于成人	多见于青少年	出生后即存在
性别	女性多见	男女均可	均为男性
临床表现	• 先饮水量增多,后尿量增多 • 多尿、多饮程度轻,尿量波动大 • 伴有精神或神经异常症状	• 尿量增加先于饮水量增加 • 多尿、多饮症状重 • 尿量多,4～10 L/d,变化不大 • 低比重尿,多在1.001～1.005,尿渗透压<血浆渗透压,一般为50～200 mmol/L	症状同中枢性尿崩症,多有家族史
禁水试验	尿量减少,尿比重上升(＞1.020),尿渗透压＞800 mmol/L,多数可耐受口渴	尿量仍多,尿比重一般不超过1.010,尿渗透压仍低于血浆渗透压,难以耐受口渴	同中枢性尿崩症
高渗盐水试验	尿量显著减少,尿比重上升	尿量不减或增加	无反应
加压素试验	尿量减少	尿量减少,尿比重上升(＞1.015)	无反应
血浆ADH测定	增加	减少	正常或增加

（李则 范瑛）

第六节 少 尿

【概述】 正常成人24 h尿量为1 000～2 000 mL。尿量少于400 mL/d或少于17 mL/h称为少尿。尿量少于100 mL/d或12 h内完全无尿时称为无尿。正常肾脏的最大浓缩能力可达到1 200 mmol/L,当尿量少于500 mL/d时,肾脏就不能完全排出机体代谢所产生的废物,将会导致肾功能损害。

【发病机制】 少尿的病因主要分为3类：肾前性、肾性和肾后性。肾前性少尿是成人发生少尿的最常见原因,是各种原因引起肾脏血流灌注不良所导致的,通常不伴有肾实质的损害。肾性少尿是因肾小球、肾小管间质或肾脏血管的病变造成肾实质的损害,常伴有肾功能的恶化。肾后性少尿主要是因为输尿管、膀胱或后尿道的机械性梗阻,影响排尿功能所引发的少尿。3类少尿的主要病因如下所述。

1. 肾前性少尿

（1）有效循环血容量不足：① 液体摄入不足：反胃、恶心、呕吐、长期禁食；② 血容量下降：

手术、外伤、消化道出血；③ 经胃肠道液体丢失：呕吐、腹泻、胃肠引流；④ 经皮肤、黏膜液体丢失：烧伤、高温；⑤ 经肾液体丢失：大量利尿、尿崩症、肾上腺皮质功能不全；⑥ 大量水分进入第三间隙引起血管内血容量相对不足：低白蛋白血症、肾病综合征、肝肾综合征、肝硬化、腹膜炎、挤压综合征。

（2）心脏排血功能下降：① 各种原因所致的心功能不全：急性心肌梗死、充血性心力衰竭、心脏压塞、心包炎、瓣膜病、严重的心律失常；② 心肺复苏后体循环功能不稳定；③ 肺循环异常：肺动脉高压、肺栓塞、正压机械通气。

（3）全身血管过度扩张：常见败血症、休克、急性过敏、麻醉、扩血管药物过量使用、肝衰竭。

（4）肾单位血流调节能力下降：① 在肾血流不足的情况下使用ACEI或ARB；② 在肾血流不足的情况下使用NSAID或COX-2抑制剂；③ 肝肾综合征。

2. 肾性少尿

（1）肾小球性：① 重症急性肾小球肾炎、急进性肾小球肾炎；② 狼疮性肾炎、IgA肾病；③ 慢性肾炎肾功能急性恶化；④ 终末期肾脏病；⑤ Good-pasture综合征；⑥ 肾草酸盐沉积；⑦ 结节病、甲状腺功能亢进所致的肾损害。

（2）肾血管性：① 肾脏血管病变：双侧肾动脉狭窄、肾静脉栓塞或受压；② 血栓性微血管病：溶血尿毒综合征（HUS）、血栓性血小板减少性紫癜（TTP）、硬皮病、HELLP综合征；③ 肾动脉收缩：使用去甲肾上腺素、麦角胺，肝肾综合征、高钙血症；④ 肾动脉栓塞或血栓形成：肾病综合征、狼疮性肾炎、长期卧床；⑤ 血管炎、Wegener肉芽肿病；⑥ 血管内皮损伤：高血压危象、子痫前期、子痫；⑦ 胆固醇栓塞；⑧ 肾皮质坏死；⑨ 弥散性血管内凝血（DIC）。

（3）肾小管间质性：① 缺血性肾小管损伤；② 血红蛋白尿、肌红蛋白尿、骨髓瘤管型肾病；③ 药物毒性：应用抗肿瘤药物（顺铂、甲氨蝶呤）、抗生素（庆大霉素、阿米卡星、环丙沙星、利福平）、免疫抑制剂、利尿剂、NSAID、应用造影剂等；④ 重金属、生物毒和化学毒；⑤ 感染性间质性肾炎：慢性肾盂肾炎、肾结核；⑥ 先天遗传：家族性间质性肾炎。

3. 肾后性少尿

（1）输尿管内梗阻：① 结石、血凝块、肿瘤、药物结晶；② 肾乳头坏死所致坏死组织堵塞；③ 慢性感染、真菌感染造成炎性水肿。

（2）输尿管外梗阻：① 外科手术损伤或错误结扎；② 子宫内膜异位症；③ 肾异位血管和副血管；④ 输尿管狭窄：先天性狭窄、瘢痕性狭窄；⑤ 腹腔肿瘤、腹膜后淋巴结、脓肿、血肿压迫；⑥ 特发性腹膜后纤维化。

（3）下尿路梗阻：① 前列腺病变：前列腺肥大症、前列腺炎；② 尿路先天畸形：下尿路、尿道口狭窄；③ 膀胱肿瘤、膀胱功能障碍、神经源性膀胱；④ 子宫颈肿瘤压迫、子宫脱垂。

【诊断】　诊断并鉴别少尿是一个循序渐进的过程，诊断的主要步骤包括：① 排除尿潴留；② 详细询问病史和体检；③ 辅助检查协助诊断；④ 综合分析确诊。

在临床上，患者历经12～24 h排尿甚少或无尿排出时，应当考虑少尿或无尿的可能，尿量测定可以明确诊断。首先，应排除下尿路梗阻（如前列腺肥大、膀胱功能障碍等）引起的尿潴留。膀胱有尿潴留时，体检可触及耻骨上区膨胀的膀胱，叩诊呈浊音，压之患者有尿意，导尿后尿液大量流出即可证实。

询问病史是鉴别少尿性质的关键。首先应确认少尿或无尿的持续时间和演进过程，同时需要详细询问患者是否有休克、失血、严重腹泻等导致血容量不足的病史，有无严重心脏或肝脏疾病史、肾实质疾病史、尿路梗阻疾病史，是否有特殊药物使用史、重金属或毒害物质暴露史，近期是否有急性感染，是否伴有肾绞痛、血尿、泡沫尿等。既往史中应该注意有无夜尿增多、贫血等肾病表现，有无代谢产物积聚等相关病史。通过病史可以大致区别少尿的类型。

进行体格检查时，首先需要观察患者的循环状态，有无明显的脱水症状，同时需要检查有无水肿、贫血、出血表现。当患者出现血压、心率改变，皮肤弹性、末梢循环状态变化等休克表现，常提示血容量不足；若患者有高血压和水肿，可能提示急性或慢性肾炎。腹部触诊及肾区叩诊、前列腺触诊和妇科内诊有助于判断是否存在梗阻因素。

实验室检查对于少尿的诊断至关重要，尿常规检查、尿及血液的生化检查［如尿渗透压、尿钠测定，尿和血浆中肌酐、尿素氮（BUN）水平测定等］对肾前性少尿和肾性少尿具有重要的鉴别诊断意义（表1-4），通过尿液分析和尿沉渣镜检能够协助诊断具体的病变部位（表1-5）。影像学检查对明确尿路梗阻的主要病因有很大的价值。

临床上，常有一些少尿患者经检查后原因仍不明确或病因非常复杂。如休克时，血容量不足是少尿起始的病因，但持续时间过长后可能形成急性肾小管坏死，引起肾性少尿。中心静脉压测定、补液试验等特殊检查有助于进一步鉴别肾前性少尿和肾性少尿。当各项检查都无法鉴别肾性少尿的病变部位，或无法判断少尿是由急性肾衰还是慢性肾炎肾功能急剧恶化引起时，若情况允许，尽早行肾穿刺活检，可明确诊断弥漫性肾脏病变的具体病理类型。

表1-4 肾前性少尿和肾性少尿的鉴别

鉴别要点	肾前性少尿	肾性少尿
尿比重	＞1.020	＜1.015
尿渗透压（mmol/L）	＞500	＜350
尿渗透压/血渗透压	＞1.5	＜1.1
尿常规	一般正常	蛋白尿、血尿、管型尿
钠排泄分数（FENa）	＜1%	＞1%
尿钠浓度（mmol/L）	＜20	＞40
尿肌酐/血肌酐	＞40	＜20
尿BUN/血BUN	＞8	＜3
血钾	轻度缓慢上升	迅速上升
氮质血症	明显	轻度

表1-5 尿液分析及尿沉渣镜检

少尿性质	检查结果
肾前性少尿	正常，偶可见透明管型或颗粒管型
肾性少尿	
肾小球性	红细胞及红细胞管型，可见颗粒管型 蛋白尿阳性
肾血管性	红细胞及红细胞管型

（续表）

少　尿　性　质	检　查　结　果
肾小管性	小管上皮细胞及上皮细胞管型 可见棕色管型、色素管型
肾间质性	白细胞管型，可出现脓尿 可见嗜酸性粒细胞、小管上皮细胞
肾后性少尿	大致正常，可能有红细胞或白细胞

【鉴别诊断】　3类少尿主要的临床特点及其相应的诊断依据如下。

1. 肾前性少尿的诊断依据　① 有能够造成肾脏血流灌注不足的疾病或诱因，如全身有效循环血量减少、体液大量丢失、严重的心脏或肝脏疾病等；② 通常表现为尿量轻度或中度减少，尿比重＞1.020，尿渗透压＞500 mmol/L；③ 尿常规大致正常，尿钠和尿氯化物常明显减少；④ 尿肌酐/血肌酐＞40；⑤ 纠正原发病或血压、血容量恢复正常后，尿量可迅速增多。

2. 肾性少尿的诊断依据　① 有基础肾脏疾病史或近期急性感染史，可有肾毒性药物或抗生素使用史、重金属或毒害物质暴露史等；② 突然无尿罕见。早期可出现肾功能下降，一般无特殊症状，可伴有高血压、水肿、蛋白尿等急性肾炎表现；③ 尿常规异常，可出现蛋白尿、血尿、管型尿等，尿比重＜1.015，尿渗透压＜350 mmol/L，尿钠增加，可有肾性糖尿、氨基酸尿；④ 尿肌酐/血肌酐＜20；⑤ B超或CT有助于了解肾脏大小，肾穿刺活检可以明确病理类型。

3. 肾后性少尿的诊断依据　① 有能够引起尿路梗阻的原发病病史，如泌尿系统肿瘤、结石、前列腺病变等；② 通常表现为突然发生的少尿或无尿，常有反复发作；③ 可伴有肾绞痛、下腹部或肋腹部疼痛、肾区叩痛；④ 尿常规可有血尿、白细胞尿，通常不会有大量蛋白尿；⑤ 影像学检查如B超、腹部X线检查、CT、逆行尿路造影等有助于确诊，影像学表现主要包括梗阻部位的形态学改变（肿瘤、结石等）和梗阻以上部位的积液。输尿管肾盂镜对诊断和治疗上尿路梗阻性疾病有一定价值。

明确少尿的性质后，若为肾前性或肾后性少尿，应当积极处理原发病。若为肾性少尿，需进一步明确病变所在部位，有适应证时应尽早进行肾活检确诊。

（贾君杰　范瑛）

第七节　肾 区 疼 痛

【概述】　当肾脏和尿路有炎症或其他疾病时，可在相应部位出现疼痛，肾区疼痛指的是沿肾脏和输尿管部位的疼痛，一般指的是背部的肋脊点（背部第12肋骨与脊柱交角的顶点）和肋腰点（第12肋骨与腰肌外缘交角的顶点）出现的疼痛。

【发病机制】

1. 泌尿系统疾病

（1）炎症：① 急性肾盂肾炎腰痛明显，常伴有肾区叩击痛；② 肾脓肿多为单侧腰痛，常伴有局部肌紧张和压痛；③ 慢性肾炎肾区疼痛不明显,部分患者有深部胀痛,多位于腰肋三角区,偶有轻微叩击痛。

（2）结石：肾结石多为绞痛,叩击痛剧烈,常伴有血尿。

（3）肿瘤：肾肿瘤引起的肾区疼痛多为钝痛或胀痛,偶尔呈绞痛。

（4）外伤：肾脏挫裂一般有明显的外伤史,伴有血尿和其他脏器损伤。

2. 脊椎、脊柱旁软组织和脊神经根疾病

（1）脊椎病变：椎间盘突出,增生性脊柱炎,结核性脊柱炎,化脓性脊柱炎,以及脊椎肿瘤等均可导致腰背部疼痛,有时和肾区疼痛部位一致。

（2）脊柱旁组织病变如腰肌劳损、腰肌纤维组织炎等也会出现腰背部疼痛,劳累后加重,叩击腰部时可缓解。

3. 其他脏器疾病

（1）盆腔器官疾病：男性前列腺炎以及女性盆腔炎、宫颈炎均可引起腰骶部疼痛,伴有下腹坠胀感。

（2）消化系统疾病：胃、十二指肠溃疡后壁穿孔时可引起腰背部疼痛,急性胰腺炎或胰腺癌也可出现腰背痛。

（3）呼吸系统疾病：胸膜炎、肺结核和肺癌可引起胸部和背痛,深呼吸时加重。

【诊断及鉴别诊断】

1. 诊断　根据患者主诉可初步诊断,需要详细询问疼痛的时间、起病缓急、具体部位、疼痛性质、疼痛程度、诱因和缓解因素,以及疼痛的演变过程等。另外,除了肾区疼痛以外,是否有相应脏器的伴随症状和病史也很重要。

（1）体格检查：当肾脏或尿路有炎症或其他疾病时,可在相应部位出现压痛：① 季肋点：第10肋骨前端；② 上输尿管点：脐水平线腹直肌外缘；③ 中输尿管点：髂前上棘腹直肌外缘；④ 肋脊点：背部第12肋骨与脊柱相交的顶点；⑤ 肋腰点：背部第12肋骨与腰肌外缘相交的顶点。

（2）辅助检查：可根据病情选择血常规、肾功能、血生化、尿常规、心电图、泌尿系统超声、X线、CT、磁共振成像等辅助检查。

2. 鉴别诊断

（1）泌尿系统疾病：① 急性肾盂肾炎：常伴有发热、畏寒、肾区叩击痛等全身症状,并且肾区叩击痛明显,伴有下尿路感染时有尿频、尿急、尿痛等尿路刺激症状；② 肾结石或输尿管结石：多为绞痛,并且伴有血尿和剧烈的肾区叩击痛,影像学检查可鉴别；③ 肾结核：腰背部疼痛伴有长期低热、乏力、盗汗等全身症状；④ 肾肿瘤：多为钝痛或胀痛,偶尔呈绞痛,影像学检查可鉴别。

（2）脊椎、脊柱旁软组织和脊神经根疾病：① 椎间盘突出：常有搬重物或扭伤史,主要表现为腰痛和坐骨神经痛,常伴有下肢麻木和间歇性跛行；② 腰肌劳损：常因腰扭伤治疗不彻底或累积性损伤,患者感腰骶部酸痛,劳累后加重,叩击腰部时可缓解疼痛。

（3）其他脏器疾病：如盆腔器官疾病、消化系统疾病、呼吸系统疾病等,常伴有相应脏器的表现和伴随症状。

（张敏敏）

第八节 尿频、尿急与尿痛

【概述】 正常人白天平均排尿3～6次,夜间平均排尿0～2次,每次尿量200～400 mL,如果单位时间内排尿次数增多,称为尿频。尿急是指患者一有尿意就难以控制,需要立刻排尿,特点是每次尿量正常或尿量减少,甚至仅有尿意而无尿液排出。尿痛是指患者排尿时产生的尿道、耻骨上区及会阴部的不适感,主要是刺痛或灼痛感。尿频、尿急和尿痛常常同时出现,统称为尿路刺激症状。

【发病机制】

1. 感染

(1)尿道感染:急性膀胱炎、尿道炎,包括由结核、真菌、衣原体、淋球菌等导致的感染,特别是膀胱三角区和后尿道炎症,尿急症状特别明显。肾盂肾炎、肾脓肿、输尿管炎可伴有下尿路感染,引起尿路刺激症状。

(2)膀胱和尿道邻近部位的感染:包括女性妇科炎症(子宫、输卵管、阴道)以及男性前列腺炎、龟头炎等。此外,结肠、直肠、阑尾的炎症、脓肿等也可引起尿路刺激症状。

2. 结石或异物 膀胱或尿道结石是引起尿路刺激症状的常见原因,放射等慢性损伤所致的膀胱或尿道慢性纤维化、瘢痕形成、尿道肉阜、憩室膀胱、尿道内异物等也可导致尿频、尿急和尿痛症状。女性妊娠期膀胱受压可引起尿频,常伴有排尿困难。

3. 肿瘤 膀胱癌和前列腺癌是引起尿路刺激症状的常见病因,此外,尿路邻近器官如子宫、输卵管、结肠、直肠等肿瘤也可压迫膀胱或继发感染导致尿频、尿急和尿痛症状,常同时伴有排尿困难。

4. 神经源性膀胱 是由于神经系统疾病(如大脑皮质或基底节部位的病变、帕金森病、多发性硬化等)或糖尿病神经病变所致膀胱功能紊乱,从而导致的排尿异常,既可引起膀胱高反应性,导致尿频、尿急症状,也可引起膀胱反应迟缓,造成尿潴留。

5. 尿道口周围病变 尿道口息肉、处女膜伞和尿道旁腺囊肿等刺激尿道口引起尿路刺激症状。

6. 化学刺激 如高温环境下尿液高度浓缩,高酸性尿刺激膀胱和尿道产生尿频、尿急等症状。环磷酰胺等药物可刺激膀胱发生出血性膀胱炎,导致尿路刺激症状。

7. 精神因素 因饮水过多、气候寒冷而出现排尿次数增多是正常现象,此外,精神紧张、焦虑、恐惧时发生的尿频,通常不伴有尿急、尿痛等其他症状。

8. 生理性尿频 通常不伴有尿急、尿痛等其他症状。

【诊断及鉴别诊断】

1. 诊断 根据患者主诉可初步诊断,需要详细询问尿频、尿急、尿痛的发生时间,排尿频率,夜尿次数和每次尿量,尿痛的部位、性质、时间和放射部位,近期有无接受过尿道、妇科和盆腔手术史。此外,还需要详细询问患者是否伴有全身症状,如畏寒发热、乏力盗汗,以及有无慢性病史,如糖尿病、结核、结石病史等。

2. 鉴别诊断 需要鉴别诊断的疾病主要包括以下几类。

(1)急性膀胱炎、尿道炎等下尿路感染:仅表现为尿路刺激症状,一般不伴有畏寒、发热等全身症状。

（2）急性肾盂肾炎：常伴有发热、畏寒、肾区叩击痛等全身症状。

（3）急性前列腺炎：起病急，直肠指检发现前列腺肿大并有明显触痛。

（4）肾和膀胱结核：含有结核杆菌的脓尿对膀胱黏膜的刺激可产生尿频、尿急和尿痛，合并有膀胱结核则尿频症状更严重，常伴有血尿和低热、乏力、盗汗等结核感染的全身症状。

（5）膀胱肿瘤：尿频、尿急伴有无痛肉眼血尿是膀胱癌的常见表现。

（6）膀胱结石：常伴有排尿困难或尿流中断，尿道结石时尿痛严重，有终末血尿，严重者可伴有结石嵌顿引起的尿潴留。

（7）前列腺肥大：老年男性尿频伴有进行性排尿困难常见于前列腺增生肥大。

（8）尿崩症：尿量多，尿比重和尿渗透压低，多伴有下丘脑或垂体的肿瘤、外伤史等其他中枢性病变。

（9）糖尿病：有多尿、烦渴、多饮症状，但尿比重和尿渗透压升高，血糖升高和尿糖阳性易鉴别。

（10）精神性多饮：精神因素引起的烦渴、多饮，常伴有其他精神症状。

（张敏敏）

第二章

水、电解质及酸碱平衡紊乱

第一节 低 钠 血 症

【概述】 低钠血症定义为血清离子钠小于135 mmol/L。低钠血症是住院患者中最为常见的电解质异常，在住院患者中患病率2.5%，手术科室中4.4%，30%的患者需要入住ICU治疗。慢性肾脏病（CKD）患者、心力衰竭患者更有可能出现低钠血症。

【发病机制】 生理条件下，血钠维持血浆晶体渗透压，血钠浓度保持物质无法自由通过细胞膜，维持细胞膜正常形态的渗透压水平即细胞张力。血钠代谢失衡、钠盐摄入量和排泄量的变化可直接影响血浆渗透压和血容量的变化。没有基础疾病的患者可以维持正常的血钠水平。血钠水平由可交换的细胞外钠和细胞内钾总量除以总体内水分确定。低钠血症是水平衡失调。通过对细胞内外容量的评估可对混合性水钠平衡紊乱进行分析。

1. **低渗性脱水** 细胞内水中毒合并细胞外脱水，由溶质丢失或水潴留引起，主要机制为肾小球滤过率降低或近端肾小管重吸收增多、远端肾单位钠盐重吸收障碍、低张状态下不能抑制抗利尿激素（ADH）分泌引起的肾脏排泄无溶质水障碍。根据循环容量分为以下几类。

（1）低容量低渗性低钠血症：① 肾性失钠：作用于远曲小管的噻嗪类利尿剂比襻利尿剂更容易引起低钠血症。大量使用脱水剂如甘露醇，或糖尿病，通过渗透性利尿引起低钠血症。肾小管酸中毒、肾小管-间质疾病、急性肾损伤多尿期、肾上腺皮质功能减退、醛固酮减少等情况时也会引起肾性失钠。尿钠高于补液钠浓度，通过脱盐作用也会引起低钠血症，常见于手术后；② 非肾性失钠：胃肠道丢失如呕吐、腹泻。皮肤水盐丢失如大面积烧伤、大量出汗。第三间隙转移丢失如腹膜炎、肠梗阻、胰腺炎。脑耗盐综合征，如颅内肿瘤、出血、外伤等中枢系统损伤引起的低钠血症。

（2）正常循环容量的低渗性低钠血症：① 抗利尿激素过度分泌：抗利尿激素释放增多，肾小管重吸收水增加，血钠稀释性降低，尿钠浓度增高。最常见表现为抗利尿激素不当分泌综合征（SIADH）。可由肿瘤（如肺部肿瘤、纵隔肿瘤、胸外肿瘤等）、中枢神经系统疾病（如急性精神障碍、颅内肿瘤、感染或脱髓鞘病变、卒中、出血等）、药物（如垂体加压素、缩宫素、氯贝特、卡马西平、环磷酰胺、长春新碱等）、肺部疾病（如感染、急性呼衰、正压通气等）、手术、疼痛、严重恶心、HIV感染引起；② 肾上腺皮质功能不全：醛固酮分泌减少引起尿钠排泄增多，皮质醇分泌减少引起精氨酸血管升压素（AVP，即ADH）分泌增加；③ 甲状腺功能减退：甲状腺功能严重减退时，心排血量和肾小球滤过率减退，尿量减少，有效血容量降低，通过压力感受器使AVP释放增加；④ 水或低钠补充过多：大量饮用水或低钠溶液；原发性烦渴；静脉输注无钠或低钠溶液或灌肠，引起尿液增多，尿钠丢失，一般为正常容量性低渗性低钠血症，当摄入量超过排尿能力时可表现为高容量性低钠血症。

（3）高循环容量性低渗性低钠血症：细胞外液容量增加，有效循环容量降低，肾小球滤过率降低，水钠排泄减少，体液容量和钠含量均增多。① 肝硬化：多见于顽固性腹水、肝性脑病、肝肾综合征及原发性腹膜炎；② 心力衰竭：心排血量和平均动脉压降低，有效循环容量降低，交感神经激活，AVP分泌增加，RAS系统激活，肾小球滤过率下降，近端肾小管重吸收钠增加，水钠潴留加重，以水增多为主；③ 急慢性肾功能不全：肾功能不全时，尿钠排泄明显增多，以维持正常电解质平衡,当尿量减少,补水过多或使用过多低钠溶液时易发生低钠血症。

2. 高渗性脱水　细胞内脱水,且失水大于失钠,多见于高血糖、过度使用甘露醇等情况。

3. 等渗性脱水　细胞外脱水,水和钠以等渗比例丢失,多见于高甘油三酯血症、异常蛋白血症。

【临床特点】　发生低钠血症时细胞外液钠浓度降低,降低细胞的动作电位,引起肌无力。骨骼肌无力表现为乏力、瘫软、腱反射无力;平滑肌无力表现为恶心、呕吐。同时水进入细胞内导致细胞肿胀,非固定容积的细胞水肿引起肢体水肿,固定容积如脑水肿引起神经系统症状如神志异常、癫痫、昏迷甚至死亡。

低钠血症患者临床表现与血钠降低程度、减低速度和病因有关,可表现为无症状,也可表现为中度的(如恶心、意识模糊、头痛、呕吐等)或严重的症状(如谵妄、意识障碍、癫痫发作等;很少发生心搏骤停)。轻度慢性低钠血症(血钠125～135 mmol/L)可能会引起细微的神经认知功能障碍,只有通过仔细检查才能发现;当血钠恢复正常时,这些症状会改善。由于低钠血症患者有骨质疏松、跌倒和髋部骨折的风险,在鉴别诊断中应考虑到这些情况。

【诊断及鉴别诊断】　低钠血症的诊断需通过病史询问患者是否存在肾脏、心脏等慢性疾病史、药物使用史、手术史等,结合患者的症状和体格检查。

1. 评估血浆渗透压　血浆渗透压的测量可以帮助区分患者是否患有真正的低钠血症,区别由于高脂血症或高蛋白血症导致的假性低钠血症或由于葡萄糖升高引起的高渗性低钠血症。细胞内水移动到细胞外液中,从而稀释了血钠。由于血浆渗透压主要由钠、葡萄糖和尿素形成,渗透压的计算公式如下:

$$血浆渗透压(mmol/L)=2×血钠(mmol/L)+葡萄糖(mmol/L)+尿素(mmol/L)$$

假性低钠血症的特征是血浆渗透压正常(275～295 mmol/L),当血脂、蛋白质或两者明显升高时容易发生。假性低钠血症者每升血浆中的钠浓度没有变化,但由于血浆中脂质或蛋白质所占的相对比例增加,血浆水分减少,因此每升血浆中钠的总浓度降低了,测得的血浆渗透压不受影响。当高浓度的有效溶质增加细胞外渗透压时,会发生血浆渗透压升高(＞295 mmol/L)引起的低钠血症。高渗性低钠血症最常见于高血糖症。如果血浆渗透压低于275 mmol/L,则该患者患有低渗性低钠血症。

2. 评估尿渗透压　尿渗透压有助于鉴别不同低渗性低钠血症的患者。尿渗透压＜100 mmol/L通常表现为烦躁不安或溶质排泄减少。进行液体复苏后,还可能发现尿渗透压＜100 mmol/L。尿渗透压＞200 mmol/L,如果患者未接受利尿剂且肾功能正常,考虑可能是AVP引起的,需结合循环容量鉴别诊断。

3. 评估循环容量　细胞外的容量失衡可采用体重、立卧位血压、皮肤皱褶、眼球张力、心胸比、血细胞比容、中心静脉压及总蛋白质来评估及区分低容量、正常容量和高容量状态。

4. 评估尿钠水平　结合容量水平判断。低血容量性低钠血症患者尿钠高于20 mmol/L时可能为肾性丢失(如利尿剂、盐皮质激素缺乏、失盐性肾病、脑耗盐综合征等);尿钠低于20 mmol/L则可能发生肾外损失(由于呕吐、腹泻、胰腺炎和小肠梗阻)。正常容量且尿钠高于20 mmol/L的低渗性低钠血症考虑为糖皮质激素缺乏、应激、药物、甲状腺功能减退、SIADH等因素引起。高容量且尿钠低于20 mmol/L的低渗性低钠血症考虑为心功能不全、肝硬化、肾病综合征引起,如尿钠高于20 mmol/L则可能由于急慢性肾功能衰竭所致。

【治疗】 低钠血症的整体治疗方案取决于急性程度、严重程度和病因。评估患者低钠血症诱因和病因学依据以及患者用药情况及营养，低钠血症需尽快纠正病因，停用可能造成或加重低钠血症的药物。除原发病治疗外，主要措施为限水、补钠，使血钠逐步升高至正常。

1. 总体治疗方案 对低钠血症患者补充血钠需评估血浆渗透压和血钠，评估细胞外容量、尿渗透压。根据患者体重计算总体补液量。补钠速度取决于有无症状和起病时间。对低钠血症患者首先要评估是否存在脑水肿，核实低钠血症发生时间（以48 h为节点），如起病时间少于48 h则为急性。如起病时间未知或大于48 h考虑为慢性。急性低钠血症的特征是脑细胞肿胀，可导致脑水肿，并有脑疝的危险。因此，对于急性低钠血症患者需尽快纠正血钠水平。在24～48 h内，大脑可以通过细胞内外电解质交换以适应低钠血症，这使细胞内外渗透压浓度相同，而脑细胞中水却没有大量增加。48 h后，如果过快纠正低钠血症，会使患有慢性低钠血症的患者容易遭受脑损伤。

2. 血钠纠正速度 低钠血症的严重程度分为轻度、中度和重度。2013年美国指南定义轻度低钠血症血钠浓度为130～135 mmol/L，中度为120～129 mmol/L，重度＜120 mmol/L。2014年欧洲临床实践指南低钠血症分类轻度为130～135 mmol/L，中度为125～129 mmol/L，重度为＜125 mmol/L。

对于患有急性低钠血症或严重症状的慢性低钠血症（精神状态改变、癫痫发作和频繁呕吐）的患者，重要的是通过将血钠水平提高5 mmol/L来快速逆转脑水肿。对于慢性低钠血症患者，血钠水平不应24 h内升高＞10 mmol/L和（或）48 h内升高＞18 mmol/L，快速纠正易引起脱髓鞘综合征。具有渗透性脱髓鞘高风险的慢性低钠血症患者的建议校正率为每天4～6 mmol/L。不要对血钠≤120 mmol/L的有症状或无症状的临床血容量正常的患者使用等渗盐水，因为如果尿液高渗，血浆中钠的含量可能会降低（即钠和钾的尿液浓度之和超过血浆钠浓度）。容量不足型血容量过低患者的初始治疗包括限制液体和停止可能引起SIADH的任何药物。SIADH患者不应限制食盐，因为它们的体内总钠减少。

3. 对无症状慢性低钠血症的治疗 不需要迅速纠正血钠，需要限制液体、处理原发病。每日摄入液体少于尿量500 mL。如果尿钠浓度加钾的总和超过血浆钠浓度的一半，则仅靠液体限制通常不成功。

4. 盐和水的摄入限制 因心力衰竭而引起的高容量性低钠血症的治疗包括将饮食盐限制在1.5～3.0 g/d和限制液体摄入。建议患者将液体摄入量限制在每天1.5～2 L，除非低钠血症恶化。建议SIADH患者将液体摄入量限制在每天800 mL左右，并且不要限制盐的摄入量。如果患者精神状态改变、跌倒或持续恶心，则应寻求护理，因为这些可能是低钠血症的症状。

5. 药物治疗 如果不能成功限制液体，则治疗方法包括单独使用补充盐或联合使用襻利尿剂（尤其是当尿渗透压＞500 mmol/L时）。口服补充盐的安全性高于静脉补充，对于昏迷等存在口服补充困难的患者可考虑使用胃管内注入。襻利尿剂可通过增加自由水排泄来治疗心力衰竭患者的低钠血症。在充血性心力衰竭和（或）有腹水的肝病的严重症状低钠血症患者中，给予高渗盐水的襻利尿剂可以减少液体超负荷的机会。

血管升压素受体拮抗剂可阻断过度产生AVP，使自由水（非溶质水）排出增加，升高血浆渗透压且不改变电解质的总分泌水平。口服选择性活性非肽类V2受体拮抗剂（如托伐普坦、考尼伐坦、利希普坦、萨特普坦等）已被FDA批准治疗等容性低钠血症。

【预后】　低钠血症预后与起病时间、低钠程度相关。急性（48 h内发病）低钠可导致严重脑水肿。血钠水平＜105 mmol/L时病死率超过50%。慢性低钠脑水肿稍轻，少见脑疝。重症慢性病例的急性发作或快速纠正可能会导致广泛或致命的脑损伤，但即使是轻度慢性病例也可能产生不良后果，如认知能力下降、骨质疏松症、跌倒风险增加和骨折。

-------- 典 型 病 例 及 分 析 --------

【病例介绍】

1. 病史　54岁男性，因"反复乏力3月余"就诊。外院就诊时查血钠最低为104 mmol/L，高血压7年，降压使用氨氯地平+缬沙坦，血压波动范围为120～140/70～90 mmHg。

2. 入院查体　体重60 kg，血压125/75 mmHg，氧饱和度98%，精神萎靡，反应迟钝，体态肥胖。能平卧，皮肤弹性可，黏膜湿润。气略促，两肺可闻及散在湿啰音，心率102次/分，双下肢和躯干部未见明显水肿。四肢肌力正常。

3. 实验室检查　血钠108 mmol/L，血钾4.1 mmol/L，血浆渗透压220 mmol/L，尿渗透压600 mmol/L，尿钠80 mmol/L，BUN 8 mmol/L，血肌酐44.2 μmol/L。甲状腺功能正常，皮质醇、醛固酮水平正常。

【病例分析】

问题1：请归纳该病例的病史特点。

（1）患者，男性，反复乏力起病，外院查见血钠浓度较低，既往高血压病史，无利尿剂使用史，排除利尿剂相关低钠血症。

（2）查体未见低容量或高容量体征，考虑正常容量性低钠血症（见神经系统症状），考虑重症低钠血症。

（3）实验室检查见尿渗透压升高，尿钠升高，考虑ADH升高，低渗性低钠血症，未见肾功能、肾上腺功能、甲状腺异常，排除肾脏、肾上腺、甲状腺相关低钠血症。

问题2：为了明确诊断，患者还需要完善哪些检查？

影像学CT检查是否存在占位性病变。

问题3：若该患者进一步检查有左上肺占位性表现，其他检查均为正常范围，该患者的低钠原因如何判断，依据是什么？

考虑肿瘤相关SIADH病变。

问题4：如何给患者制订一份治疗方案？

（1）限制液体摄入。

（2）口服补钠，如患者存在进食困难，考虑插入胃管后进一步注入。

（3）如口服无法纠正，可考虑静脉高渗盐水联合襻利尿剂如呋塞米。常用的高渗盐水是3% NaCl，目标6 h纠正血钠4 mmol/L，24 h不超过6～8 mmol/L。

（4）根据血钠纠正情况可考虑使用托伐普坦。

（5）监测电解质变化，每天纠正不超过6 mEq/L。

（6）稳定后治疗原发病。

（傅晓岑　陈楠）

第二节　高钠血症

【概述】　高钠血症是指血钠浓度大于145 mmol/L的临床常见电解质紊乱状态，代表绝对或相对于全身缺水状态。可能是由于失水（例如尿崩症）、低渗性体液流失（渗透性腹泻）或高渗性体液增加（含钠溶液）引起的。高钠血症经常发生在小儿、老年和重症患者中。危重病患者病情复杂，高钠血症症状的观察和治疗都比较复杂。

【发病机制】　在生理条件下，可通过口渴驱动的饮水和精氨酸血管升压素（AVP）介导的肾脏节水来实现正常血压。肾脏具有调节钠平衡的能力。组织（主要是皮肤）贮藏池可以动员进出细胞外液，参与钠稳态。引起口渴反射的机制可能有两种：① 对血管容量减少的反应；② 对血清渗透压的反应。渴感中枢功能正常的患者，如果能够主动饮水，就可防止高钠血症发生。根据患者的体况高钠血症可分为以下3种情况。

1. 低容量性高钠血症　这是高钠血症的最常见原因，可以进一步分为肾脏失水和非肾脏失水。

（1）肾脏失水：① 神经源性或中枢性尿崩症：可能是由于颅脑外伤、占位性病变或感染引起的。AVP基因的突变与遗传性神经性尿崩症有关；② 肾性尿崩症：这可能是由于肾功能不全、电解质紊乱（例如高钙血症或低钾血症）或药物作用（例如锂、膦甲酸、两性霉素、血管升压素受体拮抗剂、去甲环素、甲氧基氟烷）引起的。遗传原因包括V2加压素受体基因，水通道蛋白-2基因或水通道蛋白-1基因突变，功能丧失；③ 肾脏损失：利尿剂，渗透性利尿剂。

（2）非肾脏失水：① 渴感减退：尽管存在高渗仍未表现出口渴。在脑室区域中各种浸润性、赘生性、血管性、先天性和外伤性病理变化均可能与口渴和AVP释放异常有关；② 呼吸系统非显性水分丢失；③ 皮肤损失：出汗，灼伤；④ 胃肠道损失：呕吐、腹泻、鼻胃引流、肠胃瘘等情况。腹泻是高钠血症最常见的胃肠道原因。渗透性腹泻和病毒性胃肠炎通常会产生钠和钾<100 mmol/L的粪便，从而导致失水和高钠血症。相反，分泌性腹泻通常导致等渗性大便，从而导致血容量不足和（或）低血容量性低钠血症。

2. 高容量性高钠血症

（1）碳酸氢钠输液。碳酸氢钠的高渗性约是高渗盐水的两倍，因此未稀释使用会导致血清钠显著增加。

（2）口服盐的摄入量增多。

（3）高盐溶液摄入。

（4）高渗灌肠。

（5）高渗透析。

（6）原发性醛固酮增多症。

（7）库欣综合征。

【临床特点】　高钠血症的症状和体征主要表现为中枢神经功能异常，与危重患者的症状、体征相重叠。血钠浓度是危重病严重程度的一个指标，常是机体维持稳态异常的表现。多数患者需通过血钠检查而诊断，血钠浓度增高快时症状就会明显。院外患者高钠血症主要出现在婴儿和老人，婴儿常见症状包括呼吸过度、肌肉无力、躁动不安、失眠、呕吐、昏睡甚至昏迷，一般不出现惊厥；老年患者不同于婴儿，一般当血钠＞160 mmol/L时才出现症状，开始为口渴，后来逐渐消失。口渴不明显者，其意识水平与高钠血症的严重性相关，并伴肌肉无力。昏迷常是并发症的表现而非高钠血症的表现。

与院外患者不同，住院者高钠血症可出现在所有年龄，临床症状可能不明显，因为他们常有神经系统功能障碍。过快摄钠能引起惊厥和昏迷。直立性低血压和心动过速多反映血容量不足。高钠血症导致的脑萎缩可引起脑出血、蛛网膜下腔出血，严重者可致死亡。脑萎缩的适应性反应是电解质在脑细胞内聚集或脑细胞内产生有机溶质而获得丢失的水，使脑容积恢复正常，高钠血症的表现就会比较轻微和缓慢。高钠血症引起的病死率主要与原发病严重程度和发展速度有关，原发病和高钠血症在引起死亡中的相对比重目前还难以确定。

【诊断及鉴别诊断】

1. 了解病史　全面的病史有助于确定高钠血症的病因，对指导治疗至关重要。遭受外伤性脑损伤的患者可能患有中枢性尿崩症，而那些患有精神疾病且目前或之前接受过锂治疗的患者更容易患有肾源性尿崩症。病史对于确定慢性高钠血症也很重要，有助于制订治疗方案。48 h内发生的高钠血症是急性高钠血症，而症状超过48 h或症状开始时间未知的患者考虑为慢性高钠血症。

2. 症状和体格检查　有助于判断患者的体液状态和病情状态。急性高钠血症的患者通常会比长期患者有更明显的症状。这些症状可能包括嗜睡、疲倦和易怒，并可能发展为癫痫发作和昏迷。急性高钠血症患者脑细胞的突然收缩可能导致脑实质或蛛网膜下腔出血和（或）硬膜下血肿；然而，这些血管并发症主要发生在儿科和新生儿患者中。渗透压对肌膜的损害也可能导致高钠血症性横纹肌溶解。慢性高钠血症的症状一般不太明显，主要是由于中枢神经系统细胞内渗透液的积累。

3. 实验室检查　需要实验室检查以完成对病因的评估，尤其是在由于意识淡漠（高钠血症最突出的表现之一）而无法提供病史的患者中。尿渗透压可能是执行的最有用的初始检查，以进一步分类病因并确定是否保留了肾脏浓缩水的能力。当发生高钠血症且在没有下丘脑或肾功能不全的情况下，血清渗透压的升高会引起AVP分泌的刺激。这将导致尿液的渗透压升高至超过600～800 mmol/L。根据尿渗透压，可分为：

（1）尿渗透压低的高钠血症：如果尿渗透压低于300 mmol/L（或低于血浆渗透压），则表明是中枢性或肾源性尿崩症。为了区分这两种疾病，可进行限水试验，再给予外源性AVP后（通常是药理类似物DDAVP，醋酸去氨加压素）。从清晨开始应限制患者饮水，并仔细监测生命体征、体重和每小时尿量；考虑到可能会导致严重的高钠血症，过夜尿崩症患者的夜间禁水不安全。在限水测试期间，肾性尿崩症患者将无法对DDAVP做出反应，尿渗透压较基线增加＜50%或＜150 mmol/L，具有正常或较高的循环AVP水平；中枢性尿崩症患者对DDAVP有反应，循环中AVP降低。患者可能对DDAVP表现出部分反应，尿渗透压升高50%以上，但仍未达到800 mmol/L。循环AVP的水平将有助于区分原因。因此，部分中枢性尿崩症的患者在DDAVP治疗后可以达到500～600 mmol/L的尿渗透压，但不会最大限度地将尿液浓缩至800 mmol/L或更高。

（2）尿渗透压高的高钠血症：如果尿渗透压高于800 mmol/L，则表明AVP的分泌和反应正常。该类患者保留了肾脏浓缩能力。这是由于无法替代的水分流失（胃肠道、呼吸道或皮肤）或全身钠增加所致。

（3）中等尿渗透压的高钠血症：如果尿渗透压为400～800 mmol/L，可能反映了部分中枢性尿崩症、部分肾源性尿崩症，中枢性尿崩症伴有容量减少或渗透性利尿。多尿症可能是由渗透性利尿或水利尿引起的。

【治疗】 高钠血症的治疗需要对诱发机制的全面了解。高钠血症最常见的形式是由于失水、口渴机制受损或无法饮水。治疗的目标是治疗诱因和纠正高渗性。

1. 确定并开始治疗易患因素 高钠血症的治疗首要问题是处理原发病,去除高钠血症的原因,解决诱因是防止水进一步流失或高渗钠增加的关键。仔细询问病史、临床检查以确定尿钠浓度以及渗透压将有助于进一步阐明病因。如停止胃肠液体的丢失,控制发热、高血糖症、糖尿病,处理烧伤,积极治疗头部创伤后中枢性尿崩症和肾性尿崩症,有计划地使用襻利尿剂,纠正高盐饮食等。

2. 确定高钠血症是急性的还是慢性的 应注意在之前的 48 h 内是否已发生高钠血症,因为在急性高钠血症患者中,尤其是在出现症状的情况下,校正速率可能会放宽。患有慢性高钠血症的患者需要更慢的矫正率,以避免脑水肿。根据患者发生高钠血症的速度进行补液调整,可分为快速和慢速纠正法。快速纠正法能改善预后而不增加脑水肿危险,因为集聚的电解质能很快从细胞内转移出,有报道这类患者血钠减少 1 mmol/(L·h) 是适当的。慢速纠正法在高钠血症发病时间较长时使用,发病时间不明确时也应慎重选择,因完全清除脑内溶质一般需数日,这些患者降低血钠浓度的速度最大不超过 0.5 mmol/(L·h),以预防脑水肿和惊厥的发生。

3. 确定要补充的液体量

(1) 评估是否需要进行大量复苏:确定患者的体液状态是管理高钠血症的最重要步骤之一。通过病史和体格检查来确定是否伴随盐分流失。出现血容量不足的患者,无论血清钠水平如何,均应用 0.9% 氯化钠复苏,直至其生命体征正常为止。

(2) 计算缺水量:高钠血症的主要治疗方法是给予相对于血浆稀释的液体,以补充水分不足。这需要估算已损失的水量。

$$缺水量 = 体液总水量 \times (血钠/140 - 1) = (0.4 - 0.5) \times 去脂体重 \times (血钠/140 - 1)$$

(3) 评估需要弥补的持续损失:除任何持续的水分流失外,补水还应解决人体总缺水的问题。粪便和汗液造成的水分损失有所不同,但估计为 30～40 mL/h。除了非显性水丢失外,还需要考虑尿液中持续的水分流失。尿中纯水丢失可以通过电解质自由水清除来计算。

$$电解质自由水清除 = 尿量 [1 - (尿钠 + 尿钾)/血钠]$$

4. 选择补液的类型 补液首选的途径是口服或胃肠营养管内输入,在危重患者救治时这种途径往往难以使用。如果不能实施口服或胃肠营养管内输入,就应静脉补充。对补充液体种类一般有两种观点。

(1) 补充低张液体:高钠血症是因为失水多于失钠,可由净水丢失或低张盐丢失增加引起。所以,应该补充低张液,包括蒸馏水及 5% 的葡萄糖 (GS)、0.2% 的氯化钠 (1/4 张) 和 0.45% 的氯化钠 (1/2 张)。所输液体的张力越低,输液速度就应越慢,以防出现脑水肿和渗血。选择适当的液体后,根据需要决定输液速度。使用公式可以比较容易地计算输注一定量的不同液体对血钠的影响。但输入低张溶液时需警惕发生细胞膨胀破裂等副作用,需控制补充量及速度。

(2) 补充等张液体:自由水的丢失可以引起高渗性脱水,而由此引起的血液循环量的减少,可使尿钠分泌降低,血钠进一步增高,因此补充的循环血量可增加尿钠分泌。方法:所有晶体液更换成与患者血清等渗的含钠溶液,输液量调整以保持每 8 h 正平衡 300～500 mL 为准,如果尿量超过 500 mL/h,要加用精氨酸血管升压素 (AVP) 0.02 U/h,每小时增加 0.005 U,直到尿渗透压超过血清渗透压。尿渗透压升高后,保持输液量每8 h 300～500 mL。每日测定血钠、尿钠、肌酐、血浆渗透压。但这种方法对肌酐清除率已经下降的患者无效,因此肾功能减退的患者要慎用。

5. 其他疗法　高容量性高钠血症的患者面临治疗挑战,因为这些患者的体积膨胀会抑制AVP的释放,从而促进尿液中水的排泄。停止诱因和饮水通常是治疗的第一步。与利尿相比,用襻利尿剂治疗可增强更多的排尿,从而加剧高渗性。注入5%的葡萄糖溶液可以解决高渗性,但会使容量过载状态恶化。还可以同时使用静脉注射5%的葡萄糖和襻利尿剂来降低血清钠。

血液透析已被用于治疗高钠血症,特别是在有或没有利尿作用的水合作用未能将钠水平降至所需的目标或有肾脏替代治疗指征的患者中。

6. 神经性和肾性尿崩症的特殊治疗　中枢性尿崩症患者的主要治疗方式是补充抗利尿激素。通常以DDAVP的形式给药,DDAVP是半衰期较长且主要是V2受体激动的合成类似物,主要具有抗利尿作用而不是升压作用。DDAVP可以通过静脉内、皮下或鼻内给药。

【预后】　高钠血症在多器官系统中有多种影响。即使是轻度的高钠血症,其30天病死率也为0.20%。急性高钠血症病死率高达40%～79%,2/3患者有神经系统后遗症。慢性高钠血症患者病死率10%。血钠高于170 mmol/L的患者病死率极高。

------------ 典型病例及分析 ------------

【病例介绍】

1. 病史　71岁男性,言语不清伴癫痫发作一天入院。否认头部外伤史,否认糖尿病史,既往癫痫发作史、腔隙性脑梗死史。

2. 查体　神志萎靡,烦躁,皮肤黏膜略干燥,血压106/71 mmHg,心率94次/分,呼吸频率23次/分,体温36.7℃,双瞳孔4 mm,对光反射存在,头部及四肢存在不自主震颤,双肺未及啰音,双侧腱反射亢进,病理征未引出。

3. 实验室检查　血钠159 mmol/L,血钾3.9 mmol/L,尿钠48 mEq/L,尿渗透压113 mmol/L。血渗透压335 mmol/L。24 h尿量3 000 mL。血糖、肾功能正常,感染相关标志物正常。

【病例分析】

问题1:请归纳该病例的病史特点。

(1)患者,老年男性,急性言语不清、癫痫发作起病,有脑梗死、癫痫病史。

(2)查体见意识改变及神经系统症状,存在低血容量表现。

(3)实验室检查见血钠明显升高,尿量增加,尿钠升高,血渗透压升高,尿渗透压低。

问题2:为了明确诊断,患者还需要完善哪些检查?

(1)头颅MR。

(2)脑电图。

(3)DDAVP刺激试验。

(4)垂体、肾上腺激素检查。

问题3:若患者DDAVP刺激试验,尿渗透压升高＞100%,尿钠＞60 mOsm/h,72 h持续床旁脑电图显示间歇慢节律广泛双额叶活动,示轻度弥漫性脑病和癫痫病灶阴性,头颅MR较半年前脑梗死灶数量增加、面积增加。其他检查均为正常范围,该患者的高钠原因如何判断?

患者在DDAVP刺激后提示尿液浓缩,且影像学有颅内阳性表现,考虑为中枢性尿崩症,可能是继发于新发脑梗死。

问题4：如何给患者制订一份治疗方案？

（1）使用抗癫痫药物、治疗脑梗死。

（2）留置胃管，胃管内分批次注入温开水。

（3）根据心功能予以静脉扩容，调整静脉补液速度，保持出入平衡。

（4）密切监测电解质、尿比重及尿钠情况。

（5）监测生命体征，如出现低血压，可加用去氨加压素。

（傅晓岑　陈楠）

第三节　低 钾 血 症

【概述】　低钾血症是指血清钾浓度＜3.5 mmol/L的一种病理生理状态。体内约98%的钾分布在细胞内，正常成年人体内总钾量为3 000～4 000 mmol（50～55 mmol/kg），机体总钾量的丢失是造成低钾血症的主要原因。但临床上也可有体内总钾量不缺乏，因稀释或转移到细胞内导致血清钾浓度降低，或者虽然体内总钾量缺乏，却因钾从细胞内转移到细胞外或血液浓缩，从而维持正常钾浓度的情况。

【发病机制】　钾进入人体的途径有两条，经口摄入钾和静脉输注含钾溶液。钾进入人体后主要储存在细胞内，细胞膜上的钠-钾泵以3∶2的比例将钠离子泵出细胞的同时将钾离子泵入细胞内，由此使细胞内的钾离子浓度达140 mmol/L，而细胞外的钾浓度维持在4～5 mmol/L。

1. 钾缺乏

（1）钾摄入减少：正常情况下每日钾的摄入量在40～120 mmol。肾脏对缺钾的调节十分敏感，所以正常饮食情况下，很少出现低钾血症。但是，在某些严格限制饮食的情况下如长期禁食、昏迷、神经性厌食及消化道梗阻的情况下，容易出现低钾血症。

（2）胃肠道排钾增加：消化液中含有丰富的钾，胃液中含钾约14 mmol/L，严重呕吐、腹泻、长期胃肠引流和造瘘等可造成低钾。

（3）肾脏排钾增加

● 肾脏疾病：急性肾衰竭多尿期、尿路梗阻解除后利尿、Liddle综合征、Bartter综合征、Gitelman综合征、肾小管酸中毒等疾病多由于肾小管重吸收钾减少，尿钾排出增多。

● 药物：排钾利尿药、青霉素等抗生素、补钠过多致肾小管钠-钾交换增加等。

● 肾上腺皮质激素增多：① 醛固酮作用于肾小管上皮细胞内的盐皮质激素受体，有保钠排钾的作用，使尿钾排出增多；② 甘草摄入过多，可产生类醛固酮增多症的表现；③ 糖皮质激素有弱盐皮质激素的活性，亦可以出现低钾血症。在创伤、手术、感染、缺氧应激情况下，可以因糖皮质激素释放增加出现尿钾排出增多。

（4）其他途径丢失：如大面积烧伤、血液透析、腹膜透析、大量出汗等情况都可能造成钾的丢失。

2. 钾向细胞内转移

（1）细胞外液 pH 升高：碱中毒的时候，H^+ 从细胞内转移到细胞外中和碱血症，而 K^+ 从细胞外进入细胞内。此外，碱中毒时肾小管上皮细胞 H^+-Na^+ 交换减少而 Na^+-K^+ 交换增强，尿排钾也增多。

（2）胰岛素用量增多：胰岛素可以促进肝糖原合成，糖原合成需要钾，钾离子随着葡萄糖一起转移进入肝细胞进行糖原合成。胰岛素还可以刺激骨骼肌细胞膜上的钠-钾泵，使钾离子大量进入肌细胞。

（3）β-肾上腺素活性增高：儿茶酚胺与 $β_2$-肾上腺素受体结合后介导钾离子进入细胞内，同时也使钠-钾泵活性增强，促进钾的内流。

（4）周期性麻痹：常见于家族性低钾麻痹、甲状腺功能亢进。低钾麻痹可在运动以后、进食大量碳水化合物、应激状态或使用胰岛素、肾上腺素类药物后突然发作，钾迅速进入细胞内，血钾浓度可低至 $1.5\sim2.5$ mmol/L，这一类低钾往往还同时伴有低磷和低镁血症。

3. 稀释性低钾血症　见于水过多和水中毒的情况下，或过多过快补液未及时补钾的情况，如糖尿病酮症酸中毒快速补液而没有及时补钾。

【临床特点】　低钾血症的临床表现一般取决于低钾的程度和血钾下降的速度，严重的症状多出现在血钾低于 $2.5\sim3.0$ mmol/L。

1. 轻度低钾　血清钾不低于 3.0 mmol/L，患者一般无明显症状，部分可以有乏力、腹胀等不适。如果血钾快速下降，或有潜在的因素如正在服用洋地黄类药物，则也可以出现诸如心律失常等情况。

2. 中重度低钾　血钾低于 3.0 mmol/L，将出现较为明显的临床症状，并且随着低钾的程度和持续时间而加重。

（1）肌无力：患者可以出现肌无力、肌痉挛甚至肌麻痹和瘫痪。一般下肢肌群往往最先累及，特别是股四头肌，表现为站立不稳，行走困难，无力呈对称性，各种感觉则正常。严重者呼吸肌受累则出现呼吸衰竭，危及生命。脑神经支配的肌肉通常很少累及。如果胃肠道平滑肌受累，可以出现腹胀、厌食、恶心、呕吐和便秘，严重时出现麻痹性肠梗阻。

（2）心电活动异常：低钾血症可以出现多种心律失常，常见的有房性早搏、室性早搏、房性或交界性心动过速、房室传导阻滞等，严重的可以有室性心动过速甚至室颤。低钾血症具有特征性的心电图改变，由于心室复极延迟，出现 ST 段压低，T 波低平，U 波增高，这通常在 V4～V6 导联更明显。如果低钾血症更严重，还会出现 P 波增宽，PR 间歇延长，QRS 波增宽（图 2-1）。

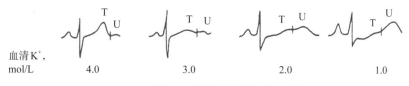

血清 K^+, mol/L　　4.0　　　　3.0　　　　2.0　　　　1.0

图 2-1　低钾血症的心电图变化

随着血浆钾离子浓度下降，最初的变化是 ST 段压低，T 波振幅下降，U 波增高。血钾进一步降低，P 波和 QRS 波振幅增高。

（3）横纹肌溶解：严重的低钾血症患者还可能出现横纹肌溶解、肌红蛋白尿，甚至损伤肾功能。低钾时肌细胞释放钾离子受限，局部血管血流减少，可以引起肌肉痉挛、缺血损伤、横纹肌溶解等一系列后果。

（4）肾功能受损：低钾血症可以导致肾脏集合管的浓缩功能受损，患者出现多尿、烦渴等症状。低钾也可以导致肾小管上皮细胞产 NH_3 和 NH_4^+ 增多，NH_3 由小管周围毛细血管进入肾静脉，尿 NH_4^+ 排泄也增多，这在合并有肝硬化的患者中，易出现肝昏迷。此外，慢性失钾还能导致近端肾小管上皮空泡样变性、肾间质纤维化、肾小管萎缩、囊肿形成等。但是，尽管如此，肾脏的保钾功能却能够保留，集合管可以通过减少钾的分泌、增加钾的重吸收来维持血钾浓度。因此，非肾性失钾的患者每日尿钾排泄不超过 25 mmol/L。

【诊断与鉴别诊断】

1. 诊断思路　一旦实验室检查提示有低钾血症，应测定尿钾和酸碱状态以鉴别诊断（图 2-2）。

（1）尿钾：在血钾低于 3.5 mmol/L 时，24 h 尿钾大于 25 mmol，随机尿尿钾/尿肌酐（K/C）> 1.5 mmol/mmol 或 > 15 mmol/g，提示肾性失钾。

（2）尿氯：低钾伴尿氯浓度低于 25 mmol/L，常提示存在呕吐。如果尿氯大于 40 mmol/L，需要评估是否使用利尿剂，如果没有使用利尿剂，同时血压正常，需要考虑 Bartter 综合征、Gitelman 综合征。

（3）酸碱状态：① 低钾伴代谢性酸中毒多见于肾小管酸中毒、糖尿病酮症酸中毒、失盐性肾病等；② 低钾伴代谢性碱中毒多见于使用利尿剂、呕吐伴有容量不足、某种原因引起的盐皮质激素分泌过多或者是某种遗传性疾病如 Liddle 综合征、Bartter 综合征、Gitelman 综合征。

（4）电解质测定：低钾伴碱血症、低血镁同时伴低尿钙要考虑 Gitelman 综合征。Fanconi 综合征常伴明显的低磷血症，可伴高钙血症。Ⅰ型肾小管酸中毒亦有高尿钙存在。

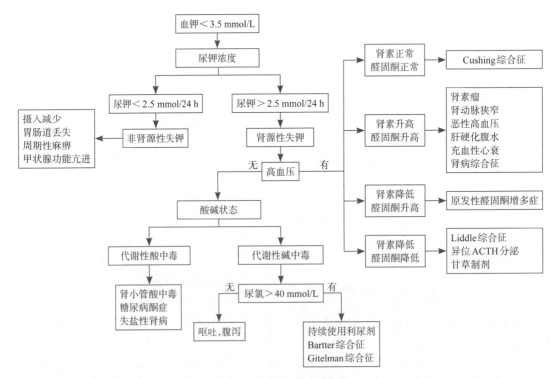

图 2-2　低钾血症诊断流程

（5）尿常规检查：远端肾小管酸中毒和醛固酮增多症时尿pH常为碱性或中性。严重的近端肾小管酸中毒时尿pH可降到5.5以下，而且还可出现尿糖和尿氨基酸阳性。失钾性肾病时可出现小管性蛋白尿等。Fanconi综合征可有尿氨基酸和尿糖阳性。

（6）血浆肾素活性和醛固酮测定：低钾伴血浆醛固酮水平升高而肾素活性降低的患者，应考虑原发性醛固酮增多症。两者同时升高者应考虑继发性醛固酮增多症，如肾动脉狭窄、肾素瘤等。两者都降低可能为17α-羟化酶缺乏症或甘草摄入增多所致。

（7）其他内分泌功能检查：甲状腺功能检查可以排查甲亢所致的低钾血症。血皮质醇水平升高，提示Cushing综合征，根据血ACTH水平进一步分析皮质醇增多的原因。

2. 鉴别诊断

（1）原发性醛固酮增多症：本病是由于肾上腺皮质增生、腺瘤或腺癌分泌过多醛固酮引起潴钠排钾，体液容量扩张而抑制肾素-血管紧张素系统。临床上主要表现为口渴、多饮、多尿、夜尿多、肌无力、高血压伴低血钾、高血钠、碱血症、碱性尿、血浆醛固酮浓度升高、血浆肾素活性降低，血浆醛固酮/血浆肾素活性常大于20。影像学检查肾上腺部位可见占位性病变或双侧弥漫性增大。

（2）继发性醛固酮增多症：多见于肾素瘤、肾动脉狭窄，血浆肾素活性和醛固酮水平均升高，临床表现为严重的高血压伴低血钾，后者常伴有肾功能不全。

（3）Cushing综合征：为各种病因造成肾上腺分泌过多的糖皮质激素所致，其中包括Cushing病和异位ACTH综合征等。影像学检查肾上腺部位可见占位性病变或双侧弥漫性增大。

（4）Liddle综合征：常染色体显性遗传病，远端肾小管上皮细胞钠通道异常导致钠重吸收增多，钾排泄增加。表现为高血压、低血钾、低肾素、低醛固酮血症。

（5）Bartter综合征：常染色体隐性遗传多见。该病是由于髓襻升支粗段参与离子重吸收的转运蛋白的基因突变致多种离子重吸收障碍，导致低钾血症和代谢性碱中毒等一系列异常。表现为血压正常或偏低、低血钾、代谢性碱中毒、高尿钙、高肾素、高醛固酮血症。

（6）Gitelman综合征：是因编码位于肾远曲小管的噻嗪类利尿剂敏感的钠氯共同转运体蛋白的基因SLC12A3发生功能缺失突变，从而引起肾脏远曲小管对钠、氯的重吸收障碍，导致低血容量，肾素-血管紧张素-醛固酮系统（RAAS）激活，表现为低血钾、低血镁、低血氯、低尿钙和代谢性碱中毒等一系列临床表现。

（7）肾小管酸中毒：Ⅰ型（远端肾小管酸中毒）和Ⅱ型（近端肾小管酸中毒）患者常表现出低血钾、高血氯、代谢性酸中毒、高尿钙、碱性尿，而血浆肾素活性及醛固酮水平均正常。

【治疗】　低钾血症的治疗关键在于去除病因，防治并发症和补钾治疗，根据低钾血症的严重程度决定补钾的途径与速度。严重低钾血症应监测心电活动和肌张力。

1. 评估缺钾量　一般来说，细胞内外钾分布正常的情况下，血清钾下降1 mmol/L，估计丢失了200~400 mmol钾离子，每1 g氯化钾的补钾量相当于13~14 mmol钾。

2. 补钾种类　药物补钾常用氯化钾、枸橼酸钾及门冬氨酸钾镁等。

3. 补钾方法

（1）途径：血钾在2.5~3.5 mmol/L时如患者症状轻微可以仅口服补钾。不能进食或严重低钾的患者（血钾＜2.5 mmol/L或症状明显）需静脉补钾，严禁静推氯化钾。

（2）补钾速度：高浓度的钾离子可以引起心搏骤停，静脉补钾最大输入速度为每小时补入10~20 mmol钾离子为宜，若超过10 mmol/h，需进行心电监护。

（3）补钾浓度：钾离子溶液的浓度通常为20~40 mmol/L或1.5~3.0 g/L。尽量选用非糖溶液。如果钾浓度超过60 mmol/L溶液，需选用中心静脉。

4. 补钾注意事项

（1）见尿补钾：每日尿量在700 mL以上或每小时30 mL以上，补钾较为安全。

（2）病情严重，又需限制补液时，可在心电监护下，提高浓度达200 mmol/L（即10%氯化钾约7.5 mL溶于50 mL液体中），此时需选择大静脉或中心静脉，需静脉泵注。需注意补足细胞内钾。

（3）难治性低钾血症，需纠正低镁血症。伴高氯性酸中毒宜用枸橼酸钾。

（4）伴酸中毒时，应先纠正低血钾，再纠正酸中毒。因为随着pH增高和容量扩张，可能出现严重低钾血症。

（5）积极寻找并针对病因治疗，如原发性醛固酮增多症必须使用螺内酯才能纠正低钾血症。

（6）1 g氯化钾含钾0.53 g，正常人每日钾生理需要量3 g（75 mmol），用氯化钾来补约需10%氯化钾60 mL。

【预后】 低钾血症的预后取决于低钾的程度、低钾的原因以及有无合并严重的基础疾病，特别是严重的心脏疾病。补钾的同时不寻找潜在的病因，将导致慢性或反复发作的低钾血症。补钾的同时，注意评估容量、酸碱平衡和其他电解质水平，综合判断，将有助于纠正低钾血症。

---------- 典型病例及分析 ----------

【病例介绍】

1. 病史 42岁女性，因"腹胀2个月"在妇产科门诊发现左侧卵巢囊肿，拟手术收治。术前检查发现血钾2.7 mmol/L。患者近2个月自觉下腹胀，伴乏力，大便秘结，有夜尿增多，无腹痛、腹泻、呕吐等其他不适。否认既往慢性病史和服药史。否认家族性疾病史。

2. 查体 神清，血压122/80 mmHg，两肺呼吸音清，心率82次/分，律齐。腹软，无压痛，双肾区无叩痛，四肢肌力正常，无水肿。

3. 辅助检查

（1）血常规：白细胞（WBC）5.2×10^9/L，Hb 130 g/L，PLT 178×10^{12}/L。

（2）尿常规：尿蛋白（－），RBC 0/HP，WBC 0/HP，pH 7.0。

（3）尿电解质：钠405 mmol/24 h↑，钾103 mmol/24 h↑，氯398 mmol/24 h↑，钙0.98 mmol/24 h↓，镁4.5 mmol/24 h↑。

（4）血电解质：钠146 mmol/L，钾2.7 mmol/L↓，氯94 mmol/L↓，钙2.35 mmol/L，磷1.00 mmol/L，镁0.5 mmol/L↓，HCO_3^- 29 mmol/L↑。

（5）生化：葡萄糖5.34 mmol/L，丙氨酸氨基转移酶12 U/L，白蛋白40 g/L，尿素9.6 mmol/L，肌酐62 μmol/L，尿酸383 μmol/L。

（6）血气分析：pH 7.47↑，PO_2 13 kPa，PCO_2 6 kPa，SaO_2 99%，标准碱剩余4.2 mmol/L↑。

【病例分析】

问题1：请归纳该病例的病史特点。

（1）中年女性，起病隐匿，以腹胀为主诉，有乏力便秘，夜尿增多，无特殊用药史和有毒有害物质接触史。

（2）查体血压正常范围，余体格检查无特殊异常。

（3）辅助检查提示电解质异常：低钾、低氯血症、低镁血症伴代谢性碱中毒，高尿钾、高尿氯、高尿镁、高尿钠、低尿钙，尿呈碱性。

问题2：为了明确诊断，患者还需要完善哪些检查？

（1）心电图。

（2）甲状腺功能。

（3）肾素、血管紧张素、醛固酮水平测定。

（4）肾脏、肾血管、肾上腺超声或CT等。

问题3：若患者进一步检查有肾素、血管紧张素、醛固酮水平升高表现，其他检查均为正常范围，该患者的低钾原因如何判断，依据是什么？

根据患者临床主要表现为低钾低镁低氯性代谢性碱中毒，同时尿钾、尿氯、尿钠升高，低尿钙，血压正常，RAAS系统激活，要考虑Gitelman综合征。

Gitelman综合征发病基础是由于编码噻嗪类利尿剂敏感的钠氯共同转运体（NCCT）的SLC12A3基因灭活性突变，导致其编码的表达于远曲小管上皮细胞的NCCT结构和（或）功能障碍，后者引起的远曲小管的钠氯重吸收障碍导致低血容量、肾素-血管紧张素-醛固酮系统（RAAS）激活，肾性失钾、失镁以及尿钙排泄下降。

问题4：如何给患者制订一份治疗方案？

（1）基因测序检查明确诊断并家系调查。

（2）静脉补充氯化钾并联合补镁。

（3）长期口服氯化钾、门冬氨酸钾镁补钾补镁治疗。

（4）口服螺内酯拮抗醛固酮。

（5）定期监测血电解质，调整药物剂量。

（王奕　刘娜）

第四节　高钾血症

【概述】　高钾血症是指血清钾浓度 > 5.0 mmol/L 的一种病理生理状态。通常情况下，高钾血症较少发生，经口摄入的钾或经静脉输入的钾离子，都会贮存在细胞内，然后经肾小管分泌进入尿液，因为当细胞外液钾离子浓度增高时，可立刻激活细胞膜上钠-钾泵，使钾进入细胞内，6~8 h后醛固酮分泌增多，肾脏便会排泄大部分的钾。这个过程出现异常，就会出现高钾血症。

【发病机制】　造成高钾血症的原因主要包括钾离子摄入过多、钾离子由细胞内转移至细胞外以及钾离子排泄障碍。

1. 钾离子摄入过多　短期内快速摄入大量钾，血钾浓度可产生剂量依赖性的升高，如一次性口服 160 mmol 的钾甚至可以使一个肾功能正常的人血清钾一过性升高至 8.0 mmol/L，但严重的高钾血症多见于静脉输入钾离子的情况下，比如输入了贮存的红细胞，由于红细胞释放钾离子，贮存了21天的全血中钾浓度可以达到 30 mmol/L。在肾功能受损的情况下，静脉输注钾要注意容易出现高钾情况。

2. 钾离子由细胞内转移至细胞外 　钾离子由细胞内转移至细胞外是高钾血症较为常见原因，这种情况下，血清钾离子浓度升高迅速，肾脏来不及调节血钾浓度。

（1）假性高钾血症：由于采血时或采血后，血标本中的钾离子从细胞内转移到细胞外，使钾的检测值升高，过高地估计了真实的血钾水平，属于一种假阳性的检查结果。

比较常见的导致假性高钾血症的原因大致分为如下几种。

• 静脉穿刺时标本溶血，血钾和血红蛋白释放出细胞。此外，由于反复挤压肌肉以及止血带结扎过紧、时间过久等原因，导致局部肌肉细胞钾离子溢出到血液之中，可导致测得的血钾水平高于真实的血清钾浓度。

• 在血小板增多症（PLT > 400 000/mm^3）、白血病时（WBC > 100 000/mm^3），均可由于细胞内钾离子释放增多，导致假性高钾血症。

• 静脉穿刺时急性焦虑症状可能会导致过度换气，进而发生呼吸性碱中毒，导致钾离子在细胞内外的再分布。

• 部分实验室中使用的采血管中的抗凝剂成分为 K^+-EDTA，会导致假性的血钾水平升高。

（2）代谢性酸中毒：代谢性酸中毒时，大量 H^+ 缓冲进入细胞内，为了维持电中性，钾离子释放到细胞外液，导致血钾浓度升高。动脉血 pH 每下降 0.1，血钾浓度可以上升 0.2 ～ 1.7 mmol/L。当然，净效应还要取决于体内总的钾含量，当患者同时存在缺钾的情况如严重腹泻合并酸中毒，血钾也可以正常，纠酸的同时就要注意补钾。

（3）胰岛素缺乏和高血糖：在糖尿病酮症酸中毒和高血糖的情况下，通常都有钾离子移出细胞外，这是由于胰岛素缺乏，而胰岛素的作用是促进钾离子进入细胞内。通常由于同时发生的渗透性利尿作用或胃肠道失钾，不会造成致命性的高钾血症，但是如果肾功能衰竭伴有严重高糖就要十分注意血钾的变化。

（4）组织分解：当组织损伤、细胞破坏的时候，会有大量钾离子释放入血，这种情况多见于创伤、恶性淋巴瘤接受化疗、白血病、溶瘤综合征、肌肉挤压伤、横纹肌溶解、严重溶血等情况。

3. 钾排泄减少 　肾脏是最有效的排泄钾离子的场所。造成钾排泄减少的原因有三种：肾功能衰竭，有效容量不足，醛固酮减少症。

（1）肾功能衰竭：肾功能衰竭时，由健存肾单位来维持钾平衡，这种调节部分也依赖醛固酮和钠-钾泵作用，只要尿量充足，这种调节就是有效的。一旦出现少尿，远端小管钾分泌位点原尿流量减少，就容易出现高钾血症。如果一个非少尿的患者出现高钾，则需要考虑其他原因如钾摄入增多、组织损伤或醛固酮减少。

（2）有效循环血量不足：在有效循环不足的情况下，肾小球滤过率下降，近端小管重吸收钠和水增加，使流经远端肾小管的原尿流量明显减少，即使有低容量继发的醛固酮分泌增多，仍不能抵消远端肾小管分泌钾减少的情况，容易出现钾排泄减少。

（3）醛固酮作用不足：醛固酮作用不足可表现为醛固酮分泌减少或肾小管对醛固酮反应差。最常见的原因是低肾素低醛固酮血症又联合使用保钾利尿剂。醛固酮有促进肾小管重吸收钠和分泌氢离子与钾离子的作用，所以除了高钾血症，醛固酮减少症往往还合并了不同程度的尿钠排泄增加和代谢性酸中毒。

【临床特点】 　高钾血症的临床表现主要是肌无力和心电活动的异常，可以导致致命性的心律失常。

1. 肌无力 　高钾导致的肌无力一般从下肢开始，逐渐上升至躯干和上肢，较少累及呼吸肌和脑神经支配的肌肉。

2. 心律失常　高钾血症可以干扰心脏的传导功能,引起室颤或停搏这些致命性的心律失常。

当血钾浓度超过6 mmol/L的时候,典型的心电图表现是T波高尖,当血钾继续升高达到7～8 mmol/L时,心电图表现为去极相延迟,PR间期延长,QRS波增宽,振幅下降,P波消失。最终的改变是QRS波和T波融合成正弦波,接着就是发生室颤或停搏(图2-3)。

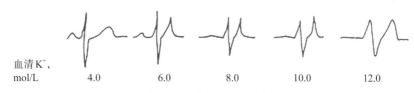

血清K$^+$,
mol/L　　　　4.0　　　　6.0　　　　8.0　　　　10.0　　　　12.0

图2-3　高钾血症心电图

最初的表现是T波高尖,QT间期缩短。随着高钾血症加重,QRS波增宽,P波振幅减小,最终消失,QRS波和T波融合成正弦波。

【诊断与鉴别诊断】

1. 诊断思路　高钾血症的诊断主要依靠生化检查确定。但是,诊断高钾血症前还必须要排除有无假性高钾血症,排除标本溶血以及采血过程中有无过度挤压、长时间用止血带的情况。还有一种情况就是白细胞和血小板数量明显增多的患者,可以用血浆标本测定血钾而不是血清标本。

评估高钾血症的原因需要仔细采集病史(包括饮食情况、肾脏病史、糖尿病史、是否使用保钾利尿剂、有无反复发作的肌无力)、体格检查(注意肌力、有无容量不足或水肿)、心电图检查以及实验室检查(动脉血气、肾功能、血钠血钙浓度等)。收集了这些信息,就可以从摄入过多、细胞转移以及钾排泄减少三个方面来分析高钾的原因了。

2. 鉴别诊断　除了明确的病史如肾功能不全、代谢性酸中毒、严重创伤、使用保钾利尿剂、糖尿病酮症等,还有一些情况也可以出现高钾血症,临床需要鉴别。

(1)高钾型肾小管酸中毒:高钾型肾小管酸中毒又称Ⅳ型肾小管酸中毒,是指远端肾小管泌钾、泌氢功能障碍,导致高钾血症伴有代谢性酸中毒,同时有肾小管重吸收钠减少和泌NH$_4^+$减少。该病多存在醛固酮缺乏或远端小管对醛固酮反应低下。临床表现为高氯性酸中毒、持续性高血钾,但心电图多无高钾表现,且高血钾、酸中毒的严重程度与肾功能不全的程度不相符。

(2)肾上腺皮质功能不全:原发性或继发性肾上腺皮质功能不全是成人比较常见的低肾素低醛固酮的原因,临床可以出现高钾血症。这类患者往往合并了皮质醇不足的其他表现如嗜盐、空腹血糖降低、皮肤黏膜色素沉着等。成人患者一般以无症状高钾血症为多,多不出现严重的容量不足等表现,但表现为肾脏重吸收钠的能力下降,特别合并有其他容量不足情况时,尿钠不能降低到10～15 mmol/L。

(3)洋地黄过量:洋地黄对细胞膜上的钠-钾泵有剂量依赖性的抑制作用。治疗剂量的洋地黄升高血钾的作用轻微,当超剂量服用时则会出现血钾明显升高。

(4)β-肾上腺素能受体阻断剂:β受体阻断剂抑制了β-肾上腺素促进钾进入细胞的作用,可以导致血钾轻度升高,一般不超过0.5 mmol/L,但若合并有肾功能不全、低醛固酮血症等情况会使血钾明显升高。选择性的β$_1$-肾上腺素阻断剂(如阿替洛尔)相对安全。

（5）高钾型周期性麻痹：高钾型周期性麻痹是家族性常染色体显性遗传病，以反复发生的肌无力和肌麻痹为特征，大部分患者伴有肌强直。高钾血症往往是轻度的，一般低于5.5 mmol/L，通常还伴有低钠血症和血浆蛋白升高，说明钾外流的同时，钠离子和水分进入了细胞内。

（6）剧烈运动：在剧烈运动时，大量ATP被消耗，使依赖ATP酶的钾通道大量开放，钾离子大量流出细胞。一些让人精疲力竭的剧烈运动可以使血钾升高2 mmol/L，往往还伴随乳酸酸中毒、横纹肌溶解等情况，这可能和一些运动中猝死事件有密切关系。

【治疗】 高钾血症的治疗取决于电解质紊乱的程度，血钙浓度、酸碱状态等也影响着高钾产生的毒性作用。高钾血症的治疗包括拮抗高钾对细胞膜的作用以及降低血钾的措施。钙离子可以拮抗高钾对细胞膜的作用。降低血钾的措施包括减少钾的摄入、促进钾进入细胞内、促进钾从肾脏和肠道的排泄以及透析清除钾离子。

1. 轻症患者　无症状的轻症患者（通常血钾小于6.0 mmol/L），可以给予口服阳离子交换树脂。但需要寻找病因和治疗原发疾病，去除能引起血钾继续升高的因素如经口、静脉的含钾饮食（香蕉、橘子、橙子、土豆、地瓜等）和药物（保钾利尿剂和ACEI类药物），服用中草药也是常见的高钾血症的原因。

2. 重症患者　严重的高钾血症危及生命，需密切心电监护下紧急处理。

（1）钙剂：高钾可以使细胞膜钠通道失活，膜兴奋性降低，钙可以拮抗这一作用，恢复细胞膜的兴奋性，这在心肌细胞尤为重要。常用的有10%葡萄糖酸钙10 mL在2~3分钟内缓慢静推，如果心电图没有好转，5分钟后可以重复该剂量。钙虽然起效快（数分钟），但维持时间短，后续要马上采用其他降钾的措施。

（2）胰岛素和葡萄糖：胰岛素可以激活钠-钾泵，促进钾进入细胞内。静脉给予常规胰岛素10 U联合30~50 g葡萄糖以预防低血糖，或者直接静脉输注50%葡萄糖50 mL以刺激内源性的胰岛素分泌，这样可以使血浆钾离子浓度下降0.5~1.5 mmol/L。这一措施往往1 h左右起效，且效应可以维持几小时。

（3）碳酸氢盐：代谢性酸中毒使K^+移出细胞外，补充碳酸氢钠可以升高pH，促进K^+进入细胞，比较适用于合并有中到重度酸中毒的患者，30~60分钟起效，可以维持数小时。通常的剂量是44~50 mmol（5%碳酸氢钠1 mL约0.6 mmol）缓慢静脉注射大于5分钟，30分钟后可以重复剂量。

（4）利尿剂：襻利尿剂和噻嗪类利尿剂可以增加远端肾小管钾分泌位点的尿流量，促进钾离子的排泄。由于肾功能衰竭患者对利尿剂反应差，利尿剂更适合醛固酮减少所致的慢性高钾血症以及心功能衰竭时。

（5）阳离子交换树脂：最常用的阳离子交换树脂是聚磺苯乙烯钠、环硅酸锆钠等。树脂在肠道内吸收钾离子，释放钠离子，每克树脂可以结合1 mmol钾并释放1~2 mmol钠。可以每4~6 h口服20 g左右降血钾树脂，用100 mL水送服。要注意避免便秘情况。环硅酸锆钠对钾离子具有高选择性，通过粪便排出体外，从而快速降钾，安全有效。

（6）透析：一般情况下，经过上述处理，高钾血症可以得到纠正。如果经上述处理仍不能纠正或者是严重高钾血症危及生命，还可以采用血液透析或腹膜透析的方法，其中首选血液透析，因为其降钾速度快。透析疗法特别适用于急性肾衰竭伴高分解状态的患者，这些患者往往因为细胞分解破坏会释放大量的钾进入细胞外液。

典 型 病 例 及 分 析

【病例介绍】

1. 病史　65岁男性，因"乏力伴水肿2周"来诊。既往有糖尿病、高血压、冠心病史多年。有蛋白尿伴肾功能不全2年余，尿蛋白（2+），血肌酐120～150 μmol/L。长期口服培哚普利、氨氯地平、倍他乐克等药物。2周前起，自觉乏力伴双下肢水肿，无头晕黑矇、无胸闷气促、无恶心和呕吐、无明显尿量减少或腰酸腰痛等不适。否认化学物质、重金属、有毒物质接触史，否认嗜烟、酒。已婚，育有一子。有糖尿病、高血压家族史。

2. 查体　神清，血压145/80 mmHg，皮肤黏膜无色素沉着，眼睑、面部无水肿，两肺呼吸音清，心率62次/分，律齐，各瓣膜区无杂音。腹软，无压痛，双肾区无叩痛，双下肢水肿。

3. 辅助检查

（1）血常规：WBC 4.2×10^9/L，中性粒细胞（N）68%，Hb 120 g/L，PLT 178×10^{12}/L。

（2）尿常规：尿蛋白（2+），尿酮（－），RBC 1～2/HP，WBC 0～2/HP，pH 5.4。

（3）血电解质：钠135 mmol/L，钾6.9 mmol/L↑，氯110 mmol/L↑，钙2.12 mmol/L，磷1.01 mmol/L，镁0.9 mmol/L，HCO_3^- 20 mmol/L↓。

（4）生化：葡萄糖8.3 mmol/L，前白蛋白207 mg/L，丙氨酸氨基转移酶14 U/L，天门冬氨酸氨基转移酶20 U/L，白蛋白36 g/L，尿素9.6 mmol/L↑，肌酐162 μmol/L↑，尿酸423 μmol/L，eGFR 39 mL/min。

【病例分析】

问题1：请归纳该病例的病史特点。

（1）老年男性。

（2）以乏力为主诉，既往有糖尿病、高血压、心脏病史，口服多种药物，包括ACEI和β受体阻断剂。

（3）查体：血压轻度升高，下肢水肿，余无特别异常。

（4）辅助检查：提示有高钾血症、高氯血症，阴离子间隙正常。有肾功能异常，血糖升高。

问题2：为了明确诊断，患者还需要完善哪些检查？

（1）心电图检查。

（2）完善动脉血气、尿电解质，停用ACEI、β受体阻断剂并复查电解质。

（3）血浆肾素和醛固酮水平。

（4）肾脏B超、肾上腺CT等。

问题3：如果心电图有T波高尖表现，血气分析显示pH 7.31↓，PO_2 13 kPa，PCO_2 4.5 kPa，SaO_2 99%，标准碱剩余－4.5 mmol/L↑，尿电解质：钠335 mmol/24 h↑，钾56 mmol/24 h，氯156 mmol/24 h↓，钙3.98 mmol/24 h，血浆肾素和醛固酮均轻度降低。该患者高钾血症可能的原因有哪些，依据是什么？

根据患者有高钾血症、AG正常的高氯性酸中毒，尿pH5.4，有尿钠升高，血浆肾素和醛固酮均轻度降低，结合患者糖尿病史，慢性肾功能不全，考虑糖尿病肾脏疾病继发的Ⅳ型肾小管酸中毒导致高钾血症。另外，患者口服ACEI药物和β受体阻断剂，也可以抑制醛固酮作用和钠-钾泵导致高钾。

问题4：合理的治疗方案是什么？

心电监护；10%葡萄糖酸钙10 mL稀释后静推拮抗高钾心脏毒性；10%葡萄糖250 mL+常规胰岛素6 U静滴；碳酸氢钠100 mL静滴；降血钾树脂30 g口服；呋塞米20～40 mg口服；暂停用培哚普利和倍他乐克，密切监测心电图、电解质和血气变化，必要时重复使用以上治疗或透析清除钾离子。长期治疗需要低钾饮食，口服降血钾树脂、呋塞米或氢氯噻嗪降钾，定期门诊监测电解质。

（王奕 刘娜）

第五节 低钙血症

【概述】 低钙血症指血清蛋白浓度正常时，血钙浓度＜2.15 mmol/L，血清游离钙浓度＜1.1 mmol/L。

【发病机制】 低钙血症主要病因包括以下几个方面。

1. 维生素D、钙代谢障碍

（1）外源性摄入不足或吸收不良、内源性合成不足：老年人胃纳减退、禁食、慢性腹泻等消化系统疾病、肠内外营养支持不足引起外源性维生素D、钙摄入减少及吸收障碍，而行动不便长期卧床引起紫外线照射过少，导致内源性维生素D合成减少。

（2）肝硬化引起25-羟维生素D_3生成减少。

（3）肾功能衰竭、遗传性1α-羟化酶缺乏引起1α,25-羟维生素D_3生成减少。

（4）先天性1,25-二羟维生素D_3抵抗。

（5）抗癫痫药物如苯妥英钠、苯巴比妥等可加快肝脏将维生素D直接代谢为无活性维生素D。

2. 甲状旁腺功能减退 包括特发性或散发性甲状旁腺功能减退、手术后甲状旁腺功能减退、获得性甲状旁腺功能减退（放射后/淀粉样变）、假性甲状旁腺功能减退Ⅰ、Ⅱ型。

3. 肾功能衰竭 慢性肾功能衰竭、急性肾功能衰竭多尿期因血磷异常升高导致血钙下降。

4. 急性胰腺炎 胰腺坏死释放出脂肪酸与血钙结合形成钙盐沉积。

5. 其他 如输注大量含枸橼酸抗凝的库存血、镁缺乏、氟中毒等。

【临床特点】 低钙血症临床表现可以累及多个系统。

1. 神经肌肉系统 低钙可增加神经肌肉兴奋性，表现为烦躁不安、记忆力下降、手足抽搐、惊厥，甚至癫痫发作。

2. 循环系统 低钙可降低心肌收缩力，负性肌力作用引起心力衰竭。心电图（EKG）表现为Q-T间期延长、ST段延长、T波平坦或倒置。

3. 平滑肌 低钙能增强平滑肌收缩，引起喉痉挛、支气管痉挛、肠痉挛等相应表现。

4. 骨骼系统 长期慢性的低钙血症可导致老年人骨质软化、骨质疏松，易发生病理性骨折。

5. 其他 皮肤粗糙、色素沉着、白内障、毛发稀疏等。

【诊断及鉴别诊断】 诊断低钙血症时的总钙浓度必须是经血清白蛋白校正后的校正钙浓度，

校正钙浓度（mg/dL）=总钙（mg/dL）-0.8×［4.0-血清白蛋白浓度（g/dL）］。钙发挥生理作用取决于游离钙，必要时可测定游离钙浓度。根据病史、体格检查及实验室检查［如血磷、甲状旁腺激素（PTH）、血镁、肾功能、淀粉酶、维生素D代谢产物等］常可明确本病的病因。

【治疗】 主要措施为补充钙、处理并发症、积极治疗原发病去除原因。

1. 补充钙

（1）钙剂：对于急性低钙血症者予以10%葡萄糖酸钙或5%氯化钙缓慢静推或静滴，迅速缓解低钙血症；对于无症状的长期慢性低钙血症者可予口服钙剂，如碳酸钙、葡萄糖酸钙、乳酸钙等。

（2）维生素D：对于慢性低钙血症者在补钙的同时应补充维生素D，对肝肾功能不全者，宜给予25-羟维生素D_3或1α,25-羟维生素D_3，但对于伴有高磷血症的肾功能衰竭患者应待血磷下降后再应用维生素D制剂，以免加重高磷血症。

2. 处理并发症 对于痉挛、抽搐明显的患者，可适当使用镇静药物改善症状。

3. 积极治疗原发病去除原因 对于甲状旁腺功能减退者，目前尚无激素替代治疗，仍以补钙及维生素D对症治疗为主；对于维生素D、钙摄入或吸收不足者，加强饮食或静脉补充；对于肾功能衰竭者，予以肾脏替代治疗，增加血磷排泄升高血钙；对于大量输血者应预防性给予钙剂中和枸橼酸；对于急性胰腺炎者，应积极治疗，减少胰腺进一步破坏。

典型病例及分析

【病例介绍】

1. 病史 患者，男性，36岁，因"反复双下肢水肿3年"入院就诊。患者3年前无明显诱因下出现双下肢水肿，呈凹陷性、晨轻暮重，无肉眼血尿、尿量减少，无尿频尿急尿痛，无关节肿痛、口腔溃疡、发热，无胸闷胸痛、咳嗽咳痰等不适，夜间可平卧，患者遂就诊查尿常规示尿蛋白（2+），RBC 0/HP，24 h尿蛋白1.8 g，白蛋白40 g/L，Scr 686 μmol/L。

2. 既往史 有高血压病史5年，治疗不规律，血压控制差；否认糖尿病等慢性疾病史；否认肝炎、伤寒、结核等传染病史；否认外伤、手术史；否认输血史；否认有毒有害物质接触史，否认家族相关疾病及遗传性疾病史。

3. 查体 血压140/80 mmHg，心率66次/分，SpO$_2$99%，呼吸频率18次/分。一般情况可，神志清，营养中等，发育正常，走入病房，对答切题，查体合作。贫血貌，全身皮肤黏膜无明显黄染，精神可，颈软，颈静脉无怒张，气管居中，双侧甲状腺未触及肿大。胸廓无畸形，呼吸运动正常，语颤正常，无胸膜摩擦感，叩诊清音，双肺呼吸音粗，未闻及干湿性啰音及哮鸣音。心率66次/分，律齐，各瓣膜听诊区未闻及病理性杂音。腹部稍胀，未见胃肠型、蠕动波。无腹壁静脉曲张。无明显压痛、反跳痛，肝脾肋下未触及，胆囊未触及，Murphy征阴性，移动性浊音（-），双下肢轻度凹陷性水肿。双侧足背动脉搏动存在。

4. 辅助检查

（1）尿蛋白（2+），RBC 0/HP，24 h尿蛋白1.8 g。

（2）血常规：WBC 4.0×10^9/L，N 60.2%，Hb 98 g/L，PLT 122×10^9/L。

（3）肌酐610 μmol/L，BUN 26.1 mmol/L，白蛋白40 g/L，血钙1.9 mmol/L，血磷2.19 mmol/L↑，钠146 mmol/L，钾3.85 mmol/L，氯92 mmol/L，二氧化碳19.0 mmol/L，PTH 434.4ng/L。

（4）腹部B超（肝、胆、胰、脾、肾、输尿管、膀胱）：双侧肾脏缩小，左肾85 mm×34 mm，右肾87 mm×36 mm，双肾皮质回声增强。余肝、胆、胰脾未见明显异常。

【病例分析】

问题1：请归纳该病例的病史特点。

（1）青年男性。

（2）高血压病史5年，血压控制不良，3年来反复双下肢水肿。

（3）查体和辅助检查提示蛋白尿，肾功能衰竭伴双肾缩小，出现低钙高磷、贫血并发症。

问题2：该患者可能的诊断是什么？导致该患者发生低钙血症的原因是什么？

（1）诊断：CKD 5期，慢性肾脏病-矿物质和骨异常（CKD-MBD），肾性贫血，高血压。

（2）该患者发生低钙血症的原因：肾功能下降导致活性维生素D生成减少，钙吸收减少；骨骼对PTH的敏感性降低；高磷血症。

问题3：简述该患者治疗原则。

（1）积极准备进行肾脏替代治疗。

（2）改善并发症：纠正贫血，改善低钙高磷，治疗甲状旁腺功能亢进症，纠正酸中毒，控制血压。

问题4：如何治疗患者CKD-MBD？

（1）进一步完善检查，包括甲状旁腺B超、血管钙化、25-羟维生素D_3浓度。

（2）纠正钙磷代谢紊乱。

（3）使用活性维生素D治疗继发性甲状旁腺亢进。

（4）每3个月随访。

（陈靖　张倩）

第六节　高钙血症

【概述】　高钙血症指血清蛋白浓度正常时，血钙浓度高于2.6 mmol/L，血清游离钙浓度高于1.3 mmol/L。

【发病机制】

1. 钙摄入或释放过多

（1）甲状旁腺功能亢进：原发性包括甲状旁腺腺瘤、甲状旁腺增生、甲状旁腺癌、多发内分泌腺瘤病，继发性包括维生素D缺乏或慢性肾功能不全。

（2）恶性肿瘤：如乳腺癌、肾癌、支气管肺癌、甲状腺癌、卵巢癌、多发性骨髓瘤、淋巴瘤、白血病等，可通过肿瘤细胞释放PTH相关蛋白，肿瘤骨转移导致骨质破坏、骨钙释放等途径升高血钙。

（3）其他内分泌疾病：甲状腺功能亢进症、肢端肥大症、急性肾上腺功能不全等亦可引起高钙血症。

（4）维生素D、维生素A中毒：摄入过量。

（5）肉芽肿性疾病：结核、结节病、尘肺、组织胞浆菌病。

2. 钙排泄减少

（1）肾功能衰竭：慢性肾功能不全、急性肾衰竭恢复期。

（2）药物：噻嗪类利尿剂可使肾小管对钙的重吸收增加。

（3）其他：如家族性低尿钙高血钙症、乳-碱综合征等。

【临床特点】　高钙血症可以影响多个系统。

1. 神经肌肉系统　高钙可降低神经肌肉兴奋性，轻者表现为记忆力下降、抑郁、嗜睡、易疲劳、腹痛、恶心、呕吐，重者表现为失忆、精神障碍、木僵、昏迷，四肢肌肉松弛、肌张力下降、腱反射消失。

2. 循环系统　高钙对心肌有正性肌力作用，并可降低心肌兴奋性、传导性，可导致心动过缓、心律不齐，甚至恶性心律失常或心搏骤停。EKG表现为房室传导阻滞、S-T及Q-T间期缩短、T波增宽。

3. 泌尿系统　对于非肾功能异常引起的高钙血症患者，高钙血症时尿钙排泄增加，早期表现为多尿、夜尿增多等肾小管受累症状，长期可出现肾钙化、肾结石，晚期可进展为肾功能衰竭。血钙超过4.5 mmol/L可出现高钙危象，表现为多饮、多尿、高热、脱水、心律失常、意识丧失，若抢救不及时，患者易死于肾衰竭及循环衰竭。

【诊断及鉴别诊断】　首先需排除血清蛋白浓度过高引起的假性高钙血症，因血清结合钙浓度异常升高导致总钙浓度升高，但游离钙浓度正常，其次需判断病情严重程度，包括血钙上升的程度和速度、临床表现，最后对原发病进行鉴别诊断，询问有无用药史、相关疾病史，检测血磷、尿钙、甲状旁腺素、甲状腺功能、皮质醇、肾功能、EKG、颈部B超等。

【治疗】　主要措施为促进血钙排泄、抑制骨钙释放、处理并发症、积极治疗原发病去除原因。

1. 促进血钙排泄　① 大量输液扩容：静滴生理盐水1 000～2 000 mL，使尿量增多，尿钙排出增加；② 使用襻利尿剂：襻利尿剂可减少尿钠重吸收，从而增加尿钙排泄。

2. 抑制骨钙释放　双膦酸盐、降钙素可抑制破骨细胞活性，减少骨钙释放，对恶性肿瘤、肾功能衰竭患者效果较好。

3. 处理并发症　纠正心律失常、改善胃肠道和神经系统症状等。

4. 积极治疗原发病，去除引起高钙的原因　停用维生素D、维生素A、噻嗪类利尿剂等引起高钙的药物；对于恶性肿瘤者，手术切除瘤体或行放化疗；对于甲状旁腺功能亢进、甲状腺功能亢进、肢端肥大症等内分泌功能异常者，切除功能性腺瘤或肿瘤、增生的腺体；对肉芽肿性疾病者，予以抗结核、抗感染、使用激素等相应治疗。

------- 典 型 病 例 及 分 析 -------

【病例介绍】

1. 病史　患者，男性，66岁，"维持性血液透析治疗10年，皮肤瘙痒伴骨痛1年"，患者10年前开始进行维持性血液透析治疗，1周3次，每次4 h。目前采用醋酸钙、骨化三醇治疗CKD-MBD，EPO纠正贫血。1年来皮肤瘙痒、骨痛明显。大便正常，无尿。

2. 既往史　20年前患IgAN，高血压病史5年，治疗不规律，血压控制差。否认糖尿病等慢性疾病史；否认肝炎、伤寒、结核等传染病史；否认外伤、手术史；否认输血史；否认有毒有害物质接触史，否认家族相关疾病及遗传性疾病史。

3. 查体　血压139/80 mmHg，心率76次/分，SpO_2 99%，呼吸频率18次/分。一般情况可，神志清，营养中等，发育正常，走入病房，对答切题，查体合作。贫血貌，全身皮肤黏膜无明显黄染，精神可，颈软，颈静脉无怒张，气管位居中，双侧甲状腺未触及肿大。胸廓无畸形，呼吸运动正常，语颤正常，无胸膜摩擦感，叩诊清音，双肺呼吸音粗，未闻及干湿性啰音及哮鸣音。心率76次/分，律齐，各瓣膜听诊区未闻及病理性杂音。腹部稍膨，未见胃肠型、蠕动波。无腹壁静脉曲张。无明显压痛、反跳痛，肝脾肋下未触及，胆囊未触及，Murphy征阴性，移动性浊音（－），双下肢无水肿。双侧足背动脉搏动存在。

4. 辅助检查

（1）血常规：WBC 5.0×10^9/L，N 60.2%，Hb 110 g/L，PLT 128×10^9/L。

（2）透析前肌酐1 110 μmol/L，BUN 36.1 mmol/L，白蛋白40 g/L，血钙2.9 mmol/L，血磷2.19 mmol/L↑，钠146 mmol/L，钾5.85 mmol/L，氯92 mmol/L，二氧化碳22.0 mmol/L，PTH 834.4 ng/L。

（3）腹部B超（肝、胆、胰、脾、肾、输尿管、膀胱）：双侧肾脏缩小，左肾83 mm×34 mm，右肾85 mm×36 mm，双肾皮质回声增强。余肝、胆、胰、脾未见明显异常。

（4）肺CT：附见主动脉钙化。

【病例分析】

问题1：请归纳该病例的病史特点。

（1）老年男性。

（2）原发病为IgAN，有高血压病史。

（3）查体：血压139/80 mmHg，心肺无殊，双下肢不肿。

（4）辅助检查提示为慢性肾功能衰竭，出现高钙高磷PTH升高，血管钙化。

问题2：该患者可能的诊断是什么？导致该患者发生高钙血症的原因是什么？

（1）诊断：CKD 5期，维持性血液透析（MHD），CKD-MBD，肾性贫血，高血压，IgAN。

（2）高钙血症原因：患者长期使用钙剂、活性维生素D可能导致血钙升高；继发性甲状旁腺功能亢进症进展为三发性甲状旁腺功能亢进症，自主分泌PTH，不再受到负反馈调控。

问题3：简述该患者治疗原则。

（1）继续维持性血液透析治疗。

（2）改善并发症：纠正贫血，改善高钙高磷，治疗甲状旁腺功能亢进症，控制血压，改善高血钾。

问题4：如何治疗患者CKD-MBD？

（1）进一步完善检查，包括甲状旁腺B超，核素显像。

（2）低磷饮食。

（3）低钙透析。

（4）停用钙剂和活性维生素D，改用不含钙的磷结合剂，钙敏感受体激动剂治疗。

（5）内科治疗无效可考虑手术切除甲状旁腺。

（6）1个月后随访相关指标。

（陈靖　张倩）

第七节 低磷血症

【概述】 成人血清无机磷浓度低于0.8 mmol/L（2.5 mg/dL）即为低磷血症，是肾脏病中常见的电解质代谢紊乱。肾脏是调控血磷的最主要器官，钠磷共转运体是磷吸收的主要通道，维生素D、PTH、成纤维细胞生长因子23（FGF23）是调控血磷的主要激素。各种遗传性或获得性因素引起调磷激素水平异常、钠磷共转运体功能异常或肾小管损伤均可导致肾性失磷，引起低磷血症，其病因诊断依赖调磷激素及尿磷排泄水平的测定，治疗需因病制宜，依据病因有选择性地补充磷、钙、维生素D或外科治疗，而针对FGF23的单抗的出现则为特定类型低磷血症的治疗带来新选择、新希望。

【发病机制】 机体内血磷的稳态依赖于肠道对磷的吸收、肾脏对磷的排泄及与组织细胞、骨质之间磷的交换（图2-4），正常人体内每日经肠道吸收0.9～1.0 g磷元素，肾脏是最主要的排磷器官，血磷可经肾小球全部滤过，近80%的尿磷可被肾近端小管重吸收。骨是贮存磷的主要部位，存储80%～90%的磷元素，血磷总量仅占体内磷元素总量的2%～3%。血磷的正常值范围因年龄而异，正常成年人血磷的参考范围为0.8～1.45 mmol/L，未成年儿童及青少年的血磷参考范围随着年龄减低而升高，详见表2-1。

表2-1 不同年龄段血磷正常值参考范围

年 龄 段	血磷参考范围（mmol/L）
0～5天	1.55～2.65
1～3岁	1.23～2.10
4～11岁	1.19～1.81
12～15岁	0.84～1.74
16～19岁	0.87～1.52
正常成年人	0.80～1.45

磷的吸收与重吸收主要通过分布于小肠及肾近曲小管刷状缘的2型钠磷共转运体（NPT）完成，该过程主要为主动运输，其中NPT2a与NPT2c主要分布于肾近曲小管，重吸收尿磷，NPT2b主要分布于小肠，负责肠道对磷的吸收。

体内调控磷代谢的激素主要有3种：活性维生素D、PTH、FGF23。维生素D经肝脏25-羟化酶及肾脏1α-羟化酶羟化转变为活性维生素D，作用于维生素D受体，上调NPT2的表达，促进磷的（重）吸收以升高血磷。PTH是由甲状旁腺分泌，下调NPT2的表达使得血磷降低。FGF23主要由骨组织产生，作用于其受体FGFR，在共受体α-klotho的帮助下，下调NPT2表达以降低血磷。三种激素与血磷之间存在相互影响。低血磷可促进活性维生素D产生以升高血磷，高血磷则促进PTH产生降低血磷，活性维生素D可刺激FGF23表达、抑制PTH合成，而PTH可促进活性维生素D合成，FGF23则抑制活性维生素D合成、促使其分解。这三种调磷激素均可作用于肾脏，通过控制NPT2的表达维持血磷的稳定。

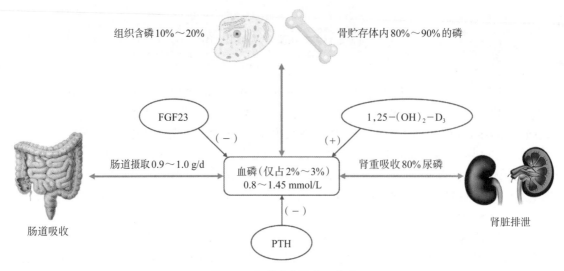

图2-4 血磷稳态调节示意图

（－）: 降低;（+）: 升高; FGF23, 成纤维细胞生长因子23; PTH: 甲状旁腺激素; 1,25-(OH)$_2$-D$_3$: 1,25-二羟维生素D$_3$

因此，磷的吸收减少、排出增多或是体内分布异常均可导致低磷血症，其中调磷激素异常、NPT2异常或是肾小管损伤引起的肾脏排磷过多是低磷血症的重要病因。对于肾性低磷而言，维生素D摄入不足、肿瘤分泌调磷激素、药物影响肾脏对磷的重吸收为最常见的获得性病因，PHEX基因突变导致的X连锁低磷血症（XLH）则为最常见的遗传性疾病。

【临床特点】 低磷血症常无明显临床症状，临床表现存在异质性，与发病年龄、低磷程度和血磷降低速度有关，其最主要累及骨骼系统，表现为佝偻病或软骨病，二者虽均为骨矿化异常所致，但佝偻病侧重于干骺端新生骨的矿化障碍，因此仅发生于处于生长发育阶段、生长板未闭合的儿童，而软骨病则为已形成的骨（旧骨）在重构过程中出现的矿化障碍，在儿童和成人中均可发病。佝偻病主要表现为身高受限、骨骼畸形（手足镯征、肋串珠、内翻外翻畸形等）、骨折、牙釉质发育不全及牙周脓肿等。软骨病则主要表现为骨痛、鸡胸、脊柱弯曲、假性骨折等。

此外，由于低磷血症可导致细胞内ATP合成减少、供能不足，故可导致神经、肌肉、血液系统等方面的相关表现，如感觉异常、四肢轻瘫、肌无力、横纹肌溶解、溶血性贫血、白细胞功能异常等。

【诊断及鉴别诊断】

1. 诊断要点 低磷血症的诊断依据血磷水平，其病因诊断需依赖详细的病史询问、临床表现、实验室检验及影像学检查方可初步判断，怀疑遗传性疾病需明确疾病类型时往往依赖于基因检测。

（1）病史询问：应注意询问家族史、饮食中是否存在维生素D及钙的缺乏、是否有充足的阳光照射及是否存在影响吸收的其他疾病，对于儿童还应询问喂养史。

（2）临床表现：常无明显临床表现，需注意是否存在骨骼畸形、异常步态、肌无力、骨痛、生长发育受限等情况，如有感觉运动等方面异常，亦需考虑是否存在低磷。

（3）实验室检验：应包含血尿肌酐、同步血尿电解质、碱性磷酸酶（AKP）、25-羟维生素D$_3$、1,25-二羟维生素D$_3$、PTH、FGF23等指标的测定，最大肾小管磷重吸收率与肾小球滤过率之比值（TmP/GFR）是明确患者是否存在肾性失磷的主要指标，其可参照如下公式计算，参考范围见表2-2。

$$TmP/GFR=\begin{cases} TRP \times 血磷, & TRP \leqslant 0.86 \\[3mm] \dfrac{0.3 \times TRP}{1-0.8 \times TRP} \times 血磷, & TRP > 0.86 \end{cases}$$

$$TRP=1-\frac{尿磷 \times 血肌酐}{血磷 \times 尿肌酐}$$

（4）影像学检查：X线片可为佝偻病和软骨病提供证据，若怀疑肿瘤则需同时完善功能显像和解剖成像（如CT、MRI）检查等以进行排查。

表2-2　TmP/GFR参考范围

年　　龄	性　　别	参考范围（mmol/L）
出　　生	男性和女性	1.43～3.43
3个月		1.48～3.30
6个月		1.15～2.60
2～15岁		1.15～2.44
25～35岁	男性	1.00～1.35
	女性	0.96～1.44
45～55岁	男性	0.90～1.35
	女性（绝经前）	0.88～1.42
65～75岁	男性和女性	0.80～1.35

注：TmP/GFR，最大肾小管磷重吸收率与肾小球滤过率之比值。

2. 病因鉴别　常见低磷血症病因鉴别要点如下。

（1）维生素D摄入不足：常见于儿童，多有营养摄入不均衡（如长期母乳喂养而不添加辅食）或缺少阳光暴露，患者体内活性维生素D及血钙水平降低，PTH明显升高。

（2）肿瘤性骨软化症：患者体内FGF23水平明显升高，活性维生素D水平偏低，PTH无明显升高，伴功能显像（如[111]In标记的奥曲肽SPECT-CT）和解剖成像（如CT、MRI）结果明确的肿瘤病史。

（3）药物性肾小管损害：患者存在影响肾脏排磷的用药史，临床上常表现为范科尼综合征，除低磷血症外可有氨基酸尿、肾性糖尿、高氯性代谢性酸中毒、肾性失钠失钾、低尿酸血症、中低分子量蛋白尿等肾脏近端小管广泛功能异常的表现。

（4）X连锁低磷血症：患者多有家族史，无明显饮食维生素D及钙摄入不足，多于儿童期起病，表现为佝偻病及生长发育受限，辅助检查提示FGF23升高、活性维生素D水平偏低，PTH无明显升高。

Haffner等提出低磷血症可依据调磷激素及尿磷排泄水平进行病因鉴别（图2-5）。当患者存在低磷血症时，PTH升高主要指向维生素D或PTH水平异常导致的低磷血症。若PTH处于正常或偏低范围，则进一步计算患者TmP/GFR。若患者TmP/GFR升高，则说明患者不存在肾性失磷，其低磷的原因可能为磷摄入不足、肾外磷清除增多及体内磷的重分布所致。若患者TmP/GFR降低，

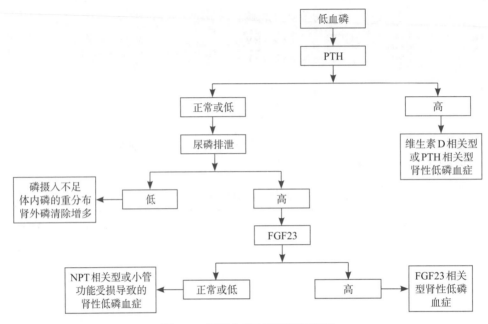

图2-5　低磷血症病因诊断流程图
PTH：甲状旁腺激素；FGF23：成纤维细胞生长因子23；NPT，钠磷共转运体

再评估患者循环FGF23水平，如若FGF23升高则提示FGF23相关低磷血症；如若FGF23水平不高，则考虑NPT相关或小管功能受损导致的低磷血症。如需进一步明确具体疾病类型，则需进行继发因素排查及基因检测，明确患者有无营养摄入问题、有无服用相关药物及是否合并肿瘤等。

【治疗】

1. 治疗原则　低磷血症治疗需依据病因结合临床症状及相关检验检查有选择性地进行，并非单纯补磷。

2. 一般治疗　获得性病因导致的低磷血症通常在消除病因后即可改善，如停用导致低磷的药物，通过手术切除、放疗及消融等方式争取消除肿瘤等，若低磷仍无法改善，则需进行内科治疗及饮食疗法。

常用的内科治疗药物有补磷制剂、维生素D制剂、钙剂和拟钙剂等，国内的口服补磷制剂主要为中性磷合剂，不同配方含磷量存在差异，因此需依据不同制剂的实际含磷量决定每日用量。日常饮食中含磷量较高的食物有肉、奶、蛋、豆类及豆制品、坚果、种子、谷物和干货等。

维生素D水平异常所致低磷血症因其始动因素为维生素D不足或受体功能异常，不需常规补磷。当维生素D摄入不足引起低磷导致营养性佝偻病发生时，应在补钙（≥500 mg/d）的基础上根据年龄选择单次大剂量或90天持续补充维生素D，较为推荐的是90天疗法，具体为：12个月以内婴儿补充维生素D 2 000 U/d，12个月～12岁儿童补充3 000～6 000 U/d，12岁以上儿童补充6 000 U/d。遗传性维生素D相关低磷血症需补充活性维生素D。

非手术治疗的原发性甲状旁腺功能亢进症可用西那卡塞降低血钙和PTH，二膦酸盐改善骨密度，若存在维生素D缺乏则需同时补充维生素D。

NPT异常导致低磷血症的患者因其体内活性维生素D偏高同时尿钙增高，故仅需单纯补磷，补磷的目标是降低体内升高的活性维生素D水平，从而减少小肠对钙的吸收，缓解高尿钙。肾小管功能受损导致的低磷需在补磷的基础上同时纠正其他电解质及酸碱平衡紊乱。

FGF23水平异常引起的低磷血症因其低血磷、低活性维生素D,故需同时补磷及活性维生素D以达到改善骨骼畸形及促进生长发育(儿童)或改善血磷水平(成人)的目标。以XLH儿童为例,补磷的起始剂量推荐为20~60 mg/(kg·d),而骨化三醇的推荐补充剂量为20~30 ng/(kg·d),需监测血磷、血钙、尿钙排泄率、AKP、PTH等调整用量。

3. 特殊治疗　2018年针对FGF23的完全人源化单克隆IgG1抗体Burosumab上市,该单抗目前获批用于治疗1岁及以上儿童和成人的XLH。欧洲药品管理局(EMA)和美国食品药品监督管理局(FDA)批准Burosumab用于儿童的起始治疗剂量分别为0.4 mg/kg体重和0.8 mg/kg体重,每2周皮下注射一次维持治疗,剂量可根据血磷水平按照每次0.4 mg/kg向上滴定,最大单次剂量为2 mg/kg体重(单次总剂量不超过90 mg)。成人XLH患者Burosumab起始治疗剂量为1 mg/kg体重,每4周皮下注射一次维持,剂量亦可递增,最大单次剂量为90 mg。

【预后】　预后较好,肾功能影响小,多因骨骼系统累及导致生长发育及日常活动能力受限。

典型病例及分析

【病例介绍】

1. 病史　患者,男性,33岁,因"全身疼痛伴行走困难1年余,发现低血磷3个月"入院就诊。患者1年多前无明显诱因下出现全身疼痛,载重部位尤甚,起初患者未予重视,后疼痛逐渐加重,且出现行走困难、四肢乏力、活动受限,无发热、皮疹、晨僵、感觉异常、关节肿胀等不适,无肉眼血尿、泡沫尿、尿量减少,无尿频尿急尿痛,无胸闷胸痛、咳嗽咳痰等不适,患者遂于3个月前就诊查Scr 84 μmol/L,尿酸 95 μmol/L,血钾3.15 mmol/L,血磷0.38 mmol/L,血钙2.1 μmol/L,AKP 356 U/L,25-羟维生素D_3 31.9 nmol/L,PTH 11.6 pg/mL,24 h尿钾27.54 mmol/24 h,24 h尿磷10.9 mmol/24 h,24 h尿蛋白59 mg/24 h,血常规及肝功能未见异常。本次发病以来,体重无明显变化,身高减少3 cm。

2. 既往史　否认高血压、糖尿病等慢性疾病史;慢性乙型病毒性肝炎5年余,服用阿德福韦10 mg qd 4年,否认伤寒、结核等传染病史;否认外伤、手术史;否认输血史;从事动画设计,否认有毒有害物质接触史,否认家族相关疾病及遗传性疾病史。

3. 查体　血压115/77 mmHg,心率80次/分,SpO_2 99%,呼吸频率18次/分。一般情况可,神志清,营养中等,发育正常,步入病房,对答切题,查体合作。全身皮肤黏膜无明显黄染,颈软,颈静脉无怒张,气管居中,双侧甲状腺未触及肿大。胸廓无畸形,呼吸运动正常,语颤正常,无胸膜摩擦感,叩诊清音,双肺呼吸音粗,未闻及干湿性啰音及哮鸣音。心率80次/分,律齐,各瓣膜听诊区未闻及病理性杂音。腹平坦,未见胃肠型、蠕动波。无腹壁静脉曲张。无明显压痛、反跳痛,肝脾肋下未触及,胆囊未触及,Murphy征阴性,移动性浊音(-)。四肢肌力Ⅳ+,双下肢肌肉萎缩,无水肿,双侧足背动脉搏动存在。胸骨、腰椎、肋骨压痛(+),髋部活动受限。

4. 辅助检查

(1)血常规:WBC 5.3×10^9/L,N 65.2%,Hb 130 g/L,PLT 175×10^{12}/L。

(2)尿常规:尿pH 7.28,尿蛋白(-),RBC 0/HP,WBC 0/HP。

(3)生化:葡萄糖5.23 mmol/L,前白蛋白236 mg/L,丙氨酸氨基转移酶17 U/L,天门冬氨酸氨基转移酶29 U/L,碱性磷酸酶356 U/L,γ谷氨酰转移酶50 U/L,总胆红素6.7 μmol/L,直接胆红素0.7 μmol/L,总蛋白65 g/L,白蛋白38 g/L,白球比例1.41,胆汁酸4.6 μmol/L,尿素5.6 mmol/L,

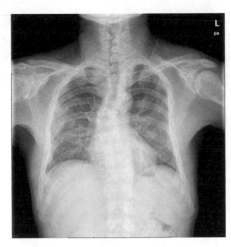

图2-6　患者胸部X线片

肌酐84 μmol/L，尿酸95 μmol/L，钠140 mmol/L，钾3.15 mmol/L，氯112 mmol/L，二氧化碳22.0 mmol/L，钙2.10 mmol/L，磷0.38 mmol/L，甘油三酯2.85 mmol/L↑，总胆固醇2.10 mmol/L，高密度脂蛋白胆固醇（HDL-C）1.59 mmol/L，低密度脂蛋白胆固醇（LDL-C）5.15 mmol/L↑。

（4）尿液生化：24 h尿蛋白59 mg/24 h，24 h尿钠298 mmol/24 h，24 h尿钾27.54 mmol/24 h，24 h尿氯170 mmol/24 h，24 h尿钙6.5 mmol/24 h，24 h尿磷17.82 mmol/h，尿液肌酐7.94 mmol/L，24 h尿葡萄糖17.82 mmol/24 h，尿HCO_3^- 16.7 mmol/L。

（5）血气分析：pH 7.32，PO_2 13 kPa，PCO_2 4.7 kPa，SaO_2 99%，实际HCO_3^- 20.3 mmol/L，标准碱剩余-4.3 mmol/L，血浆TCO_2 21.5 mmol/L。

（6）DIC：APTT 27.0秒，PT 11.4秒，INR 0.97，TT 17.60秒，Fg 3.5 g/L，纤维蛋白降解产物3.3 mg/L，D-二聚体定量0.17 mg/L。

（7）免疫指标：IgG全套、ANA、ENA、dsDNA、ANCA、抗GBM、血尿免疫固定电泳、血游离轻链等均阴性。

（8）感染指标：HBsAg阳性，HBeAg阳性，HBV-DNA<1×10^3，HCV抗体、HIV、RPR等均阴性。

（9）肿瘤指标：均阴性。

（10）钙磷代谢：PTH 11.6 pg/mL，25-OH-D 31.9nmol/L。

（11）腹部B超（肝、胆、胰、脾、肾、输尿管、膀胱、前列腺）：肾脏大小正常，左肾115 mm×46 mm，右肾120 mm×50 mm，双肾血流参数未见明显异常。余肝、胆、胰、脾未见明显异常。

（12）胸部（图2-6）及脊柱X线片：肋骨骨折？椎体压缩，脊柱侧凸。

（13）骨密度检查：重度骨质疏松。

（14）心电图：未见明显异常。

【病例分析】

问题1：请归纳该病例的病史特点。

（1）中年男性，慢性乙型肝炎病史，长期服用阿德福韦。

（2）以全身疼痛伴行走困难起病，低磷血症合并低血钾、低血钙，肾功能正常，不伴血尿、蛋白尿等其他表现。

（3）查体：四肢肌力4级，双下肢肌肉萎缩，胸骨、腰椎、肋骨压痛阳性，髋部活动受限。

（4）辅助检查：提示低磷、低钾、低钙、高氯性代谢性酸中毒，低尿酸血症，碱性尿，肾性糖尿，25-羟维生素D_3水平降低。

（5）骨骼系统受累明显，存在身高减少、骨质疏松、脊柱侧凸、椎体压缩等表现，AKP升高明显。

问题2：患者是否存在肾性失磷？其低磷血症可能的病因是什么？

（1）患者存在肾性失磷：根据患者生化指标可知患者血肌酐84 μmol/L，血磷0.38 mmol/L，

24 h尿磷17.82 mmol/h,尿液肌酐7.94 mmol/L,计算患者TmP/GFR=0.27,较正常值明显降低,故患者存在肾性失磷。

（2）患者无饮食摄入减少,存在肾性失磷,PTH水平正常范围,同时合并肾性失钾、肾性糖尿、尿液酸化功能异常、低尿酸血症等肾小管损伤的表现,血气分析提示高氯性代谢性酸中毒,肿瘤、自身免疫等指标均为阴性,结合患者长期服用阿德福韦治疗慢、乙型肝炎的病史,而核苷酸类抗病毒药具有肾毒性,损伤肾小管上皮细胞,故考虑患者低磷血症的病因为其长期服用阿德福韦导致肾小管损伤引起的范科尼综合征。

问题3：简述该患者治疗要点。

（1）停用阿德福韦,改为恩替卡韦或丙酚替诺福韦抗病毒治疗。

（2）给予食补+中性磷合剂补磷,活性维生素D及钙片改善骨质疏松,枸橼酸钾补钾。

（3）密切监测血尿同步电解质（尤其血磷水平）,根据结果调整药物剂量。

（4）运动训练,定期评估患者骨痛缓解情况及活动能力。

问题4：饮食中含磷量较高的食物有哪些?

饮食中含磷量较高的食物有肉、奶、蛋、豆类及豆制品、坚果、种子、谷物和黑木耳等干货。

（陈楠　张碧玉）

第八节　高磷血症

【概述】　正常人体含磷总量为10 g/kg,其中绝大多数（85%）与钙结合在骨骼,14%在其他组织细胞内,1%存在于细胞外液（其中一部分为血磷）。血磷绝大部分以无机盐形式存在,浓度为0.81～1.45 mmol/L（2.5～4.5 mg/dL）,血浆蛋白水平对血磷影响不大。高磷血症是指成人血清磷>1.5 mmol/L（4.7 mg/dL）,儿童血清磷>2 mmol/L（6.2 mg/dL）。高磷血症主要原因为急慢性肾功能不全,同时有内源性或外源性磷负荷加重;亦可因原发性肾小管功能缺陷,使磷在肾小管重吸收增加。其他少见原因包括：甲状旁腺功能减退症、维生素D中毒、磷向细胞外移出［急性酸中毒,骨骼肌破坏,高热,恶性肿瘤（化疗）,淋巴细胞性白血病］使用含磷缓泻剂及磷酸盐静注。急性高血磷常伴有低血钙的临床表现,出现手足搐搦。慢性高磷血症主要导致异位钙化,钙化部位包括心脏、皮肤、血管以及肺、胃、肾、关节附近的软组织,可影响各脏器的功能,引发左心室功能不全、心肌梗死、心律失常、尿毒性小动脉钙化病、肿瘤样软组织钙化继发溃烂及感染、皮肤瘙痒。不论急性或慢性高磷血症都应在治疗基础疾病的同时采取必要的治疗措施。预后一般良好,但CKD 5期透析患者反复的高磷血症容易增加心血管疾病的风险。

【发病机制】

1. 急、慢性肾功能不全　是高磷血症最常见原因。肾功能减退后肾脏排磷减少,磷潴留早期即可发生,诱导继发性甲状旁腺素分泌增多,成骨细胞分泌的成纤维细胞生长因子23（FGF23）显著增加,两者均促进磷在肾脏的排泄;同时FGF23还能减少1,25-二羟维生素D_3的合成,进而抑制肠道磷的吸收,间接减少磷潴留。然而随着肾小球滤过率的显著下降,甲状旁腺及FGF23无法促进肾脏磷排泄,反之,PTH促使骨盐释放增加,FGF23则对心血管系统产生一系列不良反应,血磷出现明显升高。

2. 骨磷释放增加　继发性甲状旁腺功能亢进，因PTH溶骨作用增强，骨中的磷释放增加，可导致血磷升高；也可见于甲状旁腺功能低下（原发性、继发性和假性）时，尿排磷减少导致血磷增高。

3. 磷进入细胞外液增多　应用含磷缓泻剂或灌肠剂、维生素D中毒、与FGF23基因突变相关的家族性肿瘤钙质沉着症，磷进入细胞外液增多；此外，磷从细胞内移到细胞外，也可致细胞外液磷增多，见于急性酸中毒、骨骼破坏、急性溶血、严重肌肉损伤、高热、恶性肿瘤（化疗）等。

【临床特点】

1. 急性高血磷常伴有低血钙　故表现为低血钙的临床表现，出现手足搐搦。

2. 慢性高磷血症　由于磷在血浆中浓度缓慢升高，低血钙可诱发继发性甲状旁腺功能亢进及肾脏的代偿作用，使血钙浓度正常甚至高于正常，生成的磷酸钙因溶解度小，故在慢性肾功能衰竭时，可发生软组织钙化。当心脏发生钙质沉着时可影响左心室功能及发生心律失常。当主动脉瓣发生钙质沉着时，出现主动脉瓣狭窄，并表现其特异的症状及体征。肾脏可发生间质钙盐沉着，引起肾功能改变。在大关节附近可发生肿瘤样软组织钙化，并继发溃烂及感染。在皮肤血管钙质沉着，可发生皮肤及皮下脂肪坏死。

【诊断及鉴别诊断】

1. 根据引起高磷血症的病史　如肾衰竭、化疗、静脉或口服补充磷制剂等，高磷血症的临床表现，如转移性钙化、低钙血症、继发性甲状旁腺功能亢进症等，结合实验室检查，血清磷浓度成人高于1.5 mmol/L，儿童高于2.0 mmol/L，即可诊断高磷血症。

2. 临床需鉴别高磷血症病因

（1）有急性或慢性肾功能衰竭病史，高磷血症病因诊断明确。

（2）肾功能正常出现高磷血症，此时磷负荷已经较正常高出3倍。内源性血磷增高，多有应用抗肿瘤药物史，尤其是治疗淋巴系统肿瘤。若无肾功能损害、无磷负荷加重发生高磷血症时，应考虑肾小管对磷的重吸收增加引起。

（3）血磷升高伴有发育畸形，血中甲状旁腺素及血钙正常，见于假性甲状旁腺功能亢进。若两者血浓度均低，则为甲状旁腺功能减退。若血钙低，而甲状旁腺素血浓度增高，则为甲状旁腺素的靶细胞受体异常。若两者皆不低，则为甲状腺功能亢进。高血磷同时伴有高血钙见于维生素D中毒。

【治疗】

1. 一般治疗　若肾功能正常，可通过补给生理盐水，扩大细胞外容积，使磷酸盐经尿排出增加，以降低血磷酸盐；或输入葡萄糖溶液，同时加用胰岛素及排钠利尿剂。

2. 药物治疗

（1）含钙磷结合剂：如碳酸钙、醋酸钙。主要不良反应为高钙血症。

（2）含铝磷结合剂：现已淘汰，仅用于其他方法无法控制的高磷血症，疗程宜短，如氢氧化铝，治疗疗程4周，最多不超过12周，氢氧化铝治疗常可引起便秘，有时尚可升高血浆铝水平，导致铝中毒。

（3）非铝非钙磷结合剂：如司维拉姆、碳酸镧、烟酸、考来替兰。

3. 透析治疗　对于慢性肾功能衰竭的患者，可用血液透析或腹膜透析控制血磷水平。传统的每周3次，每次4 h的血液透析对血磷清除有限，通过延长血液透析时间或增加血液透析次数可有效控制血磷。

不论急慢性高磷血症，都应当针对基础疾病进行治疗。

【预后】 高磷血症经积极治疗后预后良好。CKD 5期透析患者反复的高磷血症容易增加心血管疾病的风险。

------------------ 典型病例及分析 ------------------

【病例介绍】

1. 病史 患者,女性,61岁,因"维持性血液透析21年,全身瘙痒伴肩胛骨疼痛2周"就诊。初步病史采集如下:1993年因反复腰酸,胃纳进行性减退于泌尿外科查IVP示"左肾无功能,右肾梗阻",血肌酐升高至1 400 μmol/L,诊断尿毒症。遂行动静脉内瘘成形术,给予维持性血液透析治疗,门诊血液透析室随访。1999年患者无明显诱因下出现全身骨痛及皮肤瘙痒,脊柱进行性后凸畸形,身高缩短5 cm以上。近两周,患者瘙痒及肩胛骨疼痛加重,来门诊就诊。追问病史,患者近期未大量摄入荤菜,透析完成顺利。实验室检查示:血钠135 mmol/L,血氯106 mmol/L,血钾3.9 mmol/L,血钙2.9 mmol/L,血磷2.8 mmol/L,血碱性磷酸酶287 U/L,血甲状旁腺素 > 2 000 pg/mL。

2. 既往史 有高血压史20年,氨氯地平5 mg bid控制血压,最高160/70 mmHg,无糖尿病及冠心病史,否认肝炎及结核等传染病史。否认外伤、手术史。否认药物及食物过敏史。久居原籍,否认疫水及有毒、放射性物质接触史。无吸烟饮酒史。家族中无肿瘤史。

3. 查体 血压130/80 mmHg,心率83次/分,SpO2 99%,呼吸频率18次/分。一般情况可,神志清,营养中等,发育正常,走入病房,对答切题,查体合作。全身皮肤黏膜无明显黄染,颈软,颈静脉无怒张,气管位居中,双侧甲状腺未触及肿大。脊柱进行性后凸畸形,呼吸运动正常,语颤正常,无胸膜摩擦感,叩诊清音,双肺呼吸音粗,未闻及干湿性啰音及哮鸣音。心率83次/分,律齐,各瓣膜听诊区未闻及病理性杂音。腹部稍膨,未见胃肠型、蠕动波。无腹壁静脉曲张。无明显压痛、反跳痛,肝脾肋下未触及,胆囊未触及,Murphy征(-),移动性浊音(+),双下肢未见明显水肿,双侧足背动脉搏动存在。

4. 辅助检查

(1)B超:甲状腺右叶下极背面10 mm×10 mm,23 mm×23 mm;左叶下极24 mm×19 mm,左叶上极5 mm×6 mm,甲状旁腺多发腺瘤。

(2)放射性核素:见甲状腺两叶下极处甲状旁腺组织显影。

(3)X线:全身骨广泛骨质疏松,伴部分软化及骨质增生改变,符合肾性骨病表现。侧位腹部X线片:腹主动脉钙化。

(4)冠脉CT:左前降支中段见多发钙化性斑块,中段局部管腔狭窄90%～95%,钙化积分950。

(5)骨活检:成骨细胞和破骨细胞数量和活性增加,类骨质增多,小梁周围纤维化。

【病例分析】

问题1:请归纳该病例的病史特点。

(1)老年女性。

(2)维持性血液透析21年,出现瘙痒及骨痛。

(3)脊柱进行性后凸畸形,身高缩短5 cm以上。

(4)生化检查示:血钙2.9 mmol/L,血磷2.8 mmol/L,血碱性磷酸酶287 U/L,血甲状旁腺素 > 2 000 pg/mL。

(5)辅助检查示:B超:甲状旁腺多发腺瘤。放射性核素:见甲状腺两叶下极处甲状旁腺组织显影。X线：符合肾性骨病表现。侧位腹部X线片：腹主动脉钙化。冠脉CT：钙化积分950。骨活检：成骨细胞和破骨细胞数量和活性增加，类骨质增多，小梁周围纤维化。

问题2：该患者可能的诊断是什么？并陈述诊断依据和鉴别诊断要点。

（1）诊断：CKD 5期、维持性血液透析、继发性甲状旁腺功能亢进、高磷血症、高钙血症。

（2）诊断依据：患者维持性血液透析21年，出现瘙痒及骨痛，脊柱进行性后凸畸形，身高缩短5 cm以上。生化检查示血钙2.9 mmol/L，血磷2.8 mmol/L，血碱性磷酸酶287 U/L，血甲状旁腺素＞2 000 pg/mL。B超：甲状旁腺多发腺瘤。放射性核素：见甲状腺两叶下极处甲状旁腺组织显影。故诊断明确，高磷血症的病因主要是CKD 5期肾脏排磷丧失及合并继发性甲状旁腺功能亢进导致的骨磷释放增加。

问题3：简述该患者的治疗原则。

（1）限制磷摄入：K-DOQI指南推荐CKD患者每天磷摄入应＜700 mg。由于食物中的磷主要存在于蛋白质中，过少的蛋白质摄入容易导致营养不良，故透析患者应强调含磷低的优质蛋白饮食。营养教育及评估对于低磷饮食有重要推动作用。

（2）充分透析：3次/周、4 h/次的常规血液透析对磷的清除并不够充分，增加透析剂量或使用血液透析滤过等其他血液透析方案有助于控制血磷达目标水平。

（3）口服磷结合剂：钙磷结合剂（包括碳酸钙与醋酸钙）最经济最常用，但有升高血钙的副作用；铝磷结合剂有铝中毒风险，仅可短期使用；非含钙磷结合剂，如司维拉姆、碳酸镧等，可以有效降磷，且无高钙副作用，但价格昂贵。其他新型磷结合剂如含铁的磷结合剂（蔗糖氢氧化铁、柠檬酸铁）已被美国FDA批准临床应用于肾病透析患者的降磷治疗，我国也已完成Ⅲ期临床试验。烟酸或烟酰胺可以抑制空肠上皮刷状缘的NaPi-2，Tenapanor抑制胃肠道中的钠离子转运蛋白，两种药物均最终降低胃肠道磷酸盐的吸收，目前相关的试验仍在进行中。临床应用时应评估患者钙化情况，全面、动态结合患者血钙、血磷及甲状旁腺激素水平，做出科学合理的选择。

（4）持续性存在高磷血症伴严重继发性甲状旁腺功能亢进症的患者，内科药物治疗无效时应考虑进行甲状旁腺切除术。

问题4：给予患者限磷饮食，同时停用钙磷结合剂，改用碳酸镧。2周后随访血磷、血钙有所下降，予骨化三醇2 μg biw冲击治疗，1个月后骨痛等症状稍好转，但PTH无明显下降，血钙、血磷升高。遂转入外科，行甲状旁腺全切+右前臂肌肉内移植术。术中切除甲状旁腺4枚，病理示：甲状旁腺腺瘤，甲状旁腺结节状增生。术后患者血磷降至正常范围，血PTH及血钙水平急剧下降，予以补钙治疗。1个月后测血PTH渐上升至100 pg/mL，血钙1.9～2.1 mmol/L，血磷1.2～1.6 mmol/L。患者骨痛及皮肤瘙痒等症状明显好转。肾病患者血磷控制的靶目标是什么？何时开始随访？

CKD 3期开始监测血磷水平，每6～12个月一次；CKD 4期，每3～6个月一次；CKD 5期，每1～3个月一次。对于CKD 3～5期的患者血磷需控制在正常生理范围内，对于CKD 5期的透析患者，血磷应尽量降至正常值。

问题5：导致该患者高磷血症的主要原因是什么？是否存在其他脏器病变？

该患者血PTH增高可导致破骨细胞活性增高和骨吸收增强，形成甲状旁腺功能亢进症骨病。PTH升高程度与甲状旁腺功能亢进症骨病严重程度一致。当PTH明显增高、骨溶解增强时，出现显著的高磷血症。侧位腹部X线片及冠脉CT均提示血管钙化。

（陈靖　王梦婧）

第九节 镁代谢紊乱

正常成年人绝大多数镁存在于细胞内液，主要分布在骨骼中，细胞外液中的镁仅占总量的1%。正常血清镁浓度为 0.75～0.95 mmol/L。

镁平衡取决于镁的摄入和排泄。饮食摄入为镁的主要来源，其中以绿叶、坚果、谷类、牛奶、海鲜等含量最多。摄入后有约 1/3 被吸收，肾为排泄镁的主要器官。血浆镁浓度是尿镁排泄的主要生理调节因素。骨镁是主要的镁储备，因为骨镁不能轻易与循环中的镁交换，所以在负镁平衡时血镁浓度会迅速下降。

低 镁 血 症

血清镁浓度低于正常下限称为低镁血症，通常指血镁浓度低于 0.75 mmol/L。

【发病机制】

1. 经胃肠道丢失　胃肠道功能障碍常可造成镁吸收障碍而致血镁过低，常见的情况有急慢性腹泻、吸收不良、脂肪泻及小肠旁路手术。急性胰腺炎也有可能引起低镁血症。

2. 经肾丢失　经肾丢失镁可见于多种情况：① 药物，如襻利尿剂、噻嗪类利尿剂和多种可能有肾毒性的药物（氨基糖苷类抗生素、两性霉素 B、顺铂、钙调神经酶抑制剂、表皮生长因子受体的靶向抗体等）；② 细胞外液容量持续增加，如原发性醛固酮增多症；③ 饮酒；④ 未控制的糖尿病；⑤ 高钙血症，如原发性甲状旁腺功能亢进症；⑥ 急性肾损伤恢复期和肾移植后；⑦ 家族性肾镁丢失（如 Gitelman 综合征）等。

3. 其他　如甲状旁腺功能亢进患者在甲状旁腺切除术后，骨更新导致钙和镁摄取增加，使血镁明显下降；手术后血管内循环游离脂肪酸的螯合作用等。

【临床表现】

1. 对电解质的影响　低镁血症的患者常伴有低钾血症。虽然低钾、低镁可由同一原因引起，如腹泻、利尿剂的应用、Gitelman 综合征等，但低镁血症本身也可能导致低钾血症。一些患者若镁缺乏未得到纠正，则低钾血症亦难纠正。低镁血症患者伴有钙代谢异常，包括低钙血症、甲状旁腺功能减退、甲状旁腺激素抵抗以及骨化三醇合成减少。

2. 对神经肌肉的影响　包括神经肌肉兴奋性增高（如震颤、手足搐搦、惊厥）、肌无力、情感淡漠、谵妄和昏迷。

3. 对心血管系统的影响　中度镁缺乏时心电图表现为 QRS 波增宽和 T 波高尖；重度镁缺乏时心电图表现为 PR 间期延长、T 波低平，并出现房性和室性心律失常。

【诊断】　通常可以根据病史判断低镁血症的病因。若无明显病因，可通过测定 24 h 尿镁排泄量，或随机尿样本计算尿镁排泄分数（FE_{Mg}）来区分肾外失镁与肾性失镁。

$$FE_{Mg}=[U_{Mg} \times P_{Cr} \times 100] \div [(0.7 \times P_{Mg}) \times U_{Cr}]$$

式中 U 和 P 分别代表尿液和血浆中镁（Mg）和肌酐（Cr）的浓度。血镁浓度乘以 0.7 是因为只有约 70% 的循环镁未与白蛋白结合而呈游离状态，可以通过肾小球滤过。

肾功能正常的低镁血症患者，24 h尿镁排泄＞10～30 mg，或FE_{Mg}＞3%～4%，提示肾性失镁。若24 h尿镁排泄＜10 mg，或FE_{Mg}＜2%提示肾外失镁。

【治疗】 应针对低镁血症病因进行有效的治疗。

轻度、无症状的低镁血症是否需要治疗尚不明确。推荐对症状性低镁血症、有潜在心脏或癫痫疾病、伴有严重的低钾血症和低钙血症、严重低镁血症（＜0.56 mmol/L）进行治疗。通常轻症或门诊患者，可用氧化镁口服，口服镁剂特别是高剂量时易发生腹泻。如口服吸收有障碍者或严重低镁血症患者可从静脉补充硫酸镁，并在心电图密切监护下进行。由于镁从细胞外到细胞内的分布相对较慢，在机体镁补足前血清镁浓度可能已正常，故血镁正常后应谨慎继续补镁1～2天。对肾功能正常者，过多的镁容易通过肾脏排泄。静脉补镁的不良反应常因短暂高镁血症所致，如面部潮红、低血压、软瘫等。阿米洛利可以减少肾性失镁患者的尿镁丢失。

高 镁 血 症

血清镁浓度高于正常上限称为高镁血症，通常指血镁浓度高于0.95 mmol/L。

【发病机制】

1. 肾功能不全 肾脏对于维持正常的血浆镁浓度至关重要，血浆镁水平随肾功能下降而升高。

2. 镁负荷 包括镁剂输注（如重度子痫前期或子痫的妊娠女性，胃肠外镁剂用于降低神经肌肉的兴奋性）；口服镁剂（服用含镁药物用作泻剂）；镁剂灌肠等。

3. 其他 原发性甲状旁腺功能亢进、糖尿病酮症酸中毒、肿瘤溶解综合征可发生轻度高镁血症。

【临床表现】 镁中毒是严重且具有潜在致命危险的临床情况。当血清镁浓度大于1.7～2.5 mmol/L时，出现低血压、恶心、呕吐、面部潮红、尿潴留和肠梗阻。当血清镁浓度大于3.4～5 mmol/L时，可出现骨骼肌弛缓性麻痹、腱反射减退，伴有心动过缓、呼吸抑制、昏迷和心脏停搏。

【治疗】 对轻度高镁血症且肾功能正常者，由于肾脏能快速清除镁，且镁的血清半衰期仅为1天，因而无需特殊治疗。严重高镁血症时，静脉钙剂治疗（10%氯化钙5～10 mL缓慢静脉注射）可暂时拮抗镁的毒性作用。给予呋塞米（每4 h给予20～40 mg）的同时给予生理盐水输注（150 mL/h，根据尿量调节）可增加尿镁的排泄。血液透析是治疗重度或症状性高镁血症伴有肾功能衰竭患者的有效方法。

典型病例及分析

【病例介绍】

1. 病史 患者，男性，27岁，因"消瘦、纳差、乏力4年，发现肾功能不全3月余"入院。患者近4年无明显诱因下自觉消瘦、纳差、乏力，体重减轻约15 kg。因"呕吐抽搐"，拟诊"重症中暑"至当地医院ICU住院治疗，当时肌酐最高升至500 μmol/L，予以控制体温、扩容、升压等对症处理后症状好转出院，肌酐降至177 μmol/L。出院后未随访。1个月后再次因纳差、乏力加重，伴有恶心和呕吐，外院查肾功能：BUN：37.7 mmol/L，Scr：496 μmol/L，多次电解质提示低钠、低氯、低钾、低镁、代谢性碱中毒。予以纠正电解质紊乱、扩容等对症处理后仍有低钾血症和低镁血症，肌酐降至

215 μmol/L，为进一步诊治收入我院。

2. 既往史　浅表性胃炎史；缺铁性贫血史。

3. 体格检查　体温37℃，心率80次/分，呼吸频率20次/分，血压110/70 mmHg。神志清，精神可，对答切题，步入病房，自主体位，查体合作。贫血貌，形体消瘦，全身皮肤黏膜无黄染，瘀点和瘀斑未及，浅表淋巴结未及肿大。双侧瞳孔等大且等圆，对光反射灵敏。扁桃体无肿大。颈软，气管居中，颈静脉无充盈。甲状腺未扪及肿大。胸廓无畸形，呼吸运动对称，肺叩诊音清，双肺未闻及明显干湿啰音。心率80次/分，律齐，未及明显病理性杂音。腹部平软，全腹无压痛、无反跳痛，肝肋下未及，脾肋下未及，移动性浊音阴性。肠鸣音5次/分，双肾叩击阴性。四肢形态无畸形，双下肢不肿。

4. 辅助检查

（1）肾功能：BUN 9.5 mmol/L↑，肌酐150 μmol/L↑，尿酸0.468 mmol/L↑。

（2）血电解质：钾2.8 mmol/L↓，钠137 mmol/L，氯92 mmol/L↓，TCO₂ 34.2 mmol/L↑，钙2.64 mmol/L↑，磷0.97 mmol/L，镁0.63 mmol/L↓。

（3）24 h尿电解质：尿钾27.5 mmol/L↑，尿钠187 mmol/L，尿氯化物49 mmol/L↑，尿钙1.0 mmol/L↓，尿磷5.8 mmol/L，尿磷7.3 mmol/24 h，尿钠234 mmol/24 h，尿钾34.4 mmol/24 h，尿氯化物61 mmol/24 h，尿钙1.3 mmol/24 h。

（4）血气分析：SaO₂ 97.6%，细胞外碱剩余22.9 mmol/L，碱剩余21.1 mmol/L↑，标准HCO₃⁻ 45.6 mmol/L，HCO₃⁻ 46.0 mmol/L，TCO₂ 47.7 mmol/L，PO₂ 12.59 kPa，PCO₂ 7.39 kPa，pH 7.522↑。

（5）醛固酮1 022.6 pg/mL↑，肾素6 pg/mL↑。

（6）尿蛋白定量0.12 g/24 h。

（7）甲状腺功能（－）。

（8）头颅MRI、肺部CT、肾上腺薄层CT：未见明显异常。

【病例分析】

问题1：请归纳总结该患者的病史特点。

年轻男性；消瘦、纳差乏力4年，发现低钾血症、低镁血症、肾功能不全3月余；查体血压正常，体型消瘦、贫血貌；实验室检查提示血肌酐150 μmol/L，钾2.8 mmol/L（低钾血症），镁0.63 mmol/L（低镁血症），钙2.64 mmol/L（高钙血症），24 h尿钾27.5 mmol/L，尿钾34.4 mmol/24 h（肾性失钾），24 h尿氯化物49 mmol/L，尿氯化物61 mmol/24 h（尿氯排泄增加），24 h尿钙1.0 mmol/L，尿钙1.3 mmol/24 h（低尿钙症）。pH 7.522，碱剩余21.1 mmol/L，标准HCO₃⁻ 45.6 mmol/L（代谢性碱中毒）。

问题2：该患者的诊断是什么？并列出诊断依据。

（1）Gitelman综合征：低镁血症的患者常伴有低钾血症，且低钾、低镁可由同一原因引起。本例患者即同时伴有低钾血症和低镁血症，从临床常见的低钾血症的分析思路入手（图2-7），结合该患者同时伴有肾性失钾、代谢性碱中毒、尿氯排泄增加和低氯血症、血压正常，结合患者伴有低尿钙症和高钙血症，临床诊断Gitelman综合征。

（2）Bartter综合征是一组常染色体遗传性疾病，表现为低钾、代谢性碱中毒、高醛固酮血症、高肾素血症、血压正常。病变累及的是肾脏髓襻升支粗段（TAL）几种重要离子通道的基因，目前根据突变的基因不同，将Bartter综合征分为5型。本病需依赖基因检测来确诊，临床上出现肾脏钾和氯的丢失、代谢性碱中毒，排除其他低钾性疾病，还要排除"假性Bartter综合征"（常见原因：囊性

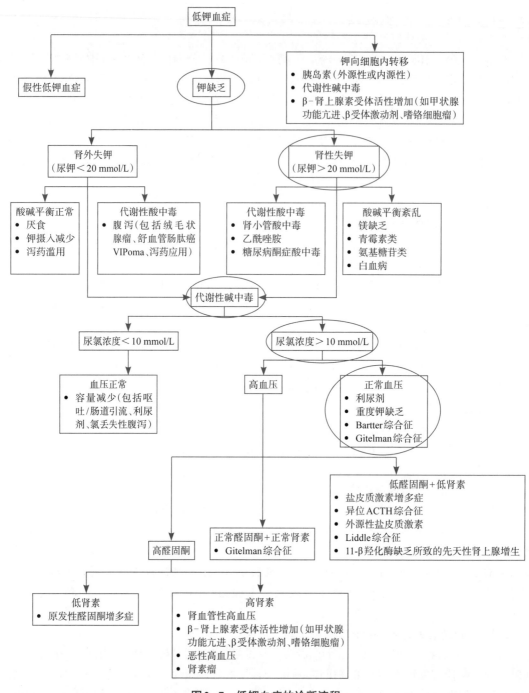

图2-7 低钾血症的诊断流程

纤维化、利尿剂过量、泻药滥用、长期低氯饮食、氨基糖苷类药物肾毒性、干燥综合征等）。本病的治疗包括替代治疗和药物治疗。治疗的目的是纠正低钾血症和碱中毒。目前最有效的药物是前列腺素合成酶抑制剂，如吲哚美辛、阿司匹林、布洛芬等。治疗过程中还需纠正低镁血症才能改善低钾血症。

Gitelman综合征也被称为"家族性低钾低镁血症",曾被认为是Bartter综合征的一种,现认为是一种完全不同的病种,可表现为腕足痉挛、感觉异常、严重疲劳、软骨钙化症、心律失常等,血浆肾素活性、血浆醛固酮浓度仅轻度升高,低镁血症和低尿钙可以区别于Bartter综合征。其发病机制是远曲小管(DCT)噻嗪类利尿剂敏感的钠氯协同转运子NCC基因失功能型突变。SLC12A3基因变异的携带者在普通人群有1%,估计患病率为25/百万,是最常见的遗传性肾小管疾病,但许多患者临床无表现,成年后才被确诊。大部分Gitelman综合征患者需要终身补镁,但是血清镁离子浓度要纠正到正常非常困难,因为大量补镁会导致腹泻。低钾的治疗包括醛固酮拮抗剂,远端小管上皮钠通道(ENaC)阻断剂如阿米洛利、氨苯蝶啶,联合补钾。

(3)CKD 3期:该患者发现肾功能不全3月余,曾发生慢性肾功能不全急性加重,入院期间血肌酐稳定于150 μmol/L左右,eGFR 54 mL/min,拟诊CKD3期。

问题3:该患者的治疗原则包括哪些?

(1)醛固酮拮抗剂:如螺内酯治疗。

(2)补钾治疗:氯化钾治疗。

(3)若低镁症状明显,可予补镁治疗。

(4)密切随访肾功能、电解质。

(游怀舟　郝传明)

第十节　代谢性酸中毒

【概述】　代谢性酸中毒指细胞外液H^+增加或HCO_3^-丢失而引起的以HCO_3^-浓度原发性减少为特征的酸碱平衡紊乱,是临床上最常见的酸碱平衡紊乱类型。根据阴离子间隙(AG)的变化,可以将代谢性酸中毒分为高AG正常氯型代谢性酸中毒和正常AG高氯型代谢性酸中毒。

【发病机制】

1. 高AG正常氯型代谢性酸中毒

(1)有机酸摄入过多:主要为水杨酸类及醇类有机化合物,如误服大量阿司匹林、饮用过量乙醇、甲醇等药物或毒物。

(2)有机酸生成过多

• 酮症酸中毒:如糖尿病、长时间禁食、严重饥饿等,使大量脂肪被动员,生成大量的酮体。

• 乳酸酸中毒:如组织灌注不足或急性缺氧,肝脏疾病、药物或毒物及某些遗传性疾病等,导致细胞葡萄糖无氧酵解增加,乳酸生成增加;以及空肠-回肠短路手术或小肠切除术后等,引起肠道乳酸无法转化而大量吸收入血。

(3)肾脏排泄酸减少:急性/慢性肾功能衰竭时肾脏排泄硫酸、磷酸及其他有机阴离子减少。

2. 正常AG高氯型代谢性酸中毒

(1)肾外因素

• 碱性物质丢失过多:老年人消化道疾病引起严重腹泻、呕吐或胃肠道引流,导致大量含HCO_3^-的消化液丢失。

- 酸性物质摄入过多：长期或大量服用含氯的成酸性药物或营养液，如氯化铵、氯化钙、精氨酸、赖氨酸等。

（2）肾性因素

- 原发性/继发性肾小管疾病：各类型肾小管酸中毒、范科尼综合征等，肾脏泌H^+功能障碍/重吸收HCO_3^-减少。

- 早期慢性肾功能不全：早期以肾脏NH_4^+的产生和排泌减少为主，晚期由于硫酸、磷酸排泄进一步减少蓄积将转变为高AG正常氯型代谢性酸中毒。

- 其他如使用碳酸酐酶抑制剂如乙酰唑胺、醛固酮减少或醛固酮抵抗等也可引起肾脏泌H^+功能障碍/重吸收HCO_3^-减少。

【临床特点】

1. 呼吸系统　pH降低兴奋呼吸中枢，使呼吸加深加快，即Kussmaul呼吸，是主要临床表现，酮症酸中毒时呼气可带有烂苹果味。

2. 中枢神经系统　主要为中枢神经系统抑制的表现如乏力、反应迟钝、嗜睡，甚至昏迷。

3. 循环系统　pH下降可降低心肌和外周血管对儿茶酚胺的敏感性，出现心肌抑制、心力衰竭、血压下降甚至休克。酸中毒时可代偿性出现高钾血症，诱发心律失常，如传导阻滞，甚至心室纤颤、心脏停搏。

4. 其他　易并发DIC、高钙血症、代谢性骨病等。

【诊断及鉴别诊断】

1. 进行动脉血气分析和血生化指标的测定　以确定代谢性酸中毒的存在。若HCO_3^-原发性降低、pH下降，表示有代谢性酸中毒的存在。

2. 判断呼吸系统的代偿反应　以区分单纯性还是混合性酸碱平衡紊乱。代谢性酸中毒主要靠肺代偿，继发性代偿变化一定小于原发性失衡。可用简单的公式（$PaCO_2 = 1.5 [HCO_3^-] + 8 \pm 2$ mmHg）估算代谢性酸中毒所致的$PaCO_2$代偿范围或通过查阅酸碱图来诊断。

3. 计算阴离子间隙（AG）　判断代谢性酸中毒的类型。计算公式：$AG = Na^+ - (Cl^- + HCO_3^-) = 10 \pm 2$ mEq/L，存在低蛋白血症需对AG进行校正［血清白蛋白较正常（45 g/L）每下降10 g/L，AG下降2.5 mEq/L］。

4. 进行全面的病史采集和体格检查　进一步检查明确病因，如血糖、血酮体、血乳酸、肾功能及尿液的检测等。

【治疗原则】　主要措施为纠正酸中毒、处理并发症、积极治疗原发病。

1. 纠正酸中毒

（1）补碱：AG正常的代谢性酸中毒因HCO_3^-原发性丢失，故需要补碱，轻度AG升高的代谢性酸中毒体内累积的乳酸、酮体一般可代谢生成碱，故无需补碱，对于pH＜7.2的重度AG升高的代谢性酸中毒也可适当补碱。HCO_3^-的丢失量可以按以下公式估算：HCO_3^-缺失量（mmol/L）= ［24－实际血浆HCO_3^-（mmol/L）］×0.6×体重（kg）。碱性药物包括碳酸氢钠、乳酸钠、枸橼酸盐、三羟甲基氨基甲烷（THAM）等。一般首选碳酸氢钠，枸橼酸盐适用于肾小管酸中毒，乳酸钠和枸橼酸盐不宜用于肝功能异常患者，乳酸钠还禁用于乳酸性酸中毒。轻度及慢性酸中毒患者可以予以口服补碱，重度患者应立即予以静脉补碱。

（2）血液净化治疗：对于重度代谢性酸中毒，尤其是合并严重肾功能不全者、药物中毒者，应行血液净化治疗。

2. 处理并发症　纠正休克、呼吸机辅助通气、改善DIC、纠正高钾血症等电解质紊乱等。

3. 积极治疗原发病去除病因　对于酮症酸中毒者,使用胰岛素葡萄糖溶液促进组织细胞利用葡萄糖,同时扩容促进酮体排出;对于乳酸性酸中毒者,纠正休克、贫血、抗感染等改善组织缺氧;控制胃肠道感染,止泻,防止碱性消化液进一步丢失;停用含氯的成酸性药物;纠正原发性高钾血症;对于肾功能衰竭者,行肾脏替代治疗。

典型病例及分析

【病例介绍】

1. 病史　患者,男性,72岁,因"纳差、腹泻2天,神志不清2 h"急诊就诊。患者两天前无诱因下出现纳差,伴恶心、呕吐、腹泻,呕吐物为胃内容物,腹泻2～4次/天,为稀水样便,自行予止泻等对症治疗,无明显好转。2 h前在家被家属发现神志不清、呼吸困难,遂送至急诊。尿量不详。

2. 既往史　2型糖尿病史5年,长期服用二甲双胍1.5 g tid(量大);格列齐特缓释片80 mg bid控制血糖。否认肌酐升高、高血压、心脑血管事件病史。

3. 查体　体温37.8℃,神志欠清,血压77/41 mmHg,心率85次/分,呼吸频率36次/分,两下肺可闻及湿啰音,心率85次/分,律齐,未及明显杂音。腹部无明显压痛、反跳痛。双下肢不肿。

4. 实验室及辅助检查　血常规显示WBC 12×10^9/L, N 85%, Hb 155 g/L, PLT 211×10^9/L;肝功能基本正常,白蛋白38 g/L, Cr 322 μmol/L,钾5.8 mmol/L,钠133 mmol/L,氯107 mmol/L, HCO_3^- 3.7 mmol/L;随机葡萄糖3.7 mmol/L,血酮(－);血气分析显示pH 6.99, PO_2 6.9 kPa, PCO_2 2.17 kPa, BE－23.2 mmol/L, SpO_2 93%;余DIC、心肌酶谱、心肌标志物均正常。EKG基本正常;胸部CT示双下肺散在斑片影;头颅CT未见异常。

【病例分析】

问题1:请归纳该病例的病史特点。

(1)老年男性。

(2)以消化道症状、休克、神志状态改变为主要临床表现。

(3)有2型糖尿病史,使用二甲双胍、格列齐特治疗。

(4)查体血压低,呼吸深快,闻及两肺湿啰音。

(5)辅助检查示血中性粒细胞升高,血肌酐升高,严重代谢性酸中毒,肺部感染。

问题2:该患者可能的诊断是什么? 并陈述诊断依据和进一步需要完善的重要检查。

(1)初步诊断:① 社区获得性肺炎;② 急性肾损伤;③ 代谢性酸中毒,原因待查;④ 2型糖尿病。

(2)诊断依据

● 社区获得性肺炎:患者查体两下肺闻及湿啰音,血常规提示WBC、中性粒细胞明显升高,肺CT示两肺散在斑片影,根据临床表现、辅助检查结果,诊断明确。感染可能为本次发病的诱因。

● 急性肾损伤:患者既往无肌酐升高史,急诊查肌酐322 μmol/L,因严重呕吐、腹泻存在低容量性休克,因而急性肾损伤,肾前性灌注不足引起首先考虑,待完善尿常规、影像学检查、补液扩容后进一步判断。

● 代谢性酸中毒:患者血气分析提示pH仅6.99, HCO_3^- 3.7 mmol/L, PCO_2 2.17 kPa,主要存在代谢性酸中毒。根据AG计算公式得AG 23 mmol/L,故判断为高AG正常氯型代谢性酸中毒。患者有糖尿病史，长期服用二甲双胍，急诊测血糖3.7 mmol/L，血酮阴性，同时有肺部感染、血氧饱和度偏低，需检测血乳酸水平明确是否存在乳酸性酸中毒。

- 2型糖尿病：根据既往病史诊断明确。

问题3：患者至急诊后即转入抢救室，完善检查同时予以吸氧、扩容、升压、碳酸氢钠补碱等对症支持处理，2 h补液量达1 500 mL，仍无尿，神志未恢复；复测血压92/45 mmHg，SpO_2 97%；加查血乳酸结果回报为10.1 mmol/L，请简述该患者补充的诊断和后续的治疗方案。

患者血乳酸＞4 mmol/L，结合之前血气分析结果，确诊为乳酸性酸中毒，二甲双胍引起为主，肺部感染休克引起的组织缺氧、大量腹泻为加重因素。

在继续加强目前对症治疗基础上经验性加用抗生素抗感染治疗，停用二甲双胍，临时使用胰岛素控制血糖，并尽快予以血液净化治疗。患者存在重度乳酸性酸中毒，经对症支持治疗后血流动力学尚稳定，没有血液净化绝对禁忌证，考虑一般情况危重，建议予床旁CRRT治疗，根据监测血乳酸水平确定疗程和终止时机。

问题4：简述代谢性酸中毒的主要分类并举例3个。

（1）高AG正常氯型代谢性酸中毒：酮症酸中毒、乳酸性酸中毒、甲醇乙醇中毒等。

（2）正常AG高氯型代谢性酸中毒：肾小管酸中毒、严重腹泻、氨基酸补充过量等。

（陈靖 钱璟）

第十一节 代谢性碱中毒

【概述】 代谢性碱中毒指细胞外液H^+减少或HCO_3^-进入过多而引起的以HCO_3^-浓度原发性增多为特征的酸碱平衡紊乱。根据临床上能否被补充Cl^-所纠正，可以将代谢性碱中毒分为对氯反应型代谢性碱中毒和对氯耐受型代谢性碱中毒。

【发病机制】

1. 对氯反应型代谢性碱中毒

（1）胃肠道内容物丢失：呕吐、腹泻、幽门梗阻，胃肠减压术等引起大量含H^+的消化液被引流。

（2）长期连续使用利尿剂：以襻利尿剂、噻嗪类利尿剂为主。利尿剂应用后造成细胞外液减少，HCO_3^-在近端小管重吸收增多。

（3）HCO_3^-负荷增加：一般为医源性引起，给予过多碳酸氢钠、乳酸钠、输注大量含枸橼酸抗凝的库存血等。

（4）其他药物：如大剂量青霉素类抗生素、两性霉素B、顺铂、异环磷酰胺等。

2. 对氯耐受型代谢性碱中毒

（1）醛固酮分泌增多：如原发性醛固酮增多症、继发性醛固酮增多症，包括肾动脉狭窄、低血容量、肝硬化、充血性心力衰竭、低钾血症、低镁血症等。

（2）长期应用糖皮质激素或肾上腺皮质功能亢进，包括库欣综合征、先天性肾上腺增生症、肾上腺酶缺陷等，因为糖皮质激素有弱醛固酮活性。

（3）先天性肾脏疾病：如Bartter综合征、Gitelman综合征、Liddle综合征。

【临床特点】

1. 呼吸系统　pH升高抑制呼吸中枢,使呼吸变浅变慢,换气量减少是主要临床表现,可引起低氧血症。

2. 中枢神经系统　主要为中枢神经系统兴奋的表现如烦躁不安、肌肉抽搐痉挛、腱反射亢进、惊厥、谵妄,甚至昏迷。

3. 其他　易并发低钾血症、低钙血症等,引起相应症状如心律失常、血压下降等。

【诊断与鉴别诊断】

1. 进行动脉血气分析和血生化指标的测定　以确定代谢性碱中毒的存在。若HCO_3^-原发性升高、pH升高,表示有代谢性碱中毒的存在。

2. 判断呼吸系统的代偿反应　以区分单纯性还是混合性酸碱平衡紊乱。

3. 根据尿Cl^-浓度,判断代谢性碱中毒的类型　对氯反应型代谢性碱中毒的尿Cl^-浓度常明显下降,一般<25 mmol/L,利尿剂引起的除外。对氯耐受型代谢性碱中毒的尿Cl^-浓度一般>40 mmol/L。

4. 进行全面的病史采集和体格检查　进一步检查明确病因,如肾素、血管紧张素、醛固酮、皮质醇、ACTH、肾上腺CT的检测等。

【治疗原则】　主要措施为停止补碱、纠正碱中毒、处理并发症、积极治疗原发病。

1. 停止补碱　存在医源性因素者应立即停用碱性药物。

2. 纠正碱中毒　① 对于胃肠道丢酸、利尿剂使用不当引起的对氯反应型碱中毒,可给予足量生理盐水,即可纠正碱中毒,伴有低钾血症时需同时补充氯化钾;② 对于pH>7.6的重度代谢性碱中毒还应适当补酸。酸性药物包括稀盐酸、氯化铵、精氨酸。氯化铵不宜用于肝功能异常者,精氨酸不宜用于肾功能减退者;③ 对于重度碱中毒者,可行血液净化治疗。

3. 处理并发症　改善缺氧、纠正低钾血症、低钙血症等电解质紊乱。

4. 积极治疗原发病去除病因　对于可以去除病因的原发病给予积极治疗,如控制胃肠道感染,减少消化液丢失;合理使用利尿剂、改善心功能、肝功能,避免低容量;对库欣综合征、原发性醛固酮瘤、先天性肾上腺增生等予以手术治疗等。

典型病例及分析

【病例介绍】

1. 病史　患者,男性,84岁,因"上腹部不适、消瘦3月余,反复呕吐1周"入院治疗。患者3个月前自觉剑突下隐痛不适、胃纳减退,一周前出现反复进食后呕吐,呕吐物为胃内容物,无腹泻、发热等不适。近3个月精神差,体重下降约8 kg。

2. 既往史　有反复胃十二指肠溃疡史。否认糖尿病、高血压等慢性病史。

3. 查体　体温37.2℃,稍烦躁,血压95/58 mmHg,心率81次/分,呼吸频率10次/分,轻度贫血貌,消瘦,两肺呼吸音清,未闻及明显干湿啰音。心率81次/分,律齐,未及明显杂音。剑突下轻压痛,余腹无明显压痛、反跳痛。双下肢不肿。

4. 辅助检查　血常规示WBC 7.4×10^9/L, N 85%, Hb 93 g/L, PLT 193×10^9/L;粪隐血(+);肝功能基本正常,白蛋白30 g/L, Cr 94 μmol/L,钾3.3 mmol/L,钠133 mmol/L,氯90 mmol/L, HCO_3^- 45 mmol/L;随机葡萄糖4.4 mmol/L,血酮(-);血气分析示pH 7.51, PO_2 12.6 kPa, PCO_2 9.3 kPa,

BE 18.1 mmol/L，SpO_2 98%；CA199＞1 200 U/mL，CA125 138 U/mL，CEA 2.5 U/mL；余尿常规、DIC、心肌酶谱、心肌标志物均正常。腹部CT显示局部胃壁增厚，胃内大量胃内容物，幽门梗阻可能；EKG、头颅CT未见异常。

【病例分析】

问题1：请归纳该病例的病史特点。

（1）老年男性。

（2）以上腹部不适、消瘦、呕吐为主要临床表现。

（3）有反复胃十二指肠溃疡史。

（4）查体剑突下轻压痛。

（5）辅助检查示轻度贫血，粪隐血阳性，代谢性碱中毒，CA199异常升高，腹部CT示幽门梗阻可能。

问题2：该患者可能的诊断是什么？并陈述诊断依据和进一步需要完善的重要检查。

（1）初步诊断：① 幽门梗阻，肿瘤待排；② 代谢性碱中毒，呕吐引起；③ 胃十二指肠溃疡。

（2）诊断依据

• 幽门梗阻，肿瘤待排：患者近3个月上腹部不适伴消瘦，反复进食后呕吐一周，CA199异常升高，腹部CT见局部胃壁增厚，幽门梗阻可能，故肿瘤引起的幽门梗阻首先考虑，需尽快行胃镜检查以明确。

• 代谢性碱中毒：患者血气分析提示pH 7.51，HCO_3^- 45 mmol/L，PCO_2 9.3 kPa，主要存在代谢性碱中毒。患者有反复呕吐史，血氯水平偏低，故考虑为反复呕吐引起的氯反应型代谢性碱中毒可能。

• 胃十二指肠溃疡：根据既往病史诊断明确。

问题3：简述该患者治疗原则。

主要措施为纠正碱中毒、对症支持治疗、积极治疗原发病。

（1）纠正碱中毒：给予足量生理盐水纠正，必要时同时补充氯化钾。

（2）对症支持治疗：胃肠减压，给予胃黏膜保护剂，加强营养支持。

（3）积极治疗原发病去除病因：尽快完善胃镜检查，明确幽门梗阻病因，有条件者行手术治疗解除梗阻。

问题4：简述引起氯耐受型代谢性碱中毒的病因，举例3个。

（1）原发性醛固酮增多症、继发性醛固酮增多症包括肾动脉狭窄、低血容量、肝硬化、低镁血症等。

（2）长期应用糖皮质激素或肾上腺皮质功能亢进，包括库欣综合征、先天性肾上腺增生症、肾上腺酶缺陷等。

（3）先天性肾脏疾病：如Bartter综合征、Gitelman综合征、Liddle综合征。

（陈靖　钱璟）

第三章

原发性肾小球疾病

第一节　毛细血管内增生性肾小球肾炎

【概述】　毛细血管内增生性肾小球肾炎是感染后肾小球肾炎,如链球菌感染后肾小球肾炎(PSGN)和葡萄球菌相关性肾小球肾炎的常见病理类型之一。它们的病理表现呈弥漫性或局灶性毛细血管内的细胞增生,严重时毛细血管襻腔可因毛细血管内细胞过度增生而闭塞。临床表现多种多样,从无症状的镜下血尿到蛋白尿、肉眼血尿,甚至急性肾损伤(AKI)都可出现。

毛细血管内增生性肾小球肾炎的发病机制目前认为主要是和抗原抗体免疫复合物触发的补体激活以及炎症反应有关。在全球范围内,链球菌感染后肾小球肾炎仍然是儿童发生急性肾炎的主要原因;而葡萄球菌相关性肾小球肾炎并不常见,主要发生于中老年患者。此外,很多受累的成人患者多存在一些基础疾病,如糖尿病、酗酒、癌症等。治疗通常着重于根除感染,以及控制血压、消除水肿等对症治疗。疾病的好转通常表现为蛋白尿、血尿减少甚至消失,补体水平恢复正常,血肌酐水平下降甚至恢复正常。该病程可能需数周至数个月。

【发病机制】　目前认为PSGN可能是由A组β型溶血性链球菌的特异性致肾炎菌株感染诱发产生的复合物触发了补体激活和炎症反应。

肾小球免疫损伤的可能机制包括:

(1)链球菌抗原与血液中的相应抗体结合形成循环免疫复合物沉积于肾小球系膜区。

(2)链球菌抗原沉积于肾小球基底膜并与相应抗体结合形成原位免疫复合物。

(3)链球菌抗原的抗体与肾小球的某些成分发生交叉反应(分子模拟),促进了原位免疫复合物的形成。

(4)自身免疫反应:有报道称,急性PSGN患者中存在抗IgG反应。有些患者可能还存在抗dsDNA抗体、抗C1q抗体以及类风湿因子(RF)阳性。

(5)致肾炎抗原:据推测,主要有两种链球菌抗原可导致PSGN:① 肾炎相关纤溶酶受体(NAPlr)是一种糖醛解酶,具有纤溶酶样活性,可能促进发生局部炎症反应;② 链球菌热源性外毒素B(SPE B)是一种阳离子半胱氨酸蛋白酶,位于上皮下沉积物中。一项日本的研究发现,在PSGN发病14日内获取的肾活检样本中可检出NAPlr。在PSGN患者的血清中也可检查到NAPlr抗体。另一项研究则在肾活检样本中检出SPE B,沉积于上皮下电子致密沉积物(驼峰)内,并在恢复期患者的血清中检出了SPE B抗体。提示SPE B和NAPlr均可激活补体替代途径并增强黏附分子的表达,而不依赖于免疫应答。SPE B还可刺激趋化性细胞因子的生成。

目前对葡萄球菌相关性肾小球肾炎的发病机制仍不十分清楚。可能是血液中形成的循环免疫复合物沉积于肾小球,也可能是葡萄球菌抗原沉积于肾小球,然后形成原位免疫复合物(与在链球菌感染后肾小球肾炎中的情况相同)。然而,在葡萄球菌相关性肾小球肾炎中,循环免疫复合物在肾小球中沉积可能是一种更重要的发病机制,因为在葡萄球菌相关性肾小球肾炎中,循环中的抗原和抗体在血液循环中长时间共存,其形成循环免疫复合物进而沉积于肾小球,导致毛细血管内增生性肾小球肾炎的机会更大。

【临床特点】

1. 起病特点　在全球范围内,链球菌感染后肾小球肾炎仍然是儿童发生急性肾炎的主要原因,发病前2～3周多有上呼吸道感染的前驱症状,如咽痛、发热等。

而葡萄球菌相关性肾小球肾炎并不常见,主要发生于中老年患者。此外,很多受累的成人患者多存在一些基础疾病,如糖尿病、癌症等。发病3周前常合并皮肤、软组织、心内膜、胸腔等感染。

2. 临床表现　临床主要表现为肾炎综合征,由于肾小管对钠的重吸收增加,PSGN患者极易出现水肿、高血压等,严重者甚至可出现心力衰竭、脑水肿等。亚临床的患者可仅有镜下血尿。

实验室检查包括血清肌酐、白蛋白、补体水平、血尿常规等。考虑PSGN时还应检查抗链球菌溶血素O(ASO)。PSGN的最佳标记物为血抗NAPlr和抗SPE B抗体水平,但极少情况下可进行这些检查。此外,还有针对感染灶的检查,有条件的情况下均应行细菌培养。

【病理特点】

1. 光镜特点　存在弥漫或局灶增生性和渗出性病变,伴显著的毛细血管内细胞增生,还可伴有中性粒细胞浸润。

2. 免疫荧光　IgG和C3在系膜和毛细血管壁呈弥漫颗粒样沉积,或花环样沉积,荧光可表现为“满天星”样改变。也可能同时检测出IgA、IgM和其他补体成分。葡萄球菌相关性肾小球肾炎中检出的免疫球蛋白以IgA为主或IgG。

3. 电镜　通常可见大的、驼峰样电子致密物沉积。

【诊断及鉴别诊断】

1. 诊断　对于典型发病的PSGN,根据急性肾炎的临床表现以及证实近期有链球菌(尤其是A组型溶血性链球菌)感染的,并且ASO增高、补体C3减少的可诊断PSGN。大多数儿童PSGN无需行肾活检,这些患者通常在1～2周可出现症状缓解,若2周仍未出现好转,需行肾活检。成人PSGN仍需行肾穿刺鉴别继发因素。

对于怀疑葡萄球菌相关性肾小球肾炎的患者,建议行肾活检。需至少满足以下标准中的2项,方可诊断。

(1)补体下降,主要为C3。

(2)光镜下表现为毛细血管内增生性肾炎。

(3)免疫荧光下,染色以C3为主,和(或)IgA,或IgA与其他成分沉积。

(4)电镜下可见驼峰样电子致密物。

2. 鉴别诊断

(1)膜增生性肾小球肾炎(MPGN):MPGN通常表现为血尿、高血压、蛋白尿和低补体血症,在一些患者中,这些表现还可能在上呼吸道感染后出现。这与PSGN很类似,但MPGN患者在4～6周后仍持续存在蛋白尿、血尿和低补体血症,且可能出现血清肌酐进行性升高,而PSGN患者通常会出现疾病缓解,补体水平恢复正常。

(2)IgA肾病:IgA肾病患者也可有上呼吸道感染症状,与PSGN患者的表现相似。但其前驱疾病与血尿的间隔时间较短(IgA肾病一般少于5日,而PSGN一般为10～14日);IgA肾病常既往有过肉眼血尿发作史,而PSGN极少复发。

(3)其他继发性肾炎:如狼疮性肾炎。全身系统性病变和实验室检查应能将其与PSGN相鉴别。此外,狼疮性肾炎中的低补体血症存在C3和C4水平降低而PSGN患者的C4水平通常正常。

【治疗】

1. 抗感染治疗　如果诊断时仍然存在感染,则应给予敏感的抗生素治疗,及时的抗感染治疗可防止肾小球肾炎的恶化,保护肾功能。对于此类患者通常不采用免疫抑制治疗。

2. 支持治疗

（1）水肿明显者应当限制水钠摄入（NaCl < 3 g/d）。必要时可予利尿消肿。襻利尿剂常可快速利尿，可静脉给予呋塞米，但不推荐每次超过40 mg。

（2）控制血压。常需使用抗高血压药物，若利尿剂不能控制高血压，可以加用ACEI/ARB类降压药。尤其对于尿蛋白持续超过1 g/d的患者。若仍不能控制高血压，可加用CCB类降压药。另外ACEI/ARB易引起高钾血症和一过性肌酐升高，故应监测血电解质及肾功能。

（3）严重的患者出现AKI少尿甚至无尿时，需要接受透析治疗，直到肾功能恢复。

（4）对于有感染复发证据的患者，可给予一个疗程的抗菌治疗。

（5）避免使用免疫抑制剂：目前未对免疫抑制疗法进行充分的评估，没有明确的证据显示患者可以从中获益。此外，对于活动性感染的患者，给予大剂量的糖皮质激素可导致病情恶化或死亡。

【预后】 大部分PSGN的患者结局良好，尤其是儿童。即使是出现急性肾衰竭或肾活检显示有新月体形成的患者也不例外。然而，PSGN的长期预后并非总是良好。一些成人患者在发病后仍会持续出现高血压、蛋白尿，甚至肾功能不全。

相比之下，葡萄球菌相关性肾小球肾炎的预后较差，患者的疾病可复发。在有糖尿病肾病基础的患者中，肾脏结局要差得多。在年龄较大的患者中，肾脏预后也似乎更差。在一项纳入109例老年患者（≥65岁）的病例系列研究中，32%存在持续性肾功能不全，44%进展为终末期肾病。进展为终末期肾病的危险因素包括：存在糖尿病肾病、肾活检发现肾小管萎缩及间质纤维化的程度较高。

---------- 典 型 病 例 分 析 ----------

【病例介绍】

1. 病史 患者，男性，70岁，因少尿3天入院。追问病史1个月前无明显诱因下出现尿色加深，1周前发现双下肢水肿呈凹陷性。无腰痛，无尿频、尿急、尿痛，无关节肿痛、皮疹、腹痛、口腔溃疡等不适。无咽痛、咳嗽咳痰，无发热。

2. 既往史 否认高血压、糖尿病等慢性疾病史；否认肝炎、伤寒、结核等传染病史；否认外伤、手术史；否认输血史；否认有毒有害物质接触史，否认家族相关疾病及遗传性疾病史。3个月前体检报告示肾功能正常。

3. 入院查体 体温36.5℃，脉搏72次/分，呼吸频率20次/分，血压120/80 mmHg。一般情况良好，皮肤未见黄染。全身浅表淋巴结未及肿大。双侧眼睑轻度水肿，巩膜无黄染。胸廓正常，呼吸对称，双肺呼吸音清，未及干湿性啰音；心浊音界不扩大，心率72次/分，律齐，各瓣膜区均可及舒张期杂音。腹部平软，无压痛、反跳痛，肝脾肋下未及，移动性浊音阴性。四肢活动好，双下肢凹陷性水肿。生理反射存在，病理反射未引出。

4. 实验室检查 血WBC 4.36×10^9/L，N 84.80%↑；C反应蛋白（CRP）76.47 mg/L↑；降钙素原（PCT） > 100 ng/mL↑。血培养：缓症链球菌（草绿色链球菌的一种）。血BUN 28.8 mmol/L，Scr 439 μmol/L，尿酸635 μmol/L；血白蛋白31.7 g/L。

5. 辅助检查

（1）尿常规：WBC（−），RBC（3+），尿蛋白（2+）；24 h尿蛋白定量：1.32 g/L。ANA、抗SSA/Ro60抗体、抗SSA/Ro52抗体、抗SSB/La抗体、抗dsDNA抗体、抗CCP抗体、RF等均阴性；ANCA：

阴性；抗GBM抗体：阴性；ESR 40 mm/h；ASO 280 U/mL；补体：C3 0.26 g/L↓，C4 0.068 g/L↓；肝炎病毒、梅毒、HIV均阴性；血免疫固定电泳未见异常。

（2）B超：双肾增大，肾实质呈弥漫性改变。

（3）心电图：窦性心律，左心室高电压。

（4）心超：主动脉瓣增厚，可见数个絮状高回声赘生物随瓣膜漂动，较大一个约17 mm×11 mm。中重度主动脉瓣反流，主动脉瓣上峰值流速增高。中重度二尖瓣反流；中度三尖瓣反流。

（5）肾穿刺活检：光镜可见显著的毛细血管内细胞增生，伴中性粒细胞浸润。免疫荧光示：IgG（3+），IgA（−），IgM（−），C3（2+），C1q（−），κ（2+），λ（2+）。电镜可见驼峰样电子致密物沉积。见图3-1。

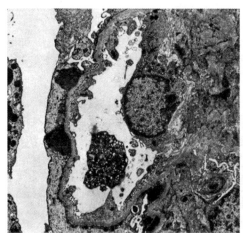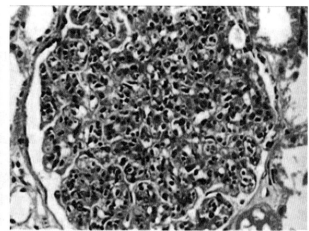

图3-1　PSGN肾穿刺活检表现

【病例分析】

问题1：请归纳该病例的病史特点。

（1）老年男性。

（2）少尿3天，伴蛋白尿、水肿；无高血压、糖尿病。既往肾功能正常。

（3）查体：轻度贫血貌；心脏各瓣膜区均可及舒张期杂音；双下肢凹陷性水肿。

（4）实验室检查：中性粒细胞百分数、CRP、PCT均升高；血培养：缓症链球菌。Scr 439 μmol/L。尿RBC（3+），尿蛋白（2+）；24 h尿蛋白定量1.32 g/L。红细胞沉降率（ESR）增快、ASO增高；补体C3、C4降低。自身免疫性抗体、肿瘤指标、肝炎病毒等均阴性。

（5）辅助检查：B超示双肾增大，肾实质呈弥漫性改变。心超可见数个絮状高回声赘生物。

（6）肾活检：毛细血管内细胞增生性肾小球肾炎，电镜可及驼峰。

问题2：该患者的诊断是什么？并简述诊断依据。

（1）诊断：AKI 3级（亚急性心内膜炎相关性肾损害，链球菌感染后肾小球肾炎，PSGN）。

（2）诊断依据：① 肾功能较基线值升高超过300%；② 血培养示链球菌；CRP、PCT等炎症指标以及ASO、ESR均升高；补体C3、C4降低；自身免疫、肝炎病毒、肿瘤等指标均阴性；B超提示肾脏增大；心超可见赘生物；肾活检病理：光镜提示毛细血管内增生性肾小球肾炎，伴中性粒细胞浸润。电镜可见驼峰样电子致密物沉积。

问题3：简述该患者治疗原则。

（1）血培养阳性，菌血症，故予抗感染治疗，根据药敏试验选择抗生素。在药敏试验结果出来之前，经验性选择针对革兰阳性球菌的抗生素。尽可能避免使用肾毒性药物，并根据GFR值调整抗生素的使用剂量。

（2）密切监测尿量及肾功能、电解质，若肾功能持续下降甚至出现无尿或其他需要肾脏替代治疗的指征时，可行血液透析治疗。

（3）心超提示主动脉瓣数个絮状赘生物随瓣膜漂动，较大一个约17 mm×11 mm，且主动脉瓣中重度反流。故可考虑手术干预，联合心外科予赘生物摘除及瓣膜置换术。

（李艳）

第二节　新月体性肾小球肾炎

【概述】　新月体性肾小球肾炎（以下简称新月体肾炎）是由多种病因引起、肾脏病理学主要特征为广泛肾小球（50%以上）有大新月体形成、临床表现为急进性肾炎的一组临床病理综合征。肾功能在短期内急剧下降，出现少尿、无尿，GFR在数日至3个月下降50%以上。临床预后较差，若治疗不及时，肾功能常难以恢复，很快发展为终末期肾衰竭。

【发病机制】　新月体肾炎是由不同病因引起、病理改变相似的肾小球疾病，包括原发性新月体肾炎、继发于全身疾病的新月体肾炎、其他原发性肾小球疾病的亚型或病理类型转变等。根据发病机制和免疫病理特征，新月体肾炎分为5型：① 抗GBM抗体型（Ⅰ型）：由抗GBM抗体与基底膜抗原相结合，激活补体系统致病；② 免疫复合物型（Ⅱ型）：由循环免疫复合物沉积或原位免疫复合物形成，激活补体系统致病；③ 寡免疫复合物沉积型（Ⅲ型）：多由抗中性粒细胞胞质抗体（ANCA）介导，与ANCA相关性小血管炎相关，肾小球内无免疫球蛋白成分沉积；④ 抗GBM抗体型＋寡免疫复合物沉积（Ⅳ型）；⑤ ANCA阴性寡免疫沉积肾血管炎（Ⅴ型）。其中Ⅳ型、Ⅴ型既往被视为Ⅰ型、Ⅲ型的亚型。

肾小球新月体的形成机制尚未完全了解，多种细胞机制、分子机制参与其中。不同病因、不同类型的新月体肾炎的发病机制截然不同：Ⅰ型患者血清中存在特异性针对Ⅳ型胶原a3链非胶原结构区域的抗体，新月体中常有大量T细胞和巨噬细胞。Ⅱ型包括了原发性肾炎中的IgA肾病、膜增生性肾炎等，继发性肾炎中的狼疮性肾炎、紫癜性肾炎等，发病机制与基础疾病/原发疾病相关。

【病理特征】　肾脏体积增大。最主要的病理特征是新月体形成。

1. 光镜特点　肾小球新月体形成达50%～100%，且新月体占肾小囊面积的50%以上（大新月体）。细胞性新月体、纤维细胞性新月体、纤维性新月体是疾病不同阶段的形态改变。Ⅰ型新月体肾炎：GBM断裂，可伴有局灶节段性纤维素样坏死、肾小囊壁断裂，无新月体的肾小球结构相对正常。Ⅱ型的新月体占比低于Ⅰ型和Ⅲ型，纤维素样坏死少见，肾小囊壁破坏较轻，可见局灶节段或球性增生性肾小球病变和免疫复合物沉积。其基础肾小球疾病如原发性IgA肾病，或狼疮性肾炎、紫癜性肾炎的基本病理特征依然存在。Ⅲ型可见不同阶段的新月体,活动性病变和慢性病变并存,常见局灶节段性坏死、缺血、硬化。肾间质和肾小管的病变在各型新月体肾炎均较突出,与肾小球病变的严重程度相关,间质炎性细胞浸润在Ⅰ型、Ⅲ型更加明显,特别是在肾小囊壁断裂的部位,浸润细胞的类型视病期、病型、病因而不同。慢性阶段时见肾间质纤维化和肾小管萎缩。肾小血管炎症性病变可见于Ⅱ型和Ⅲ型新月体肾炎。

2. 免疫病理　各型新月体肾炎有其独特的免疫病理特征。Ⅰ型为IgG及C3沿肾小球毛细血管壁呈连续细线状沉积;Ⅱ型特征为IgG及C3呈颗粒状或团块状在系膜区和毛细血管壁沉积;Ⅲ型肾小球无或有少量免疫球蛋白和补体沉积。其他免疫球蛋白如IgA、IgM和其他补体成分沉积也可见于Ⅰ型、Ⅱ型新月体肾炎,尤其Ⅱ型呈现出基础肾小球疾病的免疫病理特点,如IgA肾病的肾小球系膜区以IgA为主的免疫沉积物,狼疮性肾炎的多种免疫沉积物广泛分布于肾小球系膜区和毛细血管壁(详见各有关章节)。在细胞性新月体内还可见纤维素沉积。

3. 电镜　Ⅰ型、Ⅲ型无或很少有电子致密物沉积。Ⅱ型可见电子致密物沉积于系膜区、内皮下、上皮侧,取决于肾炎的性质和特点。肾小球超微结构改变有基底膜断裂、皱缩、系膜溶解,以及Ⅱ型各类肾炎的特征性超微结构改变。

【临床特点】

1. 起病特点　新月体肾炎发生于各年龄人群,病因不同起病年龄有所不同,Ⅰ型有两个发病高峰,20～30岁男性多于女性,50～70岁女性略多。急性链球菌感染后肾炎和过敏性紫癜性肾炎常见于青少年。Ⅲ型则多见于中老年人。新月体肾炎起病较急,病情进展快。可以隐匿起病,也可有前驱呼吸道感染症状,部分与吸烟、吸毒、接触有机溶剂、碳氢化合物有关。遗传易感性可能在发病中亦起一定作用。

2. 肾脏损害　临床表现为急进性肾炎综合征,血尿、蛋白尿、管型尿、水肿、高血压等,肉眼血尿多见于Ⅰ型和Ⅲ型,肾病综合征可见于Ⅱ型新月体肾炎。病程早期即可出现少尿、无尿,肾功能损害并进行性加重,可在数天至数周时间进展为终末期肾衰竭。

3. 肾外损害　多数患者常有明显的全身症状,如消瘦、乏力及发热。Ⅰ型新月体肾炎患者可有咯血、咳嗽、呼吸困难、发热、胸痛,血清抗GBM抗体阳性;伴肺出血时称为Goodpasture综合征或肺出血急进性肾炎综合征、肺肾综合征。Ⅱ型伴狼疮性肾炎、过敏性紫癜性肾炎者可见相应的皮肤、关节、多系统肾外损害症状、体征及实验室异常。ANCA相关性小血管炎往往有明显的肾外损害,咯血、咳嗽、呼吸困难、发热、皮疹、关节炎、胃肠道症状等,血清ANCA阳性。

【诊断及鉴别诊断】

1. 诊断　新月体性肾炎的诊断依靠肾活检病理学。临床表现为急进性肾炎综合征伴肾功能急剧恶化的患者,应尽快检测血清抗GBM抗体和ANCA,尽快进行肾活检明确诊断,及早治疗。

(1)临床表现:急进性肾炎综合征(血尿、蛋白尿、高血压、水肿)伴进行性少尿、无尿。可有全身表现、肾外器官受累。

(2)辅助检查:B超及其他影像学检查示肾脏体积增大,皮髓质界限消失,肾脏灌注和滤过减少。尿液检查可见大量多形红细胞,蛋白尿,管型尿。GFR下降,血肌酐和BUN升高,ESR增快,CRP升高。可有低补体血症(Ⅱ型),血清抗GBM抗体阳性(Ⅰ型、Ⅳ型),ANCA阳性(Ⅲ型)或ANA、抗dsDNA抗体等多种自身抗体阳性(狼疮性肾炎)。

(3)肾脏病理:肾活检诊断是金标准。结合光镜、电镜和免疫病理,确诊新月体肾炎及病理分型,对病因判定、病情及预后评估、指导治疗均有重要意义。

2. 鉴别诊断

（1）重症急性肾炎：临床表现为急性肾炎综合征，可有少尿，一过性肾功能损害甚而急性肾损伤（AKI），病理为重症系膜毛细血管性肾炎或重症毛细血管内增生性肾炎。临床难以鉴别，诊断依靠肾活检。

（2）急性肾小管坏死：临床表现为少尿、AKI，常有肾缺血、肾毒性药物等诱因，肾活检病理学可以鉴别。

（3）急性间质性肾炎：有明确的用药史或过敏史，AKI，血、尿嗜酸性粒细胞增高，肾活检可资鉴别。

（4）肾病综合征并发肾前性AKI：肾病综合征患者因低血容量、肾前性氮质血症、发生血栓栓塞并发症等状况时可出现少尿、肾功能损害，结合病史、实验室检查及影像学检查，特别是肾活检病理学，可以鉴别。

（5）梗阻性肾病：突发无尿、肾功能损害，无急进性肾炎综合征表现，影像学检查可发现尿路梗阻及其原因。

【治疗】

1. 治疗原则　根据临床病理分型和病因确定治疗方案。因病情进展迅速，治疗宜尽快启动，以挽救生命、抢救肾脏功能。初期的治疗重点是肺出血，防止出现加重出血的因素如肺水肿、吸烟、肺部感染、使用抗凝药物等。对于需要依赖透析且没有肾外表现的患者，3个月后停止免疫抑制剂治疗。

2. 一般治疗

（1）卧床休息，少尿、无尿患者应限制水钠摄入，低盐优质低蛋白饮食（每日0.8～1 g/kg）。

（2）对症、支持治疗：高血压、水肿、贫血患者予以降压、利尿消肿、促红素；水电解质酸碱失衡予以纠正。

（3）积极防治并发症：加强营养支持，维护心理健康，防治感染和全身各系统并发症。

3. 特殊治疗

（1）血浆置换（PE）：适用于伴有肺出血的新月体肾炎、血清抗GBM抗体阳性（Ⅰ、Ⅳ型）、Ⅲ型发病时表现为AKI需透析治疗者。PE宜尽早开始，每日或隔日一次，每次置换2～4 L正常人血浆和（或）白蛋白，直至血清抗体（抗GBM抗体、ANCA）转阴、免疫复合物转阴、肺出血停止、病情好转，一般需持续治疗10次左右。同时联合使用激素和细胞毒药物。

（2）甲泼尼龙冲击：甲泼尼龙0.5～1 g/d，连续3天为一疗程，根据病情可应用1～3个疗程。随后口服1 mg/(kg·d)，6～12周后逐渐减量。

（3）细胞毒药物等：甲泼尼龙冲击的同时静脉注射环磷酰胺0.5～1.0 g/m²，每月一次，连续6次或至病情缓解。ANCA相关性小血管炎（Ⅲ型）在初始治疗（甲泼尼龙联合环磷酰胺或者利妥昔单抗）后，维持缓解治疗可选硫唑嘌呤、甲氨蝶呤、利妥昔单抗或骁悉。

（4）免疫吸附、白细胞分离疗法：采用膜血浆滤器分离血浆、再将血浆经过免疫吸附柱（GBM吸附柱或蛋白A吸附柱）以清除致病抗体或免疫复合物。选择性白细胞分离疗法主要用于Ⅲ型新月体肾炎，清除粒细胞、巨噬细胞等炎症细胞，可以减轻肾脏血管炎的炎症反应。

（5）肾脏替代治疗：肾功能损害严重、达透析指征者及时给予血液透析或腹膜透析，在替代肾脏功能的同时为强化治疗生效争取时间。肾移植须待病情静止、抗GBM抗体转阴半年以上实施。

【预后】 影响预后的主要因素：① 病因和病理类型：Ⅰ型预后差，Ⅱ型、Ⅲ型相对较好；② 新月体的数量、环状大新月体的数量多，纤维性新月体占比多，肾小球硬化重者预后差；细胞性新月体占比多、肾小管间质病变轻者预后较好；③ 发病时肾功能水平，血肌酐越高预后越差；④ 治疗是否及时：若PE及免疫抑制治疗始于血肌酐600 μmol/L之前，一年后约90%患者保存正常肾功能，否则仅10%患者可恢复肾功能；⑤ 老年患者预后相对较差。

-------- 典 型 病 例 及 分 析 --------

【病例介绍】

1. 病史 患者，男性，29岁，因水肿、乏力2个月，发热、咳嗽、尿量减少3周入院就诊。患者2个月前无明显诱因出现眼睑、面部水肿伴乏力，无尿频、尿急、尿痛，无肉眼血尿，无关节肿痛、皮疹、口腔溃疡，无咳嗽、咳痰、胸痛。邻近诊所查血常规显示WBC 4.5×10^9/L，Hb 108 g/L；尿常规示尿蛋白(+)，RBC(2+)；ESR 65 mm/h，CRP 14.9 mg/dL；血生化：肝功能正常，肾功能Scr 190 μmol/L。近2周水肿加重，尿量逐渐减少，出现发热(体温37.5～38.5℃)，伴咳嗽，胸闷，呼吸困难，咯血一次，无畏寒、寒战，夜间可平卧。既往无高血压、糖尿病史，无肝炎、结核等传染病史，无外伤、手术史，无药物、食物过敏史，无家族遗传性疾病史。

2. 查体 神志清，发育正常，轻度贫血貌，皮肤黏膜无黄染、无皮疹。心肺腹体格检查未见明显异常，双下肢凹陷性水肿。

3. 辅助检查

• 血常规：Hb 86 g/L，WBC、PLT正常。

（1）尿常规：尿蛋白(2+)，RBC(3+)，多形型，颗粒管型(+)，红细胞管型(+)。24 h尿蛋白总量1.9 g。

（2）血生化：糖5.3 mmol/L，BUN 18.9 mmol/L，Scr 456 μmol/L，尿酸430 μmol/L，总蛋白55 g/L，白蛋白34 g/L，钾4.14 mmol/L，钠146 mmol/L，氯95 mmol/L，二氧化碳23.0 mmol/L，磷1.3 mmol/L，钙2.20 mmol/L，肝功能酶谱、血脂均正常。

（3）免疫学指标：血清抗GBM抗体阳性，免疫球蛋白全套、补体成分正常，ANCA、ANA、ENA、dsDNA均阴性，血尿免疫固定电泳、血游离轻链阴性。肿瘤标志物均阴性。

（4）感染指标：HBV两对半、HCV抗体、HIV、RPR均阴性。

（5）腹部超声：肾脏体积稍增大，左肾120 mm×49 mm，右肾122 mm×53 mm，皮髓界限消失。肝、胆、胰、脾无异常。

（6）胸部CT：双肺纹理增多，两下肺少许小片状阴影。

（7）心电图：正常。

（8）肾活检病理：肾组织一条，肾小球26个，16个细胞性新月体，1个纤维细胞性新月体，大部分新月体占肾小囊面积的50%以上，6个环状体；GBM断裂，6个肾小球见节段性坏死，无新月体的肾小球未见细胞增生。肾小管间质病变较重，间质多处灶性单个核细胞浸润，肾小管上皮细胞水肿、变性。免疫荧光见IgG(2+)、C3(2+)，沿毛细血管壁弥漫性线状沉积。

【病例分析】

问题1：请归纳该病例的特点。

（1）青年男性，起病较急，病情进展快。

（2）以肾炎综合征起病，镜下血尿、蛋白尿、水肿、高血压，肾功能损害快速进展，伴有发热、咳嗽、咯血、贫血等肾外损害症状。

（3）体检发现患者发热，高血压，下肢水肿。实验室检查示贫血，ESR 快，CRP 增高，血清抗 GBM 抗体阳性。

（4）肾脏病理提示 17/26 个肾小球占肾小囊面积的 50% 以上新月体，IgG 和 C3 呈线状沿毛细血管壁沉积。

问题 2：该患者的诊断是什么？并陈述诊断依据和鉴别诊断要点。

（1）诊断：新月体性肾炎 I 型，急性肾损伤。

（2）诊断依据：① 青年男性，起病急，病情进展快；② 临床表现为急进性肾炎综合征伴肺出血，肾功能损害快速进展，2 个月内 Scr 自 190 μmol/L 升至 456 μmol/L，伴咯血、发热、贫血，ESR 增快，CRP 升高；③ 肾活检病理提示新月体肾炎 I 型，血清抗 GBM 抗体阳性。

（3）鉴别诊断：要点详见本章节鉴别诊断。

本例患者为青年男性，结合患者临床表现、血清自身抗体检测，特别是肾脏病理学，可以排除以上疾病可能。

问题 3：简述治疗原则。

立即启动血浆置换＋甲泼尼龙冲击治疗，积极保护肾功能，防治并发症。

（1）血浆置换：每日或隔日一次，每次置换 2～4 L 血浆/白蛋白，观察肺出血情况，监测血清抗 GBM 抗体和肾功能，预计 PE10 次左右。

（2）免疫吸附（GBM 吸附柱）。

（3）甲泼尼龙冲击疗法，随后口服用药 6～12 周。

（4）细胞毒药物：环磷酰胺静脉注射或口服，与甲泼尼龙冲击同时进行。

（5）营养、支持治疗＋对症治疗，包括降血压、纠正贫血，维持水电解质酸碱平衡；防治并发症。

（6）肾功能的监测与维护：必要时启动肾脏替代治疗，若肾功能长时间不恢复，实行维持性透析治疗。

问题 4：影响 I 型新月体肾炎预后的主要因素有哪些？

（1）肾小球中新月体的数量、环状新月体的数量，肾小管间质病变程度。

（2）发病时的肾功能水平。

（3）治疗的及时性，PE+甲泼尼龙冲击治疗越早开始越好。

（4）积极有效的支持、对症治疗和并发症防治。

（张景红）

第三节　微小病变肾病

【概述】　微小病变肾病（MCD）约占成人肾病综合征 10%，病变部位是足细胞，病理改变是足细胞弥漫性足突消失。

【发病机制】　MCD 的发病机制涉及循环中出现免疫源性肾小球通透因子，这是一种尚未明确的细胞因子，有可能是Th2细胞来源的IL-13，能使足突融合，产生蛋白尿。

【病因】　大多数MCD是特发性的（或称为"原发性"）。继发性MCD见于药物、肿瘤、感染、过敏反应等。

能引起肾病综合征以及MCD病理改变的药物包括：非甾体抗炎药、抗生素（氨苄青霉素、头孢类药物、利福平）、双膦酸盐与帕米膦酸盐、D-青霉胺与硫普罗宁、柳氮磺胺吡啶与美沙拉嗪衍生物、锂制剂、γ干扰素、免疫接种。

常见的能引起MCD的肿瘤是血液系统肿瘤：淋巴瘤、白血病等。罕见的是实体肿瘤：胸腺瘤、肺癌、乳腺癌、胰腺癌、结肠癌、肾癌、膀胱癌、前列腺癌等。

极少数MCD继发于感染：HIV、丙型肝炎病毒、梅毒、莱姆病（疏螺旋体病）、结核、支原体、埃立克次体、棘球蚴。

多达30%的MCD患者有过敏史，过敏原包括：花粉、豚草、尘埃、猫毛、真菌、蜂蜇伤、水母蜇伤以及含特定抗原的食物。

【临床表现】　患者肾病综合征的症状与体征常常是突然出现的，通常在上呼吸道感染后或全身感染后发生。可见泡沫尿，体重增加、水肿、严重的浆膜腔积液。实验室检查示白蛋白尿，数量超过3.5 g/24 h；血白蛋白低于30 g/L；多有高脂血症。成人患者常见镜下血尿。

常见的并发症有血栓栓塞、急性肾损伤、感染（患者对荚膜微生物的易感性增加）。

血栓栓塞包括急慢性肾静脉血栓形成、下肢深静脉血栓形成、肺栓塞。

急性肾损伤发生于1/5～1/3的成人患者中。主要病因是肾小管坏死，其他还包括：脱水、肾间质水肿、肾静脉血栓形成。危险因素包括：年龄大于50岁；高血压病史；动脉硬化病史；大量蛋白尿；血清白蛋白小于20 g/L；使用利尿剂；使用含碘造影剂；使用肾毒性药物。

【诊断与鉴别诊断】　成人的MCD难以通过临床表现或激素治疗反应推断，诊断要靠肾活检病理。光镜下肾小球病变轻微，偶有节段性系膜增生，无节段性硬化及肾小管萎缩和间质纤维化（图3-2）。免疫荧光无特殊，偶有IgM和C3低强度沉积。电镜下无电子致密物沉积，可见足细胞的足突弥漫性融合（图3-3）。

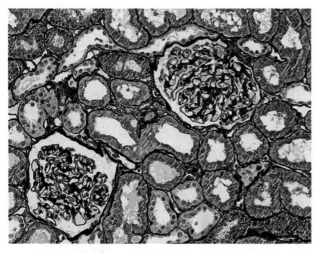

图3-2　MCD光镜图（Jones染色，×400，由上海交通大学医学院附属瑞金医院肾脏科提供）

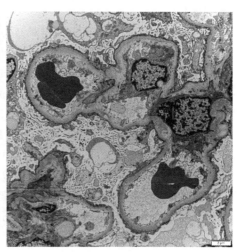

图3-3　MCD电镜图（由上海交通大学医学院附属瑞金医院肾脏科提供）

MCD的特征性病理表现是足细胞电镜下足突弥漫性消失，需要与同样伴有足突弥漫性消失的疾病鉴别，这些疾病在光镜下、免疫荧光镜下都有其他表现，以此区别于MCD。这些疾病包括：特发性系膜增生性肾小球肾炎、IgM肾病、C1q肾病、局灶节段硬化性肾小球肾炎、膜性肾病、糖尿病肾病、肾淀粉样变。

【治疗】

1. 概述　MCD的治疗包括非免疫抑制治疗和免疫抑制治疗。

（1）非免疫抑制治疗：低盐饮食、谨慎地使用利尿剂控制水肿；使用肾素-血管紧张素系统阻断剂控制血压和减少蛋白尿；使用他汀类药物治疗高血脂；血白蛋白低于25 g/L时预防性抗凝。血压正常的激素敏感型MCD患者不需要肾素-血管紧张素系统阻断剂和他汀类药物。

（2）免疫抑制治疗：用药主要是糖皮质激素（泼尼松或泼尼松龙），其他有环孢素、他克莫司、环磷酰胺、利妥昔单抗、麦考酚酯。

患者对激素的治疗反应有以下几种。

- 完全缓解：24 h尿蛋白小于300 mg。
- 部分缓解：蛋白尿减少50%，而且24 h尿蛋白为300～3 500 mg。

复发：曾完全缓解或部分缓解的，24 h尿蛋白回升到大于3 500 mg。一年复发3次及以上为频繁复发。

- 激素依赖：在激素治疗期间复发或需要持续激素治疗才能维持缓解。
- 激素抵抗：足量激素治疗16周后，尿蛋白未减少；或经过更长期的激素治疗，蛋白尿虽有下降，但未达到部分缓解标准。

2. 初始治疗　MCD免疫抑制治疗的初始方案是使用糖皮质激素，用药前需评估患者潜伏的感染情况并加以预防性处理。一般每日口服泼尼松1 mg/kg（最大剂量80 mg/d）。初始剂量至少持续到完全缓解后2～4周，目的是降低复发率。未达完全缓解的，初始剂量最长用到16周，仍未缓解的被认为是激素抵抗。

减量方案：具体方法多样，经历快速减量、缓慢减量两个阶段。快速减量阶段是每3～4日减少5 mg/d，一般一个月左右将剂量减到20～30 mg/d。缓慢减量阶段方法多样，总的原则是每2周减5 mg左右。

如果患者存在激素治疗的相对禁忌（如：病态肥胖、糖尿病控制不良、严重骨质疏松、精神障碍、出血性胃肠溃疡），初始的治疗可单用环孢素或他克莫司，或联合小剂量泼尼松（每日0.15～0.2 mg/kg）。

3. 复发治疗　完全缓解后不再使用泼尼松时的复发，需要重新使用激素。首次复发时的治疗倾向于短疗程，尤其是停用泼尼松较长时间后的复发，一般每日口服泼尼松1 mg/kg（最大剂量80 mg/d），持续4周。如果缓解，则每3～5日减5 mg/d，用1～2个月的时间减停药。

如果复发不频繁（每年少于3次），都可采用短疗程激素治疗。如果在短疗程激素治疗的减量阶段出现复发，或短疗程完成后4个月内复发，要用与初始治疗一样的长疗程治疗。

4. 频繁复发和激素依赖　先要用激素诱导缓解，然后换用环磷酰胺维持缓解。环磷酰胺通常与激素联用，但单药治疗对频繁复发也十分有效。环磷酰胺口服通常12周，每日2 mg/kg。避免超过12周的疗程，避免重复使用。

环磷酰胺治疗后仍然复发的患者、非常需要避免环磷酰胺生殖毒性的患者、激素依赖的患者，可以选择钙调磷酸酶抑制剂（环孢素、他克莫司）。一般同时使用泼尼松，每日0.15 mg/kg，最大

15 mg；6个月后减量至每日7.5 mg，并在钙调磷酸酶抑制剂治疗期间维持这一剂量。非微乳液制剂环孢素推荐治疗剂量是每日4～5 mg/kg，分两次给药，血药谷浓度不超过100～200 ng/mL。环孢素的初始治疗要持续18个月以上，之后逐渐减量至每日小于3 mg/kg的最小剂量维持缓解。另一种方案是使用环孢素治疗剂量达到缓解后将环孢素减量至每日2～3 mg/kg，继续使用18～24个月，能维持缓解的最低剂量是环孢素的减量目标。环孢素治疗6个月后仍未获得缓解的，应改用其他方案。他克莫司并不优于环孢素。

对于环磷酰胺、钙调磷酸酶抑制剂治疗未获得持续缓解的频繁复发的或激素依赖的，可尝试利妥昔单抗。

5. 激素抵抗　激素抵抗的推荐环孢素或他克莫司联合小剂量泼尼松，方法同激素依赖或频繁复发的病例。若此方案无效，可考虑环磷酰胺或利妥昔单抗。

------------ 典型病例及分析 ------------

【病例介绍】

1. 病史　患者，男性，36岁，因"突发颜面与下肢水肿3日"入院。

2. 查体　体温37.1℃，脉率88次/分，呼吸频率18次/分，血压105/60 mmHg。一般情况可。营养中等，发育正常。神志清，步入病房，对答切题，查体合作。全身皮肤黏膜无黄染，无皮疹，无溃疡。浅表淋巴结无肿大。颜面、眼睑水肿明显。颈软，颈静脉无怒张，气管居中，双侧甲状腺不肿大。胸壁凹陷性水肿。胸部触觉语颤双侧减弱，双侧中下肺叩诊浊音，双中下肺呼吸音减弱，未闻及干湿性啰音及哮鸣音。心浊音界缩小。心率88次/分，律齐，各瓣膜听诊区未闻及病理性杂音。腹膨隆，未见胃肠型、蠕动波。腹壁水肿，无静脉曲张。腹软，无明显压痛、反跳痛。肝脾肋下未触及，胆囊未触及，Murphy征阴性。移动性浊音（+）。双下肢中度水肿。双侧足背动脉搏动存在。

3. 辅助检查

（1）血常规：WBC 9.8×10^9/L，N 70.2%，Hb 165 g/L，PLT 185×10^{12}/L。

（2）尿常规：尿蛋白（4+），RBC 0～1/HP，WBC 0～1/HP。24 h尿蛋白17.9 g。

（3）生化：葡萄糖4.73 mmol/L，前白蛋白220 mg/L，丙氨酸氨基转移酶28 U/L，天门冬氨酸氨基转移酶34 U/L，碱性磷酸酶41 U/L，γ谷氨酰基转移酶21 U/L，总胆红素5.9 μmol/L，直接胆红素0.8 μmol/L，总蛋白50 g/L，白蛋白17 g/L，胆汁酸4.3 μmol/L，尿素10.6 mmol/L，肌酐147 μmol/L，尿酸488 μmol/L，钠148 mmol/L，钾4.3 mmol/L，氯101 mmol/L，二氧化碳19 mmol/L，钙1.95 mmol/L，磷1.00 mmol/L，甘油三酯3.97 mmol/L，总胆固醇7.18 mmol/L，HDL－C 1.65 mmol/L，LDL－C 5.33 mmol/L。

（4）DIC：APTT 25.8秒，PT 12.9秒，INR 0.89，TT 15.30秒，Fg 5.74 g/L，纤维蛋白降解产物3.7 mg/L，D－二聚体定量1.88 mg/L。

（5）血气分析：pH 7.42，PO_2 13.2 kPa，PCO_2 7.1 kPa，SaO_2 99%，标准碱剩余2.1 mmol/L。

（6）免疫指标：IgG全套、ANA、ENA、dsDNA、ANCA、抗GBM，血、尿免疫固定电泳、血游离轻链等均阴性。

（7）感染指标：HBV抗体、HCV抗体、HIV、RPR等均阴性。

（8）肿瘤指标：均阴性。

（9）腹部B超（肝、胆、胰、脾、肾、输尿管、膀胱、前列腺）：肾脏大小正常，左肾 118 mm × 46 mm，右肾 122 mm × 48 mm，双肾血流参数未见明显异常。余肝、胆、胰、脾未见明显异常，附见大量腹腔积液。

（10）下肢静脉超声：示双下肢静脉通畅。

（11）胸部CT：两侧可见中至大量胸腔积液。

（12）心电图：未见明显异常。

（13）肾活检病理报告：肾组织1条，肾小球22个。所见肾小球基本正常。Masson染色未见肾小球内嗜复红物沉积，个别小球节段系膜基质轻度增多，未见明显系膜细胞增生。肾小管上皮细胞空泡样变，无小管萎缩，无间质纤维化。

（14）免疫荧光：IgG、IgA、IgM、κ、λ、C1q、C3、Fn均阴性。

（15）电镜：无电子致密物沉积，足突广泛融合。

【病例分析】

问题1：该患者可能的诊断是什么？并陈述诊断依据和鉴别诊断要点。

（1）诊断：原发性肾病综合征、轻微病变、肾功能不全。

（2）诊断依据：① 中年男性；② 以肾病综合征急性起病，肾功能正常，不伴血尿及高血压；③ 肾活检病理提示轻微病变；④ 自身免疫、感染、肿瘤等部分常规筛查指标均阴性。

（3）鉴别诊断：需要与同样伴有足突弥漫性消失的疾病鉴别，这些疾病有局灶节段硬化性肾小球肾炎、特发性系膜增生性肾小球肾炎、IgM肾病、C1q肾病、膜性肾病、糖尿病肾病、肾淀粉样变。除局灶节段硬化性肾小球肾炎外，其余的在光镜、免疫荧光、电镜下的表现均明显与轻微病变不同。

原发性局灶节段硬化性肾小球肾炎仅有硬化性病变时，由于病变呈局灶性分布，如果肾活检仅获取浅表的肾皮质层肾小球，而非近髓的肾小球，或获取的肾小球数量不足8个，那么将难以同MCD区分开来。本病例的病理检查取材足够，表现典型，符合轻微病变。

问题2：简述该患者治疗原则。

MCD的治疗包括非免疫抑制治疗和免疫抑制治疗。

MCD的非免疫抑制治疗包括：低盐饮食、谨慎地使用利尿剂控制水肿；使用肾素-血管紧张素系统阻断剂控制血压和减少蛋白尿；使用他汀类药物治疗高血脂；血白蛋白低于 25 g/L 时预防性抗凝。血压正常的激素敏感型MCD患者不需要肾素-血管紧张素系统阻断剂和他汀类药物。

MCD的免疫抑制治疗用药主要是糖皮质激素（泼尼松或泼尼松龙），其他有环孢素、他克莫司、环磷酰胺、利妥昔单抗、麦考酚酯。

初始方案是使用糖皮质激素，用药前需评估患者潜伏的感染情况并加以预防性处理。糖皮质激素的最佳初始治疗方案尚不明确，一般每日口服泼尼松 1 mg/kg（最大剂量 80 mg/d）。

如果患者存在激素治疗的相对禁忌（如病态肥胖、糖尿病控制不良、严重骨质疏松、精神障碍、出血性胃肠溃疡），初始的治疗可单用环孢素或他克莫司，或联合小剂量泼尼松（每日 0.15～0.2 mg/kg）。

问题3：频繁复发的治疗方案？

环磷酰胺通常与激素联用，但单药治疗对频繁复发也十分有效。环磷酰胺口服通常12周，每日 2 mg/kg。避免超过12周的疗程，避免重复使用。

环磷酰胺治疗后仍然复发的患者、非常需要避免环磷酰胺生殖毒性的患者、激素依赖的患者，可以选择钙调磷酸酶抑制剂(环孢素、他克莫司)。

对于环磷酰胺、钙调磷酸酶抑制剂治疗未获得持续缓解的频繁复发的或激素依赖的,可尝试利妥昔单抗。

(薛骏)

第四节 局灶节段硬化性肾小球肾炎

【概述】 1957年Rich首次描述了局灶节段性肾小球硬化(FSGS),至1970年成为独立的肾脏病理诊断。光镜下主要表现为累及部分肾小球中毛细血管襻小叶的非炎症性硬化伴足突融合。多项研究表明,在成人原发性肾病综合征肾活检患者中,FSGS白种人的检出率为12%~35%,非裔男性的检出率最高可达80%,而我国及亚洲各国FSGS所占比例为3.8%~10%,FSGS的发病率在不同种族间存在明显的遗传异质性,由此可见,基因背景可能是影响FSGS发病率的主要原因之一。根据病因不同,FSGS可分为原发性、继发性、家族遗传性和原因不明四种类型。FSGS临床上主要表现为中到大量蛋白尿、水肿、高血压,并且部分患者对激素及免疫抑制剂治疗反应不敏感,肾功能进行性恶化,最终进展至终末期肾病(ESRD)。

【发病机制】 FSGS是一种足细胞病,足细胞损伤是肾小球硬化发生和发展的中心环节,诸多因素可引起足细胞损伤,包括免疫因素、遗传、感染、毒物、药物、代谢因素及血流动力学异常等。FSGS患者10%~20%存在家族史,提示遗传机制参与疾病发生,FSGS遗传机制异质性较大,目前已在FSGS患者中定位超过30个致病基因,大多数致病基因其编码蛋白质与维持足细胞正常生理功能有关。

【临床特点】 FSGS患者主要表现为大量蛋白尿,部分患者可表现为肾病综合征,同时伴或不伴有镜下血尿、高血压及肾功能异常。其中儿童患者更容易出现大量蛋白尿。部分患者发病时即有肾功能受累,并随着病程进展,肾功能恶化,5年、10年肾存活率分别为60%~90%和30%~55%。而其自发缓解率较低,多见于非肾病范围蛋白尿及肾功能正常患者。

FSGS患者根据不同的病理可分为经典型FSGS、门型FSGS、细胞型FSGS、顶端型FSGS及塌陷型FSGS。不同的病理类型其蛋白尿程度及预后都不尽相同。其中顶端型FSGS是预后最好的一种FSGS亚型,其临床表现类似于成人微小病变性肾病,起病急,进展快,表现为大量蛋白尿,伴严重低白蛋白血症,对激素及免疫抑制剂治疗反应敏感,预后好;其次细胞型FSGS对激素及免疫抑制剂治疗效果反应良好;门型FSGS常表现为非肾病综合征范围的蛋白尿,肾功能相对稳定,预后较好;塌陷型FSGS相对起病较急,常在短期内出现严重的肾病综合征,表现为大量蛋白尿及明显的低蛋白血症,通常伴有肾功能异常,部分塌陷型FSGS对激素及免疫抑制剂治疗效果不好,肾功能快速恶化,预后较差。

【病理特点】 FSGS系病理诊断,即肾小球硬化性病变累及部分肾小球,或受累的肾小球只有部分毛细血管襻发生病变。

1. 光镜 部分肾小球的部分毛细血管襻表现为不同程度的硬化和瘢痕,细胞增多,透明滴形成(图3-4)。病变累及肾小球的1个或多个小叶,挤压侵袭肾小球毛细血管襻,破坏肾小球的正常

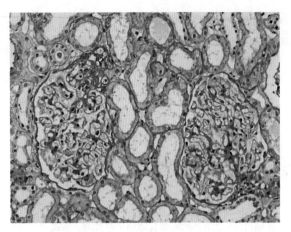

图3-4 FSGS（尿极）光镜（PAS染色，×400，可见近肾小管处的肾小球固有细胞泡沫样变伴毛襻与包氏囊粘连，由上海交通大学医学院附属瑞金医院肾脏科提供）

结构。而未被累及的肾小球结构基本正常，肾小球体积常增大。此外，肾小管也可受到一定程度的损伤，且损伤程度通常与肾小球受累程度及范围相关，通常随着肾小球病变进展，肾小管萎缩、间质纤维化的程度也明显增加。此外，血管病变与高血压密切相关，通常表现为动脉和小动脉硬化。

2. 电镜 FSGS是目前公认的足细胞病，足突融合是FSGS超微结构的主要特点，表现为广泛的足突融合伴足细胞肥大、脱落。足细胞胞质内可见空泡、蛋白性吞噬滴及胞质微绒毛化。此外FSGS节段硬化致GBM扭曲增厚，毛细血管襻闭锁、塌陷。同时光镜下透明样物质处可见电子致密物沉积，主要位于内皮下，大的可侵入毛细血管襻腔，偶见在系膜旁区电子致密物沉积。

3. 免疫病理 IgM和C3可在肾小球内呈局灶节段性分布，主要位于节段硬化区域。

【诊断及鉴别诊断】

1. 诊断 FSGS的确诊依赖于肾穿刺病理诊断。此外FSGS的确诊还应排除其他继发性因素。

2. 鉴别诊断

（1）遗传性FSGS：通常家系中至少有一个成员肾活检提示FSGS，同时家系另一成员也肾活检确诊FSGS，或有不明原因的蛋白尿、肾功能不全或在接受肾脏替代治疗。同时排除其他遗传性肾脏病，如Alport综合征、Fabry病等。

（2）继发性FSGS

● 适应性FSGS：有功能的肾单位数量减少（如单纯肾缺如、肾发育不良、糖原贮积病、低出生体重）、正常肾单位的异常应激（如肥胖、部分肾切除＞75%、反流性肾病、高蛋白质饮食）、其他病因（如睡眠呼吸暂停、青紫型先天性心脏病、肾动脉狭窄、恶性高血压等）。

● 病毒相关性FSGS：目前已经证实的有HIV相关肾病，此外也有提出巨细胞病毒、细小病毒19、EB病毒、丙型肝炎病毒等引起的相关性肾病，可能也表现为FSGS。

● 药物相关性FSGS：如直接抗病毒治疗药物、mTOR抑制剂、钙调磷酸酶抑制剂、蒽环类药物、海洛因、干扰素等药物引起的肾脏损伤。

【治疗】 FSGS为常见的肾小球疾病，部分患者对激素不敏感，最终有相当一部分进展为终末期肾病。治疗的主要目标是能最大限度地减少蛋白尿，保护肾脏。

1. 一般治疗 非肾病综合征患者，治疗的重点在于减少蛋白尿及防止肾小球硬化的进展，ACEI/ARB和SGLT-2已被证实能有效减少蛋白尿和延缓肾功能恶化。另外，所有患者都应尽量避免可能使病情加重的因素，如血压、血糖、尿酸控制不佳，感染、肾毒性药物使用等。

2. 激素和免疫抑制治疗 改善全球肾脏病预后组织（KDIGO）对于成人原发性FSGS的治疗建议。

（1）FSGS的初始评估：全面评估以除外继发性FSGS。

（2）FSGS的初始治疗：推荐只有出现NS的特发性FSGS使用糖皮质激素和免疫抑制剂。建议泼尼松每日顿服1 mg/kg（最大剂量80 mg）或隔日顿服2 mg/kg（最大剂量120 mg）。足量激素4周内不应减量，减量应在完全缓解2周后开始；如果8～12周达到部分缓解，继续应用足量激素至12～16周，以尽量达到完全缓解；如蛋白尿不缓解，足量激素最多不超过16周，但大部分患者不能耐受16周足量激素治疗，如有激素副作用则应尽早开始减量，并加用免疫抑制剂。泼尼松减量可每2周左右减5 mg，24周内完成。

（3）激素抵抗的原发性FSGS治疗：建议采用CNI至少治疗12个月。

目前临床常用的CNI主要包括环孢素和他克莫司两种药物。CNI的起始剂量建议：环孢素3～5 mg/（kg·d），分2次给药；或他克莫司0.05～0.1 mg/（kg·d），分2次给药，定期监测药物浓度（环孢素药物谷浓度100～175 μg/L；他克莫司药物谷浓度5～10 μg/L）。CNI治疗达到部分或完全缓解者，建议维持达到药物浓度的CNI剂量至少12个月，以减少复发风险。对激素抵抗的原发性FSGS患者，CNI治疗失败或不耐受者，考虑使用环磷酰胺、利妥昔单抗和霉酚酸酯等方案治疗。

（4）频繁复发和激素依赖的原发性FSGS治疗：可加用CNI、环磷酰胺或利妥昔单抗治疗。对激素治疗后部分缓解者（蛋白量较基线下降≥50%），若肾脏病理合并较明显间质纤维化和（或）血管病变，可考虑加用静脉环磷酰胺治疗。为减少复发及避免激素、免疫抑制剂毒副作用，可考虑应用利妥昔单抗。

3. 临床研究热点　近年来，生物制剂发展迅速，已广泛应用于FSGS的治疗。

（1）利妥昔单抗：利妥昔单抗（RTX）是一种人鼠嵌合的CD20单克隆抗体，为相对分子质量约35 000的非糖基化跨膜蛋白。国内外研究显示使用RTX可以增加FSGS肾病综合征的缓解率，并减少NS的复发，同时在使用RTX后可以逐渐减少甚至停用激素及免疫抑制剂的使用。

（2）奥法木单抗：奥法木单抗重组全人源化抗CD20单克隆抗体。2014年开始被应用于难治性FSGS的治疗。作为新一代的抗CD20单克隆抗体，奥法木单抗不仅对传统免疫抑制剂抵抗的FSGS患者有效，对于长期使用利妥昔单抗并产生耐药性及对利妥昔单抗过敏而无法继续使用的患者也有效。

【预后】　在影响预后的临床因素中，最主要的是蛋白尿的程度。非肾病综合征患者若起病时无高血压和肾功能衰竭，则预后良好；肾病综合征经激素或激素联合免疫抑制剂治疗缓解的，预后同非肾病综合征，而无效者则预后较差。另外病理因素中病理亚型和肾间质纤维化程度也是影响预后的主要因素。总之预示预后不良的因素包括：高血压、肾功能减退、非裔、持续性大量蛋白尿、肾活检病变严重如塌陷型或间质纤维化严重者。

------- 典型病例及分析 -------

【病例介绍】

1. 病史　患者，男性，25岁，因"泡沫尿伴双下肢水肿3个月"就诊。患者3个月前无明显诱因下出现泡沫尿伴双下肢水肿，呈凹陷性，晨轻暮重，伴尿量减少，无肉眼血尿、无尿频尿急尿痛，无关节肿痛、口腔溃疡。患者遂就诊查尿常规显示尿蛋白（4+），RBC 0/HP，24 h尿蛋白4.3 g，生化检查提示肝功能正常，白蛋白29 g/L，Scr 52 μmol/L。本次发病以来，自觉腹胀，体重增加约5 kg。

2. 既往史　否认高血压、糖尿病等病史；否认肝炎、结核等传染病史；否认外伤、手术史、输血史；否认有毒有害物质接触史，否认家族相关疾病及遗传性疾病史。

3. 查体　血压101/62 mmHg，心率118次/分，呼吸频率18次/分。

一般情况可，神志清，对答切题，查体合作。颈软，双侧甲状腺未触及肿大。双肺呼吸音略低，未闻及干湿性啰音。心率118次/分，律齐，各瓣膜听诊区未闻及病理性杂音。腹部移动性浊音（+），双下肢及阴囊水肿。

4. 辅助检查

（1）血常规：WBC 9.35×10^9/L，N 81.1%，Hb 170 g/L，PLT 545×10^9/L。

（2）尿常规：尿蛋白（4+），RBC 4～5/HP，WBC 0/HP，24 h尿蛋白定量10.82 g，尿量0.60 L。

（3）生化：葡萄糖4.5 mmol/L，总蛋白30 g/L↓，白蛋白7 g/L↓，尿素7.4 mmol/L，肌酐55 μmol/L，eGFR 185.6 mL/(min·1.73 m²)，尿酸411 μmol/L，甘油三酯3.55 mmol/L↑，总胆固醇14.05 mmol/L。

（4）免疫指标：IgG全套、ANA、ENA、dsDNA、ANCA、抗GBM、血尿免疫固定电泳、血游离轻链等均阴性。

（5）感染指标：HBV、HCV抗体、HIV、RPR等均阴性。

（6）肿瘤指标：均阴性。

（7）腹部B超：左肾105 mm×51 mm，右肾109 mm×47 mm。余肝、胆、胰、脾未见明显异常，附见大量腹腔积液。

（8）胸部CT：两侧可见少许胸腔积液。

（9）心电图：未见明显异常。

（10）肾活检病理报告：光镜：肾组织2条，肾小球41～45个，皮质和髓质。1～2个肾小球球性硬化，0～1个肾小球毛细血管襻皱缩，节段硬化，2～3个肾小球体积缩小，伴毛细血管襻皱缩，余肾小球毛细血管襻开放，少部分系膜区系膜基质轻度增多，未见明显系膜细胞增生。肾小球间质病变轻度（<10%），肾间质轻度小灶性纤维增生，少量炎性细胞灶性浸润（以单核、淋巴细胞为主），肾小管轻度小灶性萎缩，少部分肾小管上皮细胞泡沫样变。小血管未见明显病变。

（11）免疫荧光：肾组织2条，3个肾小球，IgG、IgA、IgM、C3、C4、C1q、Fn：均阴性。刚果红染色：阴性。

（12）电镜：弥漫性足突融合。

（13）诊断：局灶节段性肾小球硬化（NOS）。

（14）外周血DNA全外显子测序：未检出INF2、TRPC6、ACTN4、WT1、NPHS2、NPSH1、CD2AP等基因突变。

【病例分析】

问题1：请归纳该病例的病史特点。

（1）青年男性。

（2）以肾病综合征起病，肾功能正常，不伴肉眼血尿、高血压及肾外表现。

（3）查体：双下肢水肿呈凹陷性，移动性浊音阳性。

（4）辅助检查：24 h尿蛋白定量10.82 g，白蛋白7 g/L↓，肌酐55 μmol/L，eGFR 185.6 mL/(min·1.73 m²)，自身免疫、感染、肿瘤等指标均阴性。

（5）肾活检病理：局灶节段性肾小球硬化（NOS）。

问题2：该患者可能的诊断是什么？并陈述诊断依据和鉴别诊断要点。

（1）诊断：肾病综合征，原发性局灶节段硬化性肾小球肾炎，CKD 1 期。

（2）诊断依据：① 青年男性；② 以肾病综合征起病，肾功能正常，不伴肉眼血尿及高血压；③ 查体：双下肢水肿呈凹陷性，可见移动性浊音阳性；④ 辅助检查：24 h 尿蛋白定量 10.82 g，白蛋白 7 g/L ↓，肌酐 55 μmol/L，自身免疫、感染、肿瘤等指标均阴性；⑤ 肾活检病理：局灶节段性肾小球硬化（NOS）。

（3）鉴别诊断：主要围绕病因进行鉴别。

● 遗传相关的 FSGS：编码足细胞相关蛋白的基因突变，基因检测可发现突变，以此确诊；可有家族史。

● 感染性相关的 FSGS：最常见的有 HIV-1 感染、猴空泡病毒 40（SV40）、巨细胞病毒（CMV）感染等。患者常有明确的感染史，血清中可见相关病毒指标阳性，部分可见病毒复制活跃。病理上可见病毒抗原沉积，以此确诊。

● 药物相关的 FSGS：海洛因、α 干扰素、西罗莫司、锂剂、止痛剂等均可引起 FSGS，患者常有明确的服药史，结合病史，以此确诊。

● 高血压病性肾损伤：与门型 FSGS 鉴别，以血管极病变为主，伴肾小球肥大，系膜基质增生，临床表现为少量低分子蛋白尿，少见典型的肾病综合征；患者常有长期高血压病史，结合病理，以此确诊。

本例患者为青年男性，结合患者临床表现、查体及辅助检查，可以排除以上疾病可能。

问题3：简述该患者治疗原则。

治疗方案：考虑患者肾病综合征，肾功能正常。

（1）目前予以足量激素（1 mg/kg）治疗尿蛋白，定期复查尿常规、24 h 尿蛋白定量、肝肾功能、电解质、血常规等。

（2）加强抗凝及抗血小板治疗：低分子肝素（1 支，qd，皮下注射），拜阿司匹林（100 mg，qd，口服）。

（3）清淡饮食，注意休息，监测血压、尿量及体重，防治感染。

问题4：3 个月来，患者规律随访，24 h 尿蛋白无下降趋势，最近 1 次 24 h 尿蛋白为 10 g，白蛋白 18 g/L，肌酐 88 μmol/L。接下来可选择的治疗方案有哪些？除了激素外，其他免疫抑制剂可能出现什么副作用？

（1）激素+环磷酰胺：环磷酰胺副作用为感染、胃肠道反应、骨髓抑制、肝功能异常、性腺抑制；长期使用，累积剂量大时，可能会引起恶性肿瘤。

（2）激素+环孢素：环孢素副作用为感染、多毛、血压升高、肝功能异常、肾毒性等，需监测谷峰浓度，调整剂量。

（3）激素+他克莫司：他克莫司副作用为感染、血糖升高、血压升高、肾毒性等，需监测谷浓度。

（4）利妥昔单抗：副作用为感染、过敏。

问题5：FSGS 常见的并发症有哪些？

高血压，栓塞（静脉及动脉），急性肾损伤，感染，脂代谢紊乱等。

（任红　陈楠）

第五节 膜 性 肾 病

【概述】 原发性膜性肾病（PMN）是成人原发性肾小球肾炎中常见的病理类型之一，其病理改变主要表现为肾小球基底膜增厚，毛细血管襻上皮侧致密复合物沉积。PMN的致病机制尚不明确，研究显示PLA2R1及HLA单核苷酸多态性等可能增加PMN的易感性。PMN高发于中老年人群，以大量蛋白尿起病，肾脏预后较好，栓塞发生率高。足细胞上PLA2R为PMN最常见的靶抗原，血清中PLA2R抗体的检测可有助于鉴别原发、继发MN，评估治疗效果及预测预后。KDIGO推荐PMN初始治疗应以血管紧张素转化酶抑制剂（ACEI）及血管紧张素受体阻滞剂（ARB）为主。仅对于使用ACEI及ARB治疗6个月无效者加用激素及免疫抑制剂。近年来，利妥昔单抗、ACTH等都被应用于PMN的治疗，显示了不俗的疗效及较高的安全性。

【发病机制】 PMN是一种自身抗体介导的肾小球疾病，其足细胞抗原的探究经历了三个里程碑式的阶段：1959年，Heymann等首次用肾脏近曲小管刷状缘成分免疫大鼠，建立了Heymann肾炎模型，其病理改变与人MN相似，但致病抗原megalin仅为小鼠所有。第二个进展是中性内肽酶（NEP）的发现，NEP是首个在人类身上发现的导致MN的足细胞抗原，可导致新生儿MN。近年来，抗磷脂酶A2 I 型受体（PLA2R1）、I 型血小板域蛋白7A抗原（THSD7A）、NELL-1及Semaphorin 3B等致病性抗原的发现极大地推动了PMN发病机制研究。目前认为，在PMN患者中，血清中抗体识别并结合足细胞上靶抗原，形成免疫复合物，沉积于肾小球基底膜，引起补体途径活化，损伤肾小球。其具体机制尚待探索。PLA2R1及HLA单核苷酸多态性等可能会增加PMN的易感性。

【临床特点】

1. 起病特点 PMN好发于中老年人群，男性多见，发病的高峰年龄为50～60岁。PMN起病隐匿，可无前驱感染史，70%～80%的患者以肾病综合征起病，偶伴有血尿、血压升高等，有70%～85%患者可有PLA2R抗体阳性，3%～5%患者THSD7A阳性。

2. 常见并发症

（1）静脉血栓形成：是PMN患者最常见的并发症，有7.2%～51.2% PMN患者在病程中可能会出现静脉血栓，常见部位有肾静脉，其次是肺及下肢静脉。低白蛋白血症及男性是PMN患者发生静脉血栓的高危因素，评估出血风险后，需加强抗凝治疗。

（2）动脉栓塞：据报道，PMN患者1年、3年及5年的累积动脉栓塞率分别为4.4%、8.2%及8.8%，多为心脑血管意外。对于肾病综合征持续不缓解及既往曾有心脑血管事件的PMN患者，极易再次出现动脉栓塞事件，需加强抗血小板黏附治疗。

（3）感染：由于大量尿蛋白随尿液排出，血中免疫球蛋白IgG大量丢失，导致PMN患者免疫力低下，较易出现反复感染。感染易致疾病难以缓解。因而，对于反复不缓解患者，需注意筛查潜在感染灶。

（4）急性肾损伤：需根据肾前性、肾性及肾后性注意筛查病因，常见的病因有容量不足、药物相关性肾损伤等，需及时诊断，多数治疗后可缓解。

【病理特点】

1. 光镜特点 肾小球毛细血管基底膜弥漫性增厚，毛细血管襻上皮侧可见致密复合物沉积

（图3-5）。

2. 免疫荧光　IgG和C3沿肾小球基底膜弥漫颗粒样沉积。IgG亚群中，以IgG4沉积为主，PLA2R抗原多为阳性。见图3-6。

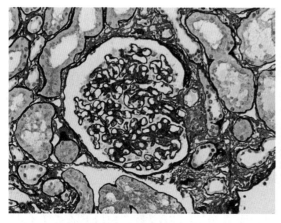 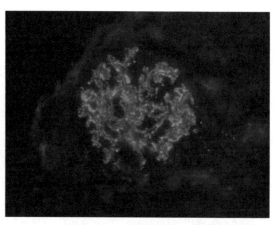

图3-5　MN光镜（GBM弥漫增厚，肾小球上皮侧可见钉突形成。由上海交通大学医学院附属瑞金医院肾脏科提供）

图3-6　IgG免疫荧光×400（IgG沿肾小球基底膜弥漫颗粒样沉积。由上海交通大学医学院附属瑞金医院肾脏科提供）

3. 电镜　基底膜上皮下或基底膜内散在或规则分布的电子致密物沉积，上皮细胞广泛足突融合。见图3-7。

【诊断及鉴别诊断】

1. 诊断　对于疑似PMN患者，排除继发因素后，可通过肾穿刺病理进一步明确诊断。PLA2R抗体对PMN诊断及预测疗效、预后具有价值。

（1）PMN诊断主要根据肾活检，血清PLA2R抗体具有辅助诊断的作用，但不能代替肾活检。

（2）PMN与继发性膜性肾病鉴别诊断：乙型肝炎及肿瘤相关的膜性肾病也可伴有高血清PLA2R抗体，仅狼疮性肾炎中血清PLA2R抗体检出率较低。由此，目前认为血清PLA2R抗体可有效鉴别狼疮性肾炎及PMN。

（3）疗效预测：研究发现血清PLA2R抗体水平可有效提示疾病活动情况，且较蛋白尿更为灵敏、反应更早。

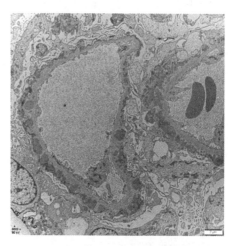

图3-7　MN电镜（GBM可见大量电子致密物沉积。由上海交通大学医学院附属瑞金医院肾脏科提供）

（4）预后预测：血清低PLA2R抗体患者较高滴度患者出现自发缓解概率更高，预后更优。

2. 鉴别诊断　PMN需与继发性膜性肾病进一步进行鉴别。常见的继发因素如下。

（1）感染性疾病相关的膜性肾病：最常见的有乙型病毒性肝炎、丙型病毒性肝炎等。患者常有明确的感染史，血清中可见相关病毒指标阳性，部分可见病毒复制活跃。病理上可见乙型肝炎或丙型肝炎抗原沉积，以此确诊。

（2）自身免疫性疾病相关的膜性肾病：最常见的为系统性红斑狼疮等。患者常呈多系统累及，血清中相关免疫指标阳性。病理上除膜性肾病改变外，可见"白金耳""铁丝圈""满堂亮"等，IgG亚型中以IgG2及IgG3为主。

（3）恶性肿瘤相关的膜性肾病：以实体肿瘤较为常见，好发于肺癌、胃癌及肾癌等。半数在肾穿刺时可确诊，部分病例在肾穿刺1年内诊断。手术彻底切除肿瘤或化疗肿瘤完全缓解后，膜性肾病也缓解；肿瘤复发后，膜性肾病再次出现或加重。病理上可见肾小球炎细胞浸润，IgG分型中以IgG1及IgG2为主。部分文献报道THSD7A抗体阳性可提示与肿瘤相关的膜性肾病，但由于样本量较小，有待更多临床试验进一步验证。

（4）重金属及药物相关的膜性肾病：常见的药物有NSAID等，患者多有相关接触或使用史，对有职业接触史的患者可行重金属毒物检测。一般停药后，多数患者可缓解。病理上与IMN相似，主要可通过病史来进行鉴别。

【治疗】

1. 治疗原则　KDIGO指南根据蛋白尿、肾功能及血清PLA2R抗体将患者分为4组：

（1）低危组：尿蛋白＜3.5 g/24 h，白蛋白＞30 g/L且肾功能正常或肾功能正常，或经6个月ACEI/ARB治疗蛋白尿下降＞50%。

（2）中危组：肾功能正常，尿蛋白＞3.5 g/24 h，经6个月ACEI/ARB治疗蛋白尿下降＜50%，且不符合高危标准。

（3）高危组：eGFR＜60 mL/(min·1.73 m^2)和/或尿蛋白＞8 g/24 h并持续＞3～6个月；或肾功能正常，尿蛋白＞3.5 g/24 h，经6个月ACEI/ARB治疗蛋白尿下降＜50%；以及至少满足以下一条标准：① 血浆白蛋白＜25 g/L；② PLA2R＞50 RU/mL；③ 尿α微球蛋白＞40 μg/min；④ 尿IgG＞1 μg/min；⑤ 尿β微球蛋白＞250 mg/d；⑥ 选择指数＞0.2。

（4）超高危组（威胁生命的肾病综合征；急速恶化的肾功能；含大量低分子量蛋白尿）。

具体治疗原则如下：

（1）低危组：以ACEI/ARB治疗为主，辅以抗凝、降脂等对症支持治疗。

（2）中危组：继续对症支持治疗，或单用利妥昔单抗，或钙调磷酸酶抑制剂联合激素，或环磷酰胺联合激素。

（3）高危组：环磷酰胺联合激素，或钙调磷酸酶抑制剂联合激素，或单用利妥昔单抗，或利妥昔单抗联合钙调磷酸酶抑制剂。

（4）超高危组：建议予以环磷酰胺联合激素治疗。

新版KDIGO指南建议动态观察血清PLA2R抗体浓度，以评估疗效。

2. 一般治疗

（1）水肿明显患者应适当限制水钠摄入（NaCl＜3 g/d）。

（2）排除双肾动脉狭窄后，可加用ACEI/ARB降尿蛋白，使用期间注意检测肾功能、血钾等。

（3）加强抗凝及抗栓治疗。

（4）预防感染，疫苗接种，如肺炎链球菌、流感疫苗等。

3. 特殊治疗

（1）常用的免疫治疗方案：肾上腺糖皮质激素（每日1 mg/kg）+环磷酰胺（每月0.5 g/m^2）；肾上腺糖皮质激素（每日0.5 mg/kg）+环孢素（每日3～5 mg/kg），需监测环孢素，谷浓度靶目标为100～200 ng/dL，峰浓度靶目标为900～1 000 ng/dL。

（2）利妥昔单抗：常见的方案为375 mg/m^2/(剂·周)×4剂或1 g/2周×2剂，使用3个月后，复查血清PLA2R抗体,若转阴,可继续观察;若未见明显下降,则重复使用利妥昔单抗;若持续增加,则重复使用利妥昔单抗,或可考虑加用CTX。

（3）促肾上腺皮质激素（ACTH）、贝利木单抗等相关临床试验正在进行中。

【预后】

1. 肾脏预后好　进入ESRD的患者较少。高龄、基线肾功能较差、基线蛋白尿较多、血清PLA2R抗体水平高、肾小管间质纤维化程度重等都是PMN进入ESRD的独立危险因素。

2. 自发缓解　约有1/3肾病综合征患者会出现自发缓解。研究显示女性、基线肾功能好、尿蛋白较少、PLA2R抗体低,使用ACEI/ARB及1年内蛋白尿较基线下降超过50%等患者出现自发缓解可能性更高。

-------- 典 型 病 例 及 分 析 --------

【病例介绍】

1. 病史　患者,男性,68岁,因"泡沫尿伴双下肢水肿3个月"入院就诊。患者3个月前无明显诱因下出现泡沫尿伴双下肢水肿,呈凹陷性,晨轻暮重,无肉眼血尿、尿量减少,无尿频尿急尿痛,无关节肿痛、口腔溃疡、发热,无胸闷胸痛、咳嗽咳痰等不适,夜间可平卧,患者遂就诊查血常规示WBC 4.0×10^9/L, N 90.2%, Hb 130 g/L, PLT 122×10^{12}/L,尿常规示尿蛋白（3+）, RBC 0/HP, 24 h尿蛋白3.8 g,生化示肝功能正常,白蛋白24 g/L, Scr 86 μmol/L。本次发病以来,体重增加约4 kg。

2. 既往史　否认高血压、糖尿病等慢性疾病史;否认肝炎、结核等传染病史;否认外伤、手术史;既往从事会计工作,否认有毒有害物质接触史,否认家族相关疾病及遗传性疾病史。

3. 查体　血压110/80 mmHg,心率86次/分,SpO₂ 98%,呼吸频率18次/分。神清,精神可,心律齐,双肺呼吸音粗,腹软,无压痛、反跳痛,移动性浊音（+）,双下肢中度水肿,右下肢较左下肢水肿明显,皮温略高,腓肠肌压痛可疑阳性。双侧足背动脉搏动存在。

4. 辅助检查

（1）血常规：WBC 4.0×10^9/L, N 90.2%, Hb 130 g/L, PLT 122×10^{12}/L。

（2）尿常规：尿蛋白（3+）, RBC 0/HP, WBC 0/HP, 24 h尿蛋白4 g。

（3）生化：肝功能、电解质正常;总蛋白50 g/L↓,白蛋白22 g/L↓,尿素5.6 mmol/L,肌酐82 μmol/L,尿酸383 μmol/L,甘油三酯2.85 mmol/L↑,总胆固醇2.10 mmol/L, HDL-C 1.59 mmol/L, LDL-C 5.15 mmol/L↑。

（4）DIC：APTT、PT正常;Fg 4.6 g/L↑,纤维蛋白降解产物3.3 mg/L, D-二聚体定量1.07 mg/L↑。

（5）血气分析：pH 7.40, PO₂ 13 kPa, PCO₂ 6 kPa, SaO₂ 99%,标准碱剩余2.7 mmol/L。

（6）免疫指标：IgG全套、ANA、ENA、dsDNA、ANCA、抗GBM、血尿免疫固定电泳、血游离轻链等均阴性。

（7）感染指标：HBV抗体、HCV抗体、HIV、RPR等均阴性。

（8）肿瘤指标：均阴性。

（9）腹部B超（肝、胆、胰、脾、肾、输尿管、膀胱、前列腺）：肾脏大小正常,左肾115 mm×46 mm,右肾120 mm×50 mm,双肾血流参数未见明显异常。余肝、胆、胰、脾未见明显异常,附见大量腹腔积液。

（10）下肢静脉超声：右下肢股浅静脉血栓,左下肢静脉通畅。

（11）胸部CT：两侧可见少许胸腔积液，余未见明显异常。

（12）同位素肺通气灌注扫描：未见明显异常。

（13）心电图：未见明显异常。

（14）肾活检病理报告：肾组织1条，肾小球20个，皮质和髓质。肾小球基底膜弥漫增厚，银染色可见节段上皮侧钉突形成，Masson染色可见上皮侧嗜复红物沉积，少部分系膜区系膜基质轻度增多，未见明显系膜细胞增生。肾小管间质病变轻度（＜10%），肾间质小灶性纤维增生，少量单核细胞、淋巴细胞浸润，肾小管小灶性萎缩。1条小叶间动脉管壁局灶轻度增厚、硬化。

- 刚果红染色：阴性。
- 免疫荧光：IgG（2+）、C3（2+）、轻链κ（+）/λ（2+）、IgG1（2+）、IgG2（±）、IgG4（2+）：毛细血管壁，颗粒状，弥漫性。
- IgA、IgM、C1q、Fn、IgG3、THSD7A：均阴性。
- 石蜡免疫检测：IgG（2+）、PLA2R1（2+）：毛细血管壁颗粒状，弥漫性。
- 抗PLA2R抗体40 RU/mL，THSD7A阴性。

【病例分析】

问题1：请归纳该病例的病史特点。

（1）老年男性。

（2）以肾病综合征起病，肾功能正常，不伴肉眼及镜下血尿、高血压及肾外表现。

（3）查体：双下肢水肿呈凹陷性，可见移动性浊音阳性，右下肢水肿较左下肢严重，皮温略高，腓肠肌压痛可疑阳性。

（4）辅助检查中自身免疫、感染、肿瘤等指标均阴性。

（5）肾活检病理提示肾小球基底膜弥漫增厚，银染色见节段上皮侧钉突形成，免疫荧光IgG及C3（2+），血清抗PLA2R抗体及肾组织PLA2R抗原均阳性。

（6）下肢静脉超声：右下肢股浅静脉血栓。

问题2：该患者可能的诊断是什么？并陈述诊断依据。

（1）诊断：原发性膜性肾病（Ⅱ期），CKD 1期，右下肢深静脉血栓形成。

（2）诊断依据：① 老年男性；② 以肾病综合征起病，肾功能正常，不伴血尿及高血压；③ 肾活检病理提示膜性肾病，血清抗PLA2R抗体及PLA2R抗原均阳性；④ 自身免疫、感染、肿瘤等指标均阴性；⑤ 患者右下肢水肿明显，皮温略高，下肢静脉超声示右下肢股浅静脉血栓。

问题3：简述该患者治疗原则。

治疗方案：考虑患者尿蛋白＜4 g/24 h，肾功能正常，属于低危组。

（1）目前予以科素亚降尿蛋白，定期复查尿常规、24 h尿蛋白定量、肝肾功能、电解质、血常规等。

（2）加强抗凝及抗血小板治疗：低分子肝素1支q12h皮下注射，拜阿司匹林100 mg qd po（注意出血风险）。

（3）清淡饮食，注意休息，监测血压、尿量及体重，防治感染。

问题4：6个月来，患者规律随访，24 h尿蛋白逐渐升高，最近1次24 h尿蛋白为10 g，白蛋白18 g/L，肌酐88 μmol/L，患者预约入院。此次可选择的治疗方案有哪些？除了激素可能出现不良反应以外，还可能出现什么副作用？

（1）激素＋环磷酰胺：环磷酰胺副作用为感染、胃肠道反应、骨髓抑制、肝功能异常、性腺抑制；长期使用，累积剂量大时，可能会引起恶性肿瘤。

（2）激素+环孢素：环孢素副作用为感染、多毛、血压升高、肝功能异常、肾毒性等，需监测谷峰浓度，调整剂量。

（3）激素+他克莫司：他克莫司副作用为感染、血糖升高、血压升高、肾毒性等，需监测浓度。

（4）利妥昔单抗：利妥昔单抗副作用为感染、过敏、进行性多灶性脑白质病变。

问题5：膜性肾病常见的并发症有哪些？

栓塞（静脉及动脉）；急性肾损伤；感染；脂代谢紊乱等。

（陈楠　胡晓帆）

第六节　系膜增生性肾小球肾炎

【概述】　系膜增生性肾小球肾炎（MesPGN）是一组以光镜下系膜细胞增生为主要特征的肾小球疾病，可伴有不同程度的系膜基质增多。这种病理改变可见于多种疾病，包括狼疮性肾炎、Goodpasture综合征、紫癜性肾炎等。系膜细胞增生在这些疾病中的分布为局灶性和节段性（存在肾小球节段坏死和局限性新月体形成）。此外还有一种系膜增生性肾小球肾炎为特发类型，一般无免疫复合物沉积，或在系膜区存在局灶性或弥漫性IgM沉积，为本章节主要探讨的内容。

【发病机制】　MesPGN发病机制尚不明确，在光镜下可存在轻度弥漫性系膜细胞增生，但不存在FSGS，在电镜下可发现弥散足突融合，提示这类疾病可能属于MCD-FSGS谱系。有研究发现，超过一半的患者最初对泼尼松治疗有效，有些患者在8周时对治疗无反应，但在1年时缓解，这些结果也提示MesPGN与MCD/FSGS可能有关。有研究提出MesPGN是较严重的MCD，其初始的损伤更为严重，从而导致系膜细胞功能障碍且恢复速度较慢。

【临床特点】　MesPGN患者临床表现多样，最常见的是持续或反复的镜下或肉眼血尿及少量蛋白尿。以大量蛋白尿（肾病综合征范围）起病的患者较为少见，但在IgM肾病或C1q肾病中较多。高达50%的IgM肾病患者有大量蛋白尿。在诊断为肾病综合征的患者中，MesPGN并非常见病变（<5%）。患者的肾功能和血压通常正常，血清学检查通常也无异常。血清C3、C4和溶血补体活性（CH50）正常。ANA、ANCA、抗肾小球基底膜抗体及冷球蛋白均阴性。但这些检查仍是需要的，可用于筛查其他病因。在这种情况下，可能会看到孤立的C3沉积物，内皮下或上皮下（驼峰样）沉积物很少。

【病理特点】

1. 光镜特点　局灶或弥漫性系膜细胞增生，可伴有不同程度的系膜基质增多。外周毛细血管壁较薄，没有明显的沉积、局灶破坏或细胞坏死。脏层和壁层上皮细胞偶尔会增大，但不会增生。无新月体和节段坏死形成。MesPGN肾小球系膜上不应有大量PAS阳性物质沉积（它们通常提示存在IgA肾病或狼疮性肾炎）。此外，患者的小管间质和肾血管通常是正常的，除非患者高龄或存在肾功能减退。在C1q肾病中，可以看到局灶节段肾小球硬化的改变。

2. 免疫荧光　不同疾病类型会有不同发现。最常见的是IgM和C3沿系膜区弥漫颗粒样沉积，偶尔也会出现没有免疫球蛋白沉积的情况。

3. 电镜特点　肾小球系膜细胞数量增多，偶有单核细胞或多形核细胞浸润。系膜基质通常有不同程度的增加。在多数情况下，可以看到系膜内的电子致密物沉积，尤其是那些在免疫荧光下发现免疫球蛋白（IgG、IgM或IgA）沉积的病例。通常不存在内皮下或上皮下致密物沉积。免疫荧光下多种免疫球蛋白沉积和电镜下大量肾小管包涵体沉积提示可能存在狼疮性肾炎。

【诊断及鉴别诊断】

1. 诊断　对于疑似MesPGN患者，需先排除继发因素，例如狼疮性肾炎、感染后肾小球肾炎及Goodpasture综合征等，可进一步通过肾穿刺病理明确诊断。

MesPGN患者可表现为单纯性血尿、少量蛋白尿或肾病综合征范围的蛋白尿等。该疾病病理特点是存在系膜增生且缺乏IgG或IgA沉积，但可能存在IgM沉积。需要进一步评估此类患者是否存在感染性疾病（感染后肾小球肾炎）和自身免疫性疾病（SLE、抗GBM肾病等）等病因，可进一步筛查免疫球蛋白、补体、ANA、ENA、dsDNA、抗GBM抗体、抗心磷脂抗体及狼疮抗凝物等。

2. 鉴别诊断　MesPGN需与IgA肾病及一些继发性肾脏病进行鉴别。常见的鉴别诊断如下。

（1）IgA肾病：可有前驱感染史，表现为反复肉眼血尿或镜下血尿以及蛋白尿，部分患者可出现严重高血压或者肾功能不全。病理上免疫荧光可见肾小球系膜区以IgA沉积为主，伴或不伴有其他免疫球蛋白沉积。

（2）狼疮性肾炎：患者通常有系统性红斑狼疮病史，呈多系统累及，包括血液系统、神经系统、泌尿系统等。血清中相关免疫指标阳性（ANA、ENA、dsDNA等），病理上可见"白金耳""铁丝圈""满堂亮"等特征性改变，IgG亚型中以IgG2及IgG3为主。

（3）感染后肾小球肾炎：常见于链球菌感染后，表现为蛋白尿、血尿、水肿及高血压等。病理上可见系膜区局灶性C3沉积。该疾病具有一定的自限性，预后较好，绝大部分患者4周内出现尿量增加，水肿消退，血压下降。

【治疗原则】

1. 治疗原则　对于MesPGN的治疗尚无定论，目前尚缺乏可靠的临床研究来指导治疗。

（1）孤立性血尿或血尿合并轻度蛋白尿（＜500 mg/d）：此类患者一般预后良好，因此除控制血压外无需其他治疗。

（2）肾病综合征：无论肾功能是否受损，通常都建议对这些患者采用更进一步的治疗，尤其是当存在弥漫性IgM沉积时，因为此类患者很可能会发展为FSGS。尽管缺乏大组临床研究，在大多数肾病综合征患者中开始激素治疗是需要的（例如：泼尼松60 mg/d，持续2～3个月，然后逐渐减量维持2～3个月）。约50%的患者蛋白尿明显减少，甚至达到完全缓解。

（3）复发：当激素逐渐减少或停药时，蛋白尿复发很常见。此类患者可考虑加用环磷酰胺、环孢素、吗替麦考酚酯（MMF）或利妥昔单抗治疗。

2. 一般治疗

（1）控制血压。

（2）预防感染，疫苗接种，如肺炎链球菌、流感疫苗等。

【预后】　多数患者的预后良好，特别是表现为血尿和少量蛋白尿（＜1 g/d）的患者。50%的患者对糖皮质激素治疗有效，但容易复发。多数对于激素耐药的肾病综合征患者最终会进展为ESRD。

-------------------- 典型病例及分析 --------------------

【病例介绍】

1. 病史　患者,男性,57岁,因"发现泡沫尿5个月"入院。患者5个月前无明显诱因下发现泡沫尿,伴双下肢水肿,呈凹陷性,无尿频和尿急,无肉眼血尿,无尿量减少,无关节肿痛,无胸闷胸痛,无咳嗽咳痰等不适。后患者至我院就诊,查生化示肌酐85 μmol/L,尿酸667 μmol/L,白蛋白30 g/L,尿常规示尿蛋白(3+),RBC 0/HP,WBC 0/HP,24 h尿蛋白定量5 349 mg。自发病以来,精神一般,食欲可,二便改变如前所述,近期体重无明显增减。

2. 既往史　否认高血压、糖尿病等慢性疾病史;否认肝炎、伤寒、结核等传染病史;否认外伤、手术史;否认输血史;既往从事会计工作,否认有毒有害物质接触史,否认家族相关疾病及遗传性疾病史。

3. 查体　体温36.8℃,心率98次/分,呼吸频率18次/分,血压131/73 mmHg。神清,精神可,查体合作,全身皮肤黏膜无黄染,无四肢关节畸形,无口唇发绀,气管居中,颈静脉无充盈,胸廓无畸形,双肺呼吸音清,未及明显干湿啰音,心律齐,心音可,各瓣膜听诊区未闻及病理性杂音,腹软,无压痛及反跳痛,肝脾肋下未触及,生理反射存在,病理反射未引出,双下肢轻度凹陷性水肿。

4. 辅助检查

(1)血常规:WBC 6.50 × 10^9/L,Hb 140 g/L,PLT 178 × 10^9/L。

(2)尿常规:尿蛋白(+)↑,RBC(镜检)0/HP,WBC(镜检)0/HP。

(3)生化:丙氨酸氨基转移酶32 U/L,天门冬氨酸氨基转移酶38 U/L,碱性磷酸酶376 U/L↑,γ谷氨酰基转移酶358 U/L↑,总胆红素15.8 μmol/L,直接胆红素2.7 μmol/L,总蛋白43 g/L,白蛋白28 g/L,白球比例1.52,尿素6.4 mmol/L,肌酐88 μmol/L,尿酸612 μmol/L↑,钠143 mmol/L,钾5.23 mmol/L↑,氯104 mmol/L,二氧化碳26.0 mmol/L,钙2.07 mmol/L,磷1.34 mmol/L,甘油三酯2.43 mmol/L↑,总胆固醇7.61 mmol/L↑,HDL-C 0.88 mmol/L,LDL-C 5.29 mmol/L↑,血清镁1.02 mmol/L。

(4)免疫指标:免疫球蛋白IgG 7.72 g/L↓,免疫球蛋白IgA 0.29 g/L↓,免疫球蛋白IgM 0.43 g/L,免疫球蛋白IgE < 5.0 U/mL,补体C3 1.34 g/L,补体C4 0.60 g/L↑,ANA、ENA、dsDNA、ANCA、抗GBM、血尿免疫固定电泳、血游离轻链等均阴性。

(5)感染指标:HBV、HCV、HIV、RPR等均阴性。

(6)肿瘤指标:均阴性。

(7)24 h尿蛋白2 088 mg↑。

(8)腹部B超:双肾:右肾大小约96 mm×41 mm,肾盂分离未见。左肾大小约101 mm×51 mm,肾盂分离未见。双肾轮廓模糊,实质回声增强,形态正常,皮髓质分界清,CDFI:血流灌注良好。诊断:双肾实质回声增强,双肾动脉血流参数未见明显异常。

(9)心电图:未见明显异常。

(10)肾组织活检:肾组织3条,肾小球40~37个,皮质和髓质。1-0个肾小球球性硬化,余肾小球弥漫性/节段系膜基质轻中度增多,部分伴系膜细胞轻中度增生,个别肾小球毛细血管腔内可见单个核细胞滞留,4-4个肾小球毛细血管襻皱缩伴包氏囊纤维化。肾小球基底膜僵硬,未见明显增厚,银染色偶见外周毛细血管襻假双轨形成。肾小管间质病变轻度,肾间质轻度小灶性纤维增生，少量单核细胞、淋巴细胞灶型浸润，肾小管轻度小灶性萎缩。1条小叶间动脉管壁增厚、硬化，入球小动脉可见透明变性。

- 刚果红染色阴性。
- 免疫荧光：肾组织2条，肾小球2个。IgA、IgG、IgM、C3、C1q、轻链κ/λ、Fn：均阴性。
- 诊断：弥漫系膜增生性肾小球肾炎。

【病例分析】

问题1：请归纳该病例的病史特点。

（1）中年男性。

（2）以肾病综合征起病，肾功能未受累，不伴肉眼及镜下血尿、高血压及肾外表现。

（3）无明显前驱感染史，辅助检查中自身免疫、感染、肿瘤等指标均阴性。

（4）查体：心、肺、腹部体检无明显异常，双下肢轻度凹陷性水肿。

（5）肾活检病理提示肾小球弥漫性/节段系膜基质轻中度增多，部分伴系膜细胞轻中度增生，无新月体和节段坏死形成。

问题2：该患者可能的诊断是什么？并陈述诊断依据和鉴别诊断要点。

（1）诊断：弥漫系膜增生性肾小球肾炎，CKD 2期，高尿酸血症。

（2）诊断依据：① 中年男性；② 以肾病综合征起病，肾功能未受累，不伴肉眼及镜下血尿、高血压及肾外表现；③ 辅助检查中自身免疫、感染、肿瘤等指标均阴性；④ 查体双下肢轻度凹陷性水肿；⑤ 肾活检病理提示肾小球弥漫性/节段系膜基质轻中度增多，部分伴系膜细胞轻中度增生，无新月体和节段坏死形成。

（3）鉴别诊断：主要围绕病因进行鉴别。

- IgA肾病：可有前驱感染史，表现为反复肉眼血尿或镜下血尿以及蛋白尿，部分患者可出现严重高血压或者肾功能不全。病理上免疫荧光可见肾小球系膜区以IgA沉积为主，伴或不伴有其他免疫球蛋白沉积。

- 狼疮性肾炎：患者通常有系统性红斑狼疮病史，呈多系统累及，包括血液系统、神经系统、泌尿系统等。血清中相关免疫指标阳性（ANA、ENA、dsDNA等），病理上可见"白金耳""铁丝圈""满堂亮"等特征性改变，IgG亚型中以IgG2及IgG3为主。

- 感染后肾小球肾炎：常见于链球菌感染后，表现为蛋白尿、血尿、水肿及高血压等。病理上可见系膜区局灶性C3沉积。该疾病具有一定的自限性，预后较好，绝大部分患者4周内出现尿量增加，水肿消退，血压下降。

本例患者为中年男性，无明显前驱感染史，无反复肉眼血尿及镜下血尿，入院后无相关免疫指标阳性，无红斑狼疮等免疫性疾病史及表现，结合肾穿结果确诊。

问题3：简述该患者治疗方案。

（1）考虑患者以肾病综合征起病，予以波尼松60 mg/d，持续2～3个月，然后逐渐减量维持2～3个月。

（2）予以洛汀新（ACEI）控制血压、降低尿蛋白。

（3）予以奥克护胃，碳酸钙、骨化三醇预防骨质疏松，拜阿司匹林抗血小板黏附等支持治疗，碳酸氢钠片碱化尿液降低尿酸。

问题4：患者肾病综合征缓解后规律随访，减药过程中24 h尿蛋白逐渐升高，最近1次24 h尿蛋白为8 g，白蛋白20 g/L，肌酐85 μmol/L，患者预约入院。此次可选择的治疗方案有

哪些?

当激素逐渐减少或停药时,部分患者会出现蛋白尿复发。此类患者可考虑加用环磷酰胺、环孢素、吗替麦考酚酯(MMF)或利妥昔单抗治疗;同时加强低分子肝素抗凝、拜阿司匹林抗血小板治疗。

(谢静远)

第七节 IgA 肾 病

【概述】 IgA肾病(IgAN)为1968年Berger首先报道,故又称Berger病。IgAN是青年人终末期肾衰竭(ESRD)的最常见原因,亦是全球最常见肾小球肾炎,IgA肾病发病具有明显的地域及人种差异,在非裔中少见,高加索人其次,亚裔中最为常见。15%~40%的IgAN患者20年左右逐渐进展至ESRD。IgAN的共性是系膜区有弥漫性IgA1沉积,但病理形态多种多样,目前临床多按牛津分类法对IgAN的病变进行病理评分。

【发病机制】 目前认为IgAN的发病机制,包括以下方面:① 糖基化缺陷IgA1(Gd-IgA1)生成;② Gd-IgA1与其抗体结合形成循环免疫复合物沉积于肾小球系膜区;③ 补体系统活化引发肾脏炎症反应和组织损伤。相应地,临床上出现血尿、蛋白尿、高血压以及肾小球滤过率下降等表现。

此外,遗传因素也参与IgAN的发病,10%~20%的IgAN患者存在家族聚集性。近年来,数项大样本全基因组关联分析(GWAS)成功定位超过20个IgAN的遗传易感位点,推进了IgAN机制研究的进展。

【临床表现】 IgAN可以发生在不同年龄人群,以青壮年为主。IgAN的临床表现多种多样,缺乏特异性。

1. 肉眼血尿 30%~50%的IgAN患者可出现肉眼血尿。肉眼血尿常继发于咽炎与扁桃体炎后,亦可以在受凉、过度劳累、预防接种、肺炎、胃肠炎等影响下出现。尿液呈褐色或洗肉水样,血凝块少见。儿童肉眼血尿发生率高于成人患者。与链球菌感染后肾小球肾炎不同,IgAN肉眼血尿常伴随诱因出现或之后数小时至24 h内出现,持续数小时至1周后可自行缓解,而典型链球菌感染后肾小球肾炎则是在感染发生后1~2周才出现,两者前驱感染到血尿出现的间隔时间不同。有报道少数患者在血尿发作时出现急性少尿型肾衰竭,可能与红细胞管型堵塞肾小管及肾小管坏死有关。

2. 尿检异常 以持续性镜下血尿伴蛋白尿较为常见,尿蛋白量多少不等。单纯尿检异常在成人患者中多见。部分患者在病程中可出现肉眼血尿,也可能出现高血压和肾功能损害。

3. 肾病综合征 IgAN肾病综合征发生率为5%~16.7%。肾病综合征一般发生于肾小球病变严重的病例。患者出现较多局灶节段性肾小球硬化样病变,伴有足细胞损伤,较广泛的小管间质损害或者新月体形成等。少数有大量蛋白尿的患者肾组织可仅出现类似于微小病变的病理特征。这些患者对糖皮质激素治疗反应好,预后良好。

4. 急性肾损伤 急性肾损伤在不同年龄组患者中的比例存在差异。以下两种病理改变可引起急性肾损伤。一种表现为肾小球内大量新月体形成，有血管炎样病变；另一种表现为肉眼血尿期间大量红细胞管型阻塞肾小管。部分急性肾损伤患者需要行透析治疗。

5. 慢性肾衰竭　慢性肾衰竭通常是IgAN长期迁延、疾病进展的晚期表现。只有少数患者以急进性肾炎起病，后转为慢性肾衰竭。文献报道慢性肾衰竭平均发生率为5%～38%。有报道显示亚洲人IgAN患者疾病进展较快，其原因不明。

6. 高血压　IgAN合并高血压的发生率明显高于正常人群。我国IgAN高血压发生率约为31.0%。患者可以高血压起病，也可以在病程中出现高血压，并且随着疾病进展而加剧。Droz等报道一组患者，病初高血压发生率为6.8%，在随访终点，该比例升高至41%。

【病理特点】　IgAN的特征是Gd-IgA1为主免疫复合物弥漫沉积于肾小球系膜区。部分患者伴有IgG或IgM沉积。补体成分的沉积很普遍，几乎所有的患者在肾小球系膜区均可见到C3的沉积。甘露糖结合凝集素、膜攻击复合物（C5b-C9）也常沉积于系膜区，但C1q检测通常为阴性。

光镜下IgAN的病理形态，在不同患者之间，以及在同一病例不同肾小球之间，存在显著异质性。系膜细胞增生和系膜基质增多是普遍的病理改变。其他肾小球病变包括襻坏死、节段性硬化以及新月体形成等。肾小管间质病变包括炎性细胞浸润及间质纤维化。约20%的IgAN患者出现中、重度的间质纤维化。肾小管萎缩和间质纤维化一般与肾小球球性硬化相伴随，提示疾病预后不良。72.2%的IgAN患者存在血管病变，包括血管透明变性、动脉硬化、纤维素样坏死、炎细胞浸润等。几乎所有的IgAN患者，电镜下均可见系膜区或系膜旁区电子致密物沉积，但偶尔可见电子致密物沉积于肾小球基底膜的内皮下或上皮侧。

迄今为止，病理学家提出过多种IgAN的病理分型方案，例如WHO组织学分类方法、Lee分类法和Haas分类法。2017年国际IgAN组织联合肾脏病理学会发布了IgAN的牛津分类法（5项指标M、E、S、T、C）即：系膜增殖（M）、毛细血管内增殖（E）、节段硬化（S）、肾小管萎缩和间质纤维化（T）、新月体（C），该分型方法通过对IgAN光镜下病变进行半定量评分，可以预测患者肾功能进展风险。

【诊断和鉴别诊断】　IgAN的确诊必须要有肾活检病理。要充分利用光镜、免疫病理和电镜检查提供的信息，保证诊断的准确性。IgAN病理表现多样，缺乏特征性病变，因此，原发性IgAN的诊断是建立在充分排除了继发性肾脏病的基础上的。常见的继发性IgAN包括过敏性紫癜性肾炎、肝硬化、乙型肝炎、感染相关肾小球肾炎等。

要特别注意免疫荧光检查IgA在肾小球内分布上的特点，这对于鉴别诊断有一定的帮助。IgA的沉积是沿着系膜区弥漫性分布。在免疫荧光下，必须确认这一形态特点，同时强调IgA"弥漫性沉积"的意义。IgA如果节段沉积，要注意非IgAN节段硬化性病变所致循环中大分子物质在局部的滞留。此外，还要注意免疫复合物沉积的种类。IgAN患者肾小球系膜区除IgA沉积外，往往同时伴有C3的沉积，还可以有IgG和IgM的沉积，若出现C4、C1q沉积，一定要排除继发性病因。

肾小球系膜区和系膜旁区电子致密物沉积是IgAN典型的电镜下表现。部分患者可见内皮下电子致密物，但多为节段性，往往由系膜旁区延伸而来。若观察到较广泛的内皮下和（或）上皮侧以及基底膜内电子致密物沉积，要警惕继发性因素的存在。

【治疗】　尽管目前对IgAN发病机制已有了更深入的研究，但尚缺乏IgAN特异性治疗方案，关于IgAN治疗的随机对照试验也较少。KDIGO指南对IgAN的临床治疗给出了推荐意见。建议通过国际IgAN预测工具对患者进行风险评估。

1. **ACEI/ARB与糖皮质激素** KDIGO指南建议原发性IgAN应采取优化支持治疗,包括最大滴定耐受剂量的ACEI或ARB、严格控制收缩压小于120 mmHg、评估心血管病风险、限盐、戒烟、体重控制以及适当锻炼。蛋白尿 > 0.5 g/d时,无论是否患有高血压,均应使用ACEI或ARB治疗,但不能同时使用。对于经过至少90天最大耐受剂量ACEI和(或)ARB治疗,尿蛋白仍≥ 1 g/d并且eGFR大于50 mL/(min · 1.73 m^2)的患者,KDIGO指南建议加用6个月疗程的中等量糖皮质激素治疗,但要警惕感染等不良事件。

2. **新月体型IgAN** 新月体型IgAN是指肾活检证实 > 50%肾小球有新月体,伴进行性肾功能减退。对迅速进展的新月体型IgAN患者,KDIGO指南推荐采用激素联合环磷酰胺治疗,治疗方案同ANCA相关性小血管炎肾损害。

3. **肾病综合征型IgAN** 一些患者表现为肾病综合征,光镜病理表现为轻微肾小球病变、电镜下见足突广泛融合、免疫荧光IgA沉积为主。在这些患者中,微小病变肾病和IgAN并存,推荐治疗方案与微小病变肾病相同。

4. **反复肉眼血尿型IgAN** 临床上反复肉眼血尿的患者,肉眼血尿发作与感染密切相关。治疗感染病灶在反复发作肉眼血尿的患者治疗中较为重要。

5. **病情轻微的IgAN** 病情轻微的患者(血压正常,eGFR正常,尿蛋白/肌酐持续小于0.20),不需要药物治疗。但由于患者病情可能波动,需要定期监测肾功能、蛋白尿和血尿。

6. **进入ESRD的IgAN** 对于进入ESRD的IgAN患者,需进行肾脏替代治疗,包括肾移植。但至少50%的IgAN患者肾移植术后易复发,并最终导致5%的患者移植肾失功。文献报道,采用抗胸腺细胞球蛋白诱导治疗和泼尼松维持治疗,可降低移植后IgAN的复发。应用ACEI或ARB抑制血管紧张素Ⅱ的作用,也能减少移植术后复发IgAN的蛋白尿。

【预后】 IgAN的临床预后差异较大。我们对1 155例IgAN的随访研究发现,IgAN 10年和20年肾存活率约为83%和64%。目前认为基线(肾活检时)尿蛋白多、低eGFR、高血压和随访过程中的平均尿蛋白多和平均血压是IgAN肾功能减退的独立临床危险因素,而反复发作肉眼血尿则是肾脏预后的保护性因素。

牛津分型中以下组织学指标,能独立预测患者肾功能的减退,包括系膜细胞增殖(M)、节段性肾小球硬化(S)、肾小管萎缩和间质纤维化(T)和新月体(C)。而毛细血管内增殖(E),可能与糖皮质激素或免疫抑制剂治疗效果有关。其他文献还报道了提示患者预后不佳的病理学指标,包括:肾小球甘露糖结合凝集素沉积、C4沉积、IgG沉积、血栓性微血管病等。

典型病例及分析

【病例介绍】

1. **病史** 患者,男性,38岁。因"乏力伴泡沫尿1年余,肌酐进行性升高3个月"入院就诊。患者近1年余以来无明显诱因下出现乏力、小便泡沫增多,未予重视。1年前体检时查血发现肌酐159.4 mmol/L,尿酸492 mmol/L,总蛋白59.5 g/L,尿常规示蛋白(2+),潜血(3+),泌尿系超声未见明显异常。患者随后至当地医院复查血生化及尿常规,提示肌酐192.1 mmol/L,尿酸510 mmol/L,总蛋白59.1 g/L,尿常规示尿蛋白(3+),潜血(2+)。患者为求进一步诊治至我院肾脏门诊,血肌酐210 mmol/L,尿酸492 mmol/L,总蛋白59 g/L,白蛋白34 g/L,估算肾小球滤过率33.4,尿蛋白(3+),潜血(2+),24 h尿蛋白定量6 005 mg。泌尿系超声提示双肾实质回声增强,余未见异常。患者病程中除乏力外无其他症状,否认发热、尿频、尿急、尿痛、腰痛等不适,现患者为明确病因收入病房。近1年余,患者神清,精神可,胃纳可,小便泡沫增多,大便无殊,体重无明显变化。

2. **既往史** 否认高血压、糖尿病、冠心病等慢性病史,否认肝炎、结核等传染病史,否认食物药物过敏史,否认手术外伤史,否认烟酒嗜好,否认疫区接触史,否认新型冠状病毒肺炎疑似及确诊病例接触史,否认发热人员接触史,否认肾脏疾病家族史。

3. **查体** 神清,精神可,双侧眼睑无明显水肿,双肺呼吸音粗,未闻及明显干湿性啰音,心律齐,未及杂音,腹平软,无压痛及反跳痛,肝肾叩击痛(-),Murphy征(-)。双下肢无明显水肿,血压150/95 mmHg。

4. **肾脏病评估**

(1)肾功能:尿素10.1 mmol/L↑,肌酐207 μmol/L↑,尿酸498 μmol/L↑,估算肾小球滤过率34.0 mL/(min·1.73 m^2)。

(2)尿常规:尿蛋白(2+)↑,潜血阳性(+)↑,RBC(镜检)1~3/HP。

(3)尿蛋白定量:24 h尿蛋白6 253 mg↑。

(4)双肾及肾动脉:右肾大小约118 mm×56 mm,肾盂分离未见。左肾大小约110 mm×55 mm,肾盂分离未见。双肾轮廓清,实质回声增强,形态正常,皮髓质分界清,CDFI:血流灌注良好。右肾动脉(起始处)RI 0.64, PSV 64;(肾段处)RI 0.60, PSV 45;左肾动脉(起始处)RI 0.60, PSV 79;(肾段处)RI 0.68, PSV 32。双肾动脉各级分支显示清晰,灌注良好。诊断意见:双肾实质回声增强,双肾动脉血流参数未见明显异常。

(5)肾穿刺病理:肾组织2条,肾小球15~20个,皮质和髓质。5/15~6/20个肾小球球性硬化,2-1个肾小球节段毛细血管腔内细胞增多伴小细胞/细胞纤维性新月体形成,1-1肾小球可见大型纤维性新月体形成伴毛细血管丛球性硬化,2~3个肾小球节段硬化伴小或中等纤维细胞性新月体形成。1~4个肾小球节段硬化,余肾小球少部分系膜区系膜基质轻度增多,或伴系膜细胞轻度增生。肾间质重度灶性纤维增生,弥漫灶性炎细胞浸润(重度,包括单核细胞、淋巴细胞、中性粒细胞、嗜酸性粒细胞、浆细胞),肾小管上皮细胞间可见单个核细胞浸润,部分肾小管上皮细胞泡沫样变或空泡变性,肾小管中度灶性萎缩。个别小叶间动脉可见灶性透明变性。免疫荧光:IgA(3+), C3(2+), KM55(3+):系膜区,颗粒状,弥漫性。IgG、IgM、C4、C1q、轻链κ/λ均阴性。病理诊断:IgAN(局灶节段增生、硬化伴新月体形成),合并肾小管间质肾炎,Oxford评分:M1E1S1T1C1。

5. **免疫评估**

(1)免疫球蛋白/补体:IgG 8.89 g/L, IgA 2.16 g/L, IgM 0.83 g/L, IgE 104.0 U/mL, C3 0.94 g/L, C4 0.30 g/L。

(2)ANCA、抗GBM、抗dsDNA:未见明显异常。

6. **肿瘤评估** 细胞角蛋白19 2.79 ng/mL↑,鳞状细胞癌相关抗原3.00 ng/mL↑,甲胎蛋白、癌胚抗原、神经元特异性烯醇化酶、糖类抗原125、糖类抗原724、糖类抗原199、糖类抗原242、β_2微球蛋白、总前列腺特异性抗原、游离前列腺特异性抗原、游离/总前列腺特异性抗原均未见明显异常。

7. **感染评估** 见图3-8。

(1)乙型肝炎:乙型肝炎病毒表面抗体(+),乙型肝炎病毒核心抗体(+)。

(2)1,3-β-d-葡聚糖(真菌):<31.25 pg/mL。

(3)T-SPOT:T-SPOT结核感染T细胞(A抗原)0、T-SPOT结核感染T细胞(B抗原)。

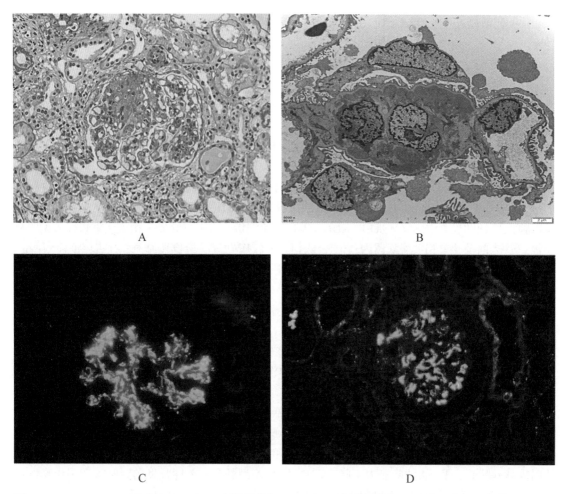

图3-8 IgAN　A. PAS染色(400×); B. 电镜照片(5 000×); C. 免疫荧光(IgA沿着系膜区沉积); D. 免疫荧光(KM55系膜区沉积)(由上海交通大学医学院附属瑞金医院肾脏科提供)

（4）中段尿：细菌培养2天未生长，真菌培养未生长，未检出解脲支原体及人型支原体。

（5）病毒、细菌、HBV、HCV、HIV等：未见明显异常。

8. 并发症评估

（1）蛋白质/脂质代谢：总蛋白61 g/L，白蛋白34 g/L↓，甘油1.49 mmol/L，总胆固醇4.00 mmol/L。

（2）钙磷代谢：钙2.26 mmol/L，磷1.31 mmol/L，25-羟维生素 D_3 7.94 nmol/L↓，PTH 40.8 pg/mL。

（3）血常规：WBC $8.65×10^9$/L，RBC $3.89×10^{12}$/L↓，Hb 123 g/L↓，PLT $266×10^9$/L。

（4）心肌蛋白：CK-MB质量0.2 ng/mL↓，肌红蛋白定量41.0 ng/mL，肌钙蛋白 I 0.01 ng/mL。心脏超声检查未见明显异常。

【病例分析】

问题1：请归纳该病例的病史特点。

（1）中年男性。

（2）以血尿伴蛋白尿起病，伴有肌酐进行性上升，肾功能进行性下降。血压升高。

（3）查体：双下肢未见明显水肿。

（4）辅助检查中免疫球蛋白、dsDNA等自身免疫指标，HIV、肝炎等相关感染指标未见明显异常。

（5）未问及感染相关疾病诱因。

（6）否认相关家族病史。

（7）病理诊断：IgAN（局灶节段增生、硬化伴新月体形成），合并肾小管间质肾炎，Oxford评分：M1E1S1T1C1。

问题2：该患者可能的诊断是什么？并陈述诊断依据和鉴别诊断要点。

（1）诊断：IgAN，CKD 3期。

（2）诊断依据：① 中年男性；② 以血尿伴蛋白尿起病，伴有肌酐进行性上升，肾功能进行性下降；至今血肌酐210 mmol/L，估算肾小球滤过率33.4，血压情况缺失；③ 查体：双下肢未见明显水肿；④ 辅助检查中免疫球蛋白、dsDNA等自身免疫指标，HIV、肝炎等相关感染指标未见明显异常；⑤ 未问及感染相关疾病诱因；⑥ 否认相关家族病史；⑦ 肾穿刺结果：石蜡免疫检测：IgA（+～2+）；系膜区，颗粒状，弥漫性。IgAN（局灶节段增生、硬化伴新月体形成），合并肾小管间质肾炎，Oxford评分：M1E1S1T1C1。

（3）鉴别诊断：主要与其他继发性IgA沉积疾病鉴别。

• 过敏性紫癜：过敏性紫癜肾炎与原发性IgAN的肾脏病理改变有着高度相似性，均有IgA在肾小球系膜区沉积，光镜所表现的肾脏病理类型多样化。由于该病是免疫复合物介导的肾脏小血管炎，新月体、肾小球毛细血管襻坏死及纤维蛋白沉积较重。其鉴别主要依赖于临床表现。过敏性紫癜有皮肤紫癜、关节肿痛、腹痛、便血等症状。

• 慢性肝病相关性肾损害：多种慢性肝病包括病毒性肝炎和酒精性肝病等，以及各种原因导致的肝硬化，均可见IgA沉积于系膜区而导致的肾脏损害。一般起病隐匿，多表现为镜下血尿，蛋白尿较少，肾脏功能受损较轻，可能与慢性肝脏病变时胃肠道黏膜免疫功能下降、病变的肝细胞对从门静脉入肝的多聚IgA清除能力下降有关。其中，乙型肝炎相关性肾炎的肾脏病理多为膜性肾病；丙型肝炎相关性肾炎多以膜增生性肾小球肾炎多见。多从病史、噬肝病毒实验室诊断、肾脏病理等鉴别诊断。

• 乙型溶血性链球菌感染后急性肾小球肾炎：儿童多见。常于上呼吸道感染后的1～3周出现血尿、蛋白尿、水肿及高血压等症状，甚至肾功能损害。乙型溶血性链球菌感染后的急性肾小球肾炎潜伏期相对较长，实验室多有典型的补体C3下降，在8周内多恢复正常。可出现ASO抗体阳性、ESR升高。多结合前驱感染史和C3、ASO抗体，肾脏病理结果鉴别诊断。

问题3：简述该患者的治疗原则。

（1）一般治疗：清淡饮食，优质低蛋白饮食；避免过度劳累；避免感染。

（2）控制蛋白尿和血尿：患者肾病综合征范围蛋白尿，且病理可见间质炎症，合并新月体。予激素＋免疫抑制剂治疗。甲泼尼龙（60 mg）使用3日后，排除相关禁忌后行第一次CTX 800 mg（累积量0.8 g）治疗，继续口服醋酸泼尼松（50 mg）治疗原发病。

（3）控制血压：该患者同时存在高血压及肾功能不全（肌酐207 μmol/L ↑），可先予以CCB＋小剂量ACEI或ARB，逐步将ACEI或ARB加量，并逐步取代CCB。

（4）对症支持治疗，防止并发症：奥克护胃，碳酸钙D_3，骨化三醇补钙。

（欧阳彦　谢静远）

第八节 膜增生性肾小球肾炎

【概述】 膜增生性肾小球肾炎（MPGN）又称系膜毛细血管性肾小球肾炎，其命名源于特征性的光镜下病理改变，包括系膜细胞增生、系膜基质增多以及基底膜增厚，肾小球可呈分叶状外观。疾病可发生于任何年龄，且无性别差异，占肾活检确诊肾炎的7%～10%，在导致终末期肾病的原发性肾病中占第五位。MPGN病因多样，除了少数原因不明的原发性MPGN外，大多数MPGN可继发于多种疾病。按照发病机制MPGN可分为免疫复合物介导性和补体介导性两种，后者又称为C3肾病（C3 GP）。C3肾病较为罕见，包括C3肾炎（C3 GN）和致密物沉积病（DDD），本节主要讨论免疫复合物介导性MPGN。MPGN患者的临床表现多种多样，病情轻重不一，患者常见低补体血症。该病的诊断及分型依赖于肾活检。目前，疾病治疗方面的循证依据尚不充分。可以根据临床表现、病理改变等选用RAS抑制治疗、免疫抑制剂治疗等，近年来也有研究采用抗CD20单抗、抗C5单抗等生物治疗，显示了良好的应用前景。

【发病机制】 膜增生性肾小球肾炎多为继发性，与慢性感染、自身免疫性疾病或肿瘤等多种疾病有关。原发性膜增生性肾小球肾炎确切的病因及发病机制未明，可能与免疫复合物沉积导致补体经典途径持续激活有关。持续存在的抗原血症导致循环免疫复合物沉积在肾小球，持续激活并消耗补体，患者常表现为低补体血症。同时在补体成分的趋化下，血小板、中性粒细胞、单核巨噬细胞等活化，最终炎症、氧化应激等共同造成血管损伤。另一方面细胞因子也直接刺激系膜细胞及基质的不断增生，出现基膜增厚、肾小球硬化。

【临床特点】 原发性膜增生性肾小球肾炎多见于8～16岁少年儿童，半数患者在起病前有前驱呼吸道感染。根据不同的病因、发病机制以及肾穿刺时所处的病程，呈现多种多样的临床表现。多数患者表现为肾病综合征和（或）慢性肾炎综合征，也有部分患者以急性肾炎综合征甚至急进性肾炎综合征为首发表现。成年患者常合并高血压。随着疾病进展，MPGN患者逐渐出现肾功能异常，甚至进展至终末期肾病。

实验室检查提示有50%～80%的患者出现血清补体C3下降，也可合并C4、C1q和（或）B因子等水平下降。持续性低补体血症是膜增生性肾小球肾炎的重要血清学改变。但是C3浓度正常并不能排除MPGN诊断。MPGN慢性期、成年DDD患者或C3肾炎患者也可出现C3水平正常。

【病理特点】 膜增生性肾小球肾炎是在光镜下具有相同病理学特征的一组疾病，因此诊断依赖于肾活检。最初疾病的分类是依据电镜下特征分为Ⅰ型、Ⅱ型和Ⅲ型，但这种方法有严重局限。近年来，由Sethi等学者提出基于免疫荧光结果将疾病分为免疫复合物介导性MPGN和补体介导性MPGN两大类。新型分类方法更加符合疾病的发病机制，有助于指导临床评估和疾病的特异性治疗。

1. 光镜特点 肾小球弥漫性系膜细胞增生及系膜基质增多，严重者小球呈分叶状，管腔狭窄或闭塞。急性期肾小球内可见中性粒细胞和（或）单核巨噬细胞浸润。大量增生的系膜细胞和基质插入内皮细胞和基底膜之间，并在内皮侧形成可被银染色基膜样基质，使毛细血管壁不规则增厚。PASM染色中出现特征性的"双轨"征，部分Ⅲ型MPGN可见节段"钉突"或"链条样"改变。Masson染色见内皮下和系膜区嗜复红物沉积，有时可合并上皮下嗜复红物沉积。部分病例可出现新月体，如超过20%的肾小球出现新月体则提示预后不良。随着病程进展，可逐渐形成系膜结节性硬化,最终形成肾小球球性硬化。

2. 免疫荧光　目前依据免疫荧光结果可将MPGN分为两类:免疫球蛋白和补体共同沉积的免疫复合物介导性MPGN,以C3为主可合并少量免疫球蛋白沉积的补体介导性MPGN。原发性MPGN属于前者,主要表现为主要以IgG和C3(伴或不伴IgM、C1q)沿毛细血管襻及系膜区粗颗粒样、团块样沉积,形成花瓣样外观。

3. 电镜　传统MPGN分类方法是基于肾脏超微结构改变。Ⅰ型:系膜区和内皮下间隙散在电子致密物;Ⅱ型:沿肾小球基底膜、肾小管基底膜和肾小囊的连续性带状样致密沉积;Ⅲ型:同时存在内皮下、系膜区及上皮下沉积,肾小球基底膜可被破坏,出现大块透明区。原发性MPGN电镜显示肾小球系膜细胞增生,基质增多,插入内皮及基底膜之间,基底膜不规则增厚。系膜区及内皮下可见颗粒或团块状电子致密物。

【诊断及鉴别诊断】

1. 诊断　表现为肾病综合征的青少年患者如果伴有持续的低补体血症应考虑MPGN的可能,但补体正常也不能完全排除诊断。确诊有赖于肾穿刺活检,但原发性MPGN为排除性诊断,需要排除感染、自身免疫疾病、肿瘤等病因(图3-9)。

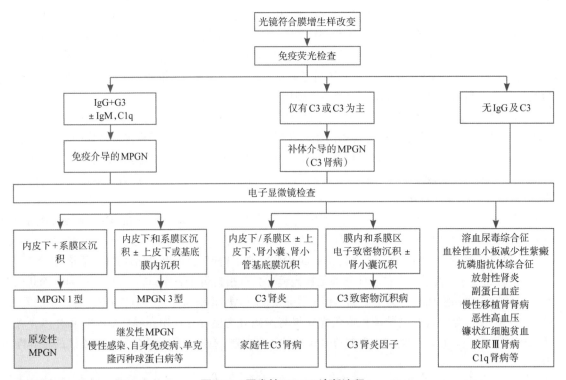

图3-9　原发性MPGN诊断流程

2. 鉴别诊断

(1)与继发性MPGN鉴别

• 如免疫荧光检查发现免疫球蛋白及补体均有沉积,需要排除常见的继发因素,包括:① 感染:如丙型或乙型肝炎病毒、细菌等感染可检测相应的血清学指标及病原学培养明确诊断;② 自身免疫性疾病：如系统性红斑狼疮、类风湿关节炎、干燥综合征等，可通过系统性症状、体征及自身抗体检测等明确；③ 肿瘤：如单克隆丙种球蛋白血症、多发性骨髓瘤等，可通过血、尿蛋白电泳及游离轻链检测等确诊。

- 如免疫荧光仅有补体C3沉积，需检测C3、C4、CH50和AH50水平及相关调节因子（H因子等），必要时基因检测明确病因。

- 免疫荧光阴性则需要排除血栓性微血管病、慢性肝病及糖尿病肾病等。

（2）与合并低补体血症的肾小球疾病鉴别：急性链球菌感染后肾炎患者可出现一过性补体降低，但多在6～8周内恢复，且疾病也多呈自限性过程。肾脏病理提示毛细血管内增生，且电镜下可观察到特征性上皮下"驼峰样"电子致密物沉积。

【治疗】　原发性MPGN病因和发病机制复杂，尤其是成人患者的治疗至今缺乏充足的循证依据，需要开展更多高级别的临床研究。

1. 治疗原则　2012年改善全球肾脏病预后组织（KDIGO）制订的肾小球肾炎治疗指南建议对出现肾病综合征和进行性肾功能减退的成人和儿童原发性MPGN患者可给予环磷酰胺或吗替麦考酚酯联合低剂量糖皮质激素口服治疗，总疗程不超过6个月。激素及免疫抑制剂治疗无效应及时减药、停药，采用ACEI/ARB保守治疗。而在2019年KDIGO的最新报告中认为原发性MPGN的治疗方案无需修订。

2. 一般治疗　加强支持对症治疗。控制血压，避免肾毒性药物。如无禁忌证加用ACEI/ARB降尿蛋白，监测肾功能、血钾等。

3. 免疫抑制治疗　在既往报道的儿童或成人原发性MPGN治疗中采用的免疫抑制药物包括糖皮质激素、细胞毒药物（环磷酰胺、吗替麦考酚酯）、钙调磷酸酶抑制剂等。但仅有一项研究证实足量、长期激素治疗能使儿童患者获益，另一项小规模回顾性研究显示吗替麦考酚酯可能会使患者获益外，其他药物的有效性均未获证明。

4. 其他治疗　有少量研究发现长期抗血小板治疗可能使MPGN患者获益，但要充分评估患者出血等风险，且不推荐联合使用阿司匹林和华法林治疗。确切结论需要进一步研究。

5. 生物治疗　近年来，采用抗CD20单抗（利妥昔单抗）和抗C5单抗（依库丽单抗）进行生物治疗是MPGN治疗领域的新进展。部分研究也显示了较为乐观的结果，但抗体真正的疗效及安全性有待进一步验证。

【预后】　MPGN患者10年肾存活率仅36%～60%。预后不良的因素包括：肾病综合征、血清肌酐水平升高、高血压以及肾活检发现新月体比例超过20%，以及肾小管间质慢性化病变。

-------------- 典 型 病 例 及 分 析 --------------

【病例介绍】

1. 病史　患者，女性，18岁，因"咽痛2周，双睑、下肢水肿5天"入院就诊。患者2周前无明显诱因下出现咽痛，无咳嗽、咳痰，无胸痛、气促，无发热，未予诊治，后逐渐自行好转。5天前出现乏力、纳差，伴双睑及下肢水肿，呈凹陷性，晨轻暮重。同时发现尿泡沫增多，无肉眼血尿，尿量减少，无尿频尿急尿痛，无关节肿痛、皮疹、腹痛、口腔溃疡等不适。本次发病以来，纳差，小便如前述，大便正常，体重增加约2 kg。

2. 既往史　否认高血压、糖尿病等慢性疾病史；否认肝炎、伤寒、结核等传染病史；否认外伤、手术史；否认输血史；学生，否认有毒有害物质接触史，否认家族相关疾病及遗传性疾病史。

3. 入院查体　体温36.5℃，脉搏62次/分，呼吸频率20次/分，血压100/60 mmHg。一般情况良好，皮肤未见黄染，无贫血貌，皮肤黏膜未见皮疹、出血点。全身浅表淋巴结未及肿大。双侧眼睑轻度水肿，巩膜无黄染，双侧瞳孔等大等圆，口腔黏膜无溃疡，咽红，双侧扁桃体Ⅰ° 肿大，未见脓性分泌物，甲状腺未及肿大。双肺呼吸音清，未及干湿性啰音；心率88次/分，律齐，各瓣膜区未及病理性杂音。腹部平软，无压痛、反跳痛，肝脾肋下未及，移动性浊音阴性。四肢活动好，双下肢凹陷性水肿。生理反射存在，病理反射未引出。双侧肾区叩痛阴性。

4. 辅助检查

（1）血常规：WBC 5.7×10^9/L，N 78.8%，RBC 3.91×10^{12}/L，Hb 121 g/L，PLT 157×10^9/L，CRP 16.53 mg/L。

（2）尿常规：尿蛋白（4+），RBC 35.0/μL，WBC 4.8/μL。

（3）粪常规：正常。

（4）凝血功能：PT 13.1秒，Fib 4.4 g/L，APTT 37.9秒，INR 1.09。

（5）肝肾功能：总胆红素6 μmol/L，直接胆红素0 μmol/L，Alb 27 g/L，ALT 14 U/L。BUN 10.3 mmol/L，Scr 68 μmol/L，尿酸213 μmol/L。

（6）电解质：钠140 mmol/L，钾4.3 mmol/L，氯106 mmol/L，钙1.65 mmol/L，HCO_3^- 32 mmol/L，磷1.09 mmol/L。

（7）血脂：甘油三酯8.92 mmol/L，总胆固醇11.17 mmol/L，HDL－C 1.21 mmol/L。

（8）24 h尿量1 100 mL，尿蛋白定量4 910 mg。

（9）乙型肝炎、丙型肝炎、梅毒、艾滋病各项指标均阴性。

（10）ANA、ENA、dsDNA、ANCA、抗GBM、血尿免疫固定电泳、血游离轻链等均阴性。

（11）ASO阴性，RF10 U/mL，ESR 60 mm/h。

（12）免疫球蛋白：血清IgG 7.17 g/L，IgA 5.94 g/L，IgM 1.89 g/L，补体C3 0.42 g/L，补体C4 0.35 g/L，IgE 552.00 U/mL。

（13）胸部X线片：正常。

（14）心电图：窦性心律，未见明显异常。

（15）B超：肝、胆、胰、脾未见明显异常。左肾101 mm×52 mm，右肾98 mm×59 mm。泌尿系未见异常。

（16）肾活检病理报告：肾小球内细胞数100～140个/小球，系膜区系膜细胞2～5个，基质中重度增生，部分插入内皮下，毛细血管壁增厚。毛细血管襻开放欠佳，节段毛细血管襻与球囊粘连及囊周纤维化。Masson染色、PASM染色：肾小球毛细血管襻内皮下及系膜区嗜复红物质沉积，基底膜见"双轨"形成。肾小管间质慢性病变轻度，未见小管萎缩及间质纤维化；急性病变轻度，未见小管上皮细胞坏死。肾小管上皮细胞肿胀、细颗粒变性，见腔内蛋白管型和红细胞管型，间质炎性细胞弥漫浸润。间质小动脉未见纤维蛋白样坏死或血栓形成，管壁及管周未见明显炎细胞浸润。

• 刚果红染色：阴性。

• 免疫荧光：IgG（3+）、IgA（+）、IgM（+）、C3（2+）、C4（±）、C1q（±）、κ（2+）、λ（2+），沿毛细血管壁及系膜区颗粒状、弥漫沉积。

• 石蜡免疫检测：PLA2R、THSD7A：均阴性。

• 电镜：肾小球系膜基质重度增生，基底膜弥漫增厚，系膜区、基底膜内皮侧可见大量电子致密物沉积,基底膜上皮侧未见电子致密物沉积,上皮细胞足突弥漫融合,微绒毛形成。肾小管上皮细胞未见明显异常,肾小管基膜周围未见电子致密物沉积。

【病例分析】

问题1:请归纳该病例的病史特点。

(1)青年女性。

(2)上感后急性起病,表现为肾病综合征伴镜下血尿,肾功能正常,不伴高血压及肾外表现。

(3)查体:咽红,双侧扁桃体 $I°$ 肿大,未见脓性分泌物。双睑及下肢凹陷性水肿。

(4)实验室检查中细菌感染指标阳性,ESR快,ASO阴性,补体C3降低,其他免疫球蛋白及自身抗体未见明显异常。

(5)辅助检查未见异常。

问题2:该患者的诊断是什么?并陈述诊断依据和鉴别诊断要点。

(1)诊断:① 肾病综合征:原发性膜增生性肾小球肾炎(免疫复合物介导性,I型);② 上呼吸道感染。

(2)诊断依据:青少年女性;前驱感染后以肾病综合征起病,肾功能正常,不伴高血压及肾外表现;补体C3、自身免疫、慢性感染、肿瘤等指标均阴性;肾活检病理:光镜提示膜增生性肾小球肾炎,IgG、C3为主沿毛细血管壁及系膜区颗粒状、弥漫沉积;电镜:系膜区、内皮下见大量电子致密物沉积。

(3)鉴别诊断:详见本章鉴别诊断。

本例患者为青年女性,结合患者病史、临床表现、查体及辅助检查,并结合肾脏病理改变可以排除以上疾病可能。

问题3:简述该患者治疗原则。

(1)评估预后:患者为青少年,尿蛋白达肾病范围,但血压、肾功能正常,肾脏病理检查未见新月体形成及小管萎缩、间质纤维化等,预后较为理想。

(2)清淡饮食,注意休息,监测血压、尿量及体重,防治感染。避免使用肾毒性药物。

(3)予以ACEI或ARB类药物降尿蛋白,定期复查尿常规、24 h尿蛋白定量、肝肾功能、电解质、血常规等。

(4)起始泼尼松(每日1 mg/kg)治疗,维持12~16周。如果用药12~16周后蛋白尿降低水平>30%,可以在6~8个月内逐渐减为隔天用药;如果用药12~16周后蛋白尿降低水平<30%,则认为治疗反应性不佳,需要减量泼尼松至20 mg/d并添加MMF;如果联合治疗6~12个月蛋白尿仍无改善,终止治疗并考虑重复肾脏活检;如果活检结果继续显示活动性肾炎,考虑使用环磷酰胺或利妥昔单抗;如果患者不愿服用或存在糖皮质激素禁忌证,可以使用钙调神经磷酸酶抑制剂。

(李林)

第九节　C3肾小球病

【概述】 C3肾小球病(C3G)为肾小球C3沉积为主导致的肾小球疾病,主要包括致密物沉积病（DDD）和C3肾小球肾炎（C3GN）。C3肾小球病患病率约每百万人口14～140例。

【发病机制】 C3肾小球病的主要发病机制为补体旁路途经的C3转化酶过度激活，导致补体成分在肾小球异常沉积。常见发病机制包括：

1. 生成C3转化酶自身抗体 又称为C3肾炎因子（C3NeFs），该自身抗体保持C3转化酶复合体稳定，维持其活性。C3肾炎因子多见于DDD，也可见于C3肾小球肾炎。

2. 补体调节蛋白异常 H因子活性丢失是导致C3肾小球病的重要机制，可由H因子基因变异和获得性原因所致，包括抗H因子自身抗体的产生。有报道单克隆免疫球蛋白作用于B因子或具有C3肾炎因子活性，导致C3肾小球病。另有研究显示，H因子和其相关基因H因子相关蛋白5（CFHR5）等位基因变异造成的差别可增加C3肾小球病的危险性。

3. 其他 肾素可参与C3的裂解。有报道肾素抑制剂可减少C3的降解。

【临床特点】 DDD主要发生在儿童，C3肾小球肾炎的患者年龄可稍大。C3肾小球病偶见于老年患者，多同时伴有单克隆浆细胞病。

C3肾小球病发病前可有前驱上呼吸道感染，包括链球菌感染。有些患者开始被诊断为链球菌感染后肾炎，最终被诊断为C3肾小球病。

1. 尿液异常 几乎所有DDD及C3GN患者均表现为蛋白尿和（或）血尿。蛋白尿程度不一，可达肾病范围蛋白尿。DDD患者可表现为急性肾炎综合征、单纯肉眼血尿、单纯蛋白尿以及蛋白尿合并血尿。

2. 肾功能 在起病时可有不同程度的肾功能损伤，肾功能恶化的速度也不同。偶有患者肾功能快速下降，呈新月体肾炎。

3. 血清学及遗传学表现 DDD患者绝大多数都有低C3血症。79%～100%DDD患者血C3降低。约48%C3肾小球肾炎（C3GN）患者存在低C3血症。C3G患者C4水平大多在正常范围。部分患者血清可溶性C5b-9水平升高。80%的DDD患者及约40%的C3GN患者的血中可检测到C3肾炎因子（C3NeF）。

4. 肾外表现 多数DDD患者可伴有视网膜黄斑变性，表现为包含补体成分的物质在视网膜色素上皮细胞和Bruch膜之间沉积形成疣状物。有些DDD患者合并获得性部分脂肪营养不良，表现为面部、上半部分躯体皮下脂肪丢失，与补体旁路介导的脂肪组织损伤相关，可早于DDD数年出现。

【病理特点】 DDD患者特征性病理改变为电镜下在肾小球基底膜致密层可见均质飘带状电子致密物沉积，电镜是诊断DDD的金标准。免疫荧光下可见C3沿毛细血管壁、肾小囊壁及肾小管基底膜沉积，免疫球蛋白阴性或很少量沉积。光镜表现多样，虽然DDD曾被分类为Ⅱ型膜增殖性肾炎（MPGN），仅25%～44%表现为膜增殖性肾炎样改变，其余可表现为新月体性肾小球肾炎（18%）、毛细血管内增生性肾小球肾炎（12%）、系膜增生性肾小球肾炎（4%）或肾小球硬化。

C3GN患者肾脏免疫荧光表现为以C3为主，在系膜区伴或不伴毛细血管壁沉积，免疫球蛋白阴性或很少量沉积。C3免疫荧光强度较其他免疫分子荧光强度超过两个级别。光镜表现多样，可以是MPGN、轻微病变、弥漫增生性肾小球肾炎、毛细血管内增生、新月体性肾小球肾炎等，慢性病变如动脉硬化、肾小球硬化、间质纤维化等较DDD常见。电镜下可发现电子致密物在系膜区和（或）内皮下沉积，有时可见于上皮下，但较弱。在GBM内一般无电子致密物。

除上述表现外，在DDD和C3GN患者肾组织电镜下可见到上皮下驼峰样物质沉积，与链球菌感染后肾小球肾炎表现类似,这些驼峰的意义及其与感染的关系仍不明确,可能与感染相关肾小球肾炎重叠,应结合临床进行诊断与鉴别诊断。

【诊断及鉴别诊断】

1. 诊断 C3肾小球病是补体旁路途经异常激活导致的肾脏疾病,由于其命名来源于病理形态学表现,因而诊断依赖肾活检检查,特别是免疫荧光和电镜是诊断的必要检查。同时应该寻找补体旁路途径异常激活的临床证据,如血清补体水平、肾外器官损伤等;最后需探寻导致补体旁路激活的原因,如基因异常、免疫机制、单克隆免疫球蛋白等。

重复肾活检研究提示,补体沉积和免疫球蛋白沉积的比例可随时间改变。近年研究发现,在免疫复合物介导的膜增殖性肾炎患者,近50%有补体旁路途经基因异常或相关自身抗体(如C3NeF)。因此,某些系统性免疫复合物疾病,如自身免疫性疾病、感染相关肾小球疾病等,可以触发C3肾小球病的发生,使C3肾小球病和免疫性肾病可能重叠存在。

以下检查虽然并不是所有医院都开展,但对C3肾小球病的诊断有重要价值。

(1)C3肾炎因子(C3NeF):C3肾炎因子可稳定C3转化酶的自身抗体,使C3转化酶持续激活。C3肾炎因子阳性提示DDD或C3肾小球肾炎。

(2)补体H因子:H因子促进C3转化酶和C5转化酶的降解。可通过检查H因子水平或活性、H因子基因、抗H因子自身抗体等评估其在C3肾小球病发病中的作用。

(3)补体H因子相关蛋白(CFHR):有报道补体H因子相关蛋白基因异常与补体旁路激活与C3肾小球病有关,其基因检查是诊断该病的方法之一。

(4)其他补体激活途径成分检查:有报道B因子、I因子、膜协同因子蛋白等异常与C3肾小球病发生有关。检查包括基因检测、自身抗体以及各种因子蛋白水平检测等。

(5)单克隆免疫球蛋白检测:文献报道,一些C3肾小球病的发生与单克隆免疫球蛋白的产生有关,因此对怀疑有C3肾小球病的患者应常规检查免疫固定电泳、游离轻链等。

2. 鉴别诊断 C3肾小球病临床表现特异性不强,表现为蛋白尿和(或)血尿,因此需与各种原因引起的肾小球肾炎鉴别,如IgA肾病、狼疮性肾炎等。多数患者血清补体C3下降而C4正常,有助于C3G与其他类型的肾小球肾炎的鉴别。

链球菌感染后肾小球肾炎和感染相关肾小球肾炎临床表现为急性肾炎综合征、补体C3下降等,需与C3肾小球病鉴别。

(1)链球菌感染后肾小球肾炎临床病程常呈自限性,补体C3水平多在8~12周自然恢复,预后较好。对于病情迁延不愈甚至进展至终末期肾病,而且补体水平持续降低的患者,应警惕C3肾小球病。

(2)葡萄球菌感染相关性肾小球肾炎多见于中老年患者,感染部位通常为皮肤、软组织、心脏、内置导管、脓胸等。临床可表现为血尿、不同程度蛋白尿及肾功能不全。多数患者伴有低补体血症,肾脏病理免疫荧光表现为以C3沉积为主或同时伴IgA或IgG共同沉积于肾脏。

(3)单克隆免疫球蛋白导致的肾脏病可表现为淀粉样变、单克隆免疫球蛋白沉积病、增生性肾炎伴单克隆免疫球蛋白沉积(PGNMID)等,免疫荧光肾小球有单克隆免疫球蛋白或轻链沉积。但部分单克隆免疫球蛋白轻链引起肾脏损伤时冰冻切片免疫荧光仅有C3沉积,可误诊为C3肾小球病。

【治疗】 目前尚无大型临床循证支持C3肾小球病的治疗。当前的治疗主要来源于病例报道、临床经验以及对其发病机制的认识。

1. 一般治疗　应用ACEI或ARB降蛋白尿，控制血压，降低血脂以及必要时抗凝及其他对症支持治疗。对由单克隆免疫球蛋白病所致C3肾小球病，应根据患者具体情况，针对单克隆浆细胞病进行治疗。

2. 免疫抑制剂　对于尿蛋白超过1.5 g/24 h或肾功能下降的患者，可使用吗替麦考酚酯加小剂量糖皮质激素。最佳疗程尚无定论，可使用6个月，但约一半患者停药后复发，复发后可再次使用用该方案。对表现为快速进展性肾炎（RPGN）伴新月体患者，按新月体肾炎处理，包括激素冲击、联合环磷酰胺等。

3. 生物制剂　对吗替麦考酚酯加小剂量糖皮质激素方案无反应者，或肾功能下降进展快的患者可使用抗C5单抗–依库珠单抗（Eculizumab）。依库珠单抗可与C5结合，防止其裂解，从而抑制补体激活。依库珠单抗常在数周至数月内起效，但需维持治疗的时间尚不清楚。

4. 血浆输注或置换　对补体H因子异常患者，可定期使用新鲜冰冻血浆。对抗H因子自身抗体的患者可应用血浆置换。如患者对输入血浆或血浆置换有效，应定期长期甚至终身使用。此外，肾功能快速恶化的患者也可考虑在免疫抑制治疗的基础上尝试使用血浆置换。

5. 肾移植　肾移植是C3肾小球病患者肾脏替代方法之一，但复发率高。准备接受肾移植的患者应在移植前开始接受治疗以纠正任何可识别的H因子异常或C3NeF，且在移植后应继续接受特异性治疗。

【预后】　C3肾小球病患者预后差别较大。DDD患者的预后较差，70%在诊断9年后进入终末期肾病。C3GN的预后相对较好，但差异较大，从少量蛋白尿肾功能稳定，到大量蛋白尿，肾功能不全。少数患者可表现为RPGN。

典型病例及分析

【病例介绍】

1. 病史　患者，男性，52岁。因"双下肢水肿伴血肌酐升高4个月"入院。患者于4个月前因双下肢水肿就诊，查尿蛋白2 g/24 h，尿RBC 12/HP，血肌酐150 μmol/L。B超显示双肾大小正常，呈慢性病变。高血压史10年，服降压药氨氯地平，血压维持在130～140/80～90 mmHg。否认糖尿病史。否认关节疼痛史，否认"肾毒"药物使用史。否认近年有肺炎等感染史。为进一步评估肾功能不全病因收入院。

2. 既往史　高血压史10年，服降压药。否认糖尿病史；否认肝炎、伤寒、结核等传染病史；否认外伤、手术史；否认输血史；否认有毒有害物质接触史，否认家族相关疾病及遗传性疾病史。

3. 查体　体温37℃，血压140/90 mmHg。全身皮肤黏膜无明显黄染，未见皮下出血点及皮疹，无眼睑水肿。颈软，颈部淋巴结未触及。肺部检查（−）。心音低钝，律齐，各瓣膜听诊区未闻及病理性杂音。腹壁软，无明显压痛、反跳痛，肠鸣音4次/分。脊柱、四肢无畸形，关节无红肿，无杵状指（趾），双下肢水肿。

4. 辅助检查

（1）血常规：WBC 7.40×10^9/L，N 70%，Hb 115 g/L，PLT 163×10^9/L，ESR 30 mm/h。

（2）尿常规：尿蛋白（3+），RBC 20/HP，WBC 0～1/HP。

（3）尿蛋白：尿蛋白/尿肌酐2 500 μg/mg；尿白蛋白/尿肌酐2 000 μg/mg。

（4）粪常规：未见异常，隐血阴性，粪便转铁蛋白阴性。

（5）血生化：白蛋白37 g/L，球蛋白25.7 g/L，丙氨酸氨基转移酶8.1 U/L，天冬氨酸氨基转移酶11.8 U/L，肌酐145.2 μmol/L，尿酸516 μmol/L，葡萄糖4.5 mmol/L，钠140 mmol/L，钾5.3 mmol/L，氯108 mmol/L，钙2.22 mmol/L，磷1.16 mmol/L，总胆固醇4.86 mmol/L，甘油三酯1.47 mmol/L，HDL-C 0.79 mmol/L，LDL-C 3.15 mmol/L。

（6）血清学检查：ANA 1:100(+)，SSA(-)，SSB(-)，dsDNA(-)，C3 0.6 mg/dL，C4 13 mg/dL，IgG 889 mg/dL，IgA 271 mg/dL，IgM 39 mg/dL，IgE 9 mg/dL，轻链κ 51 mg/L，轻链λ 517 mg/L，冷球(-)，抗补体H因子111.1(正常<8.0)。ANCA(-)，抗GBM(-)，血免疫固定电泳IgG λ(+)。

（7）糖化血红蛋白：5.9%。

（8）CRP：0.07 mg/dL（<0.3）。

（9）传染病指标：HBV抗原、HCV抗体、HIV、RPR等均阴性。

（10）肿瘤指标：阴性。

（11）肾活检：20个肾小球，其中3个全球硬化。其余肾小球呈分叶状，肾小球有结节性损伤，伴系膜基质增多和系膜细胞增生、轻度肾小球毛细血管内增生。部分肾小管萎缩，伴间质纤维化。刚果红染色阴性。免疫荧光：C3(3+)，分布于系膜区，免疫球蛋白(-)，κ和λ轻链(石蜡包埋)均(-)。电镜：电子致密物见于系膜区、Bowman囊基底膜和肾小球基底膜。病理诊断：C3肾小球病。

5. 诊断 ① 肾炎综合征；② C3肾小球病；③ 肾脏意义的单克隆免疫球蛋白病(MGRS)；④ CKD 3期。

6. 治疗经过

（1）支持治疗：降压，血管紧张素受体抑制剂，降脂等。

（2）硼替佐米+地塞米松方案。

18个月后，C3 0.8 mg/dL，尿白蛋白/肌酐<200 mg/g，eGFR 70 mL/min。

【病例分析】

问题1：请归纳总结该患者的病史特点。

（1）中年男性。

（2）慢性病程，主要表现为蛋白尿，血尿，肾功能异常。

（3）实验室检查：尿蛋白/尿肌酐2 500 μg/mg；尿白蛋白/尿肌酐2 000.8 μg/mg；尿RBC 20/HP；肌酐145.2 μmol/L；C3 0.6 mg/dL，C4 13 mg/dL，轻链κ 51 mg/L，轻链λ 517 mg/L，冷球(-)，血免疫固定电泳IgG λ(+)，抗补体H因子111.1(正常<8.0)。ANCA、ANA、CRP(-)。

（4）肾活检：MPGN样改变，病理诊断为C3肾小球病。

问题2：该患者的诊断是什么？并列出诊断依据。

（1）肾炎综合征：蛋白尿(<3 g/24 h)，血尿，肾功能异常。

（2）C3肾小球病：慢性病程，蛋白尿、血尿、肾功能异常，低C3血症，抗H因子抗体阳性，无感染史。肾活检光镜下呈膜增殖性肾炎样改变；免疫荧光C3系膜区沉积，免疫球蛋白阴性，轻链(石蜡切片)阴性；电镜无结构电子致密物分布于基底膜。结合该患者存在单克隆IgG λ，抗补体H因子自身抗体阳性，推测该患者的单克隆抗体具有抗H因子活性，导致补体旁路途径过度激活，产生C3肾小球病。

（3）肾脏意义的单克隆免疫球蛋白病(MGRS)：血免疫固定电泳IgG λ阳性，血轻链λ水平升高，λ/κ>10，骨髓(-)，肾功能异常，推测由具有抗H因子活性单克隆抗体导致补体旁路过度激活,引起肾脏损伤。

（4）CKD 3期：慢性病程,血肌酐145 μmol/L,eGFR：47 mL/min。

（5）高血压：高血压病史10年,服用降压药。

（郝传明）

第四章

继发性肾脏病

第一节 狼疮性肾炎

【概述】 系统性红斑狼疮（SLE）是好发于年轻女性的一种自身免疫性疾病，常累及全身多个脏器，肾脏是最常受累的器官，称为狼疮性肾炎（LN）。据统计，有3%～9% SLE患者以肾脏受累为唯一首发表现。出现肾脏损害临床表现者占SLE患者的35%～90%；如果结合免疫病理检查，则80%～100%的SLE患者均有不同程度的肾脏受累。

【发病机制】 SLE主要通过循环或原位免疫复合物沉积造成肾脏损伤，少部分通过非免疫复合物途径（如狼疮间质性肾炎）或肾血管病变（肾动脉或静脉血栓）损伤肾脏。

1. 循环免疫复合物沉积 细胞免疫的T辅助细胞功能增强，而T抑制细胞功能减弱，使B细胞的功能亢进而产生过多的抗自身抗体，包括抗核和抗各种胞质成分的抗体。这些循环抗原抗体复合物逐渐沉积在肾小球的系膜区或内皮下，激活补体并引起补体介导的组织损伤；白细胞浸润，释放各种蛋白溶酶和细胞因子，导致组织损伤、细胞增殖和基质成分积聚。

2. 原位免疫复合物的形成 在SLE及LN患者血中可检测到高滴度的ANA，包括抗DNA抗体、抗组蛋白抗体、抗核蛋白体（RNP）抗体等，却无游离的DNA和DNA-抗DNA抗体复合物的存在。目前认为循环中的抗DNA抗体可与"种植"于肾小球基膜的DNA抗原结合，原位形成复合物，进而激活补体并发生一系列炎症反应。

3. 细胞凋亡 近年来研究发现细胞凋亡的调节失常参与了SLE及LN的发生机制。T细胞的细胞凋亡率减低，引起自身反应T细胞持续存在，减弱了T细胞对自身抗原的耐受性并对其起反应，产生自身抗体。此外，一些凋亡细胞是自身抗原的主要来源。

【病理特点】

狼疮性肾炎的病理表现极其多样化，不同的狼疮患者之间甚至同一患者相邻的肾组织病变都可能各不相同。病理分型对于估计预后和指导治疗有着积极意义。各病理类型间可互相转变。

根据2003年国际肾脏病学会/肾脏病理学会（ISN/RPS）的狼疮性肾炎分型，并根据2018年RPS工作组的修订意见，现将LN分为：Ⅰ型：轻微系膜病变LN；Ⅱ型：系膜增生性LN；Ⅲ型：局灶增生性LN（累及<50%肾小球），进一步分为活动性（A）、活动和慢性化（A/C）、慢性非活动性（C）；Ⅳ型：弥漫增生性LN（累及≥50%肾小球），根据活动性进一步分为A、A/C和C，不再区分Ⅳ-G和Ⅳ-S两个亚型；Ⅴ型：膜性LN，可合并Ⅲ或Ⅳ型；Ⅵ型：晚期硬化性LN（>90%肾小球硬化）。增加狼疮足细胞病（SLE通过非免疫复合物沉积途径介导、以广泛足细胞损伤为特征）和狼疮血栓性微血管病（TMA，直接由血栓性微血管病导致肾脏损伤）两个特殊类型。

【临床表现】 狼疮性肾炎是SLE多系统损害的一部分，其临床表现可轻可重，一般与其病理改变程度有关。

1. 隐匿性肾炎 仅有轻度蛋白尿和镜下血尿，而无肾脏病的其他临床表现，肾功能正常，常为肾小球系膜性或局灶增生性病变。

2. 急性肾炎 水肿、高血压，伴有不同程度的蛋白尿、血尿，可出现少尿以及一过性肾功能不全。病理多为弥漫增生性病变，免疫指标有明显异常。

3. 急进性肾炎 起病急骤，进行性少尿甚至无尿，出现血尿、蛋白尿、管型尿，可有水肿、高血压、进行性贫血和低蛋白血症，急剧发展的肾功能恶化，数周至数月内进展至尿毒症。弥漫增生型病变可累及所有肾小球,唯程度不一,毛细血管内或毛细血管外细胞均增殖,并有新月体形成和球囊粘连。

4. 肾病综合征　表现为大量蛋白尿(＞3.5 g/24 h)、低白蛋白血症(＜30 g/L)、高度水肿伴或不伴高脂血症。可并发肾静脉血栓形成及肺栓塞,出现腰痛、血尿或咳嗽、咯血、呼吸急促等症状。多见于膜性病变和弥漫增生性病变。

5. 高血压　是肾脏病变的并发症,在疾病早期较少见,严重高血压可引起心脑血管病变及肾功能衰竭而危及生命。

6. 肾小管功能异常　出现低分子蛋白尿、夜尿增多以及肾小管性酸中毒的表现。多发生在肾小管-间质病变较严重的患者。

7. 肾功能衰竭　抗磷脂抗体参与肾小球微血栓形成,可发生急性肾衰。各种类型肾炎反复发作使肾组织逐渐被破坏而进展至终末期肾衰竭,是患者死亡的常见原因。尿毒症时免疫反应受抑制,SLE可由高度活动转入相对静止状态。

【诊断与鉴别诊断】

目前SLE的诊断主要参照美国风湿病学会(ACR)1997年修订的SLE分类标准,11项中符合4项或以上即可诊断SLE。2019年欧洲风湿病联盟(EULAR)和ACR联合推出了新的SLE诊断标准,要求至少包括1条临床分类标准以及总分≥10分可诊断SLE。

SLE患者出现以下一项临床和实验室检查异常时,即可诊断为LN,包括:① 蛋白尿持续＞0.5 g/24 h,或随机尿检查尿蛋白(3+),或尿蛋白/肌酐＞500 mg/g(50 mg/mmol);② 细胞管型包括红细胞管型、血红蛋白管型、颗粒管型、管状管型或混合管型;③ 活动性尿沉渣(除外尿路感染,尿WBC＞5/HP,尿RBC＞5/HP),或红细胞管型,或白细胞管型。肾活检病理显示为免疫复合物介导的肾小球肾炎则进一步确定LN的诊断。年轻女性患者出现肾脏损害表现,在诊断原发性肾炎之前应当排除狼疮性肾炎的可能,需积极寻找SLE的肾外表现,并结合实验室检查及肾活检加以确诊。

【治疗原则】

应根据临床表现、病理类型、病情的活动性、累及其他脏器以及并发症制订不同的治疗方案(参考KDIGO肾小球肾炎临床实践指南和2019年中国狼疮性肾炎诊断和治疗指南)。需要从诱导到维持的长期治疗,诱导治疗尽可能达到完全或者部分缓解,维持治疗时间应至少3年。治疗过程中需定期随访,以调整药物剂量或治疗方案、评估治疗反应和合并症。

1. 基础治疗　无禁忌证的患者均可加羟氯喹(HCQ)治疗,最大剂量为6.5 mg/(kg·d)(200～400 mg/d),HCQ治疗前及治疗5年应检查视网膜病变,此后每年检查眼底一次。合并蛋白尿者建议使用血管紧张素转换酶抑制剂或血管紧张素受体拮抗剂。

2. 免疫治疗

(1) Ⅰ和Ⅱ型LN:主要根据狼疮的肾外表现来决定治疗方案。蛋白尿＞0.5 g/d,但＜3.0 g/d的Ⅱ型LN,可口服泼尼松0.5 mg/(kg·d)。

(2) Ⅲ和Ⅳ型LN

• 诱导期治疗:给予泼尼松0.8～1.0 mg/(kg·d)联合免疫抑制剂治疗,一般为6～9个月。免疫抑制剂可选用环磷酰胺(0.5～1.0 g/m²,每月一次静脉冲击)或吗替麦考酚酯(MMF,1.5～2.0 g/d口服)或他克莫司(TAC,每日0.1 mg/kg口服,并根据血药浓度调节剂量)。出现急性肾衰竭或新月体肾炎者酌情予甲泼尼龙冲击,0.5～1.0 g/d,连续3天,必要时重复。

● 维持期治疗：小剂量泼尼松（≤10 mg/d）联合免疫抑制剂维持。推荐应用硫唑嘌呤（每日 1.0～2.0 mg/kg）或MMF（0.5～1.0 g/d）或TAC（2～3 mg/d）。

（3）V型LN：单纯V型LN如尿蛋白<2 g/d可采用激素和ACEI/ARB减少蛋白尿；蛋白尿 ≥2 g/d者，应联合使用激素及免疫抑制剂（如环磷酰胺、钙调磷酸酶抑制剂、吗替麦考酚酯）治疗。V＋III型和V＋IV型较难治，按照III型和IV型治疗，也有主张采用"多靶点"方案即激素联合MMF 和TAC治疗。

（4）VI型LN：病理以硬化为主，活动指标不显著时，以小剂量激素维持即可。

3. 生物制剂治疗　是未来LN治疗的重要趋势，主要靶点有B细胞发生、成熟的各个阶段，以及T、B细胞的激活共刺激信号。

（1）利妥昔单抗（rituximab）：抗CD20单抗，一种人鼠嵌合抗体，可能与抗体依赖性细胞介导的细胞毒作用和诱导凋亡有关，对难治性SLE如中枢神经系统、肾脏、血液系统受累及血管炎有效。常用剂量为375 mg/m^2（d1、d8、d15、d22）。

（2）贝利尤单抗（belimumab）：作用于B细胞刺激因子，用于活动性和难治性LN治疗。常用剂量为10 mg/kg（第0、14、28天，然后每28天一次）。

【预后】　LN的预后与病理类型有密切关系，I型和II型病变轻、预后好，III、IV型以及 V＋III、V＋IV型病变重，预后差。预后最差为小球硬化病变。

典型病例及分析

【病例介绍】

1. 病史　女性，24岁。近半月来下肢水肿，反复发热38℃左右，可自行热退，无咳嗽、咳痰，有尿色加深，无尿频、尿急、尿痛，尿量无减少。1周前面部出现红斑，脱发明显，伴膝关节痛。至当地医院查尿RBC 25～30/HP，尿蛋白（4+）；血白蛋白19 g/L，谷转氨酶80 U/L，肌酐105 μmol/L；血 WBC 3.8×10^9/L，Hb 85 g/L，PLT 93×10^9/L。接受了输注白蛋白、保肝等治疗。发病以来体重增加约8 kg。

否认高血压、糖尿病等慢性疾病史；否认肝炎、伤寒、结核等传染病史；否认外伤、手术史；否认输血史；否认家族遗传性疾病史。

2. 体格检查　体温37℃，脉搏108次/分，呼吸频率20次/分，血压160/90 mmHg，神志清，全身皮肤黏膜无黄染，全身浅表淋巴结未触及肿大，面颊部可见红斑，眼睑轻度水肿，双肺呼吸音清，心率108次/分，律齐，各瓣膜区未闻及杂音。腹稍隆，无压痛、反跳痛，肝脾肋下未触及，移动性浊音（+），双下肢凹陷性水肿（2+）。

3. 辅助检查

（1）血细胞分析：Hb 88 g/L，WBC 4.5×10^9/L，N 64%，PLT 66×10^9/L。

（2）尿液分析：RBC 16～20/HP，WBC 1～3/HP，尿蛋白（4+），尿比重1.015。

（3）24 h尿蛋白定量10.5 g（24 h尿量1.1 L）。

（4）凝血指标：部分凝血活酶时间31.2秒，D-二聚体0.838 mg/L，纤维蛋白原浓度1.2 g/L，凝血酶原时间11.2秒，凝血酶时间28.0秒。

（5）生化指标：谷丙转氨酶48 U/L，谷草转氨酶181 U/L，BUN 14 mmol/L，肌酐132 μmol/L，尿酸585 μmol/L，eGFR 43 mL/min，胱抑素C 7.32 mg/L，白蛋白16 g/L，球蛋白33 g/L，血糖

4.9 mmol/L，钾 5.4 mmol/L，氯 104 mmol/L，钠 137 mmol/L，总胆红素 10.4 µmol/L，钙 1.82 mmol/L，磷 1.47 mmol/L，总胆固醇 9.32 mmol/L，甘油三酯 3.5 mmol/L。

（6）免疫指标：IgA 3.25 g/L，IgG 22.5 g/L，IgM 1.7 g/L，IgE 869.0 U/mL；补体 C3 0.54 g/L，C4 0.15 g/L；ANA 1∶1 000 阳性，抗 dsDNA > 100 U/mL，抗 Sm 抗体阳性，抗 RNP/Sm 抗体阳性，抗 SSA 抗体阳性，SSB 抗体弱阳性。抗心磷脂抗体 < 2 U/mL；ESR 77 mm/h。

（7）病毒指标：乙型肝炎、丙型肝炎、HIV、RPR 均阴性。

（8）心电图：窦性心动过速，HR 110 次/分。

（9）彩超：肝、胆、胰、脾、肾未及异常，腹腔积液，深约 72 mm。

（10）胸部 CT 平扫：双侧胸腔积液，心包少量积液，右肺中叶及左肺下叶少许纤维灶。

（11）肾穿刺活检：① 光镜：弥漫系膜细胞增生，基质增宽，伴有肾小球基底膜弥漫增厚（图 4-1）；② 免疫荧光：IgA、IgM、IgG、C3、C4、C1q、kappa、lamda 均阳性；③ 电镜：上皮下和系膜区见较多电子致密物沉积，内皮下少量沉积，足突大部分融合。

诊断：狼疮性肾炎（Ⅳ + Ⅴ型）。

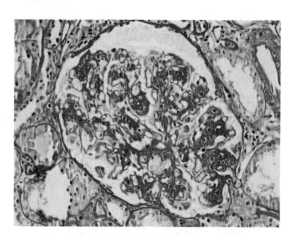

图 4-1 光镜见弥漫系膜细胞增生，基质增宽，伴肾小球基底膜增厚（PAS 染色，×400）

【病例分析】

问题1：请归纳病史特点。

（1）年轻女性。

（2）有全身酸痛、反复发热等全身症状。

（3）有大量蛋白尿、血尿，水肿，高血压，肾功能异常等肾脏受损表现。

（4）有关节痛、面部红斑、脱发、口腔溃疡等关节皮肤黏膜损害。

（5）有血液系统受累，表现为贫血及血小板下降。

（6）存在多浆膜腔积液：腹水、胸腔积液、心包积液。

（7）多项自身免疫指标异常：ANA 高滴度阳性、抗 dsDNA 抗体升高，抗 Sm 抗体、抗 SSA 抗体、抗 SSB 抗体等均阳性，补体 C3、C4 明显下降。

（8）肾活检光镜提示弥漫系膜增生，伴有肾小球基底膜弥漫增厚，免疫荧光呈现"满堂亮"。

问题2：该患者可能的诊断是什么？并陈述诊断依据和鉴别诊断要点。

（1）诊断：系统性红斑狼疮，狼疮性肾炎（Ⅳ + Ⅴ型），肾性高血压，CKD 3 期。

（2）诊断依据

● 年轻女性，双下肢水肿伴反复发热半月余。

● 病程中有肉眼血尿及关节痛、脱发等系统性症状。

● 查体可及颊部红斑、口腔溃疡、腹水及双下肢水肿，血压升高。

● 辅助检查：① 持续性蛋白尿；② 肝肾功能轻度异常；③ 血液系统异常：Hb 及 PLT 下降；④ 自身免疫指标阳性；⑤ 肾活检提示狼疮性肾炎；⑥ B 超双肾结构正常。

（3）鉴别诊断要点

● 慢性肾小球肾炎：往往起病缓慢，可有高血压、水肿、蛋白尿、血尿及管型尿等表现中的一项或数项,需进一步排除继发性肾小球疾病后诊断。

- 高血压肾损伤:原发性高血压5~10年后出现轻至中度肾小动脉硬化,入球小动脉和小叶间动脉管壁硬化为主要病理表现,相应肾实质缺血萎缩、纤维化,出现肾功能不全,眼底检查可有眼底小动脉硬化。

- 系统性血管炎:多见于中老年人,临床表现为发热、咳嗽、咯血等肺部症状,也可有皮肤和关节表现,肾脏累及表现为镜下血尿、轻中度蛋白尿、缓慢或快速进展性的肾功能损害。80%患者ANCA检测阳性,胞质型和核周型的比例接近。

- 紫癜性肾炎:临床表现为镜下血尿和轻中度蛋白尿,结合其他系统表现(紫癜、关节痛和腹痛)和肾脏病理表现可进行诊断。

本例患者为青年女性,病史较短,结合患者临床表现、查体及辅助检查结果,可以排除以上疾病可能。

问题3:陈述该患者的治疗原则及简述具体措施。

(1)原则:① 适当休息,低盐优质蛋白饮食,适当限制水分摄入;② 根据肾脏病理分型和临床表现制订免疫治疗方案,合理使用激素及免疫抑制剂;③ 控制血压、调节血脂;护肝利尿消肿等治疗;④ 预防并发症特别是感染的发生。

(2)具体措施

- 饮食控制:低盐优质蛋白,限制水分摄入。
- 利尿消肿:适当应用利尿剂,低血容量或利尿抵抗可使用白蛋白提高血浆胶体渗透压。
- 控制血压:排除禁忌可使用ACEI/ARB类药物;使用他汀类药物控制血脂。
- 抗凝:可考虑使用低分子肝素。
- 激素及免疫抑制剂使用:糖皮质激素和细胞毒药物仍然是治疗狼疮性肾炎的主要药物。临床常用免疫抑制剂有环磷酰胺、霉酚酸酯、他克莫司等。近年来,生物制剂如利妥昔单抗、贝利尤单抗等亦用于SLE及LN的治疗。
- 预防感染,监测肾功能、电解质、尿量等。
- 若患者发生狼疮脑病等严重并发症,可考虑血浆置换;结合患者具体情况,必要时使用静脉丙种球蛋白。

(李晓)

第二节　ANCA相关性血管炎

【概述】　ANCA相关性血管炎(AAV)是一组异质性的、以累及小血管壁的纤维素坏死样改变为主要病理特征的自身免疫异常疾病,因其血清中常常合并抗中性粒细胞胞质抗体(ANCA)阳性而得名。ANCA检出率为70%~80%,主要为胞质型(C-ANCA)、核周型(P-ANCA)和不典型ANCA(A-ANCA)三种。靶抗原分为丝氨酸蛋白酶类:蛋白酶-3(PR-3)、组蛋白酶G(CG)等;抗菌蛋白类:髓过氧化物酶(MPO)、天青杀素、溶菌酶、杀菌/通透性增高蛋白(BPI)等;以及其他类型如人溶酶体相关膜蛋白-2(H-LAMP2)、β-葡萄糖醛酸酶、a-烯醇化酶等。其临床表现有异质性,可累及皮肤、呼吸道、神经系统和肾脏等脏器,在老年自身免疫性肾脏病中位居首位。AAV属于小血管炎,主要类型包括显微镜下多血管炎(MPA)、肉芽肿性多血管炎(GPA)和嗜酸性肉芽肿性多血管炎(EGPA)。AAV亦可累及单一器官,例如肾脏局限性血管炎(RLV),目前尚缺乏AAV在中国人群中确切的流行病学数据。在疾病谱方面,MPA占中国人群AAV患者的80%,而在高加索人群研究中GPA更为常见。另外,中国人群AAV患者MPO阳性率较PR3更高,MPO-ANCA阳性和MPA是中国AAV患者的流行病学特征。

【发病机制】 AAV的发病机制尚未完全明确,目前研究显示其与免疫(如B细胞及T细胞的免疫耐受)、遗传倾向(关键基因多态性、表观遗传学的异常调控)、环境诱发因素(二氧化硅暴露、药物诱导)和某个特殊的"启蒙"抗原刺激(如细菌黏附素、ANCA反抗原肽)等多重因素相关。

1. T细胞调节异常 T细胞调节异常是AAV发病机制的中心环节。活动性GPA的CD4+T细胞和单核细胞激活的水平更高,且Th1细胞因子TNFα和IFNγ水平也非常高。效应T细胞亚族Th17细胞分泌产生IL-17及IL-23,IL-17作用于内皮细胞、上皮细胞和巨噬细胞等,诱导释放IL-8、CXCL-1等趋化因子以及IL-1β和TNFα等细胞因子,促进ANCA靶抗原在中性粒细胞和单核细胞表达而致病。

2. B细胞活化 B细胞是分泌ANCA的浆细胞前体,有抗原呈递、分泌细胞因子及调节功能等作用。B细胞刺激因子(BLyS)能促进B细胞增殖和活化,有研究证实活动期AAV患者血清BLyS水平升高,进一步提示了B细胞在AAV发病机制中的重要作用。

3. 补体激活 ANCA能刺激中性粒细胞释放B因子、裂解素和C3,激活补体旁路途径产生C5a。组织炎症和内皮细胞损伤可激活局部补体途径,尤其是旁路途径,可将C5裂解为C5a和C5b。C5a是中性粒细胞强力趋化因子,其与细胞表面的C5aR结合后使中性粒细胞致敏,造成小血管壁发生坏死性炎症;C5b可诱导攻膜复合物聚集,促进炎症因子释放、细胞膜蛋白表达以及细胞凋亡,加重小血管壁损害。

4. ANCA的作用与呼吸爆发 目前研究认为,ANCA靶抗原成分的中性粒细胞及单核细胞被激活和表达在AAV的发病中起重要作用。ANCA诱导中性粒细胞活化、呼吸爆发及脱颗粒,释放细胞因子与趋化因子诱发广泛的中性粒细胞效应,增加血管内皮细胞黏附性,导致体内血管损伤。

【肾脏病理】 肾脏是AAV最常见的受累脏器,主要表现为急进性肾小球肾炎,其肾脏病理改变具有特征性。

1. 光镜检查 主要表现为新月体形成、纤维素样坏死等。各肾小球受累程度不同,可同时存在几种不同的病变或病变的不同阶段,如同时发现节段坏死和新月体形成。肾小管上皮细胞可见空泡或颗粒变性,管腔扩张,刷状缘脱落等。肾小动脉可出现坏死、血栓形成、管壁增厚及管腔狭窄等。

2. 免疫荧光检查 免疫球蛋白和补体沉积阴性或弱阳性,因此被称为"寡或少免疫复合物性肾小球肾炎"。部分患者可同时存在抗肾小球基底膜抗体阳性或合并免疫复合物性肾炎的病理特征。

3. 电镜检查 肾小球内一般无电子致密物沉积,偶可见到少量散在分布的电子致密物,伴有坏死的肾小球可以看到基底膜断裂、纤维素样物质沉积等表现。

【临床表现】 AAV是一种自身免疫性疾病。患者可出现短期内显著消瘦、发热、乏力、贫血。此病在老年人中高发,起病多以急进性肾炎或急性肾衰竭为主要表现,早期可表现为少尿、无尿、肾功能进行性恶化,少数患者肾功能可维持正常。AAV肾损害患者多出现不同程度的蛋白尿和血尿,可见红细胞管型以及肾病综合征。

AAV可分为显微镜下多血管炎（MPA）、肉芽肿性多血管炎（GPA）和嗜酸性肉芽肿性多血管炎（EGPA），临床表现不尽相同。

GPA又称Wegener肉芽肿,多数GPA患者PR3-ANCA阳性。GPA通常累及呼吸道及肾脏等,病理表现为血管上皮细胞肉芽肿、小血管性血管炎和坏死,肾脏可表现为急进性肾小球肾炎。约80%的GPA患者最终都会累及肾脏,表现为蛋白尿、血尿、肾功能受累,肾脏一旦受累往往提示疾病进展加速。GPA患者耳鼻喉（ENT）病变表现突出,可表现为马鞍鼻、鼻旁窦肉芽肿形成,副鼻窦、泪腺、眼眶的肉芽肿形成而造成突眼。肉芽肿性炎症亦可累及其他系统。肺部病变表现为咳嗽、咯血、胸膜炎等,胸片呈非特异性炎症浸润阴影或结节,开放性肺活检可检出肉芽肿病变。

MPA肾脏累及多见,表现为血尿、蛋白尿等,同时伴有皮肤累及,下肢斑丘疹样紫癜以及口腔溃疡最为常见,消化系统症状多于GPA,通常为无肉芽肿性炎症。大部分MPA患者为MPO-ANCA阳性。

EGPA又称Churg-Strauss综合征,主要累及小型至中型血管。患者常有慢性鼻窦炎、哮喘和显著的外周血嗜酸性粒细胞增多。40%左右的EGPA患者抗MPO-ANCA阳性。

【分类及诊断标准】 1990年版美国风湿病学会的标准（ACR分类标准）是最早的血管炎分类标准,但分类准确性不足。ACR对GPA的诊断标准包括：口腔或鼻腔炎症、异常胸片、尿沉渣异常、组织活检有肉芽肿炎性改变。国际Chapel Hill共识会议（CHCC）的命名法最常用,在2012年进行过修订。CHCC是命名系统,而非分类系统,其关注病变血管的大小和受累的脏器系统。欧洲药品管理局（EMA）方案综合运用了ACR标准和CHCC命名法。

【鉴别诊断】 AAV肾损害需与其他类型的肾炎及血管炎进行鉴别,常见的鉴别诊断如下。

1. 肾小球基底膜（GBM）疾病 一种累及肾小球毛细血管和肺毛细血管的血管炎,肾小球基底膜有抗基底膜自身抗体沉积。肺部受累通常引发肺出血,而肾脏表现为伴坏死和新月体的肾小球肾炎。

2. 狼疮性肾炎 为系统性红斑狼疮（SLE）的肾脏损害,临床常有全身多系统损害,可表现为伴有肾功能损害的急进性肾炎。实验室检查可有多种自身抗体阳性,活动期可见ESR升高、抗dsDNA抗体升高及补体下降等。

3. 紫癜性肾炎 临床有皮肤、关节、肾脏、消化道受累的过敏性紫癜表现,病理可表现为以IgA、C3为主的免疫复合物沉积,肾脏表现与IgA肾病相似。

4. 冷球蛋白血症性血管炎 其特征是存在冷球蛋白。冷球蛋白是一类血清蛋白,可在冷环境下沉淀,复温时溶解。可由病毒感染、血液系统肿瘤、自身免疫疾病等引起,冷球蛋白免疫复合物沉积于血管壁导致小血管炎症,皮肤、肾小球和外周神经常会受累。

5. 血栓性微血管病 如HUS或TTP等,临床表现为微血管病性溶血性贫血及血小板减少,微血栓形成导致肾脏受累,可表现为急性肾衰竭、蛋白尿及血尿等。肾脏病理特征为肾小球内皮细胞损伤,毛细血管腔内血栓形成,可见破碎红细胞,肾血管腔内可见纤维素样坏死或血栓形成,管腔狭窄或闭塞等。

【治疗原则】 对于临床表现符合小血管炎且血清MPO-ANCA或PR3-ANCA阳性患者,特别是快速进展的患者,不要因等待肾活检或肾活检报告而延迟免疫抑制剂治疗,应尽早开始治疗。

1. 诱导期治疗 对于新发AAV,推荐糖皮质激素联合环磷酰胺或利妥昔单抗诱导治疗。对于肾功能快速下降患者,优先考虑环磷酰胺联合糖皮质激素诱导治疗,也可以利妥昔单抗联合环磷酰胺治疗。对于严重肾衰竭（Scr＞500 μmol/L）或肌酐进行性升高，有威胁生命的临床表现如弥漫性肺出血、合并抗肾小球基底膜（anti-GBM）抗体阳性者，需血浆置换治疗。

2. 维持期治疗　诱导缓解后，推荐利妥昔单抗或硫唑嘌呤和低剂量糖皮质激素维持治疗。环磷酰胺诱导缓解后，可采用硫唑嘌呤联合低剂量糖皮质激素或利妥昔单抗（无糖皮质激素）治疗来防止复发。硫唑嘌呤联合低剂量糖皮质激素维持治疗疗程尚不清楚，应该在诱导缓解后18个月到4年之间。使用利妥昔单抗维持疗程亦不清楚，目前有研究评估了诱导缓解后维持治疗18个月，常规口服糖皮质激素或口服免疫抑制剂联合利妥昔单抗维持治疗没有作用。不能耐受硫唑嘌呤和骁悉治疗的患者，亦可考虑甲氨蝶呤维持治疗，但不适用于GFR＜60 mL/（min·1.73 m²）的患者。

3. 复发治疗　复发是指在获得缓解后，任意器官或系统中再次出现活动性血管炎的症状或体征。对于血管炎复发（危及生命或器官功能）的患者，应首选利妥昔单抗重新开始诱导治疗。

4. 难治型治疗　对于难治性AAV，可考虑增加糖皮质激素剂量（口服或静脉）。环磷酰胺耐药者，可过渡为利妥昔单抗治疗；利妥昔单抗耐药者，可过渡为环磷酰胺治疗。对弥漫性肺泡出血伴低氧血症患者，除了糖皮质激素联合环磷酰胺或利妥昔单抗之外，应考虑血浆置换。

【预后】　AAV肾脏受累者多起病急，进展迅速，未及时治疗者预后差。环磷酰胺和糖皮质激素极大地改善了AAV预后，但继发感染成为患者死亡的主要原因。由于AAV肾损害的发病机制尚不完全明确，确诊时往往为时已晚，相当部分患者难以避免进入终末期肾衰竭，因此提高AAV早期诊断率对临床医师而言尤为重要。

-------- 典 型 病 例 及 分 析 --------

【病例介绍】

1. 病史　患者，男性，28岁，因"双眼胀痛2个月，腹痛、关节痛、皮疹、咳嗽、发现肾功能异常2周"入院。

2. 既往史　否认高血压、糖尿病、冠心病等慢性病史。

3. 体格检查　血压128/90 mmHg，心率96次/分，呼吸频率24次/分，体温37℃。口腔内舌边可见1 mm×1 mm大小溃疡。

4. 辅助检查

（1）血常规：WBC 12.26×10⁹/L↑，N 83.8%↑，RBC 3.21×10¹²/L↓，Hb 96 g/L↓，PLT 426×10⁹/L↑。

（2）尿常规：尿蛋白（2+）↑，RBC（镜检）4～5/HP，WBC（镜检）6～10/HP。

（3）生化：总蛋白65 g/L，白蛋白21 g/L↓，肌酐168 μmol/L↑，尿酸387 μmol/L，钾3.42 mmol/L↓，钙1.97 mmol/L↓。

（4）凝血功能：APTT 26.5秒↓，PT 11.9秒，INR 1.01，TT 20.60秒，Fg 1.8 μg/mL↑，D-二聚体定量29.78 mg/L↑。

（5）感染指标：丙型肝炎病毒抗体（HCV-Ab）阴性，HIV抗体阴性，未见CMV、EB、HSV活动，梅毒螺旋体RPR阴性，BK病毒DNA＜1 000 copy/mL。

（6）24 h尿蛋白2 958 mg↑，尿量1.30 L。

（7）血清免疫球蛋白：免疫球蛋白IgG 2 010 mg/dL↑，免疫球蛋白IgA 166 mg/dL，免疫球蛋白IgE 292.0 U/mL↑，免疫球蛋白IgM 174 mg/dL。

（8）补体：补体C3 73 mg/dL↓，补体C4 18 mg/dL。

（9）自身免疫抗体：C-ANCA（+），抗中性粒细胞胞质抗体靶抗原（PR3）209.9（+），P-ANCA（-），抗中性粒细胞胞质抗体靶抗原（MPO）0，抗肾小球基底膜抗体15.00（-），ANA、ENA（-），抗dsDNA IgG 49.8 U/mL。

（10）其他免疫指标：RF 521 U/mL↑，ASO 64 U/mL，hsCRP 7.28 mg/L↑，血β_2-MG 3 547 ng/mL↑，尿β_2-MG 1 101 ng/mL↑。

（11）铁代谢：血清铁10.3 μmol/L↓，铁饱和度33.7%，总铁结合力30.6 μmol/L↓，转铁蛋白116 mg/dL↓，铁蛋白549.5 ng/mL↑。

（12）肿瘤标志物：CA125、CA199、CEA、AFP、NSE均正常范围内。

（13）副鼻窦CT平扫：鼻甲黏膜略增厚，鼻中隔略弯曲。

（14）胸部正位片：两肺见散在斑片影伴小结节影。

（15）胸部CT平扫：两肺炎症，双侧胸膜肥厚粘连。

（16）腹部立位平片：未见明显异常。

（17）肾脏病理：光镜：肾组织3条，肾小球42~43个，皮质和髓质。2~3个肾小球球性硬化，27/42~24/43个肾小球可见新月体形成（其中19~13个为>50%细胞或细胞纤维性新月体，3~6个为>50%纤维细胞或纤维性新月体，余为小细胞、细胞纤维或纤维性新月体）。4~9个肾小球可见节段性纤维性素样坏死，2~3个肾小球节段可见毛细血管内增生。免疫荧光：肾组织1条，肾小球6个。IgA（+）：系膜区颗粒状沉积；IgM（+~2+），C3（2+）：系膜区颗粒状，弥漫节段性。电镜：见足突融合。诊断：新月体性肾炎，结合临床符合ANCA相关性小血管炎肾脏改变。

【病例分析】

问题1：请归纳该病例的病史特点。

（1）青年男性。

（2）急性病程，以双眼胀痛2个月，腹痛、关节痛、皮疹、咳嗽、发现肾功能异常2周起病，眼、消化道、肾脏、关节、肺、皮肤多个脏器小血管受累。

问题2：该患者可能的诊断是什么？并陈述诊断依据和鉴别诊断要点。

（1）诊断：ANCA相关性小血管炎（PR3+全身型显微镜下多小血管炎可能）。

（2）诊断依据

● 急性病程，眼、消化道、肾脏、关节、肺、皮肤多个脏器小血管受累。

● 辅助检查：C-ANCA（+），PR3 209.9（+），RF 521 U/mL↑，CRP升高，急性肾损伤，胸部CT显示两肺炎症。

● 病理：肾活检提示新月体性肾炎。

（3）鉴别诊断：主要围绕临床表现进行鉴别。

● 系统性红斑狼疮：ANA、抗dsDNA抗体、抗Sm抗体等自身免疫抗体有助于诊断。

● 感染性疾病：患者可有发热、肾功能受累、腹痛等表现。病原体血清学检查有助于鉴别。

问题3：简述该患者治疗原则。

（1）糖皮质激素及免疫抑制剂治疗：诱导缓解期可使用CTX+激素充分诱导治疗3~6个月，维持期可选择小剂量MMF+激素维持治疗。

（2）对症支持治疗，防治并发症：复方磺胺甲噁唑（SMZ$_{CO}$）及抗真菌药物预防感染。

（3）血浆置换：对活动期或危重病例如急性肾损伤患者、严重肺出血患者可在激素及其他免疫抑制剂治疗基础上联合血浆置换治疗。

（张文）

第三节　过敏性紫癜性肾炎

【概述】　过敏性紫癜（HSP）是一种以小血管炎（包括毛细血管、小动脉、小静脉）与IgA为主的免疫复合物沉积为主要病理改变的全身性疾病，儿童期多见。HSP临床主要以血小板和凝血功能正常的可触性紫癜、关节炎/关节痛、腹痛和肾脏病为特征表现。该病多数呈良性自限性过程，部分出现胃肠道出血和肾功能损害等严重的并发症。过敏性紫癜是儿童期最常见的系统性血管炎，多发生于2～8岁的儿童，而成人期发病较少，往往肾脏结局较差。HSP主要发生于秋、冬和春季，但夏季较少发生。过敏性紫癜性肾炎（HSPN）见于20%～55% HSP患儿，其中10%左右的HSPN可进展为终末期肾病。

【发病机制】　HSP是一种与IgA沉积相关的免疫介导性血管炎，具体发病机制尚未明确。虽然有报道食物过敏、药物、感染、疫苗接种等与过敏性紫癜发病有关，但均无确切证据。目前认为HSP为IgA1聚合物形成的免疫复合物沉积引起的炎症反应和组织损伤所致，包括在皮肤、胃肠道以及肾小球毛细血管的沉积，患者血清中IgA1升高明显。IgA1糖基化异常，IgA1清除障碍以及大分子的IgA1-IgG循环免疫复合物沉积于肾脏是导致紫癜性肾炎的重要发病机制。

【临床特点】　多为急性起病，各种症状出现先后可以不一，首发症状以皮肤紫癜为主，少数病例以腹痛、关节炎或肾脏症状首先出现。起病前1～3周常有上呼吸道感染史。

1. 皮肤紫癜　反复出现皮肤紫癜为本病特征，多见于四肢及臀部，对称分布，伸侧较多，分批出现，面部及躯干较少（图4-2）。初起呈紫红色斑丘疹，高出皮面，压之不褪色，数天后转为暗紫色，最终呈棕褐色而消退。少数重症患儿紫癜可融合伴出血性坏死或大疱。皮肤紫癜一般在4～6周后消退。

2. 关节症状　约2/3病例起病时合并有关节症状，可出现膝、踝、肘、腕等大关节肿痛，活动受限。关节腔有浆液性积液，但一般无出血，可在数天内消失，不留后遗症。

3. 胃肠道症状　约有1/2的病例出现胃肠道症状。一般以阵发性剧烈腹痛为主，常位于脐周或下腹部，可伴呕吐，但呕血少见。部分患儿可有黑便或血便，偶见并发肠套叠、肠梗阻或肠穿孔者。成人罕见肠套叠。

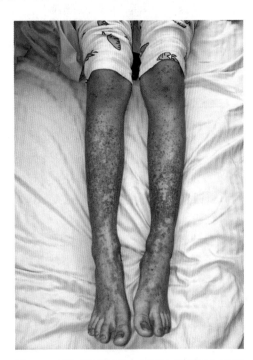

图4-2　双下肢紫癜（由复旦大学附属儿科医院肾脏科提供）

4. 肾脏症状　20%～54%的HSP儿童有肾脏受累，其在较年长儿童与成人患者中更为普遍。最常见的表现为血尿伴或不伴红细胞管型以及轻度蛋白尿或无蛋白尿。少数患者存在肾病范围的蛋白尿、血清肌酐升高和（或）高血压。这些表现与疾病进展风险升高有关。肾脏受累多发生于起病1个月内，亦可在其他症状消失的病程晚期。虽然有些患者的血尿、蛋白尿持续数个月甚至数年，但大多数都能完全恢复，少数发展为慢性肾炎，最终进展为慢性肾衰竭。

5. 其他表现　偶可发生颅内出血、睾丸出血等。

【病理特点】　紫癜性肾炎的肾脏病理改变为不同程度肾小球增生性病变。轻者光镜下可无明显变化或仅有轻微病变，重者可见肾小球坏死伴新月体形成，晚期可见局灶性肾小球硬化。

1. 光学显微镜　根据光镜改变，国际儿童肾脏病研究会（ISKDC）制定分级标准。见表4-1。

表4-1　ISKDC分级标准

分　　级	病　理　改　变
Ⅰ级	肾小球轻微异常
Ⅱ级	单纯系膜增生 Ⅱa 局灶/节段 Ⅱb 弥漫性
Ⅲ级	系膜增生，伴有＜50%肾小球新月体形成/节段性病变（硬化、粘连、血栓、坏死）。其系膜增生 Ⅲa 局灶/节段 Ⅲb 弥漫性
Ⅳ级	病变同Ⅲ级，50%～75%的肾小球伴有上述病变 Ⅳa 局灶/节段 Ⅳb 弥漫性
Ⅴ级	病变同Ⅳ级，＞75%的肾小球伴有上述病变 Ⅴa 局灶/节段 Ⅴb 弥漫性
Ⅵ级	膜增生性肾小球肾炎

2. 免疫荧光　HSPN的免疫荧光特征是系膜区IgA沉积（图4-3），可表现为IgA的单一沉积或联合一种或多种免疫复合物。纤维蛋白或纤维蛋白原可在肾小球系膜区沉积。

3. 电子显微镜　系膜区和血管内皮下的电子致密物沉积，多位于肾小球基膜两侧，与免疫电镜显示的IgA特异性反应产物的分布一致，提示电子致密物是以IgA为主的免疫复合物。

【诊断及鉴别诊断】

1. 诊断

（1）HSP的诊断：HSP通常根据临床

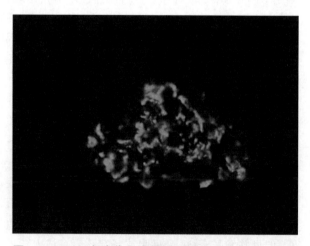

图4-3　HSPN免疫荧光特征（免疫荧光IgA×400。由复旦大学附属儿科医院肾脏科提供）

表现进行诊断：可触性紫癜不伴血小板减少和凝血功能障碍，伴以下任一条：弥漫性腹痛；任何部位活检存在 IgA 沉积；急性关节炎/关节痛；血尿或蛋白尿等肾脏受累表现。

（2）HSPN 的诊断：在过敏性紫癜病程 6 个月内，出现血尿和（或）蛋白尿即可诊断 HSPN。其中血尿和蛋白尿的诊断标准分别为：

- 血尿：肉眼血尿或镜下血尿。
- 蛋白尿：满足以下任一项者：① 1 周内 3 次尿常规蛋白阳性；② 24 h 尿蛋白定量 > 150 mg；③ 1 周内 3 次尿微量白蛋白高于正常值。

极少部分患者在过敏性紫癜急性病程 6 个月后再次出现紫癜复发，同时首次出现血尿和（或）蛋白尿者，应争取进行肾活检，如为 IgA 系膜区沉积为主的系膜增生性肾小球肾炎，则亦应诊断为紫癜性肾炎。

2. 鉴别诊断　HSP 与 IgA 肾病在肾脏和皮肤免疫病理相似，临床主要依据典型皮疹区别。此外，HSP 应与同时有皮疹及肾小球肾炎的疾病相鉴别。

（1）特发性血小板减少性紫癜：该病皮肤紫癜分布不对称，全身皮肤均可出现，不高出皮面，可有其他部位出血现象，血液检查伴有血小板减少可与 HSP 鉴别。

（2）急性肾小球肾炎：过敏性紫癜患者在皮肤紫癜显现前出现尿液改变时，应与急性肾小球肾炎区别，后者血清补体降低，2 周前常有前驱感染史（皮肤、呼吸道），可与紫癜性肾炎区别。

（3）外科急腹症：以腹痛为首发症状的过敏性紫癜应排除外科急腹症如急性阑尾炎、肠梗阻等，后者有各自相应的临床和影像学特点。

（4）狼疮性肾炎：在年长儿及成人，合并有关节炎和皮疹应考虑系统性红斑狼疮，两者均可有血尿或蛋白尿，肾脏病理光镜下表现可相仿。狼疮性肾炎免疫荧光下不是以 IgA 为主，通常有 C1q 沉积；HPSN 患者 ANA 是阴性的。

（5）显微镜下多血管炎：该病亦累及全身小血管，常见累积器官为肾脏和肺脏，与 HSP 鉴别常依赖肾脏病理，显微镜下多血管炎患者肾小球系膜区常无 IgA 沉积。

【治疗】

1. 过敏性紫癜的治疗　绝大多数 HSP 患者病程呈自限性，主要给予支持治疗，包括充分液体摄入、休息以及缓解疼痛症状。有荨麻疹或血管神经性水肿时应用抗组胺药和钙剂。腹痛时适当限制饮食，必要时禁食，小剂量糖皮质激素可迅速缓解症状。

2. 紫癜性肾炎的治疗　紫癜性肾炎患者的临床表现与肾病理损伤程度并不完全一致，后者能更准确地反映病变程度。没有条件获得病理诊断时，可根据其临床分型选择相应的治疗方案。

（1）孤立性血尿或病理 I 级：仅对过敏性紫癜进行相应治疗，密切监测病情变化，建议至少随访 3～5 年。

（2）孤立性蛋白尿、血尿和蛋白尿或病理 II a 级：首选使用血管紧张素转换酶抑制剂（ACEI）和（或）血管紧张素受体拮抗剂（ARB）类药物。

（3）非肾病水平蛋白尿（尿蛋白 > 1.0 g/d）或病理 II b、III a 级：参照前一级的用药，同时可给予糖皮质激素治疗。

（4）肾病水平蛋白尿、肾病综合征或病理 III b、IV 级：该组临床症状及病理损伤均较重，建议采用激素联合免疫抑制剂治疗，其中疗效最为肯定的是糖皮质激素联合环磷酰胺治疗。若临床症状较重，病理呈弥漫性病变或伴有新月体形成者，可选用甲泼尼龙冲击治疗。其他可选用免疫抑制剂如吗替麦考酚酯、环孢素等亦有明显疗效。

（5）急进性肾炎或病理Ⅳ、Ⅴ级：这类患儿临床症状严重、病情进展较快，需采用四联疗法，常用方案为：甲泼尼龙冲击治疗2个疗程后口服泼尼松/泼尼松龙＋环磷酰胺（或其他免疫抑制剂）＋低分子肝素/肝素＋双嘧达莫。

（6）辅助治疗：在以上不同分级治疗的同时，可加用抗凝剂和（或）抗血小板聚集药，多为双嘧达莫、肝素。ACEI和（或）ARB类药物有降蛋白尿的作用，对于有蛋白尿的患者，无论是否合并高血压均建议使用。

【预后】 紫癜性肾炎虽有一定的自限性，但仍有部分患者病程迁延，甚至进展为尿毒症。对病程中出现尿检异常的患者应延长随访时间，建议至少随访3～5年。

---------- 典型病例及分析 ----------

【病例介绍】

1. 病史 患者，女性，5岁3个月，因"双下肢皮疹3周，尿液泡沫增多10天"入院就诊。患者3周前无明显诱因下出现双下肢皮疹，呈暗红色瘀点、瘀斑，对称性分布，稍高出皮面，压之不褪色，起始于足踝部并逐渐增多，无痒感，伴左侧膝关节、踝关节肿痛，活动受限，稍有咳嗽、流涕，无发热，无呕吐、腹痛，无呕血、黑便，无肉眼血尿、泡沫尿，无尿频、尿急、尿痛等不适。门诊诊断过敏性紫癜，予头孢菌素抗感染、糖皮质激素抑制免疫反应、阿司匹林抗血小板聚集。经治疗后皮疹颜色较前消退，关节肿痛较前好转，但皮疹仍有反复。入院前10天患者出现泡沫尿、茶色尿，随访尿沉渣：尿蛋白（2+），RBC 59～152/HP（非均一性），尿RBC畸形率80%，WBC 6/HP，尿蛋白/肌酐3.94，考虑过敏性紫癜性肾炎，为进一步诊治收住入院。起病以来，患儿精神反应可，胃纳可，睡眠可。

2. 既往史 既往有接种疫苗后出现血小板减少性紫癜病史，否认传染病史，否认外科手术病史。

3. 个人史 G3P2，试管婴儿，孕37周，顺产，出生时无窒息抢救史，出生体重3 200 g。生后母乳喂养，按时添加辅食，现普食。生长发育与同龄儿相仿。按时按序预防疫苗接种。

4. 查体 体温36.5℃，心率100次/分，呼吸频率23次/分钟，血压96/58 mmHg，身高110 cm，体重20.5 kg（75～90 th），神清，精神反应可，双下肢散在陈旧性紫癜，压之不褪色，对称性分布。双眼睑未见明显水肿。双肺呼吸音清，未及干湿性啰音。心律齐，心音有力，未闻及杂音。腹平软，无压痛，肾区无叩痛，肝脾肋下未及，肠鸣音正常。四肢肌力、肌张力可，双下肢无水肿。神经系统病理征阴性。

5. 辅助检查

（1）血常规：CRP＜8 mg/L，Hb 125 g/L，淋巴细胞百分比51.1%，单核细胞百分比10.2%，N 36.8%，PLT 349×10⁹/L，网织红细胞百分率3.5%，WBC 11.9×10⁹/L。

（2）尿沉渣：pH7.0，尿潜血（2+），管型（低倍视野）1.94/LP，尿蛋白（2+），尿比重1.025，RBC 304.20/HP，WBC 9.18/HP，尿RBC畸形率75%。

（3）粪常规：大便黄色，WBC 0/HP，RBC 0/HP，隐血（－）。

（4）肝肾功能电解质：白蛋白34.10 g/L，前白蛋白191.00 mg/L，谷丙转氨酶10.1 U/L，谷草转氨酶22.4 U/L，肌酐32.00 μmol/L，尿素4.50 mmol/L，尿酸239.00 μmol/L，胱抑素C 0.83 mg/L，葡萄糖6.02 mmol/L，钾4.18 mmol/L，钠141 mmol/L，氯108.2 mmol/L，磷1.16 mmol/L，镁0.77 mmol/L，

总胆固醇6.42 mmol/L,甘油三酯1.76 mmol/L。

（5）凝血功能：活化部分凝血活酶时间29.5秒,APTT正常对照34.0秒,血浆抗凝血酶活性测定109.00%,D-二聚体0.98 mg/L,纤维蛋白原3.11 g/L,国际标准化比值0.94,纤维蛋白降解产物1.95 μg/ML,凝血酶原时间12.8秒,凝血酶原活度107.0%,PT正常对照13.5秒,凝血酶时间16.9秒。

（6）尿蛋白/肌酐：3.42 mg/g。

（7）尿微量蛋白系列：A1MU/CR 13.6 mg/g,ALBU/CR 2 295.5 mg/g,IGGU/CR 90.1 mg/g,NAG/CR 4.70 U/mmol,尿转铁蛋白122.0 mg/L。

（8）24 h尿蛋白：1.64 g（78 mg/kg）。

（9）免疫球蛋白：IgA 3.60 g/L,IgG 10.0 g/L,IgM 1.22 g/L,总IgE测定792.76 KU/L。

（10）补体：CH50 29 U/mL,C3 1.12 g/L,C4 0.51 g/L。

（11）CD系列：CD45$^+$ 5 054.041,CD19$^+$ 1 245.90,CD3$^+$ 3 505.3,CD4$^+$ 2 040.75,CD8$^+$ 1 287.96。

（12）自身抗体系列：ANA、ENA、dsDNA、ANCA、抗GBM均阴性。

（13）ASO＜12.3 U/mL。

（14）乙型肝炎两对半、HIV、梅毒、TSPOT：均阴性。

（15）肺炎支原体：1∶160阳性。

（16）铜蓝蛋白：0.22 g/L。

（17）胸片、心电图、腹部B超、眼科检查、双耳高频听力检查：未见异常。

（18）肾脏病理

● 光镜：穿刺组织中可见12个肾小球,近1/3肾小球轻度系膜细胞增生伴基质增多,部分肾小球内可见炎症细胞,约半数肾小球血管襻与球囊壁粘连,个别肾小球球囊壁层上皮细胞增生;近端小管上皮细胞部分空泡变,管腔内见红细胞管型;肾间质少量淋巴细胞浸润;肾血管未见明显病变。PAS染色示近1/3肾小球轻度系膜细胞增生伴基质增多,部分肾小球内可见炎症细胞,约半数肾小球血管襻与球囊壁粘连,个别肾小球球囊壁层上皮细胞增生。

● 免疫荧光：IgG（-）,IgA（+～2+）,IgM（+）,C3（弱+）,C4（-）,C1q（-）,Fb（+）,CollagenIVa 3（+）。

● 电镜：仅见少量肾小球毛细血管襻组织,未见明显电子致密物,上皮足突少量融合。

病理诊断：结合光镜及免疫荧光检查,符合紫癜性肾炎（Ⅲa型）。

【病例分析】

问题1：请归纳该病例的病史特点。

（1）学龄前期女童。

（2）以双下肢可触性紫癜起病,伴关节肿痛,病程中出现血尿伴肾病水平蛋白尿。

（3）查体：双下肢散在陈旧性紫癜,压之不褪色,对称性分布。

（4）辅助检查：血小板正常,自身免疫抗体系列均阴性,肾病范围蛋白尿,听力检查正常。

（5）肾脏病理：光镜见近1/3肾小球轻度系膜细胞增生伴基质增多,约半数肾小球血管襻与球囊壁粘连,个别肾小球球囊壁层上皮细胞增生;免疫荧光以IgA沉积为主,伴少量C3。

问题2：该患者可能的诊断是什么？并陈述诊断依据和鉴别诊断要点。

（1）诊断：过敏性紫癜性肾炎。

（2）诊断依据：① 学龄前期儿童；② 双下肢可触性紫癜,压之不褪色,对称性分布,起始于足踝部并逐渐增多；③ 伴左侧膝关节、踝关节肿痛，活动受限；④ 血尿伴肾病范围大量蛋白尿；⑤ 血小板正常，自身抗体系列均阴性；⑥ 肾脏病理提示肾小球系膜增生性病变伴IgA沉积。

（3）鉴别诊断：详见本章节鉴别诊断。

问题3：简述该患者治疗原则。

（1）一般治疗：卧床休息，流质饮食，阿魏酸哌嗪片抗血小板聚集，抗感染治疗。

（2）甲泼尼龙（15 mg/kg×3天）冲击1个疗程后继续足量激素口服，联合霉酚酸酯免疫抑制治疗。

（3）定期复查尿常规、24 h尿蛋白、CD系列；监测血压、体重、尿量及眼压。

问题4：过敏性紫癜性肾炎预后因素有哪些？

（1）预后较好的因素：① 年龄＜5岁；② 表现为单纯性血尿或蛋白尿；③ 病理类型为微小病变或轻度局灶节段性肾炎。

（2）预后较差的因素：① 年龄＞5岁；② 表现为肾病综合征；③ 早期有肾功能减退或高血压；④ 病理类型为弥漫性增殖性病变或新月体形成。

（徐虹）

第四节　干燥综合征肾脏损害

【概述】　干燥综合征（SS）主要累及外分泌腺，临床除涎腺和泪腺受损、功能下降而出现口干、眼干外，尚有其他外分泌腺及腺体外器官受累，如呼吸、消化、肾脏、内分泌、神经、肌肉关节及血液系统。其血清中存在多种自身抗体和高免疫球蛋白。本病分为原发性和继发性，前者指不具另一诊断明确的结缔组织病（CTD）的SS。后者是指发生于另一诊断明确的CTD，如系统性红斑狼疮（SLE）、类风湿关节炎（RA）等。SS在我国人群的患病率为0.29%～0.77%。发病高峰年龄在45～55岁，本病女性多见，男女之比为1∶9～1∶20。

【发病机制】　目前尚未明确其发病机制，可能与以下因素有关。

1. 免疫机制　大量免疫学改变提示与多克隆B细胞过度激活及T细胞亚群调节缺陷有关。对SS的抗体研究表明，抗SSA和抗SSB抗体并非SS中的特有抗体，但其在SS中阳性率高于其他结缔组织病。对于抗SSA和抗SSB在SS发病机制中的真正作用还有待进一步研究。

2. 遗传因素　SS家族其他成员有类似SS异常表现的发病率较高。早期研究发现SS患者中HLA-DR3和B、DRw52F9抗原频率较正常人明显增高，DR4频率降低。进一步研究后发现在HLA-DQ位点上如为DQ1和DQ2杂合子则可产生高滴度的抗SSA和抗SSB抗体，这表明HLA基因是SS的遗传标志。

3. 环境因素　环境因素在SS的发病机制中也起了重要作用，导致SS的复合环境因素包括：① 无处不在的疱疹病毒，如EB病毒、巨细胞病毒F4、人类疱疹病毒Ⅳ型；② 局部存在的病毒，如C型肝炎病毒；③ 外源性逆转录病毒，如人类T细胞淋巴病毒Ⅰ型、HIV及脑池颗粒A；④ 与逆转录病毒序列同源的内源性激活基因；⑤ 外源性化学物质，特别是EB病毒与SS发病的关系日益受到重视。

【临床特点】

1. 临床表现　本病起病多隐匿,临床表现多样,病情轻重差异较大。早期出现口干、眼干或较早出现多发龋齿。局部可表现为口干燥症和干燥性角结膜炎。系统性表现可累及皮肤、骨骼肌肉、肺、消化、神经、血液等系统。

SS 是最常见的伴有肾脏损害的自身免疫性疾病之一,其肾脏损害发生率文献报道为 25%。该病临床表现轻重不一,轻者无症状或长期诊断为其他疾病,重者可因肾功能衰竭而死亡。

SS 肾脏损害的主要表现:① 间质性肾炎、肾小管性酸中毒、肾性尿崩症、肾钙化、范科尼综合征;② 血管炎:坏死性小动脉炎;③ 膜性肾小球肾炎、膜增生性肾小球肾炎、局灶节段增生性肾小球肾炎、系膜增生性肾小球肾炎。

(1) 肾小管性酸中毒(RTA):SS 肾脏损害主要表现为肾小管功能障碍,突出表现为远端 RTA(dRTA),肾小管泌氢泌氨功能障碍,高氯性酸中度,低血钾,高尿钾,低钾性周期性麻痹,尿轻度丢失碳酸氢盐,血碳酸氢盐正常。

少数患者可致近曲小管为主的 RTA,表现为碳酸氢盐重吸收障碍,尿中大量丢失 HCO_3^-。

部分患者无明显 RTA 的临床症状,常规检查亦无明显异常,仅于氯化铵负荷试验后表现为肾小管酸化功能障碍。

SS 中约 50% 以上患者有高丙种球蛋白血症,常合并 RTA。RTA 严重性并不与丙种球蛋白升高的程度成正比,而与病理中肾间质损害、淋巴细胞和浆细胞浸润的严重程度成正比。

(2) 肾性尿崩症:少数患者尿液浓缩功能降低,低渗尿,禁饮和注射加压素后,尿液渗透压和尿比重不能提高,表现为肾性尿崩症。

(3) 范科尼综合征:个别 SS 患者有肾小管功能受累伴葡萄糖尿、氨基酸尿、磷酸盐尿、高尿酸尿等以近端功能受累为表现的继发性范科尼综合征。

(4) 肾小管性蛋白尿:尿蛋白电泳显示少量低分子蛋白尿,24 h 尿蛋白定量 < 1 g,同时血、尿 β_2-MG 明显升高。

(5) 泌尿系结石和肾钙化:SS 患者尿液中钙离子浓度较高,易形成尿路结石、肾钙化。

(6) 肾小球肾炎:SS 中肾小球病变不多见,可表现为血尿、蛋白尿,甚至肾病综合征。SS 如出现肾小球病变时应考虑是否合并 SLE 或混合性冷球蛋白血症。

(7) 肾功能衰竭:SS 中小管间质受累严重者可合并不同程度的肾功能衰竭,其发生率为 10%～20%,并且认为和年龄、性别、肾小球损害程度及未及时治疗有关。

2. 实验室检查

(1) 血常规可见正细胞正色素性贫血,白细胞减少。ESR 增快。

(2) 免疫学检查:多数患者有高球蛋白血症,少数患者出现巨球蛋白血症、单克隆性高丙种球蛋白血症、冷球蛋白血症;出现这些情况需警惕并发恶性淋巴瘤或多发性骨髓瘤的可能。SS 患者类风湿因子阳性率为 70%～75%,ANA 阳性率为 50%～80%。抗 SSA 和抗 SSB 抗体对诊断 SS 有很大帮助,特别是抗 SSB 抗体有文献报道阳性率可达 93.3%。

(3) 特殊检查:Schirmer 泪量测定试验、角膜染色、唾液流量测定、腮腺和颌下腺锝扫描(^{99m}Tc)、唇腺活检(图 4-4)。

【病理特点】　SS 中主要的肾组织学异常是慢性间质性肾炎。表现为肾间质内有大量的弥漫性淋巴浆细胞浸润,肾小管呈不同程度萎缩,小管基底膜不规则增厚伴扩张,肾间质纤维化,病变晚期小管间质纤维化明显(图 4-5)。

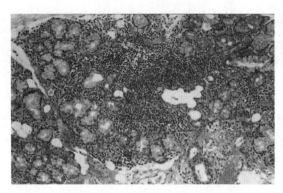

图4-4 唇腺活检图he×100（唇腺小叶内大量淋巴、浆细胞浸润，腺泡萎缩。由上海交通大学医学院附属瑞金医院肾脏科提供）

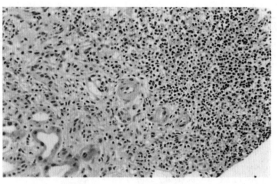

图4-5 肾间质he×400（肾间质大量淋巴、浆细胞浸润，小管萎缩。由上海交通大学医学院附属瑞金医院肾脏科提供）

肾间质浸润严重区域的肾小球多硬化，少数病例表现为肾小球肾炎，可见膜型、局灶节段增生性、系膜增生性肾小球肾炎等，个别为膜增生性肾炎，病理中亦可见肾脏坏死性血管炎表现。

在大部分病例中肾间质和肾小管中无免疫复合物沉积，部分病例中可见肾小管基底膜上有IgG和C3沉积，或肾间质淋巴、浆细胞内IgG沉积。

应该指出并非所有患者都需要接受肾穿刺检查，对于临床上合并肾功能衰竭或怀疑合并其他自身免疫性疾病时，需进行肾脏病理检查以指导治疗。

【诊断及鉴别诊断】

1. 诊断　根据临床表现、实验室检查并参照2012年ACR诊断标准做出SS以及肾脏损害的诊断。

2. 鉴别诊断　诊断需排除头颈、头面部放疗史及丙型肝炎感染、获得性免疫缺陷病、结节病、淀粉样变性、移植物抗宿主病、IgG4相关疾病，还需与狼疮性肾炎、其他感染、药物等引起的慢性间质性肾炎相鉴别。

【治疗】　目前对pSS治疗目的主要是缓解患者症状，阻止疾病发展和延长患者生存期，并减少淋巴瘤的发生。

1. 对症治疗

（1）口干燥症：保持口腔清洁，勤漱口，减少龋齿和口腔继发感染的可能，并且停止吸烟、饮酒及避免服用引起口干的药物。白芍总苷对缓解SS的干燥症状及关节疼痛有效。

（2）干燥性角结膜炎：予人工泪液滴眼可以减轻眼干症状，预防角膜损伤，减少眼部并发症。

（3）皮肤护理：要少用或不用碱性肥皂，使用润肤剂，勤换衣裤、被褥，保持皮肤清洁。

（4）呼吸道护理：保持室内湿度，缓解呼吸道黏膜干燥所致干咳等症状，预防感染。

（5）肌肉、关节痛：可用非甾体抗炎镇痛药，羟氯喹可用于缓解SS患者的疲劳、必要时需短程使用小剂量糖皮质激素以缓解关节痛等症状。

（6）RTA：钾盐的代替疗法用于RTA合并有低钾血症者，可口服枸橼酸钾制剂，大部分患者需终身服用。

2. 免疫抑制治疗　对于有重要脏器受累的患者，应使用糖皮质激素治疗，对于病情进展迅速者可合用免疫抑制剂。出现恶性淋巴瘤者宜积极、及时地进行联合化疗。

（1）糖皮质激素：用于治疗合并有神经系统、肾小球肾炎、肺间质性病变、肝脏损害、血细胞减少、肌炎等,剂量应根据病情轻重决定。

（2）羟氯喹：羟氯喹可以降低SS患者免疫球蛋白水平,在一些研究中也可以改善涎腺功能。

（3）其他免疫抑制剂：对合并有重要脏器损害者,宜在应用糖皮质激素的同时加用免疫抑制剂,如钙调磷酸酶抑制剂、环磷酰胺等。

3. 生物制剂　目前有越来越多的临床试验表明,使用抗CD20抗体进行B细胞清除治疗可以改善SS病情。利妥昔单抗（rituximab）对pSS常规治疗效果不佳的患者以及相关的淋巴瘤均有较好的疗效。

SS肾脏损害轻度、病情相对稳定,不需特殊治疗,以改善口、眼干燥等对症处理为主。RTA需要补充适当的HCO_3^-和（或）钾盐。SS合并肾脏损害治疗给予中、小剂量泼尼松即可取得较好疗效,但对于合并其他自身免疫性疾病,肾间质淋巴浆细胞浸润明显,肾功能受累及高丙种球蛋白血症明显者需加用免疫抑制剂治疗,对难治性SS患者可考虑生物制剂治疗。

【预后】　本病预后较好,有内脏损害者经恰当治疗后大多可以控制病情达到缓解,但停止治疗可复发。内脏损害中出现进行性肺纤维化、中枢神经病变、肾小球受损伴肾功能不全、恶性淋巴瘤者预后较差。

典型病例及分析

【病例介绍】

1. 病史　患者,女性,42岁,因"双下肢乏力半年余"入院。患者半年多前无明显诱因下出现双下肢乏力,伴双下肢紫癜、口干、口腔溃疡、龋齿、夜尿增多,无明显关节肿痛,无泡沫尿、肉眼血尿。

2. 既往史　否认高血压、糖尿病史；否认肝炎、结核等传染病史；否认外伤、手术史；否认输血史；否认有毒有害物质接触史,否认家族相关疾病及遗传性疾病史。

3. 查体　血压120/78 mmHg,心率85次/分,呼吸频率18次/分。一般情况可,神志清,对答切题,查体合作。猖獗性龋齿,可见口腔溃疡,双下肢皮肤见紫癜。颈软,双肺呼吸音粗,未闻及干湿性啰音。心率85次/分,律齐,各瓣膜听诊区未闻及病理性杂音。腹部平坦,肝脾肋下未触及,双下肢无水肿。

4. 辅助检查

（1）血常规：WBC 4.7×10^9/L,N 55.1%,Hb 129 g/L,PLT 208×10^{12}/L。

（2）尿常规：pH 8,尿蛋白（-）,RBC 0/HP,WBC 0/HP,24 h尿蛋白为210 mg。

（3）肾功能：尿素7.4 mmol/L,肌酐100 μmol/L[eGFR 60 mL/（min·1.73 m^2）]。

（4）血、尿同步电解质：血钠139 mmol/L,钾3.11 mmol/L,氯111 mmol/L,二氧化碳结合率19.0 mmol/L,钙2.18 mmol/L,磷0.58 mmol/L；24 h尿钠176 mmol/L,钾62 mmol/L,氯163 mmol/L,钙6.42 mmol/L,磷1.8 mmol/L。

（5）血气分析：pH 7.33,PO_2 96 mmHg,PCO_2 28.6 mmHg,HCO_3^- 14.8 mmol/L。

（6）免疫指标：IgG 2 240 mg/dL,ANA 1∶640(+),抗SSA(+),抗SSB(-),RF 257 U/mL,ESR 59 mm/h,IgA、IgM、补体、抗dsDNA、ANCA、抗GBM、血尿免疫固定电泳、血游离轻链等均阴性。

（7）感染指标：HBV、HCV、HIV、RPR等均阴性。

（8）肿瘤指标：均阴性。

（9）腹部B超：肾脏大小正常，左肾105 mm×42 mm，右肾110 mm×45 mm。

（10）胸部CT：未见明显异常。

（11）肺功能：肺通气及肺弥散功能未见明显异常。

（12）心电图：未见明显异常。

（13）唇腺活检：单核细胞浸润灶≥1个，每个灶≥50个炎症细胞/4 mm²，符合干燥综合征诊断标准。

（14）同位素腮腺颌下腺扫描：左侧分泌功能减低，右侧分泌及排泄功能均减低。

（15）肾活检病理报告：肾组织2条，肾小球20/25个，皮质和髓质。7/20～8/25个肾小球球性硬化，3～5个肾小球包氏囊纤维化伴毛细血管襻皱缩。肾小管中度灶性萎缩，部分肾小管上皮细胞间可见单个核细胞浸润。肾间质轻度纤维增生，大量炎细胞弥漫灶性浸润（重度，以浆细胞、单核细胞、淋巴细胞、嗜酸性粒细胞为主）；1条小叶间动脉轻度硬化，个别入球小动脉可见灶性透明变性。

免疫荧光：IgA、IgG、IgA、IgM、C3、C1q、Fn、IgG4均阴性。

诊断：慢性间质性肾炎。

【病例分析】

问题1：请归纳该病例的病史特点。

（1）中年女性。

（2）双下肢乏力伴口干、口腔溃疡、龋齿、紫癜、夜尿增多。

（3）查体：猖獗性龋齿，口腔溃疡，双下肢皮肤紫癜。

（4）辅助检查

• 晨尿常规pH 8，尿蛋白（-），RBC 0/HP，24 h尿蛋白210 mg。

• 血气分析：pH 7.33，HCO_3^- 14.8 mmol/L。

• 血钾3.11 mmol/L，氯111 mmol/L，24 h同步尿钾62 mmol/L，钙6.42 mmol/L。

• 血肌酐100 μmol/L［eGFR 60 mL/（min · 1.73 mm²）］。

• 免疫指标：IgG 2 240 mg/dL，抗SSA（+），RF 257 U/mL，ESR 59 mm/h，ANA 1∶640（+）。

（5）同位素腮腺颌下腺扫描：左侧分泌功能减低，右侧分泌及排泄功能均减低。

（6）唇腺活检：符合干燥综合征。

（7）肾活检病理提示慢性间质性肾炎。

问题2：该患者可能的诊断是什么？并陈述诊断依据和鉴别诊断要点。

（1）诊断：原发性干燥综合征，慢性间质性肾炎，CKD 2期，Ⅰ型（远端）肾小管酸中毒。

（2）诊断依据：① 中年女性；② 双下肢乏力伴口干、口腔溃疡、龋齿、紫癜、夜尿增多等症状；③ 查体见猖獗性龋齿，口腔溃疡，双下肢皮肤紫癜；④ 辅助检查提示患者IgG 2 240 mg/dL，抗SSA（+），RF 257 U/mL，ESR 59 mm/h，ANA 1∶640（+），同位素显示唾液腺分泌排泄功能减低，唇腺活检符合干燥综合征诊断；24 h尿蛋白定量<1 g，无肉眼及镜下血尿，肾活检病理提示慢性间质性肾炎；血肌酐100 μmol/L（eGFR 60 mL/min）；晨尿常规pH 8，HCO_3^- 14.8 mmol/L；血钾3.11 mmol/L，氯111 mmol/L，24 h同步尿钾62 mmol/L，钙6.42 mmol/L。

（3）鉴别诊断

• 系统性红斑狼疮：好发于青年女性，常伴发热、面部蝶形红斑、口腔溃疡、脱发、关节肿痛。

血尿、蛋白尿常见,血清学检查有特征性抗dsDNA抗体、抗Sm抗体和低补体血症。

• 类风湿关节炎:以对称性多关节肿痛、晨僵为突出特点,除类风湿因子阳性外,还会检测到特异性较高的抗CCP抗体,关节病变是进展性的,X线检查能看到关节破坏,晚期可出现特征性的关节畸形。

• IgG4相关疾病:是一组血清IgG4水平升高和组织中出现表达IgG4的浆细胞为特征的疾病,临床上表现为泪腺、腮腺肿大,还可出现自身免疫性胰腺炎、原发性硬化性胆管炎、腹膜后纤维化等。

本例患者结合临床表现、查体及辅助检查,可以排除以上疾病可能。

问题3:简述该患者治疗原则。

治疗方案:考虑患者有高丙种球蛋白血症,肾功能受损,肾脏病理提示肾间质大量炎症细胞浸润,有激素治疗指征。

(1)予泼尼松0.5 mg/(kg·d)治疗原发病,并予补钙、护胃治疗;定期复查血IgG、RF、肾功能、尿常规、24 h尿蛋白定量等,遵医嘱减泼尼松剂量。

(2)予口服枸橼酸合剂纠正低钾血症及代谢性酸中毒。

(3)嘱患者保持口腔清洁,减少龋齿和口腔继发感染;禁止吸烟、饮酒及避免服用引起口干的药物。

问题4:SS最新诊断标准。

2017年美国-欧洲风湿病学会联盟(ACR-EULAR)诊断标准:① 唇腺活检:单核细胞浸润灶≥1个,每个灶≥50个炎症细胞/4 mm²,3分;② 血清抗Ro-60抗体阳性,3分;③ 四碘四氯荧光素染色≥5分,1分;④ Schirmer试验≤5 mm/5 min,1分;⑤ 非刺激性唾液流量测定≤0.1 mL/min,1分。

得分≥4分确诊;需排除丙型病毒性肝炎、头颈部放疗史、结节病、移植物抗宿主病、抗胆碱能药物使用史、IgG4相关性疾病等。

问题5:SS肾脏累及有哪些病理表现。

最常见为慢性间质性肾炎,也可以肾小球病变为主,包括膜增生性肾小球肾炎、膜性肾病、IgA肾病、局灶节段性肾小球硬化、微小病变等。

(任红　陈楠)

第五节　肺出血-肾炎综合征

【概述】　抗肾小球基底膜(GBM)抗体病是指循环抗体靶向攻击GBM固有抗原,从而导致急性或急进性肾小球肾炎,常伴新月体形成。Goodpasture综合征和Goodpasture病常常作为同义词用于指抗GBM抗体介导的疾病,这种疾病通常可表现为肾小球肾炎和肺出血的综合征,但也可能仅表现为肾小球肾炎。该病由抗Ⅳ型胶原α3链非胶原区1的自身抗体所致,如抗GBM抗体与肺毛细血管基膜交叉反应造成损害,即可发生肺出血和咯血。肾和肺皆有抗GBM抗体性损害联合出现,即为Goodparture综合征。成人任何年龄皆可发生,亦无分男女。患者可以肾炎症候出现,肾功能可在若干天至若干周内，由正常破坏到需依赖透析为生的程度。肺受累者则可因大咯血而危及生命。病程一旦发展到肾衰竭，肾功能失常一般即为永久性，为防止肾脏发生不可逆性损害，治疗应尽快进行。抗GBM肾炎的治疗方案是从循环中清除致病的自身抗体，同时阻止自身抗体的进一步产生，并减轻已有的肾小球炎症和损伤。

【发病机制】 抗GBM疾病可被视为涉及α-345NC1六聚体的四级结构扰动的自身免疫性"共形体病"，由于人类不耐受由该四级结构产生的表位，MHC限制性T细胞启动自身抗体反应。通常这些表位被隔离在Ⅳ型胶原蛋白中，可能被感染、吸烟、氧化剂或溶剂等其他未知因素刺激下暴露，机体可短暂生成循环自身抗体，自身免疫性抗体结合至GBM上导致了原位补体激活，募集中性粒细胞和单核细胞，肾小囊腔内纤维蛋白渗出破坏GBM，导致新月体形成和急进性肾小球肾炎。

抗GBM抗体的致病性已通过被动转移试验得以证实，在这些试验中，从抗GBM抗体病患者的血浆中或肾小球洗脱中获得抗体，将这些抗体注入实验动物后，产生了肾小球肾炎。这些抗体与GBM快速紧密结合的能力可能是该病通常急骤发病的基础。

【临床表现】

1. 起病特点 Goodpasture综合征多出现在两个年龄段：20～30岁的年轻人和60～70岁老年人，年轻人组的疾病通常是爆发性的，伴咯血、血红蛋白突然下降、发热、呼吸困难和血尿。咯血在很大程度上仅限于吸烟者，而那些出现肺出血的人群比长期无症状肾脏损伤的老年人预后要好。

2. 肾脏表现 患者通常有全身不适、体重减轻、发热或关节痛等全身症状，其肾脏表现与其他类型的急进性肾小球肾炎类似：相对急性的肾衰竭伴尿液分析显示蛋白尿（通常不在肾病范围内），以及特征为异形红细胞、白细胞、红细胞管型及颗粒管型的肾炎性尿沉渣检查结果。

3. 肺部表现 肺部受累（常包括肺泡出血）见于40%～60%的患者，认为其存在Goodpasture综合征。极少数情况下，抗GBM抗体病以肺部疾病为主。肺部表现包括：呼吸急促，咳嗽，有时有明显咯血，胸部X线片显示肺部浸润，以及因肺泡内存在血红蛋白导致一氧化碳弥散量增加。患者可能出现缺铁性贫血，这可能是长期肺部出血所致。

4. 实验室检查 更常用的方法是通过直接ELISA检测血清中的抗GBM抗体，抗体的特异性可用蛋白印迹法证实。采用天然或重组人类α-3（Ⅳ）链抗原为底物以检测抗GBM抗体的ELISA试验具有更高的敏感性和特异性。采用蛋白印迹法，筛查抗人类Goodpasture抗原［α-3（Ⅳ）链NC1区］的抗体，并筛查其他人类α链蛋白，将其作为对照。不能实施肾脏活检确认时，消除假阳性结果就尤为重要。一般来说，高抗体滴度常见于急进性疾病患者。

【病理特征】

1. 光镜特点 抗GBM肾炎的特征性改变是肾小球毛细血管管壁破坏及球囊中新月体形成。细胞性新月体、纤维细胞性新月体和纤维性新月体可同时存在，极少数轻症病例也可呈现局灶性肾炎。

2. 免疫荧光 免疫荧光检查具有诊断性价值。肾小球基底膜显示强的、线性的IgG荧光染色，C3几乎在所有的病例均为阳性，但通常较IgG弱，而且可能为不连续的，甚至是颗粒状的。极为罕见的有IgA或IgM呈线性沉积。

3. 电镜 典型抗GBM肾炎较少有电子致密物。

【诊断及鉴别诊断】

1. 诊断 对于所有急性肾小球肾炎患者，都应考虑到抗GBM抗体病，尤其是伴有快速进展和

（或）肺（肺泡）出血时。抗GBM抗体病的诊断需要证实血清或肾脏中存在抗GBM抗体。因为血清学检查的准确性不定，所以应行肾脏活检，除非有肾脏活检禁忌证。肾活检对诊断及预测疗效、预后具有价值。

2. 鉴别诊断　　在其他急性肾炎中，也可见到由肺水肿所致的肺出血，或是由系统性血管炎（ANCA阳性及其他类型）和狼疮引起肺受累所致的肺出血，需鉴别。

（1）肾小球假性抗GBM沉积：在线状沉积物的患者中应进一步鉴别真性与假性抗GBM沉积物。在真性线状GBM沉积的患者中，除经典的伴或不伴肺出血的原发性抗GBM病外，一部分膜性肾病和膜增生性肾炎患者也可出现线状抗GBM沉积物。同样值得注意的是糖尿病肾病、极少数局灶节段性肾小球硬化、感染后肾炎和微小病变可出现假性抗GBM沉积物。

（2）系统性红斑狼疮：若怀疑是SLE引起的DAH，针对SLE的初始检查通常包括补体检测（C3、C4）、ANA和抗dsDNA抗体均为阳性。

（3）抗中性粒细胞胞质抗体血管炎：ANCA阳性可能提示弥漫性肺泡出血（DAH）是由GPA（Wegener肉芽肿）或显微镜下多血管炎所致。免疫荧光法测胞质型ANCA（c-ANCA）/ELISA法测抗PR3抗体（抗-PR3 ELISA）阳性最符合GPA（90%的患者为阳性）；而具有抗髓过氧化物酶特异性的核周型ANCA（p-ANCA，抗MPO ELISA法）阳性则支持显微镜下多血管炎或嗜酸性GPA综合征（变应性肉芽肿血管炎）；但需注意部分抗GBM抗体病患者可能合并ANCA阳性。

（4）肾炎伴肺炎：常见于各种原发或继发性肾炎本身或免疫抑制剂治疗后并发的重症肺炎，胸部CT均可表现为肺出血和肺间质改变，但肾炎伴重症肺炎患者常伴高热，血白细胞和中性粒细胞显著升高伴核左移，而肾功能迅速减退不明显，抗GBM抗体阴性，积极抗感染及对症治疗有效。

【治疗】

1. 治疗原则

（1）一旦确诊为抗GBM肾小球肾炎，应立即开始治疗。

（2）推荐对严重的抗GBM肾小球肾炎的患者予以血浆置换、环磷酰胺和糖皮质激素联合的免疫抑制治疗，对于起病即依赖透析且100%新月体形成/不伴有肺出血者，治疗尚存争议，可平衡利弊后，适当应用激素免疫抑制剂，部分人群仍可能摆脱透析。

（3）对于抗GBM肾小球肾炎的患者，不推荐长期维持性免疫抑制治疗。

（4）抗GBM抗体转阴至少6个月后，才能考虑肾移植。

2. 一线治疗　　血浆置换+糖皮质激素+环磷酰胺。

（1）血浆置换：每次置换2～4 L。注意：血浆置换后有出血并发症，如果近期有肺出血，建议用新鲜冰冻血浆替代白蛋白，疗程：每日或者隔日，直至抗GBM抗体转阴。

（2）糖皮质激素：必要时甲泼尼龙静脉冲击500～1 000 mg/d连续3天。后改为泼尼松1 mg/（kg·d），最大剂量60～80 mg/d。维持治疗4周左右，然后缓慢减量至6～9个月时停药。

（3）环磷酰胺：口服：2 mg/（kg·d）；或静脉应用：0.6～1.0 g/月，3个月后根据抗GBM抗体水平调整用药。

3. 方案风险干预　　发生严重感染，必要时在抗生素基础上应用免疫球蛋白（100～400 mg/kg，在血浆置换治疗后），CTX维持治疗期间，必要时使用SMZ预防卡式肺孢子（PCP）感染。

4. 肾脏替代治疗

（1）急性肾功能衰竭符合透析指征，需要进行紧急透析。

（2）治疗无效可考虑长期替代治疗和移植。

（3）注意：应该在抗GBM抗体转阴半年后再进行肾移植。

━━━━━━ 典型病例及分析 ━━━━━━

【病例介绍】

1. 病史　患者，男性，22岁，因"乏力纳差1个月，水肿少尿伴血压升高1周"入院，患者1个月前受凉后出现间断咳嗽，咳痰带血，否认发热、寒战，无腹痛、腹泻，无尿频尿急尿痛，无腰背疼痛，无皮疹，无关节肿痛，无肌肉酸痛，无盗汗，近一周患者自觉乏力、纳差伴尿少、水肿，实验室检查：尿蛋白（2+），RBC 30～50/HP，血HB76 g/L，补体C3正常，肌酐421 μmol/L，B超提示双肾增大，血清抗肾小球基底膜阳性。患者既往无口干眼干，无雷诺现象，无光过敏，无反复口腔溃疡，无脱发，自发病以来，体重下降2 kg。

2. 既往史　否认高血压、糖尿病等慢性疾病史；否认肝炎、伤寒、结核等传染病史；否认外伤、手术史；否认输血史；否认有毒有害物质接触史，否认家族相关疾病及遗传性疾病史。

3. 查体　血压160/90 mmHg，心率101次/分，氧饱和度98%，呼吸频率21次/分。

一般情况可，神志清，营养中等，发育正常，走入病房，对答切题，查体合作。全身皮肤黏膜无明显黄染。神清，贫血貌，精神可，颈软，颈静脉无怒张，气管位居中，双侧甲状腺未触及肿大。胸廓无畸形，呼吸运动正常，语颤正常，无胸膜摩擦感，叩诊清音，双肺呼吸音粗，未闻及干湿性啰音及哮鸣音。心率101次/分，律齐，各瓣膜听诊区未闻及病理性杂音。腹部稍膨，未见胃肠型、蠕动波。无腹壁静脉曲张。无明显压痛、反跳痛，肝脾肋下未触及，胆囊未触及，Murphy征阴性，移动性浊音（−），双下肢凹陷性水肿，双侧足背动脉搏动存在。

4. 辅助检查

（1）血常规：WBC 8.67×10⁹/L，MCH 27.3 pg，MCHC 329 g/L，Hb 76 g/L↓，RBC 2.97×10¹²/L↓，血细胞比容（Hct）24.6%↓，MCV 82.8fL，PLT 61×10⁹/L↓，N 88.9%↑，淋巴细胞5.4%↓，单核细胞4.1%，嗜酸性粒细胞1.5%，RDW−CV 13.5%，血小板分布宽度9.1fL，大血小板比率14.9%↓。

（2）尿常规：尿常规颜色红色，潜血（4+），葡萄糖阴性，尿蛋白（4+），RBC满视野，WBC 59.8/μL，管型计数3.51/μL，细菌计数16.6/μL。

（3）肾功能，电解质，血脂全套，肝功能血清胱抑素C 1.39 mg/L↑，B2微球蛋白3.42 mg/L↑，游离脂肪酸0.68 mmol/L↑，GLDH 1.5 U/L，同型半胱氨酸13.9 μmol/L，ALT 16 U/L，AST 17 U/L，总胆红素9.3 μmol/L，结合胆红素5.2 μmol/L↑，TBA 1.5 μmol/L，ALP 59 U/L，GGT 41 U/L，总蛋白62.6 g/L↓，白蛋白27 g/L↓，尿素3.16 mmol/L，肌酐421 μmol/L↑，尿酸230 μmol/L，CHO 3.06 mmol/L，TG 0.71 mmol/L，HDL−C 0.89 mmol/L↓，LDL−C 1.59 mmol/L，APO−A 0.82 g/L↓，APO−B 0.64 g/L↓，LP（A）289 mg/L，钾3.6 mmol/L，钠138 mmol/L，氯101 mmol/L，二氧化碳23.1 mmol/L，钙2.00 mmol/L↓，镁0.80 mmol/L，无机磷0.65 mmol/L↓，球蛋白31 g/L，BZ1 1.8。

（4）DIC：FDP 23.6 μg/mL↑，PT 13.9↑，APTT 42.3秒↑，FIB 7.0 g/L↑，凝血酶时间（TT）18.7秒，D−D二聚体7.460↑，国际标准化比率1.16↑。

（5）免疫指标：IgG全套、ANA、ENA、dsDNA、ANCA、抗GBM、血尿免疫固定电泳、血游离轻链等均阴性。

（6）感染指标：HBV抗体、HCV抗体、HIV、RPR等均阴性。

（7）肿瘤指标：均阴性。

（8）心电图：未见明显异常。

（9）腹部B超（肝、胆、胰、脾、肾、输尿管、膀胱、前列腺）：肾脏大小正常，左肾 114 mm×42 mm，右肾 122 mm×50 mm，双肾血流参数未见明显异常。余肝、胆、胰、脾未见明显异常。

（10）胸部CT：双肺肺纹理增粗。

【病例分析】

问题1：请归纳该病例的病史特点。

（1）青年男性。

（2）患者有前驱呼吸道感染，病情急骤进展，急性肾炎综合征（急性起病、血尿、蛋白尿、水肿和高血压），早期出现少尿，进行性肾功能恶化。

（3）查体：患者贫血貌，血压160/90 mmHg，双下肢轻度凹陷性水肿。

（4）辅助检查中自身免疫、感染、肿瘤等指标均阴性；尿蛋白（2+），RBC 30～50/HP，血 HB76 g/L，补体 C3 正常，肌酐 421 μmol/L，B超提示双肾增大，血清抗肾小球基底膜阳性。

问题2：最可能的临床诊断及鉴别诊断。

（1）诊断：抗肾小球基底膜抗体病，急性肾功能不全，高血压。

（2）诊断依据：患者青年男性，乏力，纳差1个月，水肿少尿伴血压升高1周，尿蛋白（2+）（正常不可见），RBC 30～50/HP（正常不可见），血 Hb 76 g/L（男性正常＞120 g/L），补体 C3 正常（急性肾小球肾病会出现一过性C3降低），肌酐 421 μmol/L（男性肌酐正常值54～106 μmol/L，肾功能不全失代偿期），B超提示双肾增大，血清抗肾小球基底膜阳性（急进性肾小球肾炎Ⅰ型典型特征）。综合患者症状及实验室检查，考虑诊断为急进性肾小球肾炎Ⅰ型。

（3）鉴别诊断

● 急进性小球炎Ⅱ型：Ⅱ型患者约半数可伴肾病综合征，患者血液循环免疫复合物及冷球蛋白可呈阳性，并可伴血清C3降低。

● 急进性小球炎Ⅲ型：Ⅲ型常有不明原因的发热、乏力、关节痛或咯血等系统性血管炎的表现。免疫学检查异常主要有 ANCA 阳性。

● 急性肾小球肾炎：病情进展相对缓慢，一过性C3降低。

● 急性肾小管坏死：一般表现为进行性氮质血症、水电解质与酸碱平衡失调和相关的一系列症状。

问题3：简述急进型肾炎免疫病理分型。

（1）Ⅰ型，又称抗肾小球基底膜（GBM）型肾小球肾炎，由于抗GBM抗体与GBM抗原相结合激活补体而致病。免疫荧光下IgG及C3呈光滑线条状沿肾小球毛细血管壁分布；电镜下无电子致密物。

（2）Ⅱ型，又称免疫复合物型，因循环免疫复合物在肾小球沉积或原位免疫复合物形成而致病。免疫荧光下IgG及C3呈颗粒状沉积于系膜区及毛细血管壁；电镜下可见电子致密物在系膜区和内皮下沉积。

（3）Ⅲ型，为少免疫沉积型，肾小球内无或仅微量免疫球蛋白沉积；电镜下无电子致密物。

问题4：抗GBM抗体病治疗后随访复查安排。

（1）每1～2周检测一次抗体，直到抗体转为阴性。

（2）持续检测抗GBM水平，最长需阴性6个月确认缓解维持。

（3）如果治疗周期结束后抗体水平仍为阳性，必要时需延长糖皮质激素+CTX治疗时间。

（4）如治疗延长后仍为阳性，需进一步确认抗体表位，必要时继续口服糖皮质激素＋硫唑嘌呤（1～2 mg/kg）或MMF（2 000 mg/d）维持治疗。

（薛骏）

第六节　血栓性微血管病

【概述】　血栓性微血管病（TMA）是一组以多器官微循环中血栓形成、微血管病性溶血性贫血（MAHA）、血小板减少为特征的临床病理综合征，主要累及大脑或肾脏，心脏及其他重要器官亦可受累。根据ADAMTS-13酶活性是否缺乏区分血栓性血小板减少性紫癜（TTP）及溶血尿毒症综合征（HUS），HUS又分感染后HUS和非典型HUS（HUS），现认为HUS发病主要与补体旁路途径的过度激活相关。

【发病机制】　TMA发病机制迄今未明确，可能是多种机制联合作用的结果，包括：血管内皮细胞损伤、凝血纤溶障碍、血小板活化、补体异常以及自身免疫反应等。

1. 内皮细胞损伤　1985年Karmali首先报道腹泻型HUS与作用于Vero细胞毒素（VT）有关，产生此种毒素的大肠埃希菌称为VTEC（E.Coli），主要是大肠埃希菌E.Coli O157：H7菌株，其他大肠埃希菌菌株亦有报道。Verotoxin由一个A亚单位和5个B亚单位组成。A亚单位具毒素活性，B亚单位与内皮细胞膜上的特异性糖脂受体球丙糖酰基鞘氨醇（Gb_3）结合，Gb_3受体在人肾皮质、肾小管上皮细胞均有表达。

2. 凝血纤溶紊乱、血小板活化　血小板和内皮细胞释放异常大分子多聚ULvWF因子，可与血小板与红细胞膜表面GPIb-Ⅸ和GPIIb-Ⅲa糖蛋白受体结合，激活血小板使之黏附于受损内皮处。ULvWF因子被ADAMTS-13分解转变成vWF单体而失活。

3. 遗传性或获得性补体异常　补体异常激活与补体过度活化参与TMA发病中。补体因子H（CFH）加速C3转换酶的衰变，与补体因子I（CFI）协同降解活化C3。CFH基因突变可致补体C3先天性缺乏。补体调节因子如补体因子I（CFI）、补体因子H（CFH）、膜辅因子蛋白（MCP/CD46），补体成分如补体因子B（CFB）、C3，以及凝血酶调节蛋白（THBD）的基因突变或自身抗体产生，可引起C3转化酶功能失调，导致补体旁路途径过度激活，通过补体依赖的细胞毒作用损伤血管内皮，引起aHUS。

4. 自身免疫　自身免疫反应以及循环免疫复合物（CIC）可能是TMA内皮细胞损伤的原因之一。常见于自身免疫性疾病：如SLE、类风关、移植后排斥反应，以及药物相关性TMA。

【临床特点】

1. 血栓性血小板减少性紫癜（TTP）　ADAMTS13活性＜5%是诊断TTP的重要标准，根据ADAMTS13抗体阳性与否可再将TTP分为先天性TTP（ADAMTS13抗体阴性）和获得性TTP（ADAMTS13抗体阳性）。主要症状包括：① 发热：90%以上患者有发热，热型不一，多属中等程度；② 微血管病性溶血性贫血：约有1/2病例出现；③ 血小板减少引起的出血：以皮肤黏膜为主，严重者颅内出血；④ 神经系统改变：包括头痛、精神改变、局部运动或感觉异常、意识障碍、癫痫、失语甚至昏迷，呈间歇性或波动性；⑤ 肾脏损害：表现为蛋白尿，肉眼血尿不常见，少数严重者因肾皮质坏死可发生急性肾损伤。

2. 典型HUS(D+HUS)　多发生于5岁以下儿童,与性别无关,欧美白种人儿童多见,呈散发性发作,多因食用未煮热的牛奶和汉堡包所致。E.Coli O157:H7释放Verotoxin是最常见的致病源。

3. 非典型HUS(aHUS)　以补体系统蛋白基因突变为基础,包括家族型和散发型。发病多有诱因,如HIV感染、器官移植、妊娠、肿瘤、免疫抑制剂、抗血小板药物、抗肿瘤药物等。遗传性aHUS中,CFH因子突变率最高。

4. 药物相关性TMA　某些化疗药物如长春新碱、丝裂霉素、顺铂、5-氟尿嘧啶、博来霉素、a干扰素、柔红霉素、雌二醇氮芥、阿糖胞苷以及环孢素、他克莫司、奎宁、口服避孕药、海洛因、可卡因可致TMA。

5. 妊娠相关性TMA和产后TMA　妊娠相关性TMA主要与妊娠高血压综合征、先兆子痫、胎盘早剥、纤维蛋白原升高、局部血液流变学变化损伤血管内皮细胞有关。分娩时胎盘释放凝血活酶导致凝血机制紊乱,可引起肾小球有微血栓形成,以及内皮下、内皮间纤维素样物质沉积,故又称内皮细胞病。及时终止妊娠可治愈TMA。产后TMA常于产后3个月内发生。

6. 移植相关性TMA　肾移植后TMA发生率从16.6%~25%不等,可能的危险因素是高水平抗HLA抗体、HLA-DR不配型、重复移植、活体供肾、CMV感染、排斥反应、长期应用环孢素和他克莫司。

7. 肿瘤相关性TMA　淋巴瘤、前列腺癌、胃癌可并发TMA,可能与单克隆B淋巴细胞功能紊乱有关。病程凶险,预后极差。

【病理特征】

1. 急性病变　肾小球毛细血管壁增厚,假双轨改变,内皮细胞肿胀,襻腔狭窄或堵塞,毛细血管襻破碎红细胞及血栓,肾小球缺血性改变,系膜溶解,呈假血管瘤样改变。

2. 慢性病变　肾小球基底膜增厚、皱缩,肾小球体积缩小、球性硬化。

3. 血管病变　内皮细胞肿胀,肾小动脉管腔呈葱皮样改变,管腔内血栓形成,管壁可见破碎红细胞、血小板以及纤维蛋白,Masson呈深红色,晚期内膜纤维化。

4. 肾小管-间质病变　10%的成人aHUS肾小球和肾小血管可以没有任何病理改变,仅有急性肾小管坏死。

【诊断及鉴别诊断】

1. 诊断　诊断TMA主要依赖:① 微血管病性溶血性贫血:外周血片中找到破碎红细胞>2/HP,可呈三角形、棘形、盔甲型、芒刺型等、网织红细胞升高、血结合珠蛋白下降、直接Coombs试验阴性、间接胆红素升高、血乳酸脱氢酶升高;② 无其他原因的消耗性血小板下降($<100\times10^9$/mL):局部微循环中消耗过多所致;③ 肾衰竭:急性肾损伤(Scr水平>1.4 mg/dL),和(或)尿检异常(管型尿或蛋白尿);④ 中枢神经系统症状;⑤ 发热。

患者不一定要满足所有5条经典诊断标准,但微血管病性溶血性贫血和消耗性血小板下降是最重要的诊断标准。PLASMIC评分目前用于预测与严重ADAMTS13缺陷相关的TMA。

2. 鉴别诊断

(1) 弥散性血管内凝血:常伴有败血症、产科并发症、休克等,激活凝血级连反应,有严重出血、血小板减少、凝血因子减少、继发性纤维蛋白溶解的证据。

(2) Evans综合征:自身免疫性溶血性贫血伴免疫性血小板减少性紫癜,可有肾功能损害的表现,Coombs试验阳性,无畸形和破碎红细胞,无神经系统症状。

（3）坏死性血管炎：坏死性血管炎也可表现为微血管病性溶血性贫血和肾功能衰竭,但有其他临床表现如关节痛和皮疹,一般血小板正常,多伴有周围神经受累而非中枢神经受累。

（4）恶性高血压：恶性高血压可以表现为TMA的任何症状,但常常伴有严重的血压增高(舒张压≥130 mmHg),并可有器官损害的表现,包括视乳头出血、水肿。

【治疗】 TMA治疗方案多种多样,主要包括：血浆置换(PE)、输新鲜冰冻血浆(FFP)和冷沉淀血浆(CSP)、血液透析、CVVHDF、皮质激素、免疫抑制剂,输成分血细胞、多价丙种球蛋白(IVIg)、脾切除等。针对TMA,特别是重症患者应强调综合治疗。

1. 血浆置换 PE对任何成人TTP均有指征,血清ADAMTS13水平可以指导PE治疗。美国输血协会推荐诊断TMA后需行每日一次PE,直至PLT＞150×10^9/mL至少维持2～3天。

2. 血浆疗法(PI) 推荐确诊TTP后,输新鲜冰冻血浆20 mL/(kg·d)(第1、2天),15 mL/(kg·d)(第3、4天),10 mL/(kg·d)(第5、6天),5 mL/(kg·d)(第7、8天)。

3. 脾切除 通过脾切除术可以去除抗体产生部位,避免早期死亡。血浆置换无反应的TMA患者,或反复发作者,可考虑脾切除。但缺乏大组随访资料,疗效不确切。

4. 成分洗脱血细胞输注 对于Hct＜0.2或Hb＜60 g/L的患者,可考虑输成分洗脱血细胞。慎输血小板,因其可加重血栓形成。

5. IVIg输注 一般不单独应用,当患者在血浆置换无效时可考虑加用,常用量为0.4～1 g/(kg·d),与PE间隔使用,但疗效不确切。

6. 抗血小板药物 包括阿司匹林、双嘧达莫、噻氯匹定、前列腺素等,通常需要与其他治疗联合应用,取得缓解后可作为维持治疗。

7. 激素和免疫抑制剂 所有TMA均应接受激素治疗,对PE抵抗或复发者应加用免疫抑制剂。长春新碱(VCR)(1.4 mg/m², d1、d4、d7、d10)对内皮细胞损伤起免疫调节作用。VCR+PE可预防复发,缩短TTP病程。

8. 抗生素 用于预防和治疗继发感染有效,但抗生素本身对TMA是否有效存在争议。有临床资料证实甲氧苄胺嘧啶和磺胺甲基异噁唑能促进E.Coli O157：H7释放Verotoxin,加重TMA,故不主张使用。

9. 单抗治疗 抗CD20的利妥昔单抗可以通过清除B细胞克隆产生的ADAMTS13抑制性抗体,导致疾病缓解,用于难治性TTP,具体用法为375 mg/(m²·周),静脉滴注,一般用4～8次。人源性抗C5单抗依库丽单抗(Eculizumab)可用于传统治疗无效的aHUS。抗vWF的人源化免疫球蛋白Caplacizumab可用于治疗获得性TTP,缩短缓解时间。

典型病例及分析

【病例介绍】

1. 病史 患者,男性,37岁,因"皮肤色素沉着变硬2年余,意识丧失伴血肌酐进行性升高10日"入院。

2. 既往史 患者否认高血压、糖尿病、冠心病史,有19年吸烟史,否认家族遗传病史。

3. 入院查体：体温37.4℃,心率115次/分,呼吸频率22次/分,血压133/84 mmHg。全身皮肤色素沉着,关节处、臂背部、腹部多处块状加深,皮肤僵硬,无弹性。

4. 入院后辅助检查

（1）血常规：WBC 26.53×10⁹/L，N 74%，Hb 70 g/L，Hct 0.215，PLT 60×10⁹/L。

（2）尿常规：WBC（－），尿比重1.011，pH 7.0，尿蛋白（3+），潜血（4+），RBC（镜检）31～50/HP。

（3）血生化：ALT 16 U/L，AST 43 U/L，ALB 23 g/L，总胆红素36.6 μmol/L，间接胆红素29.7 μmol/L，BUN 40.7 mmol/L，Scr 769 μmol/L，尿酸 1 346 μmol/L，乳酸脱氢酶1 160 U/L，CK-MB 3.4 ng/mL，cTnI 0.36 ng/mL，淀粉酶51 U/L。

（4）凝血功能：APTT 32.5秒，PT 15.7秒，Fg 5.8 g/L，FDP 6.7 mg/L，D-二聚体定量1.29 mg/L。

（5）免疫：ESR 138 mm/h，CRP 10.5 mg/dL，25-羟维生素D₃ 11.12 nmol/L，PTH 196.4 pg/mL，IgG 1 670 mg/dL，IgA 153 mg/dL，IgE 46.2 U/mL，IgM 104 mg/dL，补体C3 70 mg/dL，补体C4 15 mg/dL，抗SSA抗体（+），抗SCL-70抗体（2+），ANA-颗粒型1 ： 160阳性，其余自身抗体阴性。

（6）心超：肺动脉高压（50 mmHg）伴轻度三尖瓣关闭不全，少量心包积液。

（7）食管吞钡：食管裂孔疝，食管炎，食管动力异常，符合食管硬皮病改变考虑。

（8）双肾动脉超声造影：经肢体静脉注射造影剂SonoVue后，见双肾肾主动脉及段动脉灌注良好，叶间动脉灌注尚可，弓形动脉无灌注，双肾皮质灌注差，可见斑片状灌注缺损。

（9）经皮选择性双肾动脉造影术：双肾动脉主干及一级分支显示清晰，管腔未见明显狭窄或扩张改变。小叶间动脉及其远端分支明显变细，符合结缔组织疾病肾动脉改变。

（10）肾脏病理：光镜所见：肾组织2条，肾小球18～23个，皮质和髓质。大多数肾小球毛细血管襻皱缩，伴包氏囊腔不同程度增大，肾小管上皮细胞片状空泡变性、坏死，甚至崩解、脱落。多数小叶间动脉内膜肿胀、纤维增生，管腔明显狭窄、闭塞。免疫荧光：肾组织1条，肾小球0个，IgA、IgG、IgM、C3、C1q、Fn均阴性。诊断：肾小球缺血性改变伴小血管病变，肾间质小梗死灶形成，结合临床符合硬皮病肾损害。

【病例分析】

问题1：请归纳该病例的病史特点。

（1）患者青年男性，既往有系统性硬化症病史。

（2）患者以高血压急症起病，临床表现为血压重度升高，意识丧失，肢体抽搐，少尿。

（3）患者入院体检提示全身皮肤色素沉着，关节处、臂背部、腹部多处块状加深，皮肤僵硬，无弹性。

（4）患者辅助检查提示肾功能进行性恶化，肌钙蛋白升高，腔隙性脑梗死，微血管病性溶血性贫血，血小板减少，结合珠蛋白下降；免疫指标提示抗SCL-70抗体阳性。

（5）患者肾脏病理为肾小球缺血性病变和小血管病变。

问题2：患者可能的诊断是什么？请列出相应诊断依据。

（1）患者诊断应包括：急性肾损伤3期、硬皮病肾危象、系统性硬化症、血栓性微血管病、恶性高血压。

（2）诊断依据：① 患者为37岁男性，既往有系统性硬化症病史；② 患者血肌酐进行性升高；③ 患者血压重度升高，以肾脏微小血管病变为特点的急性肾损伤，伴肉眼血尿、中大量蛋白尿、消耗性血小板减少、微血管病性溶血，可诊断硬皮病肾危象；④ 患者全身皮肤色素沉着、皮肤僵硬无弹性，胸部CT提示肺间质病变、心超提示肺动脉高压、食管吞钡检查提示食管动力异常，抗SCL-70抗体阳性，可诊断系统性硬化症；⑤ 患者有贫血、结合珠蛋白降低、间接胆红素升高、乳酸脱氢酶升高、血管病性血友病因子升高、血涂片提示红细胞大小不均、可见嗜多色性和幼红细胞、直接和间接 Coombs 试验阴性，血小板减少，符合微血管病性溶血的表现，符合血栓性微血管病的诊断；⑥ 患者以血压骤然升高，意识丧失起病，伴腔隙性脑梗死，心肌蛋白升高，血肌酐快速升高，符合显著升高的血压合并视网膜、肾、心或脑的缺血性损害的恶性高血压诊断标准。

问题3：该患者的治疗原则需如何考虑？

（1）原发病治疗：患者系统性硬化症累及肺部，并发动力性肠梗阻、食管动力异常、肺动脉高压和心肌受累，需采用激素＋免疫抑制剂治疗。

（2）血液透析：患者急性肾损伤，肾小血管病变，血肌酐进行性升高，尿量减少，需予以透析支持。

（3）降压：患者肾小血管病变，血压重度升高至恶性高血压，需积极降压，保护靶器官，首选 ACEI/ARB，血压控制不佳再加用钙离子拮抗剂、β受体阻滞剂等。

（4）血浆置换：患者合并血栓性微血管病，可考虑行血浆置换。

（5）抗凝、抗血小板治疗：患者血栓性微血管病，肾脏损害以小血管为主，可考虑使用抗凝剂、抗血小板药物改善微循环。

（6）加强支持治疗：予以抗感染、改善胃肠动力、维持电解质酸碱平衡、护胃等治疗。

（张文）

第七节　乙型肝炎病毒相关性肾炎

【概述】 1971年 Combes 首次报道了乙型肝炎病毒（HBV）携带者伴发的膜性肾病，并在患者肾组织中找到乙型肝炎表面抗原（HBsAg），该病后被命名为乙型肝炎病毒相关性肾炎（HBV-GN）。HBV-GN 的病理类型多样，发病机制尚未完全明确，多认为和 HBV 或其多种抗原沉积在肾组织不同部位所致免疫反应有关。HBV-GN 临床上表现为慢性 HBV 感染合并慢性肾炎综合征，严重者甚至表现为肾病综合征，并逐渐发展为肝硬化、肝细胞肝癌和慢性肾衰竭等晚期病变。好发于儿童、青少年和青年，中年以后较少见，男性明显多于女性。随着20世纪90年代乙型肝炎疫苗的广泛接种，慢性 HBV 感染者和 HBV-GN 患者均显著减少，ACEI 或 ARB 是本病基本治疗，随着干扰素和核苷类抗病毒药物的使用，本病的治疗效果有了显著提高。

【发病机制】 HBV-GN 的发病机制一般认为由 HBV 抗原抗体复合物所致，分子量 $<10^6$ 的免疫复合物可以穿透肾小球基底膜定位于上皮下，HBeAg 循环免疫复合物分子量为 3×10^5 左右，带正电荷，可以透过基底膜定位于上皮下，但 HBsAg、HBcAg 分子量远大于 10^6，且带负电荷，不能穿透基底膜，其循环免疫复合物只能沉积于系膜区或内皮下，这可以解释 HBV-GN 存在不同病理类型。原位免疫复合物形成亦是 HBV-GN 的可能原因，抗原可先沉积于上皮下，再与抗体形成免疫复合物而致病。

多种分子生物学技术已证明 HBV 在肾脏中存在且复制，并表达多种 HBV 抗原，也是对发病机制的补充。

另外，本病和人体遗传因素及免疫状态有关，因此 HBV-GN 的发生是多因素综合作用的结果,是HBV感染人体后肝外损害的一个重要表现。

【临床特点】 多发生于儿童及青少年,成人患者亦不少见,男性患者明显多于女性患者。患者均有HBV感染史,部分HBV感染者可有家族史,或有与HBV感染者的同性、异性性接触史,或血制品治疗史。临床表现最常见为非肾病性蛋白尿或肾病综合征,大多伴有镜下血尿,部分患者伴有或曾有肝炎史,有乏力、纳差、黄疸等临床症状及血清转氨酶增高史,少数甚至有腹水、脾功能亢进等肝硬化表现。HBV-GN临床表现因病理类型的不同,尚有具体特征如下。

(1)膜性肾病(HBV-MN):临床表现以肾病综合征为多见,肾功能一般正常,高血压少见。患者处于高凝状态,部分患者伴有血栓形成。

(2)膜增生性肾小球肾炎(HBV-MPGN):多表现为肾病综合征伴有血尿,部分患者有高血压,病变持续发展,肾功能进行性减退。患者常伴持续性低补体血症。血中偶可查到循环免疫复合物。

(3)系膜增生性肾小球肾炎(HBV-MsPGN):本型在我国常见,大多数为IgA在系膜区沉积,少部分无IgA沉积。本型常以肉眼或镜下血尿为主要临床表现,大多伴蛋白尿,少数可有高血压,发病初期肾功能一般无受累。

【病理特点】

1. 光镜特点 HBV-GN病理表现主要为HBV-MN、HBV-MPGN及HBV-MsPGN,偶见局灶节段性肾小球硬化和微小病变肾病。HBV-GN除具有各类肾炎的基本特征之外,多存在混合病变。HBV-MN可伴有系膜细胞增生和基质增多,和(或)伴有部分毛细血管襻的膜增生性改变;少部分患者可伴有新月体形成等。

2. 免疫荧光 免疫荧光以IgG沉积最常见,此外多见IgA、IgM、补体成分等。HBV抗原中HBsAg和HBcAg为我国主要检出抗原。PLA2R抗原多为阴性。

3. 电镜 基底膜上皮下、基底膜内或内皮下可见散在或规则分布的电子致密物沉积,亦可见于系膜区,上皮细胞广泛足突融合。偶可见病毒颗粒及其包涵体。

【诊断及鉴别诊断】 目前诊断本病需符合以下3条标准:① 血清HBV抗原阳性;② 患肾小球肾炎并可除外狼疮性肾炎等继发性肾小球疾病;③ 肾组织切片中找到HBV抗原。以上三点缺一不可。第①点如血清HBV抗原阴性但HBV DNA阳性,亦可考虑HBV-GN诊断。PLA2R抗原较多表现为阴性,但也有阳性报道,故在鉴别原发性膜性肾病和HBV-GN中仅起到参考作用。

本病需与其他继发性膜性肾病进行鉴别,如患者存在肾外表现,且符合系统性红斑狼疮诊断标准,肾组织免疫荧光检查呈现多种免疫球蛋白和补体成分沉积时,需考虑狼疮性肾炎的诊断。

【治疗】

1. 治疗原则 基于本病由HBV感染所致,本病治疗需同时考虑肝脏疾病和肾脏疾病两个方面,在治疗的不同阶段侧重点可不同,需要以周密的全局观来对待,避免出现严重的并发症。

2. 肝脏疾病治疗 培养良好卫生习惯,减少注射治疗和血制品的应用,对于未曾感染HBV的人员不论儿童、青少年还是成人,均建议接种乙型肝炎疫苗。

对于血清HBV抗原阳性合并HBV DNA阳性患者,推荐使用抗病毒作用强和耐药率低的核苷类药物恩替卡韦(ETV)或富马酸丙酚替诺福韦(TAF)治疗,肾小球滤过率小于50 mL/min的患者需要调整剂量。富马酸替诺福韦(TDF)因有报道会导致慢性间质性肾炎,目前建议改用TAF治疗。干扰素不良反应较大，目前仅作为二线抗病毒药物使用。

需要强调的是，如果血清HBV抗原阳性的患者需使用糖皮质激素或者免疫抑制剂治疗，不论是否HBV DNA阳性均需要联合使用核苷类抗病毒药物治疗，防止HBV再激活。核苷类药物可先于激素免疫抑制治疗1～2周，紧急情况下不晚于激素或者免疫抑制剂使用。对于新型生物制剂如利妥昔单抗，即使血清HBV抗原阴性但抗HBcAg阳性时，亦需核苷类药物治疗，防止HBV再激活。核苷类药物在HBsAg转阴前建议长期维持治疗。

3. 肾脏病治疗

（1）基础治疗：ACEI/ARB作为基本治疗，具有降低尿蛋白和保护肾功能作用，使用期间注意检测肾功能、血钾等。如有肾病综合征状态，积极加强抗凝，预防血栓形成。

（2）糖皮质激素和免疫抑制剂，具有双刃剑作用，一方面抑制炎症反应，减少蛋白尿；另一方面又促进HBV复制，可能使慢性乙型肝炎复发，故只有当肾病综合征状态大量蛋白尿及低白蛋白血症无法缓解时，在严密监测肝功能和HBV-DNA载量前提下，并提前或同时以核苷类抗病毒药物治疗时方可应用，糖皮质激素最大剂量一般不超过0.5 mg/(kg·d)，疗程控制在12个月之内为佳；免疫抑制剂可选用霉酚酸酯、环孢素或他克莫司、来氟米特等。

（3）新型生物制剂如利妥昔单抗等，对于难治性肾病综合征患者可试用，血清HBV抗原阳性或抗HBcAg阳性必须有核苷类抗病毒药物保护。

【预后】 预后主要和病理有关，HBV-MN相对较好，HBV-MsPGN其次，HBV-MPGN则较易进入ESRD。另外，肾脏病和肝脏病的治疗效果对预后也有很大影响。

-------- 典型病例及分析 --------

【病例介绍】

1. 病史 患者，男性，25岁，因"泡沫尿伴双下肢水肿1个月"入院就诊。患者1个月前无明显诱因下出现泡沫尿伴双下肢水肿，呈凹陷性，无肉眼血尿和尿量减少，无关节肿痛、口腔溃疡，四肢无瘀点、瘀斑，就诊查尿常规显示尿蛋白（3+），RBC15～20/HP，24 h尿蛋白4.7 g，血白蛋白26 g/L，Scr73 μmol/L。本次发病以来，体重增加约2 kg，食欲可，大便正常，睡眠好。

2. 既往史 否认高血压、糖尿病等慢性疾病史；自述父母无乙型肝炎史，本人进入大学前血清HBV阴性，本科毕业进入工作后体检发现乙型肝炎小三阳即血清HBsAg（+）、HBeAb（+）、HBcAb（+）；否认其他传染病史和外伤手术史；否认输血史，吸毒史，入学后无肌内、静脉注射史，大学四年期间同寝室一位同学乙型肝炎大三阳，生活中常和室友共用水杯喝水，亦存在其他物品共用情况；毕业后从事计算机软件工作，经常加班到晚上，否认有毒有害物质接触史，否认家族相关疾病及遗传性疾病史。

3. 查体 血压110/75 mmHg，脉率76次/分，呼吸频率18次/分。一般情况可，神志清，营养中等，发育正常，走入病房，对答切题，查体合作。全身皮肤黏膜无明显黄染，胸廓无畸形，双肺呼吸音粗，未闻及干湿性啰音及哮鸣音。心率76次/分，律齐，各瓣膜听诊区未闻及病理性杂音。腹部稍膨，无明显压痛、反跳痛，肝脾肋下未触及，胆囊未触及，Murphy征阴性，移动性浊音（-），双下肢轻度水肿，双侧足背动脉搏动存在，四肢关节未见异常。

4. 辅助检查

（1）血常规：WBC 6.9×10^9/L，N 63.5%，Hb 148 g/L，PLT 247×10^{12}/L。

（2）尿常规：尿蛋白（3+），RBC 15～20/HP，WBC 0/HP，24 h尿蛋白4.7 g。

（3）生化：葡萄糖5.5 mmol/L，前白蛋白257 mg/L，丙氨酸氨基转移酶29 U/L，天门冬氨酸氨基转移酶35 U/L，总胆红素12.7 μmol/L，直接胆红素2.6 μmol/L，总蛋白58 g/L↓，白蛋白26 g/L↓，白球比例0.81↓，尿素4.8 mmol/L，肌酐73 μmol/L，尿酸305 μmol/L，钠144 mmol/L，钾3.9 mmol/L，氯96 mmol/L，甘油三酯2.7 mmol/L↑，总胆固醇6.1 mmol/L↑，HDL－C 1.7 mmol/L，LDL－C 4.5 mmol/L↑。

（4）DIC：APTT 25.0秒，PT 13.0秒，TT 16.5秒，Fg 4,7 g/L↑，纤维蛋白降解产物2.8 mg/L，D－二聚体定量1.2 mg/L↑。

（5）免疫指标：IgG全套、ANA、ENA、dsDNA、ANCA、抗GBM、血尿免疫固定电泳、血游离轻链等均阴性。

（6）感染指标：血清HBsAg（+），HBeAb（+），HBcAb（+），HBV DNA4.6×10^5copy/mL；HCV抗体、HIV、RPR等均阴性。

（7）肿瘤指标：包括甲胎蛋白等均阴性。

（8）腹部B超：肾脏大小正常，左肾118 mm×47 mm，右肾116 mm×49 mm，双肾血流参数未见明显异常。肝、胆、胰、脾未见明显异常。

（9）胸部CT：两侧可见少许胸腔积液，余未见明显异常。

（10）肾活检病理报告：肾组织2条，肾小球15个，皮质和髓质。肾小球基底膜弥漫增厚，银染色可见节段内皮侧钉突形成，masson染色可见内皮侧嗜复红物沉积，系膜区系膜基质轻度增多，系膜细胞轻中度增生。肾小管间质病变轻度，肾小管小灶性萎缩。

- 免疫荧光：IgG（2+）、C3（2+）、HBcAg（+）：毛细血管壁，颗粒状，弥漫性。
- IgA、IgM、C1q、Fn、轻链κ/λ、THSD7A：均阴性。

石蜡免疫检测：IgG（2+）：毛细血管壁，颗粒状，弥漫性。PLA2R（－）。

- 抗PLA2R抗体阴性，THSD7A阴性。

【病例分析】

问题1：请归纳该病例的病史特点。

（1）青年男性。

（2）以肾病综合征起病，伴镜下血尿，肝肾功能正常，无高血压，血清HBsAg（+），HBeAb（+），HBcAb（+），HBV DNA4.6×10^5copy/mL。

（3）查体双下肢凹陷性水肿。

（4）辅助检查中自身免疫、肿瘤等指标均阴性。

（5）肾活检病理提示肾小球基底膜弥漫增厚，银染色见节段内皮侧钉突形成，系膜基质轻度增多，系膜细胞轻中度增生。免疫荧光IgG、C3及HBcAg（2+）肾小球毛细血管壁沉积。血清抗PLA2R抗体及肾组织PLA2R抗原均阴性。

问题2：该患者可能的诊断是什么？并陈述诊断依据和鉴别诊断要点。

（1）诊断：乙型肝炎病毒相关性肾炎，慢性HBV感染。

（2）诊断依据：青年男性；以肾病综合征起病，肝肾功能正常，伴镜下血尿，无高血压；血清HBsAg（+），HBeAb（+），HBcAb（+），HBV DNA4.6×10^5 U/mL；肾活检病理提示膜性肾病，免疫荧光IgG、C3及HBcAg（2+）肾小球毛细血管壁沉积。血清抗PLA2R抗体及肾组织PLA2R抗原均阴性；自身免疫、肿瘤和其他感染指标阴性。

（3）鉴别诊断：主要围绕病因进行鉴别。

- 特发性膜性肾病：好发于中老年人群，临床表现为肾病综合征，早期肾衰竭少见，排除肾外的全身疾病或其他系统器官疾病所致，足细胞上 PLA2R 为 IMN 最常见的靶抗原。

- 自身免疫性疾病相关的膜性肾病：最常见的为系统性红斑狼疮等。患者常呈多系统累及，血清中相关免疫指标阳性。病理上除膜性肾病改变外，可见"白金耳""铁丝圈""满堂亮"等，IgG 亚型中以 IgG2 及 IgG3 为主。

- 恶性肿瘤相关的膜性肾病：以实体肿瘤较为常见，好发于肺癌、胃癌及肾癌等，手术彻底切除肿瘤或化疗肿瘤完全缓解后，膜性肾病可能缓解；肿瘤复发后，膜性肾病再次出现或加重。病理上 IgG 分型以 IgG1 及 IgG2 为主。

- 重金属及药物相关的膜性肾病：常见的药物有 NSAID 等，患者多有接触或使用史，对有职业接触史的患者可行重金属毒物检测。一般停药后，多数患者可缓解，主要可通过病史来进行鉴别。

本例患者为青年男性，结合患者临床表现、查体及辅助检查，可以排除以上疾病可能，结合慢性 HBV 感染史和血清、肾组织 HBV 抗原阳性，考虑 HBV 相关膜性肾病。

问题3：简述该患者治疗原则。

（1）根据血清 HBV 抗原阳性合并 HBV DNA 阳性，给予恩替卡韦 0.5 mg qd 抗病毒治疗，定期检查 HBV 血清标志物，HBV DNA、肝肾功能等。

（2）缬沙坦 80 mg qd 降尿蛋白，定期复查尿常规、24 h 尿蛋白定量、肝肾功能、电解质、血常规等。

（3）抗凝治疗，予低分子肝素 1 支 qd 皮下注射，监测血常规、凝血功能、血白蛋白及有无瘀点、瘀斑和出血情况。

（4）清淡饮食，注意休息，监测血压、尿量及体重，防治感染。

问题4：6个月来，患者规律随访，24 h 尿蛋白逐渐下降，最近1次24 h 尿蛋白为 0.7 g，白蛋白 39 g/L，肌酐 71 μmol/L，如何评判治疗效果？如果疗效不佳，如何进一步治疗？

目前患者疗效较佳，HBV 感染复制情况得到抑制，蛋白尿明显好转，给予显著好转的综合评价。

如果患者疗效不佳，可以考虑以下治疗方案：

（1）激素+免疫抑制剂：糖皮质激素最大剂量一般不超过 0.5 mg/（kg · d），疗程控制在 12 个月之内为佳，免疫抑制剂可选用霉酚酸酯，环孢素或他克莫司、来氟米特等。

（2）利妥昔单抗：新型生物制剂如利妥昔单抗等，对于难治性肾病综合征患者可试用。

问题5：结合本例患者诊治经过，需要注意哪些情况？

（1）虽然 HBV 通过母婴、血液和性接触传播，但患者在大学期间长期和乙型肝炎患者共用生活物品，没有良好的生活习惯，是导致 HBV 感染的可能原因。

（2）患者在进入大学前 HBV 标志物阴性，应接种乙型肝炎疫苗。

（3）HBV 相关肾炎患者应避免阿德福韦和替诺福韦等可能导致慢性间质性肾炎的药物。

（4）当肾病综合征状态大量蛋白尿及低白蛋白血症无法缓解时，在严密监测肝功能和 HBV-DNA 载量前提下，并提前或同时以核苷类抗病毒药物治疗时方可应用激素和免疫抑制剂，激素剂量应相对偏小，疗程不宜太长，避免 HBV 再激活。

（5）新型生物制剂如利妥昔单抗等使用前需监测血清 HBV 标志物，血清 HBV 抗原阳性或抗

HBcAg阳性必须有核苷类抗病毒药物保护。

（王朝晖）

第八节　丙型肝炎病毒相关性肾炎

【概述】　丙型肝炎病毒相关性肾炎（HCV-GN），简称丙肝病毒相关性肾炎，是指丙型肝炎病毒感染人体后，通过免疫反应形成免疫复合物损伤肾小球，常伴有冷球蛋白血症。临床表现差异较大，可表现为尿检异常、肾病范围蛋白尿，镜下和（或）肉眼血尿、高血压、肾功能不全，甚至表现为急进性肾炎综合征。病理改变最常见为膜增生性肾小球肾炎（MPGN），少数为膜性肾病（MN）、系膜增生性病变或新月体形成等。治疗上首先应针对HCV感染给予抗病毒治疗。伴有冷球蛋白血症以及呈肾病综合征或急进性肾炎表现的患者，在抗病毒治疗的基础上，加用免疫抑制剂，必要时行血浆置换。

【发病机制】　HCV感染导致肾小球损伤的主要机制：① 非混合性冷球蛋白介导：HCV抗原激活T淋巴细胞和B淋巴细胞，产生针对HCV抗原的自身抗体，形成包含HCV抗原的免疫复合物并沉积于肾小球，导致补体激活和炎症反应；② 混合性冷球蛋白介导：HCV感染是混合性冷球蛋白血症的常见原因，以Ⅱ型混合性冷球蛋白血症多见。HCV感染激活B淋巴细胞，产生具有类风湿因子（RF）活性的IgM-κ，导致混合性冷球蛋白。IgM-κ与肾小球系膜基质具有很强的亲和力，致使冷球蛋白沉积于肾小球，损伤内皮细胞，介导局部白细胞渗出，引起肾小球肾炎；③ HCV病毒的直接作用：HCV可以直接感染肾脏固有细胞，包括内皮细胞、系膜细胞、足细胞、肾小管上皮细胞以及肾脏浸润的白细胞，诱导细胞产生炎症因子和趋化因子，导致细胞损伤和细胞凋亡。此外，遗传背景也会影响HCV对肾脏的损伤效应。

【临床特点】

1. 肾脏表现　可见血尿、蛋白尿和高血压，少部分患者表现为肾病综合征、急进性肾炎，伴或不伴肾功能减退。

2. 肾外表现　1/2患者伴有混合冷球蛋白血症的症状，如：关节痛、紫癜、末梢性神经病等。

3. 实验室检查　可见血抗HCV-IgG阳性，血HCV-RNA阳性。血清转氨酶可以正常或略升高，肝活检常示慢性活动性肝炎。可有类风湿因子阳性，冷球蛋白血症，低补体血症，补体C3、C4水平均显著下降。

【病理特点】

1. 光镜特点　以Ⅰ型MPGN最为多见，其次为Ⅲ型MPGN和膜性肾病，其他病理类型较少见。Ⅰ型MPGN光镜下肾小球弥漫性肿胀，系膜细胞和基质高度增生，弥漫性毛细血管内增生，可见基底膜增厚，银染色可见肾小球周边毛细血管襻系膜插入，形成"双轨"现象。Ⅲ型MPGN是在Ⅰ型的基础上，增加上皮侧嗜复红物沉积，银染色可见部分患者有"钉突"形成。合并混合性冷球蛋白血症的患者，肾小球毛细血管襻腔内常见由冷球蛋白组成的"血栓"。

2. 免疫荧光　MPGN患者免疫荧光可见免疫球蛋白和补体呈颗粒状弥漫沉积于血管襻和系膜区，沉积的免疫球蛋白以IgG最常见，其次为IgM和IgA。几乎所有病例都存在补体C3的沉积，部分病例可见C4、C1q的沉积。沿毛细血管壁或肾小球基底膜弥漫颗粒样沉积。IgG亚群中，以IgG4沉积为主，PLA2R抗原多为阳性。合并混合性冷球蛋白血症的患者，肾小球毛细血管襻沉积物的成分常与冷球蛋白的组成相一致。MN患者免疫荧光可见多种免疫球蛋白和补体呈颗粒状沉积于肾小球毛细血管襻。沉积的免疫球蛋白和补体类型与MPGN相似。

3. 电镜　MPGN可见肾小球基底膜分层，双轨样，部分患者可见内皮下电子致密物沉积，足细胞往往肿胀、足突融合。合并混合性冷球蛋白血症的患者，内皮下可见大量电子致密物沉积，有时凸向管腔，形成毛细血管襻腔内"血栓"。

【诊断及鉴别诊断】

1. 诊断　诊断要求血清HCV抗体和（或）HCV-RNA阳性，确诊须依据肾活检典型的光镜、免疫荧光及电镜检查。虽然在患者肾小球中找到HCV抗原或HCV-RNA非常重要，但目前实验室还很难常规做到这一点。KDIGO推荐对于存在肾小球疾病临床证据的HCV感染患者进行肾活检。临床上出现皮肤紫癜、关节痛、RF阳性和低补体血症应考虑到合并冷球蛋白血症的可能性。

2. 鉴别诊断

（1）原发性小血管炎：具有与冷球蛋白血症所致血管炎相似的临床表现如皮肤紫癜、关节痛。ANCA阳性有助于鉴别。

（2）过敏性紫癜性肾炎：也可伴有皮肤紫癜、关节痛。冷球蛋白血症阴性，肾活检有助于鉴别。

（3）人免疫缺陷病毒（HIV）感染性肾损害：HIV与HCV的感染途径类似，且HIV也可引起肾损害，因此疑诊HCV-GN的患者应除外HIV感染。

【治疗】

1. 治疗原则　KDIGO推荐对于肾功能稳定和（或）非肾病范围蛋白尿的患者，以直接抗病毒药物（DAA）抗HCV感染作为初始治疗。伴有冷球蛋白血症以及呈肾病综合征或急进性肾炎表现的患者，在DAA治疗的基础上，加用糖皮质激素和免疫抑制剂，必要时联合应用血浆置换。肾脏病理呈活动性病变，而对抗病毒治疗无反应的患者，尤其是伴有冷球蛋白血症的患者，推荐使用利妥昔单抗作为一线免疫抑制治疗。

2. 一般治疗

（1）水肿患者应适当限制水和盐的摄入。

（2）可选用ACEI/ARB以减少蛋白尿。

3. 特殊治疗

（1）抗病毒治疗：目前推荐对所有HCV感染患者进行抗HCV病毒治疗。治疗目标为达到持续病毒学应答（SVR），即停用任何抗病毒治疗12周后血清中检测不到HCV RNA。既往以干扰素（IFN）为基础的抗病毒方案，因其疗效差、副作用大，已经过时。目前KDIGO推荐抗HCV感染药物为DAA，根据其作用机制及治疗靶点分为四类：非结构蛋白3/4A（NS3/4A）蛋白酶抑制剂、NS5A抑制剂、NS5B核苷多聚酶抑制剂、NS5B非核苷多聚酶抑制剂。根据患者肝纤维化分期、病毒基因型和亚型、基线病毒载量、既往治疗史以及是否存在耐药性HCV病毒变异株，联合使用两种或者三种DAA，疗程8~16周。NS3/4A蛋白酶抑制剂可能引起肝脏损伤和失代偿，失代偿性肝硬化患者禁用该类药物。NS3/4A蛋白酶抑制剂、NS5A抑制剂以及NS5B非核苷多聚酶抑制剂主要经肝脏代谢，对于HCV感染的CKD 4~5期患者无需调整用药剂量。NS5B核苷多聚酶抑制剂不推荐用于eGFR < 30 mL/(min·1.72 m^2)的患者。

（2）免疫抑制治疗：① 非特异免疫抑制治疗：KDIGO推荐方案为环磷酰胺（每日2 mg/kg，连用2～4个月）+糖皮质激素（0.5～1 g/d，连用3 d）；有文献报道吗替麦考酚酯也可能有效；② B细胞耗竭治疗：利妥昔单抗，KDIGO推荐方案为375 mg/m²，每周1次，连用4周。需要注意的是，所有免疫抑制治疗均可能促进HCV复制和肝病恶化，因此用药期间需要密切监测HCV-RNA和肝功能。

（3）血浆置换：每次血浆置换量3 L，每周3次，连续2～3周。目的为清除血浆中的循环免疫复合物和冷球蛋白。

【预后】　在HCV-GN患者中，大约1/3的患者会获得完全或部分临床缓解，另1/3表现为加重和缓解交替。还有30%的患者呈惰性过程，尽管患者有持续尿检异常，数年内无明显肾功能损害，10%的患者由于长期感染会发展为慢性肾衰竭。HCV-GN的预后与病理类型有关，HCV-MN患者明显好于HCV-MPGN患者。

------ 典型病例及分析 ------

【病例介绍】

1. 病史　患者，女性，61岁，因"血尿、蛋白尿伴双下肢皮肤紫癜3天"入院就诊。患者3天前无明显诱因下出现双下肢皮肤紫癜，无胸闷、呼吸困难、咳嗽、咳痰、咯血、鼻出血，无恶心、呕吐、腹痛、腹泻、关节痛、皮肤瘙痒，无四肢水肿、肉眼血尿、尿量减少，患者遂就诊查血常规示WBC 4.0×10⁹/L，N 60%，Hb 120 g/L，PLT 124×10¹²/L，尿常规示尿蛋白（2+），RBC 10/HP，24 h尿蛋白1.2 g。本次发病以来，体重无明显变化。

2. 既往史　否认高血压、糖尿病等慢性疾病史；否认肝炎、伤寒、结核等传染病史；否认外伤、手术史；否认输血史；否认有毒有害物质接触史，否认家族相关疾病及遗传性疾病史。

3. 查体　血压140/70 mmHg，心率80次/分，SpO₂100%，呼吸频率18次/分。一般情况可，神志清，营养中等，发育正常，步入病房，对答切题，查体合作。全身皮肤黏膜无明显黄染。颈软，颈静脉无怒张，气管位居中，双侧甲状腺未触及肿大。胸廓无畸形，呼吸运动正常，语颤正常，无胸膜摩擦感，叩诊清音，双肺呼吸音粗，未闻及干湿性啰音及哮鸣音。心率80次/分，律齐，各瓣膜听诊区未闻及病理性杂音。腹部稍膨，未见胃肠型、蠕动波。无腹壁静脉曲张。无明显压痛、反跳痛，肝脾肋下未触及，胆囊未触及，Murphy征阴性，移动性浊音（－）。双下肢伸侧皮下散在皮肤紫癜，压之不褪色，不伴有皮肤瘙痒。双下肢无水肿。

4. 辅助检查

（1）血常规：WBC 4.0×10⁹/L，N 60%，Hb 120 g/L，PLT 124×10⁹/L。

（2）尿常规：尿蛋白（2+），RBC 10/HP，WBC 0/HP，24 h尿蛋白1.4 g。

（3）生化：葡萄糖5.8 mmol/L，丙氨酸氨基转移酶15 U/L，天门冬氨酸氨基转移酶5 U/L，碱性磷酸酶40 U/L，γ谷氨酰基转移酶14 U/L，总胆红素6.5 μmol/L，直接胆红素0.8 μmol/L，总蛋白60 g/L，白蛋白36 g/L，白球比例1.5，尿素5.8 mmol/L，肌酐71 μmol/L，尿酸380 μmol/L，钠140 mmol/L，钾4.3 mmol/L，氯90 mmol/L，二氧化碳24.0 mmol/L，钙2.20 mmol/L，磷1.00 mmol/L，甘油三酯1.2 mmol/L，总胆固醇2.10 mmol/L。

（4）DIC：APTT 27.0秒，PT 11.4秒，INR 0.97，TT 17.60秒，Fg 1.5 g/L，纤维蛋白降解产物3.3 mg/L，D-二聚体定量0.3 mg/L。

（5）血气分析：pH 7.42，PO_2 13 kPa，PCO_2 6 kPa，SaO_2 100%，标准碱剩余2.8 mmol/L。

（6）免疫指标：RF1 120 U/mL ↑，补体C3 0.61 g/L ↓，C4 0.03 g/L ↓。血冷球蛋白阳性。IgG全套、ANA、ENA、dsDNA、ANCA、抗GBM、血尿免疫固定电泳、血游离轻链等均阴性。

（7）感染指标：HCV抗体阳性。HCV RNA5.0 × 10⁴copy/mL ↑；HCV基因分型为3b型。乙型肝炎两对半、HIV、RPR等均阴性。

（8）肿瘤指标：均阴性。

（9）腹部B超（肝、胆、胰、脾、肾、输尿管、膀胱）：肾脏大小正常，左肾110 mm × 45 mm，右肾112 mm × 46 mm，双肾血流参数未见明显异常。余肝、胆、胰、脾未见明显异常。

（10）胸部CT：未见明显异常。

（11）心电图：未见明显异常。

（12）肾活检病理报告：肾组织1条，肾小球16个，皮质和髓质。肾小球系膜细胞明显增生，系膜基质增多，呈结节状改变。基底膜弥漫增厚，银染色可见肾小球周边毛细血管襻系膜插入，呈"双轨"征。肾小管间质病变轻度（< 10%），肾间质小灶性纤维增生，少量单核细胞、淋巴细胞浸润，肾小管小灶性萎缩。1条小叶间动脉管壁局灶轻度增厚、硬化。

- 刚果红染色：阴性。

- 免疫荧光：IgM（2+）、C3（2+）、轻链κ（+）/λ（+）：毛细血管壁和系膜区，颗粒状，弥漫性。IgG、IgA、C1q、Fn：均阴性。

- 电镜：毛细血管壁内皮下系膜插入，电子致密物沉积。

【病例分析】

问题1：请归纳该病例的病史特点。

（1）中老年女性。

（2）以蛋白尿、镜下血尿伴双下肢皮肤紫癜作为主要临床表现。

（3）查体：双下肢伸侧皮下散在皮肤紫癜，压之不褪色，不伴有皮肤瘙痒。

（4）辅助检查：RF阳性；补体C3、C4下降；血冷球蛋白阳性；HCV抗体阳性；HCV RNA5.0 × 10⁴copy/mL ↑；HCV基因分型为3b型。

（5）肾活检病理提示肾小球系膜细胞和系膜基质增多，基底膜弥漫增厚，银染色见"双轨"征，免疫荧光IgM及C3（2+），电镜见内皮下电子致密物沉积。

问题2：该患者可能的诊断是什么？并陈述诊断依据和鉴别诊断要点。

（1）诊断：丙型肝炎病毒相关性肾炎膜增生性肾小球肾炎（Ⅰ型），CKD 1期，冷球蛋白血症。

（2）诊断依据：中老年女性；以血尿、蛋白尿伴双下肢皮肤紫癜作为主要临床表现；血RF阳性；低补体血症；血冷球蛋白阳性；HCV抗体以及HCV RNA阳性；肾活检病理提示膜增生性肾小球肾炎（Ⅰ型），免疫荧光IgM及C3（2+）。

（3）鉴别诊断

- 原发性小血管炎：可有发热、关节痛、皮肤紫癜等表现。ANCA阳性有助于确诊。

- 过敏性紫癜性肾炎：双下肢伸侧皮下皮肤紫癜，压之不褪色，常呈对称性，不伴有皮肤瘙痒。可伴有腹痛、关节痛。肾活检呈与IgA肾病相似的病理改变。

- HIV感染性肾损害：可出现血尿、蛋白尿，伴或不伴肾功能减退。感染指标HIV阳性。肾脏病理以局灶节段性肾小球硬化（FSGS）最为常见。

本例患者为中老年女性，结合患者临床表现、查体及辅助检查，可以排除以上疾病可能。

问题3：简述该患者治疗原则。

治疗方案：该患者24 h尿蛋白为1.4 g，为非肾病范围蛋白尿，肾功能正常，但血冷球蛋白阳性。

（1）给予科素亚以降尿蛋白。

（2）目前患者无肝硬化，HCV基因分型为3b型，既往未采用过DAA方案治疗，给予DAA方案索非布韦-维帕他韦以抗HCV病毒治疗8周。

（3）加用免疫抑制剂：糖皮质激素+环磷酰胺。

问题4：3个月来，患者规律随访，HCV RNA转为阴性，但血冷球蛋白仍阳性，24 h尿蛋白逐渐升高，最近1次24 h尿蛋白为3 g，患者预约再次入院。此次可选择的治疗方案有哪些？

（1）利妥昔单抗。

（2）血浆置换。

问题5：在给予免疫抑制剂治疗过程中需要注意哪些？

（1）免疫抑制剂本身的不良反应。

（2）免疫抑制剂可能促进HCV复制。

（3）免疫抑制过度可引起继发感染。

（袁伟杰　杨满）

第九节　糖尿病肾病

【概述】　糖尿病肾病是糖尿病主要的微血管慢性并发症之一，糖尿病引起的肾脏疾病存在多个相关术语，常用的有"糖尿病肾小球病（DG）""糖尿病肾病（DN）"和"糖尿病肾脏疾病（DKD）"。DG专指经肾脏活检证实的由糖尿病引起的肾小球病变，属于病理术语。2007 NKF/KDOQI将糖尿病导致的肾脏疾病命名为DKD，并建议用DKD代替传统专业术语DN。DKD更强调糖尿病所导致的肾脏损害，包括肾小球病变，肾小管、间质及血管的损伤。2014年，美国糖尿病协会（ADA）与NKF达成共识，认为DKD是指由糖尿病引起的慢性肾损伤。糖尿病合并肾脏损害则可分为DKD、非糖尿病肾病（NDRD）、DKD合并NDRD三种情况。

【发病机制】　糖尿病肾病的发病机制复杂。在一定遗传背景下，由长期高血糖导致的糖脂代谢异常、血流动力学改变、血管活性物质代谢异常等多种因素参与，最终造成肾脏损害。

【临床特点】

1. 起病特点　糖尿病肾病常起病隐匿，初期常表现为泡沫尿，水肿，高血压，肾功能轻度下降，后期大量蛋白尿，高度水肿，难治性高血压，肾功能明显下降，甚至出现肾功能衰竭。

2. 临床表现

（1）肾脏损害表现：参照Mogensen对1型糖尿病肾病的病程和病理生理演变过程分期，可以将糖尿病肾病分为5个阶段。Ⅰ期：肾小球肥大，呈高滤过状态，光镜下本期常不能发现病理组织学改变；Ⅱ期：正常白蛋白尿期；Ⅲ期：持续微量白蛋白尿期，此期肾小球滤过率仍正常；Ⅳ期：临床糖尿病肾病期，肾小球滤过率下降，有典型的弥漫性肾小球硬化病理改变；Ⅴ期：终末期，肾衰竭期,此时尿蛋白排泄可减少。

（2）高血压：1型糖尿病患者发生高血压几乎均由肾器质性病变所致。在2型糖尿病患者中,高血压常常发生于糖尿病后数年甚至数十年。2型糖尿病患者发展至糖尿病肾病,高血压发生率将进一步增加。

（3）肾外微血管和大血管及神经系统并发症：几乎所有1型DM患者发展至DKD时均存在糖尿病性视网膜病变。与此相反,仅50%～60%的2型DM伴有蛋白尿的患者出现糖尿病视网膜病变。

DKD患者经常发生大血管并发症,如卒中、冠心病和周围血管病变。

许多DKD患者同时伴有神经系统的病变,如感觉神经病变与糖尿病足。DKD也常出现自主神经病变,当并发冠状动脉心脏疾病和心肌梗死时,可能不会出现明显疼痛,从而容易漏诊,耽误治疗。

【病理特点】 DKD的病理改变以肾小球病变为主,还可存在肾小管萎缩、肾间质纤维化、肾乳头坏死,伴发其他类型的肾小球肾炎等相应病理变化。

1. 大体改变 早中期DKD的肾脏体积增大,皮质增厚苍白,质硬韧；晚期可呈现颗粒样或瘢痕样改变,但不会出现类似高血压小动脉硬化肾的颗粒性固缩肾。

2. 光镜下改变 早期肾小球的毛细血管襻肥大,肾小囊腔狭窄呈裂隙状,基底膜轻度增厚,系膜轻度增生,肾小管上皮细胞可呈现空泡和颗粒变性,肾间质和小动脉无明显病变。肾小球毛细血管基底膜弥漫增厚,系膜细胞和系膜基质增生。后期病变肾小球的系膜基质重度增生,形成结节状硬化,该结节在PASM染色下呈同心圆状排列,称Kimmelstiel-Wilson结节或K-W结节。K-W结节主要位于肾小球毛细血管襻中心区,体积大小不一,常与微血管瘤相邻、挤压毛细血管腔,具有较特异的诊断价值。

肾小动脉和细动脉硬化在DKD中的发生率极高,与糖尿病患者的糖代谢障碍诱发的蛋白质和脂类代谢障碍有关。

DKD因系膜基质和其他细胞外基质增生、小动脉损伤,最终出现球性硬化,球性硬化的肾小球与其他硬化性肾小球病相比,因系膜基质明显增多,所以体积并不缩小,甚至增大,故DKD导致的终末期肾体积也不缩小。

肾小管上皮细胞吸收蛋白质和糖类物质增多,表现为空泡变性,肾小管萎缩,肾间质淋巴细胞和单核细胞浸润和纤维化,小动脉管壁增厚、玻璃样变,管腔狭窄。

3. 免疫荧光 IgG和白蛋白沿肾小球毛细血管壁和肾小管基底膜线状沉积,尤以1型糖尿病患者常见。在DKD晚期,IgM、C3和C1q在透明均质沉积物或肾小球硬化区的非特异性染色较为常见。

4. 电镜下改变 主要表现为肾小球基底膜（GBM）均质性增厚和系膜基质增多,非萎缩的肾小管基底膜也会增厚。晚期可见胶原纤维出现,系膜细胞极少。足细胞足突广泛融合。肾小囊玻璃滴状病变、肾小球毛细血管襻纤维蛋白样帽状病变以及小动脉壁的玻璃样物质均呈高电子密度沉积物状,伴有类脂小滴,但并非免疫复合物沉积导致的电子致密物。

【诊断及鉴别诊断】

1. 诊断 2014年美国糖尿病协会（ADA）与美国肾脏病基金会（NKF）达成共识,认为DKD是指由糖尿病引起的慢性肾病,主要包括肾小球滤过率（GFR）低于60 mL/（min·1.73 m^2）或尿白蛋白/肌酐（ACR）高于30 mg/g持续超过3个月。肾活检证实的由糖尿病引起的肾小球病变则诊断为糖尿病性肾小球病。

符合以下三项之一可以考虑糖尿病肾病：① 大量白蛋白尿；② 糖尿病视网膜病变伴任何一期慢性肾脏病；③ 在10年以上糖尿病病程的1型糖尿病中出现微量白蛋白尿。最重要的是鉴别是否为糖尿病肾病或合并其他肾脏疾病，鉴别困难时需要肾脏穿刺病理检查来鉴别。

2. 鉴别诊断　2型糖尿病患者可合并原发性或继发性肾小球疾病，糖尿病患者出现下列情况应考虑肾活检：① 1型糖尿病患者有蛋白尿或中度肾功能损害但不存在视网膜病变；② 突然、快速出现的蛋白尿，特别是病程不足5年、没有通过微量白蛋白尿期的1型糖尿病的肾病综合征患者；③ 肉眼血尿或活动性血尿、异型红细胞多者；④ 肾功能快速下降，或无显著蛋白尿的肾功能障碍。

【治疗】

1. 治疗原则　糖尿病肾病治疗包括非药物干预，药物控制血糖、血压及调节血脂，综合管理进而防治或延缓并发症。强调健康的生活方式，包括饮食限盐及饱和脂肪酸、减轻体重、适当运动和戒烟。

2. 药物治疗　DKD患者应联用多种抗高血压药物以达到目标血压值（首选RAS阻断剂）；ADA指南推荐对于合并肾脏受损的糖尿病患者［eGFR > 30 mL/(min·1.73 m^2)］，可首选SGLT2抑制剂及GLP1激动剂控制血糖，保护肾脏；同时需加强血脂管理，抗血小板药物保护心血管。

3. 其他防治措施

（1）预防感染：糖尿病患者抵抗力低下，易发生感染。

（2）避免肾毒性药物的使用。

（3）肾脏替代治疗：包括血液透析、腹膜透析和肾移植、肾胰联合移植。

【预后】　与遗传背景相同的普通人群比较，1型糖尿病但无蛋白尿的患者病死率增加2～3倍，而有蛋白尿的1型糖尿病患者全因病死率则增加20～200倍。2型糖尿病患者的自然病史与1型糖尿病患者基本相同。但是，2型糖尿病患者的发病时间很难评估，在诊断之前可能就已经出现蛋白尿。尿白蛋白排泄率是预测DKD进展、肾功能恶化及心血管事件的较好指标。

典型病例及分析

【病例介绍】

1. 病史　患者，男性，68岁。主诉"发现血糖升高10余年，双下肢水肿4个月"。患者10年前体检发现空腹及餐后血糖升高，间断有口干、多饮、多尿等症状，未控制饮食，未规律监测血糖及正规治疗，偶测血糖多为10～20 mmol/L。4个月前出现双下肢水肿，当时查白蛋白、血钾、血钠、Hb、FT3均偏低，FT4、TSH正常，予口服降糖药，改善循环、利尿、营养支持等治疗后血糖仍偏高，双下肢仍有水肿，白蛋白仍偏低，改用胰岛素控制血糖。近1个月双下肢水肿加重，伴胸闷、气喘、腹胀。为进一步诊治，门诊收入院。

病程中，精神状态、体力、食欲均较差，大便正常，体重无明显变化。

2. 既往史　高血压病史10年，血压最高达180/100 mmHg，不规律予硝苯地平治疗，未监测血压。否认冠心病、慢性支气管炎等病史。否认肝炎、结核等病史。否认药物过敏史。

3. 婚育史　适龄结婚、子女体健。个人史、家族史均无特殊。

4. 体格检查 体温36.5℃，心率88次/分，呼吸频率18次/分，血压164/94 mmHg。BMI 22.45。神清，精神可，发育正常，中度贫血貌。全身皮肤黏膜无黄染。全身浅表淋巴结未及肿大。颈静脉怒张，肝颈静脉回流征阴性。甲状腺无肿大。双肺呼吸音粗，双肺未闻及湿性啰音。心前区无隆起，心浊音界增大，心率88次/分，律齐，各瓣膜听诊区未及杂音，无心包摩擦音。腹膨隆，无压痛、反跳痛，肝脾肋下未及，移动性浊音阳性，肾区无叩痛。双下肢重度水肿。无畸形或下肢静脉曲张。阴茎及阴囊重度水肿。四肢肌力5级，肌张力正常。生理反射存在，病理征未引出。

5. 辅助检查

（1）实验室检查（2009年10月2日）WBC、LYM、PLT均正常，GRAN48.8%，HGB74 g/L↓（120～160 g/L）。（2009年10月6日）WBC、GRAN、LYM%、PLT均正常，HGB73 g/L↓（120～160 g/L）。

（2）尿常规：尿蛋白1.5 g/L↑，尿葡萄糖、尿酮体均阴性；粪常规+隐血：均阴性（2009年8月，外院）24 h尿蛋白4.87 g↑↑，糖化血红蛋白15.8%↑↑；（2009年10月3日）总蛋白41 g/L↓（61～83 g/L），白蛋白22 g/L↓（35～50 g/L），球蛋白19 g/L↓（20～30 g/L），前白蛋白195 mg/L（100～400 mg/L）；胆红素、谷丙转氨酶、谷草转氨酶、淀粉酶、乳酸脱氢酶、碱性磷酸酶、尿酸均正常范围；血浆葡萄糖13.1 mmol/L↑，血钾、钠、钙均正常，磷1.76 mmol/L↓，钙2.01 mmol/L↑；尿素18.5 mmol/L↑，肌酐264 μmol/L↑↑（50～110 μmol/L），肾小球滤过率（MDRD公式）23.5 mL/min↓；总胆固醇7.83 mmol/L↑（2.8～5.8 mmol/L），甘油三酯1.35 mmol/L（0～1.8 mmol/L），HDL-C 0.95 mmol/L↓（1.0～1.55 mmol/L），LDL-C 4.80 mmol/L↓（1.3～3.6 mmol/L）；（2009年10月5日）BNP：1 350 pg/mL↑↑（0～80 pg/mL）；（2009年10月5日）乙型肝炎相关指标、丙型肝炎抗体IgG、抗HIV（1+2）抗体均阴性、梅毒抗体（TPPA）阳性、RPR滴度阴性；（2009年10月4日）凝血功能：PT、APTT均正常范围，FDP 7.12 μg/mL↑（0～6 μg/mL），D-二聚体3.04 μg/mL↑（0～0.5 μg/mL），FIB 5.31 g/L↑（2～4 g/L）；（2009年10月5日）腹水常规检查、皮质醇、ACTH均未见异常。

6. 影像学检查

（1）心电图：窦性心律。

（2）胸片：两侧胸腔积液。

（3）双下肢动脉彩超：双下肢动脉硬化斑块形成，残余尿量200 mL；B超示胆囊壁毛糙，壁厚0.4 cm，内可见数枚点状强回声团，后伴声影，可随体位移动，诊断为胆结石、胆囊炎；双侧胸腔积液，右侧最大液深9.4 cm，左侧最大液深8.5 cm，肝脏、胰腺、脾脏、肾脏、输尿管未见异常。

7. 肾穿刺病理结果

• 免疫荧光检查：共查见2个肾小球，沿毛细血管壁呈线形荧光分布：IgA（-），IgG（-），C（3-），IgM（-），C1q（-）。HE及特殊染色：共查见13个肾小球，显示肾小球毛细血管壁轻度节段性增厚，系膜区节段性增殖，系膜细胞3～5个/增殖区，系膜基质节段性扩大，未见新月体形成。Masson染色显示肾小球毛细血管壁未见明显免疫复合物沉积。2个球囊粘连。肾小管上皮细胞肿胀，空泡变性，部分肾小管管腔扩张，可见个别蛋白管型。肾间质小灶性纤维化，散在淋巴细胞浸润。间质细小动脉管壁及出入球小动脉广泛玻璃样变化，硬化。系膜区：节段性增殖。基底膜：轻度节段性增厚。意见：符合弥漫增生性糖尿病性肾损害，间质内细小动脉广泛硬化。

【病例分析】

问题1：请归纳该病例的病史特点。

（1）老年男性。

（2）起病缓,病程长。

（3）以糖尿病、高血压起病,表现为蛋白尿、胸腹水、肾功能不全等。

（4）查体：双下肢水肿呈凹陷性,腹部移动性浊音阳性。

（5）辅助检查中自身免疫、感染等指标均阴性。

（6）肾活检病理提示符合弥漫增生性糖尿病性肾损害。

问题2：该患者可能的诊断是什么？并陈述诊断依据和鉴别诊断要点。

（1）诊断：2型糖尿病糖尿病肾病Ⅳ期；肾病综合征；高血压3级（极高危组）；心力衰竭,心功能4级。

（2）诊断依据：① 该糖尿病肾病患者既往糖尿病及高血压诊断明确,入院前及入院后多项指标表明：中度贫血、重度低蛋白血症、血肌酐升高,GFR下降,肾活检病变典型、BNP明显升高,提示肾功能不全合并心力衰竭；② 既往无冠心病、心脏瓣膜病变等原发心脏病史,听诊心脏亦无杂音及心律不齐,考虑为继发性心功能不全；③ 患者糖尿病及高血压病史10余年,未规律治疗,均为慢性肾损害的基础病因,近期持续出现重度低蛋白血症、尿蛋白（3+）、贫血、血肌酐升高、电解质紊乱,符合慢性肾功能不全表现。

（3）鉴别诊断：糖尿病肾病的鉴别诊断主要围绕病因进行鉴别。应该与同样都能造成肾脏体积增大的肾脏病相鉴别,如肾淀粉样变性病、多发性骨髓瘤肾损害等。可以进行肾脏穿刺,以及根据各自的临床特征,在鉴别上没有太大的困难。但糖尿病肾病难以鉴别的是同时合并了非糖尿病的肾病,一般有以下情况时需要考虑有非糖尿病的因素：① 糖尿病起病到发现肾脏病间隔时间小于5年；② 有肾小球源性的血尿比较突出；③ 大量蛋白尿出现时血压正常；④ 急性的肾损伤,或者是急性起病的肾病综合征；⑤ 出现了显性蛋白尿时,血压正常,没有糖尿病引起的其他脏器的损伤。

问题3：简述该患者治疗原则。

糖尿病肾病治疗原则是强调综合治疗,包括饮食治疗、运动、生活方式改变、控制血糖、血压、血脂及个体化治疗。

问题4：为什么糖尿病肾病患者需要优质低蛋白饮食治疗？

高蛋白饮食使体内含氮产物增加,增加肾小球滤过率及高代谢,加重肾脏损害。对于糖尿病肾病患者,蛋白质摄入量为0.8 g/(kg·d),以优质动物蛋白为主,可适当补充α-酮酸制剂。

问题5：糖尿病肾病常见的并发症有哪些？

包括糖尿病并发症和肾病的并发症,如高血压、脂代谢紊乱、水肿、酸中毒、电解质紊乱如高钾血症、深静脉栓塞和感染等。

（汪年松　陈玉强）

第十节　尿酸性肾病

尿酸是人类嘌呤化合物的终末代谢产物,嘌呤代谢紊乱可导致高尿酸血症（HUA）。高尿酸血症在我国患病率逐年增长,高发年龄为中老年男性和绝经后女性,年轻人发病亦并非少见。

【HUA的定义】 正常嘌呤饮食下，非同日两次空腹血尿酸水平男性＞420 μmol/L，女性＞360 μmol/L定义为高尿酸血症。大多数高尿酸血症患者可终身无症状，若患者出现尿酸盐结晶沉积在关节及周围组织并导致关节炎时称为痛风。

【HUA的流行病学】 高尿酸血症及痛风的患病率在世界范围内逐年升高。我国近30年来，患病率增长10余倍。我国高尿酸血症患病率为13.3%，痛风患病率为1.1%，男性患病率大于女性。目前国内外尚无尿酸肾病的确切发病率。

【HUA的危害】 高尿酸血症可通过多途径引起心、脑、肾、胰腺等多脏器损害，长期高尿酸血症很可能是诸多代谢性疾病的重要共同病因（图4-6）。

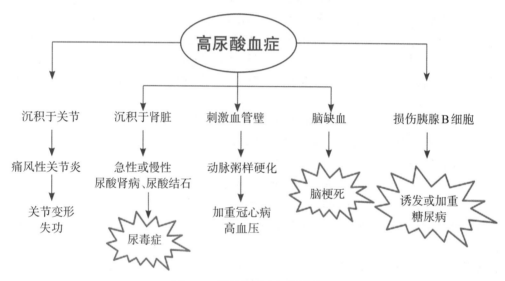

图4-6 尿酸与器官损伤的关系

尿酸经肾小球滤过后，98%在近端肾小管S1段主动重吸收，50%在S2段分泌，40%～44%在S3段分泌后重吸收。肾小球滤过的尿酸98%被肾小管重吸收，尿酸的排泄主要靠肾小管的再分泌，是一个主动分泌的过程，肾脏排泄尿酸的能力容易受到损害。

【尿酸肾损伤的机制】 高尿酸血症是慢性肾脏病的独立危险因素。高尿酸血症时尿酸盐沉积在肾脏可直接导致慢性尿酸盐肾病、急性尿酸性肾病和尿酸性肾结石；另一方面，肾脏疾病影响其对尿酸的排泄，发生继发性高尿酸血症，高尿酸血症又可导致或加重肾脏疾病（图4-7）。慢性尿酸盐肾病发病机制是持续高尿酸血症尿酸钠结晶沉积在肾髓质间质组织，激活局部肾素、血管紧张素，损伤内皮细胞，引起肾小球高压力、慢性炎症反应、间质纤维化等病理改变。

【慢性尿酸盐肾病】 尿酸结晶形成的微结石沉积于肾间质，引起慢性炎症反应、间质纤维化和慢性肾衰竭。

1. 临床及实验室表现 早期出现高尿酸血症伴夜尿增多、低比重尿、小分子蛋白尿、镜下血尿，轻度白细胞尿和管型尿等；晚期出现肾小球滤过功能下降、慢性肾功能不全、高血压、贫血等。

2. 病理表现 尿酸盐肾病主要损害部位是肾小管和肾间质，病变以肾髓质部位最为严重。免疫荧光为阴性。光镜下可见呈针尖、双折光放射状排列的尿酸盐结晶沉积于肾小管-肾间质内，此为尿酸性肾病的特征性变化，但常规肾活检在肾组织中难以见到典型的尿酸盐结晶，肾小球无特

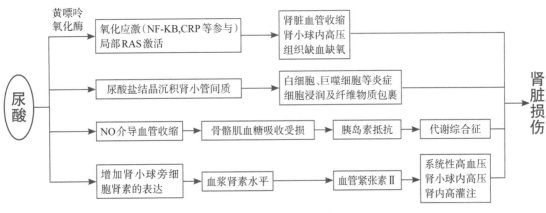

图4-7 高尿酸肾损伤的机制

异性病变。

电镜有时可见到肾小球基底膜分层、增厚,内皮下疏松(表4-2)。

表4-2 尿酸性肾病的病理表现特点比较

类 型	光 镜	免疫荧光	电 镜
急性尿酸盐肾病	肾小管不同程度变性、坏死,管腔内尿酸盐结晶	阴性	集合小管上皮细胞内可见结晶,溶酶体增多
慢性尿酸盐肾病	髓质区可见针尖样、放射状排列间隙,周围可见多核巨细胞	阴性	肾小球基底膜分层、增厚,内皮下疏松
尿酸结石	可伴有一定程度的肾间质炎症	阴性	

3. **诊断** ① 高尿酸血症;② 肾损伤:早期肾小管功能障碍,如夜尿增多、低比重尿、小分子蛋白尿,后期肾功能不全;③ 尿酸升高水平与肾功能损伤程度不匹配,血尿、蛋白程度与肾功能损伤程度不一致;④ 肾髓质内见有双折光的尿酸盐结晶沉积,排除其他慢性肾脏病可考虑诊断。

4. **鉴别诊断** 由于高尿酸血症患者往往同时合并高血压、结石或肾囊肿等疾病,慢性高尿酸血症是否会引起慢性间质性肾炎,多年来存在争议。通常很难与合并高尿酸血症的其他慢性肾脏病区别开来。肾脏活检和双源CT发现尿酸盐结晶沉积对于慢性尿酸盐肾病的诊断具有重要的意义。

5. **治疗与预防** 慢性尿酸性肾病一旦确诊即开始非药物治疗,疗效不佳者根据尿酸水平及合并症开始药物治疗。

(1)非药物治疗:避免高嘌呤饮食,戒烟酒,每日饮水超过2 000 mL,坚持运动、控制体重。

(2)去除高尿酸的诱因:如停用利尿剂等。

(3)药物治疗指征和尿酸控制靶目标:无痛风性关节炎发作的慢性尿酸盐肾病应从血尿酸超过480 μmol/L起始治疗;当出现肾功能损害、尿酸性肾结石或有过痛风性关节炎发作史的患者血尿酸超过420 μmol/L即开始降尿酸治疗,治疗靶目标为180～360 μmol/L。如慢性尿酸肾病合并严重痛风(如痛风石、慢性关节炎、痛风频繁发作)的患者血尿酸靶目标为180～300 μmol/L。

（4）药物选择：依据个体化治疗原则选择抑制尿酸生成药物和（或）促尿酸排泄药物。① 抑制尿酸生成药物推荐黄嘌呤氧化酶抑制剂非布司他或别嘌醇。别嘌醇建议应用于HLA-B5801基因阴性患者，根据GFR进行剂量调整。非布司他在轻中度肾功能不全患者（CKD1～3期）和轻中度肝损伤患者（Child-Pugh分级A/B）中应用无需调整剂量，CKD4～5期患者谨慎使用。非布司他超敏反应综合征发生率低于别嘌醇，但须监测肝功能和心血管副作用；② 促尿酸排泄药物推荐苯溴马隆。50 mg/d苯溴马隆可安全应用于肾功能轻中度受损患者，但尿酸性肾结石患者和重度肾功能不全（GFR＜20 mL/min）的患者禁用。

（5）尿酸性肾病并痛风发作期：① NSAID，应用时检测肝、肾功能，心功能不全和消化性溃疡患者慎用，必要时可联合用质子泵抑制剂；② 糖皮质激素，3～5天短期口服0.5 mg/kg或关节内注射。

（6）碱化尿液：口服碳酸氢钠，每日3～4 g，维持尿pH6以上，以便尿酸排泄。

【急性尿酸性肾病】　急性尿酸性肾病是严重的高尿酸血症导致过量尿酸沉积和积聚在肾小管引起的少尿或无尿性急性肾损伤（AKI）。多见于放化疗肿瘤溶解综合征，亦可见于剧烈运动后。

1. 临床表现及实验室检测　可伴尿量急剧减少、高尿酸血症、血肌酐增高、高血钾、代谢性酸中毒、水肿和心力衰竭。尿液可见尿酸结晶，随机尿中尿酸/肌酐（mg/mg）可大于1。其他类型急性肾损伤，随机尿中尿酸/肌酐（mg/mg）为0.60～0.75。

2. 病理　常需肾活检排除小管间质性肾病等疾病。肾脏病理可见肾小管不同程度变性、坏死，梗阻还可导致肾小管肥大，肾间质水肿。肾小球无明显病变，或有毛细血管襻缺血皱缩。偏振光显微镜见到肾小管腔内尿酸结晶形成。电镜下集合小管上皮细胞内可见结晶，溶酶体增多。

3. 诊断　① 近期有引起高尿酸血症的诱因；② 急性肾损伤的表现；③ 尿检可见尿酸结晶，随机尿中尿酸/肌酐（mg/mg）大于1；④ 血肌酐升高，血尿酸增高；⑤ 偏振光显微镜见到肾小管腔内尿酸结晶形成；⑥ B超：肾脏大小和结构未见异常。

4. 鉴别诊断　急性肾损伤有放化疗病史，血、尿尿酸水平短时间迅速升高，尿酸/肌酐（mg/mg）可大于1，排除其他肾前性、肾性和肾后性急性肾损伤原因。肾活检对于急性尿酸性肾病有重要的意义。

5. 治疗与预防

（1）预防为先：急性尿酸性肾病通常可逆，但重在预防。高风险患者应积极预防急性尿酸性肾病的发生，可将血尿酸在放化疗前控制在300 μmol/L以内。

（2）控制尿酸水平：确诊急性尿酸性肾病的患者需要紧急处理，治疗措施包括：① 严格低嘌呤饮食；② 水化治疗，在没有禁忌情况下，每日液体摄入量应达到3 L，保持尿量达到每小时80～100 mL/m²；③ 碱化尿液，尿pH控制于6.2～6.9；④ 降尿酸药物首选减少尿酸生成的药物，注意根据肾功能调整药物用量。肿瘤溶解综合征患者首选尿酸酶，别嘌醇常用作预防药物；⑤ 必要时血液透析治疗。

【尿酸性肾结石】　尿液中尿酸溶解度下降和过饱和化是泌尿系尿酸结石形成的前提。

1. 临床表现　尿酸性肾结石常表现为腰痛和血尿，部分患者可有砂石排出；急性梗阻时可出现发热、少尿、无尿、肾积水、急性肾损伤等；慢性梗阻可引起肾积水和肾实质萎缩，甚至发展为慢性肾衰竭。

2. 病理　有一定程度肾间质炎症。

3. 诊断 ① 高尿酸血症;② 血尿,尿液呈持续性酸性,pH低于6.0,大多数在5.5以下,尿沉渣检查可见尿酸结晶;③ 影像检查:尿酸性结石X线平片不显影(阴性结石),造影表现为充盈缺损;若混有草酸钙、磷酸钙等成分,则表现为密度不一的结石影;④ B超可见高回声区伴声影;⑤ 尿酸肾病双源CT原位无创检查鉴定为尿酸性肾结石。

4. 鉴别诊断 还需排除黄嘌呤、次黄嘌呤等阴性结石,但这类结石在碱性环境中不能溶解。对排出的结石和采用双源CT原位无创诊断技术对肾结石进行成分鉴定是诊断尿酸性肾结石的重要依据。

5. 治疗与预防 大多数尿酸结石经保守治疗可痊愈。增加尿量(>2 L/d)、碱化尿液(pH $6.2\sim6.9$),避免尿液pH >7.0以免形成磷酸钙结石。降尿酸治疗与慢性尿酸盐肾病相似,但不推荐使用促尿酸排泄药物。巨大结石、伴尿路梗阻或混有其他成分溶石效果差的尿酸结石需外科治疗,体外震波碎石和各种微创腔内碎石术均有良好疗效,治疗前后需碱化尿液。

典型病例及分析

【病例介绍】

1. 病史 患者,男性,64岁,反复左足关节痛5年,间断性腰部绞痛6个月入院。5年前无明显诱因出现左足第一跖趾关节红、肿、热、痛,24 h疼痛达高峰,后自行缓解。5年来左足关节疼痛反复发作,每次发作$2\sim7$天均可自行缓解,无游走性关节痛。近6个月出现阵发性腰部绞痛,伴尿急、尿痛、尿流中断,尿排结石后绞痛可缓解。既往高尿酸血症10余年,未诊治;发现血肌酐升高3年,血肌酐波动于$110\sim130$ μmol/L。

2. 体格检查 左足第一跖趾关节可见痛风石形成。右侧肾区叩击痛,余无特殊阳性体征。

3. 辅助检查

(1)血常规、肝功能、凝血功能均正常。

(2)肾功能:血BUN 4.5 mmol/L,血肌酐120.9 μmol/L↑,血尿酸679.6 μmol/L↑,估算肾小球滤过率(eGFR)54 mL/(min·1.73 m²)。

(3)空腹血糖:4.5 mmol/L,糖化HGB(HPLC):5.6%。

(4)自身抗体:ANA、ENA、RF、ANCA,抗肾小球基底膜抗体均阴性。

(5)免疫球蛋白、补体、轻链均正常。

(6)乙型肝炎、丙型肝炎、HIV、梅毒抗体均阴性。

(7)血肿瘤标志物均阴性。

(8)血免疫球蛋白固定电泳、尿本周蛋白均阴性。

(9)尿常规:pH <5.0,尿蛋白($-$),RBC 5/HP,WBC 3/HP。

(10)尿微量蛋白系列:尿α_1微球蛋白20 mg/L↑,尿β_2微球蛋白3.0 mg/L↑,乙酰葡萄糖苷酶28 U/L↑,尿微量白蛋白、尿微量白蛋白/尿肌酐、尿IgG、尿转铁蛋白均正常。

(11)24 h尿蛋白:93 mg/24 h。

(12)泌尿系统超声:双肾囊肿,双侧肾结石,膀胱、输尿管未见明显异常。

(13)关节双能源CT:左足第一跖趾关节、左足踝关节等多处关节可见多发尿酸性结晶(图4-8D)。

(14)泌尿系统双源双波段结石成分CT:左肾肾盂(图4-8A、B)及膀胱(图4-8C)均见红色

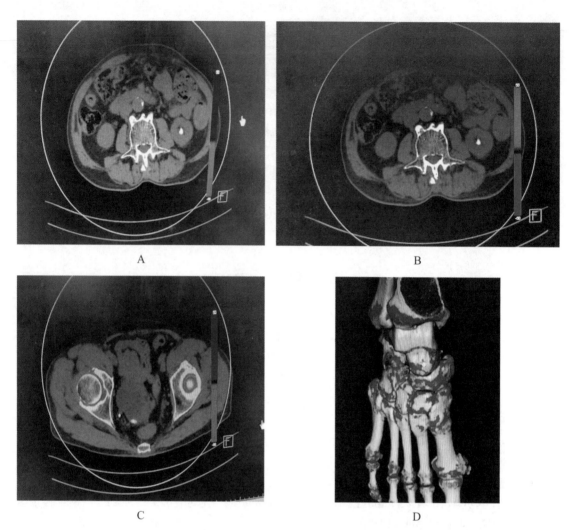

图4-8 患者双源双波段CT检测见左肾盂结石，腹主动脉钙化（A），双源双波段结石成分CT分析示左肾盂（B）和膀胱（C）尿酸性结石，左足第一跖趾关节、踝关节可见多发尿酸性结晶（D）

尿酸性结石信号影，腹主动脉可见钙化。

（15）胸部X线平片检测：双肺未见明显活动性病变。

（16）眼底检查：正常。

【病例分析】

问题1：痛风的诊断依据。

（1）中老年男性患者，反复左足第一跖趾关节红肿热痛5年。

（2）高尿酸血症10年。

（3）体格检查及双源CT均证实左足第一跖趾关节痛风石形成。

（4）血尿酸显著增高。

（5）2015年ACR/EULAR痛风分类标准评分13分。

支持痛风性关节炎的诊断。

问题2：慢性尿酸性肾病的诊断依据。

（1）患者中老年男性，血肌酐升高3年，血肌酐120.9 μmol/L，eGFR 54 mL/（min·1.73 m²）。

（2）高尿酸血症10年，痛风5年。

（3）B超发现双肾囊肿，双侧肾结石。

（4）微量蛋白尿，以中小分子蛋白尿为主。

（5）镜下血尿不突出，无高血压。

（6）自身抗体、病毒、肿瘤等指标均阴性。

（7）泌尿系统双源双波段结石成分CT示左肾肾盂及膀胱均见尿酸性结石信号影。

由于患者尿酸性结石确定，故无需再进行肾脏活检，基于这些证据慢性尿酸性肾病诊断成立。

问题3：该患者可能的诊断是什么？

诊断：① 高尿酸血症；② 痛风；③ 痛风石；④ 尿酸性尿路结石；⑤ 慢性尿酸性肾病；⑥ CKD 3期；⑦ 肾囊肿；⑧ 腹主动脉钙化。

问题4：简述该患者治疗原则。

治疗：① 控制高嘌呤饮食；② 护肾：开同2.52 g tid，阿魏酸哌嗪150 mg tid；③ 降尿酸：由于有尿酸性结石，避免应用苯溴马隆，选择非布司他20 mg qd；④ 碱化尿液：碳酸氢钠片1 g bid，依据尿pH及血总二氧化碳调整。

分析：尿酸性肾病临床常见，目前诊断多依赖于肾活检。对于有泌尿系统结石的患者优先进行原位双能源、双波段结石成分CT检测，由于尿酸性结石多可以溶解，故双能源、双波段结石成分CT分析对于尿酸性肾病的诊断和认识尿酸性肾病的发病机制以及治疗方案的精准确定均有重要的促进作用。

（王菱　彭艾）

第十一节　肥胖相关性肾病

【概述】　随着饮食习惯与生活方式改变，肥胖人群比例急剧攀升，已逐渐成为困扰人类的重大医学难题。全球肥胖人数已超过6亿，而中国已成为肥胖人数最多的国家，肥胖发生率12%，超重人数已达3.25亿。1974年，Weisinger等首次报道了严重肥胖患者伴有大量蛋白尿，认识到肥胖对肾脏的损害，即肥胖相关性肾病（ORG）。现今，ORG已成为CKD的重要原因，肥胖已成为CKD的重要独立危险因素。

多项研究数据显示，经肾活检确诊的ORG检出率从1986—1990年间的0.2%逐渐上升至1996—2000年间的2.0%，并在2001—2015年间上升至2.7%。中国的ORG相关流行病学数据却相当有限。中国肥胖人群巨大，多数患者未进行尿检，故实际ORG患者群可能更大。

【发病机制】　ORG的发病机制尚未完全明确，可能是多种非免疫机制综合作用的结果，包括血流动力学改变、炎症反应及胰岛素抵抗、肾组织缺血缺氧、交感神经、肾素、血管紧张素状态及脂肪因子作用等。ORG主要通过脂联素、瘦素、抵抗素、肾素－血管紧张素－醛固酮系统（RAAS）肾交感神经系统、炎症和氧化应激等多种因素导致肾小球"高压力、高滤过、高灌注"的"三高"现象,进而导致肾脏结构损伤。

1. 血流动力学改变　血流动力学改变是ORG最主要的发病机制,包括肾小球高灌注、高滤过及高压力。肥胖患者全身体液负荷增加,肾脏负担加重,在血压正常时肾血流量即增加,肾脏的高滤过率导致肾小管重吸收增加,而发生血流动力学改变。肾血流动力学另一改变表现在钠的滤过负荷增加,钠与葡萄糖通过钠-葡萄糖协同转运蛋白重吸收,钠的重吸收使致密斑与远端肾小管的钠负荷降低,进而刺激管球反馈,引起入球血管舒张和肾小球滤过率升高,最终导致肾小球超滤过,造成肾损伤。

2. 胰岛素抵抗及高胰岛素血症　肥胖患者多存在代谢综合征和胰岛素抵抗,而胰岛素抵抗又可引发肾小球高滤过、高灌注及对钠盐的过度重吸收,致其内皮细胞功能损害、足细胞损伤、系膜增生。胰岛素还可通过增加肾小管对尿酸的重吸收,导致高尿酸血症,加重肾脏损害;高胰岛素血症同样能够激活交感神经系统增加远端肾小管对钠的重吸收,以及诱发血管平滑肌肥大。

3. 肾组织缺血缺氧　ORG几乎均伴有严重的肥胖,其肾组织周围填充大量脂肪组织,甚至有脂肪组织渗入肾实质。这种机械压力可致肾组织局部缺氧性损伤,由此导致的血流动力学障碍、肾小球高滤过、肾小球重吸收增加,致肾组织能量需求和氧消耗大幅增加。组织缺氧还可诱导转化生长因子(TGF)-β_1合成增加。另外,肥胖患者多数伴阻塞性睡眠呼吸暂停综合征,患者可出现高碳酸血症、低氧血症,从而导致全身组织缺氧。上述过程共同导致肾小球硬化。

4. 炎性反应及脂肪因子作用　脂肪组织是具有高度代谢活性和内分泌功能的器官,作为人体最大的内分泌器官,分泌释放α瘦素、脂联素、白介素、抵抗素、CRP等炎性细胞因子,肾脏为这些生物活性物质的清除场所,也是这些细胞因子作用的靶器官,其分泌的炎性因子可促进肥胖患者慢性低度炎性反应,通过诱导胰岛素抵抗、促进细胞游离脂肪酸摄取等间接影响肾脏结构及功能。

5. 交感神经、肾素、血管紧张素状态　肥胖患者交感神经兴奋、RAAS的过度激活影响肾脏的血流动力学和水钠平衡,是导致肾脏高滤过以及肾性高血压的重要原因。肥胖患者脂肪大量增加,产生大量血管紧张素原并激活RAAS,进而释放血管紧张素Ⅱ和醛固酮致肾损伤。

6. 其他　肥胖患者出现的糖尿病、高血压、高胆固醇血症、高尿酸血症等均会进一步加重肾脏负担,使ORG损害加重。

【临床特点】　ORG最典型、最常见的临床表现是蛋白尿,而尿沉渣检查正常,可伴或不伴有肾功能不全。大多数患者表现为非肾病综合征范围的蛋白尿(<3.5 g/d)。约30%的ORG患者可达到肾病综合征范围蛋白尿,但其特征是无水肿、低蛋白血症与肾病综合征不相称的高脂血症。即使在大量蛋白尿病例中(>20 g/d),也偶见完全肾病综合征。

在无典型肾病综合征"三高一低"表现的情况下,蛋白尿的进展性增加可能在数年内未被检测到,直到临床后期。在肾病综合征中,ORG的这一特征有利于ORG与原发性FSGS的鉴别。表4-3总结了肥胖相关FSG和原发性FSG的主要临床和组织学特征。

表4-3　肥胖相关FSG和原发性FSG的主要临床和组织学特征

	肥胖相关FSGS	原发性FSGS
出现蛋白尿	缓慢进展	突然出现
蛋白尿类型	多为亚肾病性	多为肾病范围
发生肾病综合征	不伴肾病综合征(水肿、低白蛋白血症)	多有肾病综合征

（续表）

	肥胖相关FSGS	原发性FSGS
进展	缓慢进展	快速进展
硬化分型	门周型多见	无特殊类型,顶端和塌陷型多见
肾小球体积	肥大	正常
电镜足细胞足突融合	不规律融合	广泛融合
血清白蛋白水平	多为正常	多为降低

ORG临床过程表现为持续性蛋白尿或肾功能缓慢进展,10%～33%的患者可能发展为进行性肾功能不全和ESRD。在长期的随访中,这个比例逐渐增加。原发性FSGS的发病过程比ORG更突然、更具侵袭性、更容易发展为ESRD。ORG的其他常见临床表现包括高血压（50%～75%）和血脂异常（70%～80%）。

【病理特点】 ORG的特点是在伴或不伴FSGS损害时肾小球肥大。与年龄和性别匹配的正常对照组（平均168 mm）相比,ORG中的肾小球直径（平均226 mm; $P < 0.001$）显著增大。肾小球增大伴有系膜增生、基质积聚和足细胞肥大,而足突融合较轻。

FSGS为细胞外基质和（或）透明样物质充斥肾小球簇的节段性硬化,导致毛细血管闭塞。FSGS病变主要发生在门周围,通常见于肥大的肾小球。门周围的病变也可能包含其他肾小球球部。小部分肾活检组织仅观察到门周围病变,大部分肾活检组织观察到门周围和周围病变的混合性表现。电镜下,原发性FSGS显示弥漫性足突融合,与此相比,ORG相关的FSGS呈现不规则的轻度足突消失。足细胞的数量密度随着肾脏体积和肾小球直径的增加而减少,从而导致足细胞突起的延长以覆盖扩张区域。这种延伸扩张可导致足细胞脱落,从而引起尿蛋白选择性丧失和基底膜裸露区域的形成。蛋白质选择性的丧失和基底膜裸露区域的出现触发基质沉积并造成足细胞损伤,最终导致肾小球硬化。

肾脏病理上可发现脂质沉积在系膜细胞、足细胞和近端小管上皮细胞中。系膜细胞中的脂质可导致细胞结构损伤和功能丧失。在ORG相关的FSGS中,肾小管萎缩和间质纤维化通常较轻,间质炎症同样较轻。小动脉硬化的程度从轻度到中度,一般比原发性FSGS轻。

免疫荧光通常可检测到硬化和透明样变病变中IgM和C3的非特异性沉积。ORG可在其他肾脏疾病上发生,如IgA肾病。

【诊断及鉴别诊断】 亚洲ORG患者诊断依据包括: 肥胖患者（BMI ≥ 28）伴持续蛋白尿,肾活检病理光镜肾小球肥大,伴或不伴局灶性节段性肾小球硬化（FSGS）,电镜下可观察到上皮细胞足突融合,排除其他肾脏疾病方能诊断。

由于ORG临床表现不具特异性,因此ORG临床诊断并非易事。ORG一般多见于青年男性,起病隐匿,以非大量蛋白尿（< 3.5 g/d）伴或不伴肾功能减退为主要特征;即使患者出现大量蛋白尿,也以无水肿、无低蛋白血症和与典型肾病综合征不相称的高脂血症为特征;ORG患者的蛋白尿稳定且缓慢进展,10%～33%的患者可发展为终末期肾病（ESRD）,并与肾小球呈FSGS或肾小球硬化的百分比相关。正因为ORG存在这些临床特征,临床上ORG与表现为典型肾病综合征的原发性FSGS应加以区别。

【治疗】 由于肥胖是ORG独立危险因素,因此降低体重成为治疗ORG的有效手段。另一方面，降低蛋白尿被认为是对ORG患者肾脏有明显的保护作用。因此，阻断RAAS以及减轻体重是目前治疗ORG的主要措施。此外，针对ORG发病机制，还可采取其他有效措施来减缓肾小球滤过率（eGFR）的下降，延缓ESRD的进展。

1. 减轻体重　降低体重能显著降低蛋白尿，且体重下降越多，蛋白尿减少越明显。低热量饮食在纠正蛋白尿同时能显著改善血压、血脂异常，血浆肾素和醛固酮水平，空腹血糖水平和胰岛素抵抗。GLP1激动剂也可用于减重。减肥手术比低热量饮食更有效。Ngoh等发现对亚洲肥胖患者，减肥手术能降低肾脏高滤过负荷，尤其是对CKD3～5期的患者，减肥手术能改善肾功能并升高eGFR。但对肾功能不全的肥胖患者，减重手术有加重围手术期并发症发生的风险。因此对患有CKD和大量蛋白尿的ORG患者需要评估减肥手术的有效性和安全性。

2. RAS抑制剂　肥胖患者RAAS系统过度激活可能是由于脂肪组织能表达RAAS所包含的所有物质，如肾素、血管紧张素转化酶（ACE）、血管紧张素Ⅱ、醛固酮等。这说明脂肪组织高表达RAAS内物质可能是造成ORG的另一机制。使用ACE或ARB治疗ORG患者可使其蛋白尿降至基线值的30%～80%。一些长期随访研究表明：通过RAAS阻滞剂减少蛋白尿的效果可随时间推移而耗尽，特别是在体重进一步增加或体重不再下降期间。Morales等发现醛固酮拮抗剂治疗大量蛋白尿的肥胖患者可明显且持续减少蛋白尿，提示盐皮质激素受体的激活在肥胖和代谢综合征中起着重要作用。

3. 纠正胰岛素抵抗　纠正胰岛素抵抗，增强胰岛素敏感性也是治疗ORG的重要环节。研究发现胰岛素增敏剂噻唑烷二酮类能改善胰岛素抵抗，减轻肾功能损伤，防止肾功能进一步恶化。新型葡萄糖钠协同转运体-2抑制剂（SGLT2i）达格列净能改善胰岛素抵抗、高胆固醇血症和肾脏氧化应激导致的肾功能不全。

【预后】　虽然临床过程的特点是稳定或缓慢进行性蛋白尿，高达1/3的患者发展为进行性肾功能衰竭和ESRD。控制肥胖等方法，如阻断RAAS，可缓解ORG。

------------ 典 型 病 例 及 分 析 ------------

【病例介绍】

1. 病史　患者，男性，30岁，因"蛋白尿7年"入院，患者2010年体检发现尿蛋白（2+），后未予以重视及随访。患者因反复扁桃体炎发作，间断予以头孢类抗感染治疗，后因考虑扁桃体炎反复发作可能影响肾脏，2017年2月行扁桃体摘除术，并至我科门诊就诊。查24 h尿蛋白1 500 mg，HB152 g/L，ALB45 g/L，肌酐74 μmol/L，尿酸365 μmol/L，尿蛋白（3+），尿RBC 0/HP，肝、胆、胰、脾B超未见明显异常，门诊予以缬沙坦降蛋白尿治疗。近来患者无尿色加深，无尿少或无尿，无关节酸痛，无皮疹，无发热或寒战，无咳嗽或咳痰等不适。

既往史、个人史无特殊，否认糖尿病、高血压及肾脏疾病家族史。

2. 入院查体　体温36.3℃，心率73次/分，呼吸频率17次/分，血压140/73 mmHg，BMI 30，神清，精神可，颈软，气管居中，双肺呼吸音粗，未及明显干湿啰音，心率73次/分，心律齐，各瓣膜区未及病理性杂音，腹软，无压痛，肝脾肋下未及，肾区无叩痛，未及血管杂音，移动性浊音阴性，双下肢未见水肿，双下肢皮温正常。双侧足背动脉搏动可及。

3. 主要检验及特殊检查结果

（1）尿常规：尿比重1.021，pH 5.0，尿蛋白（3+）↑，酮体（－），尿葡萄糖（－），RBC（镜检）

0/HP,WBC(镜检)0/HP。

（2）血常规：WBC $8.11 \times 10^9/L$，N 53.4%，淋巴细胞37.4%，单核细胞6.4%，嗜酸性粒细胞 2.4%，嗜碱性粒细胞0.4%，Hb 143 g/L，PLT $245 \times 10^9/L$。

（3）生化：前白蛋白290 mg/L，总蛋白78 g/L，白蛋白46 g/L，尿素3.4 mmol/L，肌酐74 μmol/L，尿酸440 ↑ μmol/L，胱抑素C 0.83 mg/L，估算肾小球滤过率114.5 mL/(min·1.73 m²)，甘油三酯 2.35 mmol/L↑，胆固醇3.92 mmol/L，HDL-C 0.77 mmol/L↓，LDL-C 2.47 mmol/L，脂蛋白(a) 0.11 g/L。

（4）血糖：空腹血糖6.18 mmol/L↑，2 h血糖8.82 mmol/L，糖化血红蛋白5.5%。

（5）免疫指标：未见明显异常。

（6）ENA、ANA、抗dsDNA、抗GBM、ANCA：均为阴性。

（7）甲状腺功能：正常。

（8）钙磷代谢：甲状旁腺素(PTH)45 pg/mL。

（9）病毒、肿瘤指标：均为阴性。

（10）尿生化：24 h尿蛋白定量1 131~1 499 mg↑，24 h尿糖0.91 mmol。

（11）尿五联：24 h尿微量白蛋白1 062.25 mg↑，24 h尿转铁蛋白55.48 mg↑，24 h尿免疫球蛋白G 76.65 mg↑；尿白蛋白/肌酐43.05 mg/mmol↑。

（12）双肾及肾动脉血管B超：双肾形态未见明显异常；双肾动脉血流参数未见明显异常。

（13）泌尿系统B超：双肾：右肾大小约120 mm×55 mm，肾盂分离未见。左肾大小约 126 mm×56 mm，肾盂分离未见。双肾输尿管膀胱前列腺未见异常。CDFI：未见明显异常血流 信号。

【病例分析】

问题1：请归纳该病例的病史特点。

（1）青年男性。

（2）表现为蛋白尿，无血尿，肾功能正常，收缩压稍偏高。

（3）查体：BMI 30，无贫血，无水肿。

（4）检查：血肌酐74 μmol/L（CKD-EPI 117.7 mL/min），尿酸440 μmol/L↑，白蛋白46 g/L，甘油三酯2.35 mmol/L↑，胆固醇3.92 mmol/L，血糖6.18 mmol/L↑，餐后2 h血糖8.82 mmol/L，糖化血红蛋白5.5%，24 h尿蛋白定量1 131~1 499 mg↑。免疫指标、肿瘤指标及病毒指标阴性。

（5）辅助检查：肾脏及肾血管未见明显异常。

问题2：该患者可能的诊断是什么？进一步如何鉴别诊断。

（1）诊断：蛋白尿；肾小球病变；肥胖相关性可能；肥胖症。

（2）诊断依据：青年男性；蛋白尿约1.5 g/24 h，肾小球性蛋白尿，肾功能正常，不伴血尿及高血压；肥胖，伴有代谢指标的轻度异常；自身免疫、感染、肿瘤等指标均阴性。

（3）进一步可行肾活检以明确诊断。

问题3：该患者肾活检病理示肾小球轻微病变，肾小球体积偏大，免疫荧光染色提示寡免疫复合物沉积。简述该患者治疗原则。

考虑为肥胖相关性肾病ORG。

（1）降低体重成为治疗ORG的有效手段。

（2）降低蛋白尿被认为是对ORG患者肾脏有明显的保护作用，阻断RAAS。

（3）在控制饮食的基础上监测血糖、血脂、血尿酸等。

（4）随访尿蛋白变化等。

（王伟铭）

第十二节　肾脏淀粉样变性

【概述】　淀粉样变性病是一种全身性的、以细胞外具有β片层结构的淀粉样蛋白沉积为特点的疾病。淀粉样蛋白在组织或器官中的积聚导致了相应组织的结构破坏和相应器官功能紊乱，可累及全身多个脏器，肾脏受累是系统性淀粉样变性的常见表现，主要以大量蛋白尿和肾病综合征（NS）为主，而后可进展为肾功能不全，甚至终末期肾衰，预后差。已知的淀粉样物质已达30余种，AL型淀粉样变最为常见，约占所有淀粉样变性的70%，AL型淀粉样变性是由于克隆性免疫球蛋白轻链的过度分泌以及轻链的结构变异并沉积引起，可合并其他血液系统疾病，多发性骨髓瘤（MM）、淋巴瘤等，血液学治疗基本类似抗MM方案，用以减少单克隆轻链的生成，基于硼替佐米的治疗已为临床常用，但疗效尚不理想，大剂量化疗（HDT）联合自体外周血干细胞移植有助于部分患者获得血液学的完全缓解，新型药物如AL淀粉样纤维抗体尚处于临床试验阶段，合并NS者要注意预防血栓。AA型淀粉样变性常继发于长期慢性感染性病变，目前已较少见，治疗上抑制炎症性疾病为主。遗传性淀粉样变部分类型表现为家族性肾脏淀粉样变性，虽不常见，随着国内近年诊断水平提高，逐渐被认识，部分类型如AFibA-α可考虑肝移植。本篇主要讨论AL型淀粉样变。

【发病机制】　淀粉样变属于蛋白质构象疾病，其致病的分子基础是蛋白质的构象异常，形成具有β片层结构的纤维样蛋白并沉积，继而影响正常细胞和组织的功能并逐渐取代正常结构，最终导致组织器官的功能障碍甚至衰竭。AL主要与克隆性浆细胞异常增生相关，其纤维丝由免疫球蛋白轻链可变区的N末端氨基酸残基构成，λ轻链多于κ轻链。患者血、尿中可发现单克隆免疫球蛋白及其轻链，这些轻链片段或碎片自身聚合，或与其他成分如淀粉样蛋白P、氨基聚糖相互作用，构成了多聚纤维丝样结构。除了淀粉样原纤维，淀粉样物质还包含有非纤维样的糖蛋白成分。这也是淀粉样物质呈过碘酸雪夫染色（PAS染色）着色的原因，这些物质包括淀粉样P物质（SAP）、糖胺聚糖（GAG）和载脂蛋白E（ApoE）。这些附加成分可能发挥"病态分子伴侣"的作用，促进淀粉样纤维的形成和沉积。

【临床特点】　淀粉样变的年发病率约在8.9/百万，肾淀粉样变的年发病率约在2.1/百万～3.3/百万，国内报道肾淀粉样变占肾活检0.9%～1.04%。淀粉样蛋白在组织或器官中的积聚均可引起相应组织的结构破坏和相应器官功能紊乱，可累及肾、心脏、肝、脾、胃肠道、脑、甲状腺、血管、神经、皮肤、关节、舌等，引起相应表现，包括体重下降、疲乏、外周性水肿、外周神经病变引起的疼痛及直立性低血压、心肌病、肝脾肿大、巨舌、淋巴结肿大等，部分患者合并多发性骨髓瘤（MM）、巨球蛋白血症（WM）等。

肾脏受累是AL淀粉样变的常见表现，其临床进程为：① 临床前期：无症状，仅在病理检查时发现；② 单纯蛋白尿期；③ 肾病综合征期；④ 肾功能衰竭期，血尿、高血压并不多见，淀粉样物质显著沉积于小管间质者多出现肾功能不全及小管损伤，如远端肾小管酸中毒和肾性尿崩症，临床上较少见。当肾脏受累时淀粉样变已属晚期，其他脏器如肝脏、心脏、肠道、血管等多已受累。

【病理特点】　光镜下淀粉样物质可沉积于肾脏各部位，以肾小球病变为主，亦可累及肾小管间质和肾小血管管壁。初期表现为系膜区无细胞性增宽，晚期毛细血管基底膜增厚，大量无结构的淀粉样物质沉积，呈嗜伊红均质状。光镜下少数淀粉样变肾小球毛细血管攀可出现类"睫毛"样或"梳齿"样改变，注意与膜性肾病鉴别，电镜下可见细纤维状结构（直径8～10 nm，长度30～100 nm），无分支，僵硬，紊乱排列。偏光显微镜下呈苹果绿双折光现象，刚果红染色阳性，高锰酸钾预处理后刚果红染色仍为阳性，抗AA蛋白抗体染色阴性，抗轻链Kappa/Lamda染色阳性有助于AL型淀粉样变性的诊断。

【诊断及鉴别诊断】

1. 诊断　2012年，国际肾脏和单克隆免疫球蛋白病研究组提出"有肾脏意义的单克隆免疫球蛋白病"（MGRS）这一概念，涵盖了一大类由B淋巴细胞或浆细胞异常增殖产生的单克隆免疫球蛋白所导致的肾脏损害，AL淀粉样变可纳入此范畴。

肾病综合征患者，如有以下临床线索应注意排除淀粉样变肾病：① 中老年患者；② 大量非选择性蛋白尿；③ 无镜下血尿；④ 无高血压，且易出现低血压尤其是直立性低血压；⑤ 严重肾功能衰竭时仍存在肾病综合征；⑥ 肾脏体积增大，即使终末期肾衰肾脏体积也无缩小；⑦ 伴肾静脉血栓。

肾淀粉样变的诊断主要依据肾脏病理（如上文），刚果红染色阳性明确为淀粉样物质沉积后，应进一步确诊淀粉样物质类型。高锰酸钾预处理试验：AL及其他部分类型淀粉样变刚果红染色仍阳性，AA转为阴性，高锰酸钾预处理试验简便易行，但有一定局限性，仅供参考，不能作为确诊依据。高锰酸钾预处理试验刚果红染色仍阳性，且抗AA蛋白阴性者，需加做单克隆Kappa和Lamda抗体免疫组化检查，如检测阳性，诊断为AL淀粉样变；如检测阴性，需进一步检查以确定是否遗传性淀粉样变，但应注意现有的轻链抗体可能因其轻链结合部位不同，以致部分AL免疫组化检测为假阴性。

肾活检有相对禁忌证，可行腹壁脂肪活检和直肠活检协诊，但前者阳性率较低，后者在肾病综合征患者中增加直肠穿孔风险。

2. 鉴别诊断

（1）膜性肾病：临床表现与AL类似，多发于中老年患者，以大量蛋白尿起病，早期常无肾功能受累，不伴高血压，无明显血尿。病理表现为肾小球毛细血管基底膜弥漫性增厚，毛细血管攀上皮侧可见致密复合物沉积，电镜见基底膜上皮下或基底膜内散在或规则分布的电子致密物沉积，血清及肾组织PLA2R抗体阳性。

（2）AA型肾淀粉样变：AA继发于慢性感染性疾病及自身免疫病，由急性期反应蛋白——血清淀粉样蛋白A（SAA）的氨基端引起。肾脏受累常见，光镜见大量无结构的淀粉样物质沉积，刚果红染色阳性，高锰酸钾预处理试验刚果红染色转阴，免疫组化AA蛋白抗体阳性。

（3）遗传性淀粉样变肾病：一般包括Fibrinogen Aα淀粉样变、Apo-A Ⅰ淀粉样变、Apo-A Ⅱ淀粉样变、溶菌酶性淀粉样变等。如Fibrinogen Aα淀粉样变患者，其淀粉样物质主要沉积于肾小球，极少累及血管和小管间质，不累及心脏，肾功能受累较常见，家族史常不明确。对于抗AA蛋白、单克隆Kappa/Lamda抗体免疫组化均阴性的淀粉样变肾病，应详询家族史，并进一步行上述前体蛋白的免疫组化染色,并依据DNA基因测序来确证。

【治疗】 淀粉样变的血液学治疗类似多发性骨髓瘤(详见多发性骨髓瘤肾病章节),蛋白酶体抑制剂硼替佐米(bortezomib)为基础的方案目前已作为一线治疗,其他还包括免疫调节药物(如沙利度胺、来那度胺等)、大剂量化疗联合自体干细胞移植等,当前指南认为伴严重心脏、神经系统及消化道(有出血史)AL、维持性透析者、70岁以上、2个以上器官受累者自体干细胞移植相关病死率高,不宜行该治疗。

新治疗包括达雷尤单抗(抗CD38单抗)、AL淀粉样纤维抗体、以淀粉样P物质(SAP)作为治疗靶点(除去SAP可增强淀粉样蛋白清除或减缓体内淀粉样蛋白形成)的小分子药物等,其中达雷尤单抗已在临床应用中,余尚在临床试验评估阶段。

治疗中应注意低分子肝素、华法林等抗凝治疗,积极预防下肢静脉血栓、肺梗死等并发症,慎用利尿剂、造影剂,两者易诱发急性肾衰、加重高凝,促使肾静脉血栓形成。

进入终末期肾衰的AL淀粉样变性患者可长期维持性透析治疗,但存活时间不理想,很多患者死于肾外疾病的进展,尤其是心脏淀粉样变、营养不良等。血液透析治疗者常会遇到持续性低血压、消化道出血、慢性腹泻、难以建立和维持血管通路等棘手问题,因此腹膜透析可能有一定优势,但后者可能加重蛋白质丢失和营养不良。

【预后】 AL淀粉样变目前治疗效果尚不理想,预后不佳。一项628例AL的研究显示,总体中位生存时间42个月,有心脏累及者生存时间20个月,与单纯肾AL者相较,伴心脏累及者生存时间显著缩短。在AL的危险分层中,游离轻链的负荷、B型脑钠酸前肽(NT-ProBNP)、肌钙蛋白是主要的危险因素。

---------- 典 型 病 例 及 分 析 ----------

【病例介绍】

1. 病史 患者,男性,59岁,因"尿中泡沫增多4月余,水肿2个月入院"。患者入院前4个月尿中泡沫增多,社区医院检查尿蛋白(2+),2个月前患者双下肢水肿,进行性加重。2周前门诊复查尿常规:尿蛋白(4+),RBC(-),24 h尿蛋白定量4 230 mg,血肌酐62 μmol/L,血白蛋白20 g/L,诊断"肾病综合征",予"低分子肝素"每日1支静脉注射,水肿无明显缓解。

2. 既往史 否认高血压、糖尿病等慢性病史,否认家族相关及遗传性疾病史。

3. 查体 血压115/63 mmHg,一般情况可,神志清,营养中等,发育正常,步入病房,对答切题,查体合作。皮肤黏膜无明显黄染。颜面轻度水肿,精神可,颈软,颈静脉无怒张,心肺未及明显异常。腹稍膨隆,无明显压痛、反跳痛,肝脾肋下未触及,移动性浊音(-),双下肢重度凹陷性水肿。

4. 辅助检查

(1)血常规:WBC 6.82×10^9/L,N 46.5%,Hb 131 g/L,PLT 328×10^{12}/L。

(2)尿常规:尿蛋白(3+),RBC 0/HP,WBC 0/HP,24 h尿蛋白5 255 mg,24 h尿白蛋白4 500 mg。

(3)生化:葡萄糖5.21 mmol/L,前白蛋白153 mg/L,丙氨酸氨基转移酶32 U/L,天冬氨酸氨基转移酶37 U/L,总蛋白29 g/L,白蛋白17 g/L,尿素6.0 mmol/L,肌酐59 μmol/L,尿酸372 μmol/L,甘油三酯2.0 mmol/L,总胆固醇10.06 mmol/L。

(4)免疫指标:IgG 675 mg/dL,IgA 202 mg/dL,IgM 309 mg/dL,ANA、ENA、dsDNA、ANCA、

抗GBM等均阴性,血免疫固定电泳阴性,尿免疫固定电泳λ+,血游离κ轻链20.2 mg/L,游离λ轻链>144 mg/L,游离κ/λ轻链0.14。

（5）腹部B超:左肾102 mm×43 mm,右肾103 mm×45 mm,肝囊肿。

（6）胸部CT:双肺上叶肺气囊,两侧上叶斑片灶;头颅CT:颅骨散在小低密度影,胸腰椎MR未见明显异常。

（7）心电图:正常心电图。

（8）骨髓涂片:骨髓增生活跃,三系增生尚活跃,髓片中浆细胞3%;骨髓活检:造血细胞三系增生低下,见个别浆细胞。

（9）肾病理报告:肾小球35～37个,2～3个肾小球球性硬化,余肾小球系膜区不同程度增宽,其上可见PAS淡染、均质、无定形物质沉积,肾间质轻度小灶性纤维增生,少量炎细胞小灶性浸润,肾小管轻度小灶性萎缩,部分肾小管上皮细胞泡沫样变,部分小叶间动脉、入球小动脉管壁可见PAS淡染、均质、无定形物质沉积。

- 刚果红染色:阳性,高锰酸钾预处理后刚果红染色:阳性。
- 免疫荧光:IgG、IgA、IgM、C3、C4、C1q均阴性。抗AA蛋白阴性。
- 轻链λ（2+）:肾小球系膜区、小叶间动脉、入球小动脉管壁。

【病例分析】

问题1：请归纳该病例的病史特点。

（1）中年男性。

（2）蛋白尿、水肿,以肾病综合征起病,24 h尿蛋白5255 mg,肾功能正常,不伴血尿,无高血压,无贫血。

（3）辅助检查:血免疫固定电泳阴性,游离λ轻链>144 mg/L,骨穿浆细胞3%。

（4）肾活检病理提示肾小球系膜区、部分小叶间动脉、入球小动脉管壁可见PAS淡染的均质、无定形物质沉积,刚果红染色阳性,抗AA蛋白阴性,轻链λ（2+）。

问题2：该患者可能的诊断是什么？并陈述诊断依据和鉴别诊断要点。

（1）诊断:轻链型淀粉样变（λ型）,肾病综合征,CKD 1期。

（2）诊断依据:① 中年男性;② 临床表现为肾病综合征、肾功能正常,不伴血尿、高血压、贫血等;③ 肾活检病理提示肾淀粉样变,高锰酸钾预处理后刚果红染色阳性,抗AA蛋白阴性,轻链λ（2+）;④ 血免疫固定电泳阴性,血游离λ轻链>144 mg/L,骨穿浆细胞3%。

（3）鉴别诊断:主要围绕病因进行鉴别。

- 遗传性淀粉样变肾病:详参见上文。本例患者,血游离λ轻链>144 mg/L,肾脏病理轻链λ（2+）,沉积于肾小球系膜区、小叶间动脉、入球小动脉管壁,可排除遗传性淀粉样变。
- 轻链沉积病:临床多表现为蛋白尿、慢性肾功能不全,光镜下肾小球系膜区轻链蛋白沉积而形成无细胞结节硬化,免疫荧光可见游离轻链κ或λ沉积于肾小球系膜结节及肾小管基底膜,刚果红染色阴性,本病例刚果红染色阳性,可排除该疾病。

问题3：简述该患者治疗原则。

（1）硼替佐米联合地塞米松（VD方案）:硼替佐米2.3 mg,第1、4、8、11天。

（2）预防性抗凝及抗血小板:低分子肝素1支/d,氯吡格雷50 mg/d。

患者VD方案治疗5次后,硼替佐米调整为维持治疗剂量,2年后复查血肌酐84 μmol/L,白蛋白35 g/L,24 h尿蛋白323 mg,血游离λ轻链61.5 mg/L。

问题4：哪些患者应进一步排查遗传性淀粉样变，如何进行？

肾脏病理刚果红染色阳性，诊断为淀粉样变的患者，如免疫组化抗AA蛋白阴性，单克隆Kappa和Lamda抗体检测阴性，需进一步检查以确定是否遗传性淀粉样变。

（1）可行胶体金免疫电镜检查，提高对轻链诊断的敏感性。

（2）进一步进行Fib、Lys、Apo-AⅠ、Apo-AⅡ等常见遗传性淀粉样变抗体的免疫组化染色。

（3）基因测序来确证其特定基因突变。

（4）近年，激光显微微切割联合质谱分析技术，对肾活检组织中沉积的淀粉样物质，分析其多肽链的氨基酸序列有助于淀粉样变分型。

（史浩）

第十三节　多发性骨髓瘤性肾病

【概述】　多发性骨髓瘤（MM）是浆细胞的恶性肿瘤疾病，异常增生的瘤细胞主要浸润骨髓和软组织，并产生大量异常单克隆免疫球蛋白，导致骨骼破坏、贫血、免疫功能异常和肾损害。该病累及肾脏时可呈现多种表现，管型肾病（MCN）最常见，多表现为急性肾损伤（AKI）。其他肾损伤还包括轻链蛋白沉积肾组织导致肾脏淀粉样变（AL）以及非淀粉样的单克隆免疫球蛋白沉积病（MIDD），后者以轻链沉积病（LCDD）多见，多表现为肾病综合征（NS）和慢性肾衰竭（CRF）。确诊MM相关肾小球病变有赖于肾活检。蛋白酶体抑制剂为基础的方案目前已作为MM的一线治疗，极大提高了血液学缓解率并有益于肾损伤的改善。其他新的治疗如单抗、嵌合抗原受体修饰的T细胞治疗（CAR-T）也显示了非常好的疗效。积极水化治疗、纠正可逆肾损因素即可使部分早期肾损伤恢复，严重AKI和终末期肾衰竭患者需透析治疗，除常规血液透析外，各种新的血液净化方法如高截量透析器等正积极评估之中。

【发病机制】　MM中异常免疫球蛋白或其片段的重链和轻链（LC）的产生比例发生改变，所产生的过多游离LC即本周蛋白（BJP）是致肾损伤的主因之一。MM患者肾小球滤过的轻链超过近端小管最大重吸收能力，到达远端肾小管的轻链，在酸性小管液中与Tamm-Horsfall蛋白（THP）形成管型，阻塞远端小管导致MCN，其成分还包括纤维蛋白原、白蛋白，围绕以炎性细胞及多核巨细胞；同时，轻链对近曲小管细胞有直接毒性。另一方面，变性的轻链蛋白被单核巨噬细胞吞噬，在胞内加工形成β褶片蛋白，分泌至胞外，在多种因素作用下，形成寡聚体原纤维，并进一步在血清淀粉样物质P及糖胺聚糖参与下，聚集成淀粉样纤维，沉积肾组织导致肾AL（主要是λ轻链），如变性的轻链蛋白不形成β褶片蛋白，沉积肾组织可导致肾脏LCDD（主要是κ轻链）。高钙血症、高尿酸血症、高黏滞综合征、脱水、肾毒性药物、对比剂等可能诱发和加重MM肾损伤。

【临床特点】　部分MM患者是以肾损伤为首发症状，表现如下。

1. 慢性肾脏病　蛋白尿常见，尿本周蛋白可阳性，部分患者尿常规蛋白阴性或少量，但24 h定量为中等至大量尿蛋白（轻链蛋白），尿白蛋白定量多小于1 g/24 h，少数伴血尿、水肿、高血压。肾病综合征（NS）并不常见，但在轻链型和IgD型MM中较常见，提示肾脏AL或LCDD可能，MM肾病综合征患者即使在严重肾衰竭时仍丢失大量尿蛋白，肾脏体积无明显缩小。尿中长期排出轻链可致慢性肾小管损伤,出现尿液浓缩及酸化功能障碍,患者口渴、多饮、夜尿增多,严重者发生范科尼综合征,骨髓瘤管型所致慢性小管间质病变常导致不同程度的肾衰竭;贫血出现早,与肾功能受损程度不成正比。

2. 急性肾损伤　可发生在肾功能正常或慢性肾脏病的基础上,常因脱水致血容量不足、感染、高尿酸血症、高血钙、药物(尤其对比剂)等诱发,病死率高。其他AKI病因还包括肿瘤细胞浸润肾实质、急性肾小管坏死、急性小管间质性肾病等。AKI是MCN的常见表现,部分会迁延为慢性肾衰竭。

IgG型、IgA型MM的肾脏损害多以肾小管病变、肾衰竭为主要表现,少数患者合并肾脏淀粉样变或LCDD;轻链型、IgD型MM的肾脏损害发生率显著较前两者高,临床除肾小管病变外,肾小球病变发生率亦高(AL或LCDD)。

肾外表现包括:骨骼破坏、骨髓外瘤细胞浸润、异常M蛋白相关症状如高黏滞综合征、感染、出血等。

【实验室检查】

1. 血常规　贫血常见,重者全血细胞减少。

2. 尿常规　轻重不等的蛋白尿(多数为非白蛋白尿),血尿较少见,可出现肾小管功能损害表现,见前述。

3. 血生化及M蛋白检测　血β$_2$-MG升高,肾功能受累、高钙血症及高尿酸血症常见;尿本周蛋白阳性,但敏感性较低,血、尿免疫固定电泳可见单株峰M蛋白,提高诊断效率,为目前常用。血清游离轻链(SFLC)为定量检测,敏感性及特异性更高,SFLC数值及其κ/λ可作为判断良恶性浆细胞病的重要标准,并用于疾病活动和疗效的监测,推荐临床应用。

4. 骨髓象　异常浆细胞大于10%,但早期可能需要多部位骨髓穿刺才能确诊。

5. 影像学改变　多数患者X线平片可见特征性的溶骨性损害,还常见弥漫性骨质疏松及病理性骨折,MRI及PET/CT扫描可早期发现MM骨骼病变。

【病理特点】

1. 肾小管间质病变　为主要肾损害表现。光镜下骨髓瘤管型伴周围巨细胞反应为MM管型肾病的特征性改变,多见于远曲小管和集合管,管型中有裂隙;肾小管变性或萎缩;肾间质炎性细胞浸润、纤维化。骨髓瘤管型中可见κ或λ轻链。电镜下骨髓瘤管型一般由丝状扁长形或菱形结晶组成。

2. 肾小球病变

(1)原发性淀粉样变:光镜下淀粉样蛋白可沉积于肾脏各部位,以肾小球为主,有大量嗜伊红无结构均质淀粉样物质沉积,肾小动脉壁、肾小管基底膜及肾间质也可受累;刚果红染色呈砖红色,偏振光显微镜下呈苹果绿色;电镜下可见细纤维状结构(直径8~10 nm,长度30~100 nm),排列紊乱。

(2)轻链沉淀病:光镜下肾小球系膜区轻链蛋白沉积而形成无细胞结节硬化,免疫荧光可见游离轻链κ或λ沉积于肾小球系膜结节及肾小管基底膜,以κ型多见(约占80%)。

【诊断及鉴别诊断】

1. 诊断

(1)MM诊断及分期:诊断标准可依据中国多发性骨髓瘤诊治指南(2015年修订);分期目前常采用1975年Durie与Salmon制订的分期体系,以及2005年国际骨髓瘤工作组制订的国际分期体系（R-ISS）。

（2）肾损害评估：上述指南中，肾功能损害标准可能漏诊部分肾损伤患者。CKD可参考Cockroft-Gault公式、简化MDRD公式或CKD-EPI公式来估算GFR（eGFR），依据2012年KDIGO-CKD指南对肾损伤分期。AKI可参考2012年KDIGO-AKI标准诊断。

临床表现典型的MCN患者不需要常规肾活检，尿蛋白以白蛋白为主，需排除是否合并肾小球病变者（如AL和LCDD等），需行肾活检确诊。

若有以下临床线索应注意排除骨髓瘤性肾病：① 年龄＞45岁，不明原因肾损伤；② 高球蛋白血症，ESR明显增快；③ 尿常规蛋白定性阴性或少量，而24 h尿蛋白定量为大量尿蛋白，两者不一致；④ 早期肾功能不全伴高血钙；⑤ 贫血和肾功能损害程度不成正比；⑥ 肾病综合征无血尿、高血压，早期伴贫血和肾衰竭。

2. 鉴别诊断

（1）自身免疫性疾病肾病：最常见为系统性红斑狼疮等，除尿蛋白、肾衰竭外，也常见肾外症状，如明显贫血（与肾功能损害程度不成正比）、高丙球蛋白血症、ESR明显增快，但以女性多见，自身抗体如ANA、ds-DNA、Sm抗体阳性，低补体血症，肾活检有特征狼疮性肾炎表现，免疫荧光可见"白金耳""铁丝圈""满堂亮"等。

（2）急性肾小管坏死：感染或缺血导致，表现为急性肾衰竭、少尿，但无高丙球血症、早期无显著贫血等，24 h尿蛋白定量多小于1 g，急性期见肾小管上皮细胞颗粒或空泡样变性，严重时出现上皮细胞部分或全部从基底膜脱落，甚至形成裸基底膜，管腔内可见透明、颗粒或细胞管型，注意与骨髓瘤管型鉴别。

【治疗】

1. 肾损伤患者的骨髓瘤治疗

（1）蛋白酶体抑制剂：硼替佐米（bortezomib）为基础的化疗，目前已作为MM的一线治疗，包括VD方案（硼替佐米与地塞米松联合）、PAD方案（硼替佐米、多柔比星及地塞米松）及VCD方案（硼替佐米、环磷酰胺及地塞米松）、VTD方案（硼替佐米、沙利度胺及地塞米松）等，疗效远优于传统化疗。肾功能不全者无需调整硼替佐米剂量，透析可降低药物浓度，应在透析结束后给药治疗。其他的蛋白酶体抑制剂包括卡非佐米和伊沙佐米（口服）等。

（2）免疫调节药物沙利度胺剂量50～200 mg/d，肾功能损害不影响其药代动力学，在MM肾损害患者中不需要调节剂量，但可能导致高钾血症，尤其在透析患者中，应密切监测。该药可致静脉血栓（VTE），用药时要评估VTE的危险因素。来那度胺为沙利度胺的衍生物，常规剂量25 mg/d，主要经肾脏排泄，需要根据肾功能调整剂量。

对无法应用硼替佐米方案的患者，推荐应用TCD方案（沙利度胺、环磷酰胺、地塞米松）、MPT方案（美法仑、泼尼松、沙利度胺），美法仑水解后经肾脏排泄，肾功能损害者需调整剂量，拟行自体外周血干细胞移植者应避免使用美法仑。

（3）大剂量化疗联合自体干细胞移植：年龄＜65岁的初诊患者，可视为基本治疗措施之一，并据此选择初始诱导治疗方案。肾功能不全对干细胞动员、采集及质量无明显不利影响，但美法仑剂量相应减少。严重肾功能不全（GFR＜30 mL/min）患者，虽可考虑该疗法，但仅在有特别专长的中心实施。

新的进展包括：靶向CD38的达雷木单抗和靶向SLAMF7的埃罗妥珠单抗被批准用于多次复发或难治性MM；嵌合抗原受体修饰的T细胞治疗（CAR-T）有望成为治疗MM的新策略，相较于传统药物,可能对肿瘤细胞更强的靶向性和杀伤力,目前Ⅱ期临床试验中。

（4）MM骨病治疗：多数患者需长期使用二膦酸盐防治MM骨病,至少持续治疗2年。目前多用帕米膦酸钠（pamidronate,静脉使用,30～90 mg/m²）,或唑来膦酸（zoledronate,静脉使用,4 mg/m²）。肾脏是二膦酸盐的唯一排泄途径,肾衰患者需调整剂量,Ccr＜30 mL者不推荐使用唑来膦酸。近年地舒单抗推荐用于肾衰竭者。

2. 骨髓瘤肾损害治疗　祛除加重肾损害的因素,除心力衰竭、水肿少尿等患者外,分次摄入足够液量,保证尿量＞2～3 L/d,部分AKI患者只需摄入足够液体（＞3 L/d）就可逆转肾功能；口服和静脉注射碳酸氢盐适当碱化尿液,但合并高钙血症者,勿过分碱化；积极防治高钙血症、高尿酸血症。

透析疗法适用于严重肾衰竭患者（AKI或终末期肾衰竭）,并可治疗高钙危象。透析时可适当静注碳酸氢钠,促进管型和轻链的排出,避免过分超滤脱水。常规透析不能祛除游离轻链,患者如有条件可行高通量透析。高截留量透析器（如HCO1100等）能有效降低MM患者体内游离轻链浓度,增加透析时间或增加滤器数量效果更佳。血浆置换对MM肾病患者的生存获益未得到循证研究确证,目前并未被推荐为MM肾衰竭的标准治疗,多数指南仅推荐MM并发高黏滞综合征或管型肾病导致快速进展肾衰竭时应用该疗法,注意该治疗和使用化疗药物应间隔一定时间。

【预后】　MM自然病程6～12个月,有效化疗后中位生存期3～4年。近年来硼替佐米显著提高了疗效,延长生存时间,且肾衰竭时剂量不需调整,推荐为一线治疗。合并肾损害者,经过合理治疗后,约半数患者受损的肾功能可获不同程度的恢复,肾功能短期内完全恢复者可能并不影响其远期预后。

-------------- 典型病例及分析 --------------

【病例介绍】

1. 病史　男性,60岁,因"恶心、呕吐2个月"入院。入院前2个月呕吐、纳差,外院门诊行胃镜检查"慢性萎缩性胃窦炎",查血肌酐119 μmol/L,Hb 127 g/L,入院前3天再次门诊查肌酐606 μmol/L,Hb 93 g/L,泌尿B超未见异常,发病以来,尿量正常,无水肿、气促,夜间可平卧。

2. 既往史　无特殊。

3. 查体　血压135/68 mmHg。一般情况可,神清、精神可,皮肤黏膜无明显黄染,颈软,颈静脉无怒张,气管位居中。心肺未及明显异常。腹稍膨,无明显压痛、反跳痛,肝脾肋下未触及,移动性浊音（－）,双下肢无明显水肿。

4. 辅助检查

（1）血常规：WBC 7.73 × 10⁹/L,Hb 102 g/L,PLT 239 × 10¹²/L。

（2）尿常规：尿蛋白（2+）,RBC 0/HP,WBC 0/HP,24 h尿蛋白9 705 mg,24 h尿白蛋白45 mg。

（3）生化：丙氨酸氨基转移酶26 U/L,天冬氨酸氨基转移酶15 U/L,总蛋白82 g/L,白蛋白42 g/L,尿素24.4 mmol/L,肌酐651 μmol/L,尿酸588 μmol/L,钠143 mmol/L,钾5.05 mmol/L,氯101 mmol/L,二氧化碳21.0 mmol/L,钙2.29 mmol/L,磷1.82 mmol/L。

（4）免疫指标：IgG 955 mg/dL、IgA 366 mg/dL、IgM 25 mg/dL、自身抗体等均阴性,血免疫固定

电泳IgA、λ型M蛋白、尿免疫固定电泳λ型游离轻链阳性。

（5）B超：肾脏大小正常，左肾113 mm×46 mm，右肾114 mm×44 mm，双肾血流参数未见明显异常。余肝、胆、胰、脾未见异常。

（6）头颅CT：左侧基底节区小腔隙灶，胸腰椎MR未见明显异常。

（7）骨髓涂片：骨髓增生活跃，粒红比增高，红系增生低下，巨系增生活跃，髓片中幼浆＋成浆占20%；骨髓活检：纤维、骨及局部骨小梁旁少数有核细胞。

（8）肾病理报告：肾小球18～20个，0～2个肾小球球性硬化，系膜基质轻度增生，肾小管间质灶性水肿，肾间质轻度纤维增生，炎细胞弥漫、灶性浸润（重度，以单核、淋巴细胞为主，少量中性粒细胞、嗜酸性粒细胞），肾小管上皮细胞空泡变性多见，肾小管轻度灶性萎缩，部分小管腔内可见蛋白或血红蛋白增多，蛋白管型多分层，部分可见周围细胞反应或多核巨细胞形成。小血管未见明显病变。

- 刚果红染色：阴性。
- 免疫荧光：IgG、IgA、IgM、C3、C4、C1q均阴性，轻链λ（2＋）。

【病例分析】

问题1：请归纳该病例的病史特点。

（1）老年男性。

（2）纳差、呕吐，以急性肾衰竭起病，无少尿，大量尿蛋白（为非白蛋白尿），不伴血尿，无高血压，轻度贫血，无明显阳性体征。

（3）辅助检查：血免疫固定电泳IgA、λ型M蛋白，骨穿浆细胞20%，MRI未见明显骨质破坏。

（4）肾活检病理提示肾小球基本正常，急性肾小管间质病变，伴分层样多核巨细胞管型。

问题2：该患者可能的诊断是什么？并陈述诊断依据和鉴别诊断要点。

（1）诊断：多发性骨髓瘤（IgA、λ型，Ⅲb期），管型肾病，急性肾小管间质病变，急性肾损伤3期。

（2）诊断依据：① 老年男性；② 以非少尿型急性肾衰竭起病，轻度贫血，大量蛋白尿（非白蛋白尿），不伴血尿及高血压；③ 肾活检病理提示管型肾病，急性肾小管间质病变；④ 血免疫固定电泳IgA、λ型M蛋白，骨穿示浆细胞20%。

（3）鉴别诊断：可参见上文。

问题3：简述该患者治疗原则。

（1）血液透析：每周2～3次，共透析9次，透析前肌酐降到493 μmol/L，脱离透析。

（2）血浆置换：双膜血浆置换，每次间隔2天，共4次。

（3）硼替佐米联合地塞米松（VD方案）：血浆置换疗程结束后进行，硼替佐米2.2 mg，第1、4、8、11天。

（4）其他：降尿酸、抗感染及对症处理等。

患者至半年后第6次VD方案治疗时复查肌酐182 μmol/L，24 h尿蛋白66 mg，复查骨穿浆细胞正常，流式细胞示微小残余病灶（MRD）小于0.01%，考虑MM缓解，改为硼替佐米每月1次维持治疗。

问题4：硼替佐米在肾衰竭患者中应该如何正确使用？

（1）硼替佐米常用剂量为1.3 mg/m²，第1、4、8、11天使用，3周1个疗程，老年或体弱患者每疗程可延长至4周。

（2）皮下或静脉使用硼替佐米是等效的。

（3）肾功能不全及透析患者无需调整剂量。

（4）透析会降低药物浓度，透析结束后再给予本药，如使用血浆置换，疗程应注意适当间隔。

（5）注意监测不良反应，尤其血小板减少、周围神经病变、感染等。

（陈楠　史浩）

第十四节　肿瘤相关性肾损害

【概述】　肿瘤相关性肾损害是指各种实体或血液系统肿瘤所致的肾脏损伤。引起肾脏损害最常见的实体肿瘤是肺癌、乳腺癌、胃癌和结肠癌等；最常见的血液系统肿瘤是多发性骨髓瘤、白血病和淋巴瘤等。肿瘤可通过多种途径损害肾脏，有些与肿瘤本身有关，有些为肿瘤的并发症以及治疗过程中不良反应所致，而肿瘤相关肾损害的程度已成为决定肿瘤患者预后的重要因素之一。肿瘤相关性肾损害的类型多样，可表现为急、慢性肾功能不全、各种类型的肾小球肾炎以及肾小管间质病变和血管损伤。临床上常分为肾前性、肾性和肾后性肾损伤。膜性肾病是肿瘤并发肾损害最常见的病理类型。实体肿瘤可在肾损害之前、肾损害同时或肾损害确诊后的一段时间之内被确诊。发现肿瘤应尽早行手术、化疗或放疗，大部分肾损害可随着肿瘤的切除或有效治疗而缓解，随着肿瘤复发而加重。

【发病机制】

1. 肿瘤本身导致肾损害的主要机制　肿瘤细胞直接侵袭肾实质、肿瘤增长转移压迫引起梗阻性肾病、免疫复合物导致肾脏损伤、肿瘤高代谢致高尿酸血症及电解质紊乱引起肾小管损伤、肾动静脉或下腔静脉癌栓形成，造成肾脏血供障碍等。

2. 肿瘤治疗引起肾损害的机制　化疗过程中肿瘤细胞大量崩解发生溶瘤综合征（尿酸盐或磷酸钙在肾小管沉积导致肾损伤）；顺铂等化疗药物损伤肾小管间质；丝裂霉素、双氟脱氧胞苷等引起血栓性微血管病（TMA）。

近年来，新型抗肿瘤药物如分子靶向类药物［如血管内皮生长因子（VEGF）抑制剂、表皮生长因子受体（EGFR）抑制剂、酪氨酸激酶抑制剂（TKI）等］和免疫治疗药物［包括免疫检查点抑制剂（ICIs）、嵌合抗原受体T细胞（CAR-T）］引起肾脏损害不容忽视。伊马替尼、吉非替尼等TKIs可影响近端肾小管功能，EGFR抑制剂西妥昔单抗通过干扰TRPM6向远曲小管顶端膜的移动、减少镁离子的重吸收而导致低镁血症；ICIs、培美曲塞、TKIs等引起急性间质性肾炎；抗VEGF药物贝伐珠单抗等和TKIs如舒尼替尼、索拉非尼、西地尼布等可引起TMA；CAR-T治疗则因大量细胞因子（主要是白细胞介素-6）释放，导致血管舒张和管壁通透性增加，造成血管内容量不足而导致AKI，细胞因子风暴还可引起急性心肌损伤，导致急性心肾综合征。

【病理特点】　肿瘤浸润性肾脏病、肾小球病变（膜性肾病、微小病变、膜增生性肾炎、局灶节段硬化性肾炎等）、肾小管间质病变、肾淀粉样变等，亦可出现血栓性微血管病（肾内微血管血栓形成、上皮细胞肿胀）。

【临床表现】　肿瘤相关性肾损害的临床表现常被原发肿瘤症状所掩盖，故在诊治肿瘤时应注意肾脏受损的症状和体征、尿液及肾功能的变化，及时进行B超或X线、CT检查，必要时行肾活检，以尽早发现肾脏损害。肿瘤相关性肾损害可表现为：

（1）肿瘤直接浸润的表现：肾区钝痛、胀痛，肉眼或镜下血尿，尿路感染症状、肾区肿块等。

（2）肾炎或肾病综合征：水肿、高血压、血尿、蛋白尿、少尿、不同程度的肾功能减退或大量蛋白尿、低白蛋白血症、高脂血症等。

（3）肾小管间质病变：由肿瘤代谢异常、电解质紊乱如高钙、低钾等以及顺铂等化疗药物引起，表现为夜尿增多、尿比重降低、尿小分子蛋白升高、近端或远端肾小管性酸中毒、反复尿路感染、肾性尿崩症等。

（4）溶瘤综合征：最常见于低分化淋巴瘤和白血病以及肿瘤放化疗时，大量肿瘤细胞坏死释放核酸，以高尿酸血症、低钙血症、高磷血症、高钾血症为特征表现，因血容量不足、尿酸及钙磷复合物沉积在肾小管可导致急性肾损伤。

（5）梗阻性肾病：多见于盆腔肿瘤、转移癌、后腹膜肿瘤等致腹膜后纤维化压迫单侧或双侧输尿管，可表现为少尿与多尿交替、无尿、肾绞痛等，导致急性肾衰竭发生。

（6）肾血管病变：原发性或转移癌直接侵犯或压迫下腔静脉、肾静脉或肾动脉产生血栓或栓塞（癌栓）等并发症，表现为腰背剧痛、下肢水肿、肾病综合征、肾血管性高血压及肾梗死等。

【诊断与鉴别诊断】 对于年龄＞50岁的肾脏病患者，尤其是病理表现为膜性肾病及微小病变的中、老年患者，首先应排除恶性肿瘤的可能。此外，肾脏病合并浅表淋巴结肿大或者胸/腹腔淋巴结肿大者，亦应筛查血液系统及实质性恶性肿瘤。暂时未发现肿瘤者，应每年随访有无肿瘤的发生。

实体肿瘤肾损害的诊断须符合下列标准：① 肿瘤经手术切除或有效的放、化疗得到完全缓解后，肾脏病的临床表现也随之缓解，如行重复肾活检则可见肾脏病理改变有好转；和（或）② 肿瘤复发后肾脏病再次出现或加重；和（或）③ 肾组织上发现肿瘤抗原和（或）抗体阳性。

应注意与其他继发性肾病综合征（如糖尿病肾病等）相鉴别。

【治疗原则】

1. 积极治疗原发病 肿瘤的有效治疗，可使肿瘤相关性肾损害得到缓解，尿蛋白减少、肾功能改善、病理损伤减轻。但化疗、放疗也可引起或加重肾损害，应注意防护。在合适的时机选择合适的抗肿瘤药物，剂量应根据患者的肾小球滤过率进行调整，用药后需定期监测尿常规、肾功能等。

2. 尽可能去除加重肾损伤的危险因素 如感染、发热、容量不足、电解质紊乱、低蛋白血症等。及时补充水分，防止低血钾、低血钠、高血钙和酸碱失衡的发生。血液系统恶性肿瘤伴发的高钙血症，使用糖皮质激素可有效降低血钙。

3. 溶瘤综合征的防治 水化、碱化尿液、别嘌醇或非布司他的使用对溶瘤综合征有一定预防作用，但碱化尿液在其中的作用存在争议。尿酸酶可使尿酸转化为可溶性尿素，从而降低血尿酸水平和促进尿尿酸的排泄。美国FDA批准上市的拉布立酶，是重组黄曲霉菌尿酸氧化酶，已证实治疗溶瘤综合征有效。

4. 肿瘤合并肾病综合征的治疗 适当限制钠盐和水分的摄入，抗凝预防栓塞并发症，合理使用利尿剂。是否采用糖皮质激素和免疫抑制剂的治疗须慎重考虑。

5. 血浆置换 发生TMA时可采用血浆置换，如出现急、慢性肾功能衰竭应予以血液透析或腹膜透析。

【预后】 肿瘤相关肾损害患者大多在肿瘤治愈或缓解后,肾脏病临床表现可逐渐消失或好转。一旦肿瘤复发,则肾脏病亦可能再发或加重。

············ 典 型 病 例 及 分 析 ············

【病例介绍】

1. 病史 女性,68岁,2个月前无明显诱因下出现双下肢水肿,伴泡沫尿,尿量较平时稍有减少,无肉眼血尿,无尿频尿急尿痛,无发热、皮疹等。当地医院检查示血白蛋白21 g/L,尿蛋白(4+),RBC 6~10/HP,血肌酐77 μmol/L,予以白蛋白及中成药等治疗。自发病以来,体重增加3 kg。

否认高血压、糖尿病等慢性疾病史;40年前有肺结核史,曾正规抗痨治疗9个月,否认肝炎史;否认外伤、手术、输血史;否认家族遗传性疾病史。

2. 查体 体温37.5℃,心率101次/分,呼吸频率18次/分,血压114/68 mmHg,神清,精神可,轻度贫血貌,全身浅表淋巴未及肿大,两肺呼吸音清,心率101次/分,律齐,未及杂音,腹部隆起,移动性浊音阳性,无压痛反跳痛,肝脾肋下未及,肾区叩痛(-),双下肢水肿(3+)。

3. 辅助检查

(1)血常规:WBC 6.87×10^9/L,N 74.1%,RBC 3.48×10^{12}/L,Hb 104 g/L,PLT 163×10^9/L。

(2)尿常规:尿比重1.006,pH 7.0,尿蛋白(3+),RBC 6~10/HP,WBC 0/HP。

(3)24 h尿蛋白定量3.8 g(24 h尿量1.40 L)。

(4)生化检查:尿素4.1 mmol/L,肌酐66 μmol/L,尿酸212 μmol/L,估算肾小球滤过率82.6 mL/(min·1.73 m²),前白蛋白94 mg/L,总蛋白40 g/L,白蛋白18 g/L,白球比例0.82,钙1.75 mmol/L,磷0.89 mmol/L,甘油三酯1.39 mmol/L,总胆固醇5.20 mmol/L,胆固醇3.04 mmol/L。

(5)感染指标:HBV、HCV、HIV、RPR等均阴性,β-1,3-葡聚糖(真菌)<31.25 pg/mL,咽拭和中段尿培养未检出细菌、真菌和支原体,T-SPOT A抗原0,B抗原6,呼吸道九联病毒均阴性,ESR 59 mm/h,PCT<0.05 ng/mL。

(6)免疫指标:IgG全套、ANA、ENA、dsDNA、ANCA、抗GBM抗体、抗心磷脂抗体、血尿免疫固定电泳、血游离轻链等均阴性。

(7)肿瘤指标:甲胎蛋白1.69 ng/mL,癌胚抗原1.33 ng/mL,神经元特异性烯醇化酶14.39 ng/mL,细胞角蛋白192.66 ng/mL,鳞状细胞癌相关抗原1.20 ng/mL,糖类抗原1251272.70 U/mL,糖类抗原19947.50 U/mL,β₂微球蛋白4 179 ng/mL,铁蛋白738.2 ng/mL。

(8)胸部正位片:两肺纹理增多稍乱模糊,两肺散在多发小斑点片、结节影;两侧胸腔积液;主动脉迂曲钙化,胸椎侧弯。

(9)心脏超声:轻度主动脉瓣关闭不全;少量心包积液。

(10)胸部CT(薄层)平扫:左侧腋下淋巴结肿大;两侧胸腔积液,腹腔积液,心包积液;两肺膨胀不全;右肺中叶斑索影,两肺散在条索斑片影;主动脉壁钙化;纵隔、两侧肺门及右侧腋窝多发淋巴结钙化。

(11)腹部CT平扫:肝脏体积略缩小,密度均匀。胆囊、胰腺、脾脏和双肾未见明显异常。腹膜后未见异常增大淋巴结影。腹腔大量积液。附见:双侧胸腔及心包积液;双肺下叶膨胀不全。

（12）PET/CT检查：左侧腋窝多发淋巴结代谢增高，结核或肿瘤性质待排，右肺中叶混杂磨玻璃密度结节，考虑早期肺癌可能。

（13）肾脏病理：光镜：肾组织2条，肾小球11～16个，皮质和髓质。0～1个肾小球球性硬化，余肾小球基底膜僵硬，未见明显增厚，银染色未见明显上皮细胞侧钉突形成，Masson染色可见上皮侧嗜复红物沉积，系膜区未见明显系膜基质增多，未见明显系膜细胞增生。肾小管间质病变轻度（＜10%），肾间质轻度小灶性纤维增生，少量炎细胞灶性浸润（以单核、淋巴、嗜酸粒细胞为主），肾小管轻度小灶性萎缩。1条小叶间动脉管壁局灶增厚、硬化。刚果红染色：阴性。

- 免疫荧光：肾组织1条，肾小球6个，IgG（3+）、C1q（2+）、轻链λ（2+）/κ（+）：毛细血管壁，颗粒状，弥漫性；IgA、PLA2R：阴性。

4. 诊断　膜性肾病1期，继发可能。

【病例分析】

问题1：请归纳该病例的病史特点。

（1）老年女性。

（2）以肾病综合征起病，肾功能正常，伴镜下血尿，无肉眼血尿及高血压。

（3）肾外表现：右肺结节、轻度贫血、左侧腋下淋巴结肿大，心包、胸腔和腹腔积液。

（4）查体：双下肢水肿呈凹陷性，腹部移动性浊音阳性。

（5）辅助检查中免疫、感染等指标均正常；肿瘤指标CA125、CA199、铁蛋白等明显增高。

（6）肾活检病理提示肾小球基底膜僵硬，Masson染色可见上皮侧嗜复红物沉积，免疫荧光IgG（3+）及C1q（2+），肾组织PLA2R抗原阴性。

（7）PET/CT提示左侧腋窝多发淋巴结代谢增高，右肺中叶混杂磨玻璃密度结节。

问题2：该患者需要进一步做什么检查有助于明确诊断？

（1）外周血PLA2R抗体检测：结果为阴性。

（2）超声引导下淋巴结粗针穿刺。于左侧腋窝可见多个大小不等肿大淋巴结，其一大小约30.5 mm×16.3 mm×24.1 mm。淋巴结间未见相互融合，包膜光整，与周围软组织分界清，外形趋圆，淋巴结淋巴门消失，淋巴结内部呈低回声（与毗邻肌肉相比较），分布较均，未见明显钙化强回声，未见明显液化无回声。CFI可显示淋巴结淋巴门血管，较丰富。淋巴结穿刺病理提示淋巴组织反应性增生，恶性依据不足。

（3）定期随访胸部薄层CT，观察右肺结节变化。

问题3：该患者初步诊断是什么？并陈述诊断依据和鉴别诊断要点。

（1）初步诊断：膜性肾病 I 期（肿瘤相关性可能），CKD 1期，肺部结节。

（2）诊断依据：见上述病史特点。该患者24 h尿蛋白＜4 g，但前白蛋白、总蛋白和白蛋白均显著降低，提示可能存在消耗性疾病。结合其肺部结节、淋巴结肿大、贫血等肾外症状，以及肾脏病理表现，应考虑肿瘤相关性膜性肾病可能。

（3）鉴别诊断

- 原发性膜性肾病：除肾病综合征临床表现以外，一般无贫血、淋巴结肿大等肾外症状。实验室检查感染、免疫、肿瘤指标均正常。血清抗PLA2R抗体及肾组织PLA2R抗原均阳性。该患者有较多肾外表现，故不符。

- 自身免疫性疾病相关膜性肾病：最常见为狼疮性肾炎，患者常出现皮疹、关节痛、脱发等全身多系统受累症状,血清中相关免疫指标阳性。肾脏病理除膜性肾病改变外,可见"铁丝圈""满堂亮"等特异性病变,免疫荧光IgG亚型以IgG2及IgG3为主。该患者临床表现及免疫指标、肾脏病理特点均不符,可排除。

问题4：简述该患者治疗原则。

考虑患者尿蛋白<4 g/24 h,肾功能正常,属于低危组。

（1）清淡饮食,注意休息,监测血压、尿量及体重,防治感染。

（2）予以厄贝沙坦降尿蛋白,定期复查尿常规、24 h尿蛋白定量、肝肾功能、电解质、血常规等。

（3）加强抗凝治疗：低分子肝素皮下注射(注意出血风险)。

（4）对症支持治疗：适当补充人血白蛋白、托拉塞米及螺内酯利尿。

（5）胸外科密切随访,定期复查胸部CT,观察右肺结节变化。

问题5：患者经过3个月ARB及对症支持治疗,复查24 h尿蛋白3.6 g,血白蛋白20 g/L,肌酐69 μmol/L,胸部CT显示肺部结节较前稍增大,请问下一步治疗方案?

患者经3个月ARB及抗凝等治疗,肾病综合征仍未缓解,而肺部结节较前增大,进一步提示膜性肾病可能继发于肺部病变。采取下一步措施：

（1）肾脏科、胸外科和放射科进行多学科讨论,重新评估肾病与肺部结节的关系。

（2）肺部结节考虑恶性可能大,建议手术治疗。

（3）积极创造手术条件：予以补充人血白蛋白,请营养科指导加强肠内营养。

（4）择期行右肺中叶切除术,术前、术后注意维持水、电解质平衡。

（5）术后监测肾功能电解质、血尿常规、24 h尿蛋白定量等。

患者肺部手术病理提示为右肺腺癌。术后1个月起尿蛋白明显下降,水肿逐渐消退。术后3个月时复查24 h尿蛋白0.18 g,血白蛋白36 g/L,肌酐66 μmol/L,前白蛋白197 mg/L,总蛋白61 g/L,Hb 124 g/L。

（李晓）

第十五节　肝肾综合征

【概述】　肝肾综合征(HRS)是指在严重肝病时发生的功能性急性肾损伤(AKI),是重症肝病的严重并发症,其发生率占失代偿肝硬化的50%～70%,临床上病情呈进行性发展,治疗困难,存活率低。受累患者通常存在肝硬化所致门静脉高压症、重度酒精性肝炎或(较少见情况下存在)转移性肿瘤,但也可存在任何原因引起的暴发性肝功能衰竭。HRS是以自发性少尿或无尿、氮质血症、稀释性低钠血症和低尿钠、血肌酐升高等为主要表现,但肾脏病理检查无明显器质性病变如急性肾小管坏死或其他明显的形态学异常的一种进行性、功能性AKI。主要发病机制为循环血管扩张及肾血管强烈收缩,导致肾小球滤过率(GFR)和肾血流量(RPF)降低,而无其他导致AKI的原因(如容量不足或急性肾小管坏死)。HRS是一种排除性诊断,且预后不良。近年来随着对疾病发病机制研究的深入和治疗方法的改进,尤其肝移植的广泛开展,HRS的预后明显改善。

表4-4　国际腹水俱乐部制订肝硬化急性肾损伤（ICA-AKI）的背景

序 号	ICA-AKI的产生背景
1	1型肝肾综合征（HRS）的诊断过于苛刻和滞后［2周内血清肌酐（Scr）最终＞221 μmol/L（2.5 mg/dL）］，以致失去治疗时机
2	目前提倡对1型HRS进行早期识别和早期干预，以提高救治成功率
3	即时Scr由于受到患者体质、种族、年龄、性别以及自身情况（如骨骼肌肉质量减少或萎缩致Scr形成减少、肾小管分泌肌酐增多、血管内容量增加致Scr稀释、胆红素升高对Scr检测的干扰等）的影响，难以反映肝硬化患者肾功能的真实状态
4	对于肝硬化和腹水患者，尿量作为判断AKI的指标显然存在不足。这类患者往往存在少尿和水钠潴留，因而可能会维持一个相对正常的肾小球滤过率（GFR）；反之，由于利尿剂的应用，患者的尿量可能会增加；再者，在非重症加强治疗病房（ICU），尿量很可能并非常规和准确测量的

【发病机制】　HRS的发病机制目前还不完全明确。由门静脉高压症触发的内脏循环的动脉血管舒张，似乎在肝硬化时的血流动力学变化和肾功能下降中发挥主要作用。推测其机制是血管舒张因子的产量或活性增加，该现象主要出现于内脏循环中，其中一氧化氮（NO）被认为是最重要的血管舒张因子。近期研究发现细菌感染在HRS发生发展中也具有重要作用。细菌产物的全身扩散作为始发事件，激活宿主固有免疫应答，导致血管活性因子平衡紊乱，促炎细胞因子和活性氧"风暴"样释放，NO过度产生。舒血管活性物质系统（以NO为代表）作用于内脏和全身血管，引起血管扩张和全身血液循环严重的动脉灌注不足。而缩血管活性物质系统（如肾素-血管紧张素系统、交感神经系统）作用于肾循环，引起肾血管显著收缩，导致肾小球GFR和RPF降低。

【临床特点】　对于已确诊或临床上明显的急性或慢性肝病患者，HRS的特征如下：血清肌酐水平进行性升高，尿沉渣检查通常正常，无蛋白尿或极轻微蛋白尿（低于500 mg/d），极低的钠排泄率（即尿钠浓度低于10 mEq/L），少尿。

为了使严重肝病患者发生AKI时能够得到及时的救治，2015年国际腹水俱乐部（ICA）参考KDIGO关于AKI的诊断标准和分期，制订了肝硬化AKI的诊断与管理共识（ICA-AKI）。在此基础上，进一步更新了HRS所致AKI（HRS-AKI）的诊断标准。ICA的上述更新主要体现了两个方面的变化：① 剔除了KDIGO关于AKI诊断的尿量标准；② 删除了原有HRS分型（1型HRS和2型HRS）。ICA制订ICA-AKI的背景详见表4-4。ICA-AKI诊断与管理的相关定义与分期详见表4-5。HRS-AKI的诊断标准详见表4-6。

表4-5　国际腹水俱乐部制订肝硬化急性肾损伤（ICA-AKI）诊断与管理的相关定义

相关概念	定　　义
基线Scr	如果能够获取，则以入院前3个月以内的血清肌酐（Scr）作为基线Scr；如近3个月以内有多个Scr，则以离入院时最近的Scr作为基线Scr；如不能获取，则以入院后第一次测定的Scr作为基线Scr
AKI定义	48 h内Scr较基线Scr升高≥26.5 μmol/L（0.3 mg/dL）；或已知或假定7天内Scr较基线Scr升高≥50%
AKI分期	
1期	Scr较基线Scr升高≥26.5 μmol/L（0.3 mg/dL）；或较基线Scr升高≥1.5～2.0倍
2期	Scr较基线Scr升高＞2.0～3.0倍

（续表）

相关概念	定　　义
3期	Scr较基线Scr升高＞3.0倍；或Scr≥353.6 μmol/L（4.0 mg/dL）伴急性升高≥26.5 μmol/L（0.3 mg/dL）；或开始肾脏替代治疗（RRT）
AKI进展	
进展	AKI进展至更高的分期和（或）需要RRT
恢复	AKI恢复至更低的分期
治疗反应	
无反应	AKI未恢复
部分反应	AKI分期下降及Scr降低至≥基线值26.5 μmol/L（0.3 mg/dL）
完全反应	Scr降低至基线值26.5 μmol/L（0.3 mg/dL）以内

表4-6　HRS肝硬化患者AKI诊断标准

HRS-AKI
• 明确诊断肝硬化和腹水
• 根据ICA-AKI标准确诊AKI
• 连续2天停用利尿剂并输注白蛋白（每日1 g/kg）扩充血浆容量,患者无反应
• 无休克
• 目前或最近未使用肾毒性药物（如非甾体抗炎药、氨基糖苷类、碘化造影剂等）
• 无肉眼可见的结构性肾损伤征象,定义如下：① 无蛋白尿（＜500 mg/d）；② 无镜下血尿（＜50个RBC/HP）；③ 肾脏超声检查正常

【诊断及鉴别诊断】

1. 诊断　　HRS的诊断基于临床标准,须符合ICA关于HRS-AKI的诊断标准。尚无可确立诊断的特异性检测。此外,HRS是排除性诊断,只有在排除AKI的其他潜在原因后才能诊断为HRS。

2. 鉴别诊断

（1）肾前性急性肾损伤：因肾前性因素导致有效循环血容量减少,肾血流灌注不足引起肾功能损害,肾小管对尿素氮、水、钠的重吸收相对增加,临床可表现为血尿素氮升高,尿量减少,尿比重增高,尿钠排泄减少。补液或扩容治疗后肾功能常可恢复。临床上常见的原因有严重低血压、大量利尿、放腹水或失血等。

（2）急性肾小管坏死（ATN）：为急性肾损伤常见的类型,是各种病因所致的肾组织缺血及（或）中毒性损害导致的肾小管上皮细胞损伤/坏死,因而肾小球滤过率急剧下降而出现的临床综合征,一般表现为进行性氮质血症、水电解质紊乱与酸碱平衡失调和相关的一系列症状。临床上常见的原因有氨基糖苷类药物治疗、造影剂使用、脓毒症发作或各种原因导致脱水及低血压等。

（3）肾实质疾病：肾小球疾病：如急进性肾炎、继发性肾病如狼疮性肾炎、紫癜性肾炎等可因肾小球受损致肾小球滤过率下降,可伴有大量蛋白尿、低蛋白血症及肾功能损害,原发疾病治疗后肾功能或可好转。

（4）假性HRS：某些重症疾病如毒物中毒、严重败血症或弥散性血管内凝血，可同时损害肝及肾引起所谓"假性HRS"，但它并非由重症肝病引起，鉴别不难。

【治疗】

1. 治疗原则　HRS的根源在于肝功能衰竭，因此治疗的关键在于改善肝功能。对于肝硬化导致的肝功能衰竭而言，肝脏移植是最根本的治疗措施。其他措施包括药物治疗、经颈静脉肝内门体分流术（TIPS）和血液净化治疗。

2. 一般治疗

（1）营养支持治疗：低蛋白、高糖和高热量饮食。

（2）注意纠正水电解质和酸碱平衡失调。

（3）预防和纠正可能引起AKI的诱发因素，及时控制消化道出血和感染，停用利尿剂，避免一次大量放腹水。

3. 特殊治疗

（1）药物治疗

● 对于病情危重的HRS患者，建议应用去甲肾上腺素+白蛋白作为初始治疗。持续静脉输注去甲肾上腺素（0.5～3 mg/h），其目标是将平均动脉压升高10 mmHg，并静脉输注白蛋白至少2日[1 g/（kg·d），最大剂量为100 g]。静脉给予加压素也可能有效，起始剂量为0.01U/min，按需逐渐上调剂量以增加平均动脉压。

● 对于病情并不危重的HRS患者，建议初始治疗使用特利加压素+白蛋白。静脉给予特利加压素（1～2 mg，每4～6 h 1次），并静脉输注白蛋白2日[1 g/（kg·d），最大剂量为100 g]，然后给予25～50 g/d白蛋白直到停用特利加压素。若特利加压素治疗不可用，建议初始治疗联合使用米多君、奥曲肽和白蛋白。口服给予米多君（起始剂量为7.5 mg，每8 h增加1次剂量，最大至15 mg，每日3次），奥曲肽可持续静脉输注（50 μg/h）或皮下给药（一次100～200 μg，每日3次），白蛋白连用2日，静脉输注[1 g/（kg·d），最大剂量为100 g]，之后给予25～50 g/d白蛋白直到停用米多君和奥曲肽。

（2）TIPS：主要方法是经颈静脉插入连结门静脉和肝静脉的肝内支架，其目的是降低门脉压力，可改善循环功能和减少缩血管活性物质的活性。不利之处在于增加肝性脑病的发病风险和增加医疗费用，故应权衡利弊而正确抉择。

（3）血液净化治疗：若患者对上述治疗无反应、发生了重度肾功能受损，且这些患者适合肝移植或者存在可逆性肝损伤并预计可存活，推荐透析作为肝移植或肝功能恢复的过渡。

（4）肝移植：迄今为止，肝移植是治愈HRS的唯一方法。所有HRS患者一经确诊，应立即评估肝移植的可能性，并应优先接受供肝。

【预后】　总的来说，若肝衰竭患者发生HRS，则其病死率显著增加。如果不进行治疗，则大部分患者会在发生肾功能损害的数周内死亡。然而，HRS患者的结局以及肾功能的恢复高度依赖于肝衰竭的逆转情况，无论逆转是自发、在内科治疗后发生还是在成功肝移植后发生。

-------- 典型病例及分析 --------

【病例介绍】

1. 病史　患者，女性，43岁，因"反复恶心、呕吐1月余"入院就诊。患者1个月前无明显诱因下出现恶心、呕吐，每日呕吐4～5次，呕吐物为胃内容物，偶有少量呕血和便血（未予重视而未及时诊治），伴有双下肢水肿，腹围进行性增加，无咳嗽、咯痰、胸闷、心悸、夜间阵发性呼吸困难，无腹痛、腹泻、发热、里急后重、脓血便，无腰痛、夜尿增多、尿频、尿急、尿痛、肉眼血尿、泡沫尿等。本次发病以来，尿量较前有所减少（每日700～800 mL），体重增加约2 kg。

2. 既往史　否认高血压、糖尿病、慢性肾脏病等慢性疾病史；否认肝炎、伤寒、结核等传染病史；否认外伤、手术史；否认吸烟史，有饮酒史20余年（每周3～4次，每次200～300 g）；否认家族相关疾病及遗传性疾病史。

3. 查体　血压100/74 mmHg，心率76次/分，SpO₂100%，呼吸频率18次/分。神清神萎，营养中等，发育正常，走入病房，对答切题，查体合作。前胸面颈部见数枚蜘蛛痣，双手见肝掌，全身皮肤黏膜及巩膜明显黄染。颈软，颈静脉无怒张，气管位居中，双侧甲状腺未触及肿大。胸廓无畸形，呼吸运动正常，语颤正常，无胸膜摩擦感，叩诊清音，双肺呼吸音粗，未闻及干湿性啰音及哮鸣音。心率76次/分，律齐，各瓣膜听诊区未闻及病理性杂音。腹部稍膨，未见胃肠型、蠕动波。见腹壁静脉曲张，脐以上腹壁静脉血流方向向上，脐以下腹壁静脉血流方向向下，脐周静脉呈海蛇头样。无明显压痛、反跳痛，肝脏肋下未触及，脾脏轻度肿大，胆囊未触及，Murphy征阴性，移动性浊音（+），双下肢中度凹陷性水肿。

4. 入院时辅助检查

（1）血常规：WBC 3.0×10^9/L，N 60.0%，Hb 90 g/L，PLT 80×10^9/L。

（2）尿常规：尿蛋白（±），RBC 0/HP，WBC 0/HP，24 h尿蛋白0.25 g。

（3）生化：葡萄糖5.23 mmol/L，前白蛋白236 mg/L，丙氨酸氨基转移酶154 U/L↑，天冬氨酸氨基转移酶142 U/L↑，碱性磷酸酶49 U/L，γ谷氨酰基转移酶80 U/L↑，总胆红素106.7 μmol/L↑，直接胆红素78.6 μmol/L↑，总蛋白50 g/L↓，白蛋白24 g/L↓，白球比例0.92↓，胆汁酸4.6 μmol/L，尿素5.8 mmol/L，肌酐72 μmol/L，尿酸383 μmol/L，钠134 mmol/L，钾3.80 mmol/L，氯92 mmol/L，二氧化碳24.0 mmol/L，钙2.20 mmol/L，磷1.00 mmol/L，甘油三酯1.25 mmol/L，总胆固醇2.10 mmol/L。

（4）DIC：APTT 27.0秒，PT 11.4秒，INR 0.97，TT 17.60秒，Fg 2.6 g/L，纤维蛋白降解产物3.3 mg/L，D-二聚体定量＜0.5 mg/L。

（5）血气分析：pH 7.40，PO₂ 13 kPa，PCO₂ 6 kPa，SaO₂ 100%，标准碱剩余2.7 mmol/L。

（6）免疫指标：IgG全套、ANA、ENA、dsDNA、ANCA、抗GBM、血尿免疫固定电泳、血游离轻链等均阴性。

（7）感染指标：HAV抗体、乙型肝炎两对半、HCV抗体、HEV抗体、HIV、RPR均阴性。

（8）肿瘤指标：均阴性。

（9）腹部B超（肝、胆、胰、脾、肾、输尿管、膀胱）：提示肝硬化伴门脉高压、脾大。余胆、胰、肾、输尿管、膀胱未见明显异常，附见大量腹腔积液。

（10）胸部CT：两侧可见少许胸腔积液，余未见明显异常。

（11）心电图：未见明显异常。

入院后给予营养支持、输白蛋白纠正低蛋白血症、保肝、腹腔穿刺放腹水、利尿消肿等治疗，未使用肾毒性药物。入院后第6天，患者出现无尿，利尿剂治疗无效。查体：血压100/68 mmHg。复查肾功示：尿素8.8 mmol/L，肌酐154 μmol/L。停用利尿剂，输白蛋白［1 g/(kg·d)］连续2天扩充血容量，患者尿量未恢复。复查肾功示：尿素10.2 mmol/L，肌酐188 μmol/L。

【病例分析】

问题1：请归纳该病例的病史特点。

（1）中年女性。

（2）以反复恶心、呕吐起病，有长期大量饮酒史。

（3）查体：前胸面颈部见数枚蜘蛛痣，双手见肝掌，全身皮肤黏膜及巩膜明显黄染；见腹壁静脉曲张，脐以上腹壁静脉血流方向向上，脐以下腹壁静脉血流方向向下，脐周静脉呈海蛇头样；脾脏轻度肿大；移动性浊音（+）；双下肢中度凹陷性水肿。

（4）辅助检查：血生化提示低蛋白血症，肝酶增高伴血胆红素增高；乙型肝炎两对半、HCV抗体均阴性。

（5）腹部B超提示肝硬化伴门脉高压、脾大、大量腹水。

（6）患者入院时血肌酐正常，入院后第6天出现无尿伴血肌酐明显增高，利尿剂治疗无效；停用利尿剂后，白蛋白扩容治疗无效。

问题2：该患者可能的诊断是什么？并陈述诊断依据和鉴别诊断要点。

（1）诊断：酒精性肝硬化，肝硬化失代偿期，急性肾损伤2期，肝肾综合征。

（2）诊断依据：中年女性；有长期大量饮酒史；以反复恶心、呕吐起病，伴有蜘蛛痣、肝掌、黄疸、腹壁静脉曲张、肝功能损害和低蛋白血症；腹部彩超提示肝硬化伴门脉高压、脾大、大量腹水；乙型肝炎两对半、HCV抗体均阴性；患者入院时血肌酐正常，入院后未使用肾毒性药物。但入院后第6天出现无尿伴血肌酐增高超过基线值2倍，利尿剂治疗无效；停用利尿剂，白蛋白扩容治疗无效。

（3）鉴别诊断

• 肾前性急性肾损伤：患者入院后给予腹腔穿刺放腹水、利尿消肿等治疗，可能造成肾前性急性肾损伤。但停用利尿剂并扩容治疗后无效。故不支持该诊断。

• ATN：患者入院后未出现低血压休克，未使用肾毒性药物，不存在引起ATN的诱发因素。故不支持该诊断。

• 梗阻性肾病：腹部彩超未见尿路梗阻或者泌尿系结石。故不支持该诊断。

问题3：简述该患者治疗原则。

该患者目前为HRS-AKI 2期，可遵循以下治疗原则。

（1）一般治疗及保肝治疗。

（2）给予特利加压素+白蛋白或者去甲肾上腺素+白蛋白作为初始治疗。

（3）注意监测血压、尿量及肾功能。

问题4：该患者目前是否需要进行血液透析治疗？

研究证实血液透析并不能增加存活率。仅仅推荐血液透析作为肝移植或肝功能恢复的过渡。而且，目前该患者处于AKI 2期，暂不需要进行血液透析治疗。

（袁伟杰　杨满）

第十六节　心肾综合征

【概述】　心肾综合征（CRS）是指心脏和肾脏其中一个器官的急性或慢性功能障碍导致另一

个器官急性或慢性功能障碍的临床综合征。急性透析质量倡议工作组（ADQI）根据病情缓急及器官受累的顺序将CRS分为五个亚型，见表4-7。

表4-7 心肾综合征分型

分 型	命 名	描 述	临 床 举 例
1型	急性心肾综合征	急性心力衰竭导致AKI	急性冠脉综合征、急性心力衰竭等导致AKI
2型	慢性心肾综合征	慢性心力衰竭导致CKD	慢性心力衰竭
3型	急性肾心综合征	AKI导致急性心力衰竭	AKI液体储留、炎症级联和代谢紊乱导致HF
4型	慢性肾心综合征	CKD导致慢性心力衰竭	CKD相关心肌病、左心室肥厚和心力衰竭
5型	继发性心肾综合征	系统疾病导致心力衰竭和肾衰	淀粉样变、败血症、肝硬化

注：AKI：急性肾损伤；CKD：慢性肾脏病；HF：心力衰竭。

流行病学资料显示，我国约有2.9亿心血管疾病患者，1.2亿CKD患者；导致心、肾并发症的糖尿病、高血压、肥胖症等疾病的发病率在不断增高，故作为心肾共病且交互影响、恶性循环的CRS的发病率也越来越高，同时CRS的住院率、住院费用、病死率均较单纯的心、肾疾病明显增加。

【发病机制】

1. 血流动力学改变　在1型和2型CRS，急慢性心力衰竭时心排血量下降，肾脏灌注不足，激活肾素-血管紧张素-醛固酮系统（RAAS），肾小球出球小动脉收缩，球内压升高，肾小球滤过率代偿升高。但心力衰竭严重失代偿时肾血流量进一步减少，RAS和神经体液机制持续激活，入球小动脉收缩，球内压代偿性增高消失，肾小球滤过率降低；同时，近端小管钠水重吸收增加，使尿量减少，体内钠水负荷进一步加重。体循环淤血使肾静脉压力增高，肾间质压力也增高，排钠减少，肾小球滤过率降低。肾静脉压力持续增高可致肾小球硬化及肾小管间质纤维化。肾血流量下降，也可直接造成肾组织缺血、缺氧，肾单位丢失。

在3型和4型CRS，常有肾小球滤过率降低，尿量减少，体内钠水负荷加重，导致心力衰竭或原有心力衰竭加重。

2. RAAS及SNS激活　RAAS激活存在于各种类型的CRS中。肾灌注减少可激活RAAS，过度或长期RAAS激活，一方面导致血管收缩，肾脏缺血，水钠潴留，肾小球硬化，肾小管间质纤维化，肾功能恶化；另一方面引起心肌肥大，心室重构，心肌纤维化，导致心力衰竭发生或恶化。

心力衰竭患者血中去甲肾上腺素（NE）水平升高，作用于心肌β_1-肾上腺素能受体，增强心肌收缩力并提高心率，从而提高心排血量；但同时引起周围血管收缩，心脏后负荷增加及心率加快，使心肌耗氧量增加。NE还对心肌细胞有直接毒性作用，促使心肌细胞凋亡，参与心肌重塑的病理过程。此外，SNS兴奋还可使心肌应激性增强而诱发心律失常。

3. 其他体液因子　精氨酸血管升压素（AVP）具有抗利尿和收缩周围血管的作用，心力衰竭时心房牵张感受器敏感性下降不能抑制AVP释放，血浆AVP水平升高。AVP通过V1受体引起全身血管收缩，通过V2受体引起水钠潴留，增加心脏前后负荷。心力衰竭早期，AVP效应有一定代偿作用，长期AVP增加将使心力衰竭恶化。

另外，慢性炎症、氧化应激、内皮损伤、尿毒症毒素、贫血、营养不良、骨矿物质代谢紊乱也参与CRS的发生和发展过程。

【临床特点】

1. 临床表现　CRS至少累及两个器官，所以临床表现多样，主要为原发病和继发性器官功能损害的症状和体征。1型CRS较常见，由于急性肺水肿、慢性心力衰竭急性失代偿、心源性休克、急性右心心力衰竭等引起心功能急剧恶化，随之出现AKI的相应表现。3型CRS反之，为各种原因导致AKI，引起急性心功能不全。2型、4型CRS表现为慢性心功能不全和CKD，前者多见心脏的结构改变，而后者常有较前者更严重的蛋白尿、贫血、骨矿物质代谢紊乱。5型CSR有原发病的临床表现，如糖尿病、脓毒症、系统性红斑狼疮、淀粉样变等，在此基础上出现心肾功能受损的表现，在ICU的CRS患者中，这一类型更多见。

2. 辅助检查

（1）实验室检查

● 心脏损伤生物标志物：高敏肌钙蛋白I和T是急性心肌梗死（MI）的诊断和预后标志物。在急性失代偿性HF时，肌钙蛋白升高，与较高的病死率风险有关，具有预后意义。

BNP/NT-proBNP可诊断/排除心力衰竭，并在急、慢性心力衰竭中判断预后、评价严重程度。CKD患者基础BNP水平，尤其是NT-proBNP水平较肾功能正常者高，其动态变化更有助于疾病评估。

● 肾脏损伤生物标志物：肾小球滤过标志物和滤过膜完整性标志物，如血清肌酐、胱抑素C、蛋白尿，临床应用广泛，是评价肾功能的重要指标，同时其水平均与心血管病死率相关，故也是CRS预后判断指标。

肾小管损伤标志物如金属蛋白酶-2组织抑制剂（TIMP-2）和胰岛素样生长因子结合蛋白-7（IGFBP-7）、血清及尿中性粒细胞明胶酶相关脂质运载蛋白（NGAL）肾损伤分子-1（KIM-1）等有助于肾功能受损或恶化的早期判断，但临床普及率尚低。

（2）影像学检查

● 超声心动图：超声心动图可准确评价各心腔大小变化及瓣膜结构和功能，方便快捷地评价心功能和判断病因，是诊断心力衰竭最重要的辅助检查。左心室射血分数（LVEF）代表收缩功能，心力衰竭伴LVEF＜40%称为射血分数降低性心力衰竭（HFrEF），以前称为收缩性心力衰竭。心力衰竭伴LVEF＞50%称为射血分数保留性心力衰竭（HFpEF），通常存在左心室肥厚或左心房增大等充盈压升高舒张功能受损的表现，以前称为舒张性心力衰竭。心力衰竭伴LVEF为40%～50%称为射血分数中间值心力衰竭（HFmrEF）。E/A代表舒张功能，正常人不应小于1.2，舒张功能不全时，E/A值降低。中心静脉压（CVP）、肺动脉收缩压、肺毛细血管楔压/左心房压、心排血量（CO）等可判断充血状态。

● 肾脏超声：肾脏超声可根据肾脏大小、回声、皮质厚度和异常皮髓质比率判断肾病进程，区分AKI和CKD，从而区分CRS的表型并判断急性向慢性表型的转变。

● 心脏MRI：心脏MRI可以观察心脏结构和功能、心肌及心包病变。因其精确度及可重复性而成为评价心室容积、室壁运动的金标准。延迟增强技术可描述和量化心肌纤维化，有助于尿毒症性心肌病（4型CRS）的诊断。

（3）容量测量：容量负荷是诊断治疗CRS的核心指标。目前评估容量状态的方法有生物阻抗矢量分析、腹内压测量、右心导管检查等。

【诊断】

1. 心力衰竭诊断　心力衰竭需综合病史、症状体征及辅助检查做出综合诊断。完整的病史采集及详尽的体格检查非常重要,症状体征是早期发现心力衰竭的关键,不同程度的呼吸困难、肺部啰音、奔马律、瓣膜区杂音,以及右心心力衰竭时出现的颈静脉怒张、肝大、水肿等是诊断心力衰竭的重要依据,辅助检查可评价心功能并有助鉴别心力衰竭的病因。

2. 肾衰竭诊断

(1) AKI诊断:48 h以内血清肌酐(Scr)上升≥26.5 μmol/L,或已知或推测7天内Scr较基线值上升≥50%,或尿量<0.5 mL/(kg·h),持续≥6 h。

需要注意,在心力衰竭利尿治疗时,Scr和尿量并不代表肾小管损伤程度,可结合其他指标综合判断。

(2) CKD诊断:各种原因引起的肾脏结构或功能异常≥3个月,包括肾脏损伤标志:蛋白尿(AER≥30 mg/24 h;ACR≥30 mg/g)、尿沉渣异常、肾小管相关病变、组织学检查异常及影像学异常、肾移植病史,或GFR<60 mL/(min·1.73 m²)。

3. 病因诊断 诊断原发病非常重要,因为某些引起心肾功能不全的疾病,能够治疗甚至逆转。同时也应明确是否存在可导致症状发生或加重的并发症和诱因。

【治疗】

1. 治疗原则 治疗原则是早期诊断,积极去除导致CRS发生的病因和诱因,控制相关的危险因素,如禁烟限酒、控制血压、血脂、血糖、肥胖,根据疾病不同类型和发病机制给予心脏支持和肾脏支持,减少急性心血管意外及AKI的发生,延缓慢性心脏病及CKD的进展,同时还要避免引起医源性心肾损伤。

2. 一般治疗

(1) 患者教育:利用患者教育,使患者及家属了解疾病知识及管理指导,包括适当的规避诱因、健康的生活方式、平稳的情绪、合理的饮食饮水和运动休息、规范的用药、定期随访等,增强患者配合度,有利于其他治疗方案的实施,增强治疗效果。

(2) 病因治疗:判断原发病非常重要,尤其可逆的病因。如心脏瓣膜疾病引起的慢性心力衰竭进而导致的2型CRS可通过瓣膜手术改善症状,肾后性急慢性肾衰竭引起的CRS可通过解除尿路梗阻得以缓解或延缓进展。常见的诱因如呼吸道感染、心律失常、严重贫血等,如能去除可以缓解或减轻CRS症状。

3. 减轻充血

(1) 利尿剂:在有液体潴留情况下,减轻体内水负荷是打破CRS恶性循环的重要一环。利尿是减轻液体潴留和充血的首选治疗。但要避免剂量过大引起容量不足,增加低血压以及肾功能不全的风险。

(2) CRS:首选袢利尿剂,包括呋塞米、托拉塞米等。呋塞米静脉推注和口服分别持续2~3 h和6 h,口服疗效不稳定,静脉注射生物利用度100%,血浆蛋白结合率约95%,不被透析清除。托拉塞米半衰期更长,给药频率更低。使用利尿剂需检测电解质,避免电解质紊乱。

(3) 超滤:利尿剂抵抗或终末期肾病少尿、无尿的患者可选择血液净化治疗,可消除充血,减少钾的消耗,减少肾素和醛固酮的释放以及增加钠的排出,是利尿剂治疗的重要补充和替代。根据病情可选择单纯超滤、血液透析、血液滤过、连续性血液净化或腹膜透析等模式。

4. 抗神经激素治疗

(1) RAAS抑制剂

• ACEI/ARB:可改善血流动力学,改善心室重塑,早期足量应用可缓解心力衰竭症状,延缓心力衰竭进展，降低心力衰竭患者病死率。同时通过扩张出球小动脉、减低囊内压和降低尿蛋白发挥肾脏保护作用。但在CRS患者中，能否降低病死率并不确定，在使用时需权衡利弊，同时注意其副作用，如低血压、肾功能一过性恶化、高血钾等。

- 血管紧张素受体拮抗剂脑啡肽酶抑制剂（ARNI）：可抑制脑啡肽酶、阻断AT1受体，抑制血管收缩，改善心肌重构，改善心力衰竭症状和生活质量，可推荐用于射血分数降低性心力衰竭患者。

- 醛固酮受体拮抗剂：联合ACEI/ARB，更有效地抑制RAAS，具有潜在的长期心肾获益。应用时需注意血钾和肾功能的监测。

- β-肾上腺素能受体阻滞剂，可改善左心室射血分数，减轻症状，延长生存期，对于射血分数降低心力衰竭1A级推荐。常用药物为美托洛尔、比索洛尔和卡维地洛。

（2）精氨酸血管升压素受体拮抗剂：托伐普坦为V2受体拮抗剂，可减少水的重吸收，排水保钠，用于伴低钠血症的心力衰竭，但远期预后并未改善。

（3）外源性BNP：奈西立肽是一种重组BNP，具有静脉、动脉和冠状动脉舒张功能，可减少后负荷并增加心排血量，排钠，改善GFR，抑制RAAS。

5. 强心治疗　正性肌力药可减轻静脉充血，减轻1型CRS症状，改善生活质量，但对长期生存率无明显影响。

（1）洋地黄制剂：尤其适用于伴有快速心房颤动/扑动的HFrEF。地高辛常以0.125 mg起始并维持，需根据肾功能不全程度减少用量。毛花苷丙（西地兰）为快速起效的静脉注射制剂，用于急性心力衰竭或慢性心力衰竭急性加重。应用中需注意洋地黄中毒。

（2）β受体激动剂：小剂量多巴胺 [<2 μg/(kg·min)] 扩张肾血管，对肾脏有保护作用，低剂量多巴酚丁胺可使尿量改善，两者均只能短期静脉应用，长期使用可增加病死率。

6. 非药物治疗　常使用的技术包括：① 植入式心脏复律除颤器（ICD）；② 心脏再同步化治疗（CRT）；③ 机械循环支持装置。

【预后】　如能解除病因或诱因，急性CRS病情可部分逆转，慢性CRS病情可得到延缓。晚期CRS患者生活质量差、病死率高。多学科联合治诊疗（MDT）可提高CRS的早期诊断率，改进治疗措施，降低其发病率、病死率和经济负担。

-------------- 典型病例及分析 --------------

【病例介绍】

1. 病史　患者，男性，65岁，因"心前区闷痛6 h，加重伴呕吐大汗3 h"入院。患者6 h前自觉心前区闷痛不适，持续5分钟自行缓解，未在意。3 h前再次出现心前区闷痛，程度加重伴大汗、上腹闷痛、恶心、呕吐，呕吐物为胃内容物。无发热，无肩背部放射样疼痛，无腹泻、黑便。急诊查体血压90/50 mmHg，心电图示心率36次/分，Ⅲ度房室传导阻滞，急性下后壁、右心室心肌梗死。

2. 血常规分析　WBC 6.5×10^9/L，N 87.2%，Hb 115 g/L，PLT 122×10^{12}/L。急查心肌损伤标志：CK-MB 149 U/L，肌钙蛋白Ⅰ 36.5 μg/L，肌红蛋白1 079 μg/L。

3. 既往史　糖尿病史10年，平时注射胰岛素，空腹血糖控制在10 mmol/L左右，餐后血糖15 mmol/L左右。1年前查体发现Scr 153 μmol/L，未行特殊处理。否认其他慢性疾病史；否认家族相关疾病及遗传性疾病史。

4. 入院查体 血压 80/50 mmHg,神志清,精神差,痛苦貌,皮肤湿冷,颈软,颈静脉无怒张,气管位居中,双侧甲状腺未触及肿大。双肺呼吸音粗,可闻及细湿性啰音。心率 36 次/分,律齐,各瓣膜听诊区未闻及病理性杂音。腹部平软,无明显压痛、反跳痛,移动性浊音阴性,双下肢无水肿。

5. 入院辅助检查 Scr 170 μmol/L,BUN 10.7 mmol/L,GLU 10.4 mmol/L,钾 4.2 mmol/L,CK 1 200 U/L,LDH 379 U/L,ALT 104 U/L,AST 122 U/L。

6. 入院治疗 立即口服阿司匹林肠溶片 300 mg,替格瑞洛 180 mg,补液扩容,同时通过绿色通道行急诊 PCI 开放闭塞的右冠状动脉,置入主动脉内球囊反搏(IABP)改善心肌灌注。冠状动脉造影结果如下:前降支近中段可见 50%~70% 弥漫性狭窄,左旋支纤细,正常,右冠自近端发出后完全闭塞,立即送入 6F 右冠导引导管至右冠口,Runthrogh 导丝通过后发现血栓负荷较重,抽吸导管抽吸后 2.5 mm×15 mm 球囊扩张,置入 3.5 mm×29 mm 药物支架一枚,恢复三级血流,期间出现短阵室速等心律失常。术后恢复窦性心律,心率 66 次/分,律齐,血压 90/60 mmHg。

7. 治疗后检查 次日心脏彩超显示下后壁室壁运动减弱。入院 16 h 内输液 2 100 mL,持续 10 h 无尿,双下肢轻度水肿。复查 Scr 360 μmol/L,BUN 16.7 mmol/L,钾 6.5 mmol/L,GLU 10.4 mmol/L。遂行连续性肾脏替代治疗,模式为 CVVHDF,根据血压及中心静脉压调整超滤率,持续 24 h。应用 IABP 48 h 后停用,血压平稳于 90~110/60~70 mmHg,尿量恢复至 50~100 mL/h,复查肌钙蛋白 I 5.25 μg/L,CK-MB 45 U/L,肌红蛋白 659 μg/L。CK 150 U/L,LDH 178 U/L,ALT 50 U/L,AST 71 U/L,Scr 205 μmol/L,BUN 9.7 mmol/L,钾 4.2 mmol/L。继续抗凝、抗血小板、调脂、降糖、营养心肌、稳定电解质,继续治疗 20 天后出院。

8. 随访 一个月后随访,患者一般情况好,体力活动无不适,尿量正常。查体:血压 120/70 mmHg,双肺呼吸音清。心率 66 次/分,律齐,各瓣膜听诊区未闻及病理性杂音。腹部平软,双下肢无水肿。复查:WBC 4.5×10^9/L,N 65.0%,Hb 119 g/L,PLT 135×10^12/L。心肌损伤标志物均在正常范围,Scr 195 μmol/L,BUN 10.2 mmol/L,钾 3.7 mmol/L。

【病例分析】

问题1:该病例是否可诊断心肾综合征? 是哪一类型? 诊断依据是什么?

该病例为心肾综合征 1 型,诊断依据:

(1)老年男性,急性起病,有糖尿病史。

(2)临床表现主要为胸痛、休克、心律失常。症状体征、实验室检查、心电图、冠脉造影支持诊断:急性心肌梗死,并发心源性休克、心律失常、心力衰竭。

(3)有慢性肾病病史,CKD3 期。入院 24 h Scr 较基线值升高 > 26.5 μmol/L,尿量 < 0.5 mL/(kg·h),持续 > 6 h,符合 AKI 诊断,该病例为慢性肾功能不全急性加重。

问题2:该病例肾功能恶化可能的原因是什么?

(1)心源性休克时心排血量明显下降导致肾灌注不足,肾小球滤过率减少,肾脏本身缺血缺氧造成肾小管细胞坏死或凋亡。休克常导致肾前性少尿。

(2)冠脉介入治疗使用对比剂可引起对比剂肾病,导致急性肾损伤。

问题3:如何减少肾功能恶化的发生?

(1)心源性休克时积极补液扩容,增加肾灌注;根据病情积极采用主动脉球囊反搏纠正血流动力学异常,尽快恢复肾脏供血。

(2)冠脉介入治疗时使用等渗或低渗对比剂,使用可以进行诊断的最小对比剂量,充分水化,避免肾毒性药物,术后应用血液净化治疗清除对比剂。

问题4：简述该患者的治疗原则。

（1）维持血流动力学稳定。早期积极补液扩容抗休克,根据病情采用血管活性药物及主动脉内球囊反搏术增加心排血量,改善心肌及肾脏血供。

（2）积极采用PCI开放闭塞冠脉,挽救濒死心肌细胞。后续应用抗凝、抗血小板、调脂等治疗,减少血管再狭窄的发生。

（3）避免过度利尿和应用对比剂造成的AKI。

（4）应用血液净化技术清除体内水负荷,清除毒素及残留对比剂,纠正电解质紊乱。

（5）控制血糖。

（6）急性心肌梗死后的治疗。

（7）慢性肾病一体化治疗。

（景颖　梅长林）

第十七节　IgG4相关肾病

【概述】　IgG4相关疾病（IgG4-RD）是一种与IgG4淋巴细胞密切相关的慢性系统性、炎症-纤维化性、自身免疫性疾病。确诊患者平均年龄60岁,男女比例8：3,其中多数患者有过敏史。主要临床表现为血清IgG4水平升高,受累器官弥漫肿大,病理可见弥漫性IgG4阳性淋巴浆细胞浸润、阻塞性静脉炎及特征性席纹状纤维化。患者对免疫抑制治疗,尤其是糖皮质激素治疗反应良好。

IgG4-RD可以单个器官受累起病,亦可同时或先后累及全身多个器官,涉及几乎每个器官系统,以胰腺、泪腺及涎腺、肾脏、淋巴结、主动脉和腹膜后间隙最多见。我国报道的肾脏受累率在7.9%～24.6%,称为IgG4相关肾病（IgG4-RKD）,主要累及肾小管和间质,表现为小管间质性肾炎（IgG4-TIN）。少部分患者可出现肾小球受累,可单独出现,也可与IgG4-TIN并存。通常表现为膜性肾病（IgG4-MN）以及微小病变性肾小球肾炎、系膜增生性肾小球肾炎、IgA肾病等。肾血管受累可出现肾脏浆细胞动脉炎。肾外组织受累时,可出现输尿管炎性假瘤或腹膜后纤维化并导致肾积水,也可在肾盂形成炎性肿块。

【发病机制】　目前尚缺乏专门针对IgG4-RKD发病机制的研究,因其作为IgG4-RD的肾脏表现,故IgG4-RD的发病机制研究对其具有一定意义。

1. 体液免疫　目前认为IgG4本身可能不是启动IgG4-RD的关键致病分子。许多患者的血清IgG4水平高,体液免疫经常被认为是IgG4-RD病理生理的主要贡献者。遗传学研究表明,多个HLA和非-HLA单倍型/基因型与IgG4-RD易感性相关,或者与疾病在激素治疗后复发有关。部分患者中可检测到ANA和多种自身抗体,包括抗乳铁蛋白和碳酸酐酶Ⅱ抗体。因此,IgG4可能是炎症过程的抑制因子而不是诱导因子。

2. 细胞免疫　CD4$^+$T细胞是IgG4-RD病变中最丰富的细胞,Th2和Treg细胞是其发生发展、组织损伤的关键,IL-4、IL-10及TGF-β$_1$是疾病重要的标志物,目前认为IL-4和IL-10是驱动

IgG抗体向IgG4亚类转换的细胞因子，而Treg细胞及巨噬细胞产生的TGF-β可能参与纤维化的病理改变。

【临床特点】

1. 临床表现　IgG4-RKD患者泌尿系统表现缺乏特异性，多以水肿、夜尿增多、尿中泡沫增多等非特异性主诉就诊，或仅表现为尿常规异常、肌酐升高或影像学异常；部分患者由于发现不及时延误诊治，初次就诊即表现为肾功能不全甚至肾衰竭。IgG4-RKD患者除肾脏受累外，多伴有胰腺、泪腺、涎腺、淋巴结等其他脏器损伤的表现。

腹膜后纤维化（RPF）是一种慢性炎症性纤维化疾病，往往包裹输尿管和邻近结构，导致肾积水继发肾损害。目前认为2/3的RPF是由IgG4-RD所致，其他病因包括感染、放疗、药物、恶性肿瘤、创伤等。背部、腹部或协腹部疼痛是常见症状，IgG4-RPF患者在诊断时多有肾盂积水和血肌酐升高。合并其他IgG4-RD的腹膜外表现也有助于诊断。

2. 实验室检查　几乎IgG4-RKD病例均发现IgG和IgG4的血清水平升高，ESR明显升高，通常不伴IgM、IgA和CRP升高。部分患者血嗜酸性粒细胞及IgE的升高。少数患者ANA和RF低滴度阳性，但抗dsDNA抗体、抗Sm抗体、ENA、ANCA、冷球蛋白、M蛋白等均为阴性。IgG4-RD患者低补体血症发生率较低（17%），但累及肾脏者低补体血症发生率可高达50%。患者C3和C4水平均明显降低。

单纯IgG4-TIN患者多表现为轻至中度蛋白尿（<2 g/24 h），偶有白细胞。尿β2微球蛋白、NAG等小管损伤指标亦升高。如尿蛋白过高，则需考虑肾小球受累可能。合并TIN或单发的MN患者中，大部分患者可出现肾病范围蛋白尿，甚至达10～20 g/d及低白蛋白血症。

IgG4-RKD患者肾功能受损的严重程度与TIN的严重程度呈正相关。合并肾后性梗阻的患者，即使肾脏实质无明确病灶，初次就诊亦可以急性肾损伤或慢性肾功能不全为突出表现。

3. 影像学表现　影像学对于IgG4相关器官受累，如胰腺、胆囊、肾脏、呼吸道等，均具有重要的诊断价值。IgG4-TIN患者常伴有影像学异常，影像学甚至是部分患者的唯一异常表现。

超声对于IgG4-RKD无特征性提示，部分患者可见肾脏体积增大、弥漫病变、肾盂增宽等。

增强CT下经典的肾脏受损表现为双侧肾脏弥漫增大，合并有单个或多个低密度损伤灶。低密度损伤部位多集中于肾皮质区域，可分为4种典型表现：直径<1 cm的结节；边界清晰或模糊的圆形病灶；楔形病灶；弥漫性、补丁状病灶。部分患者伴肾盂增厚。对于肾功能不全患者需仔细评估造影剂肾病的风险。

MRI对于IgG4-RD亦有较高的诊断价值，经典的MRI表现为双侧肾实质多发的T2相低信号、DWI高信号病变，动态增强则主要表现为动脉期低信号改变。其中DWI对于病变具有最高的敏感性。如行PET/CT检查，部分患者可出现SUV值升高，这对于器官受累的早期诊断及疾病复发的监测有一定价值。

影像学异常需除外肾梗死、肾盂肾炎、恶性肿瘤、淋巴瘤等疾病的可能。

【病理特点】

1. IgG4相关性肾小管间质肾炎　IgG4 RD最常见的肾脏表现是肾小管间质性肾炎。光镜下可见间质的细胞浸润，主要由浆细胞和淋巴细胞组成，可为弥漫性或多灶性。嗜酸性粒细胞常见。在部分病例中观察到致密的细胞浸润和轻微的纤维化，间质纤维化的患者通常表现为特征性的席纹状纤维化，其特征是纤维化呈漩涡状，类似于从中心放射出梭形细胞的车轮轮辐。闭塞性静脉炎是IgG-RD的一个重要病理特征，但在IgG4相关性TIN中很少见到，可能是因为肾穿刺活检标本的体积较小。常见轻度单核肾小管炎。

IgG4-TIN组织免疫荧光80%可见肾脏受损区域肾小管基底膜附近存在免疫复合物沉积，呈局灶性或弥漫性沉积，IgG呈恒定阳性颗粒状染色，C3常阳性，约15%见C1q染色阳性，少见IgM。免疫复合物对IgG、κ和λ轻链无单克隆限制。受IgG4相关性TIN影响的肾组织的免疫染色通常显示出超过10个IgG4$^+$浆细胞/HPF，并且与健康组织相比，IgG4$^+$/IgG$^+$浆细胞比值增加（>40%）。大量IgG4$^+$浆细胞浸润并非IgG4-TIN所特有，也可见于肉芽肿性血管炎、坏死性肾小球肾炎、狼疮性肾炎、特发性间质性肾炎甚至糖尿病肾病患者。

IgG4相关TIN电镜可见与免疫荧光一致的局灶无定型电子致密物沉积，主要分布于间质炎性细胞浸润部位。在合并TIN的IgG4相关肾小球损伤患者中，电镜下肾小管基底膜及间质、肾小球系膜区及肾小囊壁可观察到颗粒状电子致密物沉积。

2. 肾小球病变　MN是IgG4-RKD中最常见的肾小球病变，伴或不伴TIN，在IgG4相关的TIN患者中有7%～10%出现MN。IgG4相关MN患者的肾脏病理中，与原发性MN相似，免疫荧光可见免疫复合物沿肾小球基底膜沉积，以IgG4为主，少量IgG1和IgG3沉积，可见轻链κ、轻链λ、C3、C4阳性；PLA2R染色多呈阴性，且可合并TIN典型表现（如小管上皮损伤、间质纤维化等）。电镜见上皮下电子致密物散在沉积和足突融合，部分也有系膜区和内皮下的沉积。

其他肾小球疾病（过敏性紫癜性肾炎、IgA肾炎、毛细血管内增生性肾小球肾炎、膜增生性肾小球肾炎）与IgG4相关性TIN或IgG4-RD同时报道，但它们与IgG4-RD的真正关系尚待阐明。

【诊断及鉴别诊断】

1. 诊断标准　2011年Umehara和Okazaki共同建立了IgG4-RD的诊断标准：① 器官受累或损伤；② 血清IgG4浓度>1.35 g/L；③ 组织病理提示大量淋巴细胞和浆细胞浸润并有纤维化表现，IgG4$^+$浆细胞与IgG$^+$浆细胞比值>40%，且IgG4$^+$浆细胞>10/HP。

满足以上3条标准可明确诊断IgG4-RD，满足①和③很可能诊断为IgG4-RD，而仅满足①和②则可能诊断为IgG4-RD，3条均不满足则不考虑诊断。该诊断标准目前在临床上得到了广泛应用，但IgG4-RD的诊断需要除外恶性肿瘤（包括骨髓瘤等）、血管炎、Castleman病、干燥综合征等临床表现类似的疾病；若符合器官特异性IgG4相关性疾病分类标准，即使不满足综合分类标准亦可诊断。

目前国际上尚未对IgG4-RKD的诊断标准达成共识。基于IgG4-RD的共同特征及肾脏受累的特异性表现，Raissian等2011年提出IgG4相关TIN的诊断标准（Mayo标准）（表4-8）；Kawano等同年提出了一套更加细化、复杂的IgG4-RKD诊断标准（日本标准）（表4-9）。两套诊断标准均需要血清学、组织病理学、影像学结果的支持，且存在较多缺陷：① 上述IgG4-RKD诊断标准均以IgG4-TIN为病理诊断样本，对IgG4相关肾小球损伤关注不够；② 血IgG4>1.35 g/L作为诊断界值特异性不佳，而提升IgG4界值可能导致敏感性降低；③ 上述诊断标准仍需排除多种临床表现相似的特殊疾病，如Wegener肉芽肿、Churg-Strauss综合征、髓外浆细胞瘤、淋巴瘤等。

表4-8　Raissian等IgG4相关TIN诊断标准（2011）

诊断类别	描　　　　述
组织病理学	A. 小管间质性肾炎浆细胞浸润最集中区域IgG4$^+$浆细胞>10个/HPF B. 免疫荧光、免疫组化和（或）电镜下观察到小管基底膜附近存在免疫复合物沉积
影像学	肾脏皮质周围有小而低密度结节状或楔形损伤，或存在弥漫性补丁状损伤

（续表）

诊断类别	描　述
血清学	血IgG4或总IgG水平升高

其他组织器官受累包括自身免疫性胰腺炎、硬化性胆管炎、任何组织中出现炎性团块、涎腺炎、炎性腹主动脉瘤、肺脏受累、腹膜后纤维化

注：诊断IgG4-TIN需要满足组织病理学中浆细胞广泛浸润的小管间质性肾炎，以及影像学、血清学或其他组织器官受累中至少1条标准；HPF：高倍视野；A：主要诊断标准；B：支持诊断标准。

表4-9　Kawano等提出的IgG4-RKD诊断标准

1. 出现肾脏受损表现，如异常尿检结果或尿标志物异常，或肾功能受损，同时伴有血IgG水平升高、低补体血症或血IgE水平升高
2. 异常肾脏影像学表现：(a) 增强CT显示多个低密度病灶；(b) 肾脏弥漫性增大；(c) 肾脏孤立性少血供占位；(d) 肾盂壁肥厚性损伤，且无肾盂表面的不规则病变
3. 血IgG4≥1.35 g/L
4. 肾脏组织病理学表现：(a) 显著淋巴浆细胞浸润，IgG4$^+$浆细胞＞10个/HPF，且IgG4$^+$浆细胞与IgG$^+$浆细胞比值＞40%；(b) 淋巴细胞巢或浆细胞巢周围有特征性纤维化
5. 肾外组织的组织病理学表现：显著淋巴浆细胞浸润，IgG4$^+$浆细胞＞10个/HPF，且IgG4$^+$浆细胞与IgG$^+$浆细胞比值＞40%

明确诊断：1+3+4(a,b) 或 2+3+4(a,b) 或 2+3+5 或 1+3+4(a)+5
很可能诊断：1+4(a,b) 或 2+4(a,b) 或 2+5 或 3+4(a,b)
可能诊断：1+3 或 2+3 或 1+4(a) 或 2+4(a)

注：临床表现和组织病理学应除外以下疾病：Wegner肉芽肿、Churg-Strauss综合征、髓外浆细胞瘤；影像学应除外以下疾病：恶性淋巴瘤、泌尿系恶性肿瘤、肾梗死和肾盂肾炎；罕见情况下Wegener肉芽肿、结节病和恶性肿瘤转移灶也可能有类似影像学表现。

　　2. 鉴别诊断　一些自身免疫性疾病、感染和肿瘤可能诱发TIN，Wegener肉芽肿、Churg-Strauss综合征、冷球蛋白血症等具有IgG4浆细胞增多的特征，部分糖尿病肾病、狼疮性肾炎和特发性TIN患者肾实质存在IgG4+浆细胞浸润，必须根据患者临床表现、影像学、组织学检查，结合血清IgG4和肾组织IgG4免疫荧光检测排除。

　　IgG4也是特发性MN中主要的免疫球蛋白，需与IgG4-MN相鉴别。

　　【治疗】　糖皮质激素是一线治疗用药，与IgG4-RD类似，IgG4-RKD对免疫抑制治疗反应敏感。诱导缓解阶段常以泼尼松/泼尼松龙0.6～1.0 mg/（kg·d）（最小剂量为20 mg/d）起始治疗，治疗2～4周后根据临床治疗反应每1～2周减量5～10 mg至20 mg/d，后根据患者临床表现、血IgG4水平以及影像学表现决定之后减量速度，每2周减5 mg，甚至2～3个月减5 mg；另一种方案为40 mg/d治疗4周后每周减量5 mg。诱导缓解阶段糖皮质激素减量不宜过快，推荐延长维持时间，保证总疗程3年以上。

　　单独应用B细胞清除疗法作为IgG4-RD的初始治疗疗效不劣于糖皮质激素。对于激素治疗后反复复发的IgG4-TIN患者，使用利妥昔单抗可快速改善临床症状及影像学表现、降低血总IgG及IgG4水平。

　　对于糖皮质激素难治或复发的患者，以及难以耐受糖皮质激素不良反应的患者，可加用免疫抑制剂。常用的免疫抑制剂为环磷酰胺、硫唑嘌呤、吗替麦考酚酯、MTX和环孢素等。与单独应用糖皮质激素相比，环磷酰胺（50～100 mg/d维持3个月，后减至50 mg/d或隔日使用）联合糖皮质

激素治疗可能降低IgG4-RD的复发率、延长疾病复发时间，同时获得更高的完全缓解率；而对于受累器官超过6个的IgG4-RD患者，联合糖皮质激素及环磷酰胺作为初始治疗可能会有更大临床获益。

【预后】 通常IgG4-RD进展较为缓慢，预后优于其他炎性疾病和IgG4阴性的TIN，早期（在发病后2年内）治疗更有助于保护器官功能，减少纤维化。这些患者在接受全身性糖皮质激素治疗后通常恢复良好，激素减量或停药后复发率20%～30%，再度激素治疗仍然有效，进展至终末期肾脏病者少见。部分患者由于未及时诊断及治疗，就诊即表现为肾功能不全甚至肾衰竭，则预后差。

-------- 典 型 病 例 及 分 析 --------

【病例介绍】 患者，男性，70岁，因"肾功能不全2年余"入院。患者2017年8月因头晕、血压升高就诊当地医院时查肌酐300+μmol/L，进一步检查提示双肾积水，腹膜后纤维化伴双侧输尿管狭窄，遂于外院行输尿管支架置入3个月，积水引流后肌酐下降至185～200 μmol/L。2018年3月27日于外院行双侧输尿管松解置入腹腔术。2018年4月19日转入风湿免疫科，当时查尿常规蛋白（±），Hb 106 g/L，血肌酐278 μmol/L，ESR 62 mm/h，铁蛋白560 ng/mL，血IgG 2 340 mg/dL，IgG4 11.3 g/L，ANA1：80+，可溶性核蛋白抗体（+），RNP（±），T-SPOT（－），颈部+腮腺+颌下腺超声：双侧颌下腺、腮腺、甲状腺回声增粗，PET/CT平扫：双侧颌下腺略毛糙，后腹膜稍增厚，FDP代谢轻度增高。

【病例分析】
问题1：请简要归纳该病例的病史特点。
（1）老年男性。
（2）以肾功能不全起病，伴有双肾积水，腹膜后纤维化伴双侧输尿管狭窄等表现。
（3）尿常规检查未见明显异常。
（4）辅助检查中血IgG和IgG4均升高，唾液腺受累。
问题2：该患者可能的诊断是什么？
IgG4相关肾病，腹膜后纤维化。
问题3：简述该患者治疗原则。
（1）解除肾后梗阻。
（2）激素治疗，必要时激素联合免疫抑制剂治疗。
（3）动态监测肾功能、血IgG和IgG4水平变化。

（王伟铭）

第十八节　单克隆免疫球蛋白沉积病

【概述】 单克隆免疫球蛋白沉积病（MIDD）是由于单克隆免疫球蛋白轻链和（或）重链异

常产生并在许多脏器沉积导致的一种全身性疾病，常继发于淋巴浆细胞异常增生性疾病，肾脏是其最常累及的脏器。根据沉积的免疫球蛋白组成成分不同，MIDD分为三种亚型，轻链沉积病（LCDD）、重链沉积病（HCDD）和轻重链沉积病（LHCDD），以LCDD最为常见。

轻链沉积病（LCDD）

【发病机制】　LCDD是由于单克隆轻链在肾组织异常沉积所致。一个天然的免疫球蛋白分子由两条相同的重链和轻链组成，轻链有两种：κ链和λ链，根据其分子结构，轻链分为恒定区（C_L）和可变区（V_L）。目前对于LCDD的发病机制尚不清楚。通过对异常沉积的轻链分子进行基因检测，发现编码轻链的基因发生了突变，这些改变主要发生于轻链的可变区，以Vk Ⅳ亚型的变异为最多见。核苷酸变异导致编码蛋白质的氨基酸序列异常，影响蛋白质构象及稳定性，促进其聚集。轻链蛋白可激活转化生长因子β（TGF-β）的表达，刺激系膜细胞分泌细胞外基质，而胰岛素样生长因子、成纤维细胞生长因子与TGF-β共同参与肾小管损伤及肾间质纤维化。

【临床表现】　LCDD发病年龄以中、老年为主，男女之比（1.7～4）∶1。约50%以上病例继发于淋巴浆细胞异常增生性疾病。多数患者以肾脏受累为首发症状，表现为不同程度的蛋白尿及肾功能不全，肾病综合征见于23%～65.4%的患者，肾功能损害多进行性加重。部分病例肾小管间质病变较重，可引起急性肾损伤。59%～61%患者伴镜下血尿。高血压常见，部分患者合并贫血，贫血的程度与肾功能不完全相符。其他常见的受累器官有心脏、肝脏、神经系统及皮肤等，表现为心脏舒张功能受损或限制性心肌病、肝脏肿大、胆汁淤积及肝功能异常、格林-巴利综合征、末梢神经感觉消退、自主神经功能丧失、皮肤红肿、瘙痒、色素沉着等；也有肺、胃肠道、脾脏、内分泌腺（包括胰腺、甲状腺及肾上腺）、淋巴结、肌肉、眼、关节、乳腺、垂体等受累的报道。LCDD的临床表现取决于轻链蛋白沉积的器官及其严重程度，轻链蛋白沉积量越多，相应器官功能受损越明显，严重者常由于肾功能或多器官衰竭而死亡。

1. 实验室检查

（1）部分病例血、尿轻链升高或血轻链κ/λ发生异常，血、尿免疫蛋白电泳可见M蛋白，多伴有低γ球蛋白血症。合并多发性骨髓瘤（MM）者，骨髓穿刺检查骨髓浆细胞数升高大于10%。

（2）肾脏病理：肾小球典型的组织学改变为系膜结节状硬化（图4-9A～D），类似糖尿病肾病的Kimmelsteil-Wilson结节，刚果红染色阴性。有51%～59%的LCDD患者表现上述典型改变，其余表现为肾小球系膜增生，或大致正常肾小球。几乎所有LCDD病例均有肾小管损伤，肾小管基底膜（TBM）增厚，外侧缘可见PAS阳性的缎带状沉积物，主要分布于远端肾小管、髓襻及部分集合管；合并MM时可见肾小管腔内的浓稠蛋白管型。肾小动脉壁常表现增厚，基底膜外侧可见PAS阳性物质沉积。

LCDD特征性超微结构改变为细颗粒状电子致密物沿TBM外侧、肾小球基底膜（GBM）内侧、系膜区、包氏囊壁及小血管壁沉积（图4-9E、F）。部分早期病例仅可观察到GBM内侧少量、节段性沉积的颗粒物质。

轻链免疫荧光检测具有决定性诊断意义。轻链κ或λ沿TBM（以远端肾小管及髓襻为著，也可见于近端肾小管）及GBM呈线样沉积，结节状增生的系膜区、包氏囊壁也可见沉积（图4-9B～D）。LCDD中κ轻链沉积多于λ轻链，为（2～5）∶1。

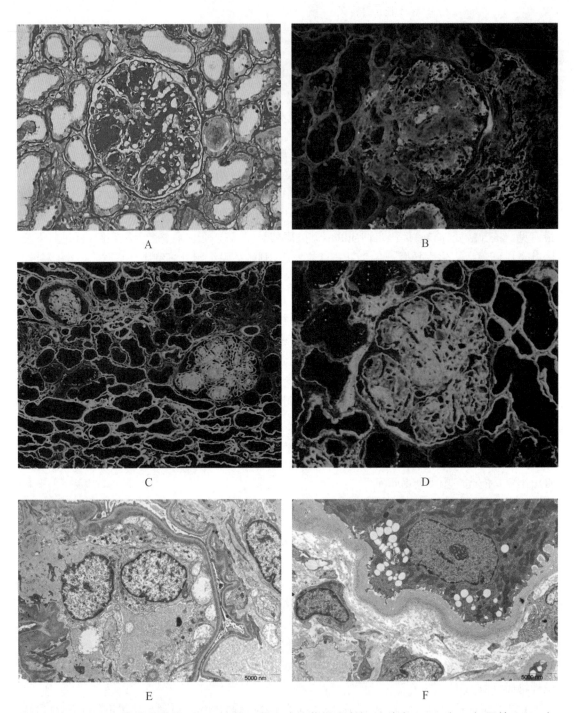

图4-9 轻链沉积病肾脏病理表现：A. 光镜下肾小球结节样改变（PAS染色，400×）；B.（λ阴性，400×）；C.（κ阳性，200×）；D.（κ阳性，400×）；E. 电镜下肾小球基底膜（5 800×）；F. 电镜下肾小管基底膜（5 800×）

　　少数病例报道LCDD合并AL型淀粉样变。如诊断为肾脏LCDD的病例，在肝脏、心肌、舌或皮肤等部位发现由同种轻链沉积形成的淀粉样纤维结构；或肾小球表现LCDD，而肾动脉及心肌的血管呈淀粉样变病变。同种轻链在同一个体内形成淀粉样纤维与颗粒状的轻链沉积并存的机制尚待深入探讨。

2. 诊断和鉴别诊断　诊断根据临床表现、相应的实验室检查和病理检测,确诊依赖病理。需与其他病理呈系膜结节性硬化疾病相鉴别,包括结节型糖尿病肾小球硬化症、膜增生性肾小球肾炎、纤维性肾小球肾炎和免疫触须样肾小球病等。

此外,需与肾淀粉样变进行鉴别,或注意是否同时存在的情况,淀粉样变刚果红染色阳性。

3. 治疗及预后　治疗措施主要针对减少免疫球蛋白轻链的产生。目前多采用化疗,方案包括MP方案、VAD/VAMP、激素和环磷酰胺、单纯激素、激素和沙利度胺。近年来,有报道采用激素和硼替佐米治疗LCDD患者,并取得了较好的效果。此外,也有大剂量化疗和自体干细胞移植的报道。辅助治疗措施包括纠正高钙血症及碱化尿液,防止本-周蛋白尿形成管型。肾移植易复发,据报道50%以上的患者在肾移植4年内复发,并影响移植肾功能。

影响LCDD预后的因素有老年、合并MM、轻链在肾脏以外脏器沉积。

重链沉积病(HCDD)

HCDD是一种罕见的以单克隆免疫球蛋白重链沉积所致的全身性疾病,HCDD的临床、病理特征与LCDD相似,治疗亦选用化疗。

【发病机制】　重链是组成免疫球蛋白的主要成分之一,在哺乳动物中,重链可分为5类,即α、γ、μ、δ、ε重链,分别组成5种不同的免疫球蛋白IgA、IgG、IgM、IgD和IgE。现在已知γ重链有4个亚型,分别为γ1、γ2、γ3和γ4。α重链有两个亚型,分别为α1和α2;μ重链也有两个亚型,分别为μ1和μ2。重链根据其结构不同亦分为可变区(VH)和恒定区(CH),而α、γ、δ重链恒定区又可分为CH1、CH2和CH3区三个功能域,μ和ε重链恒定区则划分为4个功能域(CH1~CH4)。

目前对于HCDD发生机制尚不清楚。对HCDD沉积的重链进行分析,发现重链的CH1功能域发生缺失,异常的游离重链不能与重链结合蛋白(BiP)结合而被分泌进入血液循环。异常重链对组织有高亲和力,导致血液循环中的量非常少而无法被检测出来。

HCDD中是否合并低补体血症亦很重要。γ3-HCDD往往有明显低C3、C4血症,而γ1-HCDD则仅见轻度的低C3、低或正常C4血症,这些差异与不同IgG亚型对补体系统激活的能力不同有关,IgG3与C1q结合最为高效,从而激活经典补体途径,其次为IgG1、IgG2,IgG4则不能激活经典补体途径。此外IgG1可与C3结合激活补体旁路途径。

【临床表现】　HCDD发病年龄26~79岁不等,性别之间无明显差异。临床表现为大量蛋白尿、肾病综合征、肾功能不全、高血压、贫血、镜下血尿。肾病综合征、高血压的发生率较LCDD/LHCDD均高,贫血可见于肾功能正常、不合并MM的患者。亦有报道其他脏器的受累如肝脏、甲状腺、皮肤、骨骼肌等。有报道在2例γ-HCDD及1例α-HCDD患者中,并发皮肤松弛症,具体机制不详。

【实验室检查】　64%~86%血和50%~83%尿M蛋白阳性,报道有少数HCDD外周血单克隆游离重链阳性。所有γ3-HCDD和半数以上γ1-HCDD有低补体血症,γ2、γ4-HCDD和α-HCDD、μ-HCDD均未发现低补体血症。约19%HCDD合并MM,1例患者报道合并浆细胞瘤,1例患者合并AL淀粉样变。

不同HCDD光镜下和电镜下具有相似的病理表现,亦与LCDD相似。相较于LCDD,HCDD表现为典型结节性肾小球硬化的比例更高,报道在90%以上。免疫荧光检测重链在TBM、GBM沉积，不伴轻链沉积。所有 γ3-HCDD 和 1/2γ1-HCDD 可见补体沉积，仅少数 γ2、γ4-HCDD 和部分 α-HCDD 可有补体沉积。

【诊断和鉴别诊断】 HCDD 确诊亦依靠病理：① 肾小球和（或）肾小管基底膜某一免疫球蛋白沉积；② 轻链检测阴性；③ 电镜下可见典型的细颗粒状电子致密物在肾小球、肾小管基底膜沉积。鉴别诊断同 LCDD。

【治疗】 大部分 HCDD 接受基于 MM 的化疗，亦有自体干细胞移植报道。

终末期肾衰患者透析治疗，2 例行肾移植患者，1 例出现再发。

总体来说，HCDD 预后差，随访 1 年 36%～50% 患者需要透析治疗，10% 的患者在发病后 12～76 个月死亡。

轻重链沉积病（LHCDD）

LHCDD 较 LCDD/HCDD 更为罕见。综合目前文献报道，患者多为中老年起病，平均年龄 51～63 岁，性别之间无明显差异，绝大多数患者出现肾病范围蛋白尿、肾病综合征、肾功能不全和高血压，其发生的比例介于 LCDD 和 HCDD 之间，亦可伴血尿。部分患者补体 C3 下降。病理表现与 LCDD/HCDD 相似，目前报道的 LHCDD 患者中，重链和轻链分型组合以 IgG-κ 型最多见，其他依次为 IgG-λ 型、IgA-κ 型、IgA-λ 型。治疗采取化疗和（或）自体干细胞移植。Nasr 等报道 LHCDD 肾存活时间分别是 42 个月和 36 个月，肾移植后 LHCDD 亦可复发。

典型病例及分析

【病例介绍】

1. 病史 患者，女性，53 岁，因"头晕、恶心伴泡沫尿 7 个月，发现肌酐升高 8 天"于 2016 年 9 月收住我科。患者于 2016 年 2 月 14 日无诱因下出现头晕、恶心伴泡沫尿，查血压 230/120 mmHg，血肌酐 69 μmol/L、尿蛋白（3+）、RBC 1～3/HP，予降压等对症处理。11 天前出现咳嗽、咳痰，无发热，抗感染治疗后出现全身乏力伴恶心、呕吐、泡沫尿，无肉眼血尿，2016 年 8 月 30 日当地医院查血肌酐 164 μmol/L、尿酸 438 μmol/L，为此收住入院。高血压 10 余年。否认糖尿病、冠心病等病史。否认传染病史、外伤手术史、过敏史。否认肾脏病家族史。

2. 查体 体温 37.4℃，血压 178/109 mmHg。神清，轻度贫血貌，心率 85 次/分，律齐，各瓣膜听诊区未闻及病理性杂音。两肺及腹部检查未见明显异常，双下肢无水肿。

3. 实验室检查

（1）血常规：WBC 5.03×10^9/L，Hb 92 g/L，PLT 121×10^{12}/L。

（2）尿常规：尿蛋白（4+）、RBC 4～5/HP；24 h 尿蛋白定量 4 628 mg/2.5L；尿蛋白电泳：肾小球性蛋白尿。

（3）空腹血糖、肝功能均在正常范围；前白蛋白 247 mg/L，总蛋白 55 g/L，ALB 36 g/L；Scr 177 μmol/L［EPI-GFR 27 mL/（min·1.73 m²）］、BUN 8.7 mmol/L、尿酸 464 μmol/L，PTH 57 pg/mL。

（4）HBsAb（+），余均阴性，HCV、HIV 均阴性。

（5）IgG 567 mg/dL，IgA 33 mg/dL，IgM 59 mg/dL，C3 95 mg/dL，C4 20 mg/dL，ASO、ANCA、抗 GBM 抗体、ANA、ENA、抗 dsDNA 均阴性。血尿免疫固定电泳：均阴性。血轻链 κ 1.4 g/L ↓，轻链

λ0.44 g/L↓,κ/λ3.182↑;尿轻链κ 226 mg/L↑,轻链λ32 mg/L↑,κ/λ7.06↑。

（6）肿瘤指标均在正常范围。

（7）腹部B超:右肾98 mm×40 mm,左肾106 mm×46 mm,右肾结晶,肝囊肿,输尿管、膀胱、胆、胰、脾未见明显异常。

（8）心超:左心增大,二尖瓣、三尖瓣、主动脉瓣轻度关闭不全,左心室舒张功能减低,左心室射血分数65%。

（9）肾脏病理

• 光镜:肾小球11个,2个肾小球球性硬化,余肾小球弥漫系膜基质轻至重度增多,伴系膜细胞轻至重度增生,可见系膜结节形成。肾间质中度灶性纤维增生,中度灶性炎细胞浸润(以单核、淋巴细胞为主),肾小管中度灶性萎缩,肾小管基底膜多增厚,部分肾小管上皮细胞空泡变性。肾小管腔内可见少量蛋白管型,未见多核巨细胞形成。1条小叶间动脉管壁增厚、硬化。刚果红染色阴性。

• 免疫荧光:4个肾小球,IgA、IgG、IgM、C3、C4、C1q、Fn、轻链λ均阴性,轻链κ在肾小球结节、小动脉管壁和肾小球基底膜、肾小管基底膜沉积。

• 电镜:系膜区、肾小球基底膜内皮侧、肾小管基底膜外侧可见细颗粒物沉积。

（10）骨穿:幼浆+成浆占7.5%。

【病例分析】

问题1:根据患者的临床表现和实验室检查结果,该患者的诊断是什么?并陈述诊断依据。

（1）该患者的诊断:轻链沉积病(κ型)。

（2）诊断依据:诊断依靠肾脏病理:① 免疫荧光单一轻链(κ轻链)在肾小管基底膜、肾小球基底膜、系膜结节、小动脉管壁沉积,余均为阴性;② 电镜示系膜区、肾小球基底膜内皮侧、肾小管基底膜外侧可见细颗粒物沉积;③ 肾脏病理未见管型肾病的病理改变,骨穿及临床实验室检测结果未达到多发性骨髓瘤的诊断标准。

问题2:轻链沉积病有哪些临床表现及实验室异常?

LCDD发病年龄以中、老年为主,男女之比为(1.7～4):1。50%以上病例继发于淋巴浆细胞异常增生性疾病。多数患者以肾脏受累为首发症状,表现不同程度的蛋白尿及肾功能不全,肾病综合征见于23%～65.4%的患者,肾功能损害多进行性加重。部分病例肾小管间质病变较重,可引起急性肾损伤。59%～61%患者伴镜下血尿。高血压常见,部分患者合并贫血,贫血的程度与肾功能不完全相符。其他常见的受累器官有心脏、肝脏、神经系统及皮肤等,表现为心脏舒张功能受损或限制性心肌病、肝脏肿大、胆汁淤积及肝功能异常、格林-巴利综合征、末梢神经感觉消退、自主神经功能丧失、皮肤红肿、瘙痒、色素沉着等。

部分病例血、尿轻链升高或血轻链κ/λ发生异常,血、尿免疫蛋白电泳可见M蛋白,多伴有低γ球蛋白血症。合并多发性骨髓瘤(MM)者,骨髓穿刺检查骨髓浆细胞数升高大于10%。

问题3:轻链沉积病需与哪些疾病鉴别?

需与其他病理呈系膜结节性硬化疾病相鉴别,包括结节型糖尿病肾小球硬化症、膜增生性肾小球肾炎、纤维性肾小球肾炎和免疫触须样肾小球病等。

此外,需与肾淀粉样变进行鉴别,或注意是否同时存在的情况,淀粉样变刚果红染色阳性。

问题4:对于该患者的治疗有何建议?

治疗措施主要针对减少免疫球蛋白轻链的产生。目前多采用化疗,方案包括MP、VAD/

VAMP、激素和环磷酰胺、单纯激素、激素和沙利度胺、激素和硼替佐米，部分患者通过上述治疗尿蛋白减少、肾功能稳定甚至得到改善。此外，也有大剂量化疗和自体干细胞移植的报道，亦取得较好的效果。

辅助治疗措施包括纠正高钙血症及碱化尿液，防止本－周蛋白尿形成管型。终末期肾衰患者，选择透析治疗，肾移植易复发，报道50%以上的患者在肾移植4年内复发，并影响移植肾功能，因此如果未有效控制轻链产生，不建议LCDD患者行肾移植。

（潘晓霞　陈楠）

第十九节　冷球蛋白血症肾病

【概述】　冷球蛋白血症（CG）是指循环中出现一种能够在体外4℃沉淀，而37℃又溶解的称之为冷球蛋白的抗体成分。CG血管炎属于小血管炎，免疫复合物主要累及毛细血管、小静脉和（或）小动脉，主要累及皮肤、关节、外周神经、肺部以及肾脏等。CG肾病的临床表现包括血尿、蛋白尿、高血压和（或）肾功能不全等，其诊断依赖临床、实验室检查和组织病理学证据。其中循环中检测到冷球蛋白对于诊断至关重要。累及肾脏的CG患者具有较高的致残率和病死率。

【病因和发病机制】　冷球蛋白血症的病因根据循环中冷球蛋白成分的不同分为三型。Ⅰ型CG的冷球蛋白成分只有一种来源于血液中单克隆的免疫球蛋白，常见为IgG或IgM型，占所有CG的10%～15%。多发生于B淋巴细胞增殖性疾病，包括意义未明的单克隆免疫球蛋白病（MGUS）、多发性骨髓瘤、华氏巨球蛋白血症或慢性淋巴细胞白血病等。Ⅱ型、Ⅲ型CG和Ⅰ型不同，冷球蛋白的成分不是单独的一种成分，因此被合称为混合型冷球蛋白血症（MC）。Ⅱ型CG通常由多克隆IgG和单克隆IgM组成，占50%～60%。Ⅲ型CG由多克隆IgG和多克隆IgM组成，占30%～40%。其中的IgM可以结合IgG的Fc端，具有类风湿因子的活性。MC与感染（如丙型肝炎病毒，少见于乙型肝炎病毒和人免疫缺陷病毒等感染）、自身免疫病（如干燥综合征、系统性红斑狼疮、类风湿关节炎等）以及肿瘤有关。另外也有约10%的MC没有明确病因，因此被认为是特发型，但也可能存在潜在未被发现的血液系统单克隆疾病或慢性感染。

总的来说，CG的发病机制是由于淋巴系统增殖性疾病（如Ⅰ型），或者是病毒感染或自身免疫病的慢性炎症状态刺激（如Ⅱ型和Ⅲ型），诱导体内能够形成冷球蛋白的免疫球蛋白大量产生，继而大量免疫复合物（如IgM-IgG复合物）形成，从经典途径激活补体系统，而机体的清除存在障碍。当然也有基因易感性和环境促发因素的参与。冷球蛋白沉淀导致的血管阻塞和血液高黏滞状态（Ⅰ型）或形成自身免疫复合物以及补体激活导致小血管炎（Ⅱ型和Ⅲ型），出现雷诺现象、缺血性溃疡甚至坏疽、紫癜、关节、神经以及肾损伤的表现。

【临床特点】　多数的CG并无症状，有症状的CG称之为CG血管炎，发生率2%～50%。好发于45～65岁，女性和男性的比例为（2～3）：1。CG肾病通常表现为血尿、蛋白尿、高血压和（或）肾功能不全。可表现为肾炎综合征或肾病综合征，而孤立的急性肾功能不全比较少见。偶尔也会出现有生命危险的快速进展性肾小球肾炎。CG除了累及肾脏，还容易累及皮肤、关节、外周神经以及肺部等。

【病理特点】

1. 光镜 膜增生性肾小球肾炎是CG肾病最常见的病理类型,内皮下可见无定形物质的沉积,较多可见血管腔内"假血栓"形成(图4-10),以及单核/巨噬细胞的浸润(图4-11)。

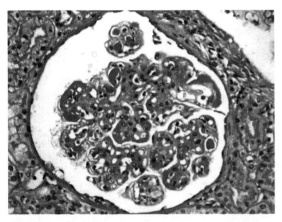

图4-10 CG光镜图(PAS染色×400,图由上海交通大学医学院附属新华医院肾脏科提供)

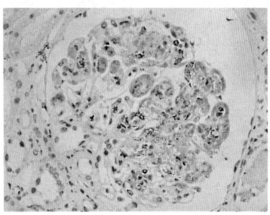

图4-11 CG免疫组化CD68(×400,图由上海交通大学医学院附属新华医院肾脏科提供)

2. 免疫荧光 肾小球内系膜区及毛细血管内皮下大块免疫球蛋白和补体的沉积。

3. 电镜 肾小球内毛细血管内皮下及系膜区沉淀的电子致密物多具有微管状亚结构(图4-12),或者模糊的短纤维细丝样结构。

【诊断及鉴别诊断】

1. 诊断 CG肾病的诊断需要依赖临床、实验室检查和组织病理学等。大多数患者通过靶器官受累的临床表现,以及循环中检测到冷球蛋白进行诊断。后者需要合适的标本采集和处理。采集患者血应该在温暖的环境中进行,血收集在预热过的针管和试管内,且转运和离心均需要在37℃,确保整个过程均不低于37℃,以避免出现假阴性。然后血清储存于4℃中3～7天,出现沉淀后,放回37℃中复又溶解,才可以确定为阳性(图4-13)。进一步可以对沉淀的冷球蛋白进行定性和定量分析。

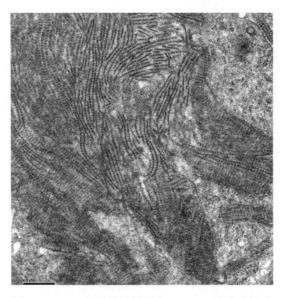

图4-12 CG电子显微镜图(×20 000,图由上海交通大学医学院附属新华医院肾脏科提供)

血中免疫球蛋白依据不同类型的CG有可能有轻到中度的升高,伴3/4的患者出现C4降低,一半患者C3降低。免疫固定电泳可以鉴定出相应的单克隆或多克隆的免疫球蛋白。血清病毒学,尤其是丙型肝炎病毒,以及ANA等自身抗体的检测能够提示病因学。MC患者类风湿因子阳性,且滴度很高。ESR和CRP通常升高。

活检可以在皮肤、神经或肾组织进行,对诊断有很大的提示作用。确诊后需要根据血或组织

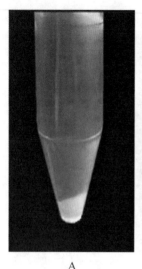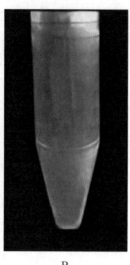

A   B

图4-13 冷球蛋白（A为4℃，B为37℃，图由上海交通大学医学院附属新华医院肾脏科提供）

中冷球蛋白的成分不同进行分型。

2. 鉴别诊断 光镜下膜增生性肾小球肾炎的鉴别诊断包括淀粉样变、轻链沉积病、纤维样肾小球肾炎和免疫触须样肾小球病，这些疾病多数也可在血液中找到单克隆免疫球蛋白。还需要鉴别特发型的膜增生性肾小球肾炎。然而这些疾病的免疫荧光和电镜均有不同的表现。CG肾病还需要和狼疮性肾炎鉴别，后者有其特殊的临床表现和自身抗体。

【治疗】

1. 一般治疗和治疗原则 可给予优质低蛋白饮食，水肿时需低盐饮食并限制饮水量。使用ACEI或ARB为基础的降压药物降低血压，降低尿蛋白。一般应避免躯体受凉和长时间站立。重要的是使用免疫抑制治疗以期迅速终止靶器官损害和（或）同时给予血浆置换以清除循环中存在的大量冷球蛋白。

在病因治疗方面，根据CG的病因和临床表现的不同，治疗方法不同，这也就是分型治疗。

2. 分型治疗

（1）Ⅰ型CG肾病治疗主要针对其潜在的血液系统淋巴增殖性疾病。如针对多发性骨髓瘤引起，则治疗多发性骨髓瘤，药物包括糖皮质激素，外加硼替佐米、沙利度胺/来那度胺或烷化剂等，自体干细胞移植也是选项之一。另外一种新型的靶向制剂，可选择性地抑制B细胞抗原受体信号通路中的关键激酶——布鲁顿酪氨酸激酶（BTK）的伊布替尼（Ibrutinib）对华氏巨球蛋白血症有治疗前景。对于IgG型的MGUS，治疗参照多发性骨髓瘤；而对于IgM型MGUS，因源于淋巴浆细胞样增生，利妥昔单抗通常为优选。另外，血浆置换在肾病严重时可采用，比如出现重症的膜增生性肾小球肾炎，导致肾功能进行性恶化的时候。注意作为置换液需要预热后才能输入。

（2）Ⅱ型和Ⅲ型CG肾病，也就是MC肾病的治疗需根据病因不同采取不同的治疗方法。非感染相关的MC肾病，目前没有指南可以推荐。一般可使用其他系统性血管炎一样的免疫抑制治疗。同时针对病因治疗，如病因为干燥综合征、系统性红斑狼疮等，就需要针对这些自身免疫性疾病进行治疗。

与感染相关的MC肾病，如丙型肝炎相关，也参照非感染相关的混合型MC肾病的治疗。同时可采用直接作用抗病毒治疗（DAA）来清除体内的丙型肝炎病毒，严重情况需要DAA后再配合上述的免疫抑制治疗，包括利妥昔单抗的使用。

【预后】 CG肾病的自然病程与原发疾病和肾脏受损的严重程度紧密相关，也与并发症以及治疗反应有关。对于MC肾病初始表现肾功能减退的患者，10年的生存率在50%左右。但在使用有效而安全的针对丙型肝炎的直接作用抗病毒治疗（DAA）后，丙型肝炎相关的冷球蛋白血症肾病也许会逐渐下降。最严重的死亡原因是感染，还有基础疾病如慢性肝炎导致的肝病终末期。死亡原因还与自身免疫病的治疗情况以及B淋巴增殖性疾病的转归有关。其他影响因素还包括老年人，肾外的肺部、胃肠道是否累及等。

-------- 典型病例及分析 --------

【病例介绍】

1. 病史　患者,男性,61岁,汉族。因"泡沫尿、血尿伴眼睑、双下肢水肿2个月,加重2周"入院。患者入院前2个月无诱因出现泡沫尿、血尿,伴眼睑、双下肢水肿,小便呈酱油色,表面有泡沫。1个月前外院就诊查血常规:RBC 2.93×10⁹/L↓,Hb 96 g/L↓;尿常规:尿蛋白(+),Hb(3+),镜检RBC满视野/HP;血生化:总蛋白54 g/L,白蛋白33 g/L,BUN 8.7 mmol/L,肌酐123 μmol/L,血钾5.7 mmol/L。予控制血压、纠正贫血、改善肾功能等对症支持治疗,患者双下肢水肿较前缓解后予出院。2周前患者再次出现上述症状并且程度更重,伴出现双上肢水肿及尿量略减少(24 h约800 mL),遂至我院就诊,现为进一步诊治,门诊拟"肾功能不全待查"收治入院。

2. 既往史　有高血压史2年余,最高血压210/110 mmHg,平素口服比索洛尔、奥美沙坦、乐卡地平或硝苯地平控制血压。否认糖尿病等慢性疾病史;否认肝炎、伤寒、结核等其他传染病史。否认外伤、手术史及输血史。吸烟10余年,3~4支/天,否认饮酒史。

3. 查体　生命体征:体温37℃,心率72次/分,呼吸频率20次/分,血压171/95 mmHg。神志清,呼吸平稳,全身皮肤无黄染,双下肢小腿散在少许紫癜,其余部位无皮疹。浅表淋巴结未及肿大。口唇无发绀,颈静脉无怒张,甲状腺无肿大。两肺呼吸音清,未及干湿啰音。心率72次/分,律齐,心音有力,未及病理性杂音。腹平软,无压痛,肝脾肋下未及,双肾区无叩痛。双下肢水肿(2+)。神经系统未及异常。

4. 辅助检查

(1)血常规:WBC 3.4×10⁹/L↓,N 54.1%,RBC 2.68×10¹²/L↓,Hb 89 g/L↓,Hct 25.60%↓,PLT 129.00×10⁹/L。

(2)24 h尿蛋白定量6 519 mg↑,蛋白电泳:混合型。

(3)尿红细胞畸变率试验:RBC 252 500/mL,疑似混合型血尿。

(4)生化:总蛋白52.7 g/L↓,白蛋白28.4 g/L↓,球蛋白24.3 g/L,钠145.9 mmol/L,钾3.75 mmol/L,氯107.0 mmol/L,二氧化碳27.2 mmol/L,钙2.1 mmol/L,磷1.22 mmol/L,镁0.95 mmol/L,BUN 8.2 mmol/L↑,肌酐139 μmol/L↑[MDRD计算的eGFR:45 mL/(min·1.73 m²)],尿酸290 μmol/L,谷丙转氨酶14 U/L,谷草转氨酶22 U/L,葡萄糖4.57 mmol/L,血清总胆固醇2.99 mmol/L,甘油三酯1.86 mmol/L。

(5)ESR:56 mm/h。

(6)免疫指标:IgG 4.02 g/L↓,IgA 0.96 g/L,IgM 12.6 g/L↑,补体C3 0.56 g/L↓,补体C4 0.02 g/L↓。

(7)血M蛋白电泳分型:IgM κ型。

(8)自身抗体如ANA、ENA、dsDNA、ANCA、抗GBM抗体等均阴性。

(9)血类风湿因子:20 100.00 U/mL。

(10)病毒指标:HBsAg(+)>250 U/mL↑,HBsAb(-)0.67 mU/mL,HBeAg(-)0.283 S/CO,HBeAb(+)0.01 S/CO↑,HBcAb(+)10.18 S/CO↑,HBcIgM(-)0.24 S/CO,HBV-DNA:6.2×10³U/mL。HCV-AB-IgG,HIV及TP-Ab均为阴性。

(11)肿瘤指标:均阴性。

（12）骨髓穿刺+骨髓活检：浆细胞占有核细胞比例为1.8%。

（13）血冷球蛋白定性试验强阳性。

（14）腹部B超：肝、胆、胰、脾、双肾未见明显异常；肾脏大小正常，左肾118 mm×47 mm，右肾115 mm×46 mm，双肾血流参数未见明显异常。

（15）胸部CT：双侧胸腔积液；心包少量积液。

（16）头颅正侧位数字化摄影：未见明显异常。

（17）心电图：① 窦性心律；② 肢体导联低电压趋势。

（18）肾穿刺活检结果

• 光镜：小球外观均呈结节状分叶状外观（膜增样）。部分小球节段血管襻内皮下可见嗜复红蛋白沿血管壁沉积，部分小球节段血管腔内可见血栓形成。刚果红染色：阴性。免疫组化：CD64（+）小球内为主；HBsAg（+），HBcAg（±）。

• 免疫荧光：7个肾小球。IgG（3+），IgA±，IgM（3+），C1q（−），C3（2+），C4（−），κ（3+），λ+。沉积部位及方式：弥漫血管襻，部分管腔内；花环状、大块状。

• 电镜：系膜细胞和基质增生。系膜区及内皮下可见电子致密物沉积，放大后电子致密物内可见较多微管状亚结构物质。足突弥漫融合。

【病例分析】

问题1：该患者可能的诊断是什么？并陈述诊断依据和鉴别诊断要点。

（1）诊断：冷球蛋白血症肾病，CKD 3期，Ⅱ型冷球蛋白血症，乙型肝炎病毒携带，高血压。

（2）诊断依据：老年男性；伴血尿的肾病综合征，肾功能不全；辅助检查中可见血IgM κ单克隆条带，血冷球蛋白定性试验强阳性，补体C3和C4均明显降低，血RF滴度非常高；目前除了肾脏累及，还有皮肤累及的表现（紫癜）；肾活检病理支持；临床上患者为乙型肝炎病毒携带者，且病毒正在复制中，肾组织HBsAg染色阳性。这提示患者存在慢性乙型肝炎病毒感染，参与冷球蛋白血症的发病；临床除皮肤紫癜外，无其他系统累及的表现，且自身免疫指标均阴性，丙型肝炎等其他感染指标均为阴性，未发现肿瘤。

（3）鉴别诊断：主要围绕病因进行鉴别。光镜下膜增生性肾小球肾炎的鉴别诊断包括淀粉样变、轻链沉积病、纤维样肾小球肾炎和免疫触须样肾小球病。这些疾病多数也可在血液中找到单克隆。电镜下狼疮性肾炎电子致密物不仅在内皮下和系膜区，也存在上皮下，且没有CG肾病的微管状亚结构。临床表现无多系统受累表现，自身抗体均阴性也可排除狼疮性肾炎。

问题2：该患者冷球蛋白血症诊断为哪一型，为什么？其可能的病因是什么？

该患者为Ⅱ型CG。因患者循环中冷球蛋白的成分含有IgM κ单克隆，该单克隆具有类风湿因子的活性。同时冷球蛋白也具有IgG的多克隆成分。免疫荧光中IgM和轻链κ的强阳性与循环中明显增高IgMκ单克隆一致。

该患者患有慢性乙型肝炎，病毒正处于低水平复制中，且肾组织免疫染色HBsAg阳性。提示患者的慢性乙型肝炎病毒感染，参与Ⅱ型CG的发病。

问题3：简述该患者治疗原则。

（1）优质低蛋白质饮食，低盐饮食，水肿时要适当限制饮水量。

（2）降低血压，降低尿蛋白：给予缬沙坦80 mg qd和氨氯地平5 mg qd联合降压、降低尿蛋白。

（3）抗乙型肝炎病毒复制治疗：恩替卡韦0.5 mg qd。

（4）免疫抑制治疗＋血浆置换：考虑患者 RF 滴度极高且肾功能在短期内减退，因此在抗病毒的基础上，给予甲泼尼龙 500 mg 冲击 3 天抑制免疫复合物形成，联合血浆置换（3L）隔天一次，共 7 次。后改为泼尼松维持并逐渐减量。

（5）抗凝治疗：低分子肝素钠 5 000 U qd 皮下注射，预防血栓形成。

（6）预防感染。

（7）定期复查肝肾功能、电解质、血常规及尿蛋白定量等，复查类风湿因子滴度，复查乙型肝炎病毒复制。

（邹军 蒋更如）

第二十节 HIV 相关性肾病

【概述】 HIV 相关性肾病（HIVAN）为 HIV 感染引起的肾脏疾病，组织学上，在开展抗逆转录病毒治疗（ART）以前，HIVAN 最常见的病理类型为塌陷性局灶节段性肾小球硬化（FSGS）。随着 ART 的广泛应用，现主要为 HIV 免疫复合物肾脏疾病、非塌陷型 FSGS 和 ART 药物肾损伤。HIVAN 的发病率在不同时期、种族和环境之间存在较大差异。据统计，全球 HIV 感染患者 3 700 万，每年新诊断 200 万。在非洲，有 6.0%～48.5% 的 HIV 感染者合并 HIVAN，其中 24%～83% 表现为典型的 HIVAN。一项包含 31 个欧洲国家的横断面研究显示：以色列和阿根廷 HIV 感染者中 HIVAN 的患病率为 3.5%～4.7%；尽管联合 ART 疗法可有效预防和逆转 HIVAN，但在长期接受此类疗法的患者中，动脉硬化性肾病和糖尿病性肾病的发病率越来越高，提示代谢因素也参与该病进程。

【发病机制】 HIVAN 的发病机制复杂，其中包括 APOL1 突变、抗病毒治疗和 HIV 直接感染。

（1）22 号染色体上载脂蛋白 L1（APOL-1）基因突变（G1 和 G2）与非裔美国人发生 FSGS 和 HIVAN，以及南非人发生 HIVAN 密切相关。目前，对于 HIVAN 发病机制的认知大多来自动物模型，尤其是 Tg26 HIV-1 转基因小鼠模型，动物研究显示 APOL-1 突变蛋白和 HIV 蛋白可能靶向足细胞中相同或相关的细胞内通路，HIV 感染导致干扰素等循环因子增加，可能会驱动 APOL1 转录或以其他方式作用于足细胞。肾脏上皮细胞内 APOL-1 可能通过增加细胞和线粒体膜通透性而引起细胞凋亡或自噬，从而参与 HIVAN 的发生；

（2）具有肾毒性的 ART 药物，如替诺福韦（TDF）、茚地那韦、洛匹那韦、阿扎那韦。TDF 具有累积的肾毒性，导致近端小管功能异常，出现尿磷升高和小管性蛋白尿。联合利托那韦或考比司他进一步提高肾小管疾病的风险；茚地那韦和阿扎那韦常引起间质性肾炎和肾结石。

（3）在 HIVAN 患者中，HIV 直接感染肾小球上皮细胞和肾小管上皮细胞。另外，体外实验显示 HIV 可诱导肾小球上皮细胞的去分化增殖，宿主控制细胞分化和细胞周期的基因功能失调；也可影响肾小管上皮细胞的胞质分裂。

【病理特征】 HIV 阳性患者的肾脏病理类型多种多样，目前肾脏病理主要依据受累部位进行分类。

1. 肾小球病变 包括 2 个类型：足细胞病和免疫复合物介导肾小球病。

（1）足细胞病：HIV 患者的足细胞病可分为四种亚型，分别为经典型 HIVAN、局灶节段性肾小球硬化非特异性FSGS（NOS）、罕见微小病变、弥漫系膜细胞增生。以上类型均可出现足突广泛融合，无或少有免疫复合物沉积。

- 塌陷型肾小球病伴肾小管间质损伤：为经典型HIVAN病理改变，常伴随肾小管微囊形成、间质炎症和肾小管损伤。肾小球"塌陷"定义为至少1个肾小球基底膜塌陷伴上皮细胞肥大和增生，严重时可形成"假新月体"；电镜下典型特征为弥漫性足突消失和内皮细胞管网状包涵体；塌陷节段和系膜区可有IgM、C3、C1q沉积。间质可见肾小管膨大呈管状微囊（至少比正常大3倍），内含蛋白管型。

- FSGS（NOS）：常见于接受ART治疗人群，足细胞病变较HIVAN轻，小管间质病变常不明显。

- 围生期HIV感染患儿的足细胞病：可表现为微小病变、弥漫系膜细胞增生，伴大量内皮细胞管网样包涵体和广泛足突融合，很少见小管微囊和间质炎症。

（2）免疫复合物介导肾病：包括类狼疮样肾炎（荧光可见"满堂亮"免疫复合物沉积，血清学阴性，缺乏狼疮的临床表现）、狼疮肾炎、IgA肾病、膜性肾病和膜增生性肾病，需要鉴别乙型肝炎和丙型肝炎感染。

2. 肾小管间质病变　经典型HIVAN常伴小管间质损伤。HIV-小管间质病变在尸检较活检更明显，大多数病变可能是由于药物引起，包括：间质性肾炎、特发急性肾小管坏死或恶性淋巴瘤等，间质可见淋巴细胞浸润。

3. 肾血管病变　HIV患者可出现血栓性微血管病。

4. 其他病变　随着HIV患者存活延长，合并糖尿病肾病，肾小动脉硬化逐渐增加。

【临床特点】　HIVAN往往发生在HIV感染的后期，临床表现为蛋白尿、肾病综合征、肾功能快速进展，部分患者发展至ESRD仅需3～4个月。部分患者也可出现血尿、高血压和水肿。HIV感染可发生急性肾损伤，发生急性肾小管坏死的患者病死率高，预后差。

【诊断及鉴别诊断】

1. 诊断　对于HIV感染者出现蛋白尿、肾功能不全和高血压，必须通过肾穿刺病理进一步明确诊断。

HIVAN的特征为塌陷型FSGS，还可见肾小管扩张和明显的间质炎症。电镜还可能发现管网状包涵体。肾小球上皮细胞去分化和增殖，导致假性新月体形成。

2. 鉴别诊断　HIVAN需与肾活检表现为FSGS者相鉴别。

（1）原发性FSGS：多发生于青少年，表现为肾病综合征，肾活检仅少数表现为塌陷型，血清缺乏HIV感染证据。

（2）表现为FSGS样病变的肾小球病：如IgA肾病、产后FSGS、局灶硬化性狼疮肾炎、糖尿病肾病以及其他副蛋白血症性肾脏沉积病均需与HIVAN鉴别，但上述患者血清缺乏HIV感染证据。

（3）肥胖相关肾小球病：超重（BMI＞30），多表现为蛋白尿、高血压、高脂血症和高尿酸血症等代谢综合征，广泛肾小球体积肥大。

【治疗】

1. 一般治疗

（1）水肿明显的患者应适当限制水钠摄入（NaCl＜3 g/d）。

（2）加强抗凝及抗栓治疗。

（3）预防感染，疫苗接种，如肺炎链球菌、流感疫苗等。

2. 病因治疗　对于诊断为HIVAN且尚未接受ART的患者,美国卫生与公众服务部的成人和青少年HIV感染者抗病毒药物指南推荐开始ART,在肾功能下降之前早期应用ART效果可能更好。

3. 特殊治疗　HIVAN治疗分为两个阶段,早期治疗和ESRD阶段的治疗。

(1)早期治疗:对于HIVAN患者早期治疗,已研究过的治疗包括ART、肾素-血管紧张素系统抑制剂(ACEI/ARB)、糖皮质激素和免疫抑制剂。

- 对于诊断为HIVAN且尚未接受ART的患者,推荐开始ART。
- 对于有蛋白尿和(或)高血压的HIVAN患者,排除双侧肾动脉狭窄后,建议用ACEI或ARB治疗,有可能保护肾功能,减少蛋白尿。使用期间,注意检测肾功能、血钾等。
- 不建议常规使用糖皮质激素治疗HIVAN患者。但是对于进行最佳的ART和ACEI/ARB治疗后仍然存在进展性疾病患者,可尝试使用糖皮质激素。
- 环孢素治疗后水肿和蛋白尿可减轻,血白蛋白水平升高,停药后可能很快复发。

(2)ESRD阶段的治疗

- 血液透析或腹膜透析。
- 肾移植,移植肾有HIVAN复发的风险。
- 骨矿物质代谢、贫血、营养、心血管并发症等的评估及治疗。

【预后】

- 有效ART治疗后,接受透析的HIV阳性患者的生存率显著改善,但其病死率仍然比HIV阴性的透析患者高。很多患者会发生ESRD,确诊为HIVAN时已在接受ART的患者发生ESRD的可能性更高,获得完全病毒学抑制后仍然发生HIVAN的患者也更可能发生ESRD。
- HIV阳性移植受者及其移植肾的存活率似乎与非HIV感染的高危移植受者相近。

-------- 典 型 病 例 及 分 析 --------

【病例介绍】

1. 病史　患者,男性,38岁,因"反复低热5年,血压升高伴泡沫尿1个月"入院就诊。5年前患者无明显诱因下反复低热,4年前HIV初筛试验阳性(ELISA法测抗体),血标本送上海市公共卫生中心ELISA法和Westem-Blot法测HIV抗体阳性,CD4$^+$T淋巴细胞计数(CD4)70/μL,诊断为"AIDS"。接受高效逆转录抗病毒治疗(HAART)。1个月后复查CD4 180/μL,HIV-RNA < 50/μL,肾功能正常范围。1个月前因头晕发现血压轻度升高,尿蛋白(2+)、隐血(2+)、24 h尿蛋白定量6.02 g、Alb 30 g/L、Scr 120 μmol/L、IgG 12.91 g/L、C3 1.2 g/L,今日收入我院。家族史无特殊。

2. 既往史　1岁时跌伤后前额血肿,当时查部分凝血活酶时间(APTT)明显延长(具体不详),Ⅷ因子浓度 < 1%,诊断血友病甲,长期输血及Ⅷ因子治疗。

否认高血压、糖尿病等慢性疾病史;否认肝炎、伤寒、结核等传染病史;否认手术史;长期卧床,否认有毒有害物质接触史,否认家族相关疾病及遗传性疾病史。

3. 查体　血压150/80 mmHg,心率86次/分,SpO$_2$ 98%,呼吸频率18次/分。一般情况可,神志清,营养中等,发育正常,走入病房,对答切题,查体合作。全身皮肤黏膜无明显黄染,神清,精神可,颈软,颈静脉无怒张,气管位居中,双侧甲状腺未触及肿大。胸廓无畸形,呼吸运动正常,语颤正常,无胸膜摩擦感,叩诊清音,双肺呼吸音粗,未闻及干湿性啰音及哮鸣音。心率88次/分,律齐,各瓣膜听诊区未闻及病理性杂音。腹部稍膨，未见胃肠型、蠕动波。无腹壁静脉曲张。无明显压痛、反跳痛，肝脾肋下未触及，胆囊未触及，Murphy征阴性，移动性浊音(+)，双下肢中度水肿，皮温不高。双侧足背动脉搏动存在。

4. 辅助检查

(1) 血常规：WBC $4.0 \times 10^9/L$，N 90.2%，Hb 130 g/L，PLT $122 \times 10^{12}/L$。

(2) 尿常规：尿蛋白(3+)，RBC 0/HP，WBC 0/HP，24 h尿蛋白6 g。

(3) 生化：葡萄糖5.23 mmol/L，前白蛋白236 mg/L，丙氨酸氨基转移酶17 U/L，天冬氨酸氨基转移酶29 U/L，碱性磷酸酶49 U/L，γ谷氨酰转移酶14 U/L，总胆红素6.7 μmol/L，直接胆红素0.7 μmol/L，总蛋白58 g/L，白蛋白30 g/L↓，白球比例0.79↓，胆汁酸4.6 μmol/L，尿素6.1 mmol/L，肌酐120 μmol/L，尿酸383 μmol/L，钠146 mmol/L，钾3.85 mmol/L，氯92 mmol/L，二氧化碳24.0 mmol/L，钙2.30 mmol/L，磷1.00 mmol/L，甘油三酯2.85 mmol/L↑，总胆固醇2.10 mmol/L，HDL-C 1.59 mmol/L，LDL-C 5.15 mmol/L↑。

(4) DIC：APTT 27.0秒，PT 11.4秒，INR 0.97，TT 17.60秒，Fg 4.6 g/L↑，纤维蛋白降解产物3.3 mg/L，D-二聚体定量1.07 mg/L↑。

(5) 免疫指标：IgG全套、ANA、ENA、dsDNA、ANCA、抗GBM、血尿免疫固定电泳、血游离轻链等均阴性；C3 1.2 g/L↓。

(6) 感染指标：HIV病毒定量＜50/μL，CD4 101/μL；HBV抗体、HCV抗体、TPPA、RPR等均阴性。

(7) 淋巴细胞：CD4绝对计数169个/μL↓、CD8绝对计数228个/μL、NK绝对计数111个/μL↓、CD19绝对计数153个/μL。

(8) 肿瘤指标：均阴性。

(9) 腹部B超(肝、胆、胰、脾、肾、输尿管、膀胱、前列腺)：肾脏大小正常，左肾115 mm×46 mm，右肾120 mm×50 mm，双肾血流参数未见明显异常。余肝、胆、胰、脾未见明显异常，附见大量腹腔积液。

(10) 下肢静脉超声示：双下肢动脉斑块形成，狭窄率＜50%；双下肢静脉通畅。

(11) 胸部CT：两侧可见少许胸腔积液，余未见明显异常。

(12) 同位素肺通气灌注扫描：未见明显异常。

(13) 心电图：未见明显异常。

(14) 肾活检病理报告：肾组织1条，肾小球10～11个，皮质和髓质。1～2个肾小球节段毛细血管丛塌陷和硬化，余肾小球体积多偏大，毛细血管襻开放，个别系膜区系膜基质轻度增多伴系膜细胞轻度增生。肾小管间质病变轻度，肾间质轻度灶性纤维增生，轻度灶性炎细胞浸润(以单核细胞、淋巴细胞、嗜酸性粒细胞为主)，肾小管轻度灶性萎缩，间质可见泡沫细胞。小血管未见明显病变。

- 刚果红染色：阴性。
- 免疫荧光：肾组织1条，肾小球4～5个。
- IgA、IgG、IgM、C3、C4、C1q、Fn：均阴性。

【病例分析】

问题1：请归纳该病例的病史特点。

(1) 青年男性。

(2) 反复输血史，确诊AIDS，当时肾功能正常范围；经ART治疗4年后，出现肾病综合征，伴镜下血尿、肾功能受累及高血压。

（3）查体：双下肢水肿呈凹陷性，腹部移动性浊音阳性。

（4）辅助检查：目前HIV病毒定量＜50/μL，CD4 101/μL；余病毒、梅毒、自身免疫、肿瘤等指标均阴性。

（5）肾活检病理提示1～2个肾小球节段毛细血管丛塌陷和硬化，肾小管间质病变轻度，轻度灶性炎细胞浸润（可见淋巴细胞）。

问题2：该患者可能的诊断是什么？并陈述诊断依据和鉴别诊断要点。

（1）诊断：肾病综合征伴有局灶节段性肾小球硬化，CKD 2期，HIV相关性肾病，AIDS，高血压，血友病甲。

（2）诊断依据：青年男性；血友病甲：患者自幼反复出血，Ⅷ因子活性明显降低（＜1%），反复输血及Ⅷ因子治疗，确诊血友病甲；AIDS：反复输血史，血标本ELISA法和Western-Blot法测HIV抗体阳性，确诊HIV感染；CD4＜200/μL，确诊AIDS；确诊AIDS时肾功能正常范围；经ART治疗4年后，出现肾病综合征，伴镜下血尿、肾功能受累及高血压；查体：双下肢水肿呈凹陷性，腹部移动性浊音阳性；辅助检查：目前HIV病毒定量＜50/μL，CD4 101/μL；肾活检病理提示塌陷型FSGS。

（3）鉴别诊断：主要围绕FSGS进行鉴别。

● 原发性FSGS：最常见于青少年、表现为肾病综合征，肾活检仅少数表现为塌陷型，血清缺乏HIV感染证据。

● IgA肾病：多无肾外受累，病理显示IgA为主的免疫复合物在肾小球系膜区沉积，血清缺乏HIV感染证据。

● 肥胖相关肾小球病：多见于超重（BMI＞30）；多表现为蛋白尿、高血压、高脂血症、高尿酸血症等代谢综合征；广泛肾小球体积肥大。

结合本例患者临床表现、查体及辅助检查，可以排除以上疾病可能。

问题3：简述该患者治疗原则。

（1）一般治疗：清淡饮食，注意休息，监测血压，防治感染。

（2）抗凝及抗血小板治疗。

（3）病因治疗：抗病毒治疗。

（4）特殊治疗：ACEI/ARB降尿蛋白、降压，定期复查尿常规、24 h尿蛋白定量、肝肾功能、电解质、血常规等。

问题4：5年来，患者规律随访，6个月前Scr 262 μmol/L，两个月前Scr 433 μmol/L。随着肾功能逐渐减退，血压明显升高。本月患者头晕、恶心、纳差，入院查Scr 700～820 μmol/L，Hb 80 g/L，进行性消瘦（5年来体重下降20 kg），尿量1 500～2 000 mL/d，患者预约入院。此次治疗原则有哪些？

（1）肾脏替代治疗：腹膜透析或血液透析。

（2）抗病毒治疗。

（3）降压治疗。

（4）纠正贫血。

（5）营养治疗。

（仝君　谢静远）

第二十一节　COVID-19相关肾病

【概述】　"COVID-19相关肾病"（COVAN）是由SARS-CoV-2感染造成的肾脏损害。SARS-CoV-2感染可引起COVID-19（2019冠状病毒病），该病是以肺炎为主要表现的全身性疾病，于2019年底出现并引起全球大流行。COVID-19患者肾脏受累常见。目前认为COVAN是多因素导致的，除了SARS-CoV-2攻击肾脏固有细胞、全身炎症因子风暴以外，还可能与呼吸机的使用、脓毒血症、低血压、药物等因素相关。COVAN常见的临床表现包括急性肾损伤（AKI）、蛋白尿、血尿等，且肾脏损伤与患者不良预后密切相关。因此，应对COVID-19患者常规进行COVAN风险评估，力求早期识别并积极处理。

【发病机制】

1. 病毒攻击肾脏固有细胞　肾脏固有细胞（肾小管上皮细胞、血管内皮细胞、足细胞等）表达高水平的SARS-CoV-2受体血管紧张素转换酶-2（ACE-2）及SARS-CoV-2入胞所需的丝氨酸蛋白酶-2（TMPRSS-2），提示SARS-CoV-2可能攻击肾脏造成损伤。德国Puelles等采集了27例COVID-19死亡患者的肾脏标本，通过原位免疫杂交技术发现肾脏实质中存在SARS-CoV-2核酸，免疫荧光证实肾小球上皮细胞、内皮细胞以及小管细胞中存在SARS-CoV-2蛋白表达。Braun等发表的大组的尸解研究共纳入63例COVID-19患者，结果示在合并AKI患者中，72%患者肾脏标本可检测到SARS-CoV-2，而未合并AKI患者肾脏标本SARS-CoV-2检出率较之明显减少，仅为43%。此外，高龄且并发症多的患者，肾脏标本SARS-CoV-2核酸检出率高且发病至死亡时间短，提示SARS-CoV-2具有肾脏趋向性，且与AKI发生及疾病严重度相关。然而，目前尚未有研究报道在COVID-19患者肾活检标本中发现确切的SARS-CoV-2感染证据。

2. 免疫因素　全身炎症因子风暴，尤其是ARDS相关的炎症因子释放或是COVAN的诱因之一。重症COVID-19患者常合并急性呼吸窘迫综合征（ARDS），多合并免疫相关指标异常，尤其表现为白细胞介素-6水平升高。白细胞介素-6是急性肺部损伤患者发生AKI的独立危险因素，ARDS患者的血液循环中存在大量炎症因子，可导致包括肾脏在内的靶器官受损。合并ARDS的COVID-19患者白细胞介素-6水平更高，且肾功能异常更为显著。

3. 其他因素　呼吸机的使用、脓毒血症、低血压、药物等因素亦与COVAN的发生相关。来自纽约的大组研究发现，89.7%采用机械通气治疗的患者出现AKI，与之对比仅21.7%的非机械通气患者发生AKI。进一步分析发现，机械通气相关AKI 52%出现在气管插管后的24 h内，高度提示这部分AKI的发生与机械通气有关。脓毒血症是COVID-19患者最常见的合并症之一。脓毒血症能够引起肾脏微血管分流及肾小管细胞应激，导致肾脏功能受损。脓毒血症相关低血压还能够引起肾血流灌注不足，进一步加重肾脏损害。对COVID-19的不当治疗也可能诱发肾脏损害。一项荟萃分析显示，在COVID-19临床治疗中，抗病毒药物为75.5%。瑞德西韦、洛匹那韦、利托那韦等多种抗病毒治疗药物均存在潜在的肾脏毒副作用。氯喹、羟氯喹的使用可能引起细胞自噬障碍，诱发COVID-19患者发生AKI。此外，ICU中血管活性药物、利尿剂的使用亦可加重肾脏缺血或造成肾小管损害，导致AKI的发生。

【临床特点】　目前已知COVID-19相关肾病的常见临床表现包括AKI、蛋白尿、血尿等，此外是否还存在其他类型的肾脏损伤如肾小管功能障碍等尚不清楚。

1. 急性肾损伤　多项大样本回顾性临床研究显示,COVID-19患者合并AKI的发生率为5.1%～36.6%。来自纽约的多种族大样本研究报道AKI(KDIGO诊断标准)发生率为36.6%,其中AKI 1期、2期、3期发生率分别为46.5%、22.4%和31.1%。来自武汉同济医院的大组数据显示,AKI(KDIGO诊断标准)发生率为5.1%,且合并AKI是COVID-19患者在院死亡的独立危险因素,合并AKI 1期、2期、3期使得COVID-19患者死亡风险分别增加0.90倍、2.51倍、3.38倍。由于缺少肾功能基线值的患者无法在入院时采用KDIGO标准诊断AKI,可能使得AKI的发生率被低估,同样来自武汉同济医院的另一项研究采用扩展的KDIGO标准:以入院时肌酐值为基线,住院期间肌酐增加≥0.3 mg/dL或50%,或下降≥0.3 mg/dL或50%为标准诊断AKI,结果示COVID-19患者合并AKI发生率增加至10.5%。此外,45.7%合并AKI的COVID-19患者经治疗后肾功能可得到恢复。可见,COVID-19患者合并AKI发生率高,且与患者预后密切相关,积极治疗有助于患者肾功能恢复。

2. 蛋白尿与血尿　蛋白尿与血尿是评估肾脏相关损害的重要参考指标。多项大样本回顾性临床研究报道,超过40%的COVID-19患者可见尿检异常,表现为不同程度的蛋白尿和血尿。入院时肌酐水平升高的COVID-19患者更易发生尿检异常。蛋白尿1+、2+、3+的发生率分别可达31.9%、30.0%和12.1%,重症患者蛋白尿发生率高于轻症患者。血尿1+、2+、3+的发生率分别可达17.7%、27.3%和18.8%。蛋白尿、血尿均为COVID-19患者院内死亡的独立危险因素,且COVID-19患者死亡风险随尿检异常程度的增加而增大。但由于上述研究均为回顾性研究,且没有对尿蛋白的成分和定量进一步分析,亦未对血尿的原因进行检查,因此,蛋白尿及血尿的原因还需要进一步的研究来明确。

【病理特点】　COVAN患者多有间质性肾炎的病理表现:肾小管损伤突出,可见小管细胞空泡样变性,管腔扩张,基底膜裸露;间质存在炎细胞浸润改变。此外,亦可见肾小球病变,包括塌陷性肾小球病、膜性肾病、微小病变、新月体肾炎和血栓性微血管病变等。其中,塌陷性肾小球病几乎仅见于携带APOL1风险等位基因突变(G1和G2)的非洲裔患者。由于APOL1突变亦可导致以塌陷性肾小球病为主要病理表现的肾脏损害,且缺乏基线临床及病理数据,因此难以断定塌陷性肾小球病是由SARS-CoV-2感染引起亦或由APOL1突变引起。

【诊断及鉴别诊断】

1. 诊断　COVID-19确诊患者若合并肾损伤相关临床表现,如AKI、尿检异常等,即可诊断COVAN。COVAN的诊断并不困难,但需要临床医师,尤其肾脏专科医师提高COVAN早期筛查与识别意识。

2. 鉴别诊断　COVAN主要与合并慢性肾脏病的COVID-19患者肾脏病变急性加重相鉴别。主要可通过病史、基线临床及病理数据进行鉴别。若缺乏相关临床资料,则较难鉴别。

【治疗】

1. 治疗原则　鉴于COVAN在COVID-19患者中的高发生率,对COVAN的诊治应做到积极筛查、早期识别、及时处理。

2. 原发病毒感染治疗　根据国家卫生健康委员会发布的《新型冠状病毒肺炎诊疗方案(试行第八版)》给予积极的抗病毒治疗,及必要的氧疗、呼吸支持、循环支持、营养支持等对症治疗。

3. 肾脏损害相关治疗　连续性肾替代治疗(CRRT)是COVAN最主要的治疗手段,主要应用于AKI 2期及以上(KDIGO诊断标准)患者,模式以连续性静-静脉血液滤过(CVVH)与连续性静-静脉血液透析滤过(CVVHDF)为主。推荐优先选择带有吸附性能的滤器(如N69ST膜、oXiris

膜），可同时帮助清除细胞因子等炎症介质。根据需要亦可选择高截留分子量的滤器用于大分子的清除。

【预后】 目前缺乏较为全面的COVAN预后相关研究数据。来自武汉同济医院的研究显示：45.7%合并AKI（扩展的KDIGO标准）的COVID-19患者经治疗后肾功能可得到恢复。

（方正滢　谢静远）

第五章

遗传性肾脏病

第一节 Alport综合征

【概述】 Alport综合征（AS），又称遗传性肾炎、眼-耳-肾综合征，是一种并不少见、遗传方式多样，以血尿、蛋白尿、进行性肾功能衰竭伴感音性神经性耳聋、眼部病变为主要临床表现的遗传性基底膜病。国际报道儿童肾穿刺标本中符合AS诊断者高达11%，在我国儿童肾活检AS比率0.6%～1.2%，我科成人肾穿刺标本中0.34%%～0.51%符合AS。一系列免疫组化和基因研究结果显示AS与IV型胶原异常有关，2018年国际AS研究专家组会议建议将IV型胶原α3-5链分子异常导致的所有疾病统称为AS。

【病因与发病机制】 AS发病与基底膜主要框架结构成分之一——IV型胶原亚单位α3-6链编码基因COL4A3-A6突变有关，其中，COL4A3、COL4A4位于2号常染色体（2q36），COL4A5、COL4A6位于X染色体（Xq22）。家系调查及一代基因测序研究结果提示AS遗传方式有3种：X伴性遗传AS（X-linked AS，XLAS，MIM #301050），占80%～85%，最为常见，其次为常染色体隐性遗传AS（ARAS，MIM#203780），约占15%，常染色体显性遗传AS（ADAS，MIM#104200）最为少见。随着二代及其他基因检测技术的快速发展及临床推广，发现ADAS远远多于ARAS，一些更为特殊的遗传方式如双基因突变（表5-1），其中COL4A3/COL4A4基因反式突变类似常染色体隐性遗传方式，COL40A3/COL4A4基因顺式突变类似常染色体显性遗传方式，基因COL4A5和基因COL4A3/COL4A4双基因突变不符合任何一种孟德尔遗传方式。

表5-1 AS患者不同遗传方式及ESRD发生风险

遗 传 方 式	染 色 体	致 病 基 因	遗 传 状 态	ESRD发生风险
X伴性遗传	Xq22	COL4A5/A6	半合子（男性）	100%
			杂合子（女性）	25%
常染色体遗传	2q36	COL4A3/A4	AR（纯合或复合杂合）	100%
			AD	20%
双基因突变	2q36和Xq22	COL4A3/A4 和 COL4A5	COL4A3/A4反式突变	100%
			COL4A3/A4顺式突变	20%
			COL4A5及COL4A3/A4突变	100%（男性）

注：反式突变，位于不同等位基因，相当于AR；顺式突变，位于相同等位基因，相当于AD。

【临床特点】 AS临床表现多样，XLAS男性及ARAS患者发病多较早、病情较重，而XLAS女性和ADAS患者发病相对晚、病情轻。

1. 肾脏表现 肾小球源性血尿常为首发症状，是最常见的临床表现。几乎所有XLAS男性和ARAS患者可见镜下血尿，且多呈持续性，90%以上的XLAS女性和50%～80% ARAS患者的杂合子家属可见镜下血尿，30%～70%患者可伴反复肉眼血尿，部分出现在感染或劳累后。蛋白尿在发病初可无或少量，随病程进展可加重，肾病综合征少见。几乎所有XLAS男性和ARAS患者不可避免进入终末期肾功能衰竭（ESRD），其中，XLAS男性患者在40岁之前发生ESRD的比例高达90%，而绝大多数的ARAS患者在25岁前便发生ESRD,仅部分XLAS女性和ADAS患者可出现肾功能受累。

2. 听力改变 主要表现为感音神经性耳聋,常累及2~8 kHz,需要纯音听阈测定以明确。XLAS男性、ARAS患者及少数病情严重的XLAS女性可累及其他频率范围,甚至累及全音域,表现为听力进行性下降,后期影响到日常生活交流。XLAS男性、ARAS患者伴发耳聋者较XLAS女性多,出现亦早。

3. 眼部病变 前锥形晶体是常见、被认为具诊断意义的眼病变,见于60%~70%XLAS男性、10%XLAS女性及约70%的ARAS患者,其他晶体改变有球形晶体、后锥形晶体等。晶体曲度改变可导致近视、斜视、眼球震颤等。黄斑周围视网膜色素改变是最常见眼病变,病变并不影响视力。这一改变出现较前锥形晶体早,因此报道的发生率高于或接近前锥形晶体。其他改变有角膜内皮大疱、反复角膜溃疡等。

4. 平滑肌瘤 在部分XLAS患者中合并存在,可见于食管、气管支气管、生殖系统等。

5. 其他 包括肌发育不良、甲状腺疾病、AMME综合征(AS伴精神发育迟缓、面中部发育不良及椭圆形红细胞增多症等)等。

【病理特点】

1. 光镜无特异性 疾病早期或5岁之前,肾小球和肾血管基本正常,5岁以上患者可出现系膜和毛细血管襻改变,光镜下表现为轻微病变、局灶节段性肾小球硬化(图5-1A)、弥漫系膜增生等。约40%肾组织标本可有间质泡沫细胞(图5-1B),此改变不具诊断意义,但若发现间质泡沫细胞,应注意有无AS可能,尤其是临床无肾病综合征表现者。

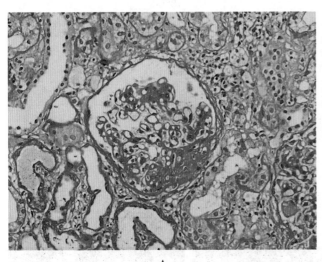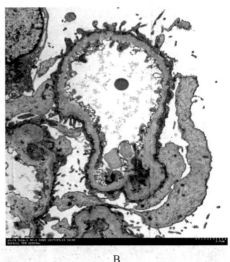

A   B

图5-1 **Alport综合征患者肾脏病理表现** **A.** 光镜下肾小球节段性硬化(PAS染色,400×,由上海交通大学医学院附属瑞金医院肾脏科提供);**B.** 电镜下肾小球基底膜厚薄不均、分层、网篮样改变(18 000×,由上海交通大学医学院附属瑞金医院肾脏科提供)

2. 免疫荧光(IF)多为阴性 少数标本系膜区、毛细血管壁可有IgA、IgG、IgM、C3、C4等局灶节段或弥漫沉积,据报道及笔者单位资料均显示极少数患者可有IgA在系膜区弥漫沉积,甚至被误诊为IgA肾病。

3. 电镜改变多种多样　典型呈弥漫肾小球基底膜（GBM）厚薄不均、分层、网篮样改变，极少数可见GBM断裂，多数XLAS男性、ARAS患者及少数XLAS女性、ADAS患者表现为典型改变，部分儿童、XLAS女性和ADAS患者可表现为弥漫GBM变薄。

4. 肾及皮肤组织Ⅳ型胶原不同α链间接免疫荧光（IF）检测　肾及皮肤组织Ⅳ型胶原不同α链IF检测是AS特异性诊断方法。正常情况下，抗α3、4（Ⅳ）链抗体在GBM、远端肾小管基底膜（dTBM）、抗α5（Ⅳ）链在GBM、包氏囊（BC）、dTBM、表皮基底膜（EBM）上沉积，IF呈连续线样。而α3-5（Ⅳ）链在XLAS、ARAS患者肾和皮肤组织沉积见表5-2、图5-2、图5-3。约75% XLAS男性和50% XLAS女性及部分ARAS患者可发现以上特异性改变。该检测方法不仅具重要诊断意义，且有助于AS遗传方式的确定。

表5-2　Ⅳ型胶原不同α链在正常及AS患者皮肤/肾组织中免疫荧光检测结果

	GBM	BC	dTBM	EBM
正常组织				
α3（Ⅳ）链	阳性	正常缺失	阳性	正常缺失
α4（Ⅳ）链	阳性	正常缺失	阳性	正常缺失
α5（Ⅳ）链	阳性	阳性	阳性	阳性
XLAS男性				
α3（Ⅳ）链	阴性	/	阴性	/
α4（Ⅳ）链	阴性	/	阴性	/
α5（Ⅳ）链	阴性	阴性	阴性	阴性
XLAS女性				
α3（Ⅳ）链	阳性,不连续	/	阳性,不连续	/
α4（Ⅳ）链	阳性,不连续	/	阳性,不连续	/
α5（Ⅳ）链	阳性,不连续	阳性,不连续	阳性,不连续	阳性,不连续
ARAS				
α3（Ⅳ）链	阴性		阴性	/
α4（Ⅳ）链	阴性		阴性	/
α5（Ⅳ）链	阴性	阳性	阳性	阳性

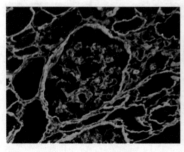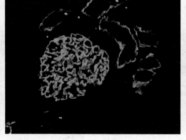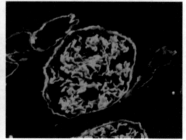

正常肾组织

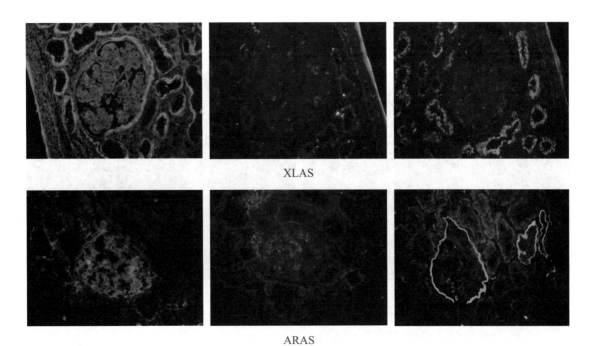

XLAS

ARAS

图5-2 Alport综合征肾组织Ⅳ型胶原不同α链免疫荧光检测结果（400×，由上海交通大学医学院附属瑞金医院肾脏科提供）

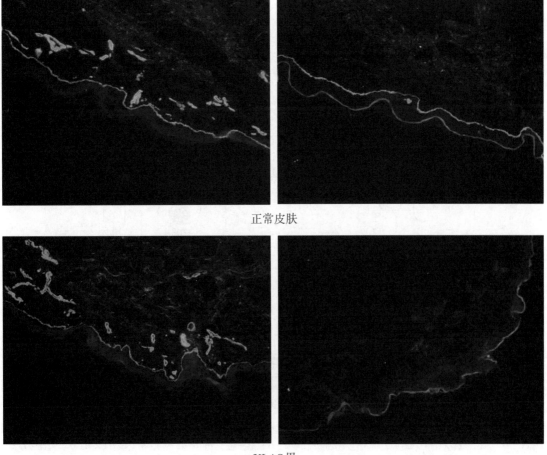

正常皮肤

XLAS男

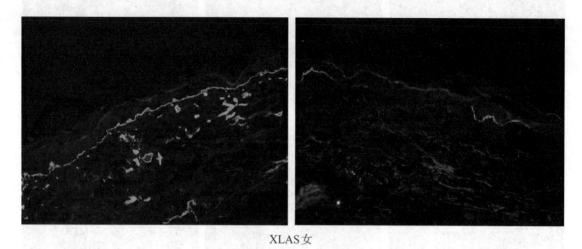

XLAS女

图5-3 **X伴性遗传Alport综合征皮肤组织Ⅳ型胶原不同α链免疫荧光检测结果（200×，由上海交通大学医学院附属瑞金医院肾脏科提供）**

【诊断及鉴别诊断】

1. 家族史　通过详细询问家族史并绘制家系图（图5-4）外，尽量对先证者父母乃至家系中成员进行尿检及肾功能筛查。基于AS中新发突变比例大于10%，即使没有肾脏相关的家族史，疑似患者仍不能排除AS诊断，需基因和（或）Ⅳ型胶原不同α链检测明确。

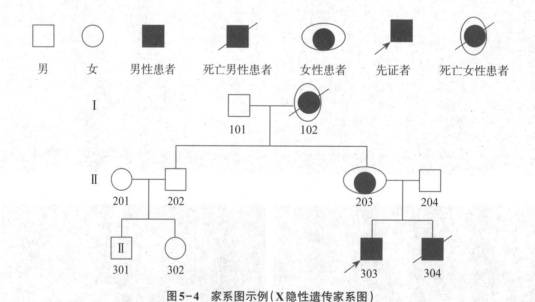

图5-4　家系图示例（X隐性遗传家系图）

2. 诊断标准　AS诊断必需结合临床表现、电镜、家族史、Ⅳ型胶原不同α链检测及基因测序结果综合判断（图5-5）。

主要表现为持续性肾小球性血尿或血尿伴蛋白尿的患者，有AS家族史或排除其他原因的血尿、伴肾衰竭家族史或有听力及眼部病变，则疑诊AS。进一步检查，符合以下标准任意一条即可确认AS：① 组织［肾和（或）皮肤组织］基底膜α（Ⅳ）链免疫荧光染色异常；② COL4An基因分析

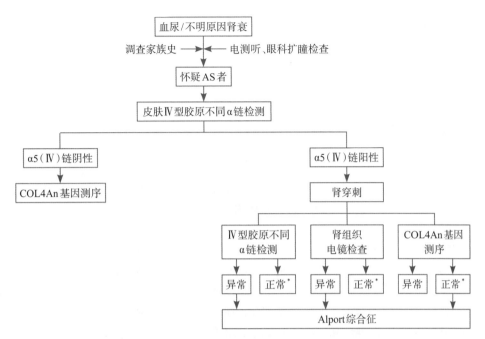

图5-5　Alport综合征的诊断思路（*×对于组织Ⅳ型胶原不同α链免疫荧光检查或肾活检组织电镜检查或 COL4An基因检测正常的患者，并不能完全除外Alport综合征。基因检测结果的判断最好由具备临床遗传学知识的医生进行）

明确存在致病性突变。建议对每一个AS家系通过基因检测进行遗传型诊断，便于对先证者进行预后评估，且对其家系进行遗传咨询（图5-4）。

3. 鉴别诊断

（1）与导致持续性家族性血尿的疾病鉴别：可以分为两大类，肾小球源性血尿，包括非 COL4A3-6基因突变所致薄基底膜肾病、家族性IgA肾病、足细胞相关蛋白编码基因突变所致局灶节段性肾小球硬化，非肌性肌球蛋白重链9基因相关疾病（MYH9RD）、致密物沉积病、家族性溶血尿毒症性综合征等。非肾小球源性血尿，包括常染色体显性遗传性多囊肾病、镰状细胞贫血病、家族性高钙尿症或家族性尿石症等。

（2）与导致肾衰竭合并耳聋的疾病鉴别：MYH9RD、肾单位肾痨、Bartter综合征、MELAS综合征、Fabry病、腮-耳-肾综合征、Townes-Brock综合征、CHARGE综合征、Kallmann综合征、Muckle-Wells综合征等。

（3）与导致GBM分层的疾病鉴别：MYH9RD、Pierson综合征、Nail-patella综合征、Frasier综合征、Galloway-Mowat综合征、CD151基因突变等。

【治疗】

1. 治疗目的　控制尿蛋白，抑制肾间质纤维化，延缓肾衰竭进展。但总体而言，目前缺乏特异、有效的治疗手段。

2. 药物治疗　Alport综合征专家诊治建议早期（微量白蛋白尿期）应用血管紧张素转换酶抑制剂（ACEI）（雷米普利、依那普利等）、AT-Ⅱ受体拮抗剂（ARB）（氯沙坦、厄贝沙坦、缬沙坦等）和醛固酮受体拮抗剂（螺内酯）、可减少尿蛋白并延缓肾功能进展。但对有生育需求的育龄期妇女，应谨慎使用ACEI和ARB。此外，既往有报道指出环孢素能够有效降低AS蛋白尿，但也有报道环孢素治疗效果不明显，且肾毒性作用方面存在争议，从而限制其应用。激素和其他免疫抑制剂对AS进程有弊无利。

3. 肾脏替代治疗　进展至ESRD的AS患者须要肾脏替代治疗，包括透析和肾移植。总的来说，AS患者有很好的移植效果。AS患者肾移植后20年的存活率为70.2%，移植肾的存活率为46.8%，明显优于其他肾脏疾病的肾移植效果。但需要注意的是，有3%～4%患者可发生移植后抗GBM抗体性肾炎，此类患者再移植效果差。

4. 对症治疗　在目前缺乏有效治疗的情况下，对症治疗仍非常重要：① 减少蛋白摄入；② 控制高血压；③ 纠正贫血、水电解质酸碱紊乱；④ 积极查找和去除感染灶；⑤ 避免肾毒性药物。

5. 患者管理和遗传咨询　一旦诊断AS，患者要严密随访，给予合理的遗传咨询和饮食指导，并尽量完善家系筛查。建议患者每3个月行尿液相关检查，包括尿常规，尿蛋白/肌酐，24 h尿蛋白定量等，每6～12个月进行肾功能评估。

6. 新的治疗探索　研究者一直在探索新的治疗，转基因小鼠试验显示一些干预可能获得有益的效果，这些干预包括尝试逆转基因缺陷如干细胞移植、逆转肾小球细胞的信号通路异常、阻滞TGF-β1介导的纤维化等。抗microRNA-21治疗转基因Alport小鼠，显示其可减轻肾小球炎症，并可影响肾纤维化途径，目前一个Ⅱ期临床试验正在18岁以上、GFR45-90 mL/(min·1.73 m^2)患者中开展。此外甲基巴多索隆（Bardoxolone）治疗AS的临床研究亦在进行中。

典型病例及分析

【病例介绍】

1. 病史　患者，男性，16岁，因"泡沫尿4年，双下肢水肿8天"于2017年6月收住我科。患者4年前无诱因下出现泡沫尿，无肉眼血尿、尿频尿急尿痛、发热、皮疹，于当地社区医院查尿蛋白（2+），RBC 10～15/HP，未查血肌酐，未予治疗，亦未规律随访。8天前感冒流涕后出现双下肢水肿，无发热，无视力下降、听力下降，遂至我院门诊查尿蛋白（3+），RBC 6～10/HP，血白蛋白33 g/L，总蛋白59 g/L，肌酐89 μmol/L，尿酸463 μmol/L，总胆固醇6.31 mmol/L，甘油三酯3.05 mmol/L，为此收住病房。自患病以来，饮食、睡眠正常，体重无明显变化。

否认慢性病、传染病史、外伤、手术史、食物及药物过敏史。患者有明显的肾脏病家族史，母亲6年前发现蛋白尿、肌酐升高伴听力下降，5年前开始维持性血液透析；其兄12岁时发现蛋白尿，2016年开始维持性血液透析，半年后去世；其外婆有反复下肢、颜面水肿，去世时全身水肿（具体不详）。

2. 查体　体温36.9℃，脉搏86次/分，呼吸频率18次/分，血压169/85 mmHg。神志清，营养中等，发育正常，步入病房。颜面略水肿，全身皮肤黏膜无明显黄染、皮疹。两肺呼吸音清，未闻及干湿啰音及哮鸣音。心率86次/分，律齐，各瓣膜听诊区未闻及病理性杂音。腹平软，无明显压痛、反跳痛，肝脾肋下未触及，双肾区叩击痛阴性，双下肢轻度可凹性水肿，双侧足背动脉搏动存在。

3. 实验室检查

（1）血常规：WBC 10.20 × 10^9/L，Hb 142 g/L，PLT 286 × 10^{12}/L。

（2）尿常规：尿蛋白（3+）、RBC 16～20/HP；24 h尿蛋白定量3 343 mg；尿蛋白电泳：肾小球性蛋白尿。

（3）空腹血糖4.28 mmol/L；ALT、AST、γ-GT、AKP、TBIL均在正常范围；总蛋白58 g/L，ALB

32 g/L；Scr 80 μmol/L［EPI-GFR 118.9 mL/（min·1.73 m²）］、BUN 6.4 mmol/L、尿酸463 μmol/L；TC 6.50 mmol/L、TG 3.12 mmol/L。

（4）HBsAb(+)，余均阴性，HCV、HIV均阴性。

（5）IgG 683 mg/dL，余免疫球蛋白及补体均在正常范围，ASO在正常范围；血清蛋白电泳：未见明显异常。

（6）甲状腺功能未见明显异常。

（7）心电图：正常。

（8）胸片：两肺未见明显病变。

（9）腹部B超：双肾轮廓欠清，右肾128 mm×52 mm，左肾122 mm×57 mm，输尿管、膀胱、肝、胆、胰、脾未见明显异常。

（10）听力检查：高频听力下降(>3 kHz)。

（11）眼科检查：前锥形晶体，眼底可见黄斑周围视网膜色素改变。

（12）皮肤Ⅳ型胶原不同α链免疫荧光检测：α1链在表皮基底膜阳性连续沉积，α5链免疫荧光阴性。

（13）肾脏病理：光镜检查：肾小球9个，2个肾小球球性硬化，4个肾小球节段硬化，余肾小球少部分系膜区系膜基质轻度增多，个别伴系膜细胞轻度增生。肾间质轻度灶性纤维增生（近25%），轻度灶性炎细胞浸润（以单核细胞、淋巴细胞、浆细胞、嗜酸性粒细胞为主），肾小管轻度灶性萎缩，间质可见大量泡沫细胞，部分肾小管上皮细胞泡沫样变。1条小叶间动脉轻度硬化。免疫荧光：3个肾小球，IgA、IgG、IgM、C3、C4、C1q、Fn均阴性，Ⅳ型胶原不同α链：α1链在所有肾脏基底膜沉积，α3链在肾小球基底膜、远端肾小管基底膜及α5链在肾小球基底膜、包氏囊、远端肾小管基底膜均未见沉积，免疫荧光阴性。电镜：肾小球基底膜弥漫厚薄不均、分层、网篮样改变，足突大部分融合，肾间质可见大量泡沫细胞。

（14）基因测序发现一个COL4A5突变。

【病例分析】

问题1：根据患者的临床表现和实验室检查结果，该患者的诊断是什么？并陈述诊断依据？

（1）诊断：Alport综合征。

（2）诊断依据：① 皮肤Ⅳ型胶原α5链在表皮基底膜未见沉积，免疫荧光阴性，Ⅳ型胶原α3链在肾小球基底膜、远端肾小管基底膜及α5链在肾小球基底膜、包氏囊、远端肾小管基底膜均未见沉积，免疫荧光阴性；② 肾脏病理电镜检查示肾小球基底膜弥漫厚薄不均、分层、网篮样改变；③ COL4A5基因突变。

问题2：患者明确诊断为Alport综合征，遗传方式是什么，如何判断？

（1）该患者的遗传方式符合X伴性遗传方式。

（2）依据：① 皮肤Ⅳ型胶原α5链在表皮基底膜未见沉积，免疫荧光阴性，Ⅳ型胶原α3链在肾小球基底膜、远端肾小管基底膜及α5链在肾小球基底膜、包氏囊、远端肾小管基底膜均未见沉积，免疫荧光阴性；② COL4A5基因突变。

问题3：患者明确诊断为X伴性遗传Alport综合征，需与哪些疾病鉴别？

（1）与导致持续性家族性血尿的疾病鉴别：可以分为两大类，肾小球源性血尿，包括非COL4A3-5基因突变所致薄基底膜肾病、家族性IgA肾病、足细胞相关蛋白编码基因突变所致局灶节段性肾小球硬化，非肌性肌球蛋白重链9基因相关疾病（MYH9RD）、致密物沉积病、家族性溶血尿毒症性综合征等。非肾小球源性血尿,包括常染色体显性遗传性多囊肾病、镰状细胞贫血病、家族性高钙尿症或家族性尿石症等。

（2）与导致肾衰竭合并耳聋的疾病鉴别:MYH9RD、肾单位肾痨、Bartter综合征、MELAS综合征、Fabry病、腮-耳-肾综合征、Townes-Brock综合征、CHARGE综合征、Kallmann综合征、Muckle-Wells综合征等。

（3）与导致GBM分层的疾病鉴别:MYH9RD、Pierson综合征、Nail-patella综合征、Frasier综合征、Galloway-Mowat综合征、*CD151*基因突变等。

问题4:患者明确诊断为X伴性遗传Alport综合征,在治疗及疾病管理方面有什么建议?

（1）治疗方面,总体而言目前缺乏特异、有效的治疗手段。可选择ACEI/ARB,但在微量或少量蛋白尿期,ARB/ACEI可有效减少尿蛋白并延缓肾功能进展,但该患者尿蛋白接近肾病综合征水平,ARB/ACEI治疗效果可能不够理想。有报道环孢素治疗肾病综合征患者可获得一定效果,但是也有报道未发现治疗效果,因此目前尚存争议,激素和其他免疫抑制剂治疗基本有弊无利,所以对于该患者对症治疗仍非常重要,积极查找和去除感染,控制高血压,避免肾毒性药物,适当减少蛋白的摄入。

（2）疾病管理方面,应完善家系调查,并对患者规律随访,严密监测尿蛋白、血白蛋白、肾功能,给予专业的饮食、治疗方面的指导,随着患者的长大,在出现生育需求时给予正确的遗传咨询。

（潘晓霞　陈楠）

第二节　薄基底膜肾病

【概述】　薄基底膜肾病（TBMN）指以肾小球基底膜（GBM）显著弥漫变薄为特征,临床上以持续性镜下血尿为主要表现的一种与遗传密切相关的肾小球疾病。TBMN是导致儿童和成人持续性镜下血尿的最常见病因,其人群患病率约为1%,其中30%～50%的患者有明确的血尿家族史。TBMN由McConville于1966年首先报道,该组患儿中大部分有血尿家族史,临床上以孤立性持续性血尿为特点,泌尿系统影像学无显著异常,因此被称为"良性家族性血尿"。随后1973年Rogers在一个4代34例患者的家系中发现患病成员电镜可见GBM弥漫变薄。此后,陆续有学者开始从病理学角度将该病命名为TBMN。20世纪90年代开始,国外学者运用基因测序和连锁分析发现约40%的TBMN患者携带Ⅳ型胶原α3、α4链编码基因COL4A3、COL4A4杂合突变。近年来对TBMN患者进行长程随访后发现,TBMN患者的肾脏预后并非均为"良性",有15%～30%的TBMN患者在平均50～60岁进展至终末期肾病（ESRD）。

【发病率】　TBMN是儿童和成人血尿最主要的病因之一（最高分别约占其中的15%和30%）。来自自体肾或移植肾活检病理资料显示,TBMN占所有肾活检病例的3.7%～9%。

【发病机制】　遗传因素在TBMN的发病中起重要作用。TBMN的遗传方式多为常染色体显性遗传,致病基因是位于2号染色体的Ⅳ型胶原α3和α4链编码基因COL4A3和COL4A4。约40%的TBMN患者可检出COL4A3/COL4A4基因杂合突变。但也有研究发现,TBMN并不完全与COL4A3/COL4A4基因连锁,提示可能存在其他致病基因。此外文献报道LMX1B、MYH9、

COL4A1、FN、WT1、ITGA3、LAMB2基因发生突变亦可导致GBM病变。除遗传因素外,药物(如金制剂)或其他病理性原因(如继发于肺出血肾炎综合征)可引起GBM变薄。

除了GBM弥漫变薄外,TBMN在光镜下常合并局灶节段性肾小球硬化(FSGS),其机制假说包括:① GBM病变影响邻近足细胞的黏附、导致足细胞骨架结构异常;② 足细胞表面Ⅳ型胶原受体如$\alpha_2\beta_1$整合素和盘状结构域受体通过识别异常Ⅳ型胶原与GBM互相作用,导致足细胞内多种促炎症因子和促纤维化因子如结缔组织生长因子、TGF-β_1、MMP-2和MMP-9等表达上调;③ COL4A3/COL4A4基因错义突变蛋白错误折叠后滞留于足细胞内质网触发内质网应激和未折叠蛋白反应。

【临床特点】　TBMN的特征性临床表现为持续性镜下血尿,通常在体检时被偶然发现。除大多数患者表现为镜下血尿外,5%～22%的患者至少观察到一次肉眼血尿,通常在运动后或感染期间出现。近年来研究发现,约75%的TBMN患者随病程延长可出现高血压、轻或中度蛋白尿和肾功能损害。TBMN发生肾功能进展可能与同时携带修饰基因(如NEPH3、NPHS2、LAMA5等)变异、同时合并原发性肾小球疾病以及环境因素等有关。与Alport综合征(AS)不同,TBMN患者一般无耳聋和眼部病变。

【病理特点】　根据2013年版国际《Alport综合征以及薄基底膜肾病的诊治指南建议》,对不典型TBMN患者建议行肾组织活检:24 h蛋白尿＞1.0 g或肾小球滤过率＜90 mL/(min・1.73 m^2);不能除外X连锁型AS;有显著肾小球或肾小管间质损害。

1. 光镜　可有少量系膜细胞增生和基质扩张,约30%患者合并FSGS和不同程度的肾小管纤维化。

2. 电镜　电镜下肾小球基底膜弥漫性变薄是诊断TBMN的必要条件。正常情况下,GBM的厚度随年龄和性别的不同而变化,同时还受到不同制片方法的影响。1995年世界卫生组织定义的正常GBM厚度下限为成人250 nm、2～11岁儿童180 nm。

3. 免疫荧光　免疫球蛋白和补体多呈阴性,IgM或C3可有节段性系膜区非特异性沉积,IgG或IgA较少呈阳性。

4. Ⅳ型胶原α链免疫荧光或免疫组化染色　TBMN患者的肾脏和皮肤组织Ⅳ型胶原α链染色通常无异常,因此也是区别TBMN与AS的重要手段。

【诊断及鉴别诊断】

1. 诊断　TBMN临床以单纯镜下血尿为主要表现,部分患者可合并轻到蛋白尿和肾功能减退。肾脏病理以＞50%的GBM弥漫变薄为特征(成人GBM＜250 nm,2～11岁儿童＜180 nm),且无GBM厚薄不均、致密层撕裂或分层或虫蚀样等改变。基因检测除了明确TBMN患者有无携带COL4An基因突变外,还可帮助与其他以血尿为主要表现的遗传性肾脏病(如MYH9相关肾病、遗传性C3肾小球病等)进行鉴别。这里需指出的是,TBMN仅为病理学诊断,对于明确致病基因或其他病因的TBMN患者,需相应对诊断进行修正。

2. 鉴别诊断　TBMN需要与以血尿为主要表现的遗传性肾小球疾病如AS以及原发性肾小球疾病如IgA肾病(IgAN)、原发性FSGS等进行鉴别诊断。

(1)AS:AS以持续性镜下血尿、进行性肾功能衰竭、合并耳聋及眼部病变等肾外表现为临床特征,同时具有明确的遗传方式(85%的患者呈X连锁显性遗传,10%的患者呈常染色体显性遗传,另有约5%的患者呈常染色体显性遗传)和典型的肾组织病理学改变(GBM可见厚薄不均,致密层撕裂、分层、虫蚀样或篮网样改变)。肾组织和皮肤Ⅳ型胶原α链染色在诊断Alport综合征中有重要的辅助作用（表5-3）。儿童AS患者可仅表现为单纯性血尿且GBM变薄可为唯一病理改变。

表5-3　正常人、TBMN和AS中的Ⅳ型胶原α3、α4和α5链表达

	正常	TBMN	X-连锁AS 男性	X-连锁AS 女性	常染色体隐性AS
GBM					
α3（Ⅳ）	+	+	−	嵌合体	−
α4（Ⅳ）	+	+	−	嵌合体	−
α5（Ⅳ）	+	+	−	嵌合体	−
肾小管基底膜					
α3（Ⅳ）	+	+	−	嵌合体	−
α4（Ⅳ）	+	+	−	嵌合体	−
α5（Ⅳ）	+	+	−	嵌合体	+
肾小球囊					
α3（Ⅳ）	+	+	−	嵌合体	−
α4（Ⅳ）	+	+	−	嵌合体	−
α5（Ⅳ）	+	+	−	嵌合体	+
表皮基底膜					
α5（Ⅳ）	+	+	−	嵌合体	+

（2）IgAN：IgAN是全球最常见的原发性肾小球疾病之一，特征性病理改变为以IgA为主的免疫球蛋白在肾小球系膜区沉积继而引起弥漫性系膜细胞增生及不同程度系膜基质增多。IgAN多见于男性，肉眼血尿、合并蛋白尿以及发生肾功能不全的比例均高于TBMN。近20%的TBMN患者可合并IgA肾病，此外10%～39%的IgAN可出现GBM弥漫性变薄或局部断裂分层增厚及双轨样改变。少部分IgAN患者呈家族聚集性，其中约30%的病因实质为*COL4An*基因突变所导致。

（3）原发性FSGS：FSGS是基于病理的诊断，近年来在FSGS尤其是在家族性FSGS中发现*COL4An*是其主要的致病基因。近30%的成人遗传性FSGS和5%～10%的散发性FSGS为*COL4A3-COL4A5*基因突变所致。与原发性FSGS相比，合并FSGS的TBMN患者除多数有家族史外，临床上以非肾病综合征范围蛋白尿为主，且对激素及免疫抑制剂治疗反应差，足突多为节段性融合。

【治疗】　TBMN至今仍无针对性治疗手段。由于部分患者可出现肾功能进展，因此需加强患者的定期随访，出现高血压、蛋白尿或肾功能损害时应及时给予肾素-血管紧张素系统抑制剂（RASI）等进行干预治疗。

【预后】　TBMN的预后虽较之AS相对较好，但相较普通人群发生高血压、蛋白尿以及肾功能进展的风险显著增加。TBMN女性患者在生育前需临床评估有无高血压、蛋白尿或肾功能损害，并建议行基因检测明确有无携带致病基因突变。

【肾移植】　TBMN患者如血压及肾功能正常、无蛋白尿，并经基因检测和肾活检排除AS及同时合并其他肾脏疾病，可考虑作为肾脏供体。

【遗传咨询及产前诊断】 对于被检出COL4An基因突变或其他致病基因突变的TBMN患者,需进行遗传咨询,对于有生育要求的患者可进行产前诊断如胎盘植入前遗传学诊断(PGD),并选择遗传学健康的胚胎进行移植,由此阻断突变遗传。

典型病例及分析

【病例介绍】

1. 病史　患者,女性,36岁,因"体检发现蛋白尿3年余"入院。患者3年前外院体检发现尿蛋白(2+),尿白蛋白/肌酐800 mg/g,无尿色加深、双下肢水肿及尿量异常,无尿频、尿急、尿痛,无发热寒战,无关节痛、皮疹、口腔溃疡等不适,近期体重无明显变化。外院给予氯沙坦钾治疗。2019年7月1日至我院门诊检查提示:尿常规RBC 10～15/HP,24 h尿蛋白941.58 mg,尿蛋白电泳呈肾小球型。

2. 既往史　2年前发现血压升高(最高140/100 mmHg)。否认肝炎、结核等传染病史;否认手术、外伤史;否认输血史;公司职员,否认毒物接触史,患者父目前CKD 4期,患者姐姐有镜下血尿多年。

3. 查体　血压130/84 mmHg,心率76次/分,SpO$_2$ 99%,呼吸频率18次/分。神志清,发育正常,走入病房,对答切题,查体合作。呼吸平稳,全身皮肤黏膜无明显黄染。浅表淋巴结未及肿大。唇无绀,颈静脉无怒张,甲状腺无肿大。两肺呼吸音清,未及干湿啰音。心率76次/分,律齐,心音有力,未及病理性杂音。腹平软,无压痛,肝脾肋下未及,双肾区无叩痛。双下肢水肿(－)。神经系统未及异常。

4. 辅助检查

(1)血常规:WBC 5×10^9/L,N 59.2%,Hb 140 g/L,PLT 220×10^9/L。

(2)尿常规:尿蛋白75 mg/dL↑,RBC 4～6/HP↑,WBC 0～2/HP,24 h尿蛋白941.58 mg↑(肾小球型)。

(3)生化:谷丙转氨酶14 U/L,谷草转氨酶15 U/L,碱性磷酸酶60 U/L,γ谷氨酰基转移酶36.0 U/L,总胆红素17.9 μmol/L,直接胆红素3.7 μmol/L,总蛋白76.2 g/L,白蛋白47.9 g/L,BUN 3.42 mmol/L,肌酐42 μmol/L,尿酸478 μmol/L↑,钠140.9 mmol/L,钾3.75 mmol/L,氯102 mmol/L,二氧化碳17.6 mmol/L↓,钙2.23 mmol/L,磷1.23 mmol/L,甘油三酯2.26 mmol/L,总胆固醇5.17 mmol/L,HDL－C 1.43 mmol/L,LDL－C 3.27 mmol/L,肾小球滤过率(CKD－EPI公式)127.03 mL/(min·1.73 m^2)。

(4)凝血常规:无明显异常。

(5)免疫指标:血清IgG及亚型、ANA、ENA、dsDNA、ANCA、抗GBM、免疫固定电泳、游离轻链、C3、C4等均未见异常。

(6)传染病指标:HBsAg、HBeAg、HCV抗体、HIV、RPR等均阴性。

(7)泌尿系超声:左肾106 mm×51 mm,右肾98 mm×45 mm,双肾形态结构正常,双肾血流参数未见明显异常,双侧输尿管未见明显扩张,膀胱不充盈。

(8)胸部CT:未见明显异常。

(9)心电图:未见明显异常。

(10)眼部检查:视力、晶状体、玻璃体、眼底均无显著异常。

（11）纯音听力测试：未见明显异常。

（12）肾活检病理报告

- 免疫荧光：IgG（−），IgA（−），IgM（−），C1q（−），C3（−），C4（−），κ（−），λ（−）。
- Ⅳ型胶原α链免疫荧光：Ⅳ型胶原α3、α5链沿GBM连续线状沉积。
- 光镜描述：1段皮质，1段皮髓质。全片共可见24个肾小球，其中11个小球球性硬化，1个小球球性废弃。1个小球节段硬化（图5-6A），丝球体皱缩。另1个小球门部节段轻度硬化（图5-6B）。余小部分小球节段系膜基质轻度增生，细胞无明显增多。较多小球球囊壁增厚。肾小管多灶萎缩（50%），较多区域小管上皮微绒毛脱落，细胞扁平，管腔扩张。偶见红细胞管型。肾间质小灶可见泡沫细胞，间质内多灶性纤维化。炎症细胞多灶性轻到中度浸润。部分细动脉壁轻度增厚，余小动脉、细动脉未见明显异常。
- 电镜描述（图5-6C、D）：电镜下肾小球基底膜大部分偏薄（140～230 nm），足突部分融合，

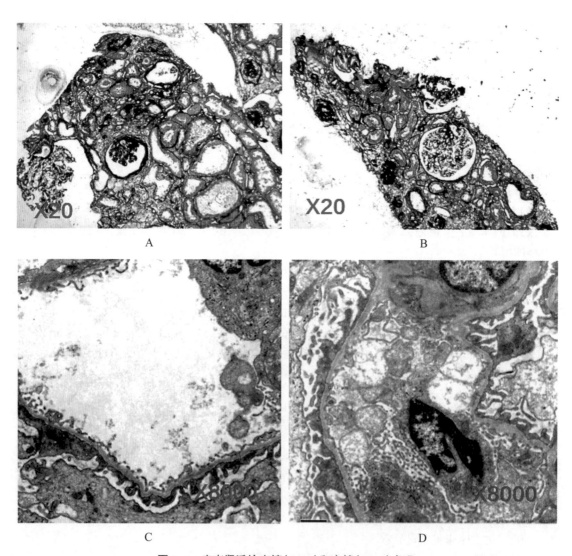

图5-6　患者肾活检光镜（A、B）和电镜（C、D）表现

未见电子致密物沉积。

（13）基因检测结果：患者外周血行全外显子组检测发现COL4A3基因杂合错义突变（c.4028G＞T；p.Gly1343Val）（图5-7）。Sanger测序验证（图5-8A）发现患者父亲（图5-8B）和患者姐姐均携带该突变（图5-8C），患者母亲未携带该突变（图5-8D）。在ESP、1000G、ExAC等公共数据库中均未收录该突变的人群频率，Clinvar/HGMD等疾病突变数据库也未收录该突变。根据美国医学遗传学与基因组学学会（ACMG）2015年"序列变异解读标准和指南"并结合AS基因变异评估国际协作组（Alport Variant Collaborative）发布的《AS分子诊断专家意见共识》，COL4A3基因杂合错义突变（c.4028G＞T；p.Gly1343Val）为可能致病突变（PM1+PM2+PM7+PP2+PP3）。

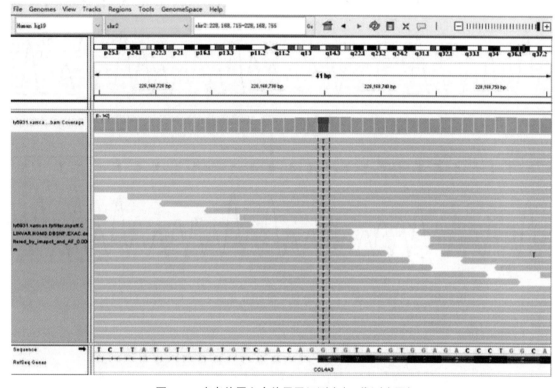

图5-7　患者外周血全外显子组测序（二代测序图）

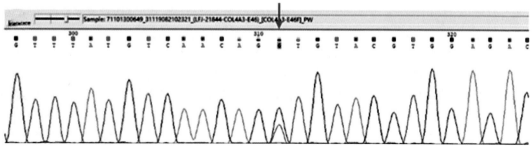

A

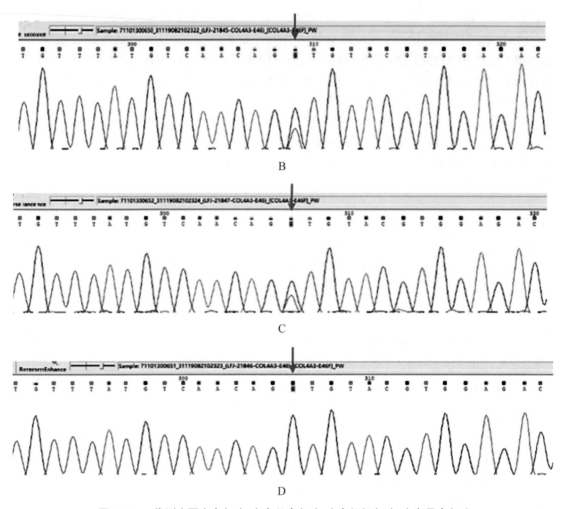

图5-8　一代测序图患者（A）；患者父亲（B）；患者姐姐（C）；患者母亲（D）

【病例分析】

问题1：该患者的诊断及诊断依据。

（1）诊断：薄基底膜肾病合并FSGS，CKD 1期；高血压（2级，高危）；高尿酸血症。

（2）诊断依据：① 中青年女性、有肾病家族史和高血压史；② 实验室检查：尿酸478 μmol/L，肾小球滤过率（CKD-EPI）127.03 mL/（min·1.73 m²）；③ 无听力及视力障碍等肾外表现；④ 肾活检光镜示FSGS、电镜示肾小球基底膜大部分偏薄，足突部分融合；⑤ 基因检测发现COL4A3基因杂合突变。

问题2：患者诊断需与哪些疾病进行鉴别，并简述鉴别诊断要点。

（1）AS：典型AS以血尿、进行性肾功能衰竭、合并耳聋等肾外表现为临床特征，同时有明确的遗传方式和典型的GBM病理学改变。本例患者肾功能正常，无耳聋等肾外表现，肾活检与AS典型表现不符。

（2）IgAN：TBMN和IgAN均可以血尿为主要临床表现，但临床上IgA肾病多见于男性，蛋白尿较严重，肉眼血尿、血尿合并蛋白尿及肾功能不全的发生率均高于TBMN，特征性病理改变为以

IgA为主的免疫球蛋白在肾小球系膜区沉积继而引起弥漫性系膜细胞增生及不同程度系膜基质增多。该患者肾组织免疫荧光IgA阴性,电镜未见确切电子致密物沉积,与IgAN不符。

（3）原发性FSGS：原发性FSGS的发病机制与血液中某些循环因子有关,临床上大多数为肾病综合征范围蛋白尿,超过50%的患者对激素治疗无效,多数经过5～10年进展至ESRD。该患者临床上蛋白尿尚未达肾病综合征范围,肾功能正常,病理表现为足突部分融合和GBM大部分偏薄,且有明确的肾病家族史,基因检测阳性,为遗传性FSGS。

问题3：该患者现阶段如何调整治疗策略？

（1）低盐低脂优质蛋白饮食,注意休息,监测及控制血压,防治感染,避免肾毒性药物。

（2）氯沙坦钾滴定加量,目标为24 h尿蛋白＜30 mg,并定期随访监测尿蛋白、肾功能、血压等。

（3）高尿酸血症治疗；低嘌呤饮食,苯溴马隆促进尿酸排泄。

（4）患者目前有生育需求,携带的COL4A3显性突变有50%的遗传概率,故建议患者在病情控制后可考虑通过PGD筛选健康胚胎移植,阻断突变遗传。

问题4：如何评估该患者的肾脏预后？

该患者疾病遗传自患者父亲（目前CKD4期）。此外患者除镜下血尿同时合并蛋白尿、高血压等导致肾功能进展的危险因素,因此发生肾功能进展的风险较高。循证医学证据已证实RASI对各型COL4An基因突变AS患者（包括TBMN）均具有肾功能保护作用,给予患者RASI可延缓患者肾功能进展。

（林芙君）

第三节 法 布 里 病

【概述】 法布里病（Fabry病）,又称"Anderson-Fabry病"（AFD）,是罕见的X连锁遗传的溶酶体贮积病。国外报道成人发病率为1/476 000～1/117 000,新生儿发病率在1/1 500～1/3 100,证实成人中存在低估率。约50%患者35岁前出现肾脏表现,发病率随年龄增长显著升高。相当一部分患者最终会发生终末期肾病（ESRD）,国内报道ESRD透析患者中Fabry病患病率为0.12%。

【发病机制】 因位于X染色体长臂（Xq22区域）的GLA基因突变,编码的α半乳糖苷酶A（α-Gal A,一种溶酶体水解酶）出现活性缺乏,无法水解分裂三己糖酰基鞘脂醇（Gb3）和球形三脂酰基鞘鞍醇（lyso-Gb3）为主的鞘糖脂,导致底物各器官、组织等处大量贮积,导致脏器病变和临床症状。

【临床特点】

1. 起病特点 临床常为全身多系统受累,按临床表现分为经典型（酶活性缺乏,多系统受累,发病早）及迟发型（酶活性部分下降,多限于心脏或肾脏受累,发病迟）。其中,特征性临床表现多早发于幼年时期：如皮肤的血管角质瘤（小而凸起的紫红色斑点,多见于腹股沟、臀部和脐周）,眼部的角膜涡状混浊、神经系统的慢性肢端"烧灼样"疼痛、排汗异常（少汗/多汗）、面部畸形（眶周改变多见）。

2. 常见并发症 非特异性的临床症状多见于高血压、心脏受累(不明原因的左心室肥厚/心房扩大、心脏瓣膜病变、心律失常和传导异常)、肾脏受累(蛋白尿、肾病综合征甚至慢性肾功能衰竭)、神经系统病变(高频听力减退,卒中)、肺部受累(通气/换气功能障碍)、胃肠道表现(常见中下腹腹痛反复发作、阵发性腹泻和便秘)等。进展到后期,出现严重脏器损害如ESRD或心脑血管并发症。

【实验室检查】

1. α-Gal A酶活性检测 一般采集外周血粒细胞(或血浆标本)进行α-Gal A活性检测。而干纸片检测法因寄送便利及操作简易仅用于初筛,阳性者需再复测粒细胞。该检测对男性半合子患者敏感性高,但女性杂合子检出率不足50%。

2. 基因检测 通过采集血、毛发或其他组织,检出GLA基因,检出率90%左右,是诊断的金标准。无病理检查、酶活性在正常范围的女性杂合子患者均需基因检测。

3. Gb3、LysoGb3检测 采集血浆、血清或尿液标本,通过串联质谱进行检测,用于筛查、诊断及疗效检测。有研究显示LysoGb3在女性患者中诊断敏感性较酶活性更高。

【病理特点】 有助于诊断,可获取肾脏、皮肤、心肌或神经组织。

1. 光镜特点 光镜下可见相应的组织细胞空泡改变。

2. 免疫荧光 40%肾组织有IgA沉积,合并C3和(或)IgM、IgG沉积,与原发性IgA肾病沉积方式相同。

3. 电镜特点 相应组织细胞(如肾小球足细胞、肾小管上皮细胞、血管内皮细胞和平滑肌细胞、心肌细胞、神经束衣细胞以及皮肤的汗腺等)胞质内充满嗜锇"髓样小体",为特征性病理表现。

【诊断及鉴别诊断】

1. 诊断 根据阳性家族史、典型临床表现、α-Gal A酶活性异常降低或Gb3/lyso-Gb3升高、病理电镜下发现特征性髓样小体(斑马小体)即可诊断,GLA基因检出突变可明确诊断。GLA基因已有各人种900多种突变报道。

2. 鉴别诊断

(1)肾脏受累:出现蛋白尿和肾功能不全需排除继发性因素(自身免疫病、感染、药物及毒物等)。与其他遗传性肾脏病如Alport综合征鉴别,基因检测及肾脏穿刺病理有助于鉴别。

(2)心脏受累:需与其他病因导致的肥厚性心肌病、淀粉样变、心律失常、心功能不全鉴别,免疫固定电泳、心肌活检、相关酶学及GLA基因检测有助于鉴别。

(3)周围神经性疼痛:幼年类风湿关节炎、雷诺综合征和其他病因导致的感觉神经病等鉴别,关节X线检查,免疫指标检查有助于除外其他疾病。

(4)肺部受累:排除其他导致慢性咳嗽、呼吸困难等症状的疾病,尤其支气管哮喘、慢性阻塞性肺气肿等气流受限性肺疾病,支气管舒张/继发试验、肺功能检查、过敏原检测、胸部CT有助于鉴别。

(5)消化道症状:需与消化不良、肠易激综合征等疾病鉴别,胃肠镜检查有助于除外相关疾病。

【治疗】 包括特异性治疗和非特异性治疗,涉及多专业的医师定期随访。有阳性家族史的孕妇宜开展产前分子遗传学检查,将有助于早期诊断和治疗。2021年版中国法布雷病专家协作组在共识中指出不同治疗的临床使用指征。

1. 非特异性治疗 如镇痛、预防卒中、心脏介入治疗(包括起搏器)、透析、肾脏移植等对症干预,主要针对各脏器受累情况给予相应的处理,所有非特异性治疗均来自临床经验,而非随机对照研究。治疗药物包括卡马西平、H_2受体阻断剂,血管紧张素受体阻断剂(ARB)/血管紧张素转换酶抑制剂(ACEI)等。对症治疗可以延长患者生命,但不能根治酶活性缺乏及解除底物蓄积。

2. 特异性治疗

(1)酶替代治疗(ERT):通过人工重组酶清除主要贮积部位的Gb3,可减少主要临床事件发生风险,改善生活质量。但ERT存在输注反应以及产生抗体的风险,因其价格昂贵导致临床应用受限。重组酶有两种剂型:α-半乳糖苷酶A,采用基因重组的方法从人类成纤维细胞系制备获得,用法为0.2 mg/(kg·2周),静脉滴注40分钟;β-半乳糖苷酶A,提取自中国仓鼠卵巢细胞系,用法为1 mg/(kg·2周),静脉滴注2~4 h。2019年12月18日,中国首个法布里病特异性治疗药物阿加糖酶β(法布赞®)正式获批,适用于被确诊为Fabry病的成人、8岁及以上儿童和青少年患者的长期酶替代疗法,从而解决中国法布里病患者无药可医的问题。

(2)酶增强治疗/化学伴侣治疗(CCT):与突变酶蛋白结合的小分子,稳定蛋白构象或协助蛋白的正确折叠,成熟和运输到其功能位置(如溶酶体),清除沉积的底物。酶增强时潜在替代治疗,但只对部分错义有效,有局限性。该药物目前在中国正在审批中。

(3)其他的治疗方案:例如底物减少治疗(SRT)抑制球形三脂酰基鞘氨醇(GL3)合成,保证底物堆积的程度不足以致病。或通过腺病毒等载体介导基因治疗等。

【预后】 酶替代治疗能在早期改善心脏功能和稳定肾功能,减轻疼痛,改善生活质量。未接受治疗的男性患者常在中青年死于严重脏器损害如ESRD或心脑血管并发症,男性半合子平均生存期较对照人群短20年,女性杂合子平均生存期则缩短约10年。

典型病例及分析

【病例介绍】

1. 病史 患者,男性,21岁,学生。因"间断发热、血压高伴肢端疼痛7年余"入住我科。既往出现无明显诱因下出现低热,可自行消退,伴四肢远端指(趾)间关节发作性发白、变凉和疼痛,无咳嗽咳痰及咽痛等不适,外院考虑"上感",予"青霉素、氟美松"静滴过程中出现一过性抽搐,伴头部剧烈撕裂样疼痛、全身发麻,持续约3分钟,无意识丧失及视物模糊,当时血压190/100 mmHg,予"速效降压药物(具体不详)"口服后血压降至正常。其后每天早晨约5点左右出现间歇性发热,伴肢端疼痛及血压发作性升高,疼痛每次持续约20分钟至数小时不等,可自行缓解。2003年8月就诊内科查肾功能、三大常规、血生化免疫、内分泌性高血压相关检查均未见明显异常。随后因发作性血压控制欠佳,先后在全国各地多家医院就诊,肾上腺CT、颈动脉、腹主动脉CTA、肾动脉造影及全身PET等检查未见异常,未行药物治疗。期间,血肌酐逐渐升高,2007年外院肾脏B超示右肾缩小;肾血流图提示GFR 50.7~64.7 mL/min,Scr 129~143 μmol/L,予阿替洛尔+多沙唑嗪控制血压中。

2. 既往史 否认慢性疾病、传染病史、外伤、手术史、输血、有毒有害物质接触史。患者母亲及三姨、四姨(母亲的姐妹)均有四肢肢端疼痛发作史,且母亲有泡沫尿(图5-9)。

3. 体格检查 血压150/80 mmHg,体温37.3℃,心率86次/分,SpO_2 98%,呼吸频率18次/分。双足及手部皮肤、腹部可见散在的暗红色皮疹,压之不褪色。余查体阴性。

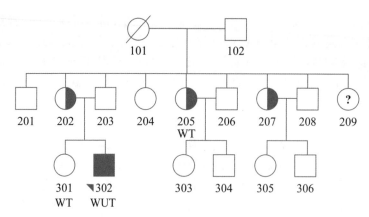

图5-9　法布里病患者家系图（由上海交通大学医学院附属瑞金医院肾脏科提供）

4. 辅助化验及检查

（1）血常规：WBC $4.5 \times 10^9/L$，RBC $3.25 \times 10^{12}/L$↓，Hb 103 g/L↓，PLT $189 \times 10^9/L$。

（2）尿常规：pH5.0，尿蛋白（−），RBC 6～10/HP。

（3）24 h尿蛋白：120 mg。

（4）TP 59 g/L↓，Alb 39 g/L，BUN 15.7 mmol/L↑，Scr 238 μmol/L↑，尿酸 434 μmol/L↑，C3 69 mg/dL↓，C4 23 mg/d。

（5）肝功能、血糖、血脂、PTH、25−羟维生素 D_3、ESR、CRP、免疫球蛋白均正常值范围。

（6）ANA、ENA、ANCA、抗GBM、血尿免疫固定电泳（−）。

（7）病毒指标：HBV（−），HCV（−），HIV（−），RPR及TPPA（−）。

（8）泌尿系B超：右肾大小约87 mm×39 mm，肾盂分离未见；左肾大小约114 mm×40 mm，肾盂分离未见；双肾弥漫性病变，右肾偏小。

（9）腹部B超检查示双肾弥漫性病变。

（10）眼科检查：结膜下方血管扩张，角膜基质浅层轮辐状浑浊，晶体后皮质楔形浑浊，眼底小静脉扭曲、静脉瘀血。

（11）肺功能检查：轻度限制性肺通气功能障碍，弥散功能正常。

（12）超声心动图、心电图、头颅MRI：未见明显异常。

（13）外周血白细胞半乳糖苷酶A（α−GalA）活性：3.7 nmol/h/mg/pr（正常值＞37 nmol/h/mg/pr）。

（14）GLA基因检测结果：见图5−10。

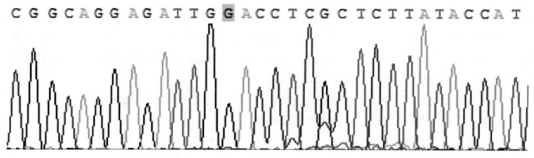

A

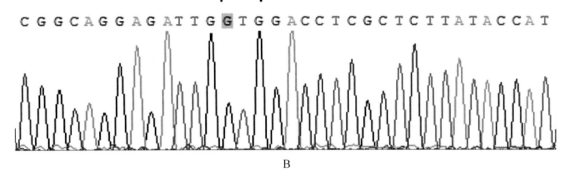

C G G C A G G A G A T T G G T G G A C C T C G C T C T T A T A C C A T

B

图5-10 Fabry病患者(A)和正常人(B)测序图。该患者GLA基因测序结果示1 078位点GTG缺失(由上海交通大学医学院附属瑞金医院肾脏科提供)

(15)肾脏穿刺活组织病理检查

• 光镜(图5-11A):肾活检组织1条,皮质与髓质,肾小球9~10个。6~7个小球球性硬化(66.7%~70%),余肾小球弥漫足细胞肿胀、泡沫样改变,0-1个肾小球节段硬化,1个肾小球包氏囊纤维化。肾小管间质病变重度,肾间质重度灶性纤维增生,重度灶性炎细胞浸润(以单个核细胞为主),部分肾小管上皮细胞亦呈泡沫样改变,肾小管重度灶性萎缩,余肾小管轻度代偿性扩张,部分肾小管腔内可见蛋白管型。部分小叶间动脉管壁增厚,管腔变窄,部分末梢小叶间动脉透明变性。

免疫荧光:无。

石蜡免疫检测:IgA、IgG、C1q均阴性。

Ⅳ型胶原α5链:阳性,连续(肾小球基膜、包氏囊、远端肾小管基膜)。

• 电镜(图5-11B):肾脏各种细胞(肾小球足细胞、系膜细胞、肾小管上皮细等)胞质内均可见大量髓样小体。

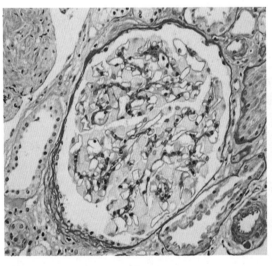
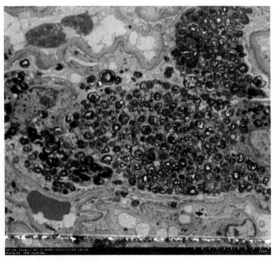

A

B

图5-11 法布里病患者病理图。A. 光镜:足细胞泡沫样改变(PAS 400);B. 电镜:足细胞胞质内大量髓样小体(由上海交通大学医学院附属瑞金医院肾脏科提供)

【病例分析】

问题1：请归纳该病例的病史特点。

（1）患者为青年男性。

（2）14岁起出现间断发热、血压高伴肢端疼痛，期间进行性肾功能减退。患者母亲有泡沫尿，并与两位阿姨均有肢端疼痛史。

（3）查体：BP150/80 mmHg，BMI 17，双足及手部皮肤、腹部可见散在的暗红色皮疹，压之不褪色。心肺均（−），双下肢无明显水肿。

（4）实验室及影像学检查：Scr 238 μmol/L ↑［EPI−GFR 33.0 mL/(min·1.73 m^2)］，Hb 103 g/L ↓，CO$_2$CP 17.0 mmol/L ↓，24 h尿蛋白120 mg/24 h，α−GalA活性3.7 nmol/h/mg/pr，基因检测1078Del GTG；腹部B超示双肾弥漫性病变；眼科检查示角膜基质浅层轮辐状浑浊，晶体后皮质楔形浑浊；肺功能检查示轻度限制性肺通气功能障碍。

（5）肾脏病理：光镜：足细胞泡沫样改变；电镜：足细胞胞质内大量特征性髓样小体，符合法布里病电镜表现。

问题2：该患者可能的诊断是什么？并陈述诊断依据和鉴别诊断要点。

（1）诊断：法布里病，CKD 3期。

（2）诊断依据

● 青年男性，自幼慢性肢端疼痛，逐渐加重，伴发作性高血压，有肢端疼痛家族史。

● 期间肾功能进行性减退，病程大于3个月，根据EPI−GFR在30～60 mL/(min·1.73 m^2)，考虑CKD 3期。无肾小球性蛋白尿及血尿，自身免疫、感染、肿瘤等指标均阴性。

● 肾外表现示手足部血管角质瘤、角膜基质浅层轮辐状浑浊。肺功能显示轻度限制性通气功能障碍。

● GLA基因检出缺失突变，α−GalA活性极低。

● 肾活检病理提示法布里病，电镜见大量特征性髓样小体。

（3）鉴别诊断：不同脏器受累需要与相应的疾病进行鉴别。

● 疼痛：与其他常见儿童期疼痛病因鉴别。儿童生长痛，其特征为下肢为主、肌肉痛、夜间发作，热敷能缓解，随年龄减轻至消失；幼年类风湿关节炎多有ESR、CRP及类风湿因子异常升高，全身/关节炎症症状持续6周以上，伴关节畸形。

● 高血压：与其他继发性高血压相鉴别。内分泌疾病如嗜铬细胞瘤（血儿茶酚胺升高及肾上腺CT异常）、原发性醛固酮增多症（血浆醛固酮、肾素活性升高）等均可导致高血压。血管因素如肾动脉狭窄（肾动脉造影）。

● 肾功能减退：除外继发因素，还需与其他导致肾损伤的遗传性肾脏病鉴别。Alport综合征是一由编码Ⅳ型胶原不同α链基因突变导致的遗传性基底膜病，以血尿、蛋白尿、进行性肾功能衰竭伴感音神经性耳聋、眼病变为主要临床表现。基底膜超微结构改变、基因突变检测及皮肤、肾组织Ⅳ型胶原不同α链检测有助于鉴别。

本例患者为青年男性，自幼起病，结合家族史，临床表现、查体及辅助检查排除以上疾病可能，肾脏病理、酶活性检测及基因诊断以确诊。

问题3：简述该患者治疗方案及随访。

如无酶替代及酶增强治疗，仅给予该患者对症治疗。口服卡马西平止痛，厄贝沙坦降血压降尿蛋白。随访如发生ESRD则行肾脏替代治疗。

问题4：移植肾的维持时间有多久？供体提供的酶能否改善受损脏器？

研究认为肾移植能治疗肾衰竭，或许能通过移植肾提供的α-Gal A来纠正代谢缺陷。研究报道法布里病患者和非法布里病患者的5年移植物存活率相近。移植后6个月和8个月进行的移植肾组织检查发现血管内皮中存在髓样小体。移植后14年，肾小管上皮细胞和内皮细胞中存在Gb3沉积。目前无证据表明肾移植能够改善与其他受累器官系统有关的临床表现。

问题5：如何进行遗传咨询及产前筛查？

需要生育的男性患者，生育儿子可避免突变基因的遗传。需要生育的女性患者，需产前诊断，妊娠约11周取胎儿绒毛，或妊娠约18周取羊水，羊水细胞GLA基因检测或α-Gal A酶活性检测。

（陈楠　欧阳彦）

第四节　多囊肾病

【概述】　多囊肾病是一种单基因遗传性肾病，包括常染色体显性多囊肾病（ADPKD）和常染色体隐性多囊肾病（ARPKD）。

ADPKD是一种最常见的单基因遗传性肾病，其特点是双肾多个囊肿形成，随着年龄增长囊肿不断增多增大，最后导致肾功能异常，同时伴有多种肾外表现。ARPKD是一种先天性肝肾纤维囊性病变综合征，是导致儿童肝肾病变及死亡的主要病因之一。主要特点为肾脏囊性增大，先天性肝纤维化。

【流行病学】　ADPKD的发病率为1/1 000～1/400，发病的高峰年龄在30～60岁。随着时间进展，囊肿逐渐增大并压迫正常的肾脏组织，约半数患者60岁时进展至终末期肾脏疾病（ESRD），是导致ESRD的第四位病因。

ARPKD是一种罕见的疾病，发病率为1/10 000～1/40 000。50%患儿在出生后数小时至数天内死于呼吸衰竭或肾衰竭，能度过新生儿期的患儿有50%～80%在15岁前能保持正常肾功能。

【发病机制】　ADPKD主要致病基因是PKD1和PKD2，其中PKD1突变约占85%，PKD2占15%。PKD1基因定位于16号染色体短臂1区3带3亚带（16p13.3），而PKD2定位于4号染色体长臂2区1带至2区3带之间（4q21～23）。迄今，ADPKD的发病机制尚未完全阐明，主要有以下几种假说：初级纤毛致病、螺旋区-螺旋区相互作用、二次打击及三次打击。

所有典型的ARPKD均为PKHD1基因突变所致。PKHD1定位于6号染色体短臂2区1带1亚带至1区2带之间（p21.1～p12）。

【临床特点】

1. ADPKD临床特点

（1）肾脏表现

● 血尿：肉眼或镜下血尿在ADPKD中常见，其原因包括肾结石、囊内出血、感染及泌尿系肿瘤等，个别年轻患者可能因剧烈运动引起创伤性出血。

● 蛋白尿：约25%患者可出现蛋白尿，通常＜1 g/d，其严重程度与肾脏体积增大、肾功能恶化有关，可作为评价预后的指标。

- 高血压：由于交感神经兴奋、肾素－血管紧张素系统过度活跃引起水钠潴留导致高血压。ADPKD患者高血压患病率较普通人群显著增高。
- 囊肿感染：当患者出现发热、腹痛、ESR增快、CRP升高时，应高度怀疑囊肿感染。
- 慢性疼痛：约60%患者可出现腰背部、腹部疼痛，是最常见的早期症状之一，常因增大的肾脏牵拉肾包膜或肾蒂，压迫邻近器官所致。疼痛突然加剧往往提示囊肿破裂出血、血块或结石引起的尿路梗阻等。
- 肾功能不全：随着囊肿逐渐增大、增多，压迫正常肾组织，引起肾小球滤过率下降，血肌酐逐渐高，最终发展至ESRD。

（2）肾外表现：ADPKD是一种系统性疾病，除肾脏病变外，还可出现肝囊肿、胰腺囊肿、心脏瓣膜异常及颅内动脉瘤等。其中，肝囊肿是最常见的肾外表现，一般较肾囊肿晚10年出现，大多数患者无症状。有颅内动脉瘤家族史者为高危人群，发病率随年龄增长而增加。

2. ARPKD临床特点

（1）新生儿肺发育不全：羊水过少致新生儿肺发育不全。气胸也是一种相对常见的并发症。

（2）肾功能不全：大多数ARPKD患者最终进展为ESRD，但是进入的年龄大不相同，这取决于首次发病的年龄。

（3）高血压：高血压发生率为55%～75%，但随着肾功能减退血压随之下降。目前其发病机制尚不清楚。

（4）其他肾脏并发症：包括肾小管稀释功能受损、尿路感染、肾脏钙化等。

（5）肝胆系统表现：ARPKD常伴有先天性肝纤维化，可引起门静脉高压和脾功能亢进、食管－胃底静脉曲张等相关并发症。此外，由于胆管扩张，胆汁淤积，细菌反复感染可造成持续性胆管炎。

【诊断及鉴别诊断】

1. ADPKD诊断　　ADPKD的诊断主要依赖于家族史、临床表现、影像学检查及基因诊断等。

（1）家族史：80%～85%患者有明确的家族史，根据常染色体显性遗传特征，代代发病，男女发病率相等。无家族遗传病史的患者可能是由于自身基因突变所致。

（2）临床诊断标准：主要标准包括：① 影像学检查发现肾脏皮髓质弥漫性散布许多充满液体的囊肿；② 明确的多囊肾病家族史。次要标准包括：① 多囊肝；② 肾衰竭；③ 腹壁疝；④ 心脏瓣膜病；⑤ 胰腺囊肿；⑥ 脑动脉瘤；⑦ 精囊腺囊肿；⑧ 眼睑下垂。如具有两项主要标准及一项次要标准，临床即可确诊。如仅有第一项主要标准，无多囊肾病家族遗传史，则要有三项以上的次要标准，才能确诊。

（3）影像学检查：肾脏超声是首选的检查方法。超声主要表现为双肾体积明显增大，其内可见多个大小不等的无回声区，可突向表面使表面不平、形态失常，严重者肾实质难以显示。ADPKD的超声诊断标准包括：有阳性家族遗传史，① 15～39岁，双肾囊肿数≥3个；② 40～59岁，每侧肾囊肿数≥2个；③ ≥60岁时，每侧肾囊肿数≥4个。如果同时伴有其他肾外表现，诊断标准可适当放宽。如无家族遗传史，但每侧肾囊肿>10个，并排除其他囊肿性疾病时亦可诊断。CT和MRI分辨率高，可检出直径较小（3～5 mm）的囊肿。当囊肿发生感染或出血时，CT和MRI可提供一定的诊断线索。

（4）基因检测：目前多用于囊肿发生前和产前诊断，以及无明确家族遗传史而与其他囊肿性疾病鉴别困难者。包括基因连锁分析、微卫星DNA检测、直接检测基因突变等，目前主要应用直接检测基因突变。

2. ARPKD诊断

（1）临床表现：诊断标准包括双肾体积增大、先天性肝纤维化等典型的临床表现，隔代家族遗传史，ARPKD患儿父母肾脏超声表现正常。不典型ARPKD有时必须依靠肝活检确诊。

（2）影像学检查：超声检查是最常用的初筛和产前诊断方法。严重病例孕12周就出现羊水减少、膀胱空虚；大部分患者在婴儿期或儿童期出现特征性表现：肾脏体积增大、皮髓质回声增强，肾脏集合系统显示不清，肾脏与周围组织分界模糊；成年患者肾脏超声表现有所改变：肾脏体积可能正常，但可见＜1.5 cm的多发囊肿。皮髓质分界模糊，扩张的集合管壁反射超声而使皮质回声增强。肝脏超声表现为肝脏体积增大，实质回声增强，外周肝内胆管和总胆管扩张，同时可见肝囊肿和门脉高压表现。超声检查不能明确诊断时，可采用CT和MRI检查。

（3）基因检测：检测PKHD1基因突变有助于ARPKD诊断。

3. 鉴别诊断　随着ADPKD的年轻化，易误诊为ARPKD，二者的鉴别诊断见表5-4。

表5-4　ARPKD与ADPKD的比较

	ARPKD	ADPKD
发病率	1/10 000～1/40 000	1/400～1/1 000
突变基因	6号染色体的PKHD1基因	16号染色体的PKD1基因 4号染色体的PKD2基因
缺陷蛋白	纤囊蛋白（FPC）	多囊蛋白-1（polycystin-1，PC-1） 多囊蛋白-2（polycystin-2，PC-2）
病理表现	集合管弥漫性囊性扩张，囊肿长轴垂直于结缔组织被膜	全部肾单位均可出现囊性扩张，囊肿排列无序，与正常肾实质交错存在
发病年龄	婴儿期	中年
并发症	死胎 新生儿呼吸窘迫 肾功能不全 肝功能不全	肾功能不全 颅内动脉瘤破裂

【治疗】

1. ADPKD治疗　ADPKD目前无特效治疗药物。主要原则为：早期发现、加强教育、定期复查、积极控制并发症，对ESRD患者及时进行肾脏替代治疗。

（1）控制高血压：低盐饮食，无禁忌者首选ACEI或ARB药物，治疗目标与其他高血压患者一致。ADPKD晚期高血压通常较顽固，大部分需联合用药，可选择钙离子拮抗剂、β受体阻滞剂、利尿剂或中枢性降压药。

（2）感染：膀胱炎和肾盂肾炎应选用敏感抗生素治疗，疗程应达1～2周。囊肿感染时，除了水溶性抗生素外，临床可联合渗透性较好的抗生素，如复方新诺明、氟喹诺酮类、克林霉素、万古霉素以及甲硝唑等。对于高度怀疑感染的囊肿，有条件下应尽早进行囊肿穿刺抽液及囊液培养，局部使用敏感抗生素。囊肿内感染一般需要1个月以上的疗程。

（3）疼痛：急性发作时除了考虑一般因素外，还应包括囊肿破裂、囊肿感染、肾结石、囊肿出血、憩室炎，治疗上主要是针对危险因素。排除急性事件后可先观察，部分患者为一过性。若疼痛严重或持续存在时可予止痛药。如疼痛严重至影响患者生活时,可考虑手术治疗。

（4）出血：多为囊肿出血所致,呈自限性,卧床休息、止痛、适当饮水防止血凝块阻塞输尿管等保守治疗效果较好。卧床休息不能止血时给予抗纤溶药物(如氨甲环酸等)治疗。对于出血量大、内科治疗无效者,可选择介入治疗或手术治疗,如选择性肾动脉栓塞治疗或单侧肾脏切除术。

（5）动脉瘤筛查：有颅内动脉瘤和蛛网膜下腔出血家族史的ADPKD患者,应进行头颅磁共振血管成像(MRA)检查明确诊断。直径＞10 mm或快速增大、有症状的动脉瘤应采取介入或手术治疗。

（6）抑制囊肿生长的治疗：包括血管加压素V2受体拮抗剂、mTOR抑制剂、络氨酸激酶抑制剂和PPAR-γ激动剂、雷公藤、生长抑素等。血管加压素V2受体拮抗剂托伐普坦,通过特异性下调cAMP,阻断液体分泌及囊肿上皮细胞增殖,可减少肾脏疼痛发生率,延缓肾脏总容量的增大及肾功能恶化。

2. ARPKD治疗　ARPKD的治疗以对症处理为主,没有特异性延缓疾病进展的有效措施或药物。

（1）一般治疗：定期监测血压、肝肾功能、电解质、凝血功能、25-羟维生素D_3、脂溶性维生素水平等指标,必要时行腹部B超、食管-胃-十二指肠镜或肝胆造影等检查。避免使用肝肾毒性药物,如NSAID、氨基糖苷类、对乙酰氨基酚、乙醇等。

（2）呼吸支持：主要方法是机械通气,临床上极少将单侧或双侧肾脏切除以改善通气。

（3）肾脏替代治疗和肾移植：约50%患者在10年内进入ESRD,可进行肾脏替代治疗或肾移植,能显著提高患者的长期生存率。

（4）高血压管理：ACEIs和ARBs是最常使用的降压药,但通常需要多种药物联合使用。

（5）肝胆并发症的处理：可在内镜下行静脉曲张硬化剂治疗或套扎,当门脉高压严重,胆管炎反复发作时,可考虑行门体静脉分流术或肝移植。

（6）其他并发症的预防：① 熊去氧胆酸能增加胆汁酸、减少胆结石形成；② 建议严重门脉高压和脾功能障碍的患者免疫接种荚膜细菌；③ 有胆管炎高危风险的患者可预防性使用抗生素。

典型病例及分析

【病例介绍】

1. 病史　患者,男性,38岁,因"双肾多发囊肿10年,发热、腰痛半个月"入院就诊。患者10年前体检发现双肾多发囊肿,当地医院诊断为"常染色体显性多囊肾病",未予特殊治疗。近1年来出现腰部胀痛并多次出现肉眼血尿,可自行缓解。半个月前患者突发右侧腰部剧烈疼痛并肉眼血尿,此后出现发热、腹胀、纳差,尿频尿急症状不明显。体温呈弛张热型,最高39℃,先后给予头孢他啶、左氧氟沙星等抗生素治疗,但发热症状无明显改善,并且右侧腰部疼痛加重。

2. 既往史　高血压病史7年,血压最高180/100 mmHg,长期口服氨氯地平5 mg bid治疗,血压控制在140/80 mmHg左右。否认肝炎、伤寒、结核等传染病史；否认外伤、手术史；否认输血史；否认有毒有害物质接触史；父亲有多囊肾病病史。

3. 查体　血压150/100 mmHg,心率100次/分,呼吸频率23次/分,体温38.9℃。一般情况可,神志清,营养中等,发育正常,走入病房,对答切题,查体合作。轻度贫血貌,全身皮肤黏膜无明显黄染,精神可,颈软,颈静脉无怒张,气管居中,双侧甲状腺未触及肿大。胸廓无畸形,呼吸运动正常,语颤正常,无胸膜摩擦感,叩诊清音,双肺呼吸音粗,未闻及干湿性啰音及哮鸣音。心率100次/分,律齐,各瓣膜听诊区未闻及病理性杂音。腹部饱满,可触及双侧肿大肾脏,压痛明显,右肾区叩击痛阳性,未见胃肠型、蠕动波。无腹壁静脉曲张。无明显压痛、反跳痛,肝脾肋下未触及,胆囊未触及,Murphy征阴性,移动性浊音(-),双下肢无水肿。双侧足背动脉搏动存在。

4. 辅助检查

(1)血常规:WBC 15.07×10^9/L,N 90%,Hb 76 g/L,PLT 168×10^{12}/L,CRP 180 mg/L。

(2)尿常规:肉眼血尿,尿蛋白(2+);镜检:RBC满视野,WBC 300/HP。

(3)肾功能:尿素15.51 mmol/L,肌酐343 μmol/L,尿酸375 μmol/L,eGFR 18.5 mL/min,钠142 mmol/L,钾4.5 mmol/L,氯90 mmol/L,二氧化碳24.0 mmol/L,钙2.30 mmol/L,磷1.50 mmol/L。

(4)凝血功能及肝功能均正常。

(5)腹部B超:双侧肾脏体积增大,形态失常,正常肾内结构显示不清,双肾区可见多个大小不等的无回声,右肾部分囊肿出血;肝多发囊肿。

【病例分析】

问题1:请归纳该病例的病史特点。

(1)青年男性。

(2)双肾多发囊肿10年,腰痛、发热、腹胀,伴有肉眼血尿。

(3)高血压病史7年,有多囊肾病家族史。

(4)查体:腹部饱满,可触及肿大肾脏,右肾区压痛及叩击痛阳性。

(5)辅助检查:WBC 15.07×10^9/L,N 90%,Hb 76 g/L,CRP 180 mg/L,肌酐343 μmol/L,尿常规:RBC满视野,WBC 300/HP,B超示双肾体积增大,形态失常,双肾区可见多个大小不等的无回声,右肾部分囊肿出血。

问题2:该患者可能的诊断是什么?并陈述诊断依据和鉴别诊断要点。

(1)诊断:常染色体显性多囊肾病、多囊肾合并囊内出血及感染、慢性肾衰竭(CKD-4期),高血压3级。

(2)诊断依据:患者首发症状是腰痛和血尿,ADPKD急性疼痛或疼痛突然加剧常提示囊肿破裂出血。患者此后出现发热,同时白细胞、中性粒细胞比例、CRP明显升高,表明合并感染。

(3)鉴别诊断:主要围绕腰痛和血尿的病因进行鉴别。

• 泌尿系感染:泌尿道和囊肿感染是多囊肾病患者发热的首要原因,主要表现为膀胱炎、肾盂肾炎、囊肿感染和肾周脓肿。患者已给予抗生素治疗半个月但效果不佳,同时尿频尿急症状不明显,表明膀胱炎、肾盂肾炎可能性较小。

• 肾结石:20%ADPKD患者合并肾结石,其中大多数结石成分是尿酸或草酸钙,患者B超未发现结石,可排除。

• 泌尿系肿瘤:ADPKD如果血尿持续一周以上,或首次发作年龄大于50岁,应排除肿瘤。该患者较年轻,反复就诊无阳性发现,合并肿瘤可能性小。

问题3:请简述下一步治疗措施。

(1)抗感染治疗:联合应用水溶性抗生素和脂溶性抗生素,一般需要2周以上的疗程;必要时应针对感染囊肿行超声引导下囊肿穿刺抽液术并反复冲洗囊腔。

(2)囊肿出血:卧床休息,适当饮水防止血凝块阻塞输尿管;氨甲环酸止血治疗;如出血量大,内科治疗无效,可选择介入或手术治疗。

（3）高血压：氨氯地平5 mg bid 降压治疗。

（4）包醛氧淀粉排毒治疗,铁剂、促红细胞生成素纠正贫血。

问题4：ADPKD常见的肾外表现有哪些?

ADPKD的肾外病变可分为囊性和非囊性两种。囊肿可累及肝、胰、脾、卵巢、蛛网膜及松果体器官,其中以肝囊肿发生率最高。非囊性病变包括心脏瓣膜异常、结肠憩室、颅内动脉瘤等。

问题5：简述ADPKD最常见的并发症。

回答：疼痛、出血、高血压、感染。

（郁胜强　汤晓静）

第五节　Bartter综合征

【概述】　Bartter综合征（BS）是一组临床表现为低血钾、低氯性、代谢性碱中毒、肾性失钾、高尿钙、高肾素高醛固酮血症、正常或偏低血压的遗传性肾小管病。遗传方式多样,以常染色体隐性遗传多见。该疾病是由于髓襻升支粗段（TAL）参与离子重吸收的转运蛋白的基因突变致多种离子重吸收障碍,导致低钾血症和代谢性碱中毒等一系列异常。髓襻升支粗段不同的离子转运蛋白突变可以导致不同类型的Bartter综合征。该疾病基因型和表型多样,可以出生前或胎儿期发病,也可以儿童期甚至成人后发病。目前具体患病率不详。

【发病机制】　随着分子遗传研究的进展,Bartter综合征目前分6型。Ⅰ型Bartter综合征由SLC12A1基因突变导致其编码的$Na^+-K^+-2Cl^-$共转运子-2（$Na^+-K^+-2Cl^-$ cotransporter, NKCC2）功能障碍；Ⅱ型Bartter综合征由KCNJ1基因突变导致其编码的肾外髓钾离子通道蛋白（ROMK）功能障碍；Ⅲ型Bartter综合征由CLCNKB基因突变导致其编码的氯离子通道蛋白Kb（Kb, ClC-Kb）功能障碍；Ⅳa型Bartter综合征由BSND基因突变导致其编码的Barttin［即为氯离子通道蛋白Ka（ClC-Ka）和Kb（ClC-Kb）的β亚基］功能障碍；Ⅳb型Bartter综合征由CLCNKA和CLCNKB基因共同突变导致其编码的氯离子通道蛋白Ka和Kb（Ka, ClC-Ka; Kb, ClC-Kb）功能障碍；Ⅴ型Bartter综合征的分型目前仍有争议,多数学者认为2016年新发现的编码黑色素瘤相关抗原D2的MAGED2突变导致的BS为Ⅴ型,MAGED2蛋白可能影响NKCC2和NCC的表达及其功能引起相关临床表现,由于MAGED2位于X染色体,该疾病为X染色体隐性遗传,为临床表现严重但一过性的出生前Bartter综合征,出生后数月其临床症状可自行缓解。另一种特殊类型的BS是CASR基因突变导致其编码的钙离子敏感受体（CaSR）的获得性功能障碍。

TAL管腔膜上NKCC2主动重吸收的氯化钠占肾小球滤过氯化钠的约20%,这一过程由基底膜侧的钠-钾泵提供能量；与此同时,重吸收的钠离子被泵出细胞外,而进入细胞内的钾离子则由管腔膜上的ROMK返回管腔,从而为NKCC2的正常活动提供充足的钾离子。氯离子则通过髓襻基底膜上ClC-Ka和ClC-Kb进入细胞间质。Barttin为这2种氯离子通道蛋白的β亚基,其功能障碍可影响氯离子的转运进而导致TAL重吸收氯化钠功能受损。管腔内钙离子和镁离子则经过细胞旁途径被动重吸收。这个过程中,NKCC2、ROMK、ClC-Ka和ClC-Kb及Barttin出现功能障碍都会影响相关离子的重吸收。与以上几种离子转运蛋白的功能障碍不同，CaSR的功能异常则是常染色体显性遗传的获得性功能障碍，CASR基因突变导致CaSR的功能增强，从而使其对NKCC2的抑制作用增强，同时由于CaSR对PTH的抑制作用增强，导致低血钙高尿钙的发生。

【临床特点】　Bartter综合征是一组临床表现为低血钾、低氯性代谢性碱中毒、肾性失钾、高尿钙、高肾素高醛固酮血症、正常或偏低血压的遗传性肾小管病。

1. 起病特点　Ⅰ、Ⅱ、Ⅳ型BS为出生前或新生儿起病，一般临床症状较重。临床上Ⅲ型BS最为多见，多数在儿童期或青少年期起病，男性更容易发病，相对症状较轻。Ⅴ型BS临床表现为羊水过多、早产，为临床表现严重但一过性的出生前Bartter综合征，出生后数个月其临床症状可自行缓解。

2. 临床表现　大部分患者在出生前或新生儿期表现为羊水过多和早产、多尿和烦渴多饮。出生后表现包括生长迟缓、厌食、呕吐、腹胀、便秘、烦渴、多尿、遗尿、嗜盐、威胁生命的发热和脱水、低血压、肌无力、癫痫发作、手足抽搐、感觉异常，以及由软骨钙质沉着症引发的关节痛，部分患者伴骨质疏松、佝偻病、肾结石、高尿酸、痛风、肾功能不全以及糖代谢紊乱，也有成年发病的报道，成年人发病一般症状较轻。严重低血钾时可发生肌瘫、心律失常、呼吸肌麻痹，甚至阿斯综合征及猝死。Ⅳ型BS常伴有感音神经性耳聋。

【病理特点】　通过光镜、电镜可见到肾小球旁器细胞肥大增生，致密斑细胞有增生及退行性变。部分患者可同时合并局灶节段硬化性肾小球肾炎（FSGS）。

【诊断及鉴别诊断】

1. 诊断　仔细询问病史，排除长期服用导泻药物、利尿药物等引起的症状后，进一步查同步血尿电解质，血气分析，肾素、血管紧张素及醛固酮的水平，如出现明确的低血钾（血钾＜3.5 mmol/L）、低氯性代谢性碱中毒（血气分析pH＞7.45）、肾性失钾（血钾＜3.5 mmol/L，尿钾/24 h＞25 mmol）、高尿钙（尿Ca/Cr＞0.55）、高肾素高醛固酮血症、正常或偏低血压，考虑Bartter综合征，可进一步通过基因检测明确诊断。

2. 鉴别诊断

（1）Gitelman综合征：Gitelman综合征和Ⅲ型Bartter综合征的表型有重叠和交叉，二者都表现为低血钾、低氯性代谢性碱中毒，肾性失钾，RAS系统激活，血压不高。Gitelman综合征是编码远曲小管表达的NCCT的基因突变，Bartter综合征是由于编码髓襻升支粗段的离子转运体（包括NKCC2、ROMK、CLCNKB等）的基因的突变。典型的病例不难区分。通常，Gitelman综合征比Bartter综合征病情轻，发病年龄晚，Gitelman综合征表现为低尿钙，低镁血症，前列腺素增加不明显，而Bartter典型表现为高尿钙或正常尿钙，血镁正常，前列腺素分泌增加，氯离子清除试验和基因检测可进一步鉴别。

（2）低钾性周期性麻痹：以周期性发作的弛缓性瘫痪为特点的肌肉疾病，本病通常在青壮年起病，亚洲男性多发，发病前可有饱餐、剧烈运动、酗酒、外伤、感染、呕吐及腹泻等诱因。发作初可有口渴、出汗、肢体酸痛、感觉异常等，常在睡眠中或清晨醒来时发病。肢体酸痛常自下肢开始，逐步向上，并累及上肢，两侧对称，近端重于远端，在数小时内瘫痪达到高峰。常伴有甲状腺功能亢进。

（3）Liddle综合征：是一种罕见的常染色体显性遗传疾病，又称假性醛固酮增多症，本病的病变部位在集合管，对钠重吸收增加，排钾泌氢增多，属全身性遗传性钠转运异常性疾病。本病的特征是：严重的高血压、低钾血症、代谢性碱中毒、低肾素血症。临床症状与醛固酮增多症相似，但是醛固酮分泌率很低，对螺内酯治疗无反应，对氨苯蝶啶或限盐治疗有效。

（4）原发性醛固酮增多症：指肾上腺皮质分泌过量醛固酮，导致体内潴钠、排钾、血容量增多、肾素－血管紧张素系统活性受抑。临床主要表现为高血压伴低血钾。

【治疗原则】　BS的治疗主要是对症支持，纠正脱水及电解质紊乱，抑制前列腺素的合成以及抑制RAAS系统。

（1）鼓励患者进食富含钾离子的食物，药物补钾可选用氯化钾片剂口服，避免空腹口服以减少对胃肠道刺激，可逐渐增加剂量直至达到合适的维持量。当患者不能进食或存在严重低钾时则需要静脉补钾。

（2）保钾利尿剂：可采用螺内酯或氨苯蝶啶；醛固酮拮抗剂具有抗雄激素的副作用和促进肾脏排钠和利尿作用，需关注药物副作用，注意补充钠盐并警惕低血压的发生。

（3）ACEI/ARB可以通过抑制RAAS系统改善低血钾，需要注意监测血压和肾功能情况。

（4）前列腺素合成酶抑制剂：如吲哚美辛、布洛芬、阿司匹林等。

（5）对合并低血镁的患者鼓励进食富含镁的食物，必要时口服或静脉补充氯化镁，纠正低镁血症。

【预后】　由于BS的基因型和表型的异质性，患者预后个体差异较大。总体来说，发病年龄小，临床症状重的患者预后较差。Ⅲ型BS患者总体预后较好。新生儿发病的BS约1/3有智力障碍，可因脱水、电解质紊乱及感染而死亡；儿童期发病患者几乎都有生长迟缓，部分患者可发展为终末期肾脏病。

典型病例及分析

【病例介绍】

1. 病史　患者，男性，15岁，因"乏力4年，发现血钾低1年半"入院。患者4年前无明显诱因下感体力活动后乏力明显，体力恢复较以往慢，晨起时常感乏力，偶伴胸闷心悸，下午好转。无厌食腹胀，无恶心和呕吐，无腹痛腹泻，无大汗，无肢体麻木，无头晕头痛，无尿频尿急尿痛，无泡沫尿。当时未予重视。1年半前因小腿骨折住院手术，当时查血钾低（具体不详），血压正常，给予补钾治疗后血钾上升至正常，手术后未再复查血钾。2个月前无明显诱因下感食欲下降，乏力加重，偶有心慌胸闷，无头晕头痛，无腹胀腹泻，无大汗，未予重视。20余天前因拆除骨固定钢板前往当地医院，查血钾2.5 mmol/L，给予静脉、口服补钾，同时螺内酯口服，出院前复查血钾升至3.07 mmol/L，出院后继续服用螺内酯20 mg tid＋氯化钾片口服8片/d补钾，住院期间多次测血压均正常。今为求进一步诊治来我院，门诊拟"低血钾症"收住。患者病来精神可，睡眠佳，平时常自觉口渴，喜食偏咸食物，二便无殊，体重无明显增减。

2. 既往史　1年半前"右胫骨骨折"，行"右胫骨骨折固定术"，无明显功能障碍。否认乙型肝炎、肺结核等传染病史，否认输血、中毒史，否认使用中药、利尿剂及长期服用特殊药物，否认药物食物过敏史，预防接种史不详。父母无近亲婚配史。

3. 入院查体

体温37.1℃，呼吸频率20次/分，心率80次/分，血压110/70 mmHg。身高160 cm，体重55 kg，BMI 21.5。一般情况可，神志清，营养中等，体型偏瘦，走入病房，对答切题，查体合作。全身皮肤黏膜无明显黄染。神清，精神可，颈软，颈静脉无怒张，气管位居中，双侧甲状腺未触及肿大。胸廓无畸形,呼吸运动正常,语颤正常,无胸膜摩擦感,叩诊清音,双肺呼吸音粗,未闻及干湿性啰音及哮鸣音。心率80次/分,律齐,各瓣膜听诊区未闻及病理性杂音。腹部稍膨,未见胃肠型、蠕动波。无腹壁静脉曲张。无明显压痛、反跳痛,肝脾肋下未触及,胆囊未触及,Murphy征阴性,移动性浊音(-),双下肢无水肿,右下肢胫前可见10 cm左右手术瘢痕,双下肢肌力Ⅳ级。双侧足背动脉搏动存在。生理反射存在,病理反射未引出。

4. 辅助检查

(1)生化:葡萄糖5.23 mmol/L,前白蛋白236 mg/L,丙氨酸氨基转移酶17 U/L,天冬氨酸氨基转移酶29 U/L,碱性磷酸酶49 U/L,γ谷氨酰基转移酶14 U/L,总胆红素6.7 μmol/L,直接胆红素0.7 μmol/L,总蛋白77 g/L,白蛋白40 g/L,胆汁酸4.6 μmol/L,尿素5.6 mmol/L,肌酐82 μmol/L,尿酸383 μmol/L,磷酸肌酸激酶正常,血钾2.1 mmol/L,钠132 mmol/L,氯95 mmol/L,钙2.37 mmol/L,镁0.81 mmol/L,磷1.28 mmol/L。同步24 h尿电解质:尿钾65 mmol/L,尿钠135 mmol/L,尿氯180 mmol/L,尿Ca/Cr 0.82。

(2)尿常规:尿蛋白(-),RBC 0/HP,WBC 0/HP,pH7.5。

(3)血气分析:pH 7.52,PO_2 83.8 mmHg,ABE 5.0 mmol/L,SBE 5.1,HCO_3^- 28.9 mmol/L。

(4)RASS系统卧位:肾素活性5.6(0.93~6.56 ng/mL),血管紧张素Ⅱ 858.4(5.3~115.3 pg/mL),血醛固酮651.8(65.2~295.7 pg/mL)。

(5)自身免疫抗体、肿瘤相关指标及甲状腺功能未见异常。

(6)心电图:HR80次/分,窦性心律,可见U波。

(7)胸片:未见明显异常。

(8)腹部B超:未见明显异常。

(9)心超:未见明显异常。

(10)泌尿系B超:右肾结石。

(11)肾动脉CTA:两侧副动脉形成,CTA未见明显异常。

(12)肾上腺薄层CT平扫+增强:未见明显异常。

(13)听力检测正常。

【病例分析】

问题1:请归纳该病例的病史特点。

(1)青少年男性。

(2)以乏力起病,体型瘦小,血压正常,平素常喜食偏咸食物。

(3)查体:双下肢肌力Ⅳ级。

(4)辅助检查:低血钾,低血钠,低血氯,肾性失钾,高尿钙,代谢性碱中毒,碱性尿,RAS系统激活,血镁正常,自身免疫、甲状腺功能、肿瘤等指标均阴性。

(5)B超提示:右肾结石。

(6)心电图可见U波。

问题2:该患者可能的诊断是什么?并陈述诊断依据和鉴别诊断要点。

(1)诊断:Bartter综合征(Ⅲ型可能性大)。

(2)诊断依据:① 青少年男性;② 以乏力起病,体型瘦小,血压正常,平素常喜食偏咸食物;③ 查体:双下肢肌力Ⅳ级;④ 辅助检查:低血钾,低血钠,低血氯,肾性失钾,高尿钙,代谢性碱中毒,碱性尿,RAS系统激活,血镁正常,自身免疫、甲状腺功能、肿瘤等指标均阴性;⑤ B超提示:右肾结石。

（3）鉴别诊断

● Gitelman综合征：Gitelman综合征和Ⅲ型Bartter综合征的表型有重叠和交叉，二者都表现为低钾、低氯性、代谢性碱中毒，肾性失钾，RAS系统激活，血压不高。Gitelman综合征是编码远曲小管表达的NCCT的基因突变，Bartter综合征是由于编码髓襻升支粗段的离子转运体（包括NKCC2、ROMK、CLCNKB等）的基因的突变。典型的病例不难区分。通常，Gitelman综合征比Bartter综合征病情轻，发病年龄晚，Gitelman综合征表现为低尿钙，低镁血症，前列腺素增加不明显，而Bartter典型表现为高尿钙或正常尿钙，血镁正常，前列腺素分泌增加，氯离子清除试验和基因检测可进一步鉴别。

● 低钾性周期性麻痹以周期性发作的弛缓性瘫痪为特点的肌肉疾病，本病通常在青壮年起病，亚洲男性多发，发病前可有饱餐、剧烈运动、酗酒、外伤、感染、呕吐及腹泻等诱因。发作初可有口渴、出汗、肢体酸痛、感觉异常等，常在睡眠中或清晨醒来时发病。肢体酸痛常自下肢开始，逐步向上，并累及上肢，两侧对称，近端重于远端，在数小时内瘫痪达到高峰。常伴有甲状腺功能亢进。

● Liddle综合征是一种罕见的常染色体显性遗传疾病，又称假性醛固酮增多症，本病的病变部位在集合管，对钠重吸收增加，排钾泌氢增多，属全身性遗传性钠转运异常性疾病。本病的特征是：严重的高血压、低钾血症、代谢性碱中毒、低肾素血症。临床症状与醛固酮增多症相似，但是醛固酮分泌率很低，对螺内酯治疗无反应，对氨苯蝶啶或限盐治疗有效。

● 原发性醛固酮增多症：指肾上腺皮质分泌过量醛固酮，导致体内潴钠、排钾、血容量增多、肾素-血管紧张素系统活性受抑。临床主要表现为高血压伴低血钾。

问题3：简述该患者治疗原则。

BS的治疗主要是对症支持，纠正脱水及电解质紊乱，抑制前列腺素的合成以及抑制RAAS系统。

（1）补钾：长期大剂量口服氯化钾以纠正低血钾。

（2）保钾利尿剂：可采用螺内酯或氨苯蝶啶。

（3）ACEI/ARB：可以通过抑制RAAS系统改善低血钾，需要注意监测血压和肾功能情况。

（4）前列腺素合成酶抑制剂：如吲哚美辛、布洛芬、阿司匹林等。

（5）合并低血镁的患者可以补充氯化镁，纠正低镁血症。

问题4：若该患者长期服用螺内酯，需要注意哪些药物的副作用？

（1）胃肠道反应，如恶心、呕吐、胃痉挛和腹泻。

（2）抗雄激素样作用或对其他内分泌系统的影响，长期服用本药在男性可致男性乳房发育、阳萎、性功能低下；在女性可致乳房胀痛、声音变粗、毛发增多、月经失调、性功能下降。

（3）中枢神经系统表现：长期或大剂量服用本药可发生行走不协调、头痛。

（秦岭）

第六节　髓质海绵肾

【概述】　髓质海绵肾（MSK）为先天性髓质囊性病变的一个类型，是一种以肾髓质集合管和锥体部的乳头管呈梭形扩张或小囊状扩张为特征的良性肾髓质病变。在普通人群中发生率为1/20 000～1/5 000，而在反复发作的肾结石患者中发生率为12%～20%，在女性或年龄小于20岁的反复结石患者中为20%～30%。临床表现为肾钙质沉着或肾结石、肾小管酸化和浓缩功能障碍及尿路感染等。

【发病机制】 以往对MSK的研究较少，发病机制不明。虽然已有报道MSK在某些家族呈常染色体显性遗传，但大多数MS均属散发，无家族史。MSK与其他器官发育异常［如先天性偏身肥大、巨大舌-脐膨出综合征（Beckwith-Wiedemann综合征）、Ehlers-Danlos综合征、Marfan综合征］有关。因此多数学者认为MSK为先天发育异常性疾病。

随着对MSK研究的深入，对该疾病有了一定的新认识。在肾脏发育过程中，输尿管芽上的受体酪氨酸激酶（RTK）及其配体胶质细胞源性神经营养因子（GDNF）之间相互作用。GDNF由后肾间质合成，其能诱导Wolff's管产生输尿管芽分支，GDNF需要输尿管芽上的受体RTK和共同受体胶质细胞源性神经营养因子受体α-1（GFRα-1）向下游传递信号，最终驱动肾单位细胞的极化和分化。多项研究显示，可能由于GDNF和RTK基因的突变或多态性，导致输尿管芽和后肾胚基两部分不能按正常程度发育和实行对接，从而引起MSK的发生。

【病理特征】 MSK肾脏一般大小正常或轻度增大，常累及一侧或双侧肾脏的单个或多个乳头，70%病例系双肾病变，只有一侧肾脏1个椎体有病变者极少见。其病理表现主要是集合管呈梭形或囊状扩张，病变的集合管主要位于肾髓质锥体顶部靠近肾小盏周围，直径通常1.0～3.0 mm，偶尔可至5.0 mm，极少数达到7.5 mm。小囊被覆上皮，可与集合管或肾盂相通。小囊肿内含不透X线的黏稠物质，约80%为含钙的小结石，可呈砂粒状，大小不等，形态不一。

【临床特点】 MSK一般在出生时即有，小儿和成人均可发病，通常在20～30岁发病。在无并发症时患者常无症状，且实验室检查均正常。但由于其解剖特征及相关的功能性改变，最常并发肾结石和肾钙化，最早期的症状为间歇性或持续性多尿、血尿、腰痛、尿路感染等，随病情发展出现低钾麻痹、肾小管酸中毒、甲状旁腺功能亢进、慢性肾功能不全等。

1. 血尿 血尿是MSK的常见症状，其表现有很大差异。血尿发生时可以伴或不伴结石，可伴有肾钙质沉着症，可为镜下血尿或肉眼血尿，可以单次发生或反复发生。出血通常是无痛的，除非有血块导致输尿管梗阻或伴有肾结石。血尿的原因除与结石和感染相关外，也可继发于MSK常伴有的高钙尿症和扩张的小管脆性增加。

2. 尿路感染 尿路感染是MSK第二常见临床表现，也可为MSK的首发症状，尿液在小囊肿内潴留和结石促使尿路感染发生。一种少见的严重MSK尿路感染，并发症是感染性结石的形成，最终导致终末期肾脏病。MSK患者由于髓质单核淋巴细胞浸润，有时可发生无菌性白细胞尿，应与尿路感染引起的白细胞尿相鉴别。

3. 肾钙质沉着和肾结石肾钙质沉着 在MSK患者中很常见，约50%有肾实质钙化。结石多为双肾多发，主要由磷酸钙和草酸钙构成。如果存在产脲酶病原体引起的尿路感染，则结石中可能也有鸟粪石成分。促发结石形成的因素有：尿液在囊内积聚；尿酸化功能的下降；代谢因素，如高钙尿症、低枸橼酸尿症、高尿酸尿症、高草酸尿症等。结石可表现为血尿、腰痛、急腹症、尿路梗阻等，亦可无明显症状，仅在体检中偶然发现。

4. 腰痛 可表现为腰痛、侧腰痛，其原因可能与尿路结石和肾盂肾炎相关，但患者也可能会在没有梗阻性结石或尿路感染的情况下出现腰痛，可能与扩张的肾小管尿液潴留、内压增高有关。

5. 肾小管功能受损　MSK与肾小管许多功能的受损相关，如尿浓缩功能障碍，但该缺陷通常轻微，除偶尔夜尿外通常不会导致多尿症状。MSK可合并部分或完全性远端肾小管酸中毒（分别为40%和2.9%）、低枸橼酸尿症等，表现为低血钾、高血氯性代谢性酸中毒，合并高尿钾、高尿钙等。MSK还可出现近端小管功能受损的表现，包括尿糖阳性、小分子质量蛋白尿。

6. 骨密度降低　虽然骨密度降低并不是MSK患者的独有表现，但许多患者仍可能出现该临床表现。一项非对照研究发现，伴有高钙尿症的MSK患者发生骨密度下降；其中有59%的T值为−2.5～−1.0（骨质减少），12%的T值低于−2.5（骨质疏松）。另一项研究发现，71%的患者有骨质减少或骨质疏松，而枸橼酸钾治疗可改善骨密度。有研究发现MSK与甲状旁腺功能亢进症存在关联，但并非绝对相关，且与结石形成和骨密度下降的关系并不明确。

7. 其他　MSK为先天性疾病，故常伴发其他先天性疾病，如偏身肥大、先天性幽门狭窄、Marfan综合征、ADPKD、Caroli病、马蹄肾、Beckwith－Wiedemann综合征等。

【诊断及鉴别诊断】

1. 诊断　主要依赖影像学检查。静脉肾盂造影（IVP）或多层螺旋CT显示特征性表现时可诊断为MSK。

（1）IVP：IVP能较直观清楚地显示扩张的肾集合管，表现为肾小盏外侧的异常阴影。MSK典型的4种集合管扩张影像包括：① 扇形征，显示梭形扩张集合管呈扇形分布；② 花束征，即有扩张的集合管，又有集合管的憩室样突起小囊，状似花束；③ 葡萄串征，多个小囊形成，大小较一致；④ 菜花征，由形状、大小不同小囊充满造影剂及囊内结石广泛分布于肾髓质形成。

（2）CT：非增强CT扫描可发现髓质肾钙沉着症，提示MSK，但不能像IVP那样明确显示肾小管扩张。更新的技术（如多排螺旋CT）能显示高分辨率三维图像，可重建形成造影剂充盈的肾集合系统、输尿管和膀胱横断面和类似IVP的图像，因此诊断MSK需使用多排螺旋CT进行高分辨三维重建和延迟尿路造影，CT已逐步取代IVP诊断MSK。

（3）腹部平片（KUB）：若无结石，常无阳性发现，表现为肾影正常或稍增大。若合并肾结石者，可见两侧或单侧肾实质内多发小结石，成簇位于锥体部。KUB不作为MSK的诊断标准，但可提供诊断线索，便于观察患者肾结石及钙化的发生发展。

（4）B超：可以探测到钙化和结石的非特异性声像图，表现为髓质回声增强。但由于MSK一般囊肿小，B超难以清楚显示，诊断MSK存在局限性。

（5）MRI：对MSK的诊断缺乏敏感性，而且对钙化灶、结石的敏感性低，只有MSK髓质内集合管的囊性扩张明显时MRI检查才能显示。

2. 鉴别诊断　依靠MSK的影像学特征，鉴别诊断不难。主要与以下疾病鉴别。

（1）常染色体显性肾小管间质性肾病（髓质囊性肾病）：IVP或多层螺旋CT显示特征性表现时可诊断为MSK，尽管常染色体显性遗传性间质性肾病患者可能也有类似表现，但这些患者伴肾小球滤过率下降且通常无肾结石和肾钙沉着症。

（2）多发性肾结石：肾结石双侧发病者常有反复发作的结石病史，多发性位于肾盂或肾盏内，常伴有尿路梗阻及肾盂、肾盏积水，结石直径也较大，分布不具MSK结石特征。

（3）肾钙质沉着症：为肾集合管内及其周围弥散性钙盐沉着，较MSK更为广泛，其钙化较弥漫并可累及肾皮质。可见于多种疾病，如甲状旁腺功能亢进症、肾小管酸中毒、特发性高尿钙等，但本病一般无肾小管扩张和囊腔形成等改变。

（4）原发性或其他原因导致Ⅰ型肾小管酸中毒：MSK表现为Ⅰ型肾小管酸中毒者，需要与原发或其他一些导致Ⅰ型肾小管酸中毒的疾病鉴别，如其他遗传性肾病、系统性红斑狼疮、干燥综合征、肝硬化等。

【治疗】

1. 一般治疗　MSK没有特殊的根治方法，主要是预防和治疗其并发症。MSK患者如无特殊临床症状和并发症可不需特殊治疗，仅嘱患者饮食调节，多吃蔬菜水果，低盐、适量蛋白质饮食，低钙、低草酸饮食，多饮水降低结石发生率。肾结石患者每天排尿2.5L以减少结石的形成。

2. 特殊治疗

（1）枸橼酸钾：建议对于MSK患者合并高钙尿症、低枸橼酸尿症、高尿酸尿、高草酸盐尿，可以使用枸橼酸钾20 mmol/d来治疗，如果尿pH＜7.5，初始治疗尿枸橼酸没有达到450 mg/24 h，在患者耐受的情况下，逐步一次增加10 mmol直到尿枸橼酸水平达到期望值，密切检测尿pH非常必要，保证24 h收集尿液pH＜7.5以防磷酸钙结石在扩张的肾小管内形成。通过这样的治疗能有效提高尿枸橼酸水平，减少尿钙的排泄及肾结石的复发率，同时可以增加患者的骨密度。

（2）噻嗪类利尿剂：如果枸橼酸钾仍不能有效降低尿钙，则可以使用噻嗪类利尿剂以增加肾小管对钙的重吸收。

（3）磷酸盐类：尿钙正常的肾结石患者，可口服磷酸盐类药物。

（4）抗感染治疗：若合并感染时应予以抗生素。如果是与尿路结石有关的复杂性尿路感染，需要延长抑菌治疗疗程。

（5）外科治疗：对于肾乳头内的多发小结石不宜盲目行手术治疗。当结石进入肾盂、肾盏或输尿管内造成尿路梗阻时要及时发现，及时处理，特别是较大结石对肾功能损害较大，应尽早采取积极措施。

【预后】　髓质海绵肾的长期预后较好。大多数患者的肾功能保持正常。然而，结石引起的梗阻发作可导致一过性肾小球滤过率下降，多次梗阻发作和（或）反复感染偶尔可导致终末期肾病。

-------------- 典 型 病 例 及 分 析 --------------

【病例介绍】

1. 病史　患者，男性，45岁，反复腰痛一年余加重伴尿频尿急2天来我院就诊。患者近一年来反复双侧腰痛，2天前感腰痛加重，伴有尿频尿急，尿色加深，无发热，无明显尿痛，近年逐渐出现尿量增多，2 500～4 000 mL/天。患者有反复双下肢乏力发作，多次查血钾降低8月余，予以氯化钾片后好转。

2. 既往史　否认高血压、糖尿病等慢性疾病史；否认肝炎、伤寒、结核等传染病史；否认外伤、手术史；否认输血史；否认有毒有害物质接触史，否认家族相关疾病及遗传性疾病史。

3. 查体　神清，体温36.8℃，血压120/80 mmHg，心率72次/分，呼吸频率20次/分。一般情况可，神志清，营养中等，发育正常，走入病房，对答切题，查体合作。全身皮肤黏膜无明显黄染，颈软，颈静脉无怒张，气管位居中，双侧甲状腺未触及肿大。胸廓无畸形，呼吸运动正常，语颤正常，无胸膜摩擦感，叩诊清音，双肺呼吸音粗，未闻及干湿性啰音。心率72次/分，律齐，各瓣膜听诊区未闻及病理性杂音。腹部稍膨，未见胃肠型、蠕动波。无腹壁静脉曲张。全腹软，无明显压痛、反跳痛，肝脾肋下未触及，胆囊未触及，Murphy征（−），移动性浊音（−），双肾区叩击痛（±），双下肢无明显水肿。

4. 辅助检查

（1）血常规：WBC 12.21×10^9/L，N 85.5%，Hb 150 g/L，PLT 254×10^{12}/L。

（2）尿液：pH 7.0，尿比重 1.005～1.010，尿蛋白（+），RBC 68/HP，WBC 120/HP，尿红细胞形态均一。尿蛋白定量 0.38 g/24 h。

（3）血生化：总蛋白75 g/L，白蛋白42 g/L，球蛋白33 g/L，葡萄糖5.53 mmol/L，丙氨酸氨基转移酶34 U/L，天冬氨酸氨基转移酶32 U/L，碱性磷酸酶45 U/L，γ谷氨酰基转移酶17 U/L，总胆红素6.6 μmol/L，直接胆红素0.8 μmol/L，尿素5.7 mmol/L，肌酐87 μmol/L（MDRD公式估算eGFR为87.48 mL/min），尿酸323 μmol/L，钠132.1 mmol/L，钾3.08 mmol/L，氯112.4 mmol/L，钙2.23 mmol/L，磷1.25 mmol/L，二氧化碳18.0 mmol/L，血糖5.6 mmol/L，甘油三酯1.75 mmol/L，总胆固醇5.50 mmol/L，HDL−C 1.59 mmol/L，LDL−C 3.31 mmol/L。

（4）骨代谢指标：25−羟维生素D_3 15.05 ng/mL，PTH 122.0 pg/mL。

（5）血气分析：pH 7.309，PO_2 12.8 kPa，PCO_2 5.7 kPa，SaO_2 99%，标准碱剩余−6.5 mmol/L，SB 16.2 mmol/L，钠13 mmol/L，钾2.98 mmol/L，氯114 mmol/L。

（6）24 h尿电解质：尿钠182 mmol/24 h，尿钾153 mmol/24 h↑，尿钙9.84 mmol/24 h↑，尿磷16.23 mmol/24 h。

（7）血醛固酮（基础）1 935.98 pmol/L；血浆肾素活性：3.24 μg/(L·h)，血管紧张素Ⅱ 54.00 ng/L，血、尿皮质醇基本正常。

（8）血ANA、ENA、甲状腺功能均正常。

（9）双肾B超：左肾大小130 mm×80 mm×40 mm，右肾大小125 mm×80 mm×35 mm，双肾锥体回声增强，可见多个大小不等的强光团。

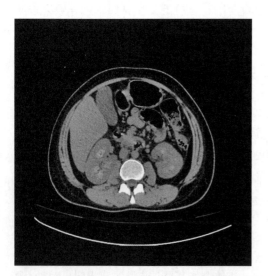

图5−12　患者CTU（由上海交通大学医学院附属瑞金医院提供）

（10）尿路平片显示双肾实质内多发斑点状高密度影。

（11）CT显示双肾形态增大，密度减低；双肾锥体内多发小斑点状钙化和结石影；右侧输尿管下段见一直径约2.5 mm斑点状致密影，右侧输尿管全程及右侧肾盂扩张积水，符合MSK表现。图5−12。

【病例分析】

问题1：请归纳该病例的病史特点。

（1）中年男性。

（2）以反复腰痛就诊，入院前出现尿频尿急、尿色加深，无尿痛、尿量改变等症状。

（3）查体：全腹软，无压痛，双肾区叩击痛（±）。

（4）尿检示尿红细胞、白细胞升高。

（5）血检示低钾、高氯性代谢性酸中毒，肾功能正常；合并高尿钾、高尿钙等。

（6）双肾B超：左肾大小130 mm×80 mm×40 mm，右肾大小125 mm×80 mm×35 mm，双肾锥体回声增强，可见多个大小不等的强光团。

（7）尿路平片示双肾实质内多发斑点状高密度影。

（8）CT示双肾形态增大，密度减低；双肾锥体内，多发小斑点状钙化和结石影；右侧输尿管下段见一直径约2.5 mm斑点状致密影，右侧输尿管全程及右侧肾盂扩张积水，符合MSK表现。

问题2：该患者可能的诊断是什么？并陈述诊断依据和鉴别诊断要点。

（1）诊断：髓质海绵肾，尿路感染，继发性Ⅰ型肾小管酸中毒。

（2）诊断依据：① 中年男性；② 反复腰痛，伴有尿路刺激症状；③ 尿检示尿红细胞、白细胞升高；④ 低血钾、高血氯性代谢性酸中毒合并高尿钙；⑤ 影像学检查符合MSK诊断。

（3）鉴别诊断

● 多发性肾结石：肾结石双侧发病者常有反复发作的结石病史，多发性位于肾盂或肾盏内，常伴有尿路梗阻及肾盂、肾盏积水，结石直径也较大，分布不具MSK结石特征。

● 肾钙质沉着症：为肾集合管内及其周围弥散性钙盐沉着，较MSK更为广泛，其钙化较弥漫并累及肾皮质。可见于多种疾病，如甲状旁腺功能亢进症、肾小管酸中毒、特发性高尿钙等，但本病一般无肾小管扩张和囊腔形成等改变。

● 原发性或其他原因导致Ⅰ型肾小管酸中毒：MSK表现为Ⅰ型肾小管酸中毒者，需要与原发或其他一些导致Ⅰ型肾小管酸中毒的疾病鉴别，如遗传性肾病、系统性红斑狼疮、干燥综合征、肝硬化等。

本例患者为中年男性，结合患者临床表现、实验室检查及典型的MSK影像学检查，可以排除以上疾病可能。

问题3：简述该患者治疗原则。

（1）多饮水增加尿量，低钙、低草酸饮食，降低结石发生。

（2）患者合并远端肾小管性酸中毒，予口服枸橼酸钾。

（3）如果枸橼酸钾仍不能有效降低尿钙，则可以使用噻嗪类利尿剂以增加肾小管对钙的重吸收。

（4）患者伴有尿路感染，予抗感染治疗。

问题4：髓质海绵肾的肾结石形成的危险因素有哪些？

髓质海绵肾患者常有明确的尿路钙结石形成危险因素，如高钙尿症、高尿酸尿症、高草酸尿症和低枸橼酸尿症。

（周蓉　沈杰）

第七节　常染色体显性小管间质性肾病

【概述】　常染色体显性小管间质性肾病（ADTKD）是一类以肾小管间质损害为主要表现的罕见遗传性疾病，发病率为（4～10）：10 000，是终末期肾病的原因之一，其主要临床特征包括早期无严重高血压表现、家族史阳性、肾功能缓慢进行性丧失、尿检结果大多正常、无或轻度蛋白尿。

此外，部分患者表现为高尿酸血症和早发性痛风，影像学提示肾囊性改变，病理活检通常表现为肾小管萎缩和间质纤维化，肾小球无明显改变。ADTKD是继常染色体显性多囊肾病（ADPKD）和Ⅳ型胶原突变后最常见的单基因肾脏病之一，目前基因检测是首选诊断方式，强调早期诊断、早期干预。

【发病机制】 ADTKD发病机制主要为基因突变，其中涉及的主要突变基因UMOD、MUC1、REN、HNF1B、SEC61A，分别介绍如下。

1. ADTKD-UMOD 以往称尿调节素相关性肾病（UAKD）、肾髓质囊性病2型（MCKD2）及家族性少年型高尿酸血症肾病1型（FJHN1），致病基因UMOD，定位于染色体16p12.3，在肾小管初级纤毛中表达，编码尿调节素又称Tamm-Horsfall蛋白（THP），是正常人尿液中含量最多的蛋白质，由髓襻升支粗段（TAL）上皮细胞特异生成，尿调节素聚合体可以增强TAL上皮细胞的水屏障作用，增加肾脏外髓质钾通道的表达，同时激活$NA^+-K^+-2Cl^-$转运体。UMOD基因发生突变后，TAL上皮细胞$NA^+-K^+-2Cl^-$转运体的功能受到抑制，增加近曲小管对尿酸的重吸收，这也可能是部分UMOD突变患者合并高尿酸血症的机制。此外，UMOD突变的异常尿调节素在细胞内质网中堆积，减少肾小管上皮细胞释放野生型尿调节素，造成肾小管上皮细胞损伤、释放各种炎症介质、诱发免疫反应并引起炎性细胞浸润，从而导致进展性肾小管间质纤维化。

2. ADTKD-MUC1 以往称肾髓质囊性病1型（MCKD1），MUC1定位于染色体1q21，编码膜锚定黏蛋白mucin1，是一种广泛分布于远端肾小管的跨膜糖蛋白，具有维持肾小管腔的重要作用。

3. ADTKD-REN 以往称家族性少年型高尿酸血症肾病2型（FJHN2），致病基因为REN，定位于染色体1q32.1，编码肾素（renin）。肾素是一种蛋白酶，可分解血管紧张素为血管紧张素1并调节血管紧张素1的生成。*REN*突变可能为编码信号肽的外显子1发生突变，导致异常肾素在细胞内沉积，进而引起肾小球入球小动脉上肾素生成细胞凋亡，其临床表现可能与肾素分泌减少引起的肾素-血管紧张素-醛固酮系统功能亢进相关。

4. ADTKD-HNF1B 以往称青少年起病的成人型糖尿病5型（MODY5）、肾囊肿糖尿病综合征（RCAD）。HNF1B基因定位于染色体17q12，含有9个外显子，编码HNF1B，可调节肾脏、胰腺以及肝脏的多基因表达过程，且HNF1B基因突变影响PKD2和SOCS3的表达，其中PKD2参与肾囊肿的形成，SOCS3与早期糖尿病发生相关，有关HNF1B基因突变导致肾间质纤维化的机制还有待研究。

5. ADTKD-SEC61A SEC61A1编码α1亚基的运输蛋白SEC61（SEC61α），这是异源三聚体蛋白质-SEC6导电通道的一部分[连同SEC61亚基-β（SEC61β）和SEC61亚基-γ（SEC61γ）]，SEC61是将新合成的分泌蛋白运输到内质网的转座子的一部分，也是将新合成的分泌蛋白运输到内质网的转座子的一部分。

【临床特点】 无论哪个基因突变导致的ADTKD，其临床表现都十分相似，均以肾脏浓缩稀释功能障碍为主，表5-5总结了不同基因的临床特点。

表5-5 ADTKD不同突变基因的临床特征、实验室检查及病理特征

ADTKD亚型	临床特征	实验室检查	病理特征
ADTKD-UMOD	• 痛风多发生在青少年时期 • 遗尿和低比重尿	• 因尿酸盐排泄障碍引起的高尿酸血症 • 低水平的尿调节素	尿调节素沉积在髓襻升支粗段上皮细胞

（续表）

ADTKD亚型	临床特征	实验室检查	病理特征
ADTKD-MUC1	• 痛风	• 高尿酸血症	细胞内MUC1fs沉积在髓襻升支粗段上皮细胞和肾外组织
ADTKD-REN	• 儿童时期发生贫血 • 轻度高血压 • 肾损伤表现 • 痛风多发生在青春期	• 儿童时期发生贫血 • 轻度高钾血症 • 因尿酸盐排泄降低引起的高尿酸血症 • 血浆肾素水平低或正常	肾小球旁组织肾素染色减少
ADTKD-HNF1B	• 常见于儿童 • 伴有先天性肾脏和尿路畸形 • 女性生殖器畸形 • 综合征特征，如自闭症谱系障碍（17q12缺失综合征）	• 低镁血症、高尿酸血症和低钾血症 • 肝功能异常 • MODY（成人型糖尿病）	无相关资料
ADTKD-SEC61A	• 生长发育迟缓 • 腭垂裂 • 腭裂和腭咽功能不全 • 多指/趾畸形 • 脓肿形成	• 先天性贫血 • 白细胞和中性粒细胞数减少	无相关资料

【诊断及鉴别诊断】

1. 诊断　根据2015年KDIGO提出的ADTKD诊断标准进行诊断。

（1）ADTKD的疑似诊断标准（符合以下任意一项为疑似诊断）

• 符合ADTKD临床特点，包括常染色体显性遗传模式；缓慢进展肾功能不全；轻度镜下血尿；伴或不伴轻度蛋白尿；疾病早期无严重高血压；无潜在药物或毒物暴露史；超声检查肾脏体积正常或缩小；由于肾脏浓缩功能降低可引起儿童遗尿、夜尿等。

• 不具有符合ADTKD临床特点的常染色体显性遗传的慢性肾脏病家族史，但是符合以下任何一项：① 肾活检符合ADTKD病理改变特点（肾间质纤维化；肾小管萎缩；肾小管基膜增厚或变薄；可能出现肾小管囊样扩张；免疫荧光检查免疫球蛋白和补体均为阴性）；② 存在HNF-1β（肝细胞核因子1B）突变引起的肾外症状，如胰腺畸形、泌尿生殖道畸形、肝功能异常，低镁血症及低钾血症等；③ 具有早发型高尿酸血症和（或）痛风病史。

（2）ADTKD的确诊诊断标准（需同时符合以下2条标准）

• 具有符合ADTKD临床特点的常染色体显性遗传的慢性肾脏病家族史，而且至少有一个家系成员肾活检符合ADTKD的病理改变特点（注意：单纯依靠肾活检不能确诊ADTKD）。

• 患者或家系成员之一基因检测明确ADTKD突变基因。

2. 鉴别诊断

（1）常染色体显性多囊肾病：常于青中年时期被发现，多有多囊肾的家族史，致病基因为PKD1和PKD2。肾脏体积显著增大，肾皮质、髓质布满无数大小不等囊肿，常合并多囊肝、腰痛、肾结石、血尿和高血压等症状，根据临床及影像学检查一般不难鉴别。

（2）肾单位肾痨：常发生在儿童时期，患者伴轻度镜下血尿，伴或不伴轻度蛋白尿，不显著的肾脏超声表现，但该病为常染色体隐性遗传，通常父母表型一般正常。NPHP1纯合缺失导致的肾单位肾痨在临床上最为常见。

（3）PAX2突变相关疾病：是一种常染色体显性遗传疾病，临床通常表现肾发育不良，视神经异常和蛋白尿。

【治疗及预后】 ADTKD为遗传性疾病，目前治疗手段有限，基因诊断是首选的诊断方式。ADTKD突变基因携带者需要定期进行肾功能及尿常规检查，KIDGO建议每年随访1次。同时应控制其他与肾脏损害相关的危险因素，如高血压、糖尿病、肥胖、高脂血症、吸烟，避免应用肾毒性药物等。

对于ADTKD患者应慎用利尿剂，因为这些药物可能会加重盐的流失、容量负荷的减少和高尿酸血症，也不推荐低盐饮食。建议不用严格控制入量以弥补尿液浓缩缺陷。

所有的ADTKD患者都应避免使用非甾体抗炎药，尤其是伴有REN基因突变的患者更应避免使用非甾体抗炎药。

不同突变基因导致的ADTKD治疗原则不同，UMOD和MUC1突变携带者主要以定期临床随访为主，不建议早期干预；存在HNF1B、REN、SEC61A突变的儿童建议早期干预，改善其预后，如果患者已经出现肾功能损害，则需依据慢性肾脏病治疗指南进行治疗，进入终末期肾病的患者需给予肾脏替代治疗，肾移植是ADTKD导致ESRD患者的首选替代方案，一般ADTKD不会在肾移植后出现原发疾病的复发。ADTKD患者的生活质量在很大程度上取决于肾脏病的严重程度、是否存在与慢性肾脏病相关的并发症以及是否存在肾外表现。

<hr/>典 型 病 例 及 分 析<hr/>

【病例介绍】

1. 病史 男性，10岁，因"双下肢乏力半年余，发现肾功能不全20余天"入院。20余天前因发热、咳嗽就诊外院，查生化提示BUN 11.89 mmol/L，血肌酐331 μmol/L，尿常规蛋白（+），为进一步诊治转我院。病程中尿量可，无痛风发作，追问病史患儿有夜遗尿及起夜病史。患者为足月顺产，否认宫内窒息，否认有高血压、糖尿病、肝炎及其他既往疾病史。父母健在，家族中无相关疾病史。父母否认近亲婚配。

2. 查体 生长发育可，血压110/70 mmHg，神清，精神可，呼吸平，双肺呼吸音清，未及啰音，双眼睑及双下肢未见明显水肿，外生殖器发育正常。

3. 辅助检查

（1）血常规：WBC 5.4×10^9/L，N 57.2%，Hb 103.2 g/L，PLT 193×10^9/L。

（2）生化：谷丙转氨酶10 U/L，谷草转氨酶24 U/L，白蛋白40.6 g/L，BUN 3.5 mmol/L，肌酐213 μmol/L，尿酸500 μmol/L，钾3.6 mmol/L，钠136.86 mmol/L，钙0.51 mmol/L；空腹血糖5.0 mmol/L。

（3）尿成分分析：尿蛋白（1+），WBC 0.38/HPF，RBC 1.21/HP，尿比重1.010，24 h尿蛋白0.58 g，A1MU/CR 630.4 mg/g，ALBU/CR 85.9 mg/g，NAG/CR 0.06 U/mmol。

（4）心电图：正常。

（5）双肾B超：左肾大小约71.4 mm × 21.6 mm × 26.4 mm，右肾大小约77.2 mm × 24.8 mm × 26.7 mm，双肾边缘轮廓欠清，形态规则，包膜光滑，内部回声未见明显异常，集合系统无增宽，血供少。

（6）肾动态显像：双肾（标化）GFR：35 mL/min（左肾18.5 mL/min，右肾16.5 mL/min）。

（7）眼科和听力检查：正常。

（8）基因检测：在检测的肾病相关基因中，发现患者MUC1携带1个杂合突变（既往已有该位点致病相关报道）。父母中均未检测到此突变。

【病例分析】

问题1：请归纳该病例的病史特点。

患儿，男性，10岁，因呼吸道感染生化检查无意中发现肾功能异常，病程中有夜遗尿、尿量正常，实验室检查少量蛋白尿，无血尿，尿中肾小管蛋白异常升高较为明显，并伴有低比重尿，肾脏超声提示肾脏体积缩小，基因检测发现患儿MUC1携带1个杂合突变。父母中均未检测到此突变。

问题2：该病诊断要点。

诊断依据：患儿为学龄期儿童，病史和检查提示肾小管间质损伤为主，基因检测发现患儿MUC1杂合突变，综合上述可明确诊断为ADTKD。

问题3：该病临床上应与哪些疾病相鉴别。

（1）常染色体显性多囊肾病：常于青中年时期被发现，多有多囊肾的家族史，致病原因为PKD1和PKD2。肾脏体积显著增大，肾皮质、髓质布满无数大小不等囊肿，常合并多囊肝、腰痛、肾结石、血尿和高血压等症状，根据临床及影像学检查一般不难鉴别。

（2）肾单位肾痨：常发生在儿童时期，患者伴轻度镜下血尿，伴或不伴轻度蛋白尿，不显著的肾脏超声表现，但该病为常染色体隐性遗传，通常父母表型一般正常。NPHP1纯合缺失导致的肾单位肾痨在临床上最为常见。

（3）PAX2突变相关疾病：是一种常染色体显性遗传疾病，临床通常表现肾发育不良，视神经异常和蛋白尿。

问题4：该病的诊断治疗要点有哪些？

ADTKD为遗传性疾病，治疗手段有限，对于诊断来说，基因诊断是首选的诊断方式，对于基因突变需要定期随访肾功能，尿液检查及血压，同时应控制其他与肾脏损害相关的危险因素，如高血压、糖尿病、肥胖、高脂血症、避免应用肾毒性药物等。该患者目前已进入CKD 3期，需根据相关指南进行CKD随诊。

（沈茜）

第八节 Gitelman综合征

【概述】 Gitelman综合征（GS）是一种常染色体隐性遗传的失盐性肾小管疾病。1966年由美国医生Gitelman等首先报道。该病曾长期被认为是Bartter综合征的一个特殊亚型，直到1996年其致病基因被成功克隆。

至今GS的确切发病率尚不清楚，国外报道欧洲人中约为1/40 000，而亚洲人中可能更高，日本人中根据杂合子携带率估算的患病率在10.3/10 000。GS患者一般在青少年或成年时发病，生化异常可更早出现。

【发病机制】 GS的病因是编码位于肾远曲小管的噻嗪类利尿剂敏感的钠氯共同转运体

（NCCT）蛋白的基因SLC12A3发生功能缺失突变导致NCCT的结构和（或）功能异常，从而引起肾脏远曲小管对钠、氯的重吸收障碍导致低血容量，肾素-血管紧张素-醛固酮系统（RAAS）激活，低血钾和代谢性碱中毒等一系列病理生理和临床表现。

【临床特点】

1. 临床表现　多数GS患者于青少年或成年发病，但一些临床症状也可在儿童期甚至新生儿期出现，约1/3的患者可有明确的家族史。GS常见的临床症状多为非特异性，常与电解质紊乱及RAAS激活等有关。包括以下表现。

（1）全身症状：如肢体乏力、疲劳、运动耐量下降、口渴、多饮、嗜盐等。

（2）心血管系统：正常或偏低血压、心悸、QT间期延长、室性心律失常等。

（3）消化系统：发作性腹痛、便秘、呕吐等。

（4）泌尿系统：多尿、夜尿、遗尿、蛋白尿、低钾性肾病等。

（5）神经-肌肉系统：头晕、眩晕、共济失调、假性脑瘤、肢体麻木、感觉异常、肌肉痉挛、抽搐、横纹肌溶解等。

（6）骨关节系统：关节痛、软骨钙质沉着症等。

（7）生长发育：发育停滞、生长迟缓、青春期延迟等。

需要指出，多数GS患者尿蛋白定量正常或轻度升高，一般为中小分子蛋白，可能与长期低钾所致的肾小管损伤有关，大多数患者肾功能正常，因此不需要肾穿刺活检。但患者如果出现大量蛋白尿、原因不明的肾功能受损等，需行肾穿刺活检明确是否合并肾小球病变或其他肾脏疾病可能。

2. 实验室检查

（1）生化及影像学检查：由于GS患者症状缺乏特异性，临床诊断更多依赖于实验室检查结果，典型患者临床表现为低血钾、低血镁、低血氯、低尿钙、偏低血压和RAAS活性增高和代谢性碱中毒。特别是低血镁和低尿钙对诊断GS有重要价值。① 低钾血症及肾性失钾：血清钾 < 3.5 mmol/L，常持续存在或反复出现，伴肾性失钾依据（尿钾/尿肌酐 > 2.0 mmol/mmol或血钾低于3.5 mmol/L时，24 h尿钾 > 25 mmol）；② 代谢性碱中毒；③ 低镁血症及肾脏排泄镁增多：血镁 < 0.7 mmol/L，镁排泄分数（FE_{Mg}）> 4%［FE_{Mg}=（尿镁×血肌酐）/（血镁×尿肌酐）］；④ 低尿钙：成人随机尿中尿钙/尿肌酐 < 0.2 mmol/mmol；⑤ RAAS系统激活（血浆肾素、血管紧张素及醛固酮水平增高或活性增强）；⑥ 氯离子排泄分数（FE_{Cl}）> 0.5%［FE_{Cl}=（尿氯×血肌酐）/（血氯×尿肌酐）］；⑦ 肾脏超声检查正常。

以上检查中，血尿标本需要同步留取，建议留取2～3次。如果患者正在补钾补镁治疗且血电解质水平正常或接近正常，则可停用相关药物48 h后进行检测，以免干扰检查结果。

（2）氯离子清除试验（氢氯噻嗪试验）：由于GS患者的病变部位在远曲小管（氢氯噻嗪作用部位），所以氯离子清除试验中，呋塞米能使GS患者的氯离子排泄明显增加，而氢氯噻嗪对患者的氯离子清除影响不大。从而可以鉴别GS与Bartter综合征（病变部位在髓襻升支粗段，呋塞米作用部位）。但氯离子清除试验过程较为复杂，且存在加重低血钾的风险，随着基因检测技术的不断成熟，已不推荐该检查。

（3）基因检测：所有患者都应行家系调查，并推荐在有条件的机构行基因检测以获得确诊。

【诊断及鉴别诊断】

1. 诊断　典型的GS的患者可通过临床表现和实验室检查获得临床诊断，而最终的确诊则有赖于基因检测。如果SLC12A3基因中发现两个致病突变,可以确诊为Gitelman综合征。

2. 鉴别诊断

(1) Bartter综合征(BS):GS与经典型BS在临床表现上存在交叉,二者都有低血钾、肾性失钾、低氯性代谢性碱中毒、RAS激活但血压不高。鉴别要点主要是发病年龄、是否存在低尿钙、低血镁以及是否合并生长发育迟缓等,基因检测可以明确。见表5-6。

表5-6 Gitelman综合征与经典型Bartter综合征的鉴别诊断要点

	Gitelman综合征	Bartter综合征
发病时间	青少年或成年	儿童期
低钾血症	有	有
低氯性代谢性碱中毒	有	有
高肾素活性	有	有
低镁血症	有	无
尿钙	低	正常或高尿钙
前列腺素E水平	正常	高
生长发育迟缓	少见	有
病变部位	远曲小管	髓襻升支粗段
突变基因	SLC12A3	CLCNKB

(2) 其他可能引起低钾血症的疾病:应在仔细询问病史的基础上通过实验室检查排除。如摄入不足、胃肠道丢失或钾离子异常分布的患者多数存在胃肠道疾病史或周期性麻痹等,尿钾检查提示无肾性失钾;慢性呕吐或腹泻的患者可存在低血钾及尿钾排泄增多,但其尿氯排泄不增高(<25 mEq/L),无肾性失氯;使用利尿剂的患者可存在低钾、肾性失钾和失氯,需要仔细询问用药;如低钾患者合并高血压,还需要通过对RAAS系统、皮质醇等的检测结合影像学检查排除肾素瘤、肾动脉狭窄、原发性醛固酮增多症、Liddle综合征、Cushing综合征等。此外,一些自身免疫性疾病如干燥综合征、虹膜炎等以及某些药物如顺铂引起的肾小管损伤也可出现类似GS的表现,需要通过病史、临床表现、自身抗体检查、血气分析等检查加以鉴别。见表5-7。

表5-7 低钾血症常见疾病的鉴别要点

	血 压	血气特点	肾 素	Ang Ⅱ	Ald
Gitelman综合征	N或D	低氯性碱中毒	I	I	I
Bartter综合征	N或D	低氯性碱中毒	I	I	I
肾小管酸中毒	N	高氯性酸中毒	N	N	N
原发性醛固酮增多症	I	代谢性碱中毒	D	N或D	I
肾动脉狭窄/肾素瘤	I	N	OI	OI	I
Liddle综合征	I	高钠性碱中毒	D	D	D

注:Ang Ⅱ:血管紧张素Ⅱ;Ald:醛固酮;N:正常;I升高;D:降低;OI:显著升高。

【治疗】

1. 钠盐摄入　鼓励患者根据个人饮食习惯多进食含氯化钠的食物。

2. 钾和镁的补充　口服或静脉补钾和（或）补镁是GS患者最主要的治疗，需要个体化及终身补充，遵循"食补＋药补"的原则。如患者存在低血镁，应首先补镁以助维持正常血钾水平，同时避免抽搐等并发症。建议GS将患者的血钾和血镁水平分别至少维持在3.0 mmol/L及0.6 mmol/L以上。

鼓励患者进食富含钾离子的食物，药物补钾可选用氯化钾，避免空腹口服以减少对胃肠道刺激，可逐渐增加剂量直到达到合适的维持量。当患者不能进食或存在严重低钾导致心律失常、横纹肌溶解、四肢麻痹或呼吸困难时则需要静脉补钾。鼓励低镁患者进食富含镁的食物，药物补镁首选口服，需要注意不同制剂的生物利用度。成人起始剂量推荐为300 mg/天（以镁元素计），分次餐中口服，并随血镁浓度及胃肠道耐受情况调整。当患者存在严重并发症或不能耐受口服补镁时，需静脉补镁治疗（可选用硫酸镁或氯化镁）。

3. 其他药物　当患者持续存在低钾血症伴相关症状，补钾治疗效果不好或不能耐受副作用时，可考虑使用潴钾类利尿剂、肾素－血管紧张素阻断剂或NSAID类药物甚至以上药物联合应用。

（1）潴钾类利尿剂（醛固酮拮抗剂）：螺内酯可拮抗醛固酮活性，减少尿钾排泄从而升高血钾，但具有抗雄激素的副作用：如男性乳腺发育、多毛症及月经紊乱等，在青少年及年轻人中应用需谨慎。选择性醛固酮拮抗剂依普利酮不良反应相对较少。此外，醛固酮拮抗剂有促进肾脏排钠和利尿作用，需要注意补充钠盐并警惕低血压的发生。

（2）肾素－血管紧张素拮抗剂（ACEI/ARB）：可抑制RAAS活性，优先选择ACEI类，建议从小剂量递增，需注意低血容量等副作用。

（3）前列腺素合成酶抑制剂：在GS患者中较少应用，因多数GS患者血中PGE2水平正常。有报道选择性COX2抑制剂可治疗顽固性低钾血症，但应用此类药物需注意其长期心血管副作用。

（4）软骨钙质沉着症的治疗：此症较少见，平时需注意补镁预防。口服NSAID类药物或低剂量的秋水仙碱对急性软骨钙质沉着症有效，但需注意NSAID对肾脏的副作用及秋水仙碱可能加重腹泻的情况。

【预后】　多数患者预后良好，因此GS曾被认为是一种良性肾小管疾病。但近年的研究显示GS患者的生活质量明显下降，少数患者甚至可出现生长发育迟缓、软骨钙化、横纹肌溶解和室性心律失常等严重临床症状。此外，长期的低钾低镁可能导致糖代谢异常、肾功能受损等并发症而影响预后，因而早期诊断、合理治疗及监测病情非常必要。

典型病例及分析

【病例介绍】

1. 病史　患者，女性，32岁，因"双下肢乏力5个月，发现低血钾3个月"就诊。患者5个月前无明显诱因自觉双下肢乏力，3个月前当地医院检查发现血钾波动于2.7～3.0 mmol/L，同时伴有血镁降低。病程中无发热，无恶心呕吐，无腹泻，未节食，无多尿。为明确诊断至我院就诊。

2. 既往史　否认高血压、糖尿病史；否认肝炎、伤寒、结核等传染病史；否认外伤、手术史；否认输血史；既往从事会计，否认有毒有害物质接触史，否认家族相关疾病及遗传性疾病史。

3. 查体　血压110/80 mmHg，心率76次/分，呼吸频率18次/分。一般情况可，神志清，营养中等,发育正常,走入病房,对答切题,查体合作。全身皮肤黏膜无明显黄染。颈软,颈静脉无怒张,气管位居中,双侧甲状腺未触及肿大。双肺呼吸音粗,未闻及干湿性啰音及哮鸣音。心率78次/分,律齐,各瓣膜听诊区未闻及病理性杂音。腹部平软,无明显压痛、反跳痛,肝脾肋下未触及,移动性浊音(−),双下肢无水肿,双侧足背动脉搏动存在。

4. 辅助检查

(1) 血常规: WBC 7.2×10^9/L, N 65.4%, Hb 140 g/L, PLT 250×10^{12}/L。

(2) 尿常规: 尿蛋白(−), RBC 0/HP, WBC 0/HP, 尿 pH 8.0。

(3) 生化: 丙氨酸氨基转移酶22 U/L, 天冬氨酸氨基转移酶26 U/L, 总胆红素6.7 μmol/L, 直接胆红素2.3 μmol/L, 总蛋白67 g/L, 白蛋白38 g/L, 尿素2.7 mmol/L, 肌酐69 μmol/L, 尿酸499 μmol/L ↑, 钠137.5 mmol/L, 钾2.06 mmol/L ↓, 氯92.7 mmol/L ↓, 钙2.23 mmol/L, 磷1.60 mmol/L, 镁0.60 mmol/L ↓, 二氧化碳33.0 mmol/L ↑, 阴离子间隙13.86 mmol/L ↑。

(4) 血气分析: pH 7.45, PO_2 13 kPa, PCO_2 6 kPa, SaO_2 99%, 标准 HCO_3^- 27.6 mmol/L ↑, 标准碱剩余4.1 mmol/L ↑。

(5) 24 h尿电解质: 钾45.80 mmol/24 h ↑, 钠108.30 mmol/24 h, 氯85.00 mmol/24 h, 钙0.41 ↓ mmol/24 h, 磷15.70 mmol/24 h。

(6) 肾素−血管紧张素−醛固酮测定(基础): 肾素4.39 ng/mL, 血管紧张素 II 303.00 pg/mL ↑, 醛固酮131.70 pg/mL。

(7) 肾素−血管紧张素−醛固酮测定(激发): 肾素8.71 ng/mL, 血管紧张素 II 441.00 pg/mL ↑, 醛固酮371.70 pg/mL。

(8) 血免疫指标: IgG全套、ANA、ENA、dsDNA、ANCA、抗GBM、血尿免疫固定电泳、血游离轻链等均阴性。

(9) 感染指标: HBV抗体、HCV抗体、HIV、RPR等均阴性。

(10) 肿瘤指标: 均阴性。

(11) 腹部B超: 左肾105 mm×43 mm, 右肾103 mm×45 mm, 双肾血流参数未见明显异常。肝、胆、胰、脾未见明显异常。

(12) 胸片: 未见明显异常。

(13) 心电图: 未见明显异常。

【病例分析】

问题1: 请归纳该病例的病史特点。

(1) 青年女性。

(2) 以双下肢乏力,低血钾起病;血压正常,伴低血镁,低血氯,代谢性碱中毒,低尿钙,合并尿钾排出增多。

(3) 查体: 未见明显异常。

(4) 辅助检查中自身免疫、感染、肿瘤等指标均阴性。

问题2: 该患者可能的诊断是什么? 并陈述诊断依据和鉴别诊断要点。

(1) 诊断: Gitelman综合征。

(2) 诊断依据: ① 青年女性; ② 以双下肢乏力,低血钾起病;血压正常,伴低血镁,低血氯,代谢性碱中毒,低尿钙,合并尿钾排出增多,碱性尿及RAAS系统轻度激活; ③ 自身免疫、感染、肿瘤等指标均阴性。

（3）鉴别诊断：患者有低血钾，合并尿钾排泄增加，主要围绕肾性失钾的病因进行鉴别。

● 继发性肾小管疾病：最常见继发干燥综合征、系统性红斑狼疮、多发性骨髓瘤、肾毒性药物损害、感染等，该患者为青年女性，自身免疫指标、肿瘤指标全阴性，继发性肾小管疾病诊断依据不足，暂不考虑。

● 肾小管酸中毒：亦可表现为低血钾，高尿钾，碱性尿，但常表现为代谢性酸中毒，高血氯，高尿钙，与该患者不符合，暂不考虑。

● Bartter综合征：经典型Bartter综合征患者可长至成年，亦表现为血压正常或者偏低，低血钾，低血氯，代谢性碱中毒，但较少出现低血镁，低尿钙，因此该患者不首先考虑Bartter综合征，可考虑行基因检测进一步排除Bartter综合征。

问题3：简述该患者治疗原则。

治疗方案：纠正患者的电解质紊乱。

（1）钠盐摄入：鼓励患者根据个人饮食习惯多进食含氯化钠的食物。

（2）钾和镁的补充：口服或静脉补钾和（或）补镁是GS患者最主要的治疗，需要个体化及终身补充，遵循"食补+药补"的原则。如果存在低血镁，则应首先考虑补镁，以使补钾更容易并且减少发生抽搐的风险。

（3）药物补镁首选口服，需要注意不同制剂的生物利用度。成人起始剂量推荐为300 mg/天（以镁元素计），分次餐中口服，并随血镁浓度及胃肠道耐受情况调整。同时鼓励患者进食富含镁的食物。当患者存在严重并发症或不能耐受口服补镁时，需静脉补镁治疗（可选用硫酸镁或氯化镁）。

（4）其他药物：当患者持续存在低钾血症伴有相关症状，补钾治疗效果不好或不能耐受副作用时，可考虑使用潴钾类利尿剂、肾素–血管紧张素阻断剂或NSAID类药物甚至以上药物联合应用。

问题4：患者口服氯化钾补钾治疗效果不理想，血钾仍低于3.0 mmol/L，此时治疗方案如果调整？

存在低血镁时，应首先考虑补镁，以使补钾更容易并且减少发生抽搐的风险。

如充分补镁后，补钾治疗效果不好或不能耐受副作用时，可考虑使用潴钾类利尿剂、肾素–血管紧张素阻断剂或NSAID类药物甚至以上药物联合应用。

（任红　陈楠）

第六章

肾血管性疾病

第一节　良性肾小动脉硬化

【概述】　良性肾小动脉硬化是高血压引起的肾脏病理改变之一，以肾小球入球小动脉透明样变与小叶间动脉肌内膜增厚为初始病变，继而发生肾单位缺血性改变。

【发病机制】　良性肾小动脉硬化的发病机制主要与高血压引起的肾脏血流动力学变化及血管重塑相关。体循环血压传递到肾脏时，入球小动脉在一定范围内靠自身调节机制，避免高压传递到肾小球内；而肾髓质的直小动脉缺乏这种机制，系统血压的升高可直接导致肾髓质毛细血管压增高。因此，高血压肾损伤的最早表现为肾小管损伤。循环及肾脏局部的肾素-血管紧张素-醛固酮系统（RAAS）参与高血压引起的肾脏血流动力学变化及血管重塑。交感神经系统活化在高血压引起的缩血管反应中也具有重要作用。

【临床特点】　良性肾小动脉硬化与高血压程度及持续时间相关，早期的临床表现为远端肾小管功能受损，包括夜尿增多、禁水后尿渗降低等。随着病程的进展，可出现肾小球功能受损，主要为轻度蛋白尿，很少出现重度蛋白尿。尿沉渣有形成分很少。

【病理特征】　高血压持续存在5～10年即可能出现肾脏病理改变，开始是肾脏小动脉病变，继之出现缺血性肾实质损害。

良性肾小动脉硬化可呈现两种特征性小动脉病变：① 入球小动脉玻璃样变：入球小动脉管壁增厚，充以均匀一致的嗜伊红玻璃样物质。② 小叶间动脉肌内膜肥厚：小叶间动脉及弓状动脉中膜平滑肌细胞肥大、增生，并伴不同程度的内膜纤维化，导致内膜增厚、管腔狭窄。

肾实质病变早期肾小球形态正常，部分肾小管上皮细胞混浊肿胀，肾小管萎缩，间质纤维化。随后，肾小球毛细血管襻皱缩性塌陷，毛细血管壁增厚，系膜基质增多，肾小球囊壁增厚，其后肾小球萎缩变小，直至整个硬化。

【诊断及鉴别诊断】

1. 诊断　长期高血压的患者先出现夜尿增多、高尿酸血症等肾小管损伤表现；而后出现轻度蛋白尿，肾功能减退；伴有高血压眼底病变、心脑血管病变。影像学检查呈现双肾对称性萎缩可考虑良性肾小动脉硬化。本病目前尚无统一的诊断标准，临床诊断主要基于病史、临床表现及实验室检查。

本病具有如下特点：① 中年以上多见，有明确和持续的高血压病史，病程常在10年以上，并排除继发性高血压。② 病情进展缓慢，肾小管功能损害早于肾小球功能损害，患者常先出现夜尿增多、尿浓缩功能减退，而后才出现肾小球滤过率下降及血清肌酐增高。③ 尿改变轻微，患者仅轻至中度蛋白尿，少量红细胞及管型尿。④ 常伴有高血压其他脏器损害，如高血压视网膜病变，以及心、脑血管并发症等。有上述临床及实验室表现特点，并能排除其他各种原发性或继发性肾脏病时，即能做出临床诊断。临床诊断困难时可行肾穿刺病理活检鉴别。

2. 鉴别诊断

（1）肾实质性高血压：良性肾小动脉硬化需与慢性肾脏病引起的高血压鉴别。对于肾小球肾炎病史不清的患者，鉴别有时会有一定困难。鉴别困难时应行肾穿刺病理活检。良性肾小动脉硬化的特点是小动脉病变（入球小动脉玻璃样变、小叶间动脉及弓状动脉内膜增厚）明显，肾小球为继发性缺血皱缩及硬化。而肾实质性高血压则主要表现为各种慢性肾脏病病理改变，合并或不合并高血压小动脉病变。

（2）肾血管性疾病：主要需鉴别肾动脉粥样硬化和肾小动脉胆固醇栓塞。肾动脉粥样硬化可通过肾动脉狭窄引起缺血性肾病，与良性肾小动脉硬化的临床表现类似。以下特点可助鉴别：① 由肾动脉粥样硬化引起者，多发生于老年人及绝经期后妇女，常伴其他部位粥样硬化表现。② 血压较高，若不使用血管紧张素转化酶抑制剂（ACEI）或血管紧张素Ⅱ受体阻滞剂（ARB），血压常难控制，而ACEI或ARB用量稍大又易造成血压剧降，造成急性肾损害。③ 出现缺血性肾脏损害时，其表现与高血压肾硬化症相似。④ 由于两侧肾动脉病变常轻重不一，影像学检查双肾大小及核素检查双肾功能常不一致。⑤ 上腹部及（或）腰背部有时可闻及血管杂音。根据临床表现以及肾动脉血管超声初筛怀疑有肾动脉狭窄，可行肾动脉计算机体层血管成像（CTA）或非增强肾血管磁共振血管成像（MRA）进一步筛查，高度疑诊时可行选择性肾动脉造影确诊。肾小动脉胆固醇栓塞可源于动脉斑块自然脱落，也可以是动脉介入手术并发症；常有腰痛、炎症表现、急性肾衰竭；伴有皮肤和其他脏器梗死的表现；既往有动脉粥样硬化病史与脂质代谢紊乱病史。

【治疗】

1. 治疗原则　保护残留肾单位，延缓肾损害进展；保护心脑血管，预防心脑血管意外。一体化的治疗不仅包括生活方式的干预，更要注重降压药物的选择、联用，以期达到降压靶目标。

2. 降压目标　对于已经发生的良性肾小动脉硬化，根据1997年美国肾脏病膳食改良研究（MDRD研究）获得的结果，推荐尿蛋白＞1 g/d的患者，宜将血压控制在16.63/9.98 kPa（125/75 mmHg）以下；而尿蛋白＜1 g/d的患者，宜将血压控制在17.29/10.64 kPa（130/80 mmHg）以下。根据2012年国际改善全球肾脏病预后组织（KDIGO）颁布的指南建议，对于尿白蛋白排泄率＜30 mg/d的患者，降压目标值为18.62/11.97 kPa（140/90 mmHg）以下；而对于尿白蛋白排泄率≥30 mg/d的患者，降压目标值为17.29/10.64 kPa（130/80 mmHg）以下。2017年美国心脏协会（AHA）高血压指南建议，慢性肾脏病患者高血压应降至17.29/10.64 kPa（130/80 mmHg）以下。2018年中国高血压防治指南建议，合并慢性肾脏病的高血压患者无白蛋白尿时血压可控制至18.62/11.97 kPa（140/90 mmHg）以下，有白蛋白尿者需将血压控制至17.29/10.64 kPa（130/80 mmHg）以下。2018年欧洲高血压学会/欧洲心脏病学会（ESH/ESC）高血压指南推荐在所有慢性肾脏病患者中首先将血压降至18.62/11.97 kPa（140/90 mmHg）以下，若治疗可耐受则在大多数患者中血压需降至17.29/10.64 kPa（130/80 mmHg）以下。上述各家指南的建议都可供我们临床实践参考，但是2012年KDIGO在慢性肾脏病高血压指南中提出的降压目标值可能对我们临床实践的参考意义更大。

3. 降压药物选择

（1）第一线降压药物：1999年以前高血压治疗指南均推荐ACEI、ARB、钙通道阻滞剂（CCB）、β受体阻滞剂、α受体阻滞剂及利尿剂等6种药物作为降压治疗第一线用药。2003年后ESH/ESC高血压治疗指南及第七届美国预防、检测、评估与治疗高血压全国联合委员会（JNC 7）推荐ACEI、ARB、CCB、β受体阻滞剂及利尿剂等5种药物作为第一线用药；2006年英国国家卫生与临床优化研究院（NICE）制订的高血压指南及2014年JNC 8推荐ACEI、ARB、CCB及利尿剂等4种药物作为第一线用药。然而，要强调的是未被推荐作为第一线降压药的药物，临床仍然可使用，在第一线药物联合治疗效果不佳时，可配合第一线降压药应用。

ACEI、ARB、CCB、β受体阻滞剂、α受体阻滞剂均能减少肾血管阻力。利尿药对肾血管可能具有双向作用，应用初期时循环容量下降，肾灌注减少，可致肾血管收缩，肾血管阻力增加；而长期应用时，其排钠作用能通过 Na^+-Ca^{2+} 交换，致使血管平滑肌细胞内 Ca^{2+} 减少，从而降低肾血管收缩反应性，降低肾血管阻力。因此，上述各种降压药临床均可选用。考虑到药物是否具有非降压依赖性的肾脏保护作用，以具有这方面作用的 ACEI/ARB 及 CCB 作为首选，而无此作用的 α 受体阻滞剂、β 受体阻滞剂及利尿剂为配伍用药。

ACEI 能从血管阻力、血容量两方面有效地降低系统高血压，同时扩张出球小动脉作用强于扩张入球小动脉，均可降低肾小球内 "三高"。ARB 相比 ACEI 具有如下优点：① 作用不受 ACE 基因多态性影响。② 能抑制非 ACE 催化产生的 Ang Ⅱ 致病作用。③ 促进 Ang Ⅱ 与 AT2 受体结合发挥 "有益" 效应。④ 不影响激肽酶，无咳嗽副作用。对肾脏保护效应而言，ACEI 和 ARB 均具有降压依赖性及非降压依赖性两方面保护作用，能减少尿蛋白排泄，延缓肾损害进展，因此是良性肾小动脉硬化治疗的首选药物。

二氢吡啶类 CCB 将系统血压降到目标值后，可使肾小球内 "三高" 改善。一些同时具有 L 型和 N 型钙离子通道阻断作用的 CCB 能同时扩张入球、出球小动脉，并不增加肾小球滤过压。与 ACEI/ARB 相比，CCB 降压作用强，降压作用不受钠摄入量影响，肾功能衰竭患者仍能应用，没有引起高血钾的风险。

沙库巴曲缬沙坦对于高血压治疗有较好的疗效，今后也将在临床上进一步推广应用。

（2）降压药物的联合应用：良性肾小动脉硬化的药物联合应用原则是：首选 ACEI/ARB 以保护靶器官，疗效不佳时再加用其他降压药物。ACEI 或 ARB 应首先与利尿剂或（和）CCB 联合治疗，如疗效仍差，心率快者加 β 受体阻滞剂或 α 受体与 β 受体联合阻滞剂。但是，利尿剂与 β 受体阻滞剂联合应用有增加新发糖尿病风险，必须警惕。另外，2013 年 ESH/ESC 高血压指南及 2014 年 JNC 8 都已明确提出不主张 ACEI 与 ARB 联合应用，如此联用虽可能增强降低尿蛋白效果，但会引起急性肾损伤等严重副作用。治疗良性肾小动脉硬化的其他措施同慢性肾脏病。

########## 典 型 病 例 及 分 析 ##########

【病例介绍】

1. 病史　患者，男性，55 岁，因 "发现血压升高 13 年，泡沫尿 1 个月" 入院。患者 15 年前无明显诱因下发现血压升高，当时测量血压 150/95 mmHg，5 年前患者因头痛测量血压 180/105 mmHg，伴头晕，Scr 82 μmol/L，尿蛋白（-），患者此后开始服用硝苯地平控释片降压（30 mg qd）。1 个月前患者发现尿液中泡沫增多，伴夜尿增多（每夜 3 次），无双下肢及颜面部水肿。门诊测量血压 148/85 mmHg，Scr 130 μmol/L，Hb 108 g/L，尿蛋白（2+），尿潜血（-）；B 超提示：左肾：103 mm × 46 mm，右肾 110 mm × 50 mm，皮髓质分界不清。眼底检查提示高血压性视网膜病变 Ⅱ 级。

2. 查体　体温 36.4℃，心率 78 次 / 分，呼吸频率 20 次 / 分，血压 152/95 mmHg。

3. 辅助检查

（1）血常规：WBC 6.4×10^9/L，N 70%，Hb 105 g/L↓，PLT 160×10^9/L。

（2）尿常规：尿比重 1.020，尿 pH 5.00，尿蛋白（2+），尿潜血（-）。

（3）血生化：谷丙转氨酶 24 U/L，谷草转氨酶 21 U/L，碱性磷酸酶 45 U/L，总胆红素 13.5 μmol/L，直接胆红素 1.0 μmol/L，肌酸激酶 34 U/L，总白蛋白 60 g/L，白蛋白 36 g/L，甘油三酯 1.55 mmol/L，胆固醇 5.09 mmol/L，HDL-C 1.00 mmol/L，LDL-C 3.25 mmol/L，BUN 10.6 mmol/L↑，肌酐

136 μmol/L↑,尿酸438 μmol/L↑,钠136 mmol/L,钾3.79 mmol/L,磷1.06 mmol/L,钙2.59 mmol/L,氯106 mmol/L。

（4）尿生化：24 h尿蛋白1027 mg/24 h↑,尿微量白蛋白234 mg/dL↑。

（5）内分泌激素：肾上腺素252.4 pg/mL,去甲肾上腺素200 pg/mL,肾素基础1.55 ng/(mL·h),醛固酮基础4.42 pg/mL,肾素激活2.77 ng/(mL·h),醛固酮激活158.9 pg/mL,PTH 106.6 pg/mL↑。

（6）胸片：主动脉型心影,心影增大。

（7）肾动脉Doppler超声：左肾：105 mm×48 mm,右肾：109 mm×50 mm,上极见无回声区29 mm。双肾轮廓模糊,皮髓质分界不清。肾上腺未见占位。左肾动脉内径：3.9 mm,RI 0.84,PSV 63 cm/s;右肾动脉内径：4.2 mm,RI 0.81,PSV 52 cm/s。诊断：双肾动脉阻力指数增高,肾脏病。

（8）肾动脉MRA：双侧肾动脉无狭窄。

（9）同位素GFR：左侧24.94 mL/min;右侧26.54 mL/min。诊断：双肾GFR中度降低。

（10）心脏超声：左心室肥厚。

（11）肾脏病理：光镜：肾活检组织2条,皮质与髓质,肾小球5个。其中一个肾小球球性硬化,1个肾小球毛细血管丛萎陷,球囊腔扩张,其余3个肾小球正常;肾间质轻度纤维增生,散在轻度炎细胞浸润,肾小管轻度萎缩;入球小动脉管壁增厚,玻璃样变,小叶间动脉内膜增厚、管腔狭窄。免疫荧光：均阴性。

【病例分析】

问题1：请归纳该病例的病史特点。

（1）55岁男性,有高血压病史13年,曾有腔隙性脑梗死病史。

（2）以尿蛋白、夜尿增多、肾功能受损为主要临床表现,无肉眼及镜下血尿,无水肿,伴有高血压相关的其他脏器（心、脑、眼底）损害。

（3）查体除血压升高外无腹部血管杂音、双下肢水肿等其他异常体征。

（4）辅助检查免疫指标、感染指标、肿瘤指标均为阴性。

（5）肾脏病理以肾小球缺血、小血管损害为特征。

问题2：该患者的诊断可能是什么？请列出主要的诊断依据。

（1）患者诊断为高血压肾损害（良性肾小动脉硬化）、CKD 3期、高血压眼底损害、左心室肥厚、脑梗死。

（2）诊断依据：① 患者为55岁男性,长期高血压病史,血压控制不佳。② 临床表现有夜尿增多、蛋白尿、肾功能损害,合并左心室肥厚、腔隙性脑梗死、高血压视网膜病变等其他高血压靶器官损害。③ 肾脏病理特征为肾小球缺血性改变、入球小动脉玻璃样变及小叶间动脉内膜增厚。④ 患者免疫指标、感染指标、肿瘤指标均阴性。

问题3：需与哪些疾病进行鉴别诊断？

（1）肾实质性高血压：该患者先有长期高血压病史,随后出现了肾脏损害。而肾实质性高血压由各种肾实质病变引起,高血压发生在肾脏病变之后。临床表现为夜尿增多、蛋白尿、肾功能损害,尿有形成少,无肾病综合征、肾炎综合征等表现。同时肾脏病理以小动脉病变明显,肾小球继发性缺血皱缩及硬化,无其他肾实质的病理改变,故可予以鉴别。

（2）肾血管性疾病：该患者有长期高血压病史,目前出现肾脏功能受累、夜尿增多、蛋白尿等,需鉴别动脉粥样硬化性肾动脉狭窄引起的缺血性肾病。该患者双肾大小对称,双肾同位素GFR无显著差异,肾动脉超声与MRA均无肾动脉狭窄证据,可予以鉴别。

问题4：简述该患者下一步治疗方案。

（1）降压治疗：患者已排除双侧肾动脉狭窄，可安全使用ACEI/ARB，予以厄贝沙坦（150 mg·qd）、硝苯地平控释片（30 mg·qd）联合降压治疗，监测血压，控制血压在130/80 mmHg以下。

（2）保护其他脏器功能：患者合并脑梗死、左心室肥厚，予以氯吡格雷（75 mg·qd）抗血小板，阿托伐他汀（20 mg·qn）抗动脉粥样硬化治疗。

（张文）

第二节　肾静脉血栓

【概述】　肾静脉血栓（RVT）是一种不常见的临床疾病，主要是由于肾静脉主干或大分支内血栓形成，导致肾静脉血流全部或部分阻塞所引起，常见于高凝状态下，例如肾病综合征（尤其是膜性肾病），肾肿瘤，累及肾血管的手术或创伤之后，伴有严重脱水状态的新生儿也容易发生。急性RVT可以出现腰痛、低热、恶心、呕吐。实验室检查可见镜下血尿，肾静脉压力升高也会导致蛋白尿明显增加。急性RVT可以导致肾功能减退，但除非双侧肾脏静脉同时受累，否则很少出现少尿型肾衰竭。大部分慢性RVT的患者没有症状，常见镜下血尿，蛋白尿，轻度肾功能减退或肾小管功能不全。RVT诊断主要依赖影像学检查，超声波检查往往可以直接观察到血管充盈缺损。CT和MRI静脉造影可能提供更敏感的图像。RVT的治疗方案取决于是否急性起病以及肾功能状态。通常针对没有反指证的急性RVT患者除了使用全身抗凝治疗、溶栓治疗及介入治疗血栓外，基础疾病的改善是减轻RVT发生发展的关键。

【发病机制】

1. 高凝状态　RVT的发生主要与体内存在高凝状态相关。肾病综合征是成人发生RVT最常见的原发疾病，文献报道发病率在5%～62%。虽然膜性肾病似乎更容易发生RVT，事实上存在大量蛋白尿的肾脏病都存在RVT的风险，这与肾病综合征时凝血和抗凝系统受影响相关。肾病综合征时肝脏代偿性合成蛋白质增加，因而增加凝血因子和β血小板球蛋白合成。此外血小板计数增加，血小板功能亢进，抗凝物质特别是抗凝血酶Ⅲ和蛋白S的丢失都促进了高凝状态的发生。而一些遗传性疾病存在高凝状态则可能与凝血因子Ⅴ莱顿突变以及凝血素基因突变（G20210A）相关。

抗磷脂抗体综合征（APA）患者容易发生血栓性疾病，近20%反复发生RVT的患者有APA，其发生原因在于抗磷脂抗体包括了抗心磷脂抗体（ACA）和狼疮抗凝物质抗体（LAC）。自身抗体导致血管内皮激活，影响了胎盘抗凝蛋白Ⅰ和抗β₂糖蛋白Ⅰ抗体，活化蛋白C抗凝功能受抑制。

2. 血管内皮损害　包括腰部钝性外伤，肾移植，肿瘤浸润，急性排斥反应，血管炎和高胱氨酸尿。

3. 血流迟缓　发生RVT的主要原因在于脱水后容量不足，循环血流量降低。肾脏血流分流到其他重要脏器，引起肾静脉血流非常缓慢，最终导致RVT。

【临床特点】

1. 急性RVT　发热、恶心、呕吐，以及腰胁部疼痛、腹痛都是常见的临床表现。实验室检查中可以发现血白细胞增高，尿液检查可以发现血尿（通常表现为镜下血尿），尿蛋白明显增多以及肾功能快速减退。

2. 慢性RVT　由于肾静脉系统容易形成侧支循环,大部分慢性RVT患者没有明显症状。实验室检查中血尿、无菌性白细胞尿非常常见。蛋白尿非常常见,有文献报道70%RVT患者24 h尿蛋白超过2 g。患者容易出现肾功能减退以及肾小管功能障碍,包括肾性糖尿、肾小管酸中毒。

3. 影像学检查　影像学表现主要和RVT发生快慢以及深静脉栓塞程度相关,急性发病和完全栓塞的肾脏于发病1周显著增大,之后逐渐缩小到晚期发生肾脏萎缩。因此,早期RVT患者超声检查可以发现肾脏增大。在检测肾动脉和肾静脉中,彩色多普勒虽然诊断节段静脉栓塞并非最敏感,但用于检测肾脏血流还是要优于普通B超,是最常用的无创筛查方法之一。

静脉肾盂造影表现和疾病状态密切相关。急性起病且完全栓塞的病例无法显像,而大部分产生侧支循环的病例,表现为肾盂肾盏增大、扭曲变形。慢性RVT会产生肾静脉曲张,晚期可以发现肾周的侧支静脉。

目前最常用的检测RVT的方法是CT扫描,具有无创、迅速、准确性高的特点。CT血管造影时静脉输注对比剂可以使肾静脉显像。CT中提示RVT的间接证据包括肾脏增大、肾静脉增粗;集合系统排空延缓、减弱;由于静脉排空延缓导致肾显影时间延长等等。CT血管造影的敏感性和特异性几乎达到100%,同时也可以显示肾肿瘤。临床上需要关注对比剂的肾毒性。

增强磁共振血管造影(MRA)也是另一种常用的诊断RVT的方法。无创,不使用有肾毒性的对比剂,无放射线接触是MRA的优点。增强MRA能清楚地显示血流、血管壁、肾脏和周围组织。增强MRA的缺点包括费用稍高、儿童需要进行麻醉,钆对比剂应用可能引起慢性肾功能不全患者全身脏器纤维化等。

下腔静脉造影(IVC)和选择性肾静脉造影是有创的、可以明确诊断RVT的检查方法。RVT的表现包括对比剂清除障碍或血栓导致的明显的充盈缺损。然而有创,较高的放射暴露,含碘对比剂,以及血管造影时也可能进一步损伤血管导致RVT的风险增加是这些检查的不足之处。

核素肾显影可以发现核素清除延缓。^{Tc}99 m MAG3的血管显像有其优势,但缺乏特异性。

【诊断】　RVT的诊断主要依赖于临床表现和影像学的检查结果,由于缺乏特异性的临床症状和实验室检测,RVT的诊断主要依赖影像学检查,原则上应先进行无创检查,如有必要再进行有创的诊断检测。

【治疗】　单侧RVT且无症状的肾病综合征患者,需要适当抗凝,同时加强监测和支持治疗,包括限制盐和蛋白质的摄入,使用他汀类药物等对高凝状态有益。根据不同病理类型,使用相应的激素及免疫抑制剂治疗肾病综合征,对于防止RVT进一步发生发展非常重要。而对于出现症状的,或者血栓栓塞导致疾病进展的患者应考虑更加积极的治疗。

以往治疗RVT主要依赖外科手术进行血栓切除术或肾切除术,但两种手术都容易产生明显的并发症。近十年来,治疗逐渐从外科手术改为静脉或口服抗凝治疗。抗凝治疗可以使肾静脉血栓溶解,改善肾功能,并且减少血栓栓塞并发症复发。

有症状的患者需要立即启动抗凝治疗,通常使用皮下或静脉使用肝素,防止血栓延长及更严重的血栓栓塞。使用肝素抗凝的患者可以在治疗启动后3～10天改为华法林长期维持治疗,此时需要监测INR,以确保药物安全有效。由于抗凝治疗停止后RVT容易复发,抗凝持续的时间依赖于RVT发生基础疾病的治疗情况,通常至少3个月,必要时可以考虑终身治疗。肾病综合征时低白蛋白血症可以作为高凝状态的1个指标,有研究表明血浆白蛋白水平＜25 g/L就应该持续使用抗凝治疗,部分学者建议尽量持续到肾病综合征完全缓解。

抗凝治疗的目标是维持INR2.0～3.0。起始治疗可以使用5 000 U普通肝素负荷剂量静脉给药，之后使用微泵每24 h 20 000～40 000 U肝素维持，APTT监测。低分子肝素使用的范围越来越多，可以皮下注射、生物利用度更高、并发症更少是低分子肝素的优点，常见推荐剂量是150单位/kg/天。新型抗凝药物包括口服Xa因子抑制剂起初广泛用于深静脉血栓疾病治疗，用于RVT的治疗也已有多个病例报道。

充分抗凝治疗失败，出现进一步并发症例如肺栓塞，双侧RVT，出现急性肾损伤（双侧完全RVT或孤立肾完全RVT），血栓延伸到下腔静脉，肾移植患者或者有严重、持续腰胁部疼痛患者应该考虑手术进行血栓切除或者溶栓治疗。存在全身抗凝治疗禁忌的患者，手术进行血栓切除可能更为合适。

【预后】 RVT预后和起病时肾功能，对侧肾功能，RVT发生发展以及侧支循环建立的速度，充分治疗与基础疾病的严重程度及进展相关。

典型病例及分析

【病例介绍】

1. 病史 患者，女性，56岁，因"下肢水肿3周，腰部不适3天"入院。3周前无诱因下出现下肢水肿。水肿部位从足背开始，逐渐至腹部，1周前出现眼睑水肿，晨起水肿较轻。患者尿中泡沫增多，尿量较少，无尿色加深，无尿频、尿急、尿痛，无胸闷气急、端坐呼吸等表现。3天前出现腰部不适，尿量进一步减少而就诊。发病以来患者无发热、无关节肿痛、无脱发等表现。

既往患者有高血压史，平素使用氨氯地平5 mg，一般血压135～150/80～90 mmHg。否认糖尿病史，否认外伤手术史，否认肝炎等传染病史，否认输血史。否认家族遗传疾病史。育有1女儿，体健。

2. 检查 体温37.1℃，心率88次/分，呼吸频率16次/分，血压125/60 mmHg。神清、精神可，营养良好，步入诊室，查体合作。全身皮肤黏膜无黄染，面部及眼睑水肿明显。颈软，颈静脉无怒张，气管居中，双侧甲状腺未触及肿大。胸廓无畸形，呼吸运动正常，双下肺语颤减轻，双肺呼吸音粗，未闻及湿性啰音及哮鸣音。心率88次/分，律齐，各瓣膜听诊区未闻及病理性杂音。腹部稍膨，腹部皮肤出现压凹性水肿，未见胃肠型、蠕动波。无腹壁静脉曲张。无明显压痛、反跳痛，肝脾肋下未触及，胆囊未触及，Murphy征阴性，移动性浊音（+），双肾叩击痛（－）。双下肢严重水肿，双侧足背动脉搏动存在。

3. 辅助检查

（1）血常规：WBC 9.8×10^9/L，N 84%，Hb 148 g/L，PLT 287×10^{12}/L。

（2）尿常规：尿蛋白（4+），RBC 56/HP，WBC 2～3/HP，24 h尿蛋白9 650 mg。

（3）血生化：葡萄糖4.77 mmol/L，丙氨酸氨基转移酶42 U/L，天门冬氨酸氨基转移酶53 U/L，碱性磷酸酶54 U/L，总胆红素15.4 μmol/L，直接胆红素3.7 μmol/L，总蛋白51 g/L，白蛋白17 g/L，尿素10.9 mmol/L，肌酐146 μmol/L，尿酸472 μmol/L，eGFR-EPI 41 mL/(min·1.73 m²)，甘油三酯3.18 mmol/L，总胆固醇9.63 mmol/L，HDL-C 2.59 mmol/L，LDL-C 5.89 mmol/L。

（4）电解质：钠143 mmol/L，钾3.6 mmol/L，氯96 mmol/L，二氧化碳24.0 mmol/L，钙2.28 mmol/L，磷1.74 mmol/L。

（5）血气分析：pH 7.38，PO_2 13 kPa，PCO_2 5 kPa，SaO_2 99%，HCO_3^- 24 mmol/L。

（6）出凝血时间：APTT 29.0秒，PT 12.3秒，INR 0.96，TT 17.60秒，D-二聚体6.7 mg/L。

（7）免疫指标：ANA、ENA、dsDNA、ANCA、抗GBM、血尿免疫固定电泳、血游离轻链等均阴性。

（8）血PLA2R抗体：401.45 RU/mL。

（9）感染指标：HBV抗体、HCV抗体、HIV、RPR等均阴性。

（10）肿瘤指标：均阴性。

（11）腹部B超：肝、胆、胰、脾未见明显异常，左肾125 mm×46 mm，右肾108 mm×50 mm，结构正常，皮髓质分界清晰。

（12）肾动静脉超声：左肾血流缓慢，左肾静脉内见低回声影，见大量腹腔积液。

（13）胸部CT：两侧可见胸腔积液，余未见明显异常。

（14）心电图：未见明显异常。

【病例分析】

问题1：请归纳该病例的病史特点。

（1）中年女性。

（2）以下肢水肿起病，伴尿泡沫增多；近期出现腰部不适，有高血压病史，血压控制不佳。

（3）查体面部及眼睑水肿明显；双下肺语颤减轻，双肺呼吸音粗。腹部稍膨，腹部皮肤出现压凹性水肿，移动性浊音（+）；双下肢严重水肿。

（4）辅助检查提示大量蛋白尿、镜下血尿、低蛋白血症、肾功能不全、高脂血症、D-二聚体异常升高及血PLA2R抗体阳性，免疫、感染及肿瘤指标均为阴性。

（5）肾动静脉超声示：左肾血流缓慢，左肾静脉内见低回声影。见大量腹腔积液。

问题2：该患者可能的诊断是什么？并陈述诊断依据和鉴别诊断要点。

（1）诊断：肾静脉血栓，肾病综合征，原发性膜性肾病可能，高血压，高尿酸血症，腹腔积液，胸腔积液。

（2）诊断依据：① 患者为中年女性。② 下肢水肿起病，伴尿泡沫增多；近期出现腰部不适，有高血压病史。③ 辅助检查提示大量蛋白尿、低蛋白血症、高脂血症，且血PLA2R抗体、TSHD7A抗体均阳性。④ 自身免疫、感染、肿瘤等指标均阴性。⑤ 肾动静脉超声提示：左肾血流缓慢，左肾静脉内见低回声影。

（3）鉴别诊断

• 肾肿瘤继发肾静脉血栓（癌栓）：有肾癌病史，可有肉眼血尿、腰痛的临床表现，肿瘤较大时可在腹部/腰部触及肿块，部分患者可出现副瘤综合征、肿瘤转移症状；超声可见肾静脉内低回声信号，同时发现肾脏内不均匀中低回声实性肿块，X线及CT检查能显示肿瘤的部位、大小、浸润情况等，可进一步鉴别。

• 上尿路结石：可有膀胱刺激征、血尿、肾区疼痛和/或肋脊角叩击痛，血尿及疼痛有时与运动相关，输尿管结石者偶有恶心、呕吐的症状；部分患者有代谢紊乱、药物、局部尿路梗阻或感染的病史；超声提示上尿路高回声影及后方声影，可兹鉴别。

• 急性肾盂肾炎：可有腰部不适，尿频、尿急、尿痛等泌尿系统症状，同时常伴发热、寒战等全身症状，体检可及肋脊角/肾区叩击痛，尿检可有血尿、蛋白尿，但白细胞尿及尿培养阳性更为突出，血检中白细胞、中性粒细胞比例及感染指标常升高，影像学检查可能发现结石、梗阻等导致尿路感染发作的因素。

问题3：简述该患者治疗原则。

（1）一般治疗：限制水钠、脂肪及蛋白质摄入，注意休息，防治感染，监测血压、尿量、体重等，定期复查肝肾功能、24 h尿蛋白定量、电解质、血常规等。

（2）病因治疗：积极治疗原发病，解除高凝状态：予ACEI/ARB类药物降尿蛋白，若尿蛋白持续不缓解或出现肾功能恶化，可考虑加用激素及免疫抑制剂治疗。

（3）对症治疗

● 抗凝治疗：可予肝素/低分子肝素，或予口服抗凝药香豆素类（如华法林）治疗，期间需注意出血风险，监测出凝血指标。

● 溶栓治疗：临床上常选用链激酶、尿激酶或组织型纤溶酶原激活剂（rt-PA）进行溶栓，注意规避溶栓禁忌证。

● 抗血小板药物：阿司匹林、氯吡格雷、双嘧达莫可能通过抑制血小板聚集，防止血栓的形成和进展。

● 外科手术取栓：当保守治疗无效或出现急性肾静脉大血栓时，可考虑手术摘除血栓。

问题4：除膜性肾病外，肾静脉血栓形成的常见病因？

（1）高凝状态：肾病综合征，严重脱水，肿瘤，妊娠妇女，长期服用避孕药等。

（2）肾静脉受压：肿瘤压迫、脓肿、外伤后血肿、胡桃夹现象等。

（3）继发于肾静脉介入：如造影、外科手术后。

（4）静脉闭塞性疾病：如下腔静脉闭塞等。

（5）抗磷脂抗体综合征。

（6）腹膜后纤维化。

（7）特发性。

（顾乐怡）

第三节 肾动脉狭窄

【概述】 肾动脉狭窄（RAS）定义为一侧或双侧肾动脉主干及（或）其分支直径减少≥50%，狭窄两端收缩压差≥20 mmHg或平均压差≥10 mmHg。本病起病较隐匿，进展较快，当RAS严重时可引起肾血管性高血压（RVH）和（或）缺血性肾病（IN），如未适当治疗，可进展至终末期肾病。

RAS占高血压患者的1%～3%，占慢性肾脏病患者的5.5%，在继发性高血压人群可达20%。根据病因不同，RAS分为2类：动脉粥样硬化性RAS（ARAS）和非动脉粥样硬化性，90%为ARAS，多见于有多种心血管危险因素的老年人，其中20%～40%为双侧ARAS。非动脉粥样硬化性RAS以纤维肌性发育不良（FMD）和大动脉炎最为常见，多见于青年患者。FMD是一种动脉管壁肌肉组织的特发性、非动脉粥样硬化性、非炎性病变，其特征是动脉内侧平滑肌细胞增殖和纤维化，是儿童和青年人RVH最常见的病因。FMD可累及全身动脉，以肾动脉（占60%～75%）、颈动脉（占25%～30%）及椎动脉多见，但同时累及多处动脉者相对少见。临床上明显的肾动脉FMD患病率估计为4‰,大约90%的FMD为女性。此外,结节性多动脉炎、肾动脉内血栓形成或栓塞、先天性多发性肾动脉瘤、外伤血肿、神经纤维瘤等对肾动脉的压迫也可导致RAS。

【发病机制】 FMD发病机制不明,有一定的遗传倾向,其他可能的发病因素包括激素影响(多为育龄期女性)、血管壁的机械因素或缺血。ARAS的发病机制与其他血管的动脉粥样硬化疾病相同,协同危险因素包括吸烟、高龄、血脂异常、糖尿病及高血压本身。

【病理特征】 FMD性RAS患者肾实质改变主要由肾脏供血减少、组织灌注不足所致,光镜下肾脏主要改变为肾动脉及分枝动脉管壁纤维素及平滑肌细胞增生等,依据狭窄病变累及动脉管壁结构层次的不同,既往分为内膜FMD(约占5%)、中膜FMD(>85%)及外膜FMD(约占1%)型,影像学上分为多灶型(串珠样)、单灶型(长度<1 cm)和管型(长度>1 cm)。随着对本病认识的加深,目前很少对肾动脉进行以诊断为目的的活检。因此,目前FMD共识建议对于FMD不做病理分型,采用影像分型。

ARAS病理表现为肾小球缺血性毛细血管襻皱缩、闭锁及局灶节段硬化。肾小管上皮细胞斑点状坏死、肾小管萎缩及上皮细胞新生,以致肾小球与近曲小管脱离形成"无肾小管的肾小球",常伴肾间质细胞浸润和纤维化。免疫荧光一般无免疫复合物在肾组织的沉积,偶见肾小球系膜区和血管襻有IgM的非特异性沉积。电镜下可见肾小管刷状缘微绒毛化,大部分线粒体和胞质消失,以近端肾小管萎缩最为突出。肾小球基底膜皱缩,肾间质纤维化。

【临床特点】 RAS发病早期隐匿且进行性发展,在相当长的时间内只有血流动力学的变化而并没有临床症状,但随着狭窄进一步发展,临床表现为:① 高血压:30岁以前或55岁以后发现的高血压,一般无家族史,进展迅速,可表现为恶性高血压或难治性高血压。严重高血压可导致心、脑、眼底并发症等。高血压治疗时,特别在使用ACEI或ARB时易出现肾功能恶化。② 腹部杂音:部分患者可于上腹部或脐周两侧处闻及高调、粗糙收缩期或双期杂音。③ 原发病表现:动脉粥样硬化患者可能有全身(心、脑、外周血管)动脉粥样硬化表现。FMD患者常合并肾动脉瘤、肾动脉完全闭塞等继发性血管改变,也可伴有脑血管病变,表现为头痛、搏动性耳鸣和颈动脉的杂音。大动脉炎多发于青年女性,表现为上肢收缩压明显高于下肢,肢体缺血引起肢体发冷、麻木、酸痛或间歇性跛行,动脉搏动减弱。④ 肾脏改变:轻度蛋白尿,少量红细胞及管型。彩超可见患者肾缩小(两肾长径相差1.5 cm以上)。狭窄侧肾静脉肾素水平明显高于健侧,长时间RAS可导致IN,肾小管浓缩功能损伤出现较早,夜尿增多、尿比重及尿渗透压减低,之后出现肾小球功能受损,引起肾功能不全,严重可达终末期肾病。⑤ 发作性肺水肿和/或顽固性心力衰竭:在左室功能正常的患者中出现难以用其他心血管疾病解释的反复发作性肺水肿和/或顽固性心力衰竭。

【诊断及鉴别诊断】 RAS的诊断依赖于病史、临床表现、实验室和辅助检查,诊断应包括:病因诊断、解剖诊断和病理生理诊断。

1. 实验室检查 ① 轻度蛋白尿,如肾动脉完全闭塞或合并其他肾实质性疾病,则24 h尿蛋白定量可>0.5 g。② 肾功能可有不同程度受损。③ 可有血浆肾素活性升高,部分患者可因高肾素及高醛固酮血症而出现低血钾。

2. 辅助检查

(1)无创性检查:① 多普勒超声:可测量肾脏大小,显示肾动脉,并可通过测定动脉收缩期血流峰值、阻力指数、上升加速度等指标间接判断有无RAS,但结果易受检查者的操作水平、肥胖及腹胀等干扰因素影响。② 卡托普利肾显像试验:服用卡托普利25～50 mg,比较服药前后肾显像结果,其阳性率主要与RAS程度有关。对于肾功能严重受损者也可出现假阳性。③ CT血管造影

（CTA）：可充分显示肾动脉走行形态及管腔粗细等改变，尤其对血管壁的钙化和血栓显示最佳，适合放支架治疗后的复查，但存在高估RAS的现象，且需要使用较大剂量的碘对比剂，不利于肾功能不全和碘过敏患者。④ 磁共振血管成像（MRA）：无需使用碘造影剂，且能获得肾动脉近心段的精确影像，但对中段和远心段的成像受到运动伪影和空间分辨率的限制，磁共振需使用含钆造影剂进行强化，可能导致肾源性系统性纤维化，限制其在肾功能不全患者中的应用，但亦有新型非增强技术为患者提供更多选择。

（2）有创性检查：肾动脉造影是诊断RAS的金标准，除了提供解剖学信息外，还可测定病变两端的压力梯度，观察RAS远端的充盈程度及侧支循环情况，并可同时进入治疗，但不用于初筛，主要用于计划同期行肾动脉介入的患者。ARAS多发生于双侧肾动脉和近心端，FMD更常见于肾动脉中段（2 cm以外）和远心端，狭窄与动脉瘤交替出现，血管造影上产生可识别的"串珠"外观，常见于单侧，且以右侧多见。肾动脉造影并发症有造影剂肾病、粥样斑块脱落、栓塞等。

3. 诊断标准　我国共识对ARAS诊断标准：① 至少具有1个动脉粥样硬化的危险因素（肥胖、糖尿病、高脂血症、年龄＞40岁、长期吸烟）。② 至少具有2项动脉粥样硬化的影像学表现（肾动脉锥形狭窄或闭塞，偏心性狭窄，不规则斑块，钙化，主要累及肾动脉近段及开口；腹部其他血管动脉粥样硬化的表现）。肾动脉FMD诊断标准：青少年患者（多数＜40岁）发现FMD肾动脉受累的影像学改变，排除动脉粥样硬化、肾动脉痉挛、大动脉炎或者其他血管炎等，可诊断为肾动脉FMD。RAS的病理生理诊断需要评估患者是否出现了RVH和/或IN，是决定是否进行血管重建的主要依据。

4. 鉴别诊断　① 需鉴别引起RAS的病因：是ARAS、FMD还是大动脉炎等引起。② 需与其他引起低钾伴高血压的疾病相鉴别：如肾素瘤、原发性醛固酮增多症、嗜铬细胞瘤、Liddle综合征等。③ 需与其他引起血肌酐增高而尿常规改变轻微的疾病相鉴别：高血压肾病、间质性肾炎等。

【治疗原则】　RAS的合理治疗应基于完善的诊断，就其病因、解剖和病理生理进行针对性的治疗，原则是中断病因的作用，纠正RAS，显著降低高血压程度及其并发症，防止或延缓进入IN，避免演变为终末期肾病。治疗包括药物、血管介入和外科手术（图6-1）。

1. 药物治疗　ARAS药物治疗主要是针对病因改善动脉粥样硬化的危险因素，包括戒烟戒酒、调脂、控制血压、抗血小板聚集、降糖治疗和控制体重等，重点是他汀调脂治疗。降压可选用的药物有ACEI/ARB、钙拮抗剂、β受体阻滞剂等。ACEI/ARB类药物可用于单侧RAS，而单功能肾或双侧RAS需慎用，开始使用时需密切监测尿量和肾功能，若服药后尿量锐减或血清肌酐上升超过0.5 mg/dL，应立刻停药，一般肾功能可恢复。

2. 介入治疗　包括球囊导管行经皮肾动脉腔内成形术（PTRA）和血管内支架术。FMD患者不推荐单独使用药物治疗，对球囊扩张术反应良好，较少应用支架植入术，再狭窄率较低。术后每3～4个月随访动态血压并评估肾功能。但对直径超过1.5 cm的动脉瘤，则需手术治疗。ARAS介入治疗一般同时进行PTRA和支架植入，适应证：一侧或双侧RAS程度≥70%，或者狭窄程度介于50%～70%并存在明确的血流动力学改变依据（如跨病变收缩压差＞20 mmHg或平均压差＞10 mmHg），并伴有以下情况之一者：① 新近出现的高血压、恶性高血压、难治性高血压、高血压恶化或药物治疗不耐受。② 无其他明确原因所致的轻、中度肾损害或肾功能恶化。③ 非因心肌缺血所致的反复发作的慢性心力衰竭或肺水肿。相对禁忌证：① 患肾长径≤7 cm。② 尿液分析发现大量蛋白（≥2+）。③ 血肌酐≥3.0 mg/dL。④ 患者肾小球滤过率（GFR）≤10 mL/min。⑤ 肾内动脉阻力指数≥0.8。⑥ 超声、CTA或MRA显示肾实质有大片无灌注区。

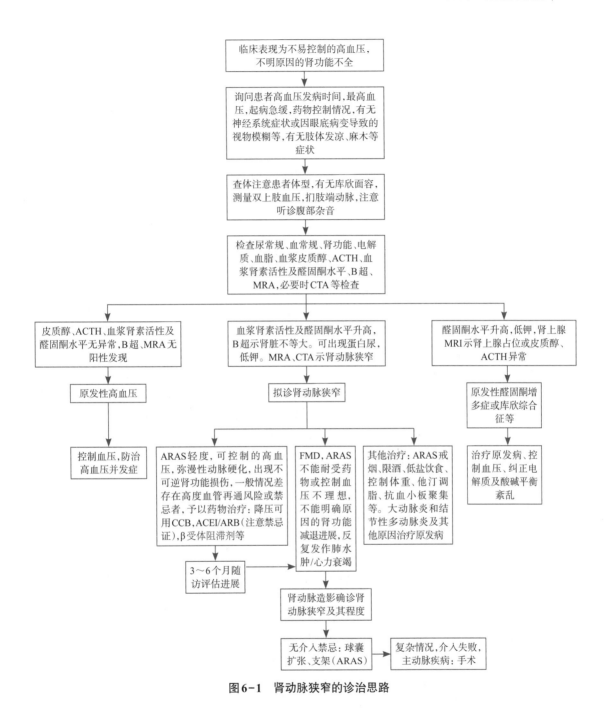

图6-1 肾动脉狭窄的诊治思路

3. 外科手术　包括肾动脉内膜剥脱、肾动脉狭窄段切除吻合术、血管搭桥或旁路术、血管壁扩大成形术等，因手术创伤较大，对于ARAS疗效并不比介入疗效更好，目前不作为治疗RAS的首选。只有在以下情况建议外科手术：① RAS合并腹主动脉瘤或肾动脉瘤。② 急性肾动脉闭塞。③ 孤立肾伴严重的ARAS。④ 肾功能急剧恶化，难治性高血压，尤其伴有充血性心力衰竭或急性肺水肿。⑤ 介入手术失败。此外，当出现严重的肾萎缩、功能低下和对最佳药物治疗无效的RVH时，切除缺血肾可改善血压控制，对总GFR影响最小。

对于RAS已导致不可逆的肾功能损害者,必要时需行透析治疗。

【预后】 FMD患者中约45%的患者能通过血管重建治愈高血压。年轻、轻度高血压以及高血压持续时间较短的患者愈后更好。对于肾脏缩小(长径＜8 cm)的患者通过血管重建恢复的可能性不大。ARAS是心血管病死率的独立危险因素,矫正后的4年病死率高达25%～40%。死亡危险因素包括基线血肌酐水平较高,RAS程度较重、高龄合并糖尿病或其他心血管疾病以及心力衰竭。血管重建术可改善血压控制情况或肾功能,有助于提高生存率,但血管重建术本身并不影响生存率。

---------- 典型病例及分析 ----------

【病例介绍】

1. 病史 患者,男性,61岁,因发现 "血肌酐增高9月余,血压波动2周" 入院。患者2018年10月18日内分泌科随访甲亢时发现血肌酐105.2 μmol/L,尿酸427 μmol/L,BUN 4.3 mmol/L,尿常规：尿比重1.017,pH 6.0,均阴性。2019年6月12日随访血肌酐126.90 μmol/L,尿素7.7 mmol/L,尿酸392.0 μmol/L。尿常规：尿比重1.013,pH 5.0,尿蛋白(－),RBC 1～2/HP。近2周血压波动明显,平时予以硝苯地平控释片(30 mg, bid)+阿尔马尔(10 mg, qd)+傲坦(10 mg, qd)控制血压,血压控制不理想,最高达190/120 mmHg。2019年7月12日尿素6.9 mmol/L,肌酐122.90 μmol/L,尿酸414.0 μmol/L,钾4.2 mmol/L。患者感腰酸,无明显疼痛,偶有恶心、欲吐,有尿频,无尿急、尿痛,无发热,无颜面部及双下肢水肿,我科门诊就诊,予以加用多沙唑嗪降压(4 mg, qn)。

2. 既往史 有高血压病史20年,最高血压190/120 mmHg,2周以前血压控制在140/80 mmHg左右。有甲状腺功能亢进1年,目前予以甲巯咪唑(5 mg, qod)治疗。有吸烟史30年,每日10根,未戒烟。否认糖尿病史。否认家族相关疾病及遗传性疾病史。

3. 查体 体温36.5℃,心率78次/分,呼吸频率15次/分,血压150/88 mmHg。心率78次/分,律齐,心音未及异常,各瓣膜听诊区未闻及病理性杂音；腹平坦,腹壁软,脐周可及3级收缩期血管杂音,双下肢无水肿。

4. 辅助检查

(1)尿常规：尿比重1.015,pH 5.0,相关指标均为阴性。24 h尿蛋白0.2 g,尿白蛋白/肌酐0.74 mg/mmol。

(2)血生化：总胆固醇5.25 mmol/L,甘油三酯3.1 mmol/L↑,尿素6.8 mmol/L,肾小球滤过率估算60.4 mL/min↓,肌酐113.60 μmol/L↑,尿酸437.0 μmol/L↑,钾3.9 mmol/L,LDL－C 3.61 mmol/L↑,HDL－C 1.03 mmol/L↓,总二氧化碳23 mmol/L,胱抑素C 1.42 mg/L↑。血糖、肝功能正常。

(3)血常规、血气分析正常,ESR正常。

(4)免疫指标：IgG全套、ANA、ENA、dsDNA、ANCA、抗GBM、血清蛋白电泳、尿本周氏蛋白均阴性。

(5)感染指标：肝炎、HIV、梅毒感染指标均为阴性。

(6)肿瘤指标：正常。

(7)甲状腺功能正常。

(8)BNP正常。

（9）血浆皮质醇节律、高血压激素水平均正常。

（10）心电图：① 窦性心律。② 左心室高电压。

（11）彩超：两侧肾囊肿（右肾 112 mm×51 mm，左肾 105 mm×52 mm），腹主动脉多发硬化斑块形成，前列腺增生伴少量钙化。

（12）胸部、上腹部、腹膜后区和盆腔（男性）CT平扫：两肺上叶多发泡气肿，两肺少许炎症后遗灶。肝多发囊性灶，余上腹部未见异常。两肾多发囊肿。左侧肾上腺稍增粗。盆腔器官未见明显异常。冠脉钙化积分：0分。

（13）脑血管MRA：脑动脉硬化，左侧大脑前动脉A1段狭窄。左侧颈内动脉眼段局部管腔局限性突起，提示小动脉瘤。所见与2018年10月19日MR片基本相仿。建议随访。

（14）同位素肾小球滤过率测定：LGFR为29.4 mL/min，占52%；RGFR为27.4 mL/min，占48%；双肾总滤过率为56.8 mL/min。右侧肾小球滤过率低于正常范围。

（15）肾动脉（平扫）MRA：左侧肾动脉中远段节段性中重度狭窄。右肾动脉近段轻度狭窄。

（16）肾上腺MR：① 左侧肾上腺稍增粗，右侧肾上腺外肢轻微突起，考虑良性改变（增生？）。② 附见：双肾多发囊性灶。

【病例分析】

问题1：请归纳该病例的病史特点。

（1）患者为中年男性，有高血压、吸烟史。

（2）患者以血肌酐增高、血压波动就诊。

（3）患者查体可及血压增高和腹部血管杂音。

（4）患者有高脂血症。尿常规阴性，尿白蛋白/肌酐阴性，自身免疫、感染、肿瘤等指标均阴性。

（5）患者肾动脉MRA平扫显示左侧肾动脉中远段节段性中重度狭窄。右肾动脉近段轻度狭窄。腹部血管B超可及斑块。

（6）患者皮质醇节律和高血压激素正常。

问题2：该患者可能的肾脏病诊断是什么？ 并陈述诊断依据和鉴别诊断要点。

（1）诊断：侧动脉粥样硬化性肾动脉狭窄，缺血性肾病，肾功能不全。

（2）诊断依据：① 患者为中年男性，有3个动脉粥样硬化的危险因素：高脂血症，年龄＞40岁，长期吸烟。② 有3项动脉硬化的影像学表现：MRA可及双侧肾动脉狭窄、脑动脉硬化和B超示腹部血管有动脉斑块。

（3）鉴别诊断：① 对肾动脉狭窄的病因进行鉴别：FMD也可出现血肌酐增高，高血压，有蛋白尿，伴或不伴血尿。患者为男性，年龄大于55岁，肾动脉无典型串珠样改变，不考虑此种可能。大动脉炎：也可表现为肾动脉狭窄，但多为40岁以下女性，常有肢体间歇性跛行，肱动脉搏动减弱。血管造影可及主动脉一级分支或上下肢近端的大动脉狭窄或闭塞，病变常为局灶或节段性。② 血肌酐增高原因鉴别：患者高血压20年，也需考虑高血压肾病引起的血肌酐增高，但患者仅近1个月血肌酐较前增加，高血压肾病血肌酐相对比较稳定，缓慢增长，暂不考虑此种可能。③ 高血压波动原因鉴别：患者影像学示肾上腺有增生，血钾3.9 mmol/L，也需考虑其他继发性高血压因素可能，但患者肾素、血管紧张素Ⅱ和醛固酮水平以及皮质醇节律和水平均正常，不考虑内分泌性高血压可能。

问题3：简述该患者治疗原则。

（1）积极针对病因、解剖和病理生理改变治疗。原则是中断病因的作用，纠正RAS，显著降低高血压程度及其并发症,防止或延缓进入IN,避免演变为终末期肾病。

（2）患者目前ARAS程度较轻,不符合介入治疗指征,首选药物治疗,包括积极降压、调脂、戒烟、抗血小板聚集控制危险因素。因患者双侧肾动脉均有狭窄,需慎用ACEI/ARB,必要时予以停用。

（3）密切随访血压和肾功能,若血压仍控制不理想,必要考虑介入治疗。

问题4：半年来患者规律随访,血压仍控制不理想,患者预约入院,此次可选择的治疗方案有哪些?

可进行球囊导管行经皮肾动脉腔内成形术和血管内支架术。

问题5：患者拟行肾动脉造影以进行介入治疗,血管造影有什么并发症?

肾动脉造影并发症有造影剂肾病、粥样斑块脱落、栓塞等。

（肖婧）

第四节　胆固醇结晶栓塞性肾病

【概述】　胆固醇结晶栓塞指动脉粥样斑块破裂后斑块内胆固醇结晶脱落进入血液循环,导致全身多发性小动脉栓塞,引起组织或器官缺血。如累及肾脏弓形动脉、小叶间动脉、细动脉或肾小球毛细血管时则称为胆固醇结晶栓塞性肾病。该疾病常发生于中老年并伴有弥漫性动脉粥样硬化的患者。临床表现取决于胆固醇结晶散落的部位、严重程度和持续时间,除肾脏受累表现外,常伴随其他肾外表现。治疗方式主要在于预防和支持治疗。

【流行病学】　胆固醇结晶栓塞多见于行心导管或血管手术,存在动脉粥样硬化风险的50岁以上男性患者,其发病率随着样本不同变异较大。非特定患者尸检显示胆固醇结晶栓塞的患病率为0.15%～4%,而主动脉术后患者的尸检阳性率则可高达77%。肾活检中发现胆固醇结晶栓塞的概率约为4%,占急性肾损伤病因的5%～10%。肤色较浅的人群更易累及,这可能是由于肤色较深的人群轻微皮肤表现不易被发现所致。

【发病机制和诱因】　由于胆固醇结晶形态不规则且不易变形,因此常导致不完全堵塞伴随继发性缺血萎缩,随后产生异物反应,引起内膜增生、巨细胞反应以及管腔狭窄导致脏器缺血。胆固醇结晶栓塞性肾病是动脉粥样硬化的并发症,因此高龄、男性、糖尿病、高血压、高胆固醇血症、吸烟等均是其危险因素。引起斑块破裂从而产生胆固醇结晶栓塞的诱因包括医源性事件如血管造影、血管成形术、心血管外科手术以及自发性事件如血流动力学因素导致自发斑块破裂。另外,有研究报道抗凝、抗血小板药物使用后也可引起此病,可能是由于此类药物干扰动脉粥样斑块溃疡的愈合所致。

【临床表现】

1. 肾脏表现　肾脏是最为常见的累及器官,累及率约为75%。临床表现取决于栓塞发生的部位、数量及时间,可表现为以下几种情况:① 急性肾损伤,常在明确的诱发事件后1～2周内发生,多因较大动脉或多处栓塞所致。② 亚急性肾损伤,在诱发事件后数周或更长时间发生,可能由复发性栓塞和异物反应导致,临床上出现阶梯性肾功能逐渐减退(期间相隔一段时间肾功能相对稳定)。③ 慢性肾功能损害,表现为缓慢进展的肾功能不全,与缺血性肾病(双侧肾动脉狭窄)和肾硬化相似,由于缺乏临床症状,故常漏诊。胆固醇结晶栓子也可影响移植肾,胆固醇结晶可来源于受体或供体。尿检可发现肾炎范围蛋白尿和管型,偶见肾病范围蛋白尿,血尿不常见。急性期行尿沉渣 Hansel's 染色可见嗜酸性粒细胞。此外,患者可表现为暂时性血嗜酸性粒细胞增多、低补体血症和新发的高血压。

2. 肾外表现 源于主动脉弓的胆固醇结晶栓子常栓塞脑、眼、上肢,而胸降主动脉或腹主动脉斑块破裂导致的栓塞常引起胃肠道或下肢的症状和体征。另外,胸降主动脉斑块的逆向流动可能也是头颅或上肢栓塞的原因。

(1)皮肤病变:为胆固醇结晶栓塞的最常见征象。一项系统性回顾性研究发现约34%的患者累及皮肤,其主要表现为网状青斑(16%)、坏疽(12%)、发绀(10%)、皮肤溃疡(6%)、紫癜或瘀点(5%)、疼痛性结节性红斑(3%)。此外甲床出血、足趾坏疽溃疡、蓝趾综合征也是累及皮肤的症状之一。胆固醇结晶栓塞累及生殖器皮肤罕见,若发生可引起严重的阴囊或阴茎皮肤缺损。

(2)胃肠道:胆固醇结晶栓塞肠系膜循环最常累及结肠、小肠和胃,也可影响胰腺、肝脏和胆囊,主要症状为腹痛、腹泻和出血,其他表现包括坏死性胰腺炎、局灶性肝细胞坏死、非结石性坏死性胆囊炎等。肠道梗死预后较差,病死率为38%~81%。

(3)中枢神经系统:可表现为一过性黑蒙、短暂性脑缺血发作、意识模糊、头痛、头晕或器质性脑综合征。脊髓栓塞罕见,但可导致下肢瘫痪。

(4)眼部体征:包括眼痛、视力模糊或其他非典型视觉症状,眼底镜检查可见 Hollenhorst 斑块(视网膜血管上明亮的黄色胆固醇结晶),最常见的近端栓子来源于颈动脉。

(5)其他血管床,包括冠状血管、肺、前列腺、甲状腺和肾上腺等受影响较小,诊断常依赖尸检证实。

【病理】 胆固醇结晶栓塞性肾病的组织学特点是肾小动脉或细动脉内可见两端尖锐、细长、透明的裂隙,这是由于胆固醇结晶为脂溶性,在常规组织处理过程中被溶解所致。通常相邻的细胞受到明显的挤压变形,晶体之间有细小的细胞成分分隔。胆固醇结晶如与血管长轴垂直则较易判断,与血管长轴平行时则容易忽略。采用冰冻组织切片可观察到未溶解的胆固醇结晶,偏振光下表现为双折光。早期,这些晶体较小,常不能完全堵塞血管腔,晶体周围可见纤维素和红细胞,数天后晶体更稳固黏附于血管壁,表面相对光滑,部分被内皮细胞覆盖,除纤维素和红细胞外,常有多核巨细胞包绕。亚急性期晶体周围可见泡沫细胞和单个核细胞,随后逐渐出现纤维组织。慢性期晶体完全被纤维组织包绕,细胞数量明显减少。其他形态学改变包括假血管炎样改变,栓塞动脉外膜可见嗜酸性粒细胞浸润,塌陷型FSGS,足突部分/广泛融合等(图6-2)。

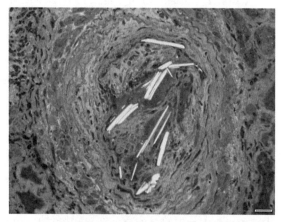

图6-2 胆固醇结晶栓塞性肾病光镜显示(甲苯胺蓝染色×400,由复旦大学附属华山医院提供)

【诊断和鉴别诊断】

1. 诊断 既往存在动脉粥样硬化性疾病的患者,当激发事件发生后出现延迟的肾损伤,尤其伴有肾外动脉粥样硬化栓子征象时,应高度怀疑是否存在胆固醇结晶栓塞性肾病。对于弥漫动脉粥样硬化患者具有下述经典临床三联征，可考虑胆固醇结晶栓塞性肾病：① 存在已知的胆固醇结晶栓塞高风险史，如逆行主动脉插管、心脏/血管外科手术、抗凝治疗24 h以上等。② 暴露于激发事件后出现急性肾衰竭（血肌酐水平较基础值上升50%）。③ 皮肤血管损害征象如网状青斑、斑片状皮肤坏死、蓝趾和/或视网膜胆固醇晶体栓塞的眼底证据。当缺乏上述一条或多条标准时，确诊有赖于肾脏、皮肤或胃肠道病理学检查，典型病理特征为靶器官的小动脉内发现胆固醇结晶。

2. 鉴别诊断

（1）胆固醇结晶栓塞首先需与血栓栓塞性疾病相鉴别，肾动脉血栓栓塞常累及中或大动脉，阻塞肾动脉主干或其分支，可表现为急性肾梗死，其他系统症状相对少见，治疗包括抗凝、溶栓、血管内介入及外科手术。

（2）行血管造影或血管手术后发生急性肾损伤的患者应与造影剂或缺血后引起急性肾小管坏死相鉴别，根据有无肾外栓塞的表现以及病程予以区分（造影剂肾病发生较早，且经适当干预后可于2～3周内好转）。

（3）伴有嗜酸性粒细胞增多或嗜酸性粒细胞尿者需与间质性肾炎或血管炎相鉴别。

（4）胆固醇结晶栓塞可累及全身多个脏器，需与多系统疾病相鉴别，如系统性血管炎、感染（梅毒或结核）、冷球蛋白血症、抗磷脂抗体综合征、亚急性细菌性心内膜炎等。

（5）胆固醇结晶亦可见于非血管部位，如肾小管腔内和/或在间质内，并可形成肉芽肿样改变，这一病变不属于胆固醇结晶栓塞。此时需与其他肾活检中常见的晶体相鉴别，如草酸盐、磷酸盐、尿酸盐、多种药物结晶等。

【治疗】 目前尚无治疗胆固醇结晶栓塞性肾病的有效手段。治疗方式主要在于预防和支持治疗，包括ACEI/ARB控制血压，利尿剂降低高血容量，他汀类药物降脂、稳定斑块，停止使用抗凝、抗血小板药物，避免新的放射性或血管外科介入，强化支持治疗，如透析、营养支持等。短暂使用激素［1/3 mg/（kg·d）］可减轻炎症反应，改善症状，但通常肾功能较难恢复。透析患者优选血液透析治疗，因腹膜透析患者胃肠道缺血、腹膜炎及血白蛋白丢失风险增加。

【预后】 胆固醇结晶栓塞性肾病总体预后较差，26周内肾功能下降者透析风险较高。一项研究入组354例患者，平均随访2年，33%的患者发生终末期肾病需要依赖透析，28%的患者死亡。另有研究提示该疾病住院病死率为16%，1年生存率87%，4年生存率52%。

---------- 典型病例及分析 ----------

【病例介绍】

1. 病史 患者，男性，75岁，因"血肌酐异常1年，明显升高1周余"入院。患者于入院前1年（2018年7月）体检时发现血肌酐升高（121 μmol/L），尿蛋白（+），伴血压升高，外院予以肾衰宁肠道排毒，尼莫地平降压，未监测血压控制情况。入院前5月（2019年4月）患者因冠心病行右冠支架植入术，住院期间复查血肌酐137 μmol/L，尿蛋白（+），尿微量白蛋白206 mg/L，血压160/96 mmHg，术后多次复查血肌酐无明显变化。出院后长期口服坎地沙坦、阿托伐他汀、替格瑞洛等药物治疗，期间未监测血肌酐。入院前1周，患者门诊复查肌酐279 μmol/L，尿酸432 μmol/L，现为进一步诊治收入院。

发病以来，患者无发热、咳嗽、咳痰、腹痛、腹泻，无脱发、皮肤及口腔溃疡、皮疹、关节酸痛，无肉眼血尿、排尿困难，食欲睡眠尚可，排便正常，体重无明显改变。

2. 既往史 2019年4月因冠心病行PCI术；2014年7月因腰椎管狭窄症、腰椎间盘突出症行腰椎后路减压植骨融合内固定术；50年前行阑尾切除术；否认结核、丙型肝炎、疟疾、血吸虫等其他传染病史；否认糖尿病、脑血管疾病；否认外伤、输血史；否认食物、药物过敏史；否认有毒有害物质接触史，否认家族性遗传病史。吸烟及饮酒史50余年。

3. 查体 体温36.5℃，血压161/90 mmHg，心率85次/分，呼吸频率18次/分。一般情况可，神志清，精神可，全身皮肤黏膜无明显黄染，浅表淋巴结未及肿大，口唇无发绀，颈静脉无怒张，气管位居中，双侧甲状腺未触及肿大。胸廓无畸形，呼吸运动正常，语颤正常，无胸膜摩擦感，叩诊清音，双肺呼吸音粗，未闻及干湿性啰音及哮鸣音。心律齐，心界无扩大，各瓣膜听诊区未闻及病理性杂音，无心包摩擦音，剑突下心音增强。腹软，无明显压痛、反跳痛，肝脾肋下未触及，胆囊未触及，Murphy征阴性，移动性浊音（-）。双下肢无水肿。神经系统体征阴性。双侧足背动脉搏动存在。

4. 辅助检查

（1）尿常规：尿蛋白（+）↑，RBC（2+）↑，WBC 0～2/HP。

（2）24 h尿蛋白：0.38 g↑。

（3）尿微量蛋白：尿微量白蛋白62 mg/L↑，尿免疫球蛋白13.2 mg/L↑，尿转铁蛋白3.88 mg/L↑，α_1微球蛋白109 mg/L↑，β_2微球蛋白27.7 mg/L↑。

（4）肾功能：BUN 17.21 mmol/L↑，肌酐339 μmol/L↑，尿酸470 μmol/L↑。

（5）血常规：WBC 11.28×10^9/L↑，嗜酸性粒细胞0.83×10^9/L，Hb 138 g/L，PLT 253×10^9/L，CRP 3.35 mg/L。

（6）肝功能：白蛋白42 g/L，ALT 17 U/L，AST 29 U/L，总胆红素6.7 μmol/L，直接胆红素0.7 μmol/L。

（7）血脂血糖：总胆固醇3.10 mmol/L，甘油三酯2.32 mmol/L↑，HDL-C 0.71 mmol/L↓，LDL-C 2.06 mmol/L，空腹血糖4.78 mmol/L。

（8）免疫指标：ANA、ENA、dsDNA、ANCA、抗GBM等均阴性。

（9）感染指标：HBV抗体、HCV抗体、HIV、RPR等均阴性。

（10）肿瘤指标：均阴性，血尿免疫固定电泳阴性。

（11）泌尿系B超：右肾偏小，右肾囊肿，前列腺增生伴钙化。

（12）肾动脉超声：双肾动脉阻力指数增高。

（13）胸部CT：两肺上叶多发磨玻璃样小结节，右肺下叶多发小结节，建议结合临床随访；两肺上叶局限性肺气肿，右肺下叶少许纤维灶；主动脉及冠状动脉硬化；右侧胸膜增厚。

（14）心电图：未见明显异常。

（15）肾活检病理报告

• 光镜：2小条肾组织，全片共约见15个肾小球，6个球性硬化，其余肾小球可见轻度系膜细胞增生伴基质增多，毛细血管壁未见明显增厚，未见明显襻坏死或新月体形成，肾小管上皮细胞变性坏死不明显，少数小管中有蛋白管型，轻度小管萎缩，间质纤维化伴局灶炎细胞浸润，部分小动脉和肾小球毛细血管腔内可见多处针样裂隙，考虑胆固醇结晶栓塞，偶见个别小动脉血栓机化再通，偏振光显微镜：阴性。免疫荧光：共见5只肾小球，IgG（-），IgA（-），IgM（-），C3（-），C1q（-），轻链κ（-），λ（-）。

• 电镜：所见肾小球部分系膜区见轻度系膜细胞增生，系膜区未见明显电子致密物沉积，肾小球毛细血管基底膜厚度299±24 nm，内皮下和上皮下未见明显电子致密物沉积，足突少量融合。部分肾小管萎缩，间质纤维化伴灶性单个核细胞浸润，一条动脉管腔内见胆固醇结晶，伴管腔闭塞。

【病例分析】

问题1：请归纳该病例的病史特点。

（1）患者为老年男性。

（2）患者发现血肌酐明显升高1周，肾炎范围蛋白尿伴镜下血尿。

（3）患者5个月前有冠状动脉支架植入史；有严重高血压、冠心病。

（4）患者查体双上肢血压不对称，剑突下心音增强，余阴性。

（5）患者辅助检查肾功能明显受损，余无特殊。

（6）患者肾活检病理提示部分小动脉和肾小球毛细血管腔内可见多处针样裂隙，伴管腔闭塞，病理诊断为胆固醇结晶栓塞。

问题2：该患者的诊断是什么，并陈述诊断依据和鉴别诊断要点。

（1）诊断：① 胆固醇结晶栓塞性肾病；② 高血压Ⅲ级，极高危组；③ 冠状动脉粥样硬化性心脏病，PCI术后，心功能Ⅰ级。

（2）诊断依据：① 患者为老年男性。② PCI术5个月后发现肾功能明显恶化1周，肾炎范围蛋白尿伴镜下血尿。③ 肾活检病理提示部分小动脉和肾小球毛细血管腔内可见多处针样裂隙，个别伴管腔闭塞，符合胆固醇结晶栓塞的形态学改变。

（3）鉴别诊断

• 造影剂肾病：通常在使用造影剂后24～48 h出现血肌酐急性升高，大多数患者血肌酐在3～7日内开始下降，随后恢复或接近基线水平，病程多为可逆。而胆固醇结晶栓塞性肾病肾损害的发生相对延迟，且病程迁延，预后不佳，同时常伴有肾外表现。该患者病程及肾脏病理与造影剂肾病不符，故可排除。

• 急性间质性肾炎：多为药物引起，少数情况可见于感染、系统性疾病等。临床表现为急性肾功能不全，部分患者可出现典型的发热、皮疹、嗜酸性粒细胞升高，组织学改变表现为间质较多炎细胞浸润。停用致敏药物是关键。该患者无特殊致敏药物服用史，且肾脏病理未提示间质性肾炎形态学改变，故可除外。

• 肾动脉狭窄引起的缺血性肾病：该病患者有动脉粥样硬化和多发性大动脉炎史，均为该疾病的高危因素。此病常累及中或大动脉，阻塞肾动脉主干或其分支，可表现为急性肾梗死，肾功能受损，血压升高等，其他系统症状相对少见，治疗包括抗凝、溶栓、血管内介入及外科手术。结合患者临床表现及肾动脉B超、肾活检病理等检查可排除此病。

问题3：简述该患者的治疗原则。

治疗方案：主要在于预防和支持治疗。

（1）他汀类降脂、稳定斑块，注意监测肌酸激酶和肝功能。

（2）严格控制血压：低盐饮食，同时给予降压药控制血压。

（3）停止使用抗凝、抗血小板药物，避免新的放射性或血管外科介入。

（4）继续肠道排毒、纠酸等支持治疗，定期复查肝肾功能、尿常规、24 h尿蛋白等。

（刘少军）

第五节　肾动脉血栓栓塞

【概述】　肾动脉血栓栓塞是单侧或双侧肾动脉主干或分支内血栓形成导致管腔狭窄或阻塞，进而造成肾脏血流动力学改变，出现高血压肾功能减退等一系列临床表现的一种疾病。由 Traube 于1856年首次报道，其病理改变主要表现为缺血性病变。致病机制主要为肾脏自主调节功能失调、肾素血管紧张素系统激活、氧化应激反应及血管活性物质释放。临床表现及预后取决于肾动脉阻塞的程度、部位、范围及血栓形成的速度，常见临床表现为腹痛、血尿、高血压、肾功能不全等。肾脏影像学检查有助于明确诊断。治疗方案根据血管栓塞程度选择外科手术取栓或者血管内治疗，一般治疗包括抗凝血、控制血压等。

【病因】

1. 血栓形成

（1）创伤性肾动脉血栓形成：多见于腹部钝器伤，导致肾动脉撕裂或挫伤，血栓形成，以单侧多见。血管内导管操作或外科操作、血管造影亦可造成血管内皮损伤，血栓形成。而肾移植术后的急性肾动脉闭塞常发生在移植术后数周，造成移植物早期失功。

（2）非创伤性肾动脉血栓形成

• 血管内皮损伤：常见动脉粥样斑块阻塞肾动脉导致病变，还包括肾动脉瘤、主动脉夹层或肾动脉夹层、纤维肌性发育不良等。

• 血管炎：包括结节性多动脉炎、大动脉炎及白塞病等。

• 感染和炎症：梅毒、结核等。

• 高凝状态：① 先天性因素：蛋白C、蛋白S缺乏，抗凝血酶缺乏，抗活化的蛋白C变异等。② 后天性因素：抗磷脂综合征、高同型半胱氨酸血症、肾病综合征、肝素诱导的血小板减少等。

• 代谢性疾病：包括高胱氨酸尿症、家族性高胆固醇血症等。

2. 栓塞性疾病

（1）心脏、大血管疾病附壁血栓：患者多合并有器质性心脏疾病，如风湿性心脏病及老年退行性瓣膜病。心房颤动、左心房黏液瘤、心肌梗死后血栓形成亦可导致附壁血栓脱落阻塞肾动脉。

（2）非心血管因素：气体栓子、脂肪栓子或者肿瘤栓子均可导致肾动脉血管栓塞。

【发病机制】

1. 肾脏自主调节功能失调　肾脏通过感受血管内压力变化来调节肾小球滤过率。当肾动脉血栓使肾内血流量明显下降，自主调节功能受损，肾小球毛细血管内压力增高，导致肾脏损伤。

2. 肾素血管紧张素系统　肾动脉血栓栓塞导致肾组织缺血缺氧，刺激肾素及血管紧张素分泌增多，肾血管收缩，肾小球滤过率下降，同时刺激系膜细胞收缩，系膜基质增多，加重肾损伤。

3. 氧化应激反应与血管活性物质　亚急性或慢性肾动脉栓塞时肾组织缺血缺氧，血管内皮损伤，产生氧自由基，最终导致肾间质纤维化。多种血管活性物质如内皮素、血栓素A2及转化生长因子 β_1 等，也参与了肾损伤。

【病理特征】　肾脏组织病理学改变与患者基础病因、血栓栓塞发生速度、持续时间及病变程度有关。

主要病理改变为缺血性病变。光镜：急性病程表现为肾小球毛细血管襻淤血、扩张伴漏出性出血,慢性表现为缺血性毛细血管襻开放不良、皱缩、闭锁,最后进展为肾小球硬化、废弃。肾小管上皮细胞脱落、凋亡、坏死,小管萎缩或闭塞,基底膜增厚分层,间质炎症细胞浸润、纤维化,最后坏死区形成凹陷性瘢痕。免疫荧光:阴性。电镜:肾小球基底膜屈曲皱缩,肾小管萎缩,肾间质纤维化。

【临床特点】

肾动脉血栓形成的临床症状轻重取决于肾动脉阻塞的程度、部位、范围及血栓形成速度以及形成充分侧支循环与否。

1. 急性肾梗死 肾动脉主干或较大分支栓塞常出现患侧肾区突发剧烈疼痛,范围常较广,可放射至背部广泛区域。部分患者伴有头痛、恶心、呕吐、发热、肉眼血尿。体格检查肾区叩击痛和肋脊角压痛是其特征性表现。尿液检查可发现血尿、白细胞尿,易误诊为泌尿系统结石、急性肾盂肾炎、急性心肌梗死、急性胆囊炎或急性胰腺炎。急性肾动脉栓塞时血清天冬氨酸转氨酶(AST)升高,3～4天后降至正常;乳酸脱氢酶(LDH)常在梗死后1～2天升高,2周后恢复至正常水平。肾动脉小分支栓塞可仅表现为蛋白尿、血尿,或轻微患侧疼痛而无明显全身症状。

2. 肾功能不全 双侧急性肾动脉栓塞可迅速发生少尿或者无尿性急性肾衰竭。急性单侧肾动脉栓塞时对侧肾动脉发生痉挛,亦可出现少尿性急性肾衰竭。肾动脉小分支栓塞可发展为慢性病程,早期表现为肾小管功能损害,如尿浓缩功能障碍、夜尿增多、尿钠排出增多、低比重尿等,后期可出现肾小球损伤,如出现轻至中度蛋白尿,部分患者可表现为肾病范围蛋白尿。

3. 高血压 肾动脉栓塞者因肾缺血释放肾素,可出现中、重度高血压,急性肾动脉闭塞可表现为高血压危象。患者多有头痛、头胀不适,出现视物模糊等眼底改变。约10%的患者体格检查在上腹部正中、脐两侧2～3 cm或肋脊角可闻及收缩期血管杂音。

【辅助检查】

1. 一般实验室检查 表现为外周血白细胞增加,尿沉渣检查可见镜下血尿、蛋白尿,严重者可出现肉眼血尿,血清谷草转氨酶、乳酸脱氢酶显著升高。

2. 影像学检查

(1)彩色多普勒超声:肾动脉栓塞急性期双侧肾脏大小可正常,或仅表现为实质回声减低,肾脏轻微肿胀。慢性期可表现为实质回声增强,瘢痕形成。肾动脉栓塞时可见到肾动脉或肾内动脉分支无灌注。

(2)放射学检查

• 静脉肾盂造影:肾动脉完全栓塞时静脉肾盂造影示患侧肾盂肾盏不能显影。病变2周后静脉肾盂造影可见肾梗死周围纤维化、肾脏体积缩小。节段性肾梗死可表现为楔形病灶,肾皮质变薄。

• 螺旋CT检查:包括CTA检查,可清晰显示肾动脉主干及一二级分支管腔有无充盈缺损,可根据肾实质显影时间及程度对肾功能进行大致评估。

• 核磁共振检查:可清晰显示肾动脉有无充盈缺损及肾灌注有无异常。

(3)放射性核素检查:同位素扫描可见病变肾脏不显影、部分显影或者延迟显影。根据显影不同了解病变程度。

(4)经皮肾动脉造影(DSA):是目前直接诊断肾动脉血栓栓塞的可靠方法,可提供病变分布、狭窄程度、解剖特征等直观影像,但其为有创检查,可能造成肾血管损伤或造影剂肾病。

【诊断及鉴别诊断】

1. 诊断 该病早期临床症状隐匿,出现下列临床表现需早期明确诊断:① 急性腹痛或肾区剧痛,恶心、呕吐、发热。② 突然出现的高血压,或者迅速恶化的高血压。③ 实验室检查异常,如外周血白细胞升高,血肌酐升高,尿沉渣示蛋白尿、血尿,血清 AST、LDH 等升高。④ 出现急性少尿或无尿。⑤ 存在肾动脉血栓栓塞的致病因素如创伤、心脏疾病、血管炎、高凝状态等。影像学检查可明确病灶,肾动脉造影是诊断肾动脉血栓栓塞的金标准。

2. 鉴别诊断　急性肾动脉栓塞常表现为腰腹痛,需与以下疾病相鉴别:

(1)肾绞痛:肾区或肋腹部突发剧烈绞痛,伴镜下或肉眼血尿,部分病例影像学检查可见结石梗阻,但该病无乳酸脱氢酶升高,行肾血管造影无充盈缺损表现。

(2)急性肾盂肾炎:有尿急、尿频、尿痛等膀胱刺激症状,伴寒战、发热、腰痛等全身症状,查体肾区叩击痛。实验室检查尿白细胞增多,真性菌尿。

(3)急性心肌梗死:部分患者可首要表现为腹痛,伴发热、心动过速、心律失常,结合特征的心电图改变,血清心肌酶谱动态改变可确诊。

(4)急性胆囊炎:表现为中上腹至右上腹部疼痛,可出现局限性触痛,常伴有呕吐、发热,部分患者体检可发现 Murphy 征阳性。腹部 B 超可见胆囊结石、肿大、胆囊壁增厚。

(5)急性胰腺炎:发病前有酒精、高脂饮食等诱因,95%的急性胰腺炎患者有腹痛,多呈突然发作,伴恶心、呕吐。实验室检查起病6 h后血淀粉酶＞500 U/L 或12 h后尿淀粉酶＞1 000 U/L 可作为参考。影像学检查提示胰腺饱满、外周渗出可确诊。

【治疗】　肾动脉血栓栓塞的合理治疗应从病因、解剖和病理特征等方面进行针对性治疗,目的在于防止或延缓肾脏组织缺血,避免进展至终末期肾病。及时恢复肾组织的血流灌注是治疗关键。

1. 外科治疗　对于内科溶栓治疗及抗凝治疗不能耐受者可行外科血管重建。无论对于单侧或双侧(包括孤立肾)急性肾动脉血栓、栓塞,均应首先考虑外科治疗。对于伴有全身症状的动脉粥样硬化所致肾动脉血栓栓塞患者外科治疗效果疗效不一,并且术后并发症亦相对较多。

外科治疗方法包括:① 直接切开动脉取栓术。② 球囊导管取栓术。③ 金属支架血管成形术。目前外科治疗多采用后两种方法。有研究认为,采用取栓、球囊扩张狭窄部位,并放入金属支架,在远端加滤过装置是效果最好且安全的手术疗法。多数病例肾功能可得到改善,血压控制平稳。

2. 经皮血管内治疗

(1)溶栓治疗:治疗能否成功的关键在于早期治疗,一般12 h以内,因为新鲜血栓含水丰富,纤溶酶原含量高,溶栓剂易于渗入血栓中,促使血栓溶解。

● 动脉溶栓疗法:局部灌注溶栓药物。目前认为该方法简便易行、创伤较小、用药浓度高、作用快且较为安全。

● 静脉溶栓疗法:将溶栓药物通过静脉滴入,效果不如动脉溶栓且副作用较大,故不推荐广泛应用。

(2)血管成形术:目前认为疾病发生早期的肾功能相对较好的单侧肾动脉栓塞患者行经皮血管内治疗效果较好,对于缺血时间较长的肾动脉栓塞患者治疗效果不明确。介入治疗方法包括经皮球囊成形术(PTA)和支架置入术。经皮血管成形术后患者高血压可明显改善。

3. 抗凝治疗　常用抗凝药物包括肝素和华法林,可预防血栓形成,提高生存率。使用普通肝素、华法林需监测凝血功能、血小板计数等,评估抗凝效果,避免出血风险。

4. 一般治疗　对于高血压者应用ACEI、ARB、钙通道阻断药或者β受体阻滞药物及时控制高血压，出现急性肾功能衰竭时及时行血液透析治疗。

【预后】　肾动脉血栓栓塞的预后与发病原因、栓塞范围、治疗时间早晚均有关。继发于动脉粥样硬化的肾动脉栓塞因起病较慢，血栓发生前已形成许多侧支循环，肾功能多有所自行恢复，故预后相对较好。创伤性肾动脉血栓形成时，如不及时外科治疗，肾功能很难恢复，且多数病例合并严重脏器功能损害，病死率较高。

典型病例及分析

【病例介绍】

1. 病史　患者，女性，65岁，因"腹痛1天"入院。患者入院前1天无明显诱因下出现脐周疼痛，呈持续性剧烈疼痛，无放射痛，伴恶心和呕吐，无畏寒发热，无胸闷心悸，无呕血黑便，无腹泻腹胀，遂至外院就诊，查CTA示"肾动脉栓塞"。门诊拟"肾动脉栓塞"收入病房。自发病以来，精神萎，未进食，二便无，近期体重无明显增减。

2. 既往史　高血压10余年，否认糖尿病史，既往有房颤病史1年。否认肝炎、结核、血吸虫等传染病史。有青霉素过敏史。否认外伤、手术史。否认输血史。否认有毒有害物质接触史，否认家族相关疾病及遗传性疾病史。

3. 查体　血压140/80 mmHg，心率84次/分，SpO$_2$ 99%，呼吸频率18次/分，体温37℃。心律不齐，无杂音，两肺呼吸音清，未及啰音。腹软，无压痛、无反跳痛。右侧肾区叩痛(+)。

4. 辅助检查

(1) 血常规：WBC 10.47×10^9/L↑，N 88%↑，Hb 133 g/L，PLT 191×10^9/L。

(2) 尿常规：尿比重1.020，pH 6.0，WBC 65/U↑，RBC 21/μL↑。

(3) 生化：总胆红素65.3 μmol/L↑，间接胆红素52.9 μmol/L↑，总蛋白71 g/L，白蛋白40 g/L，蛋白31 g/L，丙氨酸转氨酶88 U/L↑，门冬氨酸转氨酶121 U/L↑，碱性磷酸酶81 U/L，谷氨酰转肽酶38 U/L，乳酸脱氢酶876 U/L↑，BUN 7.9 mmol/L↑，肌酐62 μmol/L，肾小球滤过率90.4 mL/(min·1.73 m^2)(CKD)，尿酸255 μmol/L，电解质均正常。

(4) 凝血功能：APTT、PT均正常，D-二聚体3.81 mg/L(FEU↑)，FDP 9.65 mg/L↑。

(5) 感染指标：RPR、HIV、HCV、HBV均阴性。

(6) 糖代谢：糖化血红蛋白5.6%。

(7) 心电图：提示心房颤动。

(8) 腹部B超(肝、胆、脾、胰、肾、输尿管、膀胱)：胆囊壁结晶，双肾大小正常，形态正常，余肝、胰、脾未见明显异常。

(9) 腹主动脉CTA：右肾栓塞，右肾动脉上段支上段局部栓子形成。

【病例分析】

问题1：请归纳该病例的病史特点。

(1) 患者为老年女性。

(2) 患者急性起病，临床表现为腹痛，既往有心房颤动病史。

(3) 患者查体心律不齐，全腹软，无压痛反跳痛，右侧肾区叩痛阳性。双下肢无水肿。

(4) 患者腹主动脉CTA右肾栓塞，右肾动脉上段支上段局部栓子形成。

问题2：该患者可能的诊断是什么？并陈述诊断依据和鉴别诊断要点。

（1）诊断：肾动脉栓塞，心律失常心房颤动，高血压3级（很高危）。

（2）诊断依据：① 患者为老年女性。② 急性起病，临床表现为腹痛，既往有心房颤动病史。③ 查体：心律不齐，全腹软，无压痛反跳痛，右肾区叩痛阳性。双下肢无水肿。④ 腹主动脉CTA：右肾栓塞，右肾动脉上段支上段局部栓子形成。

（3）鉴别诊断：主要围绕临床表现进行鉴别。

- 急性胰腺炎：常有暴饮暴食史，腹痛以右上腹为重，腹膜刺激症出现快且明显，腹腔穿刺液可为血性，穿刺液淀粉酶升高明显，血、尿淀粉酶升高明显，B超及CT检查能发现胰腺肿大，有局部坏死灶、腹腔积液、胆管无扩张，结合病史，可排除此诊断。

- 冠状动脉粥样硬化性心脏病：该病多见于老年人，有高血压、糖尿病、高血脂、吸烟、肥胖、冠心病家族史等好发因素，临床表现为反复胸闷、胸痛、心悸等，休息或服硝酸酯类药物可缓解，心电图检查可见心肌缺血改变，冠脉造影可明确诊断，结合患者目前病史、体征、辅助检查，该诊断依据不足，宜完善检查以明确。

- 消化性溃疡：可有周期性及规律性中上腹烧灼样痛，伴反酸、嗳气，可有黑便史，胃镜可诊断，结合病史，可排除此诊断。

问题3：简述该患者治疗原则。

治疗方案：考虑患者右肾动脉分支栓塞，肾脏影像学检查无明显肾梗死征象，予以保守治疗。

（1）一般治疗：禁食、心电监护、注意尿量、肾功能，防治感染。

（2）活血改善循环：前列地尔、长春西汀。

（3）加强抗凝治疗：低分子肝素（1支，q12h，皮下注射），华法林（2.5 mg，qd，口服），控制INR在1.8～2.5为宜（注意出血风险）。

（4）控制血压、心率：倍他乐克。

问题4：肾动脉栓塞的病因有哪些？

包括创伤性肾动脉栓塞和非创伤性肾动脉栓塞，其中创伤性多为腹部钝器伤，非创伤性肾动脉栓塞包括动脉粥样硬化、血管炎、高凝状态、心脏和大血管疾病附壁血栓等。少见的还包括肾动脉瘤破裂以及纤维肌性发育不良等。

（白寿军）

第七章

小管间质性疾病

第一节　肾小管酸中毒

　　【概述】　1935年Lightwood首先描述了1例儿童RTA病例。1945年Bain报道了首例成人病例。1946年Albright定义其为"肾小管疾病"，并于1951年将这一综合征命名为肾小管酸中毒（RTA），1958年瑞金医院董德长等在国内首次报道RTA，1967年Soriano等提出远端及近端肾小管酸中毒Ⅱ型，1984年瑞金医院陈庆荣等在国内首次报道了Ⅵ型RTA。

　　肾小管性酸中毒（RTA）是由于各种病因导致肾脏酸化功能障碍引起的以阴离子间隙（AG）正常的高氯性代谢性酸中毒为特点的临床综合征，可因远端肾小管泌H^+障碍所致，也可因近端肾小管对HCO_3^-重吸收障碍所致，或者两者皆有，其临床特征为高氯性代谢性酸中毒，水、电解质紊乱，可有低钾血症或高钾血症、低钠血症、低钙血症及多尿、多饮、肾性佝偻病或骨软化症、肾结石等。

　　RTA有很多分类方法，例如根据病变部位分为近端RTA及远端RTA；根据血钾浓度分为高血钾型RTA及低血钾型RTA；根据病因分为原发性RTA和继发性RTA，原发性RTA多与遗传有关，为肾小管先天性功能缺陷，继发性RTA多与某些累及肾小管间质的疾病相关。

　　按部位和机制临床上分为4型：远端肾小管性酸中毒（Ⅰ型，即dRTA），近端肾小管性酸中毒（Ⅱ型，即pRTA），混合型肾小管性酸中毒（Ⅲ型RTA），高血钾型肾小管性酸中毒（Ⅳ型RTA）。部分RTA患者虽已有肾小管酸化功能障碍，但是临床尚无酸中毒表现，它们被称为不完全性RTA。

　　【发病机制】

　　1. 肾小管在维持机体酸碱平衡中的作用　　远端肾小管的泌氢功能主要是由A型闰细胞完成的。在A型闰细胞内，CO_2在碳酸酐酶Ⅱ的作用下与H_2O结合，生成H_2CO_3，而后H_2CO_3解离生成H^+和HCO_3^-。H^+由位于闰细胞管腔侧膜的H^+-ATP酶转运至小管腔，同时HCO_3^-由位于基底膜的Cl^-/HCO_3^-转运体AE1（anion exchanger 1）转运回血液。泌入管腔后的H^+与管腔中的磷酸盐和NH_3结合；与磷酸氢根（HPO_4^{2-}）结合为磷酸二氢根（$H_2PO_4^-$）；近端小管分泌的NH_4^+在髓襻升支粗段重吸收后进入髓质间质，之后分解为NH_3，NH_3弥散进入集合管管腔，H^+在集合管管腔与NH_3结合为NH_4^+。NH_4^+被主动重吸收后解离成为H^+和NH_3，H^+可以作为H^+-ATP酶的底物，而NH_3可弥散进入管腔。远端肾单位H^+分泌的异常可以同时导致尿液酸化程度降低，NH_4^+分泌减少。在管腔液与管周液间不能产生与维持1个大的氢离子梯度（正常时H^+浓度差可达1 000以上），在酸中毒时却不能酸化，尿$pH > 5.5$，净酸排量下降。

　　正常情况下，近端肾小管能重吸收80%肾小球滤过的HCO_3^-，剩余的20%将通过髓襻、远端肾小管及集合管进一步重吸收。此过程依靠刷状缘膜的Na^+-H^+交换体、基底膜的$Na^+-HCO_3^-$协同转运体和刷状缘膜上及细胞内的碳酸酐酶协同作用用来完成。抑制近端小管钠的转运或肾小管液无钠，都能使近端肾小管对HCO_3^-的重吸收减少约80%。

　　2. 肾小管酸中毒的病因及发病机制

　　（1）远端肾小管酸中毒

　　• dRTA根据病因分为原发性和继发性：原发性为远端肾小管先天性功能缺陷，常与遗传有关；继发性可见于多种疾病，其中以干燥综合征、系统性红斑狼疮等自身免疫性疾病、肝炎病毒感染和肾盂肾炎较为多见，此外马兜铃酸为代表的肾毒性药物也是引起继发性RTA的重要原因。

- 遗传性 dRTA 以往未受到重视，随着分子生物学理论和技术的发展，多种与 dRTA 相关的基因及其突变被陆续报道。目前已明确的遗传性 dRTA 的致病基因包括：① SLC4A1 基因，编码 $Cl^- - HCO_3^-$ 交换体（即 kAE1），多数表现为常染色体显性遗传，少数亦表现为常染色体隐性遗传；该基因突变同时可引起遗传性球形红细胞增多症。② ATP6V1B1 和 ATP6V0A4 基因，分别编码 $H^+ - ATP$ 酶的 B1 和 a4 亚单位，其突变除能导致常染色体隐性遗传 dRTA，还可导致感音神经性耳聋。

（2）近端肾小管酸中毒：pRTA 由近端肾小管重吸收 HCO_3^- 功能障碍导致。根据病因可分为原发性和继发性。原发性者为遗传性近端肾小管功能障碍，多为常染色体隐性遗传，与基底侧的 $Na^+ - HCO_3^-$ 协同转运蛋白（NBCe1）的突变相关。继发性者见于各种获得性肾小管间质病变，最常见的病因为药物性，如乙酰唑胺、异环磷酰胺、丙戊酸、抗逆转录病毒药物（如阿德福韦、替诺福韦）等，其他病因有如 Lowe 综合征、糖原累积症等系统性遗传性疾病及重金属中毒、维生素 D 缺乏、多发性骨髓瘤及淀粉样变等获得性疾病。但继发性 pRTA 多合并 Fanconi 综合征，单纯表现为继发性 pRTA 的少见。

（3）混合性肾小管酸中毒：混合性肾小管酸中毒的特点是同时存在 I 型和 II 型 RTA。因此其高血氯性代谢性酸中毒明显，尿中同时存在 HCO_3^- 的大量丢失和铵排出减少。症状较严重。可以由碳酸酐酶 II 突变导致，为常染色体隐性遗传。

（4）IV 型肾小管酸中毒：IV 型 RTA 是由于醛固酮分泌绝对不足或相对减少（肾小管对醛固酮反应减弱），导致集合管排出 H^+ 及 K^+ 同时减少从而发生高血钾和高氯性 AG 正常的代谢性酸中毒。

根据发病机制可分为① 醛固酮绝对不足：糖尿病及可导致间质性肾病的多种疾病，如淀粉样变、单克隆免疫球蛋白增多、肿瘤、外科手术、出血引起的肾上腺损伤及阿狄森病等。② 醛固酮分泌相对不足：多见于遗传性 IV 型 RTA，药物性因素（如安体舒通、环孢素等），某些肾小管-间质疾病（如梗阻性肾病、肾移植排异等）。

【临床表现和诊断】

1. *I 型（远端）肾小管酸中毒*

（1）临床表现

- 一般表现：代谢性酸中毒和血钾降低可以使 dRTA 患者出现多种临床表现。最常见的临床表现包括乏力、夜尿增多、软瘫和多饮多尿。低血钾严重者可致呼吸困难和呼吸肌麻痹。

- 肾脏受累的表现：dRTA 长期低血钾可导致低钾性肾病，以尿浓缩功能障碍为主要特征，表现为夜尿增多，个别患者可出现肾性尿崩症。dRTA 时肾小管对钙离子重吸收减少，从而出现高尿钙，容易形成肾结石和肾钙化。

- 骨骼系统表现：酸中毒时肾小管对钙离子重吸收减少，患者出现高尿钙，低血钙，继发甲状旁腺功能亢进，导致高尿磷，低血磷。故 dRTA 患者长期的慢性代谢性酸中毒及钙磷代谢紊乱可以累及骨骼系统。儿童可表现为生长发育迟缓、佝偻病等；成人可以表现为骨痛、骨骼畸形、骨软化或骨质疏松。

（2）实验室检查：尿常规、血尿同步测电解质、尿酸化功能试验、影像学检查、阴离子间隙计算、氯化铵负荷试验。

（3）诊断：根据患者病史、临床表现、相关肾小管功能及尿酸化功能检查即可诊断 dRTA，排除其他引起低钾血症的疾病及继发性因素。

- AG 正常的高氯性代谢性酸中毒。

- 可伴有低钾血症（血钾＜3.5 mmol/L）及高尿钾（当血钾＜3.5 mmol/L时，尿钾＞25 mmol/L）；
- 即使在严重酸中毒时，尿pH也不会低于5.5（尿pH＞5.5）；
- 尿总酸（TA）和NH_4^+显著降低（尿TA＜10 mmol/L，NH_4^+＜25 mmol/L）；
- 动脉血pH正常，怀疑有不完全性dRTA作氯化铵负荷试验（酸负荷试验，有肝病时改为氯化钙负荷试验），如血pH和二氧化碳结合力明显下降，而尿pH＞5.5为阳性，有助于dRTA的诊断。

2. Ⅱ型（近端）肾小管酸中毒

（1）临床表现

- pRTA主要表现为AG正常的高血氯性代谢性酸中毒。
- 由于尿钾排出增加，故低钾血症常见，伴有多尿、烦渴、多饮等。
- 长期慢性高血氯性代谢性酸中毒，可导致小儿营养不良与生长发育迟缓，成人可表现为骨密度降低。
- 与dRTA不同，由于远端小管酸化功能正常，pRTA患者的尿pH可以维持正常，甚至在严重代谢性酸中毒的情况下，尿pH可降至5.5以下。
- 继发性pRTA的患者多数还可合并Fanconi综合征的表现，如肾性糖尿、肾性氨基酸尿等。由于pRTA患者无高尿钙，因此肾结石或者肾钙化的发生率低。

（2）诊断：出现AG正常的高血氯性代谢性酸中毒、低钾血症，尿液HCO_3^-增多，可滴定酸和NH_4^+正常，尿pH常＜5.5，Ⅱ型RTA诊断即成立。如果同时出现范可尼综合征（肾性糖尿、氨基酸尿及磷酸盐尿），则更支持诊断。

对不完全性Ⅱ型RTA应做碳酸氢盐重吸收试验，给予碳酸氢钠后患者尿HCO_3^-排泄分数＞15%即可诊断。

3. Ⅲ型（混合型）肾小管酸中毒　Ⅲ型RTA较少见，它兼有Ⅰ型及Ⅱ型RTA的表现，被认为是Ⅰ型及Ⅱ型的混合型，但是也有学者认为它不是1个独立的类型，而是Ⅰ型或Ⅱ型中的1个亚型。Ⅲ型RTA的远端肾小管酸化功能障碍比Ⅰ型还重，而且尿排出HCO_3^-也多，故其酸中毒程度常比单纯Ⅰ型或Ⅱ型都重，并发症也较多。

4. Ⅳ型（高钾性远端）肾小管酸中毒

（1）临床表现及辅助检查：与其他类型RTA相比，Ⅳ型RTA临床表现常不明显，偶可有肌肉乏力或心律失常表现，通常通过实验室检查被发现。多见于某些轻、中度肾功能不全的肾脏病（以糖尿病肾病、梗阻性肾病及慢性间质性肾炎最常见）患者。

主要的实验室检查异常为：① AG正常的高氯性代谢性酸中毒。② 高钾血症：Ⅳ型RTA患者的代谢性酸中毒及高血钾严重程度通常与肾功能不全严重度不成比例，提示它们并非主要由肾功能不全引起。③ 血清醛固酮水平减低或正常：醛固酮分泌减少引起的Ⅳ型RTA患者血清醛固酮水平将减低，而肾小管对醛固酮反应减弱者血清醛固酮水平可正常。

（2）诊断：AG正常的高氯性代谢性酸中毒及高钾血症，可合并轻、中度肾功能不全，患者血清醛固酮水平降低或正常。遗传性Ⅳ型RTA可以通过基因筛查明确诊断。

【治疗】　首先积极明确病因，治疗原发病。例如应用免疫抑制剂治疗自身免疫性疾病，停用致病药物，停止接触毒物等。针对各型RTA本身应予如下治疗：

1. Ⅰ型肾小管酸中毒

（1）dRTA多以低血钾为首要表现，因dRTA患者多伴有高血氯，口服补钾应使用枸橼酸钾，严重低钾者可静脉补钾。

（2）推荐使用枸橼酸合剂（含枸橼酸、枸橼酸钠及枸橼酸钾）纠正酸中毒。酸中毒严重时或无法获得枸橼酸合剂情况下也可使用口服碳酸氢钠纠正代谢性酸中毒，严重时可静脉滴注碳酸氢钠。需注意纠正酸中毒过程中可能会加重低钾血症。

（3）肾结石及骨病的治疗：口服枸橼酸合剂可以增加钙在尿液中的溶解度，从而预防肾结石及肾钙化。使用中性磷酸盐合剂纠正低血磷。对于已发生骨病的患者可以谨慎使用钙剂（推荐使用枸橼酸钙）及骨化三醇治疗，同时密切监测血钙，避免因药物过量引起高钙血症。

2. Ⅱ型肾小管酸中毒

（1）纠正酸中毒与电解质紊乱：口服碳酸氢钠进行碱替代治疗，必要时可静脉使用碳酸氢钠。可加用噻嗪类利尿剂通过减少细胞外液容量来减少近端小管 HCO_3^- 的重吸收，但碳酸氢钠与噻嗪类利尿剂合用可能会加重低血钾，因此必须严密监测血钾。口服补钾应使用枸橼酸钾，严重低钾者可静脉补钾。

（2）继发性 pRTA 患者应首先进行病因治疗。碳酸酐酶抑制剂所致 pRTA 通常较轻且为可逆性。有肾功能损害的患者使用碳酸酐酶抑制剂需谨慎，因其可导致严重的代谢性酸中毒。

3. Ⅲ型肾小管酸中毒　Ⅲ型肾小管酸中毒的特点是同时存在Ⅰ型和Ⅱ型RTA。因此其高血氯性代谢性酸中毒明显，尿中同时存在 HCO_3^- 的大量丢失和铵排出减少。症状较严重。可以由碳酸酐酶Ⅱ突变导致，为常染色体隐性遗传，除Ⅲ型RTA外还表现为脑钙化，智力发育障碍和骨质疏松。治疗主要为对症治疗，参照Ⅰ型和Ⅱ型RTA。

4. Ⅳ型肾小管酸中毒　此型RTA治疗除纠正酸中毒及以上各型相同外，其他治疗存在极大差异。

（1）纠正酸中毒：应服用碳酸氢钠，纠正酸中毒也将有助于降低高血钾。

（2）降低高血钾：应予低钾饮食，口服离子交换树脂聚苯乙烯磺酸钠等促进钾排泄，并口服襻利利尿剂呋塞米促尿钾排泄。治疗后仍有严重高血钾（＞6.5 mmol/L）应及时进行透析治疗。

（3）盐皮质激素治疗：因绝对或相对醛固酮缺乏的存在，盐皮质激素的治疗理论上是可行的，但是很多可Ⅳ型RTA患者同时合并高血压和心功能不全。因此对于无严重高血压及心功能不全的患者，可以给予口服9α-氟氢可的松（fludrocortisone），低醛固酮血症患者每日服 0.1 mg，而肾小管对醛固酮反应减弱者应每日服 0.3～0.5 mg。服用氟氢可的松时，常配合服用呋塞米以减少其水钠潴留副作用。

-------- 典型病例及分析 --------

【病例介绍】

1. 病史　患者，女性，39岁，因"进行性四肢无力6天"入院。6天前患者无明显诱因感乏力，并逐渐加重，出现不能行走、不能翻身至不能活动四肢及手指，无力咳嗽。查血钾 1.2 mmol/L，血气分析示 pH 7.262，PaO_2 40.8 mmHg，$PaCO_2$ 34.4 mmHg，SpO_2 74.9%，HCO_3^- 15.0 mmol/L；给予静脉补钾及碳酸氢钠纠正酸中毒后复查血钾 1.69 mmol/L，氯 112 mmol/L；血气分析示 pH 7.28，PaO_2 21.8 Kpa，$PaCO_2$ 4.33 Kpa，SpO_2 99.2%，标准 HCO_3^- 16.2 mmol/L，缓冲碱 36.8 mmol/L；病程中无意识障碍，无恶心和呕吐，无腹泻，无发热，未节食，无多尿等。

2. 既往史　有干燥综合征病史5年，使用白芍总甙治疗3年，已停药2年。否认高血压、糖尿病等慢性疾病史。否认肝炎、伤寒、结核等传染病史；否认外伤、手术史；否认输血史；职业：从事审计工作,否认有毒有害物质接触史,否认家族相关疾病及遗传性疾病史。

3. 查体 体温36.5℃,血压126/90 mmHg,心率88次/分,SpO₂ 98%,呼吸频率18次/分。一般情况可,神志清,营养中等,发育正常,走入病房,对答切题,查体合作。全身皮肤黏膜无明显黄染神清,精神可,颈软,颈静脉无怒张,气管位居中,双侧甲状腺未触及肿大。胸廓无畸形,呼吸运动正常,语颤正常,无胸膜摩擦感,叩诊清音,双肺呼吸音粗,未闻及干湿性啰音及哮鸣音。心率88次/分,律齐,各瓣膜听诊区未闻及病理性杂音。腹部稍膨,未见胃肠型、蠕动波。无腹壁静脉曲张。无明显压痛、反跳痛,肝脾肋下未触及,胆囊未触及,Murphy征阴性,移动性浊音(-),双下肢无水肿。双侧足背动脉搏动存在。

4. 辅助检查

(1)血常规: WBC 6.13×10^9/L,N 63%,Hb 106 g/L,PLT 303×10^{12}/L。

(2)尿常规: pH 8.0,尿蛋白(+),葡萄糖(-),RBC 4~5/HP。

(3)生化: 白蛋白29 g/L↓,白球比例0.79↓,胆汁酸4.6 μmol/L,尿素5.0 mmol/L,肌酐133 μmol/L,尿酸80 μmol/L,钠142 mmol/L,钾1.69 mmol/L,氯112 mmol/L,二氧化碳18.5 mmol/L,钙2.15 mmol/L,磷0.35 mmol/L,阴离子间隙11.5 mmol/L。

(4)血气分析: pH 7.28,PO_2 21.80 kPa,PCO_2 4.33 kPa,SaO_2 99%,标准碱剩余-10.4 mmol/L,标准HCO_3^- 16.2 mmol/L。

(5)尿电解质: 钾89.37 mmol/L,钠113.4 mmol/L,氯94.5 mmol/L,钙1.08 mmol/L,磷15.58 mmol/L,尿糖2.7 mmol/L,尿量2.70/24 h。

(6)24 h尿蛋白定量: 1 593 mg/2.4 L。

(7)尿六联蛋白: IgG 3.36 mg/dL,转铁蛋白0.24 mg/dL,微量白蛋白4.92 mg/dL,α_1微球蛋白5.40 mg/dL。

(8)血免疫球蛋白: IgG 4 400 mg/dL,IgA 758 mg/dL,IgM 162 mg/dL。

(9)甲状腺功能: FT3 3.20 pmol/L,FT4 9.75 pmol/L,TSH 15.355 2 μU/mL,TGAb 387.13 U/mL,TOPAb 89.75 U/mL。

(10)免疫指标: ANA1：80(+)均质型,抗ENA抗体(SSA)(2+),抗ENA抗体(SSB)(2+),抗Jo-1(-),抗Sm抗体(-),抗Ro52抗体(-),抗SCL-70(-),抗核小体抗体(+),抗组蛋白抗体(-),抗dsDNA 279.6 IU/mL,RF因子1 980 U/mL,ANCA P-ANCA(+)或ANA干扰,MPO <20、PR3<20、C-ANCA(-); IgG4 0.15 g/L。

(11)腹部B超: 肾脏大小正常,双肾血流参数未见明显异常。余肝、胆、胰、脾未见明显异常。

(12)胸部CT: 两肺散在肺大疱。

(13)垂体MRI: 垂体体积增大。

(14)唾液腺同位素成像: 双侧腮腺摄取和分泌功能障碍。

(15)小唇腺活检: 间质炎性细胞浸润,>50个淋巴细胞/foci。

(16)肾活检病理报告: 光镜所见: 肾组织3条,肾小球17~31个,皮质和髓质。6/17~13/31个肾小球球性硬化,余肾小球毛细血管襻开放欠佳,系膜区未见明显系膜基质增多及系膜细胞增生。肾间质轻度灶性纤维增生,大量炎细胞弥漫散在浸润(以浆细胞、单核细胞、淋巴细胞为主),肾小管上皮细胞间可见单个核细胞浸润,少部分肾小管萎缩,部分肾小管腔内可见蛋白管型。部分小叶间动脉可见灶性透明变性。免疫荧光: 肾组织1条,肾小球1个,IgG、IgA、IgM、C3、C4、C1q、Fn均阴性;石蜡免疫检测: IgA、IgG、C1q均阴性。诊断: 慢性间质性肾炎。

【病例分析】

问题1：请归纳该病例的病史特点。

（1）中青年女性。

（2）以进行性双下肢乏力起病，急性起病，无意识障碍，无恶心和呕吐，腹泻。既往史：有干燥综合征病史5年。

（3）查体未见明显异常。

（4）实验室检查低血钾高血氯性代谢性酸中毒，合并高尿钾，自身免疫指标ANA、抗SSA、抗SSB均阳性；血IgG明显升高。

（5）唾液腺同位素成像可见双侧腮腺摄取和分泌功能障碍，小唇腺活检：间质炎性细胞浸润，＞50淋巴细胞/foci，肾活检病理提示慢性间质性肾炎。

问题2：该患者可能的诊断是什么？并陈述诊断依据和鉴别诊断要点。

（1）诊断：肾小管酸中毒（继发性），干燥综合征，慢性间质性肾炎，CKD 3期。

（2）诊断依据：① 患者为中青年女性。② 以双下肢乏力起病，低血钾高血氯性代谢性酸中毒，合并高尿钾。③ ANA、抗SSA、抗SSB等指标阳性；血IgG升高；有双侧腮腺摄取和分泌功能障碍；小唇腺活检见间质炎性细胞浸润。④ 肾活检病理提示慢性间质性肾炎，符合干燥综合征肾间质改变表现。

（3）鉴别诊断

● Bartter综合征/Gitelman综合征：是常见的导致低钾血症的肾小管疾病，但与该患者不同的是，常表现为低氯性代谢性碱中毒，该患者不符合，暂时不考虑。

● 原发性肾小管酸中毒：原发性肾小管酸中毒患者年龄多较小，免疫指标均阴性，可合并听力异常或智力发育异常，通常尿蛋白量＜1 000 mg/d，以小管性蛋白尿为主，而该患者起病年龄较晚，有多种免疫指标阳性，合并多种外分泌腺分泌功能异常表现，且蛋白尿量＞1.5 g/d。因此该患者肾小管酸中毒考虑为继发于干燥综合征。

问题3：简述该患者治疗原则。

（1）治疗原发病：该患者肾小管酸中毒继发于干燥综合征，合并多种自身免疫指标阳性，肾脏病理见肾间质大量炎细胞浸润，可考虑使用激素对原发病进行治疗。

（2）纠正低血钾：肾小管酸中毒低血钾常合并高氯血症，酸中毒，可用枸橼酸钾补钾治疗。

（3）纠正酸中毒：补碱是纠正酸中毒最主要的方法。肾小管酸中毒患者补碱常使用枸橼酸、枸橼酸钾、枸橼酸钠混合物补碱。

问题4：该患者静脉补钾、补碱后效果不佳，应如何调整治疗方案？

肾小管酸中毒患者补钾补碱需使用枸橼酸合剂（由枸橼酸、枸橼酸钠和枸橼酸钾组成）来纠正电解质酸碱失衡，并根据血钾及血酸碱值调整枸橼酸合剂的成分比例及用量。

问题5：简述肾小管酸中毒常见的并发症及其治疗。

（1）防止肾结石及肾钙化：口服枸橼酸制剂可以增加钙在尿液中的溶解度，从而预防肾结石及肾钙化。

（2）使用中性磷酸盐合剂纠正低血磷。

（3）骨质疏松：对于已发生骨病的患者可以谨慎使用钙剂（推荐使用枸橼酸钙）及骨化三醇治疗，同时密切监测血钙，避免因药物过量引起高钙血症。

（陈楠　张春丽）

第二节 范科尼综合征

【概述】 肾小管负责重吸收原尿中溶质，其中肾近端小管为重吸收的主要部位。1930年，de Toni、Debre 和 Fanconi 分别报道了患有肾性佝偻、肾性糖尿及低磷血症的儿童，此后 Fanconi 提出了肾脏近端小管溶质重吸收异常这一概念。范科尼综合征（Fanconi Syndrome）指肾脏近端小管的广泛功能异常导致尿液溶质（如氨基酸、葡萄糖、磷酸盐、HCO_3^- 等）过量排泄的一组典型症候，根据病因可分为遗传性或获得性范科尼综合征，需对症及对因治疗。

【发病机制】 遗传性或获得性的疾病均可导致范科尼综合征，其致病机制大致可分为以下4类。

1. 代谢产物蓄积或肾毒性物质的直接损伤 遗传性疾病包括胱氨酸病、半乳糖血症、遗传性果糖不耐受症、酪氨酸血症、肝豆状核变性（Wilson病）等，这些疾病均会导致代谢产物蓄积于肾近端小管上皮细胞，影响其正常功能，导致肾近端小管溶质重吸收广泛异常。获得性范科尼综合征主要病因为重金属中毒、有机溶剂接触（胶水、油漆等）、肾毒性药物损害［肿瘤化疗药、氨基糖苷类抗生素、核苷（酸）类抗病毒药、丙戊酸钠、雷尼替丁、中草药等］和异常蛋白血症（多发性骨髓瘤、轻链沉积病、干燥综合征、淀粉样变等）。

2. 细胞能量供应异常 此类范科尼综合征系线粒体细胞病所致。线粒体细胞病是由于线粒体DNA异常导致线粒体功能异常的一组疾病，异质性较大。大多数肾脏受累患者均有肾外表现，主要为神经系统病变。部分患者可出现肾小球疾病，如局灶节段性肾小球硬化和激素抵抗型肾病综合征。

3. 胞吞和细胞内转运异常 此类疾病包括Dent病和Lowe综合征，与肾小管上皮细胞胞吞或细胞蛋白质运输异常有关。

4. 特发性范科尼综合征 此类疾病致病机制未明，目前已知4种遗传性疾病可导致特发性范科尼综合征，分别为范科尼肾小管综合征Ⅰ～Ⅳ型，其中Ⅳ型范科尼肾小管综合征合并青少年发病的成人型糖尿病（MODY）。

【临床特点】 范科尼综合征的主要特征为氨基酸尿、肾性糖尿、肾性低磷血症、高氯性代谢性酸中毒、肾性失钠失钾、低尿酸血症、中低分子量蛋白尿，其最主要的临床特点为低磷血症继发的生长发育迟缓、低磷性佝偻病（儿童）/软骨病（成人），以及烦渴多尿。此外根据原发病的不同，患者可相应出现不同的临床表现，累及中枢及外周神经系统、肌肉系统、消化系统等，如智力异常、肌无力、呕吐腹泻、视力异常等。

【病理特点】 范科尼综合征尚无特异性的组织病理学特点，光镜下可表现为近端小管上皮细胞空泡样变、间质纤维化，肾小球大多正常，电镜下可见近端小管上皮细胞内肿胀异形的线粒体。此外根据原发病的不同，可在偏振光显微镜下见到代谢产物蓄积形成的晶体。

【诊断及鉴别诊断】 范科尼综合征的诊断依据肾脏近端小管功能评估，结合病史、临床表现及影像学检查方可进行病因鉴别及并发症评估，怀疑遗传性或代谢性疾病需进行基因检测或代谢产物及酶活性的测定。

1. 病史询问 应注意患者是否有家族史，是否存在饮食不耐受，是否有肾毒性药物或毒物的接触史，是否合并多系统受累的表现。

2. 临床表现 需注意患者是否存在泡沫尿、烦渴多尿等表现,是否合并生长发育迟缓、骨骼畸形、骨痛等情况。此外应注意患者是否有感觉运动、行为智力等方面的异常,完善神经肌肉系统的查体及智能测评。

3. 实验室检验 除了尿常规、尿蛋白定量、尿六联蛋白等常规化验外,应进行同步血尿电解质、血尿肌酐、血尿尿酸、血尿葡萄糖、血气分析等检测,完善近端肾小管功能评估。此外可检测碱性磷酸酶(AKP)、25-羟维生素 D_3、1,25-二羟维生素 D_3、PTH等指标评估骨病情况。怀疑遗传性代谢性疾病继发范科尼综合征,可进行相关代谢产物及酶活性测定,如怀疑遗传性果糖不耐受症可行肝活检标本果糖1-磷酸醛缩酶活性测定或果糖耐受试验,血尿标本检测出琥珀酰丙酮可确诊遗传性酪氨酸血症 I 型,K-F环、血铜蓝蛋白水平降低、尿铜水平增高则提示肝豆状核变性。

近端肾小管功能评估需对相关检测指标进行转换以更准确地判断肾小管功能是否存在异常。电解质及酸碱平衡紊乱相关评估详见本书第二章,以下为氨基酸、葡萄糖、尿酸等相关指标的评估。

(1)氨基酸尿:评估肾小管重吸收氨基酸最敏感的指标为肾小管氨基酸重吸收百分比(%T_{AA}),其计算公式如下:

$$T_{AA} = \left(1 - \frac{U_{AA} \times P_{CR}}{P_{AA} \times U_{CR}}\right) \times 100\%$$

U_{AA}尿氨基酸浓度;P_{AA}血氨基酸浓度;P_{CR}血肌酐;U_{CR}尿肌酐

(2)肾性糖尿:肾糖阈可用肾小管葡萄糖最大重吸收量TmG来表示,其计算公式如下:

$$TmG - GFR \times PG - U_G \times V$$

P_G血葡萄糖浓度;U_G尿葡萄糖浓度;V单位时间尿量

亦可计算肾小管葡萄糖重吸收百分比%T_G来评估肾性糖尿情况。

(3)肾性低尿酸血症:可通过尿酸排泄分数(FE$_{UA}$)或尿酸清除率(C$_{UA}$)初步评估肾脏尿酸排泄水平,FE$_{UA}$计算公式如下:

$$FE_{UA} = \left(\frac{U_{UA} \times P_{CR}}{P_{UA} \times U_{CR}}\right) \times 100\%$$

U_{UA}尿尿酸浓度;P_{UA}血尿酸浓度;P_{CR}血肌酐;U_{CR}尿肌酐

4. 影像学检查 肾脏超声无特异性表现,X线片可为骨病提供证据。

5. 肾脏病理 肾穿刺活检病理可提示肾小管病变,偏振光显微镜下见双折射晶体提示可能存在代谢产物异常蓄积。

6. 基因检测 怀疑遗传性疾病或合并家族史的患者可行基因检测进一步明确具体病因,检测方法可以行全外显子组或者全基因组测序,亦可行候选基因测序。

【治疗】

1. 治疗原则 范科尼综合征的治疗应尽可能地以病因治疗为主,辅以纠正异常生化指标和并发症防治的对症支持治疗。

2. 对因治疗 遗传性代谢性疾病继发范科尼综合征应尽量避免疾病相关营养物质摄入以避

免代谢产物异常蓄积，如半乳糖血症患者应避免摄入牛奶、遗传性果糖不耐受症患者应避免果糖及蔗糖的摄入、酪氨酸血症患者饮食应降低苯丙氨酸和酪氨酸的构成比。胱氨酸血症患者可给予半胱氨酸减少组织中胱氨酸蓄积及延缓肾功能进展。肝豆状核变性患者可给予青霉胺或其他铜螯合剂进行治疗。

获得性疾病继发范科尼综合征应避免肾毒性物质接触，积极治疗原发病。药物引起的范科尼综合征应停药或减量，辅以水化或肾小管保护剂；重金属中毒可行螯合治疗；骨髓瘤、淀粉样变等异常蛋白血症可行化疗或生物制剂治疗。

3. 对症支持治疗 对症支持治疗包括纠正异常生化指标和防治并发症。应依据实验室评估结果适当补充钾、钠、镁、钙等电解质纠正电解质紊乱，补充磷和活性维生素D治疗低磷性佝偻病/软骨病，纠正酸中毒，补充容量不足。氨基酸尿、肾性糖尿、高尿酸尿、中低分子量蛋白尿无需特殊治疗。

【预后】 范科尼综合征依据原发病的不同，其预后异质性大，线粒体细胞病患者常于出生后数月内即死亡，而成人型胱氨酸病肾脏受损轻微。

-------------- 典 型 病 例 及 分 析 --------------

【病例介绍】

1. 病史 患者，男性，15岁，因"生长发育迟缓、泡沫尿13年余"入院。患者13余年前被发现发育迟缓，消瘦，小便泡沫及次数增多，双下肢呈内翻畸形（O型腿），无尿色加深，无发热、皮疹，无关节肿胀，无明显智力异常，至外院检查示尿蛋白（3+），尿隐血（2+），行肾穿刺活检后诊断为：间质性肾炎，肾小球轻微病变，肾性佝偻病，予以泼尼松20 mg/d、黄葵胶囊及补磷、补钙、补钾等治疗，疗效欠佳，停用激素后使用雷公藤、骁悉治疗。11年前患者于外院重复肾穿刺示慢性小管间质病、肾小球轻度节段硬化，双下肢X线片提示双下肢佝偻病趋于静止，股骨干骺端呈毛刷样改变，继续对症支持治疗，但患者生长发育仍明显迟缓，泡沫尿无改善，多次复查24 h尿蛋白定量波动于1 020～2 251 mg。此后患者定期随访，数次调整免疫抑制剂（泼尼松、吗替麦考酚、环磷酰胺），同时进行补钾、补磷、补钙、纠正酸中毒等支持治疗，其间反复出现低血钾（2.2～2.98 mmol/L）、低血磷（0.35～0.94 mmol/L）、高尿钙（24 h尿钙4.58 mmol，体重18.5 kg）。2年前患者摔伤后致左、右股骨骨折，平卧后好转，但下肢活动障碍加重。近半年来患者出现2次无明显诱因下口唇麻木，继而扩展至全身，呼吸急促，言语困难，双手痉挛呈助产士手，持续约数分钟后可自行好转。近3个月患者再次出现左侧股骨自发性骨折。自发病来，患者精神食欲尚可，尿量逐渐增多，每日尿量3～4 L，最多达1日6 L，大便正常。

2. 既往史 否认高血压、糖尿病等慢性疾病史；否认乙型肝炎、伤寒、结核等传染病史；左侧股骨骨折2次，右侧1次；否认输血史；否认有毒有害物质接触史，否认家族相关疾病及遗传性疾病史。

3. 查体 身高140 cm，体重35 kg，血压96/50 mmHg，心率72次/分，SpO_2 99%，呼吸频率18次/分。神志清，精神可，轮椅推入病房，查体合作。发育迟缓，全身皮肤黏膜无黄染。浅表淋巴结未扪及肿大。颜面无水肿，口唇无发绀。两肺呼吸音清，未闻及干湿性啰音。心率72次/分，心律齐，各瓣膜听诊区未闻及杂音。腹软，全腹无压痛及反跳痛，肝脾肋下未及，移动性浊音（－），肾区叩击痛（－），肠鸣音正常。双下肢无水肿，呈内翻畸形，肌肉萎缩。神经系统（－）。

4. 辅助检查

（1）血常规：WBC 5.3×10^9/L，N 65%，Hb 104 g/L，PLT 175×10^{12}/L。

（2）尿常规：尿比重1.004，尿pH 7.0，尿蛋白（+），尿葡萄糖（−）。

（3）生化：葡萄糖4.6 mmol/L，前白蛋白249 mg/L，丙氨酸氨基转移酶17 U/L，天门冬氨酸氨基转移酶29 U/L，碱性磷酸酶356 U/L，γ−谷氨酰基转移酶50 U/L，总胆红素6.7 μmol/L，直接胆红素0.7 μmol/L，总蛋白77 g/L，白蛋白42 g/L，白球比例1.41，胆汁酸4.6 μmol/L，尿素6.0 mmol/L，肌酐101 μmol/L，尿酸204 μmol/L，钠135 mmol/L，钾3.13 mmol/L，氯98 mmol/L，二氧化碳22.0 mmol/L，钙2.00 mmol/L，磷0.78 mmol/L，镁0.64 mmol/L，甘油三酯1.53 mmol/L，总胆固醇6.06 mmol/L。

（4）尿液生化：24 h尿蛋白2 783～3 644 mg（尿量5.7 L），24 h尿钠159.6 mmol，24 h尿钾89.49 mmol，24 h尿氯142.5 mmol，24 h尿钙5.98 mmol，24 h尿磷28.73 mmol，尿液肌酐0.66 mmol/L，24 h尿葡萄糖16.02 mmol，24 h尿尿酸2.74 mmol。

（5）尿六联蛋白：尿微量白蛋白15.60 mg/dL↑，尿转铁蛋白0.54 mg/dL↑，尿免疫球蛋白G 2.53 mg/dL↑，尿α_1微球蛋白5.14 mg/dL↑，NAG活性2.50 U/L，尿视黄醇结合蛋白2.17 mg/L↑，24 h尿微量白蛋白889.20 mg↑，24 h尿转铁蛋白30.78 mg↑，24 h尿免疫球蛋白G 144.21 mg↑，24 h尿α_1微球蛋白292.98 mg↑，尿液肌酐0.66 mmol/L，尿白蛋白/肌酐236.36↑，24 h尿量5.70 L。

（6）血气分析：pH 7.40，PO_2 11.91 kPa，PCO_2 5.45 kPa，SaO_2 97.3%，H^+ 40.1 nmol/L，标准HCO_3^- 24.1 mmol/L，实际HCO_3^- 24.6 mmol/L，标准碱剩余−0.3 mmol/L，细胞外液碱剩余−0.3 mmol/L，缓冲碱44.8 mmol/L↓，血浆TCO_2 25.8 mmol/L。

（7）免疫指标：IgG全套、ANA、ENA、dsDNA、ANCA、抗GBM、血尿免疫固定电泳、血游离轻链等均阴性。

（8）感染指标：HBV、HCV、HIV、RPR等均阴性。

（9）肿瘤指标：均阴性。

（10）钙磷代谢：PTH 461.6～510.1 pg/mL，25−羟维生素D_3 39.60～40.21 nmol/L，总Ⅰ型前胶原氨基末端肽＞1 200.00 ng/mL↑，Ⅰ型胶原羧基端肽β特殊序列5.790 ng/mL↑。

（11）肾脏B超+肾动脉超声：右肾大小约65 mm×34 mm。左肾大小约72 mm×34 mm。双肾弥漫性病变，符合内科肾脏病。右肾动脉（肾门处）RI 0.76，PSV 67，左肾动脉（肾门处）RI 0.78，PSV 88。双肾结晶或小结石。左肾肾盂分离。双肾动脉阻力指数增高。

（12）右手及腕关节正位片（图7−1）：右侧尺桡骨干骺端扩大、变扁伴骨质密度增高且毛糙；右侧桡骨远端骨骺局部骨质密度不均。

（13）胸部正位片（图7−2）：两肺纹理增多增粗模糊；胸椎侧弯，右侧肱骨骨端及干骺端间隙增宽、密度增高伴毛糙。

（14）心电图+心超：未见明显异常。

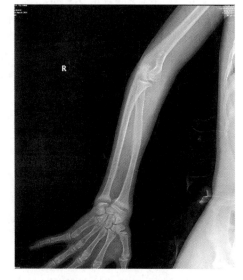

图7−1 右手及腕关节正位片

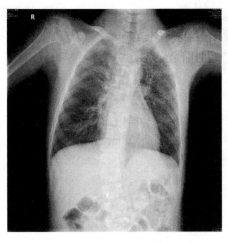

图7-2　胸部正位片

（15）基因检测：CLCN5基因致病突变，p.Ser314Leu。

【病例分析】

问题1：请归纳该病例的病史特点。

（1）青少年男性，幼年起病，慢性病程，无肾毒性药物及毒物接触史。

（2）以生长发育迟缓、泡沫尿起病，近端小管功能异常为主要表现，合并肾小球肾炎，肾功能受累。

（3）查体行走困难，双下肢呈内翻畸形，肌肉萎缩。

（4）辅助检查提示肾性失钾、肾性失磷、高尿钙、中低分子量蛋白尿、尿液酸化功能异常，骨代谢指标异常。

（5）骨骼系统受累明显，存在生长迟缓、下肢畸形、脊柱侧凸、骨折、干骺端佝偻病表现。

问题2：患者范科尼综合征诊断依据是什么？

依据病史及辅助检查可知，患者存在肾性失钾（血钾 3.13 mmol/L，24 h 尿钾 89.49 mmol）、肾性失磷（血磷 0.78 mmol/L，TmP/GFR=0.008 7）、低血钙合并尿钙排泄增多（血钙 2.00 mmol/L，24 h 尿钙 5.98 mmol，体重 35 kg）、中低分子量蛋白尿、多尿（尿量 5.7 L）、尿液酸化功能异常（尿 pH 7.0）及代谢性酸中毒（结合病史），提示该患者存在肾脏近端小管广泛功能异常导致尿液中多种溶质过量排泄，因而患者范科尼综合征诊断明确。

问题3：患者范科尼综合征病因是什么？

患者无明显饮食摄入减少，无肾毒性药物及毒物接触史，肿瘤、自身免疫等指标均为阴性，排除获得性疾病继发范科尼综合征。患者幼年起病，慢性病程，无明显全身多系统受累表现，无智能异常、视力障碍，基因检测示CLCN5致病突变，提示患者Dent病可能，故考虑患者范科尼综合征为Dent病所引起。

问题4：简述该患者治疗要点。

（1）通过食补及药物治疗维持水电解质、酸碱代谢平衡。

（2）活性维生素D（注意监测尿钙）、二磷酸盐改善低磷性佝偻病症状、口服补充中性磷合剂纠正低磷血症、口服补充枸橼酸钾合剂改善低血钾和高尿钙。

（3）密切随访、监测血电解质及肾功能，定期完善肾小管功能及并发症评估，根据结果调整用药。

（4）康复训练，骨科随访，改善行走活动能力，有条件可考虑矫正下肢畸形。

（张碧玉　谢静远）

第三节　急性间质性肾炎

【概述】　急性间质性肾炎（AIN）是以肾间质的急性炎症和水肿为病理学特征，伴有急性肾小管功能障碍的急性肾损伤。5%～15%的急性肾损伤来自AIN。AIN是药物引起的急性肾损伤的重要原因。

【病因】　AIN的病因有4类：药物（70%～75%）、感染（10%～15%）、自身免疫性疾病（5%～10%）和特发性（5%～10%），具体见下表。

表7-1　急性间质性肾炎的病因

药　　　物	抗生素：β-内酰胺类、氟喹诺酮类、万古霉素、利福平、乙胺丁醇、异烟肼、大环内酯类、磺胺类
	抗病毒药：阿昔洛韦、阿扎那韦、阿巴卡韦
	镇痛药：非甾体抗炎药（NSAID）和COX2抑制剂
	利尿剂：呋塞米、氢氯噻嗪、氨苯蝶啶
	抗惊厥药：苯妥英钠、卡马西平、苯巴比妥
	其他：质子泵抑制剂（PPI）、H_2受体阻滞剂、别嘌醇、硫唑嘌呤、卡托普利、美沙拉嗪、中药等
感　　　染	细菌：葡萄球菌、链球菌、嗜肺军团菌、耶尔森菌、布鲁菌、大肠埃希菌
	病毒：巨细胞病毒、EB病毒、汉坦病毒、单纯疱疹病毒、人类免疫缺陷病毒
	其他：钩端螺旋体病、结核分枝杆菌、支原体、衣原体、立克次氏体、梅毒、弓形体
自身免疫性疾病	系统性红斑狼疮、结节病、干燥综合征
特　发　性	抗肾小管基底膜疾病、间质性肾炎葡萄膜炎综合征（TINU）

【病理改变】　AIN以肾间质明显的炎症细胞浸润，而肾小球和血管很少累及为特征。炎症的程度与肾功能下降密切相关。药物所致AIN以斑片状损害为多见，常起始于肾皮质深部。急性过敏性间质性肾炎，病变主要在皮质而非髓质，病变可散在、局部或弥漫。浸润的炎症细胞主要是淋巴细胞。以$CD4^+$ T细胞为主，也可见嗜酸性粒细胞。炎症反应集中在肾小管上皮周围或者直接侵入其中（即所谓的小管炎）。严重的病例可见肾小管上皮细胞变性、坏死。非甾体抗炎药（NSAID）所致的AIN，可伴有肾小球微小病变（MCD）。免疫荧光多为阴性，偶有IgG和补体沿肾小管基底膜呈颗粒状

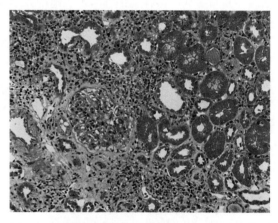

图7-3　AIN光镜图（He染色，×200，复旦大学附属中山医院肾脏科提供）

或线状沉积。电镜下多没有特异性表现，合并MCD者可见肾小球脏层上皮细胞足突融合。

【临床表现】

表7-2　AIN的临床表现

药物过敏史或近期有感染和应用抗生素的病史
发热、皮疹、嗜酸性粒细胞增多
急性肾损伤伴钠排泄分数（FENa）＞1
肾脏大小正常或者增大
血尿伴轻度蛋白尿（＜1.0 g/d）
白细胞尿、嗜酸性粒细胞尿（尿液涂片染色如嗜酸性粒细胞超过5%）

任何不明原因的急性肾损伤均要考虑AIN的可能。AIN的临床表现有一些共同之处（表7-2），但是不同病因的AIN临床表现不尽相同。药物引起的AIN的潜伏期为10天左右，可短至数小时，也可长至数月。感染和药物诱发的AIN常有腰痛，可表现为一侧或双侧疼痛，是由肾小球囊扩张引起。过敏性AIN可伴皮疹、发热和嗜酸性粒细胞增多，但只有5%~10%患者同时合并三联征。血清IgE可升高，再次接触以往过敏的物质时，肾损伤往往比较严重。

多数患者的尿检表现为轻至中度蛋白尿（1 g/24 h以下），以镜下血尿和无菌性白细胞尿为主，肉眼血尿少见，甚至部分患者尿检阴性。尿液涂片染色如嗜酸性粒细胞>5%，支持急性过敏性间质性肾炎。药物性AIN常为非少尿性急性肾损伤，少尿性急性肾损伤多提示间质炎症病变严重。患者伴有不同程度的肾小管上皮细胞损伤，有时还出现肾性糖尿，甚至Fanconi综合征和肾小管酸中毒。

【诊断及鉴别诊断】　根据典型的病史、临床表现及实验室检查，一般不难作出临床诊断，但肾活检才是诊断AIN的"金标准"。然而，并非所有患者都必须肾活检。停用引起AIN的疑似药物后病情仍进行性加重的或鉴别诊断困难时应施行肾活检。

尿中嗜酸性粒细胞的存在并不能绝对地诊断或者排除AIN。膀胱炎、前列腺炎和肾盂肾炎等病变也可以有尿嗜酸性粒细胞出现。超声等影像学检查可见肾脏体积大小正常，或者略有增大，对AIN的诊断价值不大。核素镓扫描的特异性不高，因为多种其他肾脏疾病也可以增加Gallium的摄入，如微小病变肾病、肾皮质坏死和急性肾小管坏死等。

【治疗】　停用可疑致病药物或积极治疗感染非常关键。对于使用多种药物的患者，要仔细询问用药史，尽量停用所有可疑药物，换用药物时，注意不要采用可疑致病药的其他类型衍生物。对于病理显示伴有间质纤维化的AIN或疑有慢性间质性肾炎者，激素及免疫抑制剂治疗需慎重。对严重急性肾损伤具有透析治疗指征时，应尽快给予肾脏替代治疗。

类固醇在AIN治疗中的作用还不肯定。然而，一些小样本的病例报道和回顾性研究表明，予以类固醇治疗后72 h，可出现快速利尿、临床症状改善和肾功能恢复。如由感染引发的AIN，应以积极控制感染为主。

如果血肌酐在停用可疑药物之后的数日内不下降，可予泼尼松治疗2~3周，剂量为0.75~1.0 mg/(kg·d)，3~4周内逐渐减量。如果激素治疗2~3周仍无好转，尤其是肾活检可见免疫复合物沉积伴有循环抗小管基底膜（TBM）抗体或有补体消耗者，可加用免疫抑制剂如环磷酰胺。环磷酰胺的剂量为1~2 mg/(kg·d)，共4周，随访肾功能和血白细胞计数，一般不超过6周。吗替麦考酚酯（MMF）可用于肉芽肿性间质性肾炎的治疗。

【预后】　急性肾损伤持续时间越长，肾功能完全恢复的可能性越小。不能确定或去除病因者，可能会进展至终末期肾病。特发性AIN虽可自发缓解，但50%以上会残留永久的肾功能不全。总之，致病因素、病程长短、肾功能受损程度、间质纤维化程度以及治疗是否及时、适宜均可影响疗效、恢复时间和恢复程度。

典型病例及分析

【病例介绍】

1. 病史　患者，男性，67岁，因"血尿、蛋白尿、血肌酐升高1月余"入院。1个月前因肺部感染于外院就诊,当时无尿检异常,基础血清肌酐71 μmol/L,先后予以"哌拉西林他唑巴坦、莫西沙星"等治疗1个月,患者症状改善后改用口服头孢克肟(0.1 g, bid),仅1天后出现全身皮疹伴瘙痒,停用所有抗生素,并予抗过敏治疗后次日皮疹消退,但随即出现双下肢水肿。昨日外院查血肌酐115 μmol/L,尿蛋白(±),RBC 2~3/HP,为进一步诊治收治入院。

2. 既往史 有高血压病史5年,长期服用氨氯地平(5 mg, qd),血压控制良好。否认糖尿病等其他慢性疾病史;否认肝炎、伤寒、结核等传染病史;否认外伤、手术史;否认输血史;否认有毒有害物质接触史,否认家族相关疾病及遗传性疾病史。

3. 查体 体温36.5℃,血压140/80 mmHg,心率76次/分,SpO₂ 98%,呼吸频率20次/分。一般情况可,神志清,营养中等,发育正常,走入病房,对答切题,查体合作。皮肤巩膜无明显黄染,颈软,颈静脉无怒张,气管位居中,双侧甲状腺未触及肿大。胸廓无畸形,呼吸运动正常,语颤正常,无胸膜摩擦感,叩诊清音,双肺呼吸音粗,未闻及干湿性啰音及哮鸣音。心率76次/分,律齐,各瓣膜听诊区未闻及病理性杂音。腹部稍膨,未见胃肠型、蠕动波。无腹壁静脉曲张。无明显压痛、反跳痛,肾区无叩痛,肝脾肋下未触及,胆囊未触及,Murphy征阴性,未及腹部血管杂音,移动性浊音(-),双下肢轻度水肿,以踝关节为主,双侧足背动脉搏动良好。

4. 辅助检查

(1)血常规:WBC 7.8×10⁹/L,N 79%,嗜酸粒细胞6.4%,Hb 96 g/L,PLT 135×10¹²/L。

(2)尿常规:尿蛋白(-),RBC 1~3/HP,WBC 0~1/HP,24 h尿蛋白0.23 g。

(3)生化:葡萄糖5.68 mmol/L,前白蛋白236 mg/L,丙氨酸氨基转移酶24 U/L,天门冬氨酸氨基转移酶32 U/L,碱性磷酸酶55 U/L,γ-谷氨酰基转移酶36 U/L,总胆红素11.2 μmol/L,直接胆红素3.7 μmol/L,总蛋白66 g/L,白蛋白36 g/L,IgE 630 U/mL,胆汁酸8.2 μmol/L,尿素12.5 mmol/L,肌酐228 μmol/L,尿酸483 μmol/L,钠146 mmol/L,钾4.9 mmol/L,氯99 mmol/L,二氧化碳24.0 mmol/L,钙2.25 mmol/L,磷1.13 mmol/L,甘油三酯1.12 mmol/L,总胆固醇5.23 mmol/L,HDL-C 3.59 mmol/L,LDL-C 2.12 mmol/L。

(4)免疫指标:IgG全套、ANA、ENA、dsDNA、ANCA、抗GBM、血尿免疫固定电泳、血游离轻链等均阴性。

(5)感染指标:HBV抗体、HCV抗体、HIV、RPR等均阴性。

(6)肿瘤指标:均阴性。

(7)腹部B超(肝、胆、胰、脾、肾、输尿管、膀胱、前列腺):左/右肾长径118 mm/113 mm,肾乳头水肿。余肝、胆、胰、脾未见明显异常。

(8)下肢动静脉超声显示:双下肢动静脉血流通畅。

(9)胸部CT:右下肺少许炎症。

(10)心电图:未见明显异常。

(11)肾活检病理报告:2小条肾皮髓组织,共有肾小球26个,其中2个为硬化肾小球。肾小球形态结构大致正常,细胞数60~80/球,系膜区系膜基质增生不明显,未见明显系膜细胞增生。肾小管间质病变中度(50%~60%),弥漫性炎症细胞浸润,以单核细胞为主,伴散在嗜酸粒细胞浸润,肾小管病变较为明显,可见肾小管炎,肾小管基底膜断裂,结构破坏、刷状缘消失,伴周围炎症细胞浸润,部分小管有增殖表现。血管病变较轻,小动脉内膜略增厚。

刚果红染色:阴性。

免疫荧光:IgG、IgA、IgM、C1q、C3、Fn均阴性。

【病例分析】

问题1：请归纳该病例的病史特点。

（1）老年男性。

（2）以口服抗生素后出现一过性药疹及进行性肾功能减退起病，伴镜下血尿，少量蛋白尿，无发热及肾外表现。

（3）查体：双下肢轻度水肿。

（4）外周血嗜酸性粒细胞比例6.4%，自身免疫、感染、肿瘤等指标均阴性。

（5）肾活检病理提示肾小球大致正常，以急性小管间质炎症改变为主，肾间质可见嗜酸性粒细胞散在分布。

（6）肾脏超声：肾脏大小正常，肾乳头水肿。

问题2：该患者可能的诊断是什么？并陈述诊断依据和鉴别诊断要点。

（1）诊断：急性肾损伤，急性间质性肾炎。

（2）诊断依据：① 老年男性。② 一过性药疹伴随肾功能进行性减退，镜下血尿和少量蛋白尿；血清IgE和外周血嗜酸性粒细胞比例增高。③ 肾活检病理提示急性间质性肾炎，免疫荧光阴性。④ 自身免疫、感染、肿瘤等指标均阴性。⑤ 肾脏超声示肾乳头水肿。

（3）鉴别诊断：主要围绕病因进行鉴别。

● 感染引起的急性间质性肾炎：常继发于细菌（如葡萄球菌、链球菌、嗜肺军团菌、耶尔森菌、布鲁菌、大肠埃希菌）和病毒（如巨细胞病毒、EB病毒、汉坦病毒、单纯疱疹病毒、人类免疫缺陷病毒等）感染。患者此次发病前因肺部炎症，在外院接受了1个月左右的抗细胞感染治疗史，静脉给予莫西沙星和哌拉西林他唑巴坦治疗过程中，肺部病变明显改善，且无特殊不适。停用静脉用药，改口服头孢克肟1天后即出现皮疹及随后的进行性肾功能恶化，同时肾活检报告显示肾间质有炎症细胞浸润，但以单个核细胞为主，伴散在嗜酸性粒细胞，未见明显中性粒细胞浸润。结合患者病史及病理改变，考虑感染不是引起AIN的直接原因。

● 自身免疫性疾病相关的急性间质性肾炎：最常见为系统性红斑狼疮、干燥综合征等。患者常呈多系统累及，血清中相关免疫指标阳性。病理上除AIN改变外，可见"白金耳""铁丝圈""满堂亮"等，与本例患者临床特点不符合。

● 特发性急性间质性肾炎：常见于抗肾小管基底膜疾病和间质性肾炎–葡萄膜炎（TINU）综合征。特发性AIN引起的急性肾损伤还是相当少见的。抗小管基底膜肾炎伴有小管功能的障碍（完全或者不完全的Fanconi综合征），循环的抗TBM抗体阳性，病程进展速度相对本病例缓慢。肾小管间质性肾炎–葡萄膜炎（TINU）综合征是一种与机体免疫功能紊乱相关的、呈现AIN和葡萄膜炎的综合征，可伴有骨髓肉芽肿、高γ-球蛋白血症以及ESR加快。葡萄膜炎可在肾脏病之前、之后或同时发生。该病病因不明，可能与衣原体、支原体的感染有关。临床上可见强烈的家族遗传倾向。结合患者病史特点、临床表现、查体和辅助检查等，可以排除特发性急性间质性肾炎的可能。

问题3：简述该患者治疗原则。

治疗方案：考虑患者肾功能进行性减退，且药物导致的急性过敏性间质性肾炎的诊断明确，且不伴有明显水、电解质和酸碱紊乱，拟糖皮质激素治疗。

（1）停药一切可疑致敏药物。

（2）予以甲泼尼龙（200 mg，qd，静脉冲击3日）。

（3）虽有少量蛋白尿，但患者血压控制较稳定，在肾功能不稳定的状态下，无需更换降压治疗方案，继续以往的降压治疗方案（氨氯地平片5 mg，qd）。定期复查尿常规、24 h尿蛋白定量、肝肾功能、电解质、血常规等；

（4）患者肺部CT提示右下肺少许炎症，较之前（根据外院1个月前旧片已有明显好转和炎症吸收），考虑到感染可能也参与急性间质性肾炎的发病，肺部炎症仍需积极控制。参考患者入院前1个月用药，给予口服莫西沙星（0.4 g，qd）；2周后复查胸部CT（平扫）。

（5）清淡饮食，注意休息，监测血压、尿量及体重，防治感染、慎用肾毒性药物，避免造影剂使用等。

问题4：患者静脉注射甲基泼尼松龙3日后，Scr降至140 μmol/L。后续免疫抑制剂治疗方案？

泼尼松（每天0.5～1.0 mg/kg）后逐渐减量，总疗程为4～8周；本例患者体重约70 kg，年龄偏大，3日静脉甲基泼尼松龙治疗后，肾功能有明显改善，故予以泼尼松（40 mg/d）的初始口服剂量，同时密切监测肾功能、电解质、血糖和血尿常规等。整个疗程控制在8周左右，出院后定期门诊随访并逐步减药。

（方艺）

第四节 慢性间质性肾炎

【**概述**】 慢性间质性肾炎（CIN）是一组由不同病因引起的慢性肾小管间质疾病。病理表现以肾小管上皮细胞的萎缩、小管扩张、间质纤维化和单核细胞的浸润为主要特征。临床上以肾小管功能障碍为主要表现，晚期可发展至终末期肾病。起病常隐匿，多数患者进展缓慢，预后取决于病因、病变程度及合并症。

【**病因和发病机制**】 引起慢性肾小管间质肾炎的因素包括毒素（如重金属）、药物（如止痛药、抗病毒药等）、晶体（如磷酸钙、尿酸）、感染、泌尿道梗阻、免疫机制和缺血等，这些因素均可损伤肾小管间质。

当肾小管损伤后，可通过释放炎症介质及表达白细胞黏附分子，推动炎症细胞至肾间质引起炎症；此外，肾小管上皮细胞还可通过表达人类白细胞抗原而成为抗原提呈细胞，并分泌补体和血管活性物质，刺激或吸引巨噬细胞和T细胞，导致炎症反应。之后，肾小管上皮细胞和炎症细胞通过分泌生长因子如血小板生长因子和转化生长因子β刺激成纤维细胞增殖和活化，导致基质积聚。随着肾小管毛细血管的丢失和间质纤维化的加重，可导致肾脏缺氧，从而进一步使肾间质细胞减少和纤维化，肾功能减退，最终需要肾脏替代治疗。

【**临床特点**】

1. **起病特点** 多起病隐匿，常因原发病或肾功能不全的非特异症状就诊。疾病早期以肾小管功能障碍为主，表现尿浓缩功能障碍（多尿、夜尿增多）、肾小管酸中毒、完全或部分性Fanconi综合征、高钾血症、低钠血症等；晚期进入ESRD，出现肾衰竭的一系列表现。尿液学检查可见低比重尿或比重固定尿（1.010），可有肾性糖尿以及红细胞、白细胞和管型；偶尔可见镜下白细胞尿且尿培养阳性；可有蛋白尿，但尿蛋白多<2.0 g/d，且以小分子蛋白如β_2微球蛋白、N-乙酰-β-D-葡萄

糖苷酶、α_1微球蛋白、溶菌酶、维生素A结合蛋白等为主。因肾小管重吸收尿酸功能障碍,可见与肾功能水平不相一致的低尿酸血症。

2. 常见并发症　可出现肾脏内分泌功能障碍相关并发症,包括:

(1)肾性贫血:其特征是贫血程度常重于肾功能下降的程度。

(2)高血压:晚期半数以上患者有高血压,但不如肾小球疾病常见,且血压上升幅度不大。

(3)骨矿物质代谢紊乱:因活性维生素D_3缺乏导致。

【病理特点】　以肾小管上皮细胞的萎缩、小管扩张、间质纤维化和单核细胞的浸润为主要特征。疾病早期即使已有肾小球滤过率(GFR)下降,但光镜下肾小球的形态仍可保持基本正常;随着慢性间质损害的进一步加剧,小球的病变也逐渐明显,可见小球周围纤维化、局灶硬化以及球性硬化。小动脉和细动脉内膜可见不同程度的增厚,但无血管炎表现(图7-4)。

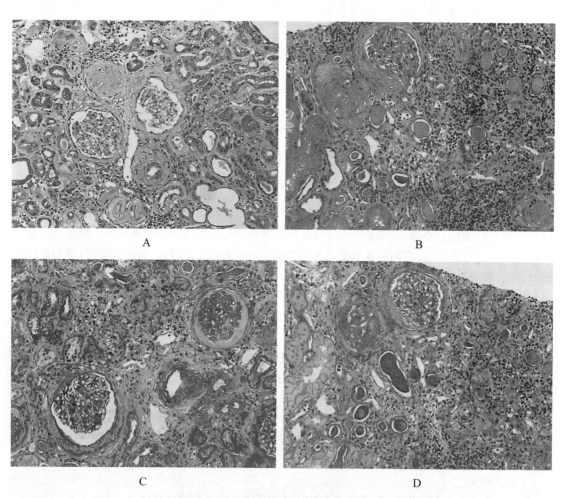

图7-4　CIN病理表现　(A、B. HE染色,200×;C、D. PAS染色,400×)

【诊断和鉴别诊断】　根据病史、临床表现、实验室检查,特别是肾小管功能检查常可提示诊断。仅对需要确诊或鉴别困难的病例才需作肾组织学检查,因为病理结果通常对治疗帮助不大。

一旦诊断,需行病因鉴别。常见原因有毒素(如重金属)、药物(如止痛药、抗病毒药)、晶体

（如磷酸钙、尿酸）、感染、泌尿道梗阻、免疫机制和缺血等，其中免疫机制包括自身免疫性疾病以及异常球蛋白血症等，可结合临床情况再做进一步检查，如血清和尿蛋白电泳、血培养、自身免疫性疾病的血清学检查等（如冷球蛋白水平、ANA、抗dsDNA抗体、抗SSA和SSB抗体等）。

【治疗】

1. 一般治疗 大多数慢性间质性肾炎进展缓慢，发现病因并及时去除仍十分关键。除常规的饮食调整等措施外，早期应用ACEI或者ARB有延缓疾病进展的作用。此外，积极控制血压，建议将收缩压控制在130 mmHg以下；纠正存在的酸中毒（碳酸氢钠600 mg/d分3次口服开始，逐渐加量）、贫血（促红素每周0.45 μg/kg、罗沙司他50 mg，tiw，根据血红细胞调整剂量）、高磷血症（口服磷结合剂）和甲状旁腺功能亢进症（维生素D从0.25 μg/d开始）可使病情稳定或部分恢复。除非结节病早期，否则无使用皮质激素和（或）免疫抑制剂的必要。

2. 对因治疗 可根据引起慢性间质性肾炎的原因采取不同措施，如镇痛剂肾病，停用后可有助于延缓进展。多发性骨髓瘤时，化疗可缓解轻链过多导致的管型肾病，并同时治疗高钙血症，碳酸氢钠碱化尿液和避免应用造影剂。在容量不足的情况下谨慎使用襻利尿药。铅中毒时可使用EDTA螯合治疗，对部分患者有效，可控制和延缓肾衰竭的发生。

【预后】 慢性间质性肾炎的预后取决于病因、病变程度以及合并症如心血管疾病、糖尿病等。干燥综合征、药物性间质性肾炎预后较好，而镇痛剂肾病和中毒性肾病则预后较差。

------------ 典型病例及分析 ------------

【病例介绍】

1. 病史 患者，男性，61岁，因"血压升高、痛风3年，血肌酐升高1个月"入院。3年前患者因头晕发现血压升高，160～170/90～100 mmHg，口服施慧达（2.5 mg，qd），血压控制在140～150/90 mmHg；3年前起因频繁进食海鲜出现足趾关节疼痛，每年发作2～3次，痛风发作时口服吡罗昔康后，疼痛持续4～5天可缓解，查血尿酸波动在600～700 mmol/L，未规律降尿酸治疗，病程中无肉眼血尿，无尿频尿急尿痛等。1个月前患者于我院就诊，查尿常规：尿蛋白（−），RBC（−）；24 h尿蛋白定量0.08 g；BUN 12.0 mmol/L，Scr 158 mmol/L，尿酸701 mmol/L；左右肾长径100 mm/103 mm，予非布司他（20 mg，qd）降尿酸治疗。现为进一步诊治收住入院。病程中患者胃纳可，睡眠可，二便无殊，体重无明显变化。

2. 既往史 脑梗死病史3个月，现口服氯吡格雷治疗。否认糖尿病、COPD等。否认病毒性肝炎、结核等传染病史。否认药物食物过敏史。否认中草药进食史，否认毒物接触史。吸烟史30余年，20支/天，否认饮酒史。

3. 查体 体温36.9℃，心率80次/分，呼吸频率20次/分，血压150/90 mmHg。神志清晰，精神尚可，呼吸平稳，营养中等，表情自如，发育正常，自主体位，应答流畅，查体合作。全身皮肤无黄染，无肝掌、蜘蛛痣。全身浅表淋巴结无肿大，头颅无畸形，巩膜无黄染、眼球无突出、瞳孔等大等圆、对光反射灵敏，听力正常、外耳道无分泌物、耳廓、乳突无压痛鼻中隔无偏曲、鼻翼无扇动、鼻窦区无压痛口唇红润光泽、口腔无特殊气味、伸舌居中、扁桃体无肿大、腮腺正常。颈软，甲状腺未及肿大，胸廓无畸形，双肺叩诊清音，听诊呼吸音清。心前区无隆起，心界不大，心率80次/分，律齐。腹部平软，肝脾肋下未及，肝肾区无叩击痛，肠鸣音4次/分。肛门及生殖器未检，四肢脊柱活动自如，神经系统检查（−）。左侧第一跖趾关节可见关节变形、痛风石沉积。

4. 辅助检查

（1）尿常规：尿比重1.011（1.003～1.03），尿蛋白（－），RBC（－），WBC（－），葡萄糖（－）。

（2）尿相差显微镜：偶见RBC。

（3）24 h尿蛋白定量：0.06 g。

（4）肾功能和电解质：尿素10.4 mmol/L，肌酐137 μmol/L，估算肾小球滤过率（根据CKD-EPI方程）48 mL/（min·1.73 m^2），半胱氨酸蛋白酶抑制蛋白C 1.53 mg/L，尿酸425 μmol/L，钠145 mmol/L，钾4.0 mmol/L，氯106 mmol/L，二氧化碳25 mmol/L，阴离子隙14 mmol/L，钙2.31 mmol/L，无机磷1.25 mmol/L，镁0.89 mmol/L。

（5）血常规：RBC 3.64×10^{12}/L，Hb 117 g/L，Hct 35.8%，Hb 184×10^9/L，WBC 2.73×10^9/L，N 54%，嗜酸性粒细胞3.7%。

（6）肝功能：总胆红素5.9 μmol/L，直接胆红素1.3 μmol/L，总蛋白66 g/L，白蛋白42 g/L，球蛋白24 g/L，丙氨酸氨基转移酶27 U/L，门冬氨酸氨基转移酶25 U/L，碱性磷酸酶74 U/L，γ-谷氨酰转移酶35 U/L，总胆汁酸2.1 μmol/L，乳酸脱氢酶105 U/L，前白蛋白0.29 g/L，高敏感CRP 0.5 mg/L。

（7）糖代谢：葡萄糖4.3 mmol/L，餐后2 h血糖4.8 mmol/L，糖化血红蛋白5.7%；糖化白蛋白14.1%。

（8）血脂：总胆固醇4.89 mmol/L，甘油三酯1.27 mmol/L，LDL-C 3.24 mmol/L，非HDL-C 3.82 mmol/L，HDL-C 1.07 mmol/L。

（9）24 h尿系列蛋白：24 h尿液总量1.50 L，尿KAPPA轻链＜6.630 0 mg/L，尿LAMDA轻链＜3.660 0 mg/L，24 h尿液蛋白定量0.06 g，24 h尿白蛋白20.9 mg，24 h尿尿素230.1 mmol，24 h尿肌酐6 528 μmol，24 h尿尿酸924 μmol，24 h尿钠117 mmol，24 h尿钾24.6 mmol，24 h尿氯93 mmol，24 h尿钙0.66 mmol，24 h尿磷11.4 mmol，24 h尿镁1.95 mmol，24 h尿糖0.15 mmol（＜0.11），尿白蛋白13.9 mg/L，尿免疫球蛋白G 0.5 mg/L，尿β_2微球蛋白0.07 mg/L（0～0.22），尿α_1微球蛋白5.4 mg/L（0～12.0），尿转铁蛋白＜2.2 mg/L，尿白蛋白/尿肌酐28.3 μg/mg Cr，尿素153.4 mmol/L，尿肌酐4 352 μmol/L，尿酸616 μmol/L，尿钠78 mmol/L，尿钾16.4 mmol/L，尿氯62 mmol/L，尿钙0.44 mmol/L，尿磷7.6 mmol/L，尿镁1.3 mmol/L，尿液葡萄糖定量0.1 mmol/L，体液蛋白0.04 g/L。

（10）随机尿：尿白蛋白/尿肌酐32.6 μg/mg Cr（＜30），N-乙酰-β-D-葡萄糖苷酶5.4 U/L（0.7～11.2）。

（11）免疫球蛋白：免疫球蛋白G 9.60 g/L，免疫球蛋白G4 0.71 g/L，免疫球蛋白A 1.62 g/L，免疫球蛋白M 0.57 g/L，免疫球蛋白E＜10U/mL，免疫球蛋白G4 0.71 g/L。

（12）补体：补体C3 0.99 g/L，补体C4 0.20 g/L，总补体测定75.0 U/mL。

（13）免疫固定电泳：阴性。

（14）病毒抗体：乙型肝炎病毒表面抗原（－）0.405COI，乙型肝炎病毒表面抗体75.4 mU/mL，乙型肝炎病毒e抗原（－）0.117COI，乙型肝炎病毒e抗体（－）1.470COI，乙型肝炎病毒核心抗体（＋）0.014COI，乙型肝炎病毒核心抗体IgM（－）0.072COI，丙型肝炎病毒抗体（－）0.0388COI，人类免疫缺陷病毒抗体（－）；梅毒特异性抗体：阴性。

（15）自身抗体：阴性。

（16）激素：促红细胞生成素11.8 mU/mL，甲状旁腺素22.3 pg/mL。

（17）肾动脉超声：双肾动脉未见狭窄。

【病例分析】

问题1：请归纳该病例的病史特点。

（1）老年男性。

（2）因"血压升高、痛风3年，血肌酐升高1个月"入院。

（3）高血压、痛风史3年，血压及血尿酸控制不佳，有反复多次服用NSAID药物史；无糖尿病史。

（4）体格检查示左侧第一跖趾关节可见关节变形、痛风石沉积。

（5）辅助检查示以血肌酐、血尿酸升高，无蛋白尿、血尿，肾脏超声示左右肾长径100 mm/103 mm。

问题2：该患者可能的诊断是什么？并陈述诊断依据和鉴别诊断要点。

（1）诊断：① CKD 3期：慢性间质性肾炎？ ② 痛风。 ③ 高血压（Ⅱ级，高危）。

（2）主要诊断：CKD 3期：慢性间质性肾炎？

诊断依据：患者为老年男性，以血肌酐升高起病，临床表现以血肌酐及血尿酸升高为主，无明显蛋白尿、血尿，有微量白蛋白尿，尿比重较低，肾脏超声未提示明确的肾脏萎缩及皮质回声增强。实验室检查示轻度贫血，EPO、PTH正常，未见低钙高磷。但患者无急性起病因素，包括肾后性、肾前性、肾性，尿量无明显变化，无突发水肿，降尿酸治疗1个月后血肌酐水平较前下降（158 mmol/L降至137 mmol/L）。而病史中示血肌酐升高1个月，但患者合并高血压、痛风3年，且痛风控制不佳，血尿酸水平波动在600～700 mmol/L，且未规律随访，故血肌酐升高史极可能超过3个月。患者实验室检查无感染、病毒性肝炎、肿瘤、MM、自身免疫性疾病等依据，但患者有多次反复服用NSAID药物史，体格检查发现第一跖趾关节变形、痛风石沉积，故考虑慢性间质性肾炎可能。

（3）次要诊断：

• 痛风：患者反复发作性跖趾关节红肿、疼痛、活动受限3年，每年2～3次，与进食海鲜相关，发作具有自限性，实验室检查示血尿酸升高长期＞600 mmol/L，体格检查示第一跖趾关节变形、痛风石沉积，故痛风诊断明确。

• 高血压（Ⅱ级，高危）：患者为老年男性，61岁，有吸烟史，未服药时血压160～170/90～100 mmHg，合并卒中史，诊断时未发现继发性因素，故诊断明确。

（4）鉴别诊断：

• 慢性间质性肾炎：患者血肌酐轻度升高，无血尿、无明显蛋白尿，微量白蛋白尿，尿比重较低，尿糖轻度升高，血尿酸升高程度大于血肌酐升高水平，结合痛风史及长期反复肾毒性药物（NSAID）服用史，首先考虑慢性尿酸性肾病。但患者无夜尿增多表现，无明显肾小管性蛋白尿、Fanconi综合征等表现，可进一步行肾穿刺明确诊断。

• 高血压肾损伤：患者有先于血肌酐升高的高血压史，无蛋白尿、血尿，且不存在其他导致肾脏病的明显原因，应考虑高血压肾损伤。但该患者高血压史仅为3年，长期服用降压药物，血压控制可，血肌酐水平与高血压病史不相匹配，可能存在其他病因，需进一步行肾穿刺活检、眼底照相等明确诊断。高血压肾损伤病理光镜下可见血管、肾小球和肾小管间质受累，包括大、小肾动脉及肾小球小动脉内膜增厚和管腔狭窄，局灶全球肾小球硬化和局灶节段性肾小球硬化，间质纤维化和肾小管萎缩。

• 原发性肾小球肾炎：患者无糖尿病，自身抗体（包括ANA、dsDNA、ANCA、抗GBM抗体等）、免疫球蛋白、免疫固定电泳、肿瘤标志物均未见明显异常，无皮疹、紫癜、光敏、口腔溃疡等，排除前述疾病可考虑原发性肾小球肾炎，可行肾穿刺病理活检明确诊断。

问题3：简述该患者治疗原则。

（1）一般治疗：避免高嘌呤饮食如动物内脏，控制肉类、海鲜和豆类摄入，严格戒饮各种酒类，避免富含果糖的饮料；低盐饮食；保证充分饮水，保持每日尿量2 000 mL以上；避免应用可升高血尿酸的药物；积极控制与高尿酸血症相关的心血管疾病危险因素，如戒烟；规律锻炼。

（2）控制血压：首选ACEI/ARB治疗，推荐目标血压为125～130/＜80 mmHg（标准、常规的医生诊室测量）或120～125/＜80 mmHg（其他测量法，包括AOBPM、家庭血压测量和ABPM）。

（3）降尿酸治疗：继续非布司他降尿酸治疗，因该患者合并严重痛风（≥2次/年，有痛风石），建议控制血尿酸＜300 mmol/L。该患者使用非布司他1个月，血尿酸仍未达标，故增加剂量至40 mg（qd），规律随访肾功能，调整药物剂量。

（4）碱化尿液：可使用碳酸氢钠、枸橼酸及其钾钠合剂等，控制尿pH为6.2～6.9，有利于尿酸盐结晶溶解鹤从尿液排出。定期随访尿量、尿pH等，及时调整用药方案。

（5）控制急性痛风发作：尽量避免NSAID药物；推荐使用糖皮质激素，可通过口服、关节注射、肌内注射、静脉注射等途径给药。

（邹建洲　沈子妍）

第八章

泌尿系感染、结石及梗阻

第一节 肾盂肾炎

【定义】 肾盂肾炎属于上尿路感染,感染部位在肾盂,常伴有下尿路感染。根据临床病程,可以分为急性肾盂肾炎和慢性肾盂肾炎。根据是否有全身或局部基础疾病导致肾盂肾炎好发,可以分为非复杂性肾盂肾炎和复杂性肾盂肾炎。如果每年发作超过3次或半年内发作超过2次,可以称之为反复发作的肾盂肾炎。

【流行病学】 肾盂肾炎的全球年发病率估计为1 050万～2 590万例。2014年美国国家生命统计报告中,共有712人死于肾脏感染,但有38 940人死于败血症。

【发病机制】 肾盂肾炎是一种尿路感染。尿路感染发病大多由于细菌感染,其他病原体如真菌等也有可能。大多数尿路感染由单一细菌致病,最常见的致病菌为大肠埃希菌,其次是腐生葡萄球菌。但复杂性尿路感染患者可能存在克雷伯杆菌、假单胞菌或其他肠杆菌属细菌,甚至真菌感染,而且可能存在多种细菌混合感染,耐药菌多见。

肾盂肾炎属于上尿路感染,所以可能由下尿路感染发展而来,也可能由于全身血行感染引起。前者可能因为下尿路感染没有得到及时有效的治疗,也可能因为存在先天性膀胱输尿管反流或者泌尿道结石、肿瘤等引起的尿流不通畅,或者由于某些泌尿系统的操作,使得致病菌由下尿路上行至肾盂并繁殖,造成肾盂肾炎。血行感染相对上行性感染少见。血液循环里的致病菌在肾脏结构或功能受损时滞留在肾脏,引起肾脏和肾盂炎症,常见于多囊肾、梗阻性肾病、肾脏外伤、糖尿病、低钾血症等。

急性肾盂肾炎反复发生,造成肾脏结构或功能的长期损害,发展成慢性肾盂肾炎。慢性肾盂肾炎由于肾脏结构和功能的异常又容易继发新的上尿路感染,成为慢性肾盂肾炎的急性发作。

急性肾盂肾炎伴发尿路梗阻时,常易引起尿源性脓毒血症,其本质是感染引起的全身炎症反应综合征,严重的可以导致感染性休克。

【临床特点】 急性肾盂肾炎可以有尿频、尿急、尿痛的尿路刺激症状,也可以没有,但多有全身毒血症状,表现为发热,严重者可以有寒战、恶心、呕吐等。局部可以有腰痛、肋脊角压痛、肾区叩痛等。实验室检查发现白细胞尿,伴或不伴血尿,尿培养发现致病菌。

慢性肾盂肾炎急性发作期表现同急性肾盂肾炎,非发作期可以没有尿路刺激征或全身毒血症状,仅有轻度腰酸、无症状菌尿及慢性肾小管功能损害表现,如夜尿增多、低比重尿、肾小管酸中毒等。病变进展也可引起肾小球滤过率下降,出现慢性肾衰竭。

【病理特点】 肾盂肾炎可发生于单侧或双侧肾脏。急性肾盂肾炎时,肾盂肾盏黏膜充血、水肿,表面可以有脓性分泌物。肾乳头可见尖端指向肾乳头,基底伸向肾皮质的楔形炎性病灶。光镜下肾小球一般正常,肾小管上皮细胞肿胀、坏死、脱落,管腔中有脓性分泌物,间质炎症细胞浸润,小脓肿形成,有时可见出血。

慢性肾盂肾炎可见双肾大小不等或患者肾表面凸凹不平,肾盂肾盏因瘢痕形成而变形。光镜下可见肾盂肾盏慢性炎症细胞浸润、纤维组织增生。

【诊断及鉴别诊断】 肾盂肾炎的诊断流程分为以下几个要点：

1. 确定是否为尿路感染 典型的尿路刺激症状伴尿白细胞增多、尿培养阳性,可帮助确诊。但当尿路刺激症状不明显时,尿的细胞学和微生物学检查至关重要。

（1）尿常规检查：尿白细胞增多，超过5个/高倍视野，伴或不伴红细胞增多。单纯尿白细胞增多，不能作为尿路感染的诊断标准，需与无菌性脓尿鉴别。尿白细胞检查更多时候作为1个排除标准，即：没有脓尿，可能不是尿路感染。

某些特殊病原体感染，如肾结核，也可以表现为单纯性血尿。尿亚硝酸盐阳性可能提示革兰阴性菌感染，但不能单独作为尿路感染诊断标准。

（2）尿病原体检查：外阴消毒后留取清洁中段尿，或行耻骨上膀胱穿刺取尿培养。培养所得细菌菌落计数 $\geq 10^5$ CFU/mL，则符合尿路感染标准。但需注意尿标本留验的准确性可能影响尿培养菌落计数甚至阳性与否。

2. 肾盂肾炎的定位诊断

（1）上尿路感染的临床表现：除了可能出现的尿路刺激症状以外，还可能有发热等全身症状和/或肾脏局部的一些症状体征，如腰痛、肋脊角压痛、肾区叩痛等。但是这些症状体征对诊断都不具备特异性。

（2）肾小管功能损害的表现：急性肾盂肾炎时，诊断敏感性较低。慢性肾盂肾炎大多伴有肾小管浓缩或酸化功能异常。

（3）其他表现：肾盂肾炎的患者可能有尿白细胞管型、尿中抗体包裹细菌、膀胱冲洗后尿培养阳性等。慢性肾盂肾炎还可以出现肾脏外形凸凹不平、肾盂肾盏变形等。

3. 慢性肾盂肾炎的诊断　反复尿路感染发作，病程超过半年并满足以下条件可以诊断为慢性肾盂肾炎：① 双肾大小不等，或外形凸凹不平。② 肾盂肾盏变形缩窄。③ 持续性肾小管功能损害。

4. 肾盂肾炎并发症的诊断　急性肾盂肾炎可能并发肾脓肿及肾周脓肿，伴有尿路梗阻的，可能进展至尿源性脓毒血症。慢性肾盂肾炎可能伴有尿浓缩酸化功能异常、尿电解质排泄异常等慢性肾小管间质病变表现，也可能继发慢性肾功能不全。

5. 是否为反复发作的肾盂肾炎或复杂性肾盂肾炎　根据每年的发作频率，明确是否为反复发作的肾盂肾炎。对反复发作或治疗反应差的肾盂肾炎，需详细询问病史、体检并行相应检查了解有无导致全身或泌尿系局部免疫力下降的基础疾病，如糖尿病、恶性肿瘤、尿路梗阻、尿路畸形、正在服用激素免疫抑制剂等，确定是否为复杂性肾盂肾炎。

6. 病原体诊断　在经验性应用抗感染药物之前，需要应用无菌技术留取尿液标本进行病原体检查，帮助明确诊断和知道后续药物治疗，详见膀胱炎章节。

7. 肾盂肾炎需要与以下疾病进行鉴别

（1）肾结核：肾结核属于特殊病原菌的尿路感染，一般膀胱刺激症状较明显，尿检可以表现为大量脓尿，也可为单纯性镜下血尿。因为结核菌感染的特殊性，也容易造成肾萎缩和肾盂肾盏变形。但肾结核患者常有肾外结核灶，尿检可以找到抗酸杆菌，尿培养结核分枝杆菌阳性，对一般抗感染药物治疗不敏感，抗结核治疗效果好。新型结核菌感染的快速诊断方法，如T-SPOT、Xpert MTB/RIF技术等可能可以帮助提高诊断的敏感性和快捷性。

（2）慢性肾小球肾炎：慢性肾盂肾炎出现肾小球滤过率下降时常需要与慢性肾小球肾炎鉴别，后者多为双侧肾脏对称性累及，肾小球功能受损比肾小管功能受损明显，蛋白尿、水肿、高血压都更明显，血尿为肾小球源性血尿。

（3）其他引起高热等全身毒血症状的疾病：急性肾盂肾炎出现高热等全身毒血症状时要与其他感染性疾病进行鉴别，如大叶性肺炎、急性胃肠炎、梗阻性胆管炎、肝脓疡、细菌性心内膜炎、各种血流感染、急性前列腺炎等，尤其是泌尿道症状或尿检异常与全身症状严重程度不一致的时候，更应该对所有可能引起全身毒血症状的疾病进行筛查，不要遗漏其他部位的严重感染。

【治疗原则】

1. 一般治疗　提倡良好的个人卫生习惯，尤其注意外阴部清洁，但也需注意勿矫枉过正，过度清洗。鼓励患者多饮水，勤排尿，注意休息，摄取高热量易消化饮食，保证能量和蛋白质摄入。对高热患者可以给予非甾体抗炎药退热。

2. 病因治疗

抗感染治疗：急性肾盂肾炎和慢性肾盂肾炎的急性发作期应尽快开始抗感染治疗。确定抗感染方案需要考虑以下几条：

• 如何选药

根据药物敏感性：在尿培养报告出来之前即可开始经验性抗感染治疗，因为大多尿路感染致病菌是大肠埃希菌，所以经验用药可以根据当地耐药情况选择对其有效的抗感染药物。3天以后评估疗效，如果疗效不佳，可以考虑换药。尿培养报告出来以后，如果前期治疗疗效不佳，根据尿培养和药敏报告调整后续药物。但如果临床疗效显著，即使药敏报告显示此药耐药，也不必更换抗感染药物。碳青霉烯类一般用于多药耐药患者。在出现尿源性脓毒尿症的患者中，经验性用药就必须覆盖产广谱β-内酰胺酶（ESBL）的细菌。

根据药物在肾组织分布的浓度：选择抗菌药物时应考虑到药物在血液、肾组织中能达到的浓度水平，而不是仅仅考虑尿液中的浓度。氟喹诺酮类、甲氧苄氨嘧啶-磺胺甲恶唑或者静脉应用头孢菌素，肾脏药物浓度都较高。但口服的呋喃妥因、磷霉素等，虽然尿液中药物浓度高，但肾组织中难以达到有效药物浓度，所以指南不推荐应用于肾盂肾炎的治疗。

根据药物不良反应：根据患者既往病史，避开可能不良反应发生概率大的药物。选药前必须询问患者和调阅相关病史记录，了解药物过敏史，避免引起过敏反应。如患者本身有肾功能不全，要避免使用氨基糖苷类等有肾损伤可能的药物等。

男性患者：因为男性尿路感染患者经常合并前列腺炎，所以氟喹诺酮类是首选。

• 药物剂量：根据药物说明书决定药物剂量，可能需考虑的因素有患者年龄、体重、肝肾功能、病情严重程度等。

• 给药途径：给药途径根据药物是否能在肾组织达到有效浓度来决定，其次要考虑患者对口服用药、静脉输液的耐受性，药物能提供的剂型等。最初接受静脉治疗的患者在临床上有改善之后，可以转为口服抗感染治疗。

• 疗程：急性肾盂肾炎，疗程一般7～14天。慢性肾盂肾炎急性发作和男性急性肾盂肾炎患者，疗程至少2周。对于反复发作的肾盂肾炎，尤其是复杂性肾盂肾炎，可以在病情控制后采用应用长程抑菌疗法。选用一组低毒性抗感染药物，每晚睡前服用维持剂量，每1～4周更换1次品种，维持3～6个月。

3. 提高全身及泌尿系统局部免疫力的治疗　积极诊治那些可能影响全身及泌尿系统局部免疫力的疾病，提高患者自身抵抗力，如控制血糖、解决尿路畸形或梗阻、营养支持等。

4. 预防　坚持一般治疗里的各项原则。与性活动有关的尿路感染需要配偶同诊同治。在性活动之后立即排尿，必要时服用1剂抗感染药物，可以预防尿感再次发作。更年期女性尿路感染如无禁忌，可以局部应用雌激素。尽量减少泌尿系侵入性操作，确定尿路感染者，暂停泌尿系侵入性操作。如操作有可能触及泌尿系黏膜，需要在操作前进行尿培养，有菌尿者推荐预防性应用抗感染药物。

【预后】 急性肾盂肾炎如能及时彻底治疗,预后良好。但如果是复杂性尿路感染或者延误治疗、疗程不足、治疗不彻底等可以导致病程延长,病情反复。反复发作的急性肾盂肾炎可以造成肾脏纤维化,出现持续性肾小管功能损害,发展成慢性肾盂肾炎,甚至慢性肾衰竭。

-------- 典型病例及分析 --------

【病例介绍】

1. 病史 患者,女性,35岁,因"尿频、尿急、尿痛、尿色发红伴发热半天"入院。患者半天前开始突然出现尿频、尿急、尿痛、尿色发红伴发热,体温38.5℃。无咳嗽、咳痰、鼻塞、流涕,无腹痛、腹泻、恶心或呕吐。发病前患者曾忙于工作,饮水少、憋尿。

发病以来纳差,大便正常,体重无明显改变。

2. 既往史 否认肝炎、伤寒、结核等传染病史;否认外伤、手术史;否认输血史;否认药物过敏史。否认特殊药物应用史。否认高血压、糖尿病等慢性疾病史;个人史、家族史无特殊。月经正常,已婚已育。

3. 查体 体温39℃,脉搏96次/分,呼吸频率22次/分,血压120/70 mmHg。神清,精神可,心率96次/分,律齐,各瓣膜听诊区未闻及病理性杂音。腹软,肋脊角压痛,余腹部无压痛、反跳痛,双侧肾区叩痛,移动性浊音(-)。双下肢未及明显水肿。

4. 实验室及辅助检查

(1)血常规:WBC 4.0×10^9/L,N 68%,Hb 132 g/L,PLT 212×10^{12}/L。

(2)尿常规:尿比重1.015,pH 5.5,尿蛋白(+),RBC满视野,WBC满视野,其余阴性。

(3)尿RBC相差显微镜:正常RBC100%。

(4)肝肾功能、血糖、血脂、血电解质正常。

(5)泌尿系彩超:左肾115 mm×46 mm,右肾110 mm×50 mm,双肾形态正常,结构清晰,血流参数未见明显异常。余肝、胆、胰、脾未见明显异常。输尿管中上段未见异常,下段显示不清。膀胱充盈欠佳,其余未见异常。

【病例分析】

问题1:请归纳该病例的病史特点。

(1)青年女性。

(2)临床表现为尿路刺激征伴高热,急性起病,伴脓尿、肉眼血尿。

(3)发病前有劳累、饮水少、憋尿。

(4)查体:高热,肋脊角压痛,肾区叩痛,其余阴性。

(5)实验室检查发现脓尿、形态正常的血尿,泌尿系影像学正常。

问题2:该患者可能的诊断是什么?为什么?

诊断:急性肾盂肾炎可能。

(1)首先患者拟诊为尿路感染。① 患者为青年女性,是尿路感染的好发人群。② 发病前有劳累、饮水少、憋尿等尿路感染发作的诱因。③ 临床表现有典型的尿路刺激征、尿白细胞明显增多。④ 肉眼血尿,尿RBC 100%形态正常。这些都符合尿路感染的表现。

(2)其次,患者伴有高热,还有肋脊角压痛、肾区叩痛等局部阳性体征。没有其他器官系统感染证据。因此考虑患者为上尿路感染。又因为病程短，考虑为急性肾盂肾炎。

问题3：该患者还需要进一步做什么检查？有什么意义？

该患者还需要行清洁中段尿培养加药敏试验。尿培养是尿路感染诊断的金标准。如果尿培养阳性，且菌落计数超过 10^5 CFU/mL，则尿路感染诊断成立，后续急性肾盂肾炎也可以得到确诊。药敏试验有助于初始治疗失败时提供下一步治疗建议。

问题4：该患者应该给予怎样的治疗？

（1）一般治疗：休息，高热量易消化饮食，多饮水，勤排尿。非甾体抗炎药退热。

（2）抗感染治疗：氟喹诺酮类口服或静脉给药，或者二代、三代头孢菌素静脉给药。3天后随访症状、体征、尿常规检查，如果有明显缓解，可以继续用药，总疗程7～14天。如果无缓解，可以根据尿培养结果，换用敏感抗感染药物继续治疗，疗程7～14天。

（3）随访尿常规、尿培养直至转阴。

（傅辰生）

第二节　膀　胱　炎

【定义】　膀胱炎是发生于膀胱的尿路感染，可以伴有肾盂肾炎、尿道炎或前列腺炎。根据是否有全身或局部基础疾病导致肾盂肾炎好发，可以分为非复杂性膀胱炎和复杂性膀胱炎。如果每年发作超过3次或半年内发作超过2次，可以称之为反复发作的膀胱炎。

【流行病学】　尿路感染是临床常见感染性疾病，其中单纯下尿路感染占全部尿路感染的86%。膀胱炎好发于女性，尤其是更年期或绝经后妇女易反复发作。约50%女性一生中会发生尿路感染。女性尿路感染发病率明显高于男性，比例约8∶1。未婚女性发病约1%～3%，已婚女性发病率增高至5%，与性生活、月经、妊娠、应用杀精子避孕药物等因素有关。60岁以上女性尿路感染发生率高达10%～12%，多为无症状性细菌尿。除非存在易感因素，成年男性极少发生尿路感染。50岁以上男性因前列腺增生发生率增高，尿路感染发生率也相应增高，约为7%。院内感染中尿路感染常见，占20.8%～31.7%。

【发病机制】　膀胱炎属于下尿路感染。人体正常的防御机制使得外阴部的细菌一般不会进入膀胱定植或繁殖，如① 尿流的不断冲刷。② 尿液具有不利于致病菌生存的特点，如低pH、高渗透压、尿溶菌酶等。③ 膀胱黏膜表面黏多糖，尿中的Tamm-Horsfall蛋白，分泌性IgA等能抑制细菌在膀胱黏膜的黏附。但是当人体抵抗力低下，尿量减少、憋尿减少尿液流动，尿液酸化功能受损，尿路结石、异物或肿瘤，留置导尿，性交或医源性器械操作导致细菌直接进入尿道等情况下，致病菌可以进入膀胱并繁殖，造成膀胱炎。

膀胱炎最常见的致病菌也是大肠埃希菌，其次是革兰阳性球菌、克雷伯杆菌、假单胞菌等。单一菌种感染多见，但在复杂性膀胱炎中可见两种或两种以上混合菌种的感染，也可以合并厌氧菌和真菌。而且，由于抗菌药物的不合理应用，膀胱炎致病菌的耐药性在发生变化，产超广谱β-内酰胺酶（ESBLs）大肠埃希菌、克雷伯菌和耐万古霉素肠球菌的比例在增多。在医院获得性膀胱炎中，大肠埃希菌所占比例较社区获得性膀胱炎略低，但仍为首位，真菌和肠球菌比例较高。

【临床特点】 膀胱炎的典型临床表现是尿频、尿急、尿痛"三联征"，也可以表现为排尿不畅感、尿不尽感、小腹不适、尿潴留、尿失禁等。老年女性可以症状不明显。一般无明显全身症状。尿常规检查可见白细胞尿，伴或不伴血尿，血尿可以是镜下血尿，也可以是肉眼血尿。尿培养可发现致病菌。

【病理特点】 急性膀胱炎的病理改变主要是膀胱黏膜充血、水肿，上皮细胞肿胀，间质白细胞浸润，较重者有黏膜下点状或片状出血，有时可见黏膜溃疡。

【诊断及鉴别诊断】 膀胱炎的诊断流程分为以下几个要点：

1. 确定是否为尿路感染 膀胱炎首先是一种尿路感染，因此必须符合尿路感染的诊断。除了临床表现以外，尿常规检查和尿培养可帮助诊断，其中尿培养致病菌阳性是诊断金标准。如果患者有典型的尿路刺激征，符合下述情况之一即可诊断：新鲜中段尿沉渣革兰染色后油镜下细菌 > 1 个/视野；或者新鲜中段尿细菌培养计数 $\geq 10^5$ CFU/mL；或者膀胱穿刺的尿培养阳性。有典型尿路刺激征的女性，伴尿白细胞增多，尿细菌定量培养 $\geq 10^2$ CFU/mL，且为常见致病菌也可诊断。

国外有指南建议对育龄女性这部分好发人群，如果尿路刺激征典型，出于卫生经济学考量，也可不常规进行尿培养。但需警惕这并不适用于所有人群。

2. 膀胱炎的定位诊断 确定是尿路感染以后，还需要排除急性肾盂肾炎、尿道炎、前列腺炎等。膀胱炎与肾盂肾炎的鉴别详见肾盂肾炎章节。致病菌以大肠埃希菌和腐生葡萄球菌常见。与尿道炎和前列腺炎的鉴别如下：

（1）尿道炎：常发生于青年男性，除了尿路刺激征以外，尿道刺痒、尿道分泌物较明显。常由淋球菌、沙眼衣原体、支原体等感染所致。也可与急性膀胱炎同时发生。

（2）前列腺炎：发生于男性，除了有尿路刺激征，还可伴有直肠刺激征、盆骶部疼痛、性功能障碍等。少数有急性病史，多数为慢性、复发性病程。分为细菌性和非细菌性。急性细菌性前列腺炎起病急，常表现为高热、寒战。前列腺按摩查前列腺液（WBC > 10/HP）及前列腺B超有助于鉴别。

3. 是否为反复发作的膀胱炎 每年发作超过3次或半年内发作超过2次的膀胱炎，可以诊断为反复发作的膀胱炎。反复发作的膀胱炎一定要仔细询问病史、体检，或做相应疾病筛查，了解是否存在易导致全身或泌尿系局部免疫力低下的疾病，或者是否存在治疗方案不当或治疗依从性不佳的可能。

绝经前女性反复发作尿路感染的危险因素包括：活跃的性活动史、使用杀精剂、儿童时期有尿感史、一级女性亲属有尿感史。绝经后女性反复发作尿路感染的危险因素包括：绝经前有尿感史、尿失禁、老年性阴道炎、膀胱或阴道下垂、残余尿超过 100 mL、留置导尿或一般健康状况差。

4. 是否为复杂性膀胱炎 如果存在导致全身或泌尿系局部免疫力下降的基础疾病，可以诊断为复杂性膀胱炎。

复杂性尿路感染常见的危险因素包括：留置导尿管、泌尿系统支架管或间歇性膀胱导尿；残余尿超过 100 mL；任何原因引起的梗阻性尿路疾病，如膀胱出口梗阻、泌尿系结石、肿瘤等；泌尿系畸形；膀胱输尿管反流、神经源性膀胱或其他泌尿系功能异常；尿流改道；化疗或放疗损伤尿路上皮；泌尿系统侵入性手术或操作；肾功能不全、移植肾、糖尿病、恶性肿瘤、应用糖皮质激素、免疫抑制剂或免疫缺陷病等。

5. 致病原诊断 在经验性抗感染药物应用之前，最好留取清洁中段尿行病原体检查，对留取中段尿有困难的患者，可以考虑膀胱穿刺留尿或外阴消毒后无菌导尿留尿，尤其是对反复发作的或者复杂性的尿路感染，必须行尿病原体检查。检查范围包括普通的细菌培养，必要时还要包括尿真菌培养、结核菌培养、支原体和衣原体培养。培养阳性者需要同时进行菌落计数和药物敏感性检测，帮助判断是否为真性菌尿，并为后续选用抗菌药物提供参考。

6. 膀胱炎还需要与以下疾病进行鉴别

（1）无症状菌尿：患者没有症状，连续2次尿培养阳性，为同一菌种且菌落计数 $\geq 10^5$ CFU/mL。

（2）其他可能有尿路刺激征的疾病：包括尿道综合征、间质性膀胱炎/膀胱疼痛综合征、膀胱过度活动症、尿路结石、细菌性或真菌性阴道炎、外阴前庭炎、外阴痛、高张型盆底肌肉功能不良、膀胱原位癌等。

（3）非感染性脓尿/无菌性脓尿：来源于泌尿系统性非感染性的炎症，如某些自身免疫性疾病如系统性红斑狼疮、川崎病等、泌尿系或盆腔恶性肿瘤、留置导尿管、肾盂造瘘管或泌尿道其他引流管、肾乳头坏死、多囊肾、肾结石、放射性膀胱炎、间质性肾炎、间质性膀胱炎等。

【治疗原则】 一般治疗、预防措施、治疗影响全身或泌尿系局部免疫力的基础疾病等同肾盂肾炎。

抗感染治疗是针对膀胱炎病因的治疗。磷霉素单剂量（3 g），呋喃妥因（100 mg, tid），或者磺胺甲噁唑/甲氧苄啶（800/160 mg, bid，疗程3～7天），均可作为首选。国外指南一般不推荐氟喹诺酮类、口服氨苄西林或头孢菌素作为首选，以免增加耐药。国内仍应用较多，疗程3～7天，对初发者、非反复发作者疗效较好。反复发作者耐药率较高。若初始治疗效果不佳，可根据尿培养及药敏报告调整后续治疗。若初始治疗效果佳，但所用药物与药敏报告结果不一致，可以继续使用原药物，不必更换。

对复杂性膀胱炎、可能存在多药耐药的膀胱炎，经验用药就需应用广谱抗感染药物。但为了减少耐药的发生，在获得尿培养报告后，可以根据患者病情适时采用降阶梯疗法。

对反复发作的膀胱炎，也可以在病情控制后采用长程抑菌疗法，维持3～6个月。

妊娠期尿路感染也应该积极治疗，但选药需兼顾母体和胎儿的安全性。孕妇无症状菌尿也应给予单剂或短程抗菌药物治疗。

【预后】 偶尔发作的膀胱炎预后良好。反复发作的膀胱炎易并发急性肾盂肾炎和慢性膀胱结构改变，如膀胱憩室、小房小梁形成，更容易发生尿路感染。

典型病例及分析

【病例介绍】

1. 病史 患者，女性，65岁，因"反复尿频、尿急、尿白细胞增多3年，再发1日"来诊。患者近3年反复发作尿频、尿急，无明显尿痛。大约每年发作10余次。发作时常伴有腰酸、小腹不适、尿失禁。患者有时症状发作去医院就诊，有时在家自行服药。多次于门诊查尿白细胞增多，有时伴少量镜下血尿。无蛋白尿。有一次曾行尿培养检查，大肠埃希菌阳性，菌落计数 10^6 CFU/mL，多种药物敏感。无发热。服用左氧氟沙星或头孢菌素2～3天后症状多可缓解，患者即自行停药，一般不去医院复查尿检。1天前患者再次出现上述症状，遂来院就诊。

发病以来精神可，胃纳佳，大便正常。体重无明显改变。

2. 既往史 否认肝炎、伤寒、结核等传染病史；否认外伤、手术史；否认输血史；青霉素、磺胺过敏史。否认特殊药物应用史。发现高血压、糖尿病5年，血压控制好，血糖控制不佳。否认其他慢性疾病史；既往月经正常，53岁停经。已婚已育。个人史、家族史无特殊。

3. 查体　体温36.8℃，脉搏72次/分，呼吸频率18次/分，血压130/65 mmHg。一般情况可，营养良好，发育正常，体胖。神清，精神好，步入诊室，对答切题，查体合作。全身皮肤黏膜无苍白、黄染或皮疹。浅表淋巴结未触及。头颅、眼、耳、口、鼻未见异常。颈软，颈静脉无怒张，气管居中，双侧甲状腺未触及肿大。胸廓无畸形，呼吸运动正常，语颤正常，无胸膜摩擦感，叩诊清音，双肺呼吸音清，未闻及干湿啰音。心率72次/分，律齐，各瓣膜听诊区未闻及病理性杂音。腹部膨隆，未见胃肠型、蠕动波。无腹壁静脉曲张。肝脾肋下未触及，胆囊未触及，膀胱未触及。腹部无压痛、反跳痛，Murphy征阴性，肾区无叩痛，移动性浊音（－）。肠鸣音不亢进，每分钟2次。脊柱四肢活动自如，无水肿。双侧足背动脉搏动存在。肛门外生殖器未查。生理反射存在，病理反射未引出。

4. 辅助检查

（1）血常规：WBC 5.0×10^9/L，N 70%，Hb 133 g/L，PLT 112×10^{12}/L。

（2）尿常规：尿比重1.015，pH 5.0，尿蛋白（－），RBC 2～3/HP，WBC 100/HP，其余阴性。

（3）空腹血糖7.2 mmol/L，糖化血红蛋白8%。

（4）肝肾功能、血脂、血电解质正常。

（5）泌尿系彩超：左肾125 mm×46 mm，右肾118 mm×50 mm，双肾形态正常，结构清晰，血流参数未见明显异常。余肝、胆、胰、脾未见明显异常。输尿管中上段未见异常，下段显示不清。膀胱充盈欠佳，其余未见异常。

【病例分析】

问题1：请归纳该病例的病史特点。

（1）老年绝经期女性。

（2）临床表现为尿频、尿急反复发作，病程已3年，伴尿白细胞增多血尿、蛋白尿不明显，无全身症状；尿比重、pH正常。肾功能正常。

（3）曾有尿培养大肠埃希菌阳性史，多种药物敏感。

（4）左氧氟沙星、头孢菌素口服症状可以缓解，但往往疗程不足，停药后易复发，每年10余次。

（5）否认药物过敏史。

（6）高血压、糖尿病史，血糖控制不佳。

（7）查体：无阳性体征。

（8）实验室检查发现脓尿、升高的血糖，泌尿系影像学正常。

问题2：该患者可能的诊断是什么？为什么？

诊断：反复发作的复杂性膀胱炎。

（1）患者拟诊为尿路感染。① 患者为老年绝经期女性，是尿路感染的好发人群。② 临床表现有典型的尿路刺激征、尿白细胞明显增多。③ 抗感染治疗症状可以缓解，这些都符合尿路感染的表现。

（2）患者没有全身症状，病程3年却没有肾脏形态结构改变，也没有肾小管功能受损表现，所以考虑为下尿路感染、膀胱炎。

（3）患者症状反复发作，每年超过3次，所以反复发作的膀胱炎诊断成立。有糖尿病史，血糖控制不佳，可能是膀胱炎不易控制的原因之一。所以考虑患者为复杂性膀胱炎。

问题3：该患者下一步诊疗措施应该是什么？

该患者下一步应该行清洁中段尿培养加药敏试验，而不是直接开始抗感染治疗。待尿培养标本留取以后，可以开始经验性抗感染治疗。

问题4：该患者应该给予怎样的治疗？

（1）一般治疗：休息，高热量易消化饮食，多饮水，勤排尿。

（2）抗感染治疗：磷霉素3g单剂量，呋喃妥因100 mg tid，或者磺胺甲噁唑/甲氧苄啶800/160 mg bid，均可作为首选。也可以选用口服氟喹诺酮类药物或头孢菌素等，3天后随访症状和尿检有无好转。如无好转，可根据尿培养药敏结果换用敏感药物。或在上述药物中另选一种。好转则用足3～7天。

（3）随访尿常规、尿培养，转阴后可以改为维持剂量继续用药。在敏感抗感染药物里选用几种，每1～4周更换一种，维持3～6个月。

第三节 肾 结 石

【概述】 肾结石是指晶体物质（如钙、草酸钙等）和有机基质（如酸性黏多糖等）在肾脏的异常聚积。肾结石是泌尿系统的常见病，多见于青壮年，男性多于女性。肾结石常由多种晶体成分组成，其中90%为含钙结石，以草酸钙结石最常见。肾结石多位于肾盂或肾盏。

【病因和发病机制】 肾结石的病因目前仍然不清楚，可能与尿液中成石物质的过饱和、"Randall"斑形成、晶体-肾小管上皮细胞的相互作用、尿液中结石抑制物减少等有关。

1. 尿液中成石物质过饱和 某些因素造成尿液中成石物质浓度升高或溶解度降低，呈过饱和状态，析出晶体，并在局部生长、聚集，最终形成结石，其可能的原因：① 尿量过少。② 尿液中成石物质的绝对排泄量过多。③ 尿液pH变化，尿液不同的pH水平可导致尿液成石物质溶解度降低，引起尿液析出晶体。

2. "Randall"斑形成 当肾乳头处于病理损伤时，草酸钙盐和磷酸钙盐可于肾小管上皮细胞下沉积，并侵袭到肾乳头表面，形成Randall斑。肾结石被认为是以Randall斑作为平台聚集生长而来。

3. 晶体-肾小管上皮细胞的相互作用 尿液中的晶体在与肾小管上皮细胞接触过程中被上皮细胞摄取，诱发肾小管上皮细胞产生大量的活性氧，造成肾小管上皮的氧化应激损伤和炎症反应，进一步诱发肾间质损伤，而肾小管上皮损伤有助于晶体的黏附、聚集，最终形成结石。

4. 尿液中结石抑制物减少 正常尿液中存在抑制结晶形成和生长的物质，如焦磷酸盐可抑制磷酸钙结晶的形成，而枸橼酸则可抑制草酸钙结晶的形成。当尿液中上述物质减少时，结石风险升高。

一般认为，结石形成过程中尿晶体物质过饱和以及尿中结晶形成抑制物含量减少是最重要的两个因素。

【影响肾结石形成的因素】 肾结石形成过程中受多种因素的影响，其中外界环境因素、个体因素、泌尿系统异常及尿液的改变是主要影响因素。外界环境因素包括自然和社会环境，个体因素包括种族遗传、疾病、代谢异常、药物影响及饮食习惯，泌尿系统异常包括梗阻、感染及异物等。上述多种因素均可以导致尿液的改变，包括晶体物质过饱和、结石抑制物减少和促进物增多等，促进晶体成核、析出、黏附、聚集、成团，最终滞留于肾组织中而形成结石。

【肾结石的分类】

1. 依据结石的成分分类　肾结石常常由多种成分晶体组成,以其中一种成分为主体。临床上根据主体成分分为以下类型。

（1）草酸钙结石:最为常见,占71%～84%。呈棕褐色,质地坚硬,表面粗糙。X线特征为结石中有较深的斑纹,边缘不规则。

（2）磷酸钙结石:占6%～9%,呈灰白色,颗粒状,表面粗糙,易碎。多与草酸钙或磷酸铵镁混合成石。X线显影清晰,层状纹较明显。

（3）尿酸盐结石:占5%～10%,呈黄色或橘红色,质地坚硬,表面光滑,颗粒状,切面呈放射状排列。多数由单一尿酸组成,X线下显影较淡或不显影。

（4）磷酸铵镁结石:属于感染性结石,表面光滑,多呈鹿角状,增大较快。X线显影清晰,结石密度不均。

（5）胱氨酸结石:为罕见的遗传性疾病,约占1%。质地柔软,表面光滑,多呈蜡黄色,其结晶呈六角形状。因含硫而在X线片上易显影。

（6）其他类型:药物相关结石为药物导致,如茚地那韦。

2. 依据结石的部位分类　可分为肾盂结石、肾盏结石、肾实质结石,其中肾盂结石最常见,肾实质结石罕见。

【病理生理特点】　肾结石的原发病理改变与结石发生的原因有关,在成石因素作用下,可以发现肾小管的微绒毛脱落,肾小管上皮细胞坏死。肾小管上皮细胞胞浆内、细胞核、肾间质和小静脉出现钙化,肾乳头部有结晶形成。结石的存在还可以造成黏膜损伤和溃疡,引起血尿,并诱发急性或慢性感染。当结石引起梗阻时,由于尿液引流不畅,更容易引起感染,梗阻和感染相互加重,导致肾盂或肾盏的积液或积脓,继而肾实质感染、肾周感染,引起肾实质的纤维化、肾萎缩和肾功能损害,严重时肾功能全部丧失。

【临床特点】　肾结石的临床表现与结石所在部位、形状、大小、活动情况和有无感染、梗阻等并发症有关,最常见的临床表现是疼痛和血尿。

1. 疼痛　可表现为肾绞痛、胀痛或钝痛,其中肾绞痛是最常见的症状。引起肾绞痛的原因主要为结石移动对肾盂和输尿管壁的局部刺激引起平滑肌痉挛或疼痛介质的释放,临床上表现为阵发性发作的痉挛样疼痛,疼痛位于腰背部或肋腹部,可沿输尿管向下腹部、同侧外阴部和大腿内侧等处放射,结石停止移动或排出后可以自行缓解。部分结石仅造成压迫或积水,只表现为肾区或上腹部胀痛或钝痛。查体可有患侧肾区叩击痛,结石部位有深压痛。

2. 血尿　血尿是肾结石的另一个常见症状,是由于结石移动损伤黏膜,引起肉眼血尿或镜下血尿。

3. 感染　肾结石容易诱发急性或慢性肾盂肾炎,临床表现为腰痛、发热、寒战和脓尿,尿常规检查尿中白细胞增多。

4. 尿闭　肾结石引起尿闭主要原因包括:双侧肾或输尿管结石完全梗阻;孤立肾的结石完全梗阻;一侧肾无功能,另一侧肾或输尿管结石完全梗阻;患侧肾或输尿管结石完全梗阻,另一侧正常肾反射性尿闭。

5. 无症状　固定在肾盂或下肾盏内不移动而又无感染的结石,可长期存在而无症状,仅在影像学检查时偶然发现。

【诊断和鉴别诊断】

1. 诊断　肾结石的诊断分为两个部分:定位诊断和病因诊断。

（1）肾结石定位诊断：通过典型临床表现、体格检查、影像学检查及其他实验室检查结果诊断肾结石并不困难，其中影像学检查对诊断具有重要意义，95%的肾结石可通过腹部平片了解其所在位置、大小和数目。而静脉尿路造影和逆行肾盂造影能够明确显示结石的位置和整个泌尿道情况。超声不仅可以作为肾结石普查手段，还可以发现X线不能显示的阴性结石。

（2）肾结石病因诊断：肾结石的病因诊断在评估肾结石的预后和防治肾结石的复发中具有重要作用。肾结石诊断明确后需详细了解患者病史、家族史、饮食习惯、既往史、合并症和药物使用情况，并进一步通过结石的形态、检测尿pH、尿液生化检查和血生化进行病因诊断。对怀疑甲状旁腺功能亢进的患者可以进一步测定肾小管磷重吸收率、甲状旁腺激素。

2. 鉴别诊断

（1）急性胆囊炎/胆石症：胆囊炎、胆石症主要表现为右上腹疼痛，可放射至右肩背部，Murphy点压痛、反跳痛明显，有腹肌紧张，右肾结石疼痛主要沿输尿管放射至同侧下腹部、外阴部，Murphy点无压痛，相关影像学检查可加以区别。

（2）肾脏肿瘤：肾脏肿瘤多位于肾实质，以无痛性全程肉眼血尿为主，患者多以血尿就诊，尿脱落细胞学检查可以找到瘤细胞，肾结石主要存在于肾盂或肾盏处，临床上主要表现疼痛和血尿。

（3）急性阑尾炎：急性阑尾炎表现为转移性右下腹痛，呈持续性疼痛。输尿管下段结石呈阵发性绞痛；阑尾炎有反跳痛、肌紧张，而输尿管结石一般无肌紧张及反跳痛，KUB检查输尿管结石可显示有致密影。

另外，肾绞痛起病时还需与急性胃/十二指肠溃疡、急性上消化道穿孔、急性胰腺炎及胆道蛔虫病等相鉴别。

【治疗】

1. 去除肾结石的发病诱因　积极治疗肾结石的原发疾病，例如解除尿路梗阻，积极治疗甲状旁腺功能亢进等。

2. 一般治疗

（1）科学饮水：推荐每天饮水2～3 L，保证尿量在2～2.5 L，使尿液保持清亮或淡黄色，避免过多饮用可乐等饮料。

（2）合理饮食：改变不良的饮食习惯，少吃高脂、高草酸食物，适当增加水果、蔬菜的摄入，合并高尿酸血症时采取低嘌呤饮食。

（3）保持良好心态，适当增加运动，避免久坐。

3. 药物治疗

（1）草酸钙结石：适当增加液体摄入，有代谢异常的含钙结石患者可根据病因选择用药：高钙尿症：口服噻嗪类利尿剂。高尿酸性尿钙结石：口服别嘌呤醇或非布司他等降尿酸。低枸橼酸尿钙结石：口服枸橼酸钾。远端肾小管酸中毒：口服枸橼酸钾液；甲状旁腺功能亢进：手术切除腺瘤或增生组织。

（2）感染性结石：增加液体摄入，根据尿培养结果选择敏感抗生素根治感染。用氯化铵酸化尿液，乙酰异羟肟酸抑制尿素酶活性，有效预防感染性结石的复发。

（3）尿酸结石：增加液体摄入，低嘌呤饮食降低尿酸水平，必要时口服别嘌呤醇或非布司他治疗。碱化尿液是预防和治疗尿酸结石的关键。

（4）胱氨酸结石：维持稀释的碱性尿是治疗和预防胱氨酸结石的基础，常用的碱化尿液的药物有碳酸氢钠。常用的抗胱氨酸药物有D-青霉胺、乙酰半胱氨酸等。

4. 手术治疗 肾结石需先明确病因，针对病因进行治疗。对部分结石，如巨大的鹿角形结石等，可能需进一步采用手术治疗，现行常用的手术方式有以下几种。

（1）体外震波碎石术：依靠冲击波聚焦于结石上，将结石击碎的方式治疗肾结石，一般应用于直径3 cm以下的单个肾结石。急性泌尿系统感染、输尿管狭窄及孕妇仍属禁忌。

（2）微创手术：包括输尿管镜取石或碎石术、经皮肾镜取石或碎石术，通过输尿管、经皮肾盂或肾盏穿刺置入肾镜，直视下取石或碎石。具有相对创伤小、取石成功率高的特点。不能纠正的出血性疾病、急性尿路感染、对造影剂过敏和肾以下尿路狭窄的患者不适宜行肾镜治疗。

（3）开放手术：部分患者由于结石巨大、嵌顿时间长、与尿路黏膜粘连、合并感染或合并尿路狭窄需处理，其他治疗无效，可采取开放手术治疗。一侧输尿管结石，另一侧肾结石，先处理输尿管结石；双肾结石且肾功能好，先处理容易做的一侧。

5. 急性期治疗 肾绞痛和感染应立即处理，肾绞痛可给予解痉止痛药物治疗，常用的有山莨菪碱或阿托品，无效时可给予哌替啶或吗啡。感染应及时应用抗生素，必要时可行肾穿刺引流。双侧输尿管结石合并梗阻无尿患者，可考虑立即手术取石。

【预后】 肾结石复发率极高，术后5年复发率8%～21%，20年时高达70%～80%。防治措施：去除肾结石发病的诱因、科学充分饮水、根据结石成分改变饮食习惯。

---------- 典型病例及分析 ----------

【病例介绍】

1. 病史 患者，男性，30岁，因"突发右侧腰腹部疼痛1 h"入院。患者于1 h前在运动时突然出现右侧腰腹部疼痛，呈绞痛，疼痛可放射至右侧睾丸，阵发性加重，伴轻度恶心、呕吐，无发热，无腹泻、尿频、尿急，无肢体无力及活动障碍。

2. 既往史 无特殊。

3. 查体 体温36.2℃，心率96次/分，呼吸频率18次/分，血压130/80 mmHg。神志清楚，表情痛苦，屈曲侧卧位。双肺呼吸音清，未闻及干细湿啰音。心律齐，各瓣膜听诊区未闻及杂音。腹软，全腹无压痛及反跳痛，右侧腹部轻度肌紧张，Murphy征阴性，肠鸣音正常，四肢活动自如。神经系统检查无异常。

4. 专科检查 左肾区叩击痛阴性，右肾区叩击痛阳性，双侧输尿管走行区无压痛，膀胱区无隆起。外生殖器发育正常，阴囊无水肿，双侧睾丸无异常。

5. 辅助检查

（1）血常规：Hb 130 g/L，WBC 4.5×10^{12}/L，RBC 7.8×10^9/L，N 85%，PLT 250×10^9/L。

（2）尿常规：尿蛋白（－），RBC 10～15/HP，WBC 0～2/HP。

（3）腹部B超：右肾大小正常，肾盂轻度分离，肾盂内可见一强回声光团，其后伴声影，大约1.5 cm×1.2 cm。右肾无异常。双侧输尿管上段无扩张。肝脾、胆囊、膀胱、前列腺未见异常。

【病例分析】

问题1：请归纳该病例的病史特点。

（1）青年男性。

（2）以急性右侧腰部疼痛起病，呈阵发性加重的绞痛，疼痛可放射至同侧睾丸。

（3）查体全腹无压痛及反跳痛，右侧腹部轻度肌紧张，Murphy征阴性，肠鸣音正常，左肾区叩击痛阴性,右肾区叩击痛阳性。

（4）辅助检查尿常规提示镜下血尿；腹部超声提示右肾盂可见一强回声光团,其后伴声影。

问题2: 该患者可能的诊断是什么? 并陈述诊断依据和鉴别诊断要点。

（1）诊断：右肾结石。

（2）诊断依据：① 患者为青年男性；② 急性右侧腰部疼痛起病,呈阵发性加重的绞痛,疼痛可放射至同侧睾丸；③ 尿常规提示镜下血尿；超声提示右肾盂可见一强回声光团,其后伴声影。

（3）鉴别诊断

• 急性胆囊炎、胆石症：主要表现为右上腹疼痛,可放射至右肩背部,Murphy点压痛、反跳痛明显,有腹肌紧张。本例患者疼痛为阵发性绞痛,沿输尿管向同侧睾丸放射,Murphy点无压痛。腹部超声提示胆囊未见异常,右肾结石。可以排除胆囊炎、胆石症可能。

• 急性肾盂肾炎：也表现为腰痛及血尿症状,无突然发作的特点。尿常规检查可发现大量白细胞,影像学检查无结石征象。结合病史及辅助检查结果可排除该病可能。

• 上消化道穿孔：既往常有胃、十二指肠溃疡病史或有类似症状,表现为突然发生中上腹部烈痛、如刀割样,并迅速扩展至全腹,检查时全腹压痛,腹肌紧张,呈板样强直,有反跳痛、肠鸣消失。腹部X线平片证实膈下有游离气体、腹腔穿刺得炎性渗液诊断。本例患者不符合,可基本排除。

问题3: 简述该患者治疗方案。

先给予解痉止痛药物解除患者痛苦,常用的有山莨菪碱或阿托品,无效时可给予哌替啶或吗啡,必要时可以重复使用。完善凝血功能、腹部X线或CT等术前相关检查,排除相关禁忌证后行体外震波碎石术。

问题4: 肾结石治疗方式有哪些?

（1）急性期治疗,肾结石急性期以解痉、镇痛治疗为主,感染患者应积极抗感染治疗。

（2）一般治疗：对于较小的结石,可通过大量饮水、适当运动促进结石排出,同时调整生活方式去除诱因。

（3）药物治疗：口服排石药物促进排石,使用α受体阻滞剂扩张输尿管。对于尿酸性结石,可以口服枸橼酸氢钾钠或碳酸氢钠,必要时口服别嘌呤醇治疗；对于感染性结石,以积极抗感染治疗为主。

（4）外科手术治疗：① 体外震波波碎石治疗。② 经皮肾镜碎石术。③ 经输尿管镜碎石取石术。④ 开放手术。

（丁家荣　郭志勇）

第四节　泌尿系梗阻

【概述】 泌尿系梗阻包括梗阻性尿道病和梗阻性肾病,两者常伴随发生,是导致肾功能受损的主要疾病之一。梗阻性尿道病是指由尿道解剖结构或功能性异常而导致的尿液排出受阻。而梗阻性肾病是指由尿液或肾小管液排出受阻而导致的肾脏疾病。

泌尿系梗阻可发生在从肾小管到尿道口的任何部位。发生于膀胱-输尿管连接部以上称为上尿路梗阻,发生于膀胱-输尿管连接部以下称为下尿路梗阻。上尿路梗阻可为单侧或双侧,下尿路梗阻多为双侧。根据梗阻的持续时间分为急性和慢性梗阻。急性梗阻一般多由结石、血凝块或脱落的肾乳头导致,肾脏损害多成可逆性,解除梗阻后一般可恢复。慢性梗阻可导致肾脏结构破坏、进而导致慢性肾衰竭。

【病因及发病机制】 泌尿系梗阻在儿童主要与先天性泌尿道解剖异常和先天性代谢异常相关;而成人则多由结石、肿瘤、前列腺增生导致,泌尿系梗阻的发病率随着年龄增长而增加。常见的泌尿系梗阻的病因总结见表8-1。

表8-1 泌尿系梗阻的病因

上尿路梗阻
泌尿系统疾病
腔内梗阻
• 结石 • 结晶、管型 • 肾乳头组织 • 血凝块 • 真菌球
黏膜内梗阻
• 肾盂输尿管或膀胱输尿管连接处功能异常 • 输尿管解剖结构异常(囊肿、肿瘤、炎症、狭窄等)
非泌尿系统疾病
• 生殖系统疾病(宫颈癌、子宫肿瘤、妊娠、子宫脱垂、炎症、子宫内膜异位症、卵巢癌、卵巢囊肿、前列腺癌) • 胃肠道疾病(Crohn病、憩室炎、胰腺炎、肿瘤) • 血管疾病(血管瘤、血管畸形、腔静脉后输尿管) • 淋巴结肿大(肿瘤转移、炎症、淋巴瘤) • 后腹膜纤维化(特发性、药物、炎症、IgG4相关疾病、放疗) • 血肿(后腹膜)
下尿路梗阻
前列腺疾病(良性前列腺增生、肿瘤、结石) 膀胱疾病(肿瘤、结石、神经源性膀胱、外伤、血吸虫病) 尿道疾病(尿道狭窄、尿道口狭窄、后尿道瓣膜、结石、血凝块、尿道周围脓肿、包皮过长、包茎) 药物(抗胆碱药物、抗抑郁类药物、左旋多巴)

梗阻性肾病的具体发病机制尚未完全明确,除直接物理压迫导致的组织损伤外,尿路梗阻导致尿液排出受阻,肾小管压力增高,肾小管上皮细胞发生损伤、肾间质水肿、炎症细胞浸润,最终导致肾间质纤维化。而肾小管压力增高可进一步增加肾小球囊内压,导致肾小球滤过率下降和肾小球损伤。另外,一些血管活性物质、生长因子、细胞因子等都通过不同机制和信号通路发挥作用。

1. 内源性梗阻

(1)结石:泌尿系统各个部位的结石均可以导致梗阻。结石的形成与尿液中成石物质(钙、磷、草酸、尿酸和胱氨酸等)超饱和、尿量减少、尿pH过高或过低以及尿液中的结石形成的调节因子(如枸橼酸、黏多糖、脂类、碳水化合物、蛋白质和某些细菌)等密切相关,其中尿液超饱和状态是结石形成的先决条件。草酸钙是泌尿系结石的最常见成分(约占80%)，其他常见成分还包括磷酸钙、尿酸盐、鸟粪石、胱氨酸和药物相关结石(如茚地那韦)。

(2)肾小管腔内梗阻：结晶、管型可沉积于肾小管管腔内而导致腔内梗阻，肾小管和肾小囊腔扩张，进而增加肾小球囊内压，导致肾小球滤过率下降和肾小球损伤。血液系统恶性疾病(肿瘤溶解综合征)、轻链管型肾病(旧称多发性骨髓瘤管型肾病)、药物相关性管型肾病(如磺胺类、阿昔洛韦、甲氨蝶呤、万古霉素等)均可导致腔内梗阻。比较罕见的情况还有一些肾小球肾炎，如IgA肾病可导致严重的血尿而形成红细胞管型而堵塞肾小管和急性肾损伤。此外，肾乳头坏死后乳头脱落或血凝块造成梗阻。肾乳头坏死一般见于糖尿病、止痛剂肾病、肾淀粉样变性、镰状红细胞病和急性肾盂肾炎。血凝块梗阻常见于肾脏肿瘤、动静脉畸形破裂或多囊肾。

(3)黏膜内梗阻：黏膜内梗阻一般见于功能紊乱或解剖结构异常。功能紊乱包括输尿管节段无动力(通常发生在肾盂输尿管和输尿管膀胱连接处)或神经元功能异常。后者发生在膀胱挛缩(张力过高)或膀胱松弛(无张力)，可导致膀胱输尿管反流。膀胱功能紊乱多见于多发性硬化、脊髓损伤、糖尿病、帕金森病和脑血管意外。此外，一些影响膀胱神经肌肉活性的药物(如抗胆碱药物、左旋多巴)也可导致功能性梗阻。解剖结构异常导致的上尿路黏膜内梗阻包括肾盂或输尿管移行细胞癌、放疗或后腹膜术后继发性输尿管狭窄。结核治疗后的输尿管瓣膜功能异常、息肉或狭窄。下尿路的黏膜内梗阻包括尿道狭窄，通常继发于长期导尿管插入、慢性尿道炎或膀胱肿瘤。罕见的疾病还有埃及血吸虫虫卵堵塞远端输尿管或膀胱。

2. 外部压迫　泌尿系统任何部位的外部压迫均可造成梗阻。女性在妊娠时，增大的子宫可压迫输尿管。女性生殖系统肿瘤，包括宫颈癌、子宫和卵巢良性及恶性肿瘤、脓肿和盆腔炎症均可造成压迫；而男性主要为良性前列腺增生，其次为前列腺癌。腹膜后间隙的病变也可导致压迫性梗阻，包括腹膜后淋巴结肿大、肿瘤(如淋巴瘤和肉瘤)、感染、IgG4相关疾病、特发性腹膜后纤维化、继发性腹膜后纤维化(放疗、创伤，或药物相关性等)。腹部和髂血管瘤扩张和畸形等也可造成输尿管压迫性梗阻。

3. 先天性尿路梗阻　先天性解剖异常可导致泌尿道任何部位狭窄和梗阻性，如输尿管狭窄、巨输尿管、输尿管脱垂、膀胱输尿管反流、肾盂输尿管连接处梗阻、输尿管膀胱连接处梗阻、膀胱或尿道憩室、后尿道瓣膜等。

【临床特点】　梗阻可以为急性或慢性，单侧或双侧，根据梗阻发生部位、程度和持续时间不同，泌尿系梗阻临床表现多样，从无症状到急性肾损伤。常见临床表现如下。

1. 疼痛　疼痛是泌尿系梗阻最常见的表现，尤其是结石导致的梗阻。疼痛的部位有助于区分梗阻位置，上尿路梗阻常见腰背部疼痛，而下尿路梗阻可出现腹股沟疼痛，并放射到同侧睾丸或阴唇。

2. 恶心和呕吐　多见于急性梗阻，常常伴随剧烈的疼痛。

3. 尿量改变　完全性梗阻可出现无尿，部分梗阻时尿量可正常、减少甚至增多。

4. 尿路感染　梗阻导致尿液潴留是导致尿路感染的重要因素，可出现尿频、尿急、尿痛等症状，也可为无症状性尿路感染，且多为复杂性尿路感染。相反，细菌可产生氨，而使尿液呈碱性，促进磷酸镁铵结石(鸟粪石)。

5. 下尿路症状　膀胱、膀胱颈和尿道梗阻可引起排尿困难、尿潴留、尿频、尿淋滴和尿失禁等。

6. 血尿　结石和肿瘤均可导致肉眼血尿或镜下血尿，为均一型血尿，可伴有血块或血丝。

7. 慢性肾脏病表现 高血压、水钠潴留、电解质紊乱、肾小管浓缩功能障碍等。

【实验室检查】

1. 尿常规 可出现血尿、菌尿、脓尿、蛋白尿（轻度）、结晶、管型。值得注意的是晚期泌尿道梗阻尿检可呈阴性。

2. 尿电解质 急性梗阻可出现尿钠下降、尿渗透压增高。根据结石的类型不同可出现高尿钙、高尿草酸、高尿尿酸、低尿枸橼酸等。

3. 其他 血清肌酐、尿素氮增高，高血钾、酸中毒等。

【影像学特点】 泌尿系梗阻的诊断需依据影像学检查，如超声、泌尿系平片、CT、静脉肾盂造影等。

1. 超声 超声是发现梗阻的最简单、方便和有效的方法，能发现小结石和阴性结石，还能显示肾脏结构改变。

2. 泌尿系平片（KUB） 简单、直观，可显示95%的阳性结石，但缺点是不能显示阴性结石。

3. 静脉肾盂造影（IVP） 决定治疗方案最根本的检查，优点是能显示尿路形态和功能，部分阴性结石也可显示，缺点是需要使用静脉造影剂，肾功能不全时不建议使用。

4. CT CT平扫能发现小结石及输尿管中下段结石，双能CT还可根据不同单能量上结石的X线吸收率判断结石成分。

【病理特点】

1. 大体解剖特点 肾脏体积增大、水肿，表面不平整，肾盂肾盏扩张，肾皮质变薄。

2. 光镜 肾小管扩张，肾小管上皮细胞扁平、脱落和坏死，肾间质水肿，炎症细胞浸润，晚期可出现肾间质纤维化和肾小管萎缩。肾小球毛细血管襻呈缺血皱缩状，肾小囊扩张，晚期可出现肾小球硬化和肾小囊周纤维化。在肾小管管腔内或间质可见结晶（磷酸钙、草酸钙、尿酸盐结晶等）。还可伴有中性粒细胞浸润和中性粒细胞栓子（肾盂肾炎表现）。

3. 免疫荧光和电镜 无免疫复合物沉积。

【诊断及鉴别诊断】 泌尿系梗阻的诊断主要根据临床表现、体格检查、影像学和实验室检查。对任何不明原因的急性肾功能衰竭或慢性肾功能不全，尤其是儿童、老年性肾功能不全患者，均应排除泌尿系梗阻。对反复尿路感染、特殊病原体尿路感染和急慢性肾盂肾炎应排除潜在的泌尿系梗阻。对有胃旁路手术病史或克罗恩病的患者也应注意排除有无结石。肾盂积水应注意与肾囊肿进行鉴别。

【治疗】 治疗原则是解除梗阻，防治进一步损伤，促进肾功能恢复。早发现、早诊断是预防进一步肾损伤的关键，再根据不同病因进行针对性治疗。置入支架、经皮肾造口管或输尿管双J导管置入可以缓解急性梗阻。慢性梗阻常需要手术、感染灶的引流或肾切除。结石可根据部位、大小的不同而进行体外震波碎石、输尿管镜碎石术、药物干预（氢氯噻嗪、枸橼酸盐、别嘌醇、非布司他等）。

其他治疗包括补液对症支持治疗、止痛、纠正水、电解质平衡紊乱，治疗高血压和尿路感染，以及保护肾功能、延缓慢性肾脏病进展。解除梗阻后肾功能仍长期不能恢复并进入晚期肾脏病的患者需肾脏替代治疗。

【预后】 泌尿系梗阻如果及时治疗，肾脏功能可恢复正常，如果治疗不及时，可导致终末期肾病。泌尿系梗阻的预后取决于梗阻的病因、程度和持续时间，双侧肾脏受累或孤立肾发生梗阻，完全性梗阻，梗阻持续时间超过6周以上者，预后较差。

---------- 典型病例及分析 ----------

【病例介绍】

1. 病史　患者，男性，70岁，因"发热伴腰痛、肉眼血尿1天"入院。患者1天前无明显诱因下出现发热，伴畏寒、寒颤，体温最高39℃，同时伴右侧腰疼，无放射，解洗肉水样尿，伴尿频、尿急、尿痛，无明显尿量减少，无颜面部及下肢水肿，患者遂就诊。血常规显示WBC 12.0×10^9/L，N 90%，Hb 130 g/L，PLT 122×10^{12}/L，尿常规显示尿隐血（3+），尿蛋白（+），RBC满视野，WBC $15 \sim 20$/HP。生化检查显示肝功能正常，白蛋白35 g/L，Scr 120 μmol/L。本次发病以来，无明显体重变化。

2. 既往史　糖尿病史10余年，目前二甲双胍治疗，血糖控制可。1个月前尿检阴性，肾功能正常（血肌酐76 μmol/L）。心房纤颤病史5年，目前口服华法林。否认高血压等病史；否认手术史；否认有毒有害物质接触史，否认家族相关疾病。

3. 查体　血压120/80 mmHg，心率90次/分，SpO$_2$ 98%，呼吸频率18次/分。神清，精神可，心率90次/分，律不齐，各瓣膜听诊区未闻及病理性杂音，双肺呼吸音粗。腹软，无明显压痛、反跳痛，右肾区叩痛（+），左肾区叩痛（－），各输尿管点无压痛，双下肢无水肿。

4. 辅助检查

（1）血常规：WBC 12.0×10^9/L，N 90%，Hb 130 g/L，PLT 122×10^{12}/L。

（2）尿常规：尿隐血（3+），尿蛋白（+），RBC满视野，WBC $15 \sim 20$/HP。

（3）清洁中段尿培养：大肠埃希菌。

（4）尿相差显微镜：均一型，红细胞畸形率10%。

（5）生化：葡萄糖8.6 mmol/L，肝功能、电解质正常，尿素8.6 mmol/L，肌酐120 μmol/L，尿酸485 μmol/L，甘油三酯1.85 mmol/L，总胆固醇2.10 mmol/L，HDL－C 1.59 mmol/L，LDL－C 3.15 mmol/L。

（6）DIC：未见明显异常。

（7）免疫指标：免疫球蛋白、补体、ANA、ENA、dsDNA、ANCA、抗GBM、血尿免疫固定电泳、血游离轻链等均阴性。

（8）感染指标：HBV、HCV、HIV、RPR等均阴性。

（9）肿瘤指标：均阴性。

（10）腹部B超（肝、胆、胰、脾、肾、输尿管、膀胱、前列腺）：左肾115 mm×46 mm，未见明确结石及积水；右肾130 mm×60 mm，右肾盂分离约22 mm，肾盂可见10 mm×10 mm强回声，伴后方声影，实质回声正常，皮髓质分界清楚，右侧输尿管上段宽约10 mm，左侧输尿管未见扩张，膀胱未充盈。余肝、胆、胰、脾未见明显异常。

（11）胸部CT：未见明显异常。

（12）心电图：心房纤颤。

【病例分析】

问题1：请归纳该病例的病史特点。

（1）老年男性；既往糖尿病、肾功能正常，有抗凝剂使用史。

（2）以急性肾盂肾炎起病，伴肉眼血尿、肾功能异常。

（3）查体右肾区叩痛（+），无双下肢水肿。

（4）辅助检查中提示尿路感染，肾功能异常，自身免疫、肿瘤等指标均阴性。

（5）腹部超声示右肾结石、右肾积水。

问题2：该患者可能的诊断是什么？并陈述诊断依据和鉴别诊断要点。

（1）诊断：急性肾盂肾炎、肾结石、梗阻性肾病、急性肾损伤1级、2型糖尿病、心房纤颤。

（2）诊断依据：① 患者为老年男性，有糖尿病和抗凝剂使用病史，肌酐基础值正常。② 以急性肾盂肾炎起病，伴肉眼血尿、肾功能异常，查体右肾区叩痛。③ 实验室检查提示尿路感染，超声提示右肾结石、右肾积水。④ 自身免疫、肿瘤等指标均阴性。

（3）鉴别诊断：

● 感染相关肾小球肾炎：多见于链球菌感染后，临床表现为血尿、蛋白尿、水肿、高血压、肾功能受损，实验室检查ASO增高、补体下降，肾活检提示毛细血管内增生性肾炎，IgG、C3沉积，电镜可见"驼峰"。患者有糖尿病病史，易合并感染，需进行鉴别诊断，该患者急性肾盂肾炎、肾结石、肾积水诊断明确，血清补体和免疫指标正常，非肾性血尿，可排除。

● 急进性肾小球肾炎：患者有血尿、急性肾损伤，故与ANCA相关性肾炎、抗GBM病等进行鉴别，该患者免疫指标均阴性，可排除。

● 华法林相关肾病：见于有华法林使用史，INR大于3.0以上，表现为肉眼血尿、急性肾衰，肾活检可见肾小管大量红细胞和肾小管上皮细胞损伤。该患者有华法林使用史，血肌酐升高，但INR在合理范围内，故不考虑华法林相关肾病。

● 泌尿系统肿瘤：泌尿系统肿瘤可导致血尿、泌尿系梗阻。该患者有急性肾盂肾炎、尿培养提示大肠埃希菌，超声提示结石，未见肿瘤，肿瘤指标阴性，可排除。

问题3：简述该患者治疗原则。

（1）抗感染（根据药敏试验结果选择敏感抗生素，根据GFR水平调整剂量）。

（2）补液对症支持治疗。

（3）监测血压、尿量、肾功能、电解质、血糖、INR等。

（4）感染控制后外科解除梗阻，排石治疗。

问题4：泌尿系结石常见的并发症有哪些？

血尿、尿路感染、泌尿系梗阻、急性肾损伤、慢性肾衰竭等。

（李雪竹　丁峰）

第九章

急性肾损伤

第一节　急性肾损伤概述

【概述】

1. 定义及流行病学　急性肾损伤（AKI）是由各种病因引起短时间内（数小时至1周内）肾功能急剧下降的临床综合征，表现为肾小球滤过率下降，同时伴有血清尿素氮、肌酐和其他由肾脏排泄的代谢产物潴留，水、电解质和酸碱紊乱，严重者可导致多脏器受累。AKI为涉及临床各科的常见危重症，其发病率在综合性医院为3%～10%，在重症监护病房为30%～80%。常见的AKI类型包括对比剂、脓毒症、心脏术后、挤压综合征、肝肾综合征和药物等导致的肾损害。

2. 发病机制　AKI的病因多样，一般可分为肾前性、肾性和肾后性。肾前性AKI又称肾前性氮质血症，指各种病因引起的肾脏血流灌注降低所致的肾损伤，常见的病因包括有效血容量不足、心排出量下降、周围血管扩张、肾脏血管收缩、肾血流自主调节障碍等。肾前性AKI约占AKI的55%。肾性AKI是指各种原因导致肾单位、间质和血管损伤所致，包括肾缺血和肾毒性物质导致的急性肾小管坏死、急性间质性肾炎、肾小球疾病和肾血管疾病等，约占AKI的40%。肾后性AKI由尿路机械性或功能性梗阻引起，约占AKI的5%。

AKI预后不佳，危重AKI病死率高达30%～80%，存活患者约50%遗留不同程度肾功能减退，部分需永久性透析维持。越来越多的文献报道轻中度的肾功能损害也会带来不良预后，早期诊断和治疗AKI对保护肾脏、改善预后有积极作用。因此，迫切需要建立统一的定义。

【诊断及鉴别诊断】

1. 诊断要点

（1）AKI诊断和分期主要依据血清肌酐水平和尿量的改变。自2002年急性透析质量组织（ADQI）提出AKI的RIFLE标准后，先后提出包括（AKIN）标准等多个AKI诊断标准，并进行了大量的验证研究。现一般采用2012年颁布的改善全球肾脏病预后组织（KDIGO）制订的AKI诊断标准，即AKI定义为下列任何之一：血肌酐在48 h内升高0.3 mg/dL（≥26.5 μmol/L）；或在7天内血肌酐确认或推测升高≥1.5倍；或尿量＜0.5 mL/（kg·h）持续≥6 h。在此基础上进一步对AKI严重程度分期（表9-1）。

表9-1　AKI的KDIGO分期

分期	肌　酐　标　准	尿　量　标　准
1	肌酐上升至基线1.5～1.9倍或≥0.3 mg/dL（26.5 μmol/L）	尿量＜0.5 mL/（kg·h），≥6 h，＜12 h
2	肌酐上升至基线2.0～2.9倍	尿量＜0.5 mL/（kg·h）≥12 h，＜24 h
3	肌酐上升至基线3倍或Scr≥4 mg/dL或开始肾脏替代治疗，或年龄＜18岁者，eGFR下降至＜35 mL/（min·1.73 m²）	尿量＜0.3 mL/（kg·h），≥24 h或无尿12 h

（2）肾前性AKI。肾前性氮质血症是AKI最常见的病因，占40%～55%。由于早期干预可以逆转，及时诊断极为重要。可以通过病史询问（重点关注出入液平衡、RAS阻断剂使用情况、利尿剂使用等），体格检查（重点注意容量不足体征，表9-2）和实验室检查予以明确。必要时可给予补液试验。

表9-2 血容量状态的临床评估

血容量不足	颈内静脉压力降低
	低血压,立位血压下降＞10 mmHg,或心率增加10次/分(不能站立者可由卧位改坐位)
	四肢静脉塌陷,肢端发冷(鼻、手指及足趾)
	脉搏细速
	CVP＜5 cmH$_2$O
血容量过多	奔马律
	高血压
	四肢水肿,肝淤血,肺部湿啰音
	CVP＞15 cmH$_2$O
	BNP＞400 pg/mL 或 NT-proBNP＞2 000 pg/mL

（3）肾后性AKI及时解除梗阻可以使肾功能迅速恢复。仔细询问是否有泌尿系结石、前列腺肥大、盆腔手术史,有无间歇性无尿或突发无尿、肾绞痛等。泌尿系影像学检查可以明确诊断。

（4）尿常规检查可以帮助鉴别肾性AKI的病因。由各种原发性肾小球肾炎、血管炎等自身免疫性疾病、急性间质性肾炎等引起的肾性AKI尿中有较多红细胞、蛋白尿等,往往合并高血压、血尿、水肿等急性肾炎综合征群。急性间质性肾炎尿中还可见较多嗜酸性粒细胞。

（5）血液生化和免疫学检查在肾性AKI病因诊断中具有重要价值。如免疫学检查可帮助排除自身免疫性疾病所致AKI;血嗜酸性粒细胞增多需怀疑急性间质性肾炎;抗中性粒细胞胞质抗体阳性需考虑各种血管炎;补体降低需怀疑感染后肾小球肾炎、膜增生性肾小球肾炎和自身免疫性疾病等所致的AKI。

（6）病史及症状体征。若存在横纹肌溶解的危险因素,如过度运动、滥用酒精和药物、他汀药物史、长时间制动、挤压伤等,需考虑存在肾毒性AKI。感染性休克也是AKI的常见原因。腰部疼痛提示可能存在肾血管闭塞、急性肾盂肾炎等。皮肤斑丘疹提示伴发变应性间质性肾炎;而皮下结节、网状青斑及紫癜提示动脉栓塞或血管炎;面部蝶状红斑常见于系统性红斑狼疮,脓疱疮或静脉注射针眼提示感染性肾小球肾炎。眼科检查同样重要。巩膜黄染、高血压或糖尿病性视网膜病变、自身免疫性疾病导致的角膜炎及葡萄膜炎以及高钙血症引起的带状角膜病变均有较强的指示性。呼吸困难伴有咯血需警惕肺出血-肾炎综合征,而对于肝硬化失代偿的患者肝肾综合征同样常见。新发的心律失常伴有发热往往提示细菌性心内膜炎,链球菌感染可致急性肾小球肾炎。而反射亢进、扑翼样震颤常预示尿毒症脑病。

（7）肾脏影像学检查在AKI诊断中具有重要价值,除了前面提到的可帮助诊断肾后性AKI外,影像学检查还可用于诊断慢性肾衰竭、肾动脉栓塞、肾静脉血栓形成等。AKI时使用对比剂可进一步加重肾损害,含钆对比剂可导致肾源性系统性纤维化,使用时需权衡利弊。如必需使用,应做好水化等预防措施。

（8）新型生物标志物:很多新型生物标志物尽管并未广泛应用于临床,但可以为AKI的诊断、鉴别以及预后提供帮助,如胱抑素C、人中性粒细胞明胶酶相关载脂蛋白(NGAL)、肾损伤分子-1(KIM-1)、白介素-18(IL-18)、人肝型脂肪酸结合蛋白(L-FABP)。此外,细胞周期阻滞相关蛋白如基质金属蛋白酶组织抑制剂-2(TIMP-2)和胰岛素样生长因子结合蛋白-7(IGFBP-7)近年来发现在AKI诊断及预后判断中有较好的前景。

（9）呋塞米负荷试验（FST）：2013年Chawla LS等人的研究发现，给予符合AKIN标准的AKI1期患者静脉呋塞米1.0 mg/kg或1.5 mg/kg。注射后6～8 h尿量少于200 mL的患者进展至AKIN标准AKI 3期的可能性显著升高。2015年，研究者比较FST和新型生物标志物对AKI的预测价值，FST以尿量200 mL为cutoff点的曲线下面积为0.87，显著优于新型生物标志物，也高于传统指标如尿钠排泄分数和尿肌酐。

2. 鉴别诊断

（1）AKI和慢性肾脏病进行鉴别的要点包括询问病史、测定肾脏大小、是否存在贫血、CKD-MBD等。临床也有较多AKI发生在原有CKD的基础上，应注意排除。

（2）肾活检指征在AKI病因诊断中具有重要价值。AKI时肾活检的指征包括：临床怀疑重症肾小球疾病导致的AKI；临床表现符合ATN，但少尿期＞2周；怀疑急性间质性肾炎；以往存在CKD，但本次发病肾功能急剧下降无法用原发病解释；无法解释的AKI。

（3）由于血清肌酐诊断AKI存在缺陷，特别是滞后性，近年来采用检测血液和尿液新型生物标记物（如中性粒细胞明胶酶相关脂质运载蛋白、肾损伤分子-1等）来早期诊断AKI，部分指标尚可预测预后，包括未来是否需要肾脏替代治疗、死亡等。但特异性、敏感性尚待进一步研究证实。

【治疗原则】

1. AKI重在预防　一般认为，下列人群为AKI的高危人群：老年患者（年龄＞75岁）、慢性肾脏病史、糖尿病、冠心病、肝脏疾病、周围血管病变、存在绝对或相对血容量不足、感染等。当上述患者接受大手术、使用肾毒性药物、多种药物联合使用时尤应警惕。应密切监测血流动力学，慎用或不用肾毒性药物，尤其要避免肾毒性药物的联合使用，无禁忌证时给予充分扩容，存在容量不足风险时暂时停用影响肾脏自身血流动力学调节的药物（如RAS系统阻断剂），在某些情况下（如使用对比剂、横纹肌溶解症等），可采用水化、抗氧化剂、碱化等预防措施。

2. 针对病因治疗　如肾前性AKI予以及时补充血容量，肾后性AKI及时解除梗阻，重症肾小球疾病予以降压、利尿处理，免疫介导的则可予以糖皮质激素或免疫抑制剂治疗，自身免疫性疾病导致的继发性肾小球病变可给予免疫抑制或血浆净化治疗，急性间质性肾炎可考虑糖皮质激素治疗，浆细胞疾病等血液系统病变可针对原发病治疗等。

建议根据AKI KDIGO 2012指南，适当补充相关内容如血容量不足时补充血容量首选晶体液；除非存在容量超负荷，不建议使用利尿剂；不建议使用小剂量多巴胺等。

3. 对症处理　包括饮食和营养疗法，精确评估容量状态，处理水、电解质和酸碱平衡紊乱等。

4. 血液净化治疗　可清除代谢废物，纠正水电解质紊乱，补充碱基等物质，稳定内环境。血液净化包括多种治疗模式，临床上需根据患者的具体情况选择使用。部分血液净化方式尚对原发病有治疗作用，如血浆置换或血浆吸附可清除自身抗体、ANCA等，补充体内缺乏的有益物质，可用于治疗重症狼疮性肾炎、原发性血管炎等。

5. 注意事项　肾脏是药物排泄、代谢的主要脏器之一，AKI时由于肾小球滤过率降低，从肾脏排泄的药物药代动力学发生改变，需要及时调整剂量，否则会发生药物血药浓度过高，从而导致不良反应。

由于AKI患者在病程中肾功能变化幅度较大，用药剂量调整需定期进行评估，以避免药物过量或不足。

【预后】　AKI预后与病因及并发症的严重程度密切相关，无并发症者病死率在10%～30%，合并多脏器功能障碍或者需要透析者高达30%～80%。即使血肌酐轻微升高者,将来发生慢性肾脏病的机会增加。

(潘瑜　丁峰)

第二节　急性肾小管坏死

【概述】

1. 定义　急性肾小管坏死(ATN)为肾性AKI中最常见的类型,占肾性AKI的75%～80%。狭义AKI即指ATN。ATN由肾缺血和肾毒性物质导致肾小管上皮细胞损伤所致,其发病机制复杂,涉及小管损伤、血流动力学异常、炎症、氧化应激等多种因素。

2. 病理特征　病理光镜表现为肾小管上皮细胞片状和灶状坏死,从基底膜脱落,脱落的上皮细胞与细胞碎片、Tamm-Horsfall蛋白和色素等构成管型,引起小管管腔堵塞。肾缺血严重者基底膜常遭破坏。

3. 临床特点　ATN的临床表现差异大,取决于基础疾病、ATN严重程度、所处病程等,轻者仅血清肌酐升高,无任何临床表现或仅呈现原发病症状,重者可以少尿、无尿,乃至多脏器功能衰竭。

ATN一般可分为起始期、维持期和恢复期。起始期尚未发生明显的肾实质损害,及时去除致病因素和给予适当的干预可逆转。维持期持续1～2周,也可长达数月。患者可以出现少尿(<400 mL/d)或无尿(<100 mL/d),但部分患者也可尿量正常(非少尿型ATN)。此期血肌酐和尿素氮进行性上升,伴随不同程度的尿毒症临床表现,累及全身多系统和水电解质酸碱平衡紊乱。严重时可伴随多脏器功能障碍。恢复期患者出现进行性尿量增多,随后血肌酐、尿素氮逐渐下降。

【诊断及鉴别诊断】

1. ATN诊断　依据肾功能急性进行性减退,达到KDIGO AKI标准(详见本章第一节)。需结合原发病因、临床表现、实验室检查综合判断,排除肾前性、肾后性以及其他非ATN肾性AKI而做出ATN诊断。

2. 鉴别诊断

(1)肾前性AKI鉴别应详细询问病程中有无容量绝对或相当不足的原因,体格检查应注意有无容量不足的体征。尿液钠排泄分数和肾衰指数可协助诊断,但易受到利尿剂等因素的干扰。必要时可进行补液试验。ATN与肾前性AKI尿液诊断指数见表9-3

(2)肾后性AKI的鉴别应注意病史中有无泌尿系结石、前列腺肥大、盆腔手术史,是否存在间歇性无尿或突发无尿、肾绞痛等。泌尿系影像学检查可以协助诊断。

表9-3　尿液诊断指数鉴别AKI病因

诊 断 指 数	肾前性AKI	ATN
滤过钠排泄分数(%)	<1	>2
尿钠浓度(mmol/L)	<20	>40

（续表）

诊　断　指　数	肾前性AKI	ATN
尿肌酐/血肌酐	＞40	＜20
尿BUN（μmol/L）/血BUN（μmol/L）	＞8	＜3
尿比重	＞1.018	＜1.010
尿渗透压（mmol/L）	＞500	＜300
血尿素/肌酐	＞20	＜10～15
尿钠·血肌酐/尿肌酐	＜1	＞1

（3）和其他非ATN肾性AKI的鉴别：ATN患者尿常规检查一般无特异表现，可有少量红细胞、白细胞、透明管型以及少量蛋白尿。重症急性肾小球肾炎尿常规可见较多蛋白尿、血尿；急性间质性肾炎患者尿中可见较多嗜酸性粒细胞；血清免疫指标可帮助鉴别各种结缔组织疾病导致的肾性AKI。

（4）肾活检临床上排除肾前性和肾后性原因，且没有明确ATN致病病因，特别是不能排除其他肾性AKI（包括急性肾小球肾炎、急进性肾小球肾炎、系统性血管炎、急性间质性肾炎等），可考虑行肾活检明确病因。临床上有明确ATN病因，且无其他肾性AKI的表现，可暂缓行肾活检。但一旦肾功能持续不能恢复，必要时可考虑行肾活检。

【治疗原则】

1. 病因治疗　尽早纠正可逆的病因，包括各种严重外伤、心力衰竭、容量不足、感染等。停用影响肾脏灌注和肾毒性药物。

2. 饮食和营养支持疗法　包括充足的热量[20～30 kcal/（kg·d）]，非高分解、未接受RRT者适当限制蛋白质摄入[0.8～1.0 g/（kg·d）]，接受RRT者给予正常量蛋白质摄入[1.2 g/（kg·d）]，高分解代谢者蛋白质摄入量可进一步增高。优先通过胃肠道提供营养。

3. 维持水电解质和酸碱平衡　每天入液量应为显性失水量加上非显性失液量减去内生水量。在容量补足情况下仍为少尿者可给予襻利尿剂，有利于维持容量平衡，但不主张长疗程、超大剂量使用。存在少尿和无尿时应限制钾的摄入，血钾超过6.5 mmol/L时应给予紧急处理，包括缓慢静脉注射钙剂、静脉给予乳酸钠或碳酸氢钠、5%葡萄糖加胰岛素静脉滴注、口服聚磺苯乙烯钙、聚磺苯乙烯钠等。代谢性酸中毒给予5%碳酸氢钠静滴。严重水电解质和酸碱平衡紊乱者应及时行透析治疗。

4. 肾脏替代疗法　当出现威胁生命的严重并发症时应给予紧急肾脏替代治疗，如严重高钾血症（＞6.5 mmol/L）或血钾5.5～6.5 mmol/L伴高钾血症心电图改变、急性左心力衰竭对利尿剂治疗无效、代谢性酸中毒（pH＜7.0或碳酸氢钠治疗后pH＜7.2），且由于容量负荷过重无法给予碱剂治疗时，以及出现代谢性并发症如尿毒症脑病、恶心、呕吐、尿毒症心包炎，以及血钠异常：血钠＞155 mmol/L或＜120 mmol/L。ATN的肾脏替代模式可选择间歇性血液透析、连续性肾脏替代治疗和腹膜透析。连续性肾脏替代治疗适用于血流动力学不稳定、需要大量液体治疗等患者。腹膜透析由于存在透析效率低以及存在腹膜炎风险等不利因素较少用于ATN的治疗。

5. 恢复期治疗　由于肾小球滤过率仍未恢复，尤其是肾小管浓缩功能仍不全，应注意维持水电解质和酸碱平衡，尤其要防止容量不足而延缓肾功能的恢复。该期患者仍易发生继发感染。

6. 预后 部分ATN患者肾功能不能恢复正常,即使患者血肌酐恢复到正常范围,但往往仍存在肾脏损害,将来发生慢性肾脏病的机会增加。

------- 典型病例及分析 -------

【病例介绍】

1. 病史 患者,男性,36岁,因"腹泻4天,尿量减少2天伴恶心"入院。患者4天前进食刺身后出现反复腹泻,每日解水样便数十次,无黏液脓血便,时有腹痛,伴恶心和呕吐胃内容物,无呕咖啡液体,无黑矇、晕厥,曾有发热,未测体温,于当地医院就诊查血WBC 18×10⁹/L,中性粒细胞0.90,考虑"急性肠胃炎",给予"庆大霉素"静滴抗感染治疗和静脉补钾治疗,无发热、腹痛,仍有腹泻,每日解便5~10次。入院前2日出现尿量减少,每日解尿2次,量少(具体未计量),无肉眼血尿、泡沫尿,无尿频尿急尿痛,无腰痛,伴恶心纳差,无呕吐,遂来院就诊查血WBC 20×10⁹/L,N 92%,Hb 135 g/L,血肌酐386 μmol/L,肝功能正常。

2. 既往史 否认肾脏病、高血压、糖尿病等慢性疾病史;否认肝炎、伤寒、结核等传染病史;否认外伤、手术史;否认输血史;职业为办公室文员,否认有毒有害物质接触史,否认家族相关疾病及遗传性疾病史。

3. 查体 血压90/60 mmHg,心率90次/分,SpO_2 98%,呼吸频率18次/分。一般情况可,神志清,发育正常,自主体位,对答切题,查体合作。全身皮肤黏膜无明显黄染神清,精神可,颈软,颈静脉无怒张,气管位居中,双侧甲状腺未触及肿大。胸廓无畸形,呼吸运动正常,语颤正常,无胸膜摩擦感,叩诊清音,双肺呼吸音粗,未闻及干湿性啰音及哮鸣音。心率90次/分,律齐,各瓣膜听诊区未闻及病理性杂音。腹部稍膨,未见胃肠型、蠕动波。无腹壁静脉曲张。无明显压痛、反跳痛,肝脾肋下未触及,胆囊未触及,Murphy征阴性,移动性浊音(-),双肾区无叩痛,双下肢无水肿。双侧足背动脉搏动存在。

4. 辅助检查

(1)血常规:WBC 19×10⁹/L,N 90%,嗜酸性粒细胞1.5%,Hb 135 g/L,PLT 130×10¹²/L。

(2)尿常规:尿蛋白(-),RBC 0~2/HP,WBC 0/HP,尿糖(-)。

(3)生化:葡萄糖4.3 mmol/L,前白蛋白263 mg/L,丙氨酸氨基转移酶19 U/L,天门冬氨酸氨基转移酶23I U/L,碱性磷酸酶9 U/L,γ-谷氨酰基转移酶27 U/L,总胆红素6 μmol/L,直接胆红素2 μmol/L,总蛋白62 g/L,白蛋白38 g/L,胆汁酸2.2 μmol/L,尿素18.6 mmol/L,肌酐632 μmol/L,尿酸483 μmol/L,钠146 mmol/L,钾5.31 mmol/L,氯102 mmol/L,二氧化碳17.8 mmol/L,钙2.13 mmol/L,磷1.40 mmol/L,PTH 96 pg/mL。

(4)血气分析:pH 7.32,PO_2 12 kPa,PCO_2 6 kPa,SaO_2 99%,标准碱剩余3.7 mmol/L。

(5)自身免疫抗体指标:ANA、ENA、dsDNA、ANCA、抗GBM均阴性。

(6)肿瘤指标、血尿免疫固定电泳阴性。

(7)感染指标:HBV全套、HCV抗体、HIV、TRUST等均阴性。

(8)腹部B超:肾脏大小正常、结构清晰,左肾110 mm×48 mm,右肾108 mm×46 mm,双肾血流参数未见明显异常,输尿管未见扩张,膀胱无充盈。余肝、胆、胰、脾未见明显异常。

(9)胸部CT:未见明显异常。

(10)心电图:未见明显异常。

【病例分析】

问题1：请归纳该病例的病史特点。

（1）青年男性。

（2）以少尿急性起病，肾功能异常，不伴血尿、泡沫尿，有腹泻、恶心、呕吐表现，有肾损害用药史（庆大霉素）。

（3）查体血压90/60 mmHg，余无特别阳性体征。

（4）实验室检查提示血白细胞升高，先后2次肾功能进行性升高，伴有高血钾、代谢性酸中毒，尿常规、自身免疫、感染、肿瘤等指标均阴性。

（5）特殊检查B超肾脏大小正常，未见肾后梗阻。

问题2：该患者可能的诊断是什么？并陈述诊断依据和鉴别诊断要点。

（1）诊断：急性肾损伤3期，急性肾小管坏死可能，急性肠胃炎。

（2）诊断依据：① 患者为青年男性。② 以少尿急性起病，肾功能异常，不伴血尿、泡沫尿，有腹泻、恶心、呕吐表现，有肾损害用药史（庆大霉素）。③ 查体：血压90/60 mmHg，余无特别阳性体征。④ 实验室检查提示血白细胞升高，先后2次肾功能进行性升高，伴有高血钾、代谢性酸中毒，尿常规阴性。⑤ 特殊检查：B超肾脏大小正常。

（3）鉴别诊断：主要围绕病因进行鉴别。

• 肾后性（梗阻性）：多有泌尿系结石、前列腺肿瘤等病史，少尿、无尿表现，伴肾功能损害、恶心等，行泌尿系B超检查可见肾盂积水等梗阻表现，以此鉴别。

• 急进性肾小球肾炎：最常见有ANCA相关性血管炎及Goodpasture综合征，也有系统性红斑狼疮性肾炎等。患者常呈多系统累及，肾损害表现为蛋白尿、血尿，肾功能进行性升高，可伴有发热、浆膜腔积液、关节痛、咳嗽咳痰、咯血等，血清中相关免疫指标阳性。肾活检病理可协助诊断。

• 急性间质性肾炎：多为药物相关，或与特殊感染（如病毒感染）相关，肾功能损害发生迅速，伴有轻度蛋白尿、白细胞尿（嗜酸性粒细胞尿），肾小管功能损害突出，部分药物过敏所致者可有发热、皮疹、关节酸痛，血检提示外周血嗜酸粒细胞和IgE水平增高，肾活检可明确诊断。

本例患者为青年男性，结合患者临床表现、查体及辅助检查，可以排除以上疾病可能。

问题3：简述该患者治疗原则。

（1）评估ATN原因，补充液体改善低血容量状态，停止肾损害药物使用，控制感染。

（2）维持水、电解质、酸碱平衡：严格评估患者24 h出入量，降低血钾，纠正酸中毒。

（3）营养治疗：保证能量需要、早期控制蛋白质摄入（非透析治疗期）、补充维生素和微量营养素。

（4）检测肾功能及电解质水平，经上述治疗肾功能无恢复，或电解质、酸碱失衡无法纠正，考虑肾脏替代治疗。

问题4：入院后5日，患者24 h尿量略有增加（>500 mL），入院一周后24 h尿量2 000～3 000 mL，复查血肌酐逐渐下降至297 μmol/L，血钾3.25 mmol/L，二氧化碳25 mmol/L，予以出院。请问影响AKI预后的因素有哪些？

年龄、存在的基础疾病或基础肾功能水平、发生AKI的病因、是否需要肾脏替代治疗、肾衰竭持续时间的长短、同时合并其他脏器损害的情况等。

（潘瑜　丁峰）

第三节 对比剂肾病

【概述】 随着造影检查在临床的广泛开展,对比剂肾病(CIN),也称为对比剂诱导的急性肾损伤(CI-AKI)的发病率逐渐增高,已成为住院患者AKI的第三大主要原因。CIN的发生率与是否合并危险因素有关,肾功能损害是发生CIN最重要的危险因素,其他危险因素包括年龄>70岁、合并糖尿病、低血压、贫血、对比剂剂量、类型和给药方式等。积极防治这一医源性并发症,降低CIN的发生率和病死率越来越受到医务工作者的重视。

【定义】 目前普遍接受2008年欧洲泌尿生殖放射协会给出的CIN定义:血管内注射碘对比剂后3天内血清肌酐升高≥0.5 mg/dL(≥44.2 μmol/L)或较基础值升高≥25%,并且排除其他病因所导致的AKI。对照改善全球肾脏病预后组织(KDIGO)2012年对于CI-AKI的定义:48 h内血清肌酐增高≥0.3 mg/dL(≥26.5 μmol/L);或较基线血清肌酐增高≥50%,且明确或经推断其发生在之前7天之内;或持续6 h尿量<0.5 mL/(kg·h),并且排除其他病因所导致的AKI。可以看出CIN要求的较基础值血清肌酐升高≥25%比较敏感,远未达到AKI要求的上升≥50%的水平,但3天内血清肌酐升高≥0.5 mg/dL却高于AKI定义的血清肌酐绝对值升高的标准,说明心脏病、放射科医师既注意较基础值血清肌酐升高25%的灵敏性,又兼顾血清肌酐绝对值升高的确定意义。CIN定义没有尿量的指标,说明CIN尿量减少并不突出,通常表现为非少尿性AKI,即使发生少尿,持续时间也较短。AKIN提出的CI-AKI标准为48 h内血清肌酐水平>0.3 mg/dL或7天内升高≥50%,更加符合肾脏病医师对于AKI的诊断标准,但并未得到非肾科医师的广泛认可。

【发病机制】 CIN的发病机制尚未完全明确。目前主要有两种理论:① 急性肾小管坏死(ATN)由肾血管收缩引起肾髓质缺氧所致,可能由血液黏滞度的影响以及一氧化氮、内皮素和/或腺苷的改变介导;② ATN由对比剂对肾小管细胞的毒性作用直接导致,肾血管收缩可能加重肾小管细胞损伤。

与其他类型的ATN相比,CIN的特征通常表现为肾功能恢复相对较快,其原因尚不明确,可能的原因包括肾小管坏死的严重程度较低,或GFR下降的原因是肾小管上皮细胞功能改变而非坏死。此外,肾前性因素或小管内阻塞也有可能参与发病机制。

【临床特点】 CIN常在对比剂使用后24~72 h发生,很少伴有少尿。即使没有血清肌酐上升,对比剂也可以引起尿检不同程度的异常,如出现上皮细胞、上皮细胞管型、颗粒管型或棕色粗颗粒管型等,有时还会有透明管型。造影后24~48 h出现肌酐上升,并在第3~7天内开始下降。也可能出现AKI的其他表现,包括高钾血症、酸中毒等。CIN患者的FENa通常小于1%,没有特征性的影像学表现。

【病理特点】 发生CIN时,ATN病变为局灶性和非特异性的,且CIN所致AKI通常较短暂,因此肾活检通常对诊断CIN没有帮助。

【诊断及鉴别诊断】

1. 诊断 目前国内常用的CIN诊断标准为血管内使用对比剂3天以内出现的肾脏损害,血肌酐比造影前升高≥25%,或血肌酐升高≥44.2 μmol/L,并排除其他原因所致者。为排除AKI的其他病因,需要常规评估AKI,包括详细的病史采集、体格检查、尿液分析、其他相关的实验室检查、肾脏超声以及视情况行肾活检。

由于发生CIN时急性肾小管坏死病灶局限且不典型，因此肾活检对于诊断CIN的意义不大，但少数情况下用于CIN诊断不明确时排除其他AKI原因。

2. 鉴别诊断

（1）CIN的鉴别诊断包括：缺血性急性肾小管坏死、急性间质性肾炎、肾血管栓塞以及使用对比剂后增加或调整利尿剂或ACEI/ARB类药物的剂量引起肾前性肾损伤，其中缺血性急性肾小管坏死常合并低血压、血容量不足等因素，可以根据病史进行排除。

（2）血管造影后发生AKI需对CIN和肾血管栓塞进行鉴别。肾血管栓塞的特点包括：① 其他部位出现栓塞（如远端足趾栓塞）或网状青斑。② 造影后数日至数周才发生的急性肾损伤。③ 病情迁延，肾功能恢复差。

【治疗】 CIN患者肌酐升高通常轻微。在大多数病例中，肌酐通常在3～7日内开始下降，随后恢复至或接近基线肾功能。对比剂所致AKI极少需要透析，部分患者在急性期需要透析，透析指征与其他类型的AKI相同。

【预防】 对所有即将接受造影的患者，在造影前评估其发生CIN的危险因素。具体预防措施包括：

1. 避免容量不足和使用肾毒性药物 即将接受对比剂的患者应避免容量不足，并在操作前停用非甾体抗炎药（NSAID）等肾毒性药物。

2. 造影剂的剂量和类型 尽可能使用最低有效剂量的造影剂，避免间隔较短时间（48～72 h）重复检查。推荐使用等渗造影剂或低渗造影剂。不推荐使用高渗造影剂。非离子型等渗或低渗造影剂比离子型高渗造影剂安全。

3. 水化 对于具有CIN风险的患者，如果没有扩容的禁忌证，可在使用对比剂前静脉给予等渗氯化钠水化，并在使用对比剂后持续给予数小时。严重心力衰竭的患者或CKD5期的患者，静脉水化方案需根据病情个体化制订，推荐使用等张盐水进行水化，1.4%碳酸氢盐水化无额外获益，需进行混合配制且更昂贵。

4. 造影前后的药物保护 目前尚未发现确切的预防CIN的药物，目前针对N-乙酰半胱氨酸（NAC）防治CIN的研究较多，但针对NAC防治CIN的荟萃分析得出的结果不一致，目前最大规模随机试验显示口服乙酰半胱氨酸未改善结局。

5. 血液透析和血液滤过 不推荐对CKD患者采用常规血液滤过或血液透析预防CIN。在维持性透析患者中，没有通过预防性透析防治血管内对比剂所致容量超负荷的指征。此外，没有研究支持在血管内给予对比剂后立即进行透析，以维持血液透析患者的残余肾功能或降低变态反应风险。

【预后】 CIN患者肌酐通常在3～7日内开始下降，随后恢复至或接近基线肾功能。但即使是肌酐恢复至基线水平的患者，残余肾功能障碍也可能持续存在，尤其对于基础合并CKD的患者，AKI的发生可使CKD进展风险持续增加。

即使肌酐恢复至基线水平，CIN也可引起短期和长期不良结局。CIN患者的30日、1年和5年死亡风险更高。但报道CIN后病死率增加和CKD进展的研究均为观察性研究，因此尚不明确其因果关系。这些研究显示的相关性或可归因于促进AKI发生和死亡的基础合并症。此外，CIN也可增加患者发生心血管事件、心力衰竭以及需要急诊和维持性透析的风险。

---------------- 典型病例及分析 ----------------

【病例介绍】

1. 病史　患者,男性,71岁。因"间歇性左侧胸部闷痛3周,加重1天"入院。3周前无明显诱因于活动中间歇出现左侧胸部闷痛,每次持续5分钟左右,休息后缓解,心电图及心肌酶谱检查未见异常,给予扩张心肌血管药物治疗后好转。1天前睡眠中突发左侧胸痛,伴有恶心、呕吐,疼痛症状较前加重,持续不缓解。

2. 急诊检查　肌钙蛋白T(cTnT)0.113 5 μg/L;心电图显示Ⅰ、aVL导联T波低平;胸部CT未见异常,肝、胆、胰、脾未见异常,肾脏超声报告双肾偏小、回声增强;血清肌酐154 μmol/L;尿蛋白(2+)。既往高血压病史7年,目前厄贝沙坦联合氨氯地平治疗,血压控制在135/85 mmHg左右。有慢性肾脏病史1年。2型糖尿病史12年,目前予胰岛素治疗,无结核、肝炎等传染病史,无外伤及手术史。否认食物及药物过敏史。久居原籍,否认疫水及有毒、放射性物质接触史。无烟酒嗜好。门诊以"急性冠脉综合征,高血压,2型糖尿病,慢性肾功能不全"收入心内科,拟择期冠脉造影。因同时有慢性肾脏病史,故请肾脏科会诊。

【病例分析】

问题1: 患者是否具有发生CIN的危险因素?

根据eGFR-EPI公式计算患者eGFR 38.54 mL/(min·1.73 m²),合并糖尿病,年龄>70岁,发生CIN风险高。

问题2: 应如何预防CIN?

预防措施包括避免容量不足、禁用肾毒性药物、尽可能使用最低有效剂量的造影剂、使用等渗造影剂或低渗造影剂、合理水化等。可予生理盐水1 mL/(kg·h)的速率在操作前持续输注6～12 h、操作期间持续输注及在操作后持续输注6～12 h。

治疗经过:患者冠心病、急性冠脉综合征诊断明确,需行冠脉造影备PCI术。询问病史患者未使用非甾体抗炎药,术前12 h予生理盐水[1 mL/(kg·h)],静脉输液。选择碘克沙醇造影剂。术中见前降支中段重度狭窄,狭窄约90%,行PCI术,总对比剂剂量180 mL。术后12 h持续输注生理盐水1 mL/(kg·h)。术后48 h复查肌酐268 μmol/L,血清钾4.5 mmol/L,pH 7.35,HCO₃⁻ 24.3 mmol/L。患者无胸闷、气促,尿量1 250 mL/d。

问题3: 是否符合CIN诊断?

患者术后48 h复查肌酐268 μmol/L,较基础值升高≥44.2 μmol/L,≥25%,排除其他AKI原因,确诊CIN。

问题4: 患者已使用水化治疗,为何还会发生CIN?

水化治疗不能完全避免CIN的发生,且该患者对比剂使用剂量大,并存在多重危险因素(eGFR低、合并糖尿病、高龄等)的累加风险。

问题5: 患者是否需要肾脏替代治疗?

患者目前不存在内科治疗难以纠正的水、电解质、酸碱平衡紊乱以及少尿、心力衰竭等症状,故目前不需要肾脏替代治疗。

患者转归:患者出院后定期随访半年,继续予抗血小板、优质低蛋白饮食、肠道排毒等综合治疗,血肌酐波动在167～180 μmol/L。

问题6：CIN的发生对患者预后有何影响？

CIN通常预后良好。大多数情况下，血肌酐在3～7天内开始下降，肾功能恢复至或接近基线水平，CIN较少需要透析。然而，即使是肌酐恢复至基线水平的患者，其肾功能仍可能受到影响。尤其是合并慢性肾脏病的患者发生急性肾损伤后，可增加远期慢性肾脏病进展的风险。

（金海姣　倪兆慧）

第四节　横纹肌溶解综合征

【概述】　横纹肌溶解综合征（RM）是指各种原因导致的横纹肌损伤、细胞膜完整性破坏，以及肌肉坏死和肌细胞内容物如肌红蛋白（Mb）释放进入循环等为特征的综合征。肌酸激酶（CK）水平通常显著升高，并可能存在肌肉疼痛及肌红蛋白尿。病情轻则为无症状的血清肌酶升高，重则出现血清肌酶极度升高、电解质紊乱和急性肾损伤（AKI）并危及生命。该病的病因主要包括① 创伤性或肌肉挤压（如挤压综合征或长期制动）；② 劳累性（如未经训练的个体过度劳累、过热或代谢性肌病）；③ 非创伤非劳累性（如药物或毒素、感染或电解质紊乱）。常见并发症为肌红蛋白堵塞肾小管所致的急性肾损伤，若因地震等挤压创伤可能出现骨筋膜室综合征。治疗以液体复苏、碱化尿液为主，可辅以对症支持治疗。如出现严重的肾功能衰竭，可予血液净化治疗。

【病因和流行病学】　几项大型的住院患者病例系列研究报道了横纹肌溶解症患者中不同病因的比例。在一项纳入2 371例横纹肌溶解症患者的研究中，最常见的病因包括创伤（26%）、制动（18%）、脓毒症（10%）、血管手术（8%）和心脏手术（6%）。在另一项纳入475例患者的病例系列研究中，最常见的病因为外源性毒素（46%），包括酒精、违禁药品（34%）和医用药物（11%）。高达60%的患者存在2种以上的病因。10%的病例其病因单纯，为基础肌病或肌肉代谢缺陷，这些病例的复发率较高。还有7%的患者中无明确病因。这些研究所报道的横纹肌溶解症病因及病因相对比例存在差异，这可能与病例确认的偏倚有关。

总体病死率约5%，ICU中RM合并AKI患者的病死率可高达50%。

【发病机制】　横纹肌溶解症的临床表现和并发症是由肌细胞死亡造成的，肌细胞死亡可能由各种各样的事件所触发。损伤的最终共同途径是细胞内游离的胞浆和线粒体钙离子增加，这可能是由三磷酸腺苷（ATP）耗竭和/或质膜的直接损伤和破裂引起，而质膜的直接损伤和破裂也会导致ATP耗竭。

细胞内钙增加导致蛋白酶活化、骨骼肌细胞收缩力增加、线粒体功能障碍以及活性氧生成，最终引起骨骼肌细胞死亡。ATP耗竭引起钠-钾泵及Ca^{2+}ATP酶泵功能障碍，这些酶泵对于维持肌细胞的完整性必不可少。ATP耗竭导致肌细胞损伤并释放出肌细胞内容物，包括肌酸激酶及其他肌酶、肌红蛋白和各种电解质。

【临床特点】

1. 起病特点　部分患者可能有剧烈运动和大汗淋漓等诱因。横纹肌溶解患者典型三联征为肌肉疼痛、无力和深色尿。但1/2以上的患者可能没有肌肉症状；不过偶尔也有患者发生剧痛。近端肌群（如大腿和肩部）以及腰部和小腿的肌肉疼痛通常最为显著，其他肌肉症状包括僵硬和痛性痉挛。严重受累患者还可出现不适、发热、心动过速、恶心、呕吐及腹痛。基础病因（如毒素、药物、创伤或电解质异常）可能会导致神志改变。

2. 常见并发症

（1）急性肾损伤：急性肾损伤是横纹肌溶解的常见并发症。据报道，AKI的发生率为15%至超过50%。若入院时CK水平低于15 000～20 000 U/L，则AKI的风险较低；CK水平较高的患者发生AKI的危险因素包括脱水、酸中毒和脓毒症。容量不足导致肾缺血、血红素色素管型导致的肾小管阻塞及游离可螯合铁导致的肾小管损伤，均可促发肾功能障碍。尿沉渣检查中常见红金色管型，需加强补液治疗。

（2）急性骨筋膜室综合征：筋膜室综合征是指封闭解剖腔中的压力增加，威胁到骨筋膜室内肌肉和神经的存活。骨筋膜室综合征是重度横纹肌溶解的潜在并发症，可在液体复苏后发生，伴有肢体和肌肉的水肿加重。

（3）弥漫性血管内凝血：少数重度横纹肌溶解会因受损肌肉释放凝血活酶和其他促血栓形成物质而引起DIC。

【诊断及鉴别诊断】

1. 诊断　对于有急性神经肌肉疾患的患者或有深色尿而不伴其他症状的患者，在血清CK水平急剧升高时可诊断为横纹肌溶解。CK水平通常至少5倍于正常上限，常高于5 000 U/L。目前无法确定CK升高的绝对临界值，且应结合病史和检查结果等临床情况来考虑CK。

诊断横纹肌溶解不需要额外的检查，如肌电图（EMG）、MRI和肌肉活检。这些检查通常仅用于怀疑有潜在炎性肌病的患者。

2. 鉴别诊断　肌痛、CK、其他肌酶升高及深色尿的鉴别诊断范围都相当广泛，横纹肌溶解症需与其他疾病进一步进行鉴别。常见的鉴别诊断如下：

（1）心肌梗死：血清CK水平也会在心肌梗死时急剧升高，但单纯横纹肌溶解患者不会出现缺血性胸痛或心肌梗死的心电图征象。此外，心肌梗死时CK-MM升高，而CK-MB很少或不存在。检测肌钙蛋白（I和T亚基）对心肌损伤的敏感性和特异性均较高，肌钙蛋白和心电图动态监测可确诊。

（2）血尿与血红蛋白尿：血尿与血红蛋白尿（溶血所致）均可导致红色-红棕色尿，并可能会与肌红蛋白尿相混淆。仔细检查尿液中有无红细胞（血尿中存在红细胞）、血清有无溶血证据及CK水平（溶血患者和多数血尿患者都无CK水平升高）有助于区别这些疾病。其他可引起红色至棕色尿的原因包括各种食物和药物，但这类患者没有CK水平升高等骨骼肌损伤证据。

（3）炎性肌病：炎性肌病患者也可表现出肌痛和CK升高，并可能出现肌红蛋白尿。但炎症性肌病为慢性、通常有在数周至数月里发生的对称性近端肌无力、实验室异常比横纹肌溶解患者稳定并有全身性特征如皮肌炎，且横纹肌溶解患者一般不会表现出提示肌炎的肌电图或组织学改变。

（4）免疫介导的坏死性肌病：应用他汀类药物的患者可能会发生免疫介导的坏死性肌病，表现为CK水平显著升高和肌无力，停用他汀类药物后仍无改善，但积极的免疫抑制治疗有效。患者的组织病理学变化与横纹肌溶解症不一样。

（5）肾绞痛：对于表现为背痛的患者，横纹肌溶解可能会与肾绞痛相混淆。此外，肾绞痛患者的试纸尿干化学检测可能显示血细胞阳性，但肾结石所致的肾绞痛病不会出现CK显著升高，也没有肌红蛋白尿。

【治疗】

1. 治疗原则　以大量补液、碱化尿液和适当利尿为主,如有并发症,则对症治疗。

2. 一般治疗

(1) 尽早、尽快补液,开始使用等渗盐水,容量不足额患者可以1 L/h的速度输注,液体复苏后给予一定的低渗葡萄糖盐水,保持足够的尿量(300 mL/h)。

(2) 碱化尿液,促进肌红蛋白和代谢废物从尿中排出。

(3) 必要时可予甘露醇利尿并减少受损肌肉的肿胀。

(4) 预防感染,清淡饮食,注意休息,监测血压、尿量及体温;对于严重的横纹肌溶解患者,需注意高能营养补充,平衡水电解质紊乱。

3. 特殊治疗

(1) 如出现严重的肾衰竭、高钾血症、酸中毒等可予血液净化治疗(血液透析、血液滤过、血液透析滤过等)。

(2) 如出现骨筋膜室综合征,筋膜腔压力急剧升高可进一步阻断肌肉血流供应,造成肌肉损伤和坏死,尽早引入血液净化CRRT治疗,必要时可请外科医生进行筋膜切开减压术(筋膜腔压力>30~50 mmHg且6 h没有下降者)。

【预后】　肾脏预后好:进入ESRD的患者较少,大部分患者不需要长期血液净化治疗,即使肾脏功能恢复后,需注意远期肾小管功能评估。

------------ 典 型 病 例 及 分 析 ------------

【病例介绍】

1. 病史　患者,男性,23岁,因"运动后酱油色尿1天"入院。患者因1天前于健身房运动后大汗淋漓,出现酱油色尿,伴有双下肢肌肉酸痛,无腰痛,无恶心、呕吐等不适,就诊我院急诊,化验显示尿蛋白(3+),CK 63 737 U/L,AST 559 U/L,由急诊入我科治疗。病程中无发热、咳嗽、咳痰,无尿频、尿急、尿痛,无腹痛、腹泻,无关节疼痛,无骨痛,无口腔溃疡、光过敏,饮食、睡眠欠佳,大小便正常。

2. 既往史　否认肝炎、伤寒、结核等传染病史;否认外伤、手术史;否认输血史;否认药物、食物过敏史;否认吸烟史及饮酒史。否认有毒有害物质接触史,否认家族相关疾病及遗传性疾病史。

3. 查体　体温36.5℃,脉搏80次/分,呼吸频率16次/分,血压140/110 mmHg。一般情况可,神志清,营养中等,发育正常,走入病房,对答切题,查体合作。全身皮肤黏膜无明显黄染,精神可,颈软,颈静脉无怒张,气管位居中,浅表淋巴结、双侧甲状腺未触及肿大。胸廓无畸形,呼吸运动正常,语颤正常,无胸膜摩擦感,叩诊清音,双肺呼吸音粗,未闻及干湿性啰音及哮鸣音。心率80次/分,律齐,各瓣膜听诊区未闻及病理性杂音。腹部平坦,未见胃肠型、蠕动波。无腹壁静脉曲张。无明显压痛、反跳痛,肝脾肋下未触及,胆囊未触及,Murphy征阴性,肝区无叩击痛,双肾区无叩击痛,移动性浊音(−)。双下肢无水肿,股四头肌可疑压痛。病理反射未引出,双侧足背动脉搏动存在。余查体未见明显异常。

4. 辅助检查

(1) (第1天)血常规: WBC 13.24 × 10^9/L,N 75%,Hb 130 g/L,PLT 239 × 10^{12}/L。

(2) 生化:(第1天)肌酸激酶63 737 U/L,肌红蛋白>3 000 μg/L,天门冬氨酸氨基转移酶

559 U/L，肌酸激酶同工酶791 U/L，丙氨酸氨基转移酶17 U/L，总胆红素6.3 μmol/L，直接胆红素0.6 μmol/L，总蛋白65 g/L，白蛋白41 g/L，尿素7.8 mmol/L，肌酐199 μmol/L，尿酸483 μmol/L，钠146 mmol/L，钾4.85 mmol/L，氯92 mmol/L，二氧化碳24.0 mmol/L，钙2.30 mmol/L，磷1.00 mmol/L，葡萄糖5.5 mmol/L；

（第3天）肌酸激酶42 900 U/L，肌红蛋白＞3 000 μg/L，天门冬氨酸氨基转移酶1 793 U/L，肌酸激酶同工酶2 400 U/L，尿素3.7 mmol/L，肌酐165 μmol/L，钠139 mmol/L，钾4.39 mmol/L，氯103 mmol/L，二氧化碳28.0 mmol/L，钙2.10 mmol/L。

（3）（第1天）尿常规：pH 8.0，尿蛋白（3+），胆红素（+），RBC 198/μL，WBC 4/HP。

（4）DIC：APTT 28.0秒，PT 11.6秒，INR 0.98，TT 18.60秒，Fg 4.7 g/L，纤维蛋白降解产物3.3 mg/L，D-二聚体定量1.07 mg/L。

（5）血气分析：pH 7.4，PO_2 10.67 kPa，PCO_2 5.47 kPa，SaO_2 99%，标准碱剩余2.7 mmol/L。

（6）免疫指标：IgG全套、ANA、ENA、dsDNA、ANCA、抗GBM、血尿免疫固定电泳、血游离轻链等均阴性。

（7）感染指标：HBV抗体、HCV抗体、HIV、RPR等均阴性。

（8）肿瘤指标：均阴性。

（9）腹部B超（肝、胆、胰、脾、肾、输尿管、膀胱、前列腺）：肾脏大小正常，左肾115 mm×46 mm，右肾119 mm×43 mm，双肾血流参数未见明显异常。余肝、胆、胰、脾未见明显异常。

（10）双侧股四头肌B超示：下段条带状无回声，考虑积液。

（11）胸部CT：两侧未见实变，未见明显异常。

（12）心电图：未见明显异常。

【病例分析】

问题1：请归纳该病例的病史特点。

（1）青年男性。

（2）以肌肉酸痛、酱油色尿急性起病，伴肉眼及镜下血尿。

（3）查体双下肢无水肿，皮温略高，股四头肌压痛可疑阳性。

（4）生化检查提示肌酸激酶显著升高，大于正常值5倍以上，肌红蛋白亦显著升高。

（5）辅助检查中自身免疫、感染、肿瘤等指标均阴性。

（6）双侧股四头肌B超显示下段条带状无回声，考虑积液。

问题2：该患者可能的诊断是什么？并陈述诊断依据和鉴别诊断要点。

（1）诊断：横纹肌溶解症，急性肾损伤-2期。

（2）诊断依据：① 患者为青年男性。② 以肌肉酸痛、酱油色尿急性起病，伴肉眼及镜下血尿。③ 查体：双下肢无水肿，皮温略高，股四头肌压痛可疑阳性。④ 生化检查提示肌酸激酶显著升高，大于正常值5倍以上，肌红蛋白亦显著升高；血肌酐升高至正常的2倍以上。⑤ 双侧股四头肌B超：下段条带状无回声，考虑积液。

（3）鉴别诊断：主要围绕病因进行鉴别。

• 心肌梗死：血清CK水平也会在心肌梗死时急剧升高，但单纯横纹肌溶解患者不会出现缺血性胸痛或心肌梗死的心电图征象。此外，心肌梗死时CK-MM升高，而CK-MB很少或不存在。检测肌钙蛋白（I和T亚基）对心肌损伤的敏感性和特异性均较高，肌钙蛋白和心电图动态监测可确诊。

- 血尿与血红蛋白尿：血尿与血红蛋白尿（溶血所致）均可导致红色-红棕色尿，并可能会与肌红蛋白尿相混淆。仔细检查尿液中有无红细胞（血尿中存在红细胞）、血清有无溶血证据及CK水平（溶血患者和多数血尿患者都无CK水平升高）有助于区别这些疾病。其他患者可引起红色至棕色尿的原因包括各种食物和药物。没有CK水平升高等骨骼肌损伤证据。

- 炎性肌病：炎性肌病患者也可表现出肌痛和CK升高，并可能出现肌红蛋白尿。炎症性肌病为慢性，通常有在数周至数月里发生的对称性近端肌无力、实验室异常比横纹肌溶解患者稳定及有全身性特征如皮肌炎，且横纹肌溶解患者一般不会表现出肌炎的肌电图或组织学改变。

- 免疫介导的坏死性肌病：应用他汀类药物的患者可能会发生免疫介导的坏死性肌病，表现为CK水平显著升高和肌无力，停用他汀类药物后仍无改善，但积极的免疫抑制治疗有效。如有肌活检，患者的组织病理学变化与横纹肌溶解症不一样。

- 肾绞痛：对于表现为背痛的患者，横纹肌溶解可能会与肾绞痛相混淆。此外，肾绞痛患者的试纸尿干化学检测可能显示血细胞阳性。但肾结石所致的肾绞痛病不会出现CK显著升高，也没有肌红蛋白尿，且腹部B超已排除尿路结石。

本例患者为青年男性，结合患者临床表现、查体及辅助检查，可以排除以上疾病可能。

问题3：简述该患者治疗原则。

治疗方案：包括横纹肌溶解症的治疗和AKI的治疗。

（1）大量补液，保持足够的尿量，定期复查心肌酶、CK、肝肾功能、电解质、血常规等。

（2）碱化尿液，促进肌红蛋白和代谢废物从尿中排出。

（3）必要时可予甘露醇利尿并减少受损肌肉的肿胀。

（4）若血肌酐持续升高，尿量减少，必要时可予血液净化治疗。

（5）清淡饮食，注意休息，监测血压、尿量及体温，防治感染。

问题4：第5天，患者血肌酐再次升高至654 μmol/L，24 h尿量为300 mL，血钾6.7 mmol/L。接下来需如何治疗？预后如何？

（1）予紧急血液净化治疗，纠正高钾、纠酸、排出代谢废物、维持水、电解质平衡。

（2）需根据治疗效果判断，大部分患者预后尚可，可脱离透析，甚至肾功能恢复正常。

问题5：横纹肌溶解症常见的并发症有哪些？

急性肾损伤（急性肾衰竭）、电解质紊乱、骨筋膜室综合征及DIC等。

（余晨）

第十章

慢性肾脏病及其并发症

第一节　慢性肾脏病

慢性肾脏病（CKD）是指各种原因引起的慢性肾脏结构和功能障碍，是不同病因和病理、严重程度各异的一组疾病的统称。除了肾小球滤过率（GFR）以外，蛋白尿的严重程度也是影响CKD进展速度和结局的重要因素，故目前临床上对CKD采用GA法进行分期，其中G代表GFR，A代表尿白蛋白排泄水平。GFR越低或/和白蛋白尿越多，CKD的肾脏和总体预后就越差。

【定义】　CKD定义：肾脏结构或功能异常超过3个月，其中结构或功能异常定义为出现肾脏损伤标志或肾小球滤过率低于$60\ mL/(min \cdot 1.73\ m^2)$。肾脏损伤的标志包括：① 白蛋白尿（尿白蛋白）排泄率$\geqslant 30\ mg/24\ h$，尿白蛋白/尿肌酐$\geqslant 30\ mg/g$。② 尿沉渣异常。③ 肾小管病变引起的电解质紊乱和其他异常。④ 肾脏病理异常。⑤ 肾脏影像学检查异常。⑥ 肾移植病史。

【流行病学】　CKD已经成为世界范围的严重的公共卫生问题，是发达国家和发展中国家共同面临的一大挑战。研究结果表明，2017年全球CKD平均患病率为9.1%，较1990年增加了29%。全球共有6.975亿CKD患者，其中近1/3在中国和印度，患者数分别为1.32亿人和1.15亿人。2012年，一项近5万人的调查数据表明，国人CKD患病率为10.8%，其中，女性患病率为14.41%，男性为10.17%；60岁及以上老年人群的患病率为19.25%，60岁以下人群为8.71%。2015年，在全国1 850万住院患者中，CKD患者占4.8%。在合并其他非传染性慢性疾病的患者中，这一比例更高，尤其是糖尿病和高血压患者，分别占13.9%和11.3%。

2017年，全球共有123万人死于CKD，较1990年增加了41.5%。研究者预计，到2040年，该数字可能增至220万，甚至400万。在全球133个死因排名中，CKD由1990年的第17位跃升至2017年的第12位。与1990年相比，2013年中国CKD病死率增加了近150%。2015年，中国CKD患者的住院病死率约为2.6%，高于非CKD住院患者（0.8%）和糖尿病住院患者（1.5%）。

终末期肾病是CKD患者的终末期状态。1980～2009年间，美国终末期肾病患病率增加了近600%，从290百万人增至1 738百万人；发病率自1980年的80百万人逐步增至2001年的350百万人。终末期肾病患者依赖维持性透析或肾移植延续生命，二者医疗费用都很高，已成为加重社会经济负担的重要原因之一。2019年中国血液净化统计数据显示，截至2019年底，我国血液透析总患病率452人/百万，腹膜透析总患病率74人/百万。中国健康保险研究数据库中血液透析和腹膜透析患者数量仅占所有患者的0.16%和0.02%，总支出却占到2.1%和0.3%。2015年透析患者医疗总支出为4.29亿元人民币，其中76.6%由医保报销。

CKD危害如此之大，2006年北京大学肾脏病研究所的1项流行病学调查显示，我国CKD知晓率仅为7.3%。到2017年，这一比例提高至12.5%。知晓率低不仅对患者，对医生亦是如此。"2017年全球肾脏健康地图"显示，近一半国家的主治医师对CKD准则的认识和采纳在平均水平以下。有学者对北京市282名基层全科医生展开了CKD认知调查。结果显示，全科医生对CKD相关知识的总体知晓率为24.9%。此外，在109名三级医院非肾脏病科临床医生中，仅有39%知晓CKD的概念和分期，25%知晓CKD的诊断和防治。

CKD的原发病在不同国家不同地区存在差异。西方发达国家CKD原发病以糖尿病肾病和高血压肾病占绝大多数，我国CKD的主要原发病有原发性肾小球肾炎、糖尿病肾病、高血压肾小动脉硬化、多囊肾病、自身免疫性疾病（SLE和血管炎等）、肿瘤、尿路梗阻等。近年来随着国人生活水平的提高，糖尿病肾病和高血压肾病导致的终末期肾病比例逐年增长。2015年中国肾脏疾病监测网络（CK-NET）年度数据报告，在住院CKD患者中，最常见的病因依次为糖尿病肾病（27.0%）、高血压肾病（20.8%）、梗阻性肾病（15.6%）和肾小球肾炎（15.1%），其中城市居民中超过一半的患者为糖尿病肾病（32.7%）或高血压肾病（23.0%）。而农村居民最常见的原因为阻塞性肾病（21.4%），其次是肾小球肾炎（18.5%）、糖尿病肾病（17.4%）和高血压肾病（17.3%）。

有些患者（尤其是老年患者）的CKD是多种因素共同作用的结果，需仔细排查。各种感染、心功能不全、药物不良反应所致急性肾损伤是加速CKD进展的常见原因。

【发病机制】 不同病因所致CKD的发病机制有所不同，但不同原因CKD的发生和发展有其共同点。各种原因造成部分肾单位损伤或丢失，使得残余肾组织单个肾单位高灌注、高压力、高滤过。此"三高"状态诱导致炎症和致纤维化的细胞因子表达增加，引起肾单位肥大、足细胞增大、受损和分离，进一步促进肾小球硬化和肾单位数量减少，残余肾单位"三高"进一步加重，最终形成恶性循环。RAAS系统活性增加不仅引起钠潴留和血压升高，还通过许多非血压依赖途径引起肾脏损伤。蛋白尿、糖尿、肾小管上皮细胞高代谢和损伤等，促进肾脏实质炎症细胞浸润、各种炎症介质和细胞因子释放以及纤维化。间质纤维化等因素导致肾脏缺血，也参与加重肾单位的损伤。

【临床特点】 在CKD3期之前，多数患者无任何症状。因此，CKD的早期发现有赖于实验室和影像检查，定期体检十分重要。CKD3期以后，部分患者有腰酸、夜尿增多等轻度不适，肾功能严重受损可出现易疲乏、食欲减退、贫血、高血压、心力衰竭、严重高钾血症、酸碱平衡紊乱和矿物质骨代谢异常和神经系统功能障碍等。CKD患者出现上述症状时，需仔细鉴别是否部分或完全是由其他合并存在疾病所致。以下下为CKD主要并发症的临床特点。

1. 消化系统 胃纳减退，甚至恶心、呕吐是CKD严重水肿或肾功能不全患者常见临床表现。严重肾衰竭患者，还会出现消化道黏膜糜烂、溃疡、出血。血液透析患者乙型和丙型病毒性肝炎发病概率大于普通人群。

2. 血液系统 贫血是CKD常见临床表现，但一般出现在CKD3期以后，与肾功能程度不匹配的严重贫血需积极排查其他病因。CKD晚期患者有出血倾向，可表现为鼻出血、胃肠道出血、月经量增多、手术伤口出血等。

3. 循环系统 CKD患者大多伴有高血压，左心室肥厚、各种心律失常常见。冠状动脉粥样硬化性心脏病、充血性心力衰竭是终末期肾病患者最常见的死因，其中冠心病在CKD患者中具有发病年龄轻、发病率高、重病患者多的特点。透析不充分的终末期肾病患者，可以出现尿毒症心包炎。

4. 呼吸系统 严重代谢性酸中毒会表现为气急。CKD患者常继发肺部感染、心力衰竭可能导致肺水肿，进而引起呼吸功能衰竭。钙磷代谢紊乱可能造成肺部转移性钙化，导致呼吸功能衰退。

5. 慢性肾脏病矿物质骨代谢异常 患者可能表现为骨痛、不宁腿综合征、血管和软组织钙化。未治疗的CKD肾功能不全患者表现为低钙、高磷、维生素D缺乏。但不合理的钙剂、维生素D补充可能导致高钙血症。甲状旁腺功能亢进者可能伴有甲状旁腺瘤样增生。但也有甲状旁腺激素水平低下患者，表现为无动力骨病。

6. 神经、肌肉、心理改变 可表现为中枢神经功能紊乱和周围神经病变，其中中枢神经功能紊乱可见于尿毒症毒素水平较高而又没开始透析或者透析不充分的患者、长时间大剂量应用原本经肾排泄的抗感染药物、没有及时根据肾功能调整降糖药物出现的高血糖或低血糖、合并脑血管意外、对疾病不能接受导致的心理疾病等。可表现为性格改变、定向力障碍、癫痫、躁狂、抑郁、智力障碍甚至神志改变，严重者可导致死亡。

7. 内分泌紊乱　肾性贫血、矿物质与骨代谢异常都是 CKD 内分泌紊乱的表现，其他还可能出现胰岛素抵抗。胰岛素清除减少易出现低血糖，雌激素、雄激素水平低，泌乳素水平升高，甲状腺功能低下等。

感染　CKD 患者易发生各种感染，也是 CKD 患者重要的死因。

【诊断】　CKD 的诊断必须完整，包括：是不是 CKD、CKD 的严重程度（分期）、CKD 的原发病因、病理类型、并发症、合并疾病、前期治疗的疗效和副作用。诊断完整性是制订正确诊疗计划的基础。

是否 CKD 需要紧扣 CKD 定义做出判断，而 CKD 分期基于 GFR 和白蛋白尿的程度。具体见下表 10-1、表 10-2。

表 10-1　根据 GFR 的 CKD 分期

G 分期	GFR[mL/(min · 1.73 m^2)]
G1	≥90
G2	60～89
G3a	45～59
G3b	30～44
G4	15～29
G5	<15

表 10-2　根据尿白蛋白水平的 CKD 分期

A 分期	24 h 尿蛋白定量（mg/24 h）	尿白蛋白/尿肌酐	
		mg/mmol	mg/g
A1	<30	<3	<30
A2	30～300	3～30	30～300
A3	>300	>30	>300

CKD 的诊断除了需要详细询问病史、全面体检以外，肾脏相关实验室检查和辅助检查必不可少，如尿液检查、GFR 评估、肾脏影像学检查、病理检查等。

1. 尿液检测　主要包括尿常规和尿白蛋白的检测等，疑有肾小管疾患时可有针对性检查尿比重、尿电解质和尿酸化功能等。尿白蛋白排泄增加是诊断 CKD 最主要的依据之一。评价尿白蛋白排泄程度的指标为尿白蛋白排泄率（即 24 h 尿蛋白定量）或随机尿的尿白蛋白/尿肌酐（ACR）。虽然 24 h 尿白蛋白定量仍旧是尿白蛋白排泄水平的金标准，但因为留样过程繁琐，往往有较大误差，尤其是对尿蛋白排泄较少的患者。随机尿 ACR 是以尿肌酐水平校正后的尿白蛋白排泄指标，可以减少尿液稀释或浓缩对尿白蛋白水平的影响,亦可较准确地反映尿白蛋排泄水平。尿白蛋白浓度因为容易受到尿液稀释或浓缩的影响,只能作为初筛指标,不应作为判断尿白蛋白排泄是否增加的最终依据。

尿白蛋白排泄水平与CKD的进程和预后关系密切,还可提示未来发生心脑血管系统疾病的风险。但部分CKD患者即使肾功能已明显减退,尿白蛋白排泄并无增加。尿常规有助了解尿比重、酸碱度、有无蛋白尿,尿沉渣检查了解是否有血尿或脓尿等。

2. 肾功能测定　广义的肾脏功能包括肾小球滤过功能、肾小管重吸收和分泌功能以及肾脏的内分泌功能等,一般所说的肾功能指的是肾小球滤过功能,用GFR来表示。

(1)血清肌酐:分析血肌酐值时应注意肌酐的检测方法是否标准。挤压伤或因药物、中毒、病毒感染等引起肌肉溶解时,血肌酐也会显著升高。血肌酐反映GFR非常不敏感,一般只有在GFR低于正常值50%以下时,血肌酐浓度才超过正常值上限,孕妇血肌酐正常值明显低于正常人,更不能根据化验单上的正常值来判断其肾功能是否异常。肾功能快速变化时,血肌酐值不能及时反映GFR改变。

(2)GFR的测定:用外源性滤过标志物测定GFR,有菊粉清除法、放射性核素-双血浆法(测^{99m}Tc-DTPA清除率或^{51}Cr-EDTA清除率)、放射性核素-肾脏动态显像法(Gates)、碘海醇造影法等,其中放射性核素-双血浆法是1996年美国核医学会推荐的直接测定GFR的金标准。但直接测定GFR需要一定的设备,而且方法繁琐,一般临床应用受限。内生肌酐清除率计算中无法区分肾小球对肌酐的滤过和肾小管对肌酐的分泌,所以一般高于实际的GFR。肾功能较差者此偏差更大。

(3)GFR的估算:首推基于血清肌酐水平的CKD-EPI公式,其单位是mL/(min·1.73 m^2)。CG公式计算出的肌酐清除率单位是mL/min,是不经体表面积校正的,在指导用药剂量调整方面更有优势。对于儿童和青少年,推荐使用Schwartz公式估算GFR。对于老年人,一般也推荐首选CKD-EPI公式,但基于血肌酐和胱抑素C的联合公式(CKD-EPIcr-cyst)估算GFR可能更准确。应用公式估算GFR时,需注意血肌酐和胱抑素的测定方法应标准化。肾功能不稳定者不宜用公式估算GFR。

3. 影像学检查　肾脏超声检查可了解双肾大小和回声。肾动脉检查有助于排除肾血管性高血压和缺血性肾病,这在老年CKD患者中更为重要。

4. 病理检查　明确为CKD以后,应该进一步了解CKD的病因。肾脏病理检查有助于明确病因和指导治疗,但有时对区分原发或继发性肾脏病作用有限。

应了解患者其有无重要的并发症,尤其是感染、电解质和酸碱平衡紊乱、高血压、心力衰竭、贫血等。对所有CKD患者应进行系统的全身状况评估,其中包括导致CKD的疾病(如ANCA相关性血管炎、糖尿病等)对肾外组织器官的损害,要特别关注心血管系统疾病的状况。对于复诊的CKD患者,应对前期治疗措施的疗效和不良反应进行详细评估,注重分析治疗失败的原因。

【鉴别诊断】　主要有以下3点需注意鉴别。

1. 与急性肾损伤鉴别　CKD应与急性肾损伤,尤其是慢性基础上的急性肾损伤相鉴别。

(1)根据肾功能随访指标的变化趋势:如果患者随访资料完备,根据血肌酐或GFR的变化趋势,很容易鉴别患者是CKD还是急性肾损伤,还是两者合并发生。因此如果既往资料不完备,就诊后密切随访,了解其后GFR的变化趋势,也可以帮助诊断。

(2)根据肾脏影像学检查:最常采用的是B超,如果有肾脏缩小、皮质回声增强、皮髓分界不清,提示存在CKD,但不能排除同时合并急性肾损伤。即使没有以上征象,也不能排除CKD。

（3）根据是否有可能导致急性肾损伤的危险因素：对于既往病史不详，突然发现肾功能不全的患者，如果近期存在血容量不足、心力衰竭、感染、泌尿道梗阻、肾损害药物应用、严重高血压等情况，发生急性肾损伤的可能性大，需要积极纠正这些情况，密切随访肾功能，帮助诊断。

（4）根据是否出现CKD常见慢性并发症：肾性贫血、肾性高血压、继发性甲状旁腺功能亢进症一般在CKD出现中等程度肾功能减退时才会出现。因此，如果肾功能不全同时伴有贫血、高血压和甲状旁腺功能亢进症，两者严重程度匹配，且能够排除其他病因，则CKD是其原发病的可能性大。

（5）根据肾脏病理：如有条件行肾活检，肾脏病理在一定程度上可以反映肾脏病类型、病程和活动度，有助于CKD和急性肾损伤的鉴别。

2. CKD病因的鉴别　是诊断中的难点，有些CKD的病因一时难以寻找到，易被误诊为原发性CKD，有的CKD患者合并存在可能会引起CKD的疾病（如糖尿病），此时易被认为CKD就是此病所致。有些患者的CKD是多因素所致，且在漫长的病程中CKD的病因会发生改变，定期随访和评估病因十分必要。

3. CKD并发症与具有相似临床表现的其他疾病的鉴别　CKD患者的临床表现，如水肿、贫血、高血压等，并非CKD所特有。因此，CKD患者出现这些表现时，需认真鉴别是CKD并发，还是药物或并存的其他疾病所致。

【CKD的防治】　采用3级预防措施，不同阶段CKD的防治有不同目标。CKD患者的治疗包括延缓慢性肾功能不全进展的治疗和针对各种并发症的治疗。

1. 一般治疗　注重养成良好生活方式，包括减轻压力，增强体质，劳逸结合，戒烟戒酒。学会自我监控，定期随访。

2. 原发病治疗　如治疗糖尿病或慢性肾小球肾炎等，注意治疗是否达标。

3. 延缓慢性肾功能不全的进展

（1）饮食：推荐CKD 1～2期蛋白质量为0.8 g/(kg·d)，CKD 3～5期非透析患者蛋白质入量应限制在0.6 g/(kg·d)，低蛋白饮食者每天摄入的蛋白质应该一半以上为高生物价蛋白质，可同时补充必需氨基酸或酮酸氨基酸混合物，以防蛋白营养不良，热卡摄入应大于35 kcal/(kg·d)。有高血压和水肿的患者应限制盐的摄入（每天摄入钠盐＜5 g）。尿量减少的患者要限制饮水和医源性补充过多液体。根据血钾水平决定合适的钾摄入量。CKD患者需注意避免磷和蛋白质含量高的饮食，在保证营养的同时控制饮食磷摄入总量。

（2）控制血压：CKD患者血压一般应控制到130/80 mmHg以下，但应根据年龄、共存的心血管疾病和其他并发症、CKD的进展风险、视网膜病变存在与否（糖尿病CKD患者）以及对治疗的耐受性等，拟定个体化的血压目标值和治疗药物。一般应首选RAAS抑制剂，但ACEI与ARB不宜联合应用，在用药后1～2周左右，应复查血清肌酐和血钾。RAAS的主要禁忌证是过敏、双侧肾动脉狭窄和妊娠。醛固酮抑制剂与RAAS抑制剂联用、脑啡肽酶抑制剂与RAAS抑制剂联用均有协同降压、降蛋白尿作用，但需警惕高钾。肾功能不全时选择降压药应警惕药物蓄积相关不良反应。接受降压治疗的CKD患者应定期评估是否有体位性眩晕和体位性低血压，降压是否带来肾脏和心血管等系统的副作用。

（3）控制高血糖、高脂血症和高尿酸血症：除了高血压以外，流行病学也证实糖、脂、尿酸代谢紊乱与CKD进展和不良预后有关，所以也需要关注和控制。

（4）控制蛋白尿：蛋白尿是肾脏病预后的替代指标，减少蛋白摄入、RAAS抑制、针对原发病病因的治疗以及某些中成药可以帮助控制蛋白尿，但以上措施不能一概而论，需结合患者个体情况选择。另外，当控制蛋白尿和延缓肾功能恶化有矛盾时，需谨记蛋白尿仅仅是提示预后的替代指标，应以延缓肾功能恶化为首要目标。

（5）防治可能导致急性肾损伤的因素：血容量不足、心力衰竭、感染、泌尿道梗阻、药物性肾损伤、严重高血压等可能导致急性肾损伤，而急性肾损伤是促进CKD进展的危险因子，因此应积极预防这些因素，一旦发生要尽快尽量纠正。

（6）钠-葡萄糖共转运蛋白2抑制剂（SGLT-2i）：近期公布的临床试验结果，SGLT-2i对糖尿病肾病和非糖尿病肾病患者均有心血管和肾保护作用，而且是在使用ACEI/ARB的背景下，仍能带来额外的临床获益。因此可能成为未来CKD治疗的又一利器。但此类药物不能用于中度以上肾功能损伤的患者。

4. CKD并发症的防治

（1）维持水、电解质平衡和酸碱平衡。

（2）心血管疾病的防治：严格控制心血管疾病危险因素，如血压、血脂和血糖，避免容量过负荷，纠正贫血和钙磷代谢紊乱。对于心血管病高危患者，应注重心脑血管和外周动脉的评估。

（3）纠正肾性贫血：可选用重组人红细胞生成素或脯氨酰羟化酶抑制剂等，应定期随访血红蛋白，使其控制在110～120 g/L。要注意患者是否存在造血原料，如铁、叶酸、维生素B_{12}的缺乏，必要时给予补充。注意排查可能存在的失血并积极治疗。

（4）治疗慢性肾脏病-矿物质和骨代谢（CKD-MBD）异常：定期随访血钙、磷和全段甲状旁腺激素。避免盲目补钙和维生素D制剂，限制磷的摄入，但也要避免为限磷而过度控制蛋白质的摄入，根据病情合理选用磷结合剂。已经开始透析的患者注意监测透析充分性是否达到。应用拟钙剂或手术切除方式治疗严重的继发性甲状旁腺功能亢进症。

（5）肾脏替代治疗：当CKD患者疾病进展至终末期肾病时，应行肾脏替代治疗，包括血液透析、腹膜透析和肾移植。CKD患者还没有进入终末期肾病阶段，但出现药物或其他治疗手段难以纠正的急性水过多、严重电解质紊乱和酸碱失衡、代谢性脑病等，也可根据情况实施相应方式的血液净化治疗。肾脏替代治疗的方式应根据患者的具体情况决定。

【预后】 CKD的发展速度与原发病类型、基础GFR、蛋白尿程度、血压控制与否、患者依从性、治疗是否合理等有关。如果患者的生命得以延续，CKD最终将进展至终末期肾病。CKD患者多数死于心脑血管疾病。CKD并发的感染或者激素、免疫抑制剂导致的感染也是常见的死因。

---------------- 典 型 病 例 及 分 析 ----------------

【病例介绍】

1. 病史　患者，男性，58岁。5年前发现血压160/100 mmHg，当时无不适，此后不规则服用硝苯地平缓释片，偶随访血压，一般为140～150/95～100 mmHg。半年前体检时发现血压140/95 mmHg，血肌酐117 μmol/L，BUN 9.5 mmol/L，eGFR-EPI 59 mL/min。尿常规：尿蛋白（2+），RBC 10～15/HP，超声提示双肾慢性肾病声像，诊断为"慢性肾炎，高血压"，予硝苯地平缓释片20 mg/d及肾炎康复片治疗。1周前，患者在当地医院门诊随访，测血压140/95 mmHg，血肌酐123 μmol/L，BUN 7.3 mmol/L，继续以硝苯地平缓释片20 mg/d及肾炎康复片治疗，同时加用厄贝沙坦150 mg/d。患者昨天因头晕、易疲乏到我院就诊，测血压110/75 mmHg，查血肌酐129 μmol/L，BUN 10.9 mmol/L，eGFR-EPI 52 mL/min。为进一步诊治收入院。

自发病以来,患者精神、食欲、睡眠均尚可,二便正常,体重无明显改变。否认长期发热、皮疹、关节痛、糖尿病、传染病等疾病史。已婚,家族中无类似病史。

2. 查体　体温36.8℃,心率85次/分,呼吸频率20次/分,血压105/75 mmHg。神志清,发育良好,营养良好,行动自如。皮肤、黏膜无苍白,皮下无水肿,浅表淋巴结未及颈软,气管居中,甲状腺不大。胸廓双侧对称,呼吸音清,未闻及干湿啰音。心界向左侧稍扩大,心前区有抬举波动,心率85次/分,律齐,心前区未闻及杂音或心包摩擦音。腹膨隆,无压痛或反跳痛,肝脾未触及,腹水征(−),肾区无叩痛,肠鸣音3～5次/分,未闻及腹部血管杂音。脊柱四肢无明显异常。生理反射存在,病理反射未引出。

3. 实验室及辅助检查(入院后第一、第二天)

(1)血常规: Hb 134 g/L,WBC 5.9×10^9/L,PLT 189×10^9/L。

(2)尿常规: 尿比重1.010,pH 6.7,尿蛋白(2+),RBC 8～10/HP,WBC 0～2/HP。

(3)尿蛋白排泄率为1.9 g/24 h,其中尿白蛋白/肌酐为78 mg/mmol。

(4)粪常规正常、粪隐血试验阴性。

(5)血肌酐129 μmol/L,BUN 7.9 mmol/L,尿酸592 μmol/L,eGFR−EPI 52 mL/min。

(6)血钾4.8 mmol/L,钠135 mmol/L,氯104 mmol/L,钙2.3 mmol/L,磷1.4 mmol/L,CO_2CP 24 mmol/L。

(7)肝功能、血糖、血脂、心肌酶谱均正常。ANA、抗dsDNA、ANCA、抗肾小球基底膜抗体阴性,血、尿免疫固定电泳阴性。血补体正常。甲、乙、丙、戊肝炎标志物均阴性。肿瘤标志物阴性。

(8)B超显示左肾9.5 cm × 4.5 cm × 4.0 cm,右肾8.9 cm × 4.1 cm × 3.9 cm,双肾皮质回声增强,皮髓交界不清,肾动脉未见明显异常。输尿管膀胱未见异常,无残余尿。

(9)心电图显示左室高电压。超声心动图示左心室和室间隔略增厚,其余正常。

【病例分析】

问题1：请归纳该病例的病史特点。

(1)男性,58岁。

(2)发现高血压5年,血压平素控制欠佳但近期下降明显,蛋白尿和血肌酐升高半年。目前主要不适是头晕、疲乏感。

(3)体检主要阳性发现肥胖,心界向左侧稍扩大,心前区有抬举搏动。

(4)异常实验室检查半年前血肌酐117 μmol/L,BUN 9.5 mmol/L,eGFR−EPI 59 mL/min,目前血肌酐129 μmol/L,BUN 7.9 mmol/L,尿酸592 μmol/L,eGFR−EPI 52 mL/min。尿蛋白排泄率为1.9 g/24 h,尿白蛋白/肌酐为78 mg/mmol。尿常规:尿比重1.010,pH 6.7,尿蛋白(2+),RBC 8～10/HP,WBC 0～2/HP。

(5)超声提示双肾稍小,皮质回声增强及皮髓交界不清。心电图示左室高电压。超声心动图示左心室和室间隔略增厚。

问题2：该患者可能的诊断是什么？

(1)慢性肾脏病(G3aA3),慢性肾小球肾炎：患者蛋白尿和血肌酐升高半年,近半年eGFR−EPI相对稳定(59～52 mL/min),肾脏超声也提示双肾稍小和回声增强,故CKD诊断确立。根据CKD−EPI公式,eGFR为52 mL/min,尿白蛋白/肌酐为78 mg/mmol,故属于G3aA3期。该患者CKD的病因首先考虑为慢性肾小球肾炎,依据是患者有中等量蛋白尿且以白蛋白为主,伴镜下血尿、高血压、肾功能不全,符合肾小球疾病表现。病程中无其他系统性疾病的表现,入院后检查基本排除常见的继发性或先天遗传性肾脏病如自身免疫性疾病、乙型或丙型肝炎、肿瘤、糖尿病肾病、尿路梗阻等。慢性肾小球肾炎的病理分型依赖于肾穿刺病理活检。

(2)头晕原因待查:患者近1周出现头晕、容易疲乏,入院查体未发现神经系统阳性体征,无贫血、严重低血钾和心血管疾病等可能引起乏力的疾病依据。患者长期血压控制不好,本次加用厄贝沙坦后收缩压下降到110 mmHg左右,头晕乏力可能是血压短时间内下降过快、过多引起,也可能是厄贝沙坦的不良反应,可通过进一步行颈动脉、肾动脉、头颅影像学检查、更换降压药和调整血压加以明确。

(3)高血压:患者有5年高血压病史,高血压诊断成立。根据蛋白尿比较多、有镜下血尿,且肾上腺、肾动脉超声未发现异常,故继发于慢性肾小球肾炎的可能性较大。但因为已经有高血压性心脏病的表现,所以可能实际的肾炎病程和高血压病程都不止5年。

(4)高血压性心脏病:患者长期高血压且控制欠佳,心界向左侧稍扩大,心前区有抬举搏动,心电图示左室高电压。超声心动图示左心室和室间隔略增厚,且患者没有其他可能导致心肌肥厚的相关疾病的表现,故高血压性心脏病可能性大。

(5)高尿酸血症:多次查血尿酸均显著升高,故诊断成立,但无痛风病史。

问题3:简述该患者治疗原则。

(1)非药物治疗:建议采用低盐、低嘌呤、优质低蛋白饮食,每天蛋白质总量0.8 g/kg体重,配合α-酮酸治疗,高生物价蛋白至少占蛋白质总量的50%。此外,要注意生活方式的调整,如减轻压力、避免感染、劳逸结合、减重、限盐、戒烟、戒酒等。

(2)高血压的治疗:合理选择降压药物,控制血压在130/80 mmHg以下,但需避免低血压。如无禁忌,仍可选用RAAS抑制剂。

(3)降尿酸治疗:该患者2次血尿酸超过480 μmol/L,但无痛风病史,亦无痛风石。根据2017年肾脏病学会专家共识,该患者有应用降尿酸药物指征,但对此学术界尚有争议,有学者认为对无症状性高尿酸血症,可以不予以药物治疗。

(4)其他:注意用药安全,避免肾损害药物,根据eGFR调整剂量或用药频率。定期随访肾功能、血电解质、CO_2CP、血常规、尿常规、尿蛋白相关指标等。

问题4:该患者进一步诊治的措施有哪些?

(1)可进一步行肾穿刺病理检查,了解患者慢性肾小球肾炎的病理类型,必要时应用激素、免疫抑制剂治疗。

(2)可通过进一步行肾动脉MR明确是否有肾动脉狭窄,并据此调整降压药物。

(3)行头颅影像学检查、颈动脉彩超等排除其他可能引起头晕的疾病。

问题5:该患者降压治疗中应注意那些问题?

该患者属于G3aA3期中年男性,蛋白尿较多,应该把血压控制到130/80 mmHg或以下,最好是125/75 mmHg。超声检查未见双肾动脉狭窄,但该患者在加用150 mg/d厄贝沙坦以后,血压低于130 mmHg,且出现头晕、疲乏。所以须行肾动脉MR检查,进一步排除肾动脉狭窄可能。如能排除,仍可考虑首选RAAS抑制剂。可以先停用硝苯地平控释片,并改用其他RAAS抑制剂,小剂量起始,密切随访血压、血肌酐和血钾,必要时逐渐增加降压药物剂量和品种。

(傅辰生　叶志斌)

第二节 肾 性 贫 血

【概述】 肾性贫血（renal anemia）是慢性肾脏病（CKD）常见并发症，增加了心脑血管并发症发生的风险和病死率，显著降低患者生活质量。随着CKD进展，肾性贫血的发生率也逐步升高。肾性贫血发生的2大主要机制是CKD患者体内缺乏促红细胞生成素（EPO）和铁。肾性贫血诊断的确立需要仔细综合临床和实验室评估，排除其他病因导致的贫血。目前纠正肾性贫血的主要治疗方法包括红细胞生成刺激剂（ESA）、铁剂的补充、缺氧诱导因子稳定剂和输血治疗。

【发病机制】 肾性贫血发生的2大主要机制是CKD患者体内缺乏EPO和铁。EPO缺乏是指在相同的贫血程度时CKD患者反应性生成的EPO减少。EPO主要由肾皮质的间质成纤维细胞分泌产生。由于各种原因导致的CKD引起小管周围细胞减少，肾脏对缺氧的感知能力下降导致EPO的生成减少。CKD患者绝对铁缺乏可以发生在饮食摄入或者吸收铁不足和/或通过胃肠道丢失（例如失血）的情况下。血液透析患者透析导致铁丢失30～60 mg/周（1～3 g/年）。功能性铁缺乏（FID）指的是储存铁的动员减少，以及在红细胞生成刺激剂（ESA）的作用下向骨髓增生红系转运铁的不足。非透析CKD患者铁缺乏比例≥50%，透析患者更高。叶酸缺乏相对少见，可以加重贫血。

其他的影响因素还包括：① 铁调素：CKD时体内水平升高，阻断铁向网状内皮系统的转运，也减少饮食中铁的吸收。② 红细胞生存时间缩短：严重肾脏病时红细胞生存时间可由正常的120天缩短至60～90天。③ 骨代谢紊乱：甲状旁腺功能亢进可能导致骨髓纤维化，加重贫血。④ 免疫抑制剂使用：部分肾病患者使用硫唑嘌呤或者霉酚酸酯等免疫抑制剂，可引起骨髓抑制。⑤ 失血：血液透析患者通过体外循环或透析通路直接丢失，CKD患者通过胃肠道失血也较常见。

【临床特点】 肾性贫血的程度与CKD患者GFR水平密切相关。当GFR低于60 mL/min时，发生贫血的风险明显增加。而在相同的肾功能减退程度，肾小管间质病变患者的贫血重于肾小球疾病患者；CKD合并糖尿病的患者比不伴糖尿病者贫血出现更早，且程度更重；常染色体显性多囊肾病患者贫血程度相对较轻。

肾性贫血的临床表现包括疲乏、体力下降、心率加快、心排血量增加、左心室肥厚/扩张、认知功能降低以及生活质量低下等。由于肾性贫血常与CKD其他临床状况混杂，贫血的临床症状容易掩盖在"尿毒症"表现中，而很多患者的肾性贫血被纠正后，主观感受常会得到明显改善。

【诊断及鉴别诊断】 贫血的诊断参照WHO的标准：在海平面地区年龄＞15岁人群中，男性Hb＜130 g/L，成年非妊娠女性Hb＜120 g/L，成年妊娠女性Hb＜110 g/L可诊断。由于常常存在多重混杂因素，肾性贫血诊断的确立需要仔细的临床评估，包括CKD病史、贫血的严重程度与CKD进展是否一致，排除其他病因导致的贫血。从CKD 3期开始，患者每年至少应进行1次贫血状况的评估；CKD 4～5期的非透析患者每年至少评估2次。已经符合贫血诊断但尚未达到治疗时机的患者应缩短评估时间为3个月。

评估CKD患者贫血状况常用的实验室检查包括：全血细胞计数（包含网织红细胞绝对计数），血清铁蛋白水平，转铁蛋白饱和度，血清维生素B_{12}和叶酸水平。血清铁蛋白用于评价体内储存铁的情况。血清转铁蛋白饱和度或网织红细胞血红蛋白含量评价用于红细胞生成时可利用铁的充分性。此外，CKD患者贫血的评估还要综合评价患者全身的营养状况、炎症状态、有无系统性疾病、有无骨髓抑制药物的使用,以及发现EPO缺乏之外导致贫血的病因。考虑到CKD患者肾性贫血的EPO缺乏可能属于相对缺乏,不同患者维持一定Hb水平所需EPO浓度分布范围很广,血清EPO水平的检测对于肾性贫血诊断的帮助不大。

若发现临床表现不符合肾性贫血的情况,如三系减少、网织红细胞异常增生、单克隆球蛋白异常升高等,应考虑存在骨髓造血干细胞分化障碍、溶血、多发性骨髓瘤等引起的贫血,需结合实验室检查,甚至骨髓穿刺和/或骨髓活检等进一步明确贫血原因。

【治疗原则】

1. 红细胞生成刺激剂(ESA)治疗

(1)治疗时机:CKD患者开始ESA治疗前,需排除或纠正非EPO缺乏导致的贫血,如铁、维生素B_{12}缺乏等。对于Hb < 100 g/L的非透析成人CKD患者,在评估Hb下降程度、铁剂治疗反应、输血风险、ESA治疗风险及贫血相关症状后,可权衡启动ESA治疗;对Hb > 100 g/L的非透析患者一般不建议开始ESA治疗。成人CKD 5D期应尽量避免Hb低于90 g/L,当Hb在90～100 g/L时可开始ESA治疗。Hb > 100 g/L的透析患者可以个体化使用ESA治疗改善生活质量。对于所有儿童CKD患者,在开始ESA治疗之前应充分权衡潜在的获益和危害。

(2)治疗靶目标值:一般来说,建议CKD患者使用ESA维持Hb水平不超过115 g/L;对需要更高Hb水平以改善生活质量的部分患者,可以个体化应用ESA使Hb > 115 g/L,但需权衡可能带来的风险;在所有成人患者,不建议使用ESA升高Hb ≥ 130 g/L。在所有接受ESA治疗的儿童CKD患者,建议Hb维持在110～120 g/L范围内。

(3)ESA初始剂量及用量调整:根据患者的基础Hb水平、体重、临床情况、ESA类型以及给药途径决定ESA初始用药剂量。重组人EPO(rHuEPO)α是目前最常用的ESA,初始剂量建议为血液透析患者50～100 U/kg、每周3次,非透析CKD患者50～100 U/kg、每1～2周1次,皮下或者静脉给药,EPO初始治疗期间每周至少监测Hb水平1次,使Hb每两周增加≤10 g/L,应避免4周内Hb增幅超过20 g/L;如Hb升高过快,即2周 > 10 g/L,应减少EPO剂量25%～50%。

(4)EPO治疗低反应性:每周皮下注射EPO > 300 U/kg,或者每周静脉注射EPO > 450 U/kg,Hb无法达到靶目标值,称为EPO治疗低反应性(或EPO抵抗)。ESA治疗反应低下最常见的原因是铁缺乏,其他还包括:感染或炎症状态、慢性失血、甲状旁腺功能亢进、纤维性骨炎、铝中毒、恶性肿瘤、透析不充分、服用ACEI/ARB类药物、免疫抑制剂以及rHuEPO抗体介导的纯红细胞再生障碍性贫血(PRCA)等。PRCA确诊必须有rHuEPO抗体检测阳性的证据,同时骨髓检查提示严重的红系增生障碍。

(5)EPO治疗不良反应:常见的包括血压不稳或难以控制的高血压、诱发癫痫、血液透析通路血栓等,避免Hb超过靶目标值范围有助于减少不良反应的发生。在开始EPO治疗Hb浓度升高期间,部分患者可出现血压升高,因而应密切监测血压变化。

2. 铁剂的补充　铁是合成血红蛋白的基本原料。CKD贫血患者常存在一定程度的铁缺乏,铁缺乏也是导致ESA治疗低反应性的主要原因。临床常规使用血清铁蛋白(SF)和转铁蛋白饱和度(TSAT)作为铁状态评价指标,有条件的单位可用网织红细胞血红蛋白含量评价患者铁状态。CKD患者出现以下情况应给予铁剂治疗:① SF及TSAT水平处于绝对铁缺乏:SF < 100 ng/mL,TSAT < 20%。② SF ≤ 500 ng/mL和(或)TSAT ≤ 30%时,如果希望升高血红蛋白或降低ESA用量,或者在非透析CKD患者尚未开始ESA治疗,可给予补铁治疗。

铁剂使用原则和注意事项:① 非透析CKD患者及腹膜透析患者可优先口服补铁。② 血液透析患者优先选择静脉补铁，最常用的是蔗糖铁，每周按需给予50～100 mg。当存在铁缺乏时一个标准的静脉铁疗程是在10～12次透析治疗时给予总量1 000 mg的蔗糖铁或者葡萄糖醛酸铁。③ 初次给予静脉铁剂治疗时，输注60分钟内应密切观察有无过敏、低血压等，需配有复苏设备和药物，防止发生严重不良事件。

3. 缺氧诱导因子稳定剂　缺氧诱导因子（HIF）是一种异二聚体转录因子。HIFα水平受血氧浓度调控。在低氧条件下，HIFα产生增加并刺激内源性EPO基因表达上调，促进肾脏合成大量EPO。HIFα脯氨酰羟化酶抑制剂（PHI）可以模拟缺氧效果，稳定HIF，刺激红细胞生成。新型口服HIF PHI罗沙司他针对透析（包括血液透析和腹膜透析）和非透析CKD患者均具有良好的纠正贫血的作用。透析起始剂量为100 mg（体重45～＜60 kg的患者）或120 mg（体重≥60 kg的患者），非透析CKD患者给予70 mg（适用于40～＜60 kg的患者）或100 mg（适用于≥60 kg的患者），根据血红蛋白水平变化调整，最高不超过2.5 mg/kg。此外，罗沙司他还可以降低铁调素、提高转铁蛋白、促进肠道对口服铁剂的吸收和转运，改善FID。主要的不良反应有高钾血症和代谢性酸中毒。

4. 其他新型ESA　新型ESA作用机制和原理与EPO及rHuEPO相似，与EPO受体结合后促进红细胞生成，但相比EPO类制剂生物活性强、半衰期长。Darbepoetin α的起始剂量为0.45 μg/kg，血液透析患者1周给药1次、非透析CKD患者延长到2至4周给药1次，调节剂量至维持Hb至靶目标水平。有研究推算了两者的转换关系是200～275 U rHuEPO相当于1 mg Darbepoetin。常见不良反应有高血压、注射部位疼痛、水肿和发热，大多为轻至中度。聚乙二醇EPO β的半衰期更长，起始剂量为0.6 μg/kg，血液透析患者2周给药1次、非透析CKD患者2至4周给药1次。

5. 输血治疗　病情允许时应尽量避免输注红细胞治疗肾性贫血，以减少输血反应风险；拟行肾移植患者避免输注红细胞可以减少同种致敏的风险。输血主要适用于出现贫血相关症状及体征的重度贫血CKD患者，伴慢性失血的ESA不敏感患者。

典型病例及分析

【病例介绍】

1. 病史　患者，男性，55岁，因"维持性血液透析1年余，乏力进行性加重2个月"入院。患者每周3次规律血液透析，KT/V 1.4，无水肿。近2个月来，无明显诱因出现乏力。入院前1天于当地医院查血常规，Hb 56 g/L。患者近期透析过程中曾有2次管路及透析器严重凝血，无法回输体内，平素透析后静推益比奥针，1万U/周。自患病以来，精神尚可，睡眠欠佳，无明显黑便，尿量约250 mL/d。

既往有"高血压、糖尿病"5年，血压、血糖控制可。否认传染病史，无外伤、输血史，否认食物及药物过敏史。吸烟900支/年，已戒烟5年；饮酒史30年，已戒酒。否认遗传性疾病史。有肾移植意愿。

2. 查体　体温36.5℃，血压141/81 mmHg，呼吸频率18次/分，心率89次/分，体重55 kg。一般情况可，神志清，贫血貌。心、肺未及异常体征。腹部平软，未及明显阳性体征。左前臂动静脉内瘘震颤明显，双下肢无水肿。

3. 辅助检查

（1）血常规：WBC 6.4×10^9/L，N 68%，Hb 56 g/L↓，平均红细胞体积87.4 fl，平均血红蛋白量

27.1 pg, 平均血红蛋白浓度 309 g/L↓, PLT 291×10^{12}/L, 网织红细胞 3.48%↑, 网织红细胞绝对值 68.80×10^9/L。

（2）粪常规: 隐血(+)。

（3）血生化: 总胆红素 6.1 μmol/L, 直接胆红素 1.1 μmol/L, 总蛋白 64.4 g/L↓, 白蛋白 26.6 g/L↓, 球蛋白 38 g/L↑, 葡萄糖 5.6 mmol/L, 前白蛋 204 mg/L↓, ALT 10 U/L, AST 13 U/L, 尿素 17.2 mmol/L, 肌酐 864 μmol/L, 尿酸 453 μmol/L, 轻微代谢性酸中毒, 血脂基本正常。

（4）血清铁 5.10 μmol/L↓, 总铁结合力 30.4 μmol/L↓, 铁饱和度 16.8%↓。血清叶酸、维生素 B$_{12}$ 水平正常。PTH 24.89 pg/mL。

（5）抗人球蛋白试验: 直接(−), 间接(−)。

（6）感染学指标: 呼吸道病毒九项 IgM 均阴性; HBV 两对半抗体、HCV 抗体、HIV、RPR 等均阴性; PCT 1.79 ng/mL↑, 内毒素试验阴性, 真菌 D−葡聚糖检测阴性, 外周血 GM 试验阴性; T−SPOT 试验无反应性。超敏 CRP 67.81 mg/L。

（7）血清肿瘤标志物、自身免疫指标全套、血和尿免疫固定电泳、血游离轻链等均阴性。甲状腺功能正常。凝血功能全套正常。

（8）胸部 CT 平扫: 双肺多发病变, 考虑感染性病变可能。

（9）纤维支气管镜检查: 管腔内未见异常。肺泡灌洗液细菌与真菌培养均阴性, 纤支镜刷检物抗酸染色镜检(−), 肺泡灌洗液 DNA 高通量基因检测提示有 G−假单胞菌属。

（10）腹部 B 超可见双肾萎缩, 双肾囊肿, 未见占位性病变。

（11）心电图: 未见明显异常。

【病例分析】

问题1: 该患者贫血的原因是什么? 陈述诊断依据和鉴别诊断要点。

患者贫血原因及依据主要考虑以下几个方面。

（1）肾性贫血: 患者慢性肾衰竭、维持性血液透析, 此次贫血为正细胞正色素贫血, 肾性贫血应该是其基础背景, 但在规律应用 EPO 的情况下, 不能用单纯的肾性因素来解释近期进行性加重的贫血, 需排除其他原因。

（2）失血: 患者近期透析有管路及透析器严重凝血, 导致急性失血。同时, 粪常规隐血阳性, 有肠道失血。失血是近期新发重度贫血的重要加重因素。

（3）铁缺乏: 患者正细胞正色素贫血, 非典型缺铁导致的小细胞低色素性, 但患者血清铁、总铁结合力、铁饱和度降低, 说明存在可利用铁的不足, 其可能原因除了储存铁不足外, 可能还存在铁利用障碍。

（4）炎症状态: 患者血检验多项炎症指标异常, CT 和纤支镜肺泡灌洗提示双肺炎性病灶。炎症状态可以抑制造血原料的吸收和利用, 降低 ESA 的作用效能, 是贫血的推动因素。

（5）肿瘤: 患者有大便隐血, 但肿瘤标志物都是阴性, 经胃镜和纤维结肠镜检查排除了消化道肿瘤; 患者血象呈现单一红系减少, 血、尿免疫固定电泳、血游离轻链等均阴性, 不考虑血液系统恶性肿瘤; 腹部脏器超声未见占位; 肺内多发病灶, 影像学检查提示炎症可能性大, 给予经验性抗感染治疗后随访结节病灶变化。

问题2: 简述该患者治疗原则。

该患者治疗原则总结如下。

（1）积极纠正贫血加重因素: ① 控制炎症, 给予经验性抗感染治疗, 随访肺内病灶变化。

② 肛肠外科治疗痔疮，减少消化道失血。③ 患者透析充分性较好，继续原透析处方。调整透析抗凝方案，避免再发透析中凝血。

（2）强化贫血纠正措施：① 增加ESA剂量，提高重组人促红素剂量（1万U，每周2次）。② 给予补充铁剂，该患者有肺部感染的情况，存在静脉铁剂使用禁忌，予口服补铁。③ 患者肾移植意愿强烈，一般情况尚稳定，暂不考虑输血治疗。④ 可尝试给予口服罗沙司他，降低铁调素，纠正炎症状态下铁利用的障碍，促进肠道对铁剂的吸收。

（毛志国　许晶）

第三节　慢性肾脏病-矿物质和骨异常

【概述】　慢性肾脏病-矿物质和骨异常（CKD-MBD）作为慢性肾脏病最常见的并发症之一，严重影响着CKD患者的预后，并成为肾脏疾病治疗和肾脏病学研究的1个重要领域。CKD-MBD是由于慢性肾脏病导致的矿物质及骨代谢异常综合征，临床上出现以下一项或多项表现：① 钙、磷、PTH或维生素D代谢异常。② 骨转化、矿化、骨量、骨线性生长或骨强度异常。③ 血管或其他软组织钙化。

【发病机制】　CKD-MBD的发病机制十分复杂，涉及肾脏、甲状旁腺、骨骼、小肠、血管等器官的病理生理改变和分子机制，具体机制尚未完全阐明。

1. 继发性甲状旁腺亢进　CKD患者中随着CKD的进展，肾单位减少，肾小球受损，肾小管PTH受体表达减少，PTH敏感性降低，反馈刺激甲状旁腺细胞增生分泌PTH；另一方面，肾单位减少导致磷排泄障碍，加重了高磷血症，进一步刺激甲状旁腺细胞增生，导致继发性甲状旁腺功能亢进症（SHPT）发生。

2. 钙磷代谢异常　继发性甲状旁腺亢进引起一系列矿物质代谢紊乱，其中核心是高磷血症，高磷血症的发生和发展对CKD-MBD的发展以及CKD患者的预后起着重要的作用。CKD患者中，由于机体代偿机制的存在，肾功能减退初期并不发生严重的高磷血症，磷潴留可刺激PTH分泌增多，抑制肾小管对磷的重吸收，此时血磷依然可以保持稳定。而当肾功能进行性减退时，肾脏对磷的排泄发生障碍，磷在体内积蓄，出现高磷血症。

3. 维生素D代谢异常　CKD患者肾小球滤过率进行性下降，近端肾小管细胞吸收25-羟维生素D_3减少，肾残余1-羟化酶作用下生成的骨化三醇明显减少，导致肾脏对血清中25-羟维生素D_3吸收明显减少。另外，由于严重的1-羟化酶缺乏，25-羟维生素D_3无法转换为活性的1,25-二羟维生素D_3，导致骨化三醇合成减少。

4. FGF23的作用　随着CKD的进展，FGF23随着肾小球滤过率的降低而增加，肾脏Klotho表达减少，导致FGF23缺少配体与之结合，出现FGF23对磷调节的抵抗。FGF23/Klotho轴通过抑制高磷血症的发生发展，拮抗PTH，抑制骨生成和骨外钙沉积来纠正机体矿物质代谢紊乱，延缓CKD-MBD的进展，但是其中尚有许多机制尚未明确，有待于进一步研究。

【临床特点】　CKD-MBD的临床表现多种多样，早期常可无明显症状，随着病情进展，患者即出现以继发性甲状旁腺亢进为主的临床症状，累及全身各个器官和系统，尤其是在矿物质代谢紊乱、肾性骨病和血管钙化等诸多方面,CKD-MBD的具体临床特点表现如下。

1. 心血管系统 CKD-MBD的血管钙化主要表现为大动脉和中小动脉中膜的钙沉积,血管钙化导致血管壁僵硬,顺应性下降,引起高血压、心脑血管不良事件发生率增加。心脏组织及心瓣膜的钙化也常见于CKD-MBD患者,可导致心肌缺血、心肌梗死、充血性心力衰竭、高血压,心肌钙化,心脏传导系统钙化可导致心律失常甚至猝死。

2. 骨骼 CKD-MBD患者骨骼早期无明显症状,随病情进展可有明显的肾性骨营养不良表现,表现为骨质疏松和/或高转化性、低转化性、混合性骨病,常常表现为骨痛,多为局部压痛,主要发生于腰背部、髋部、肋骨与四肢,可伴关节的肿胀与疼痛,严重者可出现骨骼畸形和病理性骨折,多个椎体的骨折可致身材变矮,脊柱侧弯,驼背,腰椎骨折等。

3. 中枢神经系统 可出现记忆力减退、情绪不稳定、淡漠及性格改变等,常被误诊为神经症。

4. 神经肌肉系统 倦怠,四肢无力,可有肌肉萎缩,常伴肌电图异常。

5. 消化系统 食欲减退,腹胀,消化不良,恶心和呕吐,可有急慢性胰腺炎发作;如胰腺炎患者出现血钙正常或升高时,应注意考虑是否有甲状旁腺功能亢进症存在。

6. 皮肤 皮下钙盐沉积可导致皮肤钙化灶,引起瘙痒、皮肤干燥等症状。

【诊断及鉴别诊断】

1. 生化指标的监测 对于成人CKD患者,推荐从CKD 3a期开始监测血清钙、磷、iPTH及ALP水平,并建议检测血清25-羟维生素D_3水平;对于CKD 3~5D期患者,可以根据血清钙、磷、ALP、iPTH和25-羟维生素D_3水平是否异常及其严重程度及CKD进展速度来决定监测频率(表10-3)。

表10-3 CKD生化指标监测

CKD分期	血磷	血钙	ALP	IPTH	25-羟维生素D_3
G1~G2	6~12个月	6~12个月	6~12个月	根据基线水平和CKD进展情况决定	
G3a G3b	6~12个月	6~12个月	6~12个月	根据基线水平和CKD进展情况决定	根据基线水平和治疗干预措施决定
G4	3~6个月	3~6个月	6~12个月,如iPTH升高可缩短	6~12个月	根据基线水平和治疗干预措施决定
G5	1~3个月	1~3个月	6~12个月,如iPTH升高可缩短	3~6个月	根据基线水平和治疗干预措施决定

2. 骨病变的评价 对CKD 3a~5期患者骨折发生风险的预测价值还需要进一步评估,在可能需要根据BMD结果选择治疗措施时,建议行BMD检测。骨活检是诊断CKD-MBD的金标准,但由于临床实施困难,数据缺乏,目前尚不能推荐骨活检作为常规检查项目。具备以下指征的患者,在有条件的情况下建议行骨活检以明确诊断:不明原因骨折、持续性骨痛、不明原因高钙血症、不明原因低磷血症、可能存在铝中毒及使用双膦酸盐治疗CKD-MBD前。CKD 3a~5期患者,建议用检测血清iPTH和ALP,有条件的情况下可检测骨源性胶原代谢转换标志物,来评估骨病的严重程度。

3. 血管钙化的诊断和评估 CKD 3~5D期患者,建议6~12个月进行1次心血管钙化评估。可采用侧位腹部X线片检查是否存在血管钙化,并使用超声心动图检查是否存在心脏瓣膜钙化,有条件的情况下可采用电子束CT及多层螺旋CT评估心血管钙化情况。

【治疗】 治疗CKD-MBD的措施主要包括：降低高血磷，维持正常血钙；继发性甲状旁腺功能亢进症的治疗；预防和治疗血管钙化以及骨质疏松的治疗。

1. 降低高血磷，维持正常血钙 血钙血磷的建议正常范围：① CKD 3～5D期建议血清磷维持在正常范围（0.87～1.45 mmol/L）。② CKD 3～5D期患者，建议血清校正钙水平维持在正常范围（2.10～2.50 mmol/L）。

血磷的控制主要遵循3D原则：限制饮食中磷摄入（Diet）、药物降磷（Drug）和透析（Dialysis）。若限磷饮食难以达到理想血磷水平时，需加用磷结合剂，促进肠道磷排泄，减少磷从肠道的吸收。目前国内外常用的磷结合剂包括碳酸钙、醋酸钙、司维拉姆、碳酸镧、含铁（镁或铝）的磷结合剂、考来替兰、烟酸和烟酰胺、坦帕诺等。研究显示，与含钙磷结合剂相比，不含钙的磷结合剂在控制血钙磷及PTH联合达标、降低心血管死亡和全因死亡风险方面可能具有更好的获益。因此，对于接受降磷治疗的CKD 3a～5D期成人患者，指南建议限制含钙磷结合剂的使用。此外，CKD 5D期患者，建议透析液钙离子浓度为1.25～1.5 mmol/L，应充分透析，并适当延长透析时间或增加透析频率，以便有效地清除血磷。

2. 继发性甲状旁腺功能亢进症的治疗 非透析CKD 3a～5期患者最佳PTH水平目前尚不清楚，建议CKD 5D期患者的iPTH水平应维持在正常值上限的2～9倍。对于CKD 5D期需要降PTH治疗的患者，建议使用活性维生素D及其类似物、拟钙剂，或者使用活性维生素D及其类似物联合拟钙剂治疗。当出现下列情况，建议行PTX手术：① iPTH持续＞800 pg/mL。② 药物治疗无效的持续性高钙和（或）高磷血症。③ 具备至少1枚甲状旁腺增大的影像学证据，如高频彩色超声显示甲状旁腺增大，直径＞1 cm并且有丰富的血流。④ 既往对活性维生素D及其类似物药物治疗抵抗。严重SHPT定义为：血清iPTH持续＞800 pg/mL。

3. 预防和治疗血管钙化 建议控制CKD患者的高磷血症以降低血管钙化风险，防治措施包括限制饮食磷的摄入，选择合适的磷结合剂，充分透析或增加透析对磷的清除及有效控制SHPT。需要磷结合剂治疗的CKD 3a～5D患者，建议限制含钙磷结合剂的使用。建议CKD患者避免发生高钙血症以降低血管钙化风险。建议使用钙浓度为1.25～1.5 mmol/L的透析液。建议治疗SHPT并防止甲状旁腺功能低下，合理使用活性维生素D及其类似物、拟钙剂，或实施PTX。治疗过程中应监测血钙和血磷水平，避免高钙血症和高磷血症。

4. 骨质疏松的治疗 建议对CKD患者进行骨质疏松骨折风险预测。较为常用的预测方法是亚洲人骨质疏松自我筛查工具（OSTA）和WHO骨折风险预测简易工具（FRAX）。骨折高风险患者要防止跌倒，慎用增加跌倒危险的药物，及时控制容易跌倒的疾病。

CKD骨质疏松患者双膦酸盐使用指征包括：① 对于CKD 1～2期患者，如果出现骨质疏松和（或）高骨折风险，建议按照普通人群治疗方案使用双膦酸盐。② 对于CKD 3～4期患者，越来越多的证据表明，双膦酸盐治疗对骨质疏松有效。③ CKD 5期患者使用双膦酸盐治疗时需特别注意根据生化指标或骨活检情况排除无动力骨病。

【预后】 CKD-MBD是一种代谢紊乱性综合征，涉及骨、肾等全身各个脏器。因此，CKD-MBD的治疗也必须针对全身代谢紊乱情况和各个脏器的病变情况。降低高血磷，维持正常血钙是CKD-MBD治疗的核心；控制继发性甲状旁腺功能亢进症是治疗的关键；预防和治疗血管钙化是改善患者预后的重要条件。CKD-MBD得到有效控制的患者预后好，反之，患者会发生多系统并发症，其中最严重的是骨折、心血管并发症，从而大大增加患者死亡风险。

-------------- 典 型 病 例 及 分 析 --------------

【病例介绍】

1. 病史　患者,女性,68岁,因"CKD 5期,维持性血液透析17年,骨痛伴皮肤瘙痒2年"入院。患者因CKD 5期进行维持性血液透析治疗17年,2年前出现骨痛伴有皮肤瘙痒。实验室检查显示血磷2.13 mmol/L,血PTH 785 ng/L。予以低磷饮食,适当延长透析时间,调整透析液钙浓度1.25 mmol/L,醋酸钙(2片,tid,口服)。并且根据血钙血磷和PTH的情况间断使用骨化三醇冲击治疗,但患者症状改善不明显,血钙2.48 mmol/L,血磷2.35 mmol/L。后改用碳酸镧联合骨化三醇治疗。近期检验结果:血常规Hb 101 g/L,血钙2.58 mmol/L,血磷2.82 mmol/L,iPTH 1 374 ng/L。患者每周规律血液透析3次,每次4 h,干体重54.6 kg,每次透析平均超滤量2 500 mL,Kt/V 1.3,URR 75%。

2. 既往史　慢性肾小球肾炎病史10年,否认高血压、糖尿病等病史;否认肝炎、伤寒、结核等传染病史;否认外伤、手术史;既往从事会计,否认有毒有害物质接触史,否认家族相关疾病及遗传性疾病史。

3. 查体　血压132/80 mmHg,心率76次/分,SpO$_2$ 99%,呼吸频率19次/分。神清,精神可,心率76次/分,律齐,双肺呼吸音粗。腹平软,无明显压痛、反跳痛,双下肢不水肿。左前臂动静脉内瘘处杂音、震颤响亮。

4. 辅助检查

(1)血常规:WBC 5.0×10^9/L,Hb 101 g/L,PLT 92×10^{12}/L。

(2)生化:肝功能正常,尿素20.6 mmol/L,肌酐899 μmol/L,尿酸433 μmol/L,总胆固醇5.13 mmol/L,甘油三酯1.18 mmol/L。

(3)钙磷代谢:钙2.58 mmol/L,磷2.82 mmol/L,PTH 1 374 ng/L。

(4)心脏指标;pro-BNP 3 380 pg/mL;心电图:未见明显异常。

(5)感染性指标:HBV抗体、HCV抗体、HIV、RPR等均阴性。

(6)甲状旁腺B超:甲状腺两叶多发结节,左叶下级11 mm×7 mm,左叶上级12 mm×7 mm,右叶上级中部背面11 mm×5 mm,右叶下级背面8 mm×6 mm低回声区,界清,来源于甲状旁腺增生可能。甲状腺叶内未见明显异常血流。

(7)胸部CT:双肺纹理增多,主动脉及冠脉钙化,余未见明显异常。

(8)同位素甲状旁腺扫描:左侧甲状腺下方持续放射性浓聚灶,甲状旁腺腺瘤可能。

(9)冠脉CT钙化评分:左主干5、左侧前降支350.6、左旋支238.6及右侧冠状动脉402.9,心脏钙化评分总分997.1。

(10)超声心动图:左房增大,二尖瓣后叶瓣环钙化,主动脉瓣钙化,左室收缩功能正常,左心舒张功能中度减退。

【病例分析】

问题1:请归纳该病例的病史特点。

(1)老年女性。

(2)CKD 5期,维持性血液透析17年,继发性甲状旁腺功能亢进症2年。

(3)目前患者充分性Kt/V 1.3;血压和容量达标。

（4）血脂、血白蛋白、肌酐等营养指标可。

（5）目前主要问题为高钙高磷、高PTH，已形成多个甲状旁腺腺瘤。

（6）伴有主动脉、冠状动脉、心脏二尖瓣、主动脉瓣重度钙化。

（7）对骨化三醇治疗抵抗。

问题2：该患者可能的诊断是什么？并陈述诊断依据。

（1）诊断：CKD 5期，维持性血液透析，继发性甲状旁腺功能亢进症，伴血管钙化。

（2）诊断依据：① 患者为老年女性。② 维持性血液透析17年。③ 高钙高磷高PTH，药物治疗效果不佳。④ B超和同位素均提示双侧甲状旁腺多发腺瘤。⑤ 胸部CT提示主动脉钙化。⑥ 冠脉CT钙化积分提示冠状动脉重度钙化；超声心动图提示二尖瓣和主动脉瓣钙化。

问题3：简述该患者治疗原则。

（1）积极降低血磷治疗：3D降磷治疗（包括低磷饮食、充分透析、磷结合剂的使用等）。

（2）维持正常血钙：继续低钙透析液，结合患者高钙高磷的情况，建议使用非含钙磷结合剂。

（3）治疗继发性甲状旁腺功能亢进症：基于患者高钙高磷高PTH的病情特点，建议使用拟钙剂西那卡塞治疗，并积极监测患者血钙血磷血PTH，根据监测结果，可酌情联合使用骨化三醇。

（4）药物治疗失败，建议行甲状旁腺切除术。

问题4：根据患者的病史、实验室检查以及特殊检查结果，是否有甲状旁腺切除术指征？如果行甲状旁腺切除术，哪一种手术方式更适合该患者？为什么？

（1）甲状旁腺切除术指征：CKD 5D期合并药物治疗无效的严重继发性甲状旁腺功能亢进症，当出现下列情况，建议行甲状旁腺切除术：① PTH持续大于800 ng/mL。② 药物治疗无效的持续性高钙和/或高磷血症。③ 具备至少1枚甲状旁腺增大的影像学证据。④ 以往对活性维生素D及其类似物治疗抵抗。

该患者有手术指征，还需要进一步完善术前检查：如出凝血时间、肺功能检查等，以明确有无手术禁忌证。

（2）如果拟行甲状旁腺切除术，建议甲状旁腺全切+前臂移植术，主要原因是：和甲状旁腺次全切相比较，此术式减少颈部甲状旁腺复发风险；另外，和甲状旁腺全切术相比较，可减少或避免因甲状旁腺功能低下而导致的顽固性低钙血症。

（陈靖　张敏敏）

第四节　心脑血管并发症

【概述】　心脑血管并发症（CCD）在慢性肾脏病（CKD）患者中日益增多，已成为终末期肾脏病（ESRD）患者的首位死因。肾小球滤过率（eGFR）下降与蛋白尿是CCD发生和加重的独立危险因素。同时，CCD也是CKD进展和预后不良的重要危险因素。CKD并发CCD病种繁多，机制错综复杂，临床表现多样，预后较差，治疗时需仔细评估风险与获益，制订个体化诊疗方案。

【发病机制】　CKD与CCD具有血管内皮功能受损、小动脉内中膜增厚及透明变性等共同的血管病变基础。CCD的危险因素包括传统和非传统CKD相关的危险因素，传统的危险因素如高龄、吸烟、肥胖、高血压、糖尿病、高血脂、高尿酸血症等，非传统CKD相关的危险因素包括eGFR下降、蛋白尿、贫血、CKD-MBD导致的血管钙化、炎症、氧化应激、营养不良、高同型半胱氨酸血症、尿毒症毒素、透析低血压、过度超滤、透析抗凝等。

【临床特点】

1. 起病特点　由于CKD治疗手段，特别是肾脏替代治疗技术的进步，CKD患者的生存时间不断延长，CKD的并发症，如CCD也日益突出，并趋于年轻化。

2. 常见并发症

（1）常见心血管并发症

● 高血压：80%～85%的CKD患者伴高血压，且随着eGFR的下降进一步升高。

● 冠状动脉粥样硬化性心脏病：CKD是发生冠状动脉粥样硬化性心脏病的独立危险因素，也与患者的不良结局有关，导致急性冠脉综合征后，经皮冠状动脉介入术后及冠状动脉搭桥术后的病死率升高。

● 心律失常：CKD患者心律失常的发生风险较正常人高2～3倍，如心房颤动、室性心动过速、心室颤动等。透析患者心律失常的患病率更高，与血液透析过程中血流动力学的改变及快速的电解质转移有关。

● 心力衰竭：缺血性心脏病导致的心室收缩功能障碍与高血压心脏病引起的左心室肥厚及舒张功能障碍是CKD患者发生心力衰竭的两大重要因素。

● 心源性猝死：占透析患者心血管疾病病死率的一半以上，尤其在年轻的ESRD患者中，死亡人数在透析长间隔的末尾最高。

（2）常见脑血管并发症

● 卒中：卒中可分为缺血性和出血性两大类。急性卒中的特征是突然出现的局灶性神经功能缺损的症状，如吞咽困难、失语、偏盲、肢体无力、偏瘫、共济失调、感觉丧失等。此外脑小血管疾病也很常见，表现为腔隙性脑梗死和脑微出血。

● 尿毒症脑病：早期表现为头晕、头痛、昏昏欲睡，进一步发展出现烦躁不安、肌肉颤动、谵妄，严重者昏迷。

● 透析失衡综合征：主要归因于脑水肿，多见于首次血液透析时，表现为头痛，视觉障碍，恶心和呕吐，严重时精神错乱，癫痫发作，甚至昏迷。

● 痴呆：目前认为脑微血管病变和血液透析过程中循环应激引起的脑缺血是导致慢性认知障碍的主要因素。

● 癫痫：卒中、尿毒症脑病、透析失衡均可导致癫痫发作，一些药物，包括青霉素、头孢菌素等也会降低癫痫发作的阈值。

【诊断及鉴别诊断】

1. 诊断　根据CKD病史、CCD的临床表现以及相关的实验室和辅助检查可以对CKD并发CCD做出诊断，主要的检查包括：

（1）B型钠尿肽（BNP）：作为液体超负荷的标志物，BNP在CKD患者，尤其是舒张性心力衰竭的患者中异常升高。

（2）肌钙蛋白：心肌肌钙蛋白是心肌的特异性标志物，被认为是心肌损伤诊断的生化金标准。

（3）X线检查：可测量心胸比，对透析患者容量负荷的评估有一定参考价值。

（4）心电图：24 h动态心电图能获得1次心电图难以捕捉到的有效诊断依据。

（5）超声心动图：是检查心脏和大血管的解剖结构及功能状态的一种首选无创性技术。

（6）冠状动脉CT：可以看到血管的管腔和管壁，用作一般筛查。

（7）冠状动脉造影：可清晰地看到血管的走向、形态、有无狭窄及程度，评价血管的功能性改变，是诊断冠心病的金标准。

（8）放射性核成像法：可以观察心脑血管的血供变化。

（9）神经影像学：脑CT可以快速、可靠的区分梗死与出血。MRI技术对于检测缺血性卒中的急性变化有一定作用，也可以鉴定脑微出血。血管造影术常用于需要动脉内溶栓治疗的患者。

（10）脑电图：对尿毒症脑病、癫痫有一定的诊断价值。

2. 鉴别诊断　CKD与CCD存在相似的血管病变基础与危险因素，又常常互为因果，部分患者在诊断CKD时就存在不同程度的CCD。因此，多数情况下，很难将CKD患者的CCD从心脑血管疾病中严格的区分出来。

【治疗】

1. 治疗原则　加强对CKD并发CCD相关危险因素的控制，积极纠正肾脏损伤和心脑血管病变，优化药物治疗方案。

2. 一般治疗

（1）采取积极的生活方式：戒烟，富含蔬菜、水果的低脂低嘌呤饮食，减少钠与钾的摄入，适当运动维持理想体重。

（2）控制血压：有蛋白尿的患者血压应<130/80 mmHg。通常需要两种或更多的降压药物。血管紧张素抑制剂作为一线治疗药物。

（3）控制血糖：新型降糖药物钠-葡萄糖协同转运蛋白2（SGLT2）抑制剂和胰高血糖素样肽1（GLP1）受体激动剂除了降低血糖，还能降低CKD患者心血管疾病的风险。

（4）降脂治疗：CKD伴心血管危险因素的患者均应接受包括他汀类药物在内的降脂治疗。

（5）降尿酸治疗：无痛风症状的CKD患者血尿酸超过540 μmol/L开始降尿酸治疗，应将血尿酸控制到420 μmol/L以下，但也不建议低于180 μmol/L。

（6）肾脏原发病治疗：减少尿蛋白与保护肾功能。

3. 特殊治疗

（1）贫血治疗：CKD患者贫血的目标值为Hb 110～130 g/L，并发CCD者不推荐Hb超过120 g/L。

（2）CKD-MBD治疗：预防血管钙化是CKD-MBD治疗的重点，纠正高磷血症、甲状旁腺次全切除术、肾脏移植都是有效的防治措施。

（3）肾脏替代治疗：选择合适的肾脏替代治疗模式，保证透析的充分性。

（4）抗血小板治疗：具有动脉粥样硬化风险的CKD患者应给予抗血小板制剂。

（5）抗凝治疗：由于CKD患者出血的风险增加，抗凝治疗存在不确定性，需要仔细评估风险与收益。

（6）溶栓治疗：CKD患者溶栓治疗的安全性、有效性和实用性尚不清楚。

（7）冠状动脉粥样硬化性心脏病治疗：包括血运重建、经皮冠状动脉介入术以及冠状动脉搭桥术等。

（8）心力衰竭治疗：CKD心力衰竭患者应接受与无CKD心力衰竭患者同等水平的治疗。

（9）卒中治疗：药物治疗以神经保护、改善脑血管循环为主。手术治疗包括去骨瓣减压术、开颅血肿切除术、介入治疗、脑室减压引流术。

（10）透析失衡综合征治疗：早期开始透析、采用诱导透析、提高透析液钠浓度、输注甘露醇是防治失衡的有效措施。

（11）痴呆治疗：低温透析能改善血流动力学的不稳定，消除血液透析过程中循环应激引起的脑缺血改变。

（12）癫痫治疗：对于有明确病因的患者，首先针对病因治疗，同时根据癫痫的不同类型给予抗癫痫药物治疗。

【预后】　CKD患者并发CCD预后差，死亡风险高。eGFR下降与蛋白尿是CCD发生和死亡的主要危险因素，而且还常常会影响专科医生对CCD的正确诊治，采用抗凝溶栓治疗的积极性明显下降，脱水治疗也受到限制，从而导致患者的预后更差。

典型病例及分析

【病例介绍】

1. 病史　患者，男性，56岁，因"发现蛋白尿10年，血肌酐高1年"入院。患者10年前发现蛋白尿、高血压、2型糖尿病，血压最高达190/120 mmHg，口服药物治疗，1年前开始皮下注射胰岛素。3年前因胸闷诊为"冠心病、心功能不全"，口服拜阿司匹林、单硝酸异山梨酯、曲美他嗪等药物治疗。1年前双下肢水肿，查血肌酐150 μmol/L，未系统治疗。2周前因解柏油样黑便入院治疗，查Hb 52 g/L，肌酐280 μmol/L，BUN 10.4 mmol/L，胃镜示：胃窦部多发溃疡，停用拜阿司匹林，给予护胃、调控血糖、血压，肾衰宁降毒素，纠正贫血等治疗后出院。5日前出现咳嗽，咳少量白色黏痰，胸闷，伴眼睑水肿，来我院急诊，胸部CT：心脏增大，两肺磨玻璃影，考虑肺淤血水肿或炎症可能，两侧少量胸腔积液，心包隐窝积液，主动脉和冠状动脉硬化。给予利尿、抗感染后收住我科。

2. 既往史　否认传染病史；否认外伤、手术史；否认输血史；否认有害物质接触史，否认家族性遗传性疾病史。

3. 查体　体温37.2℃，心率74次/分，呼吸频率18次/分，血压140/90 mmHg。神志清，贫血貌，步入病房，对答切题，查体合作。全身皮肤黏膜无黄染，眼睑水肿，瞳孔等大等圆，对光反射灵敏，耳廓无畸形，鼻中隔无偏曲，口唇无发绀。颈软，无抵抗，颈静脉无怒张，气管居中，甲状腺无肿大。胸廓无畸形，叩诊清音，双肺呼吸音粗糙，未闻及干、湿性啰音。心音低钝，心率74次/分，律齐，未闻及病理性杂音。腹软，无压痛、反跳痛，肝脾未触及，Murphy征阴性，移动性浊音（－），肠鸣音4次/分。脊柱、四肢无畸形，关节无红肿，双下肢水肿。生理反射存在，病理反射未引出。

4. 辅助检查

（1）血常规：WBC 7.16×10^9/L，N 76%，Hb 98 g/L。

（2）尿常规：尿蛋白（3+），RBC 0～1/HP，WBC 0～1/HP。

（3）粪常规：未见异常，隐血阴性，粪便转铁蛋白阴性。

（4）尿系列蛋白：尿转铁蛋白187 mg/L，尿免疫球蛋白IgG 340 mg/L，α_1微球蛋白187 mg/L，尿微量白蛋白3 400 mg/L，β_2微球蛋白63.9 mg/L。

（5）生化常规＋血脂：白蛋白35.1 g/L，球蛋白25.7 g/L，碱性磷酸酶43 U/L，丙氨酸氨基转移酶8.1 U/L，天冬氨酸氨基转移酶11.8 U/L，γ-谷氨酰基转移酶13.0 U/L，总胆红素12.0 μmol/L，直接胆红素4.0 μmol/L，尿素11.1 mmol/L，肌酐279 μmol/L，估算肾小球滤过率16 mL/min，尿酸389 μmol/L，葡萄糖 4.5 mmol/L，钠 141 mmol/L，钾 3.6 mmol/L，氯 103 mmol/L，钙 2.22 mmol/L，磷 1.63 mmol/L，甘油三酯 1.47 mmol/L，总胆固醇 4.86 mmol/L，HDL-C 0.79 mmol/L，LDL-C 3.15 mmol/L，血清胱抑素 C 2.74 mg/L，血同型半胱氨酸 11.84 μmol/L。

（6）血气分析：pH 7.45，实际 HCO_3^- 28.5 mmol/L，标准 HCO_3^- 28.1 mmol/L，SaO_2 95.0%，PO_2 72.0 mmHg，PCO_2 41.0 mmHg，碱剩余 4.5 mmol/L。

（7）凝血常规：APTT 26.8秒，PT 12.6秒，INR 1.05，TT 17.6秒，FBG 4.231 g/L，D-二聚体 0.46 mg/L。

（8）心肌损伤标志物：CK-MB 含量 2.8 ng/mL，肌红蛋白 79.3 ng/mL，肌钙蛋白 I 0.08 ng/mL。

（9）B型钠尿肽：1 667.0 pg/mL。

（10）贫血常规：叶酸 18.63 ng/mL，血清总铁结合力测定 55.7 μmol/L，铁测定 4.2 μmol/L，血清铁饱和度 7.5%，铁蛋白 23.4 μg/L。

（11）糖化血红蛋白：5.9%。

（12）超敏 CRP：43.6 mg/L。

（13）PCT：0.471 ng/mL。

（14）甲旁激素相关肽：101.8 pg/mL。

（15）免疫指标：自身抗体、血清免疫固定电泳、血游离轻链等均阴性。

（16）传染病指标：均阴性。

（17）肿瘤指标：均阴性。

（18）病原学检查：均阴性。

（19）B超：双肾囊肿，双肾皮质变薄，回声增强、结构欠清晰，前列腺增生伴钙化，双侧颈动脉硬化伴斑块形成。

（20）心超：左心增大，左室壁增厚，左心功能降低，EF 42%，中度二尖瓣反流，轻度主动脉瓣反流，轻度肺动脉高压，极少量心包积液。

（21）胸片：右上肺斑片影，心影增大，心胸比约为 0.55；主动脉硬化。

【病例分析】

问题1：请归纳总结该患者的病史特点。

（1）为中年男性。

（2）慢性病程，表现为蛋白尿，肾功能异常，伴高血压、糖尿病，后并发冠心病、心功能不全，胃溃疡、上消化道出血，肺部感染。

（3）查体体温正常，血压：140/90 mmHg，贫血貌，双侧眼睑水肿，双肺呼吸音粗糙，未闻及干、湿性啰音，心音低钝，心率74次/分，律齐，未闻及杂音，腹软，无压痛、反跳痛，移动性浊音（-），肠鸣音4次/分，双下肢水肿。

（4）实验室检查：Hb 98 g/L，尿蛋白（3+），白蛋白 35.1 g/L，肌酐 279 μmol/L，估算肾小球滤过率 16 mL/min，B型钠尿肽：1667.0 pg/mL，超敏 CRP 43.6 mg/L，PCT 0.471 ng/mL，甲旁激素相关肽：101.8 pg/mL。

（5）辅助检查超声检查示双肾皮质变薄、结构欠清晰；双侧颈动脉硬化伴斑块形成；左心增大，EF 42%；胸片显示右上肺斑片影，心胸比约为 0.55。

问题2：该患者的诊断是什么？并列出诊断依据。

（1）CKD 4期：蛋白尿10年，1年前发现血肌酐升高；Hb 98 g/L，尿蛋白（3+），血肌酐

279 μmol/L,估算肾小球滤过率16 mL/min;B超提示双肾皮质变薄、结构欠清晰。

（2）肺部感染:有咳嗽、咳痰;胸部CT提示两肺磨玻璃影,考虑肺淤血水肿或炎症可能;超敏CRP 43.6 mg/L,PCT 0.471 ng/mL。

（3）2型糖尿病:发现糖尿病10年。

（4）高血压3级（极高危组）:发现高血压10年,最高达190/120 mmHg。

（5）冠状动脉粥样硬化性心脏病、心力衰竭（NYHA3级）:3年前诊断冠心病、心功能不全,目前体力活动明显受限,胸部CT示主动脉和冠状动脉硬化;B型钠尿肽（BNP）1 667.0 pg/mL;心超显示左心增大,EF 42%;胸片显示右上肺斑片影,心胸比约为0.55。

（6）胃溃疡:在闸北医院住院查胃镜显示:胃窦部多发溃疡。

（7）贫血:Hb 98 g/L。

（8）脂肪肝:B超显示轻度脂肪肝。

（9）肾囊肿:B超显示双肾囊肿。

（10）前列腺增生:B超显示前列腺增生伴钙化。

问题3: 该患者的治疗原则包括哪些?

（1）一般治疗:控制水、钠摄入,低糖饮食,避免肾毒性药物应用。

（2）控制血压:需联合使用降压药物。

（3）控制血糖:皮下注射胰岛素控制血糖。

（4）抗感染、化痰治疗。

（5）利尿、扩冠治疗。

（6）透析治疗:必要时深静脉置管床旁血液透析,透中加强超滤。

（7）胃溃疡治疗:保护胃黏膜,无肝素血液透析。

（8）纠正贫血:注射促红细胞生成素,予铁剂、叶酸治疗。

问题4: 简述CKD患者心脑血管并发症的危险因素。

（1）传统的危险因素:高龄、吸烟、肥胖、高血压、糖尿病、高血脂、高尿酸血症等。

（2）非传统CKD相关的危险因素:肾小球滤过率下降、蛋白尿、贫血、CKD-MBD导致的血管钙化、炎症、氧化应激、营养不良、高同型半胱氨酸血症、尿毒症毒素、透析低血压、过度超滤、透析抗凝等。

（戊叒　周巍）

第五节　肾脏营养

【作用机制】

1. 蛋白质　肾病综合征患者因大量蛋白尿而导致低蛋白血症,从而发生营养不良。蛋白质营养不良可引起肾脏结构和功能的改变。然而过多的蛋白质饮食或静脉内使用氨基酸或者白蛋白,会导致肾血管阻力下降,从而使得肾小球滤过率上升11%～24%。而肾小球的高滤过对肾脏疾病进展甚至导致肾衰竭是至关重要的。蛋白质可通过影响体内的激素、细胞因子和激酶以及重吸收氨基酸和氯化钠（NaCl）增多引发球－管反馈。对于慢性肾功能不全患者，适当的低蛋白饮食可以通过降低尿蛋白、减轻肾组织炎症反应以及减轻氧化应激反应，从而达到保护肾脏的作用。同时蛋白质的代谢产物如吲哚硫酸盐、尿酸、苯基丙氨酸等均被证实可促进肾功能的恶化。

2. 钠　钠的摄入使得体内水分更难排出，并主要产生以下的影响：① 导致高血压。② 增加心血管事件的发生率。③ 增加降压方案调整的复杂性。④ 可能增加尿蛋白的排出从而导致肾功能逐渐下降。

3. 脂质　脂质是主要供能物质之一，但肾病综合征患者因存在高脂血症，故需要低脂饮食。

4. 其他　水、电解质平衡及患者的能量保证也十分重要。同时在CKD 4、5期患者中，钙磷代谢的纠正也是需要纳入营养考虑中。

【适应证】

（1）急性肾损伤高分解代谢，蛋白质负平衡，水电解质紊乱。

（2）肾病综合征：蛋白质缺乏，脂质代谢紊乱，水钠潴留，电解质及微量元素缺乏。

（3）CKD蛋白质营养不良，钙、磷代谢紊乱，水、电解质紊乱。

【用法用量】

1. 急性肾损伤

（1）治疗目的：营养治疗目标是控制症状，促进肾功能恢复。维持水、电解质及酸碱平衡。防止或纠正尿毒症症状。减少代谢废物产生，减轻肾脏负荷。避免整体或特殊营养素缺乏，减少营养不良相关的代谢并发症。

（2）治疗方案：详见表10-4。

表10-4　不同急性肾损伤患者的治疗方案分组

分解代谢程度	轻　度	中　度	重　度
氮排出过度（＞氮摄入）	＞6 g	6～12 g	＞12 g
临床情况	药物毒性	手术伴/不伴感染	严重创伤或败血症
病死率	20%	60%	＞80%
营养治疗途径	口服	肠内/肠外	肠内/肠外
能量需求［kcal/(kg·d)］	25	25～30	25～35
供能物质	葡萄糖	葡萄糖+脂肪	葡萄糖+脂肪
糖［g/(kg·d)］	3～5	3～5	3～5
脂肪［g/(kg·d)］		0.5～1.0	0.8～1.5
氨基酸/蛋白质［g/(kg·d)］	0.6～1.0 EAA(+NEAA)	0.8～1.2 EAA+NEAA	1.0～1.5 EAA+NEAA
需要营养	食物	肠道内营养处方 葡萄糖50%～70% 脂肪乳10%或20%	肠道内营养处方 葡萄糖50%～70% 脂肪乳10%或20%

注：EAA：必需氨基酸；NEAA：非必需氨基酸。

2. 肾病综合征

（1）治疗目的：营养治疗目标是适量补偿丢失的蛋白质，保证充足的热量，以确保所摄入的蛋白质有效的被利用,防止体内肌肉的分解代谢;限制钠盐摄入以减轻水肿;控制脂肪摄入,以防止高胆固醇血症和高甘油三酯血症。

（2）治疗方案

● 钠盐摄入:水肿时应低盐饮食。每日摄取食盐低于2.0 g,禁用腌制食盐,尽量少用味精及食碱,以保证尿钠排出量在100 mmol/d以下。

● 蛋白质摄入量:应依据患者的蛋白尿水平和肾功能水平进行蛋白质摄入的管理。CKD 3～5期患者蛋白质摄入标准为0.8～1 g/(kg·d),每丢失1 g蛋白尿,应相应在饮食中多补充1 g蛋白质(最多不高于5 g)。

● 脂肪摄入:低脂摄入也是饮食治疗中应注意的。饮食中富含可溶性纤维(燕麦、米糠等)也有利于降脂。

3. CKD

（1）治疗目的:营养治疗目标是控制症状及并发症;维持电解质平衡,纠正酸中毒;防止肾脏进一步受损害;最大限度地减少组织的分解代谢;维持正常的营养状态,调节体重。

（2）治疗方案:详见表10-5。

表10-5　CKD患者营养补充原则

每 日 摄 入	透析前(CKD 3～5期)	血液透析	腹膜透析	肾 移 植
蛋白质(g/kg)	0.6～0.8	1.0～1.2	1.0～1.2	1.3～1.5移植后早期,之后1.0
能量(kcal/kg)	年龄<60: 35 年龄≥60: 30～35	年龄<60: 35 年龄≥60: 30～35	年龄<60: 35 年龄≥60: 30～35	年龄<60: 35 年龄≥60: 30～35
25%～35%来自脂肪	是	是	是	是
50%来自碳水化合物	是	是	包括腹膜透析液含糖	是
钾(mmol/kg)	如果高钾血症1.0	如果高钾血症1.0	如果高钾血症1.0	如果高钾血症1.0
钠(mmol)	80～100	80～100	80～100	100
磷(mg)	<1 000	10～17 mg/kg,使用磷结合剂	10～17 mg/kg,使用磷结合剂	若移植成功不需限磷
维生素(维生素C摄入需注意草酸盐沉积)	如果饮食限制蛋白质和钾,则补充维生素B复合物、叶酸和维生素C	如果饮食限制蛋白质和钾,则补充维生素B复合物、叶酸和维生素C(维生素C最大量70～100 mg)	如果饮食限制蛋白质和钾,则补充维生素B复合物、叶酸和维生素C(维生素C最大量70～100 mg)	同健康人饮食推荐,维生素C最大量70～100 mg

(牟姗)

第十一章

其他肾脏病

第一节　老年人慢性肾脏病

【概述】　老年人群中CKD的患病率高达30%～40%，新进入维持性透析者中老年人占一半以上。老年人CKD常属继发性，且常合并多种急慢性疾病和老年综合征，其CKD的治疗应建立在定期全身评估的基础上，按轻重缓急予以施治。老年患者的药动学和药效学发生改变且用药种类较多，对药物不良反应的耐受性相对较差，故在治疗上应权衡利弊和加强用药管理。透析疗法是否能改善终末期肾衰老年人预后以及何时应开始透析等，均尚存争议。

【增龄相关的肾脏改变】

1. 组织学改变　老年人肾脏体积缩小、肾重量减轻，功能健全的肾小球数目逐渐减少，80岁老年人的肾单位数目一般仅为青年人的一半左右，硬化的肾小球主要见于肾皮质。老年人肾小管上皮细胞数目减少、萎缩和脂肪变性，基底膜明显增厚，以近曲小管为主。远端肾小管可有管腔扩张，常见憩室或囊肿形成。肾血流量从40岁以后每10年约下降10%，其中以肾皮质外层血流量减少最为明显，部分血液分流至深部肾组织。

2. 功能改变　40岁以后GFR每年约降低0.5～1 mL/（min·1.73 m^2），但增龄对GFR的影响存在较大的个体差异。老年人肾脏的浓缩和稀释功能减退，既容易发生水潴留，也容易发生脱水。老年人由于肾脏保钠能力下降而仍有较高的尿钠排出量，易患低钠血症，故对限盐或用利尿剂治疗者需注意随访血钠。另一方面，老年人肾脏排钠速度减慢，若短期内给予较大剂量的钠负荷，容易引起钠潴留，甚至急性肺水肿。随年龄增长，体钾总量和可交换钾均减少，此可能与老年人肌肉总量减少有关。增龄还引起肾脏内分泌功能改变，如老年人维生素D缺乏十分常见和相对严重。

【老年CKD的临床特点】

1. 病因　老年人CKD以继发性者相对多见，常见原因有糖尿病、高血压肾小动脉硬化、多发性骨髓瘤、各种实体瘤、淀粉样变性、血管炎、缺血性肾病和尿路梗阻等。老年人原发性肾小球疾病以膜性肾病和轻微病变居多，但FSGS等其他病理类型的肾小球疾病均可发生。感染或药物引起的急、慢性肾小管间质病变的患病率呈逐年增高之势。老年人CKD往往由多种因素共同所致，且在不同病期有所不同。老年人易患急性肾损伤，也是老年人CKD进展的重要促进因素。

2. 临床表现　多数无症状，或仅表现为水肿或CKD病因的症状，由于老年人罹患多种疾病，即使出现CKD的临床表现，也易被误认为是其他疾病所致。严重肾衰竭时，肾功能损害的症状与全身各主要脏器交互影响，使症状复杂化，需注意鉴别。

【老年CKD的诊断和鉴别诊断】　诊断标准和方法与非老年人相同，但关于老年人CKD合适的GFR界定值尚存争议。诊断老年人CKD要注意以下几个问题。

1. 尿液检查　尿常规、尿白蛋白排泄率或尿白蛋白与肌酐的比值是发现CKD最重要的检查。指导老年人正确留取尿液标本非常重要。部分老年人即使肾功能已显著减退，但其尿液检查正常，故即使尿液检查结果正常，也不能排除存在CKD。

2. GFR的判断　老年人肌肉萎缩，肌酐的产生相应减少。因此，更加不能单用血清肌酐水平评估老年人GFR，推荐基于血肌酐测定的CKD-EPIcr公式作为评估老年人GFR的常用方法。基于血肌酐和血胱抑素C的联合公式（CKD-EPIcr-cyst）估算老年CKD患者的GFR的准确性相对更高。老年人肾功能易受肾脏局部或全身状况影响而发生波动，对于肾功能不稳定者，不宜用估算公式评估GFR。

3. 分肾功能检查　尿路梗阻、肾脏肿瘤以及肾动脉狭窄等，均可引起双肾功能差异较大，因此，对老年人更应注重双肾形态和分肾功能的分别评估。

4. 鉴别诊断　首先要注意鉴别是否为继发性CKD。对合并大量蛋白尿的老年CKD患者，在有条件时应行肾穿刺活组织病理检查。老年人肾功能很易受其他脏器的影响而发生急性肾损伤，故需注意与急性肾脏病和慢性肾脏病基础上的急性肾损伤相鉴别，慢性肾脏病基础上的AKI常见于血容量不足、肾毒性药物的使用、尿路梗阻、败血症、严重高血压、水电解质酸碱平衡失调和充血性心力衰竭等，仔细的病史询问对鉴别诊断非常重要。

【老年CKD患者的综合评估】　老年人CKD的进展与全身健康状况关系十分密切，故对所有老年CKD患者都应进行全身状况评估，尤其是CVD、肿瘤和感染等。CVD是老年CKD患者最常见的并发症、合并症和死亡原因。对老年CKD患者，应把评估CVD放在重要位置。推荐按照Fried评分法评估老年CKD患者是否伴有衰弱，对衰弱的老年CKD患者应进行综合评估，这是制订合适诊疗方案的重要基础，尤其对老年ESRD患者是否应该以及何时进行透析治疗，有重要参考价值。

【治疗】　包括原发疾病、加重因素、并发症和合并症等的治疗。应在综合评估基础上，兼顾各方面因素，按照轻重缓急制订诊治决策。在药物选择方面，应充分考虑到药物本身的毒副作用，仔细权衡利弊。对于存在引起肾功能迅速恶化的诱因者，也应及时发现和处理。

1. 蛋白尿的治疗　首先要排除继发因素，若属继发性，应积极治疗原发病。对于原发性肾小球疾病所致的大量蛋白尿，可根据不同病理类型选用糖皮质激素和/或免疫抑制剂治疗，但应慎之又慎，要仔细评估用药风险，结合肾脏和全身情况确定剂量，并应定期随访病情、疗效和副作用，重点关注有无有效血容量不足或过多、高凝状态、大量浆膜腔积液压迫心肺、肺间质水肿引起低氧血症等。

2. 控制高血压　根据高血压病程及平时控制情况、靶器官受损程度、是否有重要血管（如颈动脉、冠状动脉或肾动脉）狭窄及其程度以及是否合并有衰弱综合征，确定个体化的降压靶目标。应遵循逐步达标原则，避免过快、过猛降压，可首先将血压降低至＜150/90 mmHg，若可耐受，再缓慢降至＜140/90 mmHg。在降压过程中应定期评估有无降压所致不良反应，如直立性低血压或肾功能减退等。应用RAAS阻断剂之前应判断是否有双肾动脉狭窄，应用过程中需随访肾功能和血钾。

3. 定期监测和治疗CVD　老年CKD患者容易合并各种CVD，如舒张期心力衰竭、急性冠脉综合征、心律失常和心包炎等。猝死是老年CKD尤其是透析患者死亡的主要原因之一，常见原因包括急性心肌梗死、肺栓塞、血管钙化、血钾异常和严重营养不良等。对疑有急性冠脉综合征者，若需做冠脉造影，应与心脏科医生密切合作，做好术前准备，防治造影剂相关不良反应。

4. 降糖治疗　应根据患者全身情况，制订个体化的HbA1c靶目标水平为7.5%～8.5%，避免低血糖至关重要。SGLT-2抑制剂和GLP-1受体激动剂有降糖以外的心血管和肾脏获益，可优先选择。降糖药物应根据肾功能调整剂量。

5. CKD-MBD的防治　应定期随访骨密度、血钙、血磷和甲状旁腺激素水平。为减少磷的摄入而过度限制饮食中蛋白的摄入可能会诱发营养不良，增加死亡风险。维生素D制剂使用过多增加老年CKD患者罹患无动力性骨病的风险。建议对老年CKD患者的血管钙化进行定期评估。老年人骨质疏松多见，合并CKD者更容易引起各种骨病，加之容易跌倒，预防病理性骨折甚为重要，衰老导致的步态不稳定、骨关节疾患、视觉功能下降、肌力下降、平衡功能减退、神经系统疾病、认知功能疾患和药物（安眠药、抗抑郁药等），都是老年人容易骨折的常见危险因素。

6. 中医中药治疗　中医中药有一定治疗作用，但有些中药有肾脏和肝脏毒性，因应用中药治疗导致肾损害加重或出现高钾血症等并发症者并非少见,严重肾衰患者不宜应用中草药。

7. 老年ESRD的血液净化治疗 透析指征同非老年人。但一些研究表明,老年ESRD患者过早开始透析并无明显获益。老年人开始透析前应该首先进行综合评估,以决定患者是否适合透析治疗和选择何种透析方式。选择腹膜透析的老年患者,若超滤脱水效果差、低白蛋白血症严重或反复发生腹膜炎,应及时转为血液透析。如果全身情况许可,无严重心血管系统疾患,亦考虑肾脏移植,但总体来说效果较差且风险较大。

8. 营养治疗 老年CKD患者的营养方案应根据肾功能、心脑血管疾病、血压、血糖、基础营养状况、摄食及消化能力、饮食习惯等多因素综合考虑,强调肾脏专科医生与临床营养师密切配合。营养不良是老年CKD患者预后不良的主要危险因素,老年CKD患者不宜过分控制饮食,切忌因为饮食控制而导致营养不良。

典型病例及分析

【病例介绍】

1. 病史 患者,男性,67岁,因"双下肢水肿、胸闷1个月"入院。患者于1个月前因双下肢水肿就医,尿蛋白(4+),建议行肾穿刺,患者拒绝,遂予中草药和利尿剂治疗,水肿曾有改善,但不久又加重,2天前出现持续性轻度胸闷,无发热,无咳嗽咳痰,无夜间阵发性呼吸困难,昨至我院门诊复查:心电图正常,尿蛋白(4+),24 h尿蛋白定量5.7 g,血白蛋白25 g/L,肌酐131 μmol/L,拟肾病综合征入院。

既往有高血压病史9年,服用硝苯地平缓释片和氯沙坦治疗,血压控制可。5年前体检发现2型糖尿病,口服二甲双胍和拜糖平治疗,糖化血红蛋白控制在7.8%～8.5%左右,无酮症酸中毒或高渗昏迷病史。

2. 体格检查 体温36.7℃,心率85次/分,呼吸频率20次/分,血压150/90 mmHg,神清,精神可,双侧眼睑轻度水肿,双下肢和腰骶部水肿明显。心律齐,左侧胸部呼吸音减低,双肺底有细湿啰音。腹平软,无压痛、反跳痛,双下肢未及水肿。

3. 辅助检查

(1) 血常规: Hb 121 g/L,WBC 4.7×10^9/L,PLT 219×10^9/L。

(2) 尿常规:尿比重1.015,尿糖(3+),尿蛋白(4+),RBC 0～1/HP,WBC 0～2/HP。24 h尿蛋白定量5.2 g。

(3) 粪常规:正常,粪隐:阴性。

(4) 血生化: BUN 7.3 mmol/L, Cr 145 μmol/L。血白蛋白24 g/L,球蛋白19 g/L,总胆固醇7.3 mmol/L,甘油三酯4.1 mmol/L,血清LDL-C 3.9 mmol/L。空腹血糖7.6 mmol/L,糖化血红蛋白8.3%。

(5) 肌钙蛋白以及CK-MB、CK、LDH均正常,pro-BNP正常。

(6) 乙型和丙型病毒性肝炎血清学标志测定均(-)。ANA、dsDNA抗体、ANCA、抗GBM、sPLA2R抗体、血清蛋白电泳、免疫球蛋白和血清补体(C1q、C3、C4、CH50)水平均在正常范围。

(7) 心电图正常。

(8) B超:左肾11.5 cm×5.5 cm×4.2 cm,右肾9.7 cm×4.6 cm×3.9 cm,双肾皮质回声稍增强,皮髓交界不清,肾动脉未见明显异常。输尿管膀胱未见异常,无残余尿。肾静脉内未见血栓形成。

肾上腺、肾动脉超声未发现异常。右侧少量胸腔积液,左侧中到大量胸腔积液。

（9）胸部CT示左心稍大,两肺无活动性病变,左侧中到大量胸腔积液。

【病例分析】

问题1：请归纳该病例的病史特点。

（1）男性,67岁,主要表现双下肢水肿1个月,轻度胸闷2天。

（2）体检：血压150/90 mmHg,全身水肿,双肺底有湿啰音,左侧呼吸音降低。

（3）辅助检查：大量蛋白尿,无血尿,有低白蛋白血症和高脂血症；血肌酐轻度升高,eGFR 43 mL/（min·1.73 m^2）。影像检查见左侧中到大量胸水。

（4）有2型糖尿病史5年,血糖控制欠佳。

（5）有高血压史9年,控制可。肾上腺、肾动脉超声未发现异常。

（6）无心脏病、恶性肿瘤、病毒性肝炎、自身免疫病和血液病证据。

问题2：该患者可能的诊断是什么？

（1）肾病综合征,糖尿病肾病可能,CKD 3B期。

（2）急性冠脉综合征。

（3）胸腔积液。

（4）2型糖尿病。

（5）高血压。

（6）高脂血症。

问题3：该患者胸闷的原因有哪些？

（1）首先要考虑急性冠脉综合征。患者有引起冠心病的多个危险因素和加重因素,近2天出现胸闷,应考虑ACS可能。但心肌酶谱、肌钙蛋白和心电图均正常,不支持ACS诊断。

（2）心功能不全：患者有冠心病危险因素,也有糖尿病心肌病和高血压心脏病的可能,故要鉴别是否存在心源性胸腔积液,不支持点是患者心电图、心脏影像学、心肌酶谱和proBNP均不支持。患者血压尚可,无明显心肌肥厚,舒张期心力衰竭可能性也不大。

（3）低蛋白血症：患者有比较严重的低白蛋白血症,血浆渗出到肺间质,引起肺顺应性下降和气体交换障碍,可引起胸闷。

（4）胸水压迫肺组织或者造成血流动力学障碍。

（5）心包积液：肺CT未见心包积液,不支持。

问题4：该患者接下来主要要做哪些检查？

（1）进一步评估糖尿病的并发症：眼睛晶状体检查了解有无白内障,眼底检查了解是否有糖尿病视网膜病变。

（2）心血管评估,首先是心脏检查：心脏彩超了解有无心包积液和心功能受损；随访心肌酶谱和心电图。若经过利尿、抽胸水和纠正低白蛋白血症后胸闷持续,可考虑冠脉造影。此外,应进行外周血管评估：超声查颈动脉、下肢动脉。

（3）排除有无其他引起蛋白尿的疾病：① 肿瘤：查血清肿瘤标志物、腹部CT等。② 淀粉样变性：皮下腹脂肪垫抽吸术或直肠黏膜活检。③ 肾脏穿刺活检。

（4）胸水检查：若补充白蛋白和利尿剂以后,胸水仍未明显减少,可诊断性抽胸水。

（陆轶君　叶志斌）

第二节　妊娠相关肾脏病

【概述】　妊娠相关肾脏病包括两方面,一是妊娠中出现的尿路感染、妊娠期高血压疾病、妊娠期急性肾损伤等,二是妊娠合并慢性肾脏病。

【妊娠期肾脏形态结构和生理功能变化】　妊娠期肾脏的重量和体积均增加,肾脏长径增加可达1 cm左右,这与妊娠期肾血流量增加和肾间质间隙增加有关。但肾脏组织结构并无变化。生理性输尿管扩张(肾积水和输尿管积水)在妊娠期较为常见。由于妊娠期全身性血流动力学改变会伴有肾脏灌注及GFR的增加,因而血尿素氮和肌酐水平降低。同时肾小管重吸收变化,引起血渗透压下降、低钠血症、低尿酸血症,伴尿蛋白排出增加。

【妊娠相关肾脏病】

1. 尿路感染　妊娠后出现菌尿的发生率约4%~7%,可能与妊娠期增大子宫压迫输尿管致肾盂输尿管扩张积水、膀胱输尿管反流,膀胱、下输尿管受增大的胎头压迫致尿流不畅及尿液中氨基酸、葡萄糖等含量增多有利于细菌繁殖有关。30%~40%孕期无症状菌尿可发展为急性肾盂肾炎。因此,对于所有妊娠妇女需定期进行清洁中段尿培养,及时发现并给予恰当治疗。妊娠期抗菌药物选择应考虑母体的安全和对胎儿的影响。

2. 妊娠期高血压疾病　按照发病基础和脏器损害程度分为妊娠期高血压、子痫前期、子痫、慢性高血压伴子痫前期和慢性高血压,其中引起典型肾脏病变的是子痫前期。

目前认为子痫前期的发生可能涉及母体和胎儿/胎盘因素,是一种多因素、多机制致病的疾病。有子痫前期既往史、首次妊娠、多胎妊娠、高血压病史、糖尿病病史者,慢性肾脏病和某些自身免疫性疾病(抗磷脂综合征、系统性红斑狼疮)、既往发生过与胎盘功能不全相关的妊娠并发症等的患者是发生子痫前期的易感人群。

3. 子痫前期临床特点　典型者在妊娠20周后发病,约5%的患者是产后首次发现症状和体征(即产后子痫前期),通常在分娩后48 h内。临床表现多种多样,大多数患者无症状或轻度头晕伴水肿,常在产检中发现血压升高和蛋白尿;重者出现头痛、眼花、恶心、呕吐,甚至抽搐、昏迷等症状,发生血压明显增高、大量蛋白尿,严重者可发生急性肾损伤。

(1) 高血压:妊娠期高血压绝大多数在妊娠20周后发生。所有子痫前期患者都有高血压,高血压通常是最早的子痫前期临床表现。

(2) 肾损害

● 蛋白尿:蛋白尿常在血压升高之后出现,可为小球性或小管性蛋白尿。肾小球性蛋白尿常为非选择性,范围波动较大,从0.3 g/24 h到肾病综合征范围蛋白尿(>3.5 g/24 h)均可出现。蛋白尿程度是疾病严重程度的指标,是反映孕妇和胎儿预后的独立危险因素。

● 外周性水肿:最初仅表现为体重异常增加,当孕妇每周体重增加≥0.5 kg,表明有隐性水肿存在。严重时可出现面部、双手和双下肢水肿。

● 肾功能不全:与正常妊娠相比,子痫前期患者肾小球滤过率下降30%~40%。部分患者出现急性肾小管坏死,出现少尿、血肌酐进行性升高。

● 高尿酸血症:正常妊娠时血尿酸水平降低,子痫前期时血清尿酸水平升高。血尿酸升高程度与蛋白尿、肾脏病理改变及孕妇和胎儿死亡密切相关。

（3）中枢神经系统

- 头痛：可位于颞部、额部或枕部，或呈弥漫性。疼痛性质通常为跳痛或搏动痛，但也可能为刺痛。
- 视觉症状：视物模糊、闪光幻觉（闪光或火花）、暗点（视野中的暗区或缺口）。也可能出现复视或一过性黑矇（单眼或双眼失明）。
- 卒中：子痫前期/子痫最严重的并发症是卒中导致死亡或失能，约占妊娠相关卒中的36%。多数卒中为出血性卒中，某些病例可发生子痫性抽搐。在子痫前期患者中，发生出血性卒中的危险因素包括持续性严重高血压伴显著头痛和/或抽搐。降低血压可能减少该风险。
- 广泛的反射亢进：可存在持续性踝阵挛。
- 抽搐：在子痫前期基础上发生抽搐，诊断为子痫。

（4）伴严重表现的子痫前期：对于孕龄大于20周、之前血压正常且出现了以下情况的女性，诊断为"伴严重表现的子痫前期"（之前称为"重度子痫前期"）：

- 收缩压≥160 mmHg或舒张压≥110 mmHg，且存在蛋白尿（伴或不伴显著终末器官功能障碍的体征和症状）。
- 收缩压≥140 mmHg或舒张压≥90 mmHg（伴或不伴蛋白尿），且存在终末器官功能障碍的以下一种或多种症状和体征：新发脑功能障碍或视觉障碍，如闪光幻觉和/或暗点（视野中的暗区或缺口）；剧烈头痛（即失能状态、"我所经历的最剧烈头痛"），或镇痛治疗后头痛仍持续存在并进展；神志改变。右上腹或上腹持续剧烈疼痛，药物治疗无效且不诊断为其他疾病；或血清转氨酶为正常上限2倍或以上；或2种情况均存在。PLT<$100×10^9$/L。进行性肾功能损伤［血肌酐>1.1 mg/dL（97.2 μmol/L）］；或在无其他肾脏病时血肌酐水平翻倍。肺水肿。

4. 子痫前期常见并发症　子痫前期常见并发症包括脑血管意外、HELLP综合征、弥散性血管内凝血、胎盘早剥、产后血液循环衰竭等。肝受累表现为肝功能障碍、血肿或破裂，肾受累包括妊娠相关急性肾损伤。心肺并发症包括心肌缺血或梗死和肺水肿。

5. 子痫前期病理特点　光镜主要表现为肾小球毛细血管内皮细胞病，肾小球体积增大，肾小球内由于内皮细胞和系膜细胞肿胀导致毛细血管扩大和闭塞。电镜可见肾小球足细胞足突轻微融合，足细胞滤过裂孔的密度轻微降低。

6. 子痫前期诊断及鉴别诊断

（1）诊断：美国妇产科医师协会（ACOG）于2019年修订了妊娠期高血压疾病的诊断标准。子痫前期定义为既往血压正常的女性在孕20周后出现新发高血压和蛋白尿（>300 mg/24 h），或出现新发高血压和显著的母体器官功能衰竭（如肾功能不全、肝功能受损、神经或血液系统并发症、子宫胎盘功能障碍或胎儿生长受限）伴或不伴蛋白尿（表11-1）。

当妊娠女性进行首次产前检查时，我们评估其子痫前期的危险因素，以识别发生子痫前期风险高的女性。

（2）鉴别诊断

- 原发性高血压：孕20周前发生的高血压通常是由于已存在的高血压，而非子痫前期。子痫前期在初产妇中比在经产妇中更常见。
- 继发性高血压：子痫前期血管系统表现为严重的高血压，需与甲状腺功能亢进、嗜铬细胞瘤、库欣综合征、白大褂高血压、醛固酮增多症等导致的继发性高血压鉴别。

表 11-1 妊娠期高血压疾病的分类标准［美国妇产科医师协会（ACOG）2019年］

分　　类	诊　断　标　准
妊娠期高血压	血压≥140/90 mmHg，无蛋白尿；妊娠20周后首次出现，血压产后12周恢复正常
子痫前期	妊娠20周后新发高血压（血压≥140/90 mmHg） 伴有以下任何1种器官或系统受累： 　尿蛋白≥0.3 g/24 h或随机尿蛋白≥（2+），或尿蛋白/尿肌酐≥0.3 mg/mg（或30 mg/mmol） 　肾功能不全：Scr≥97.2 μmol/L或翻倍 　肝脏损害：转氨酶大于正常上限的2倍 　PLT减少，<100×10^9/L 　肺水肿 　新发脑功能障碍或视觉障碍，如剧烈头痛，或镇痛治疗后头痛仍持续存在并进展，视物模糊、闪光幻觉（闪光或火花）、暗点（视野中的暗区或缺口）
子痫	子痫前期孕妇抽搐或昏迷而无其他原因
妊娠合并慢性高血压	既往存在的高血压或在妊娠20周前发现收缩压≥140 mmHg和（或）舒张压≥90 mmHg，妊娠期无明显加重； 或妊娠20周后首次诊断高血压并持续到产后12周以后
慢性高血压并子痫前期	慢性高血压孕妇，孕20周前无蛋白尿，孕20周后出现尿蛋白≥0.3 g/24 h或随机尿蛋白≥（2+） 或孕20周前有蛋白尿，孕20周后尿蛋白定量明显增加 或出现血压进一步升高等上述重度子痫前期的任何一项表现

注：测量血压需间隔4 h，至少测量2次；检测尿蛋白定性需间隔4 h，至少测量2次。

• 抗磷脂综合征：抗磷脂综合征患者可出现高血压、蛋白尿、血小板减少及显著终末器官功能障碍的其他表现。如果不存在抗磷脂抗体的实验室证据，可排除该诊断。

• 妊娠期急性脂肪肝（AFLP）：厌食、恶心和呕吐是常见临床特征。可出现低热，但在子痫前期/HELLP综合征患者中无该表现。AFLP伴有更严重的肝功能障碍，低血糖、转氨酶升高和弥散性血管内凝血是其常见的特征，而在子痫前期/HELLP综合征患者中不常见。

7. 子痫前期治疗

（1）终止妊娠：注意个体化处理。分娩的时机取决于孕妇和胎儿继续妊娠的风险与新生儿终止妊娠的风险之间的平衡。子痫前期孕妇经积极治疗，而母胎状况无改善或者病情持续进展的情况下，终止妊娠是唯一有效的治疗措施。

（2）控制血压：抗高血压药物不能预防子痫。常用口服药物：拉贝洛尔（用法：50～150 mg口服，3～4次/天）、硝苯地平（用法：5～10 mg口服，3～4次/天，24 h总量不超过60 mg。紧急时舌下含服10 mg，起效快，但不推荐常规使用。缓释片30 mg口服，1～2次/天）等；静脉用药：拉贝洛尔（静脉注射：初始剂量20 mg，10分钟后如未有效降压则剂量加倍，最大单次剂量80 mg，直至血压被控制，每日最大总剂量220 mg。静脉滴注：50～100 mg加入5%葡萄糖溶液250～500 mL，根据血压调整滴速，血压稳定后改口服）、酚妥拉明（用法：10～20 mg溶于5%葡萄糖溶液100～200 mL，以10 μg/min的速度开始静脉滴注，应根据降压效果调整滴注剂量）；孕期一般不使用利尿剂降压。禁用ACEI和ARB类降压药。

（3）预防子痫：硫酸镁是治疗子痫和预防抽搐复发的一线药物，也是对于重度子痫前期预防子痫发作的用药。对于子痫前期的患者，为预防子痫的发生，可给 2.5～5.0 g 硫酸镁静脉注射（负荷量），继而 1～2 g/h 静脉滴注维持。

（4）糖皮质激素：对于妊娠不足 34 周，并且预计在 7 天内分娩的患者，可使用糖皮质激素促进胎儿肺成熟。不推荐反复、多疗程产前给药。

8. 妊娠期急性肾损伤（PR-AKI）

导致 PR-AKI 发生的病因复杂多样，如伴严重表现的子痫前期、子痫、妊娠期急性脂肪肝、HELLP 综合征、血栓性微血管病、妊娠剧吐导致的肾前性疾病、急性肾盂肾炎以及泌尿道梗阻等。临床可仅有轻微血肌酐升高，亦可表现为需要肾脏替代治疗的严重肾功能损伤。当孕妇短期内出现不明原因肾功能恶化时需要考虑肾活检，有助于早期明确病因、及时治疗，但需要权衡肾活检带来的利弊关系。

HELLP 综合征：其特征为微血管病性溶血性贫血、肝功能障碍和血小板减少症，伴有或不伴有蛋白尿或严重高血压。HELLP 综合征通常起病急，母体状况迅速恶化，1/3 的病例在妊娠 28 周之前出现。上述表现在产后逐渐消失，多在 6 周内恢复。

PR-AKI 的治疗：包括保护和替代肾脏的功能及对病因的治疗等方面，支持措施包括对血压、体液、酸碱和电解质异常的管理及清除肾脏毒素。对于低血容量的患者及时静脉补液可恢复肾脏和子宫的灌注。肾脏替代治疗的适应证与一般人群相似，包括严重代谢性酸中毒、电解质异常、液体超负荷和对药物治疗无反应的尿毒症症状。治疗的方式取决于血流动力学状态和治疗的有效性。间歇性血液透析可能是最常用的方式。然而，对于血流动力学不稳定的患者，持续的肾脏替代治疗是必要的。

【妊娠合并慢性肾脏病】 CKD 合并妊娠时，既存肾脏病可能对妊娠及胎儿产生不良影响，同时妊娠也会加重 CKD 的进展。妊娠与 CKD 的关系包括妊娠可能导致 CKD 的恶化、进展，CKD 也可能增加各类妊娠相关并发症。CKD 妊娠女性出现子痫、妊娠失败、早产、剖宫产的风险更高。与正常妊娠孕妇相比，CKD 妊娠女性不良母婴结局（早产、低体质量出生儿、小于胎龄儿、新生儿入住重症监护等）风险升高。GFR < 40 mL/(min·1.73 m²) 且尿蛋白 > 1 g/d 患者中，低出生体重儿发生率明显升高，围产期病死率可高达 13%。

一旦发现妊娠，应立即停用血管紧张素转化酶抑制剂、血管紧张素 II 受体阻滞剂以及一些免疫抑制剂（尤其是环磷酰胺）。此外，对于未妊娠的育龄期女性，应向其警示这些药物的潜在后果。妊娠期可使用糖皮质激素，在预期将会妊娠时不应停药。

目前尚未确定妊娠期应用环孢素的安全性，但环孢素已广泛应用于存在肾脏病的妊娠女性。与环孢素一样，对于使用他克莫司的患者，也需要频繁监测肾功能和血药浓度。妊娠期间肝细胞色素 P450 酶可能被抑制，这可导致他克莫司的血清水平升高。因此，可能必须大幅减少该药物剂量以预防药物毒性。

吗替麦考酚酯（MMF）与早期妊娠期间妊娠丢失和先天畸形增加相关，包括唇腭裂以及肢体远端、心脏、食管和肾脏畸形。妊娠期禁用 MMF。因此，在开始 MMF 治疗前 1 周内，育龄期女性应接受妊娠试验。

妊娠期间禁用西罗莫司（雷帕霉素），因为动物实验已证实其具有胚胎毒性和胎儿毒性，可使病死率升高、胎儿体重减轻以及骨化延迟。

对于存在肾脏病的妊娠女性，应由肾脏科医师和熟悉肾脏病对妊娠影响的产科医师共同监管。一般处理原则包括以下内容：增加产前检查的频率，连续监测（每 4～8 周 1 次）母体的肾功能。密切监测是否出现子痫前期。采用超声检查和胎心率监测进行胎监，以评估胎儿的生长和健康状态。对母体的高血压进行适当治疗。存在肾功能恶化、伴严重表现的子痫前期、胎儿生长受限或宫内状态不良（例如，胎儿窘迫）时，可能需要进行早产干预。对于大多数女性，如果到预产期仍未临产，则需要进行择期分娩。

-------------- 典 型 病 例 及 分 析 --------------

【病例介绍】

1. 病史　患者，女性，35岁。因"停经7+个月，腹痛12 h"于2019年8月30日入院。LMP为2019年1月22日。妊娠约50天时出现恶心、呕吐等，不治自愈。否认孕早期放射线及毒物接触史。孕4+个月出现胎动伴腹渐隆，未定期产前检查。12 h前无明显诱因出现下腹痛伴小腹坠胀，呈进行性加重。

2. 查体　血压168/95 mmHg，心率88次/分，被动体位，双眼睑轻度水肿，两肺底未闻及呼吸音，双下肢轻度凹陷性水肿。

3. 肝功能检查　总胆红素10.21 mmol/L，AST 41.8 U/L，ALT 43.7 U/L；ALB 32.6 g/L。肾功能：血肌酐112.1 μmol/L，BUN 10.5 mmol/L，胱抑素C 1.12 mg/L。尿常规检查：潜血（+），尿蛋白（2+）。

4. 产科检查　宫高35 cm，腹围96 cm，无胎心活动。超声检查显示晚期妊娠，死胎，胎盘早剥。眼底检查（2019年8月30日）示：高血压一级眼底病变。

【病例分析】

问题1：该患者可能的诊断是什么？

① 晚期妊娠。② 患者死胎。③ 胎盘早剥。④ 妊娠期高血压疾病，伴严重表现的子痫前期。

问题2：该患者首要治疗方式是什么？

剖宫取胎术。

问题3：该患者于入院当天急诊在全身麻醉下行剖宫取胎术，手术时间共计1.5 h，术中出血量较多（约1 350 mL），尿量100 mL，予输全血400 mL，RBC悬液200 mL，血浆400 mL，胶体500 mL及林格液2 000 mL。术后患者血压189/118 mmHg，HR 145次/分，PLT 54×10⁹/L，血乳酸5.5 mmol/L。凝血功能异常：PT 20.4秒，APTT 42.4秒，FIB 102 mg/dL。遂转入ICU治疗，患者转入ICU 4 h内，尿量约仅为70 mL（肌内注射呋塞米共计80 mg干预下），血钾为6.6 mmol/L。复查凝血及肾功能：肌酐226.1 μmol/L，BUN 18.4 mmol/L，胱抑素C 2.48 mg/L，PT 16.4秒，APTT 116.5秒，FIB 115 mg/dL，PLT 24×10⁹/L，D二聚体7 495 μg/L，请问患者的诊断是什么？进一步考虑的治疗方案是什么？

（1）诊断：① 患者为晚期妊娠。② 死胎。③ 胎盘早剥。④ 妊娠期高血压疾病，伴严重表现的子痫前期并发急性肾损伤。⑤ 子宫胎盘卒中。⑥ 失血性贫血。⑦ 血小板减少症。

（2）治疗：患者出现急性肾损伤且存在电解质异常，具有血液透析的指征，以排出体内毒性代谢产物及过多水分，维持机体内环境稳定。因患者凝血功能异常，应采用低分子肝素抗凝透析。治疗期间动态监测患者CVP及出、入液体量。

（陈瑜　牛建英）

第三节 肾移植内科处理

同种异体肾移植是终末期肾病的重要治疗手段,成功的肾移植患者长期存活率和生活质量优于透析疗法。

【适应证和禁忌证】

1. 肾移植的适应证 肾移植术前应综合考虑供、受者的年龄、原发病和身体状况。受者年龄一般以4~70岁较为合适。肾移植的适应证为各种原因导致的ESRD,主要包括以下方面。

(1)肾小球肾炎:各种原发或继发性肾小球肾炎导致的慢性肾功能衰竭是最常见的肾移植适应证。但对于一些移植术后有复发倾向的肾病,多数学者主张应延缓移植,而在病情稳定的非活动期行肾移植术。

(2)慢性肾盂肾炎,药物或重金属中毒导致的慢性间质性肾炎。

(3)遗传性疾病:① 遗传性肾炎,如Alport综合征。② 多囊肾。

(4)代谢性疾病:① 糖尿病性肾病。② 高血压肾病。③ 痛风性肾病。

2. 肾移植的禁忌证

(1)肝炎病毒复制期:对于HBsAg阳性或HCV抗体阳性的患者,在等待期间应定期检查病毒复制情况和肝功能,检测HBV-DNA和HCV-RNA。

(2)近期心肌梗死:对于冠状动脉粥样硬化性心脏病(不稳定性心绞痛)、心肌梗死的患者不宜马上做肾移植。

(3)活动性消化性溃疡:患有消化性溃疡并有消化道出血时不适宜做移植手术,溃疡治愈后3~6个月方可考虑肾移植。

(4)体内有活动性慢性感染病灶:如获得性免疫缺陷综合征(AIDS)、活动期结核病、泌尿系统感染及透析管路感染等。

(5)未经治疗的恶性肿瘤:术前筛查体内有否恶性肿瘤,恶性肿瘤已发生转移或发病2年以内的患者禁忌行肾移植术。

【术后处理】

1. 免疫抑制初始治疗

(1)诱导治疗:KDIGO指南建议,除受者和供者是同卵双生姐妹或兄弟之外,所有的肾移植受者都需要接受诱导治疗以预防排斥反应。目前的诱导治疗方案是在移植术前、术中或术后立即给予生物制剂—细胞介素-2受体拮抗剂(IL-2R)或淋巴细胞清除性抗体。

(2)免疫抑制治疗的初始方案:免疫抑制维持治疗是1个长期的治疗方案,在移植术前或术中即开始启动。初始治疗用药可与诱导治疗用药合并或不合并使用。起始方案普遍使用联合药物治疗以达到充分的免疫抑制疗效,同时降低单个药物的毒性。由于急性排斥反应风险在移植术后3个月内最高,所以在这一时间段内应给予充足的剂量,待移植肾功能稳定后再逐渐减量以降低药物毒性。国内外普遍采用钙调磷酸酶抑制剂(CNI)联合一种抗增殖类药物加糖皮质激素的三联免疫抑制方案作为维持治疗的初始方案。

2. 免疫抑制剂的长期维持治疗

推荐1:如未发生急性排斥反应,建议移植术后采用低剂量的免疫抑制维持方案。推荐2:

建议持续应用以CNI为基础的免疫抑制方案，如无特殊情况，不建议停用CNI。推荐3：建议监测CSA服药12 h后的谷浓度以及服药2 h后的峰浓度，他克莫司监测药物谷浓度。

【排异反应】 临床上，根据排斥反应的发生机制、病理改变、发病时间与临床特点将其分为4种类型，即超急性排斥反应（HAR）、急性加速性排斥反应（AAR）、急性排斥反应（AR）和慢性排斥反应（CR）。为更好地指导临床治疗，又将急性排斥反应分为T细胞介导的排斥反应（TCMR）和抗体介导的排斥反应（AMR），两者在发病机制、病理改变和临床预后等方面存在明显不同，前者临床较多见，及时处理多可以逆转，而后者却常可导致移植物失功。

1. 超急性排斥反应（HAR） 是临床表现最为剧烈且后果最为严重的1类排斥反应，多为体内预存的供体特异性抗体（DSA）所致，属于Ⅱ型变态反应。此过程发生极快，病理学表现为动脉管壁纤维素样坏死和（或）广泛微血栓形成，导致移植肾缺血性或出血性坏死，间质内明显水肿及大量中性粒细胞浸润。HAR多发生在移植术后数分钟至数小时内，一般发生在24 h内，迄今为止HAR尚无有效治疗方法，确诊后应尽早切除移植肾，防止其危及受者生命。

2. 急性加速性排斥反应（AAR） 多发生在移植术后2～5天内，发生越早，程度越重，严重时可致移植肾破裂出血，移植肾功能迅速丧失。其病因与HAR类似，AAR治疗困难，一旦明确诊断应尽早联合应用血浆置换或免疫吸附和静脉注射免疫球蛋白（IVIG）治疗，以及联合兔抗人胸腺细胞免疫球蛋白（ATG），一般疗程为5～7天。经过抗体冲击治疗不能逆转或挽救者，需综合评估继续冲击所承担的致命感染风险，以决定是否停用上述免疫抑制剂或切除移植肾。

3. 急性排斥反应 肾移植急性排斥反应是造成移植肾功能丧失的主要原因。肾移植急性排斥反应被定义为，由移植物特异性病理变化引起的移植肾功能急剧恶化。急性排斥反应有两种主要的组织学表现形式：急性细胞性排斥反应（TCMR），以淋巴细胞和其他炎症细胞对移植肾的浸润为特征；急性抗体介导排斥反应（AMR），其诊断需要有急性组织损伤的形态学证据，循环中存在供者特异性同种异体抗体（DSA），以及抗体介导排斥反应的免疫学证据（如移植物内C4d沉积），可能不出现细胞浸润。Banff 2017移植肾病理分类见表11-2。

表11-2　Banff 2017移植肾病理分类

Category 1，正常

Category 2，抗体介导的排斥反应（antibody mediated rejection AMR）
　活动性抗体介导的排斥反应（active AMR），必须满足下面3条标准：
　　急性组织学损伤的证据：
　　　a. 微血管炎症
　　　b. 有TMA，但必须注意除外其他原因引起的TMA
　　　c. 急性肾小管损伤，但必须注意除其他原因引起的ATN
　　目前或近期抗体与内皮细胞相互作用的证据，包括以下一条或多条证据：
　　　a. 线样C4d（冰冻组织必须大于10%，石蜡组织只要有阳性即可）
　　　b. 至少有中度的微血管炎症（g+ptc≥2）
　　　c. 与抗体介导的排斥反应相关的基因转录或分级指标阳性
　　DSA（针对HLA或非HLA的抗原）阳性
　慢性活动性抗体介导的排斥反应（chronic active AMR），必须满足以下3个标准：
　　慢性组织学损伤的形态学证据，包括：
　　　a. 移植物肾小球病（cg＞0）
　　　b. 严重的管周毛细血管基底膜分层（需要电镜）
　　　c. 新出现的动脉内膜纤维化

（续表）

目前或近期抗体与内皮细胞相互作用的证据,包括以下1条或多条证据:

    a. 线样C4d(冰冻组织必须大于10%,石蜡组织只要有阳性即可)

    b. 至少有中度的为微血管炎症(g+ptc≥2)

    c. 与抗体介导的排斥反应相关的基因转录或分级指标阳性

DSA(针对HLA或非HLA的抗原)阳性

Category 3,临界改变(borderline changes)

怀疑急性T细胞介导的排斥反应

- 局灶性的小管炎
- 没有动脉内膜炎或透壁性动脉炎

Category 4,T细胞介导的排斥反应(TCMR)

急性T细胞介导的排斥反应(acute TCMR)

Grade 1A:在非瘢痕的皮质区域有明显的间质炎症(i2,>25%,i3,>50%),同时非萎缩的小管有明显的小管炎(t2)

Grade 1B:皮质非瘢痕区有明显的间质炎症(i2或i3,与Grade 1A相同),同时非萎缩的小管有明显的小管炎(t3,即比Grade 1A更严重)

Grade 2A:轻到中度的动脉内膜炎(V1)

Grade 2B:严重的动脉内膜炎(V2)

Grade 3:透壁性动脉炎(不强调内膜炎了,是动脉炎)或动脉的平滑肌层出现纤维素样坏死同时伴有单个核细胞的浸润

慢性活动性T细胞介导的排斥反应(chronic active TCMR)

Grade 1A:所有皮质(不管是否存在萎缩纤维化)中间质炎细胞浸润面积超过25%(ti为2或3),同时小管萎缩间质纤维化的区域超过25%

Grade 1B:所有皮质(不管是否存在萎缩纤维化)中间质炎细胞浸润面积超过25%(ti为2或3),同时小管萎缩间质纤维化的区域超过25%,同时有重度的小管炎

Grade 2:慢性移植物动脉病变(动脉内膜纤维化,同时在纤维化的内膜中有单个核细胞的浸润,有新形成的内膜)

【临床表现】 大部分急性排斥反应发生在肾移植术后的前6个月内,并且许多发生在术后早期,可表现为血清肌酐值急性上升。大部分急性排斥反应发作的患者均无症状。但是,偶尔会有一些患者表现出发热、不适、少尿,以及移植肾疼痛和/或压痛。高血压也是一种常见表现。在现代免疫抑制药物治疗方案(尤其是使用钙调磷酸酶抑制剂)的条件下,除非完全停用免疫抑制,否则这些临床表现并不常见。由于大部分患者呈非症状性,急性排斥反应只能通过血清肌酐值升高得以提示。

【治疗】

1. 急性细胞性排异反应(TCMR) 肾病理活检证实排斥反应的诊断,对其组织学类型和严重程度进行分类是治疗的关键,对于TCMR,对于Banff 1A或1B级排斥反应患者,推荐给予大剂量静脉用糖皮质激素冲击治疗,之后换为口服糖皮质激素并逐渐减量。此外,强化维持免疫抑制治疗。

对于Banff 2级或3级排斥反应患者,推荐给予大剂量静脉用糖皮质激素冲击治疗,之后换为口服糖皮质激素并逐渐减量,同时合并应用rATG-Thymoglobulin。此外,强化基础免疫抑制治疗。

2. 急性抗体介导排异反应(AMR) 治疗AMR的主要目标是消除现有的DSA及清除产生DSA的B细胞或浆细胞克隆群体。对于移植后诊断为急性AMR的患者,通常使用血浆置换和IVIG的联合治疗,并且对部分患者还会使用利妥昔单抗治疗。在AMR患者的初始治疗中不会常

规使用免疫吸附、硼替佐米、依库珠单抗或脾切除术。然而，初始治疗无效的患者可考虑其中的一些疗法。

3. 慢性排斥反应（chronic rejection CR） 包括慢性活动性抗体介导的排斥反应（chronic active AMR）和慢性活动性 T 细胞介导的排斥反应（chronic active TCMR）。CR 是移植肾或组织功能逐渐而缓慢恶化的一种排斥反应，一般发生于移植手术 3 个月之后，并且有特征性组织学和影像学变化。大多数 CR 的病因是多重性的，同时包括免疫性和非免疫性的肾脏损伤机制。对于已经进展为慢性排斥反应，因为移植肾已发生了不可逆的组织损伤，目前尚缺乏有效的治疗手段。临床上常采用在移植肾穿刺病理组织学结果的基础上，结合其临床表现，积极寻找引起 CR 的原因，制订针对性的治疗方案，部分病例的病情可能会得到缓解和稳定，甚至好转。

【术后常见内科并发症】

1. 巨细胞病毒感染 巨细胞病毒（CMV）感染是肾移植受者最重要的感染之一。病毒的暴露通过从血浆中检出免疫球蛋白 IgG 抗 CMV 抗体而发现，在普通人群中随年龄增加而增加，移植前即可见于 2/3 以上的供者和受者。因此，移植时供者和/或受体为抗 CMV-IgG 抗体阳性的情况较常见。CMV 感染与 CMV 病之间存在重要区别，发现有下列表现中的一项或几项时，应考虑存在感染：血清出现抗 CMV-IgM 抗体；已存在的抗 CMV-IgG 滴度升高至 4 倍及以上；在被感染细胞中检出 CMV 抗原。相比之下，CMV 病的确认需要有临床症状和体征，症状包括发热、不适、肌痛和关节痛，常伴有白细胞减少和轻度异型淋巴细胞增多，也可能出现血清转氨酶水平轻度升高。

目前有 2 种主要方法可帮助实体器官移植患者预防 CMV 病：预防治疗策略，是对 CMV 感染风险较高的患者给予抗病毒药物；抢先治疗策略，则需定期监测有无 CMV 病毒血症，主要使用 PCR 方法，以在发现极早期的全身性感染后即给予及时治疗。目前推荐：对阳性供者/阴性受者以缬更昔洛韦进行 6～12 个月的预防治疗，对接受淋巴细胞耗竭诱导或抗排斥治疗的阳性供者/阳性受者或阴性供者/阳性受者以该药进行 3 个月的预防治疗，需根据患者的估计肾小球滤过率调整剂量。

2. BK 病毒感染 多瘤病毒是一类普遍存在的小 DNA 病毒，多瘤病毒在人类血清中的阳性率很高，但只有在免疫功能受损患者中才引起临床疾病。现已确定了多种人类多瘤病毒，BK 病毒和 JC 病毒是 2 种最常见的与人类疾病相关的多瘤病毒。BK 病毒主要引起的疾病，在肾移植受者中是肾小管间质性肾炎和输尿管狭窄，原因是其对泌尿生殖道上皮细胞具有亲嗜性。JC 病毒在肾移植受者中引起类似的疾病，但要罕见得多，因为 BK 相关肾病在病理学上和急性细胞性排异反应类似，所以一定要做 BK 病毒的免疫组化（SV40 染色）。如果肾活检显示有 BK 肾病，主要治疗方法为减少免疫抑制治疗，不同中心的具体方案通常也不同，通常可停用 MPA 药物，CNI 药物剂量减半或停用，尽管持续数周到数月最大限度地减少免疫抑制治疗，但仍有约 20% 的患者发生进行性移植肾功能丧失。

3. 肾脏原发疾病复发 可发生在移植后 1～12 个月，可表现为单纯蛋白尿、肾病综合征、慢性肾炎等，发生率与受者原发病相关。病理上常见 IgA 肾炎，FSGS，膜性肾病，肾活检可帮助确诊。IgA 肾病复发的治疗包括：血管紧张素转化酶抑制剂（ACEI）或血管紧张素受体阻滞剂（ARB），对于 24 h 尿蛋白定量持续大于 1.0 g 的患者可短期应用糖皮质激素，常用起始剂量为 0.5 mg/kg，根据控制情况逐渐减量，维持剂量为 10 mg/d。

FSGS 的治疗包括：对于所有复发性 FSGS 患者，推荐使用 ACEI 或 ARB 进行治疗。对于接受了 ACEI 或 ARB 仍有大量蛋白尿（＞1 g/d）的患者，血浆置换可能是治疗 FSGS 复发的有效治疗措施。

　　膜性肾病复发与体内存在抗PLA2R抗体有关,抗PLA2R抗体滴度越高,复发率越高,而无抗PLA2R抗体的患者复发时间延长。而移植后新发膜性肾病不同,其大部分体内抗PLA2R抗体阴性,提示可能为排异反应的另一种表现。治疗:对于尿蛋白排泄量＞1 g/d的复发性MN患者,建议给予利妥昔单抗,利妥昔单抗的优选剂量包括200 mg 1次,每次给药后测定CD19阳性B细胞,一旦无法检测到淋巴细胞,就立刻停止进一步的利妥昔单抗治疗。对于接受利妥昔单抗治疗的患者,可以继续使用所有其他用来预防排斥反应的免疫抑制治疗。

（张明）

第四节　药物性肾损伤

　　【概述】　肾脏是机体代谢并排出代谢废物、化学物质及各种药物的重要器官,因此也是药物损伤的主要靶器官。导致肾损伤的药物多种多样,其中抗生素、解热镇痛药、中药是最常见的3类药物。

　　【发病机制】

　　1. 肾脏对药物肾毒性的易感性　肾脏是机体中药物高积聚、高代谢、高排泄的脏器之一。肾脏对药物肾毒性具有高度易感性,其原因主要包括:① 肾血流量丰富,药物容易到达肾脏。② 肾小球毛细血管襻和肾小管周围毛细血管网丰富,使药物和肾组织接触表面积大,容易发生内皮细胞的功能紊乱及结构损伤。③ 肾小管上皮的多种酶类、有机溶质和离子转运体可参与药物的吸收和代谢,使药物及代谢产物易在肾小管上皮细胞内外积聚并产生作用;肾小管具有酸化功能,尿液pH的变化影响药物的溶解度,可造成某些药物或其代谢物在肾小管腔内形成结晶而沉积,导致管腔阻塞及相应的毒性反应。④ 肾髓质间质的渗透梯度可使尿液浓缩,并使药物及其代谢产物在肾小管间质,尤其是髓质乳头部的浓度显著提高、局部作用增强;由于肾髓质组织耗氧量大、对缺血缺氧的变化敏感。因此易出现缺血性和肾毒性损伤。

　　2. 药物性肾损伤的发病机制

　　(1) 直接肾毒性:通常与药物作用的时间和剂量有关,时间愈长、剂量愈大,则毒性愈强。药物的直接肾毒性损伤主要导致急性肾小管坏死或急、慢性肾小管间质疾病。常见的药物包括氨基糖苷类抗生素(如庆大霉素、卡那霉素、链霉素等)、先锋霉素、多黏菌素、万古霉素、杆菌肽、紫霉素、两性霉素B、四环素类、二甲金霉素、磺胺类、金制剂、青霉胺、依地酸(EDTA)、保泰松、吲哚美辛、布洛芬、非那西丁、对乙酰氨基酚、水杨酸盐、甲氨蝶呤、造影剂等。

　　(2) 过敏性肾损害:多与药物剂量不相关,可表现为肾小管间质肾病、肾小球疾病或肾小血管疾病等多种临床类型。常见的药物包括青霉素类、先锋霉素类、磺胺类、利福平、对氨基己酸、呋塞米、噻嗪类利尿剂、硫唑嘌呤、别嘌呤醇、三甲双酮、苯妥英钠、苯巴比妥等。

　　(3) 肾小管梗阻:某些药物或其代谢产物可在尿液中形成结晶,直接导致肾小管阻塞而损伤肾脏。如磺胺类、甘露醇、他汀类等药物。

　　(4) 其他:有文献报道环孢素、他克莫司、丝裂霉素、奎尼丁等药物可导致溶血尿毒症综合征,其机制可能由上诉多种因素参与。

3. 药物引起肾毒性相关的危险因素　肾功能不全的危险因素可分为3类，包括患者相关因素，肾脏相关因素和药物相关因素。肾毒性的主要危险因素在表11-3列出。

表11-3　药物引起肾毒性相关的危险因素

高龄	低血容量	慢性肾脏病
＞1肾毒性药物	低白蛋白血症×	心脏病
遗传多态性	糖尿病	肥胖
高剂量	低血压	肝功能衰竭×

注：×：增加药物的非结合部分，将细胞暴露于更高的浓度。

【临床及病理表现】　药物所致肾损害临床可表现为血尿、蛋白尿、尿量异常、肾小管功能障碍（如肾性糖尿、范可尼综合征、肾小管酸中毒）、肾炎综合征、肾病综合征以及急、慢性肾衰竭等。各类主要肾脏病变与常见药物种类的关系见表11-4。

表11-4　肾脏病变与常见药物种类的关系

临床病变特征	常 见 药 物 种 类
肉眼血尿	头孢菌素类、喹诺酮类、阿昔洛韦
急性肾小管坏死（ATN）	氨基糖苷类、头孢菌素类、四环素、两性霉素B、NSAID、解热镇痛药、造影剂、利福平、顺铂、甘露醇、部分中药
急性间质性肾炎（AIN）	青霉素及头孢菌素类、磺胺类、万古霉素、利福平、喹诺酮类、NSAID、ACEI、别嘌呤醇、利尿剂、西咪替丁、苯妥英钠
功能性AKI	ACEI、ARB、NSAID、利尿剂、两性霉素B
肾后性AKI	磺胺类、抗肿瘤药、抗病毒药、甲氨蝶呤、乙酰唑胺
肾小球病变	
微小病变肾病	NSAID
膜性肾病	青霉胺
血栓性微血管病变	丝裂霉素、环孢素、他克莫司、NSAID、雌激素、奎尼丁
ANCA相关小血管炎	丙硫氧嘧啶、头孢噻肟
慢性间质性肾炎	NSAID、含马兜铃酸中药、雷公藤、别嘌醇等
慢性肾衰竭	两性霉素B、顺铂、环孢素、含马兜铃酸中药等

1. 药物导致的急性肾损伤　通常表现为1次或连续用药数日后出现的急性肾损伤，其中大多数患者表现为肾实质性急性肾损伤，临床病理特征主要表现为急性间质性肾炎（AIN），部分表现为急性肾小管坏死（ATN），有时可为两者并存。少数患者可表现为功能性（肾前性）或梗阻性（肾后性）急性肾损伤。有些药物累及肾小球或微血管则可出现急进性肾炎综合征、肾病综合征、小血管炎或血栓性微血管病（TMA）的表现，病理可表现为微小病变肾病、膜性肾病、ANCA相关小血管炎等，不同药物可导致相同的病理改变，但一种药物也可导致不同的病理类型。

2. 药物导致的慢性肾损害　常在长期持续或反复间断用药后缓慢起病，患者可表现为逐渐出现的多尿或夜尿增多、电解质紊乱（如慢性低钾血症）、肾性贫血、肾小管酸中毒和慢性肾衰竭。若进行肾脏病理检查可见多数表现为不同程度的慢性肾小管间质性疾病。

【诊断】 临床上目前主要根据与发病密切相关的服药史、具有可疑药物所致肾损害的主要临床特征、停药后肾脏病变可完全或部分恢复等线索来作出临床诊断，具有特征性的病理改变有助于确诊。一旦怀疑药物肾损伤，就应注意尽可能寻找致病药物种类（参见表11-4）。部分药物可以通过检测血药浓度了解患者用药是否处在安全限以内，当血药浓度超出安全限时表明其发生药物性肾损伤的可能性明显增加，但血药浓度在安全限之内时也有可能由免疫反应机制而导致肾损伤，并不能以此而否定用药与肾损伤之间的关系。因此某种药物的血药浓度仅可作为药物肾损伤临床诊断的参考指标。

【治疗与预后】 主要治疗措施包括：① 立即停用可疑药物并积极治疗并发症。② 给予支持治疗，病情危重者及时透析。③ 由过敏引起者若停药后病情在1周内未见缓解，可酌情给予糖皮质激素。④ 治疗期间避免使用其他可能引起过敏或肾毒性药物。

大多数患者经上述处理，肾损害可迅速或逐渐逆转，通常预后良好。少数处理不及时、高龄、原有肾功能不全者或重症患者可遗留慢性肾功能不全。

预防措施：肾功能不全的患者需根据药物代谢动力学，如分子量，消除半衰期（$t_{1/2}$）、表观分布容积（Vd）等，调整药物剂量。

【预测药物性AKI的研究前景】

1. 基于细胞和生物标志物的分析 目前，常规的生物标志物如血肌酐和尿素氮用于评估肾脏损伤。然而，这些标志物在肾脏损伤后期才升高，在发生实质性肾损伤后，损伤可能是不可逆的。目前在鉴定肾脏损害的蛋白质生物标志物（β_2-微球蛋白、凝集素、中性粒细胞明胶酶相关脂质转载蛋白、IL-18、KIM-1、三叶因子）的研究有一定的进展。

2. MicroRNA和单芯片肾脏技术 预测药物性肾损伤的改进模型系统在药物开发中至关重要。未来的2种方法MicroRNA和单芯片肾脏技术可以增进我们对药物性肾损伤的认识。

【预防】 预防的关键在于提高对各种药物不良反应的认识，对以往或近期曾有药物过敏的患者避免应用类似药物，加强合理用药，在用药过程中密切监测肾功能（尤其肾小管功能）的变化。

典型病例及分析

【病例介绍】

1. 病史 患者，男性，78岁，因"血尿酸升高7年，下肢水肿1周"入院。患者7年余前因关节疼痛查尿酸500 μmol/L，考虑为痛风，平时不规律服用苯溴马隆，反复服用止痛药。5年前出现肌酐升高，血肌酐：197 μmol/L，尿酸：485 μmol/L，未规律随访和治疗。1个月前体检查血肌酐151 mmol/L，当时无水肿、排尿困难、肉眼血尿等。1周前患者在无明显诱因下出现下肢水肿，呈凹陷性，晨轻暮重，并伴有尿量减少，每日约500 mL，自感腹胀和乏力。今日于我院门诊查肌酐：340 μmol/L，白蛋白：26 g/L，尿蛋白（3+）。无肉眼血尿，无尿频、尿急、尿痛，无关节肿痛、口腔溃疡、发热，无胸闷胸痛、咳嗽咳痰咯血等不适，夜间可平卧。本次发病以来，胃纳不佳，体重增加约2 kg。

2. 既往史 高血压病史10余年，平时予吲达帕胺控制血压，血压控制可，余无殊。

3. 查体 血压150/80 mmHg，心率65次/分，SpO_2 98%，呼吸频率18次/分。一般情况可。全身皮肤黏膜无明显黄染。神清，精神可，颈软，颈静脉无怒张。双肺呼吸音粗，未闻及干湿性啰音及哮鸣音。律齐，各瓣膜听诊区未闻及病理性杂音。腹部稍膨，无明显压痛、反跳痛，肝脾肋下未触及，胆囊未触及，Murphy 征阴性，移动性浊音（－），双下肢中度水肿。双手关节可见痛风石沉积。双侧足背动脉搏动存在。

4. 辅助检查

（1）血常规：WBC 3.5×10^9/L，N 65%，嗜酸性粒细胞3.5%，Hb 123 g/L，PLT 152×10^{12}/L。

（2）尿常规：尿蛋白（3+），RBC 0/HP，WBC 0/HP，24 h尿蛋白定量13.47 g。

（3）生化：葡萄糖5.6 mmol/L，前白蛋白0.19 g/L，丙氨酸氨基转移酶25 U/L，天门冬氨酸氨基转移酶29 U/L，总胆红素10.8 μmol/L，直接胆红素1.9 μmol/L，总蛋白59.2 g/L↓，白蛋白25.3 g/L↓，白球比例0.19↓，胆汁酸3.9 μmol/L，尿素23.3 mmol/L，肌酐322 μmol/L，尿酸483 μmol/L，钠138.9 mmol/L，钾3.18 mmol/L↓，氯98.8 mmol/L，二氧化碳24.0 mmol/L，钙2.20 mmol/L，磷1.55 mmol/L↑，甘油三酯2.85 mmol/L↑，总胆固醇3.90 mmol/L，HDL－C 1.5 mmol/L，LDL－C 4.15 mmol/L↑。

（4）DIC：APTT 16.5秒，PT 10.8秒，INR 0.96，TT 17.60秒，Fg 4.6 g/L↑，纤维蛋白降解产物3.3 mg/L，D－二聚体定量1.07 mg/L↑。

（5）血气分析：pH 7.22，PO_2 13 kPa，PCO_2 6 kPa，SaO_2 98%，标准碱剩余－15.4 mmol/L。

（6）免疫指标：免疫球蛋白IgE 3 800↑，余正常；ANA、ENA、dsDNA；ANCA、抗GBM；血尿免疫固定电泳、血游离轻链等均阴性。

（7）感染指标：HBV抗体、HCV抗体、HIV、RPR等均阴性。

（8）肿瘤指标：均阴性。

（9）腹部B超（肝、胆、胰、脾、肾、输尿管、膀胱、前列腺）：肾脏大小正常，左肾118 mm×49 mm，右肾120 mm×51 mm，双肾血流参数未见明显异常。余肝、胆、胰、脾未见明显异常。

（10）下肢动脉超声：双侧下肢动脉硬化伴斑块形成。

（11）胸部CT：两肺少许慢性炎症及纤维灶，余无明显异常。

（12）上下腹部CT：未见明显异常。

（13）心电图：未见明显异常。

（14）肾活检病理报告：肾组织2条，全片共见18个肾小球，可见部分节段有轻度系膜细胞增生伴基质稍增多，毛细血管壁未见增厚，毛细血管腔开放可，未见明显襻坏死或新月体形成。肾小管上皮细胞可见空泡变性，少数小管可见刷毛缘脱落，可见少量蛋白管型及局灶肾小管萎缩伴间质纤维化。肾间质轻度水肿，可见多灶炎细胞浸润，以单个核细胞为主，可见少量嗜酸性粒细胞，最多处可见28/HP。小动脉内膜增厚，走形迂曲，未见明显襻坏死或动脉炎或透明样变等。偏振光显微镜：阴性。

刚果红染色：阴性。

免疫荧光：IgM（+）：小块状沉积于系膜区，IgA（－）、IgG（－）、C3（－）、C1q、轻链κ（－）/λ（－）、IgG1（－）、IgG2（－）、IgG4（－）。

电镜：足突广泛融合，个别肾小管萎缩，少数肾小管管腔内见蛋白管型，肾间质见多灶性炎性细胞浸润。

【病例分析】

问题1：请归纳该病例的病史特点。

（1）老年男性，有反复NSAID类药物服用史。

（2）以肾病综合征起病,慢性肾功能不全基础上急性加重,不伴肉眼及镜下血尿、肾外表现。

（3）查体双下肢水肿呈凹陷性,双手关节可见痛风石沉积。

（4）辅助检查中自身免疫、感染、肿瘤等指标均阴性。

（5）肾活检病理提示光镜下肾小球结构基本正常,节段有轻度系膜增生,肾小管上皮细胞可见空泡变性,肾间质轻度水肿,可见炎细胞浸润,可见少量嗜酸性粒细胞,免疫荧光基本全阴性,电镜示广泛足突融合,肾间质见炎性细胞浸润。

问题2：该患者可能的诊断是什么？并陈述诊断依据和鉴别诊断要点。

（1）诊断：① 药物性肾损伤,肾病综合征MCD,急性间质性肾炎。② 痛风性肾病,CKD 3期,慢性肾功能不全急性加重,代谢性酸中毒,CKD-MBD。

（2）诊断依据：① 患者为老年男性。② 以肾病综合征起病,慢性肾功能不全基础上急性加重。③ 肾活检病理提示微小病变和急性间质性肾炎。④ 自身免疫、感染、肿瘤等指标均阴性。⑤ 有反复NSAID类药物服用史。⑥ 既往有痛风病史。⑦ 血气示代谢性酸中毒,血磷升高。

（3）鉴别诊断：主要围绕病因进行鉴别。

• 急性尿酸性肾病：本病因尿酸沉积于肾小管而导致少尿或无尿型急性肾损伤,通常有肿瘤或近期放化疗病史,加之患者近期无血尿酸水平的急骤升高,暂不考虑。

• 高血压性肾病：患者多有高血压家族史,一般伴有轻度蛋白尿,蛋白尿常小于1.5 g,并伴有高血压眼底及心脏等改变。患者有多年的高血压病史,可进一步寻找高血压其他脏器受累的证据。但无法解释患者的肾病综合征及急性肾损伤表现。暂不考虑。

• 肿瘤相关性肾病：老年人多见,常先发现肿瘤而后出现蛋白尿。患者无肿瘤的临床表现,查肿瘤标志物阴性,暂不考虑。

• 肾淀粉样变性：该病多见于中老年男性,可有双肾增多,其他器官淀粉样变性可能,患者肾脏病理示刚果红染色阴性,可排除。

• 骨髓瘤性肾病：该病好发于中老年,男性多见,该病可有多发性骨髓瘤的特征性临床表现,骨髓象显示浆细胞异常增生,并伴有质的改变,该患者蛋白电泳及肿瘤标志物阴性,暂不考虑。

问题3：简述该患者治疗原则。

（1）去除病因：停止服用NSAID类药物。

（2）一般治疗：清淡饮食,注意休息,监测血压及尿量。

（3）对症治疗：适当利尿,降脂,控压,非布司他控制尿酸等治疗。

（4）免疫抑制治疗：予激素1 mg/(kg·d)治疗,考虑目前胃肠道水肿可能,给予静脉甲泼尼龙治疗。老年患者,注意有无诱发感染,可给予丙种球蛋白支持治疗。

（5）其他治疗：予氯化钾补钾,碳酸氢钠纠正代谢性酸中毒。

（6）教育患者今后应避免使用NSAID类药物及其他肾毒性药物。

（杜邱娜 余晨）

第十二章

常用肾脏病诊疗技术

第一节　肾穿刺活检术

肾活检,通常称为肾穿刺。20世纪50年代初,丹麦的两位医师Iversen和Bran首先采用经皮肾穿刺技术,用于对肾病患者疾病的诊断,开创了肾活检病理学诊断的新时代。由于肾脏疾病的种类繁多,病因及发病机制复杂,许多肾脏疾病的临床表现与肾脏的组织学改变并不完全一致。为了明确疾病的病理,进一步确诊患者所患的具体病种,这时就需要做肾穿刺活检术,肾活检病理是诊断肾脏疾病的重要手段。

【适应证和禁忌证】

1. 适应证　凡有弥漫性肾实质损害,包括原发或继发性的肾小球疾病、小管间质性疾病等均为肾活检的适应证。

（1）肾病综合征。

（2）肾炎综合征。

（3）急进性肾炎综合征。

（4）持续性无症状尿检异常(蛋白尿和/或肾小球源性镜下血尿)。

（5）原因不明的急性肾功能减退。

（6）原因不明的慢性肾功能减退,且肾脏体积未完全缩小。

（7）移植肾肾活检:各类非外科因素导致的移植肾肾功能减退、肾功能延迟恢复、肾小管坏死、药物性肾中毒、慢性排异反应以及怀疑复发或新发的肾小球疾病。

（8）根据病情需要或临床科研需求在患者知情同意后,可以行重复肾活检。

2. 禁忌证

（1）绝对禁忌证:① 明显的出血倾向。② 不配合操作者。③ 固缩肾和小肾。④ 肾脏血管瘤、海绵肾或多囊肾。

（2）相对禁忌证:① 活动性肾盂肾炎。② 肾脏异位或游走、孤独肾。③ 未控制的严重高血压。④ 过度肥胖。⑤ 高度腹水。⑥ 其他:剧烈性咳嗽、腹痛及腹泻。严重贫血,心功能不全,怀孕或高龄。

【术前准备】

（1）明确肾活检适应证后,应向患者及家属解释肾活检的必要性及安全性,并简要说明操作过程,消除其顾虑,争取最佳配合,书面签字同意。

（2）详问病史,特别注意出血病史。

（3）了解患者全身情况,心肺功能,肾功能,B超测定双肾大小、位置及活动度。

（4）有效控制高血压。

（5）检查血常规、出凝血指标。根据病情需要查血型、备血。

（6）术前已用抗凝治疗者应停用抗凝药物,并根据抗凝药物的半衰期考虑停药时间,并复查凝血指标。

（7）出血风险大的肝病患者可术前2～3日口服或肌内注射维生素K_1。

（8）训练患者俯卧位吸气末屏气和卧床排尿。

（9）要求受检患者术前12～24 h内排便。

（10）非急诊肾活检的女性患者应尽量避开月经期。

视频1　肾穿刺活检术
（扫码观看）

（11）严重肾衰竭者术前应加强透析。

（12）过度紧张者术前可酌情应用镇静剂。

【操作程序】

1. 体位　受检患者取俯卧位，腹部肋缘下（相当于肾区位置）垫高以减少肾脏移动。双上肢置于两侧，头向一侧偏斜。嘱患者平静呼吸。

2. 穿刺点选择　右肾或左肾下极，B超定位引导。

3. 皮肤消毒　常规消毒铺巾，消毒范围包括上至肩胛下线，下至髂后上棘连线，两侧至腋后线，然后铺巾。

4. 穿刺点皮肤局麻　沿进针途径作皮下局麻，直至肾筋膜。通常将注射器造成负压的同时先进针，如无出血边退出注射针边注射局麻药液。

5. 穿刺方法　可扫描二维码观看操作视频（视频1）。

（1）负压吸引穿刺法：多采用16G负压Menghini穿刺针，儿童患者肾脏相对较小，儿科临床常用18G针。针芯完全插入针管内，经B超穿刺针固定器的针槽及在实时B超引导下将穿刺针穿刺至肾包膜表面，取出针芯，置入针栓，连接负压。当肾脏处于最佳穿刺位置时，嘱患者屏气，造负压的同时，穿刺针穿至预定深度后，即刻快速拔出穿刺针，用负压注射器中的生理盐水推射出肾脏组织。穿刺动作以手腕运动为主，幅度不宜过大，过程应快捷。

（2）Tru-Cut活检针穿刺法：分为手动和自动切割法两种。手动Tru-Cut针穿刺法：肾穿刺针进入到肾包膜表面，嘱患者屏住呼吸，将内芯推入肾脏2 cm，快速送入外套针，并迅速拔出穿刺针；自动穿刺枪切割法：将14G或16G穿刺针装入枪槽后，合上穿刺枪盖，打开保险按钮；根据先前测量的进针深度，或者在超声探头引导下，将穿刺针经皮送入到肾脏包膜表面，嘱患者屏住呼吸，术者按下穿刺枪的快速进针按钮，并快速取出穿刺针，取出切割槽内的肾组织。

（3）经静脉内肾活检：对于有严重出血倾向、机械通气、联合肝肾活检或的单侧（右）肾患者，可以开展经静脉内肾活检。其禁忌证包括：肾脏缩小（包膜距针点小于2 cm）、上腔静脉或右肾静脉栓塞、右颈内静脉缺如或栓塞、尿路扩张伴皮质变薄。经静脉内肾活检的优点是出血流回到静脉内、包膜穿孔的概率减少、可应用于经皮肾活检的禁忌证的患者。

6. 标本长度　所取肾组织长度通常为15～20 mm。合格的取材应包括肾皮质和/或皮髓质交界。所取肾组织不够或空穿时可重复穿刺。

7. 送检　按各项病理检查的要求分割肾组织及处理，即刻送检。通常行光镜、免疫病理和电镜检查。光镜及电镜分别采用相应的固定液固定，将肾组织置于浸有低温生理盐水的敷料或荧光标本转运液中送免疫荧光检查。

8. 伤口包扎　肾穿刺术后敷料覆盖伤口，以纱布或胶布固定。

【穿刺后护理】

（1）肾穿刺术后在肾活检穿刺点加压3～5分钟。

（2）将患者送回病房后小心平移至病床上，术后患者采取平卧位，严格腰部制动4 h（四肢可放松及缓慢小幅度活动，而严禁翻身及扭转腰部），如无高血压、肾功能不全等高危患者，肾活检术后卧床24 h。

（3）术后应常规检测血压、脉搏（1/0.5 h×4+1/h×4），尿常规，观察皮肤、面色、出汗情况、腰腹部症状及体征。

（4）出现血压下降或肉眼血尿时应反复查血常规及血细胞比容,腰腹部疼痛显著者应作B超检查,观察是否存在肾包膜下血肿。

（5）避免或及时处理便秘、腹泻及剧烈咳嗽。

（6）术后3周内禁止剧烈运动或重体力劳动。

【并发症及处理】

1. 血尿　绝大多数患者术后都有镜下血尿,而肉眼血尿的发生率较低。多数肉眼血尿发生在术后第一次小便,3～5次排尿后尿色逐渐转清,一般不超过2日。少部分在术后3～12天还会发生迟发性肉眼血尿。

2. 肾周血肿　肾周血肿在肾活检术后也较常见,多为小血肿。临床上常表现为肾活检3～5天后出现的低热、腰痛,经B超检查证实。肾周小血肿卧床休息可自行吸收消散无后遗症,较大的血肿可在3个月内吸收。

3. 大出血　对于严重肉眼血尿患者应采取积极的止血措施,包括持续静脉泵入垂体后叶素、肌注或皮下注射立止血及静脉输注维生素 K_1 等,但不主张使用容易形成血凝块的凝血药物。当患者血细胞比容下降超过6%以上或血红蛋白下降20 g/L以上或血流动力学不稳定,必须静脉补充液体,维持正常的血液循环和较多的尿液排出,以保持泌尿道的通畅,防止血凝块堵塞泌尿道。如血细胞比容及血红蛋白继续下降,则应及时输血、选择性肾动脉造影介入栓塞,必要时外科手术以控制活动性大出血。严重的肾周大血肿处理类似严重的肉眼血尿患者。

4. 尿潴留　术后部分患者因为情绪紧张而出现尿潴留,以致需要协助排尿以及采用导尿措施排尿。发生明显肉眼血尿,且尿中出现较多血凝块者,容易尿路梗阻导致严重的尿潴留。后者应采取经皮膀胱穿刺导尿或三腔导尿管导尿及反复冲洗膀胱,至患者出血终止为止。

5. 动静脉瘘　肾活检后无法解释的高血压,移植肾受者的活检部位通常可闻及血管性杂音应考虑动静脉瘘,多普勒B超检查或肾动脉造影可确诊。多数患者能在1～2年内自行吸收,严重者可在DSA下行选择性肾动脉造影采用栓塞治疗。

6. 肾周疼痛　多为轻度钝痛,较长时间、较剧烈的疼痛可能系血肿扩大和/或尿路梗阻有关。对于术后出现剧烈疼痛的患者,或不伴肾周痛而出现双下肢内侧疼痛,或腹痛,且同时出现自汗严重者,应严密观察血压及心率变化并及时测定血细胞比容及血红蛋白浓度,确定有严重出血时应及时处理。

（吴俊）

第二节　经皮中心静脉穿刺置管术

【概述】　中心静脉穿刺置管在急救科、麻醉科、心脏科、放射介入科、肾内科（血液透析科）等常被使用;采用的留置导管适用于药物治疗和输液,或者用于临时血管治疗（如球囊扩张术）、中心静脉压力监测等。初次血液透析的患者通常多用中心静脉插管进行透析,熟练掌握中心静脉置管术,会大大增加患者救治率,减少并发症。因此,要求肾内科或血液透析中心医生必须很好掌握中心静脉穿刺插管技术。

【术前准备】

1. 查看患者了解病情 是否有昏迷，心力衰竭、休克、呼吸困难等危重情况；有无心脏病、肺气肿、颈部肿块等；是否安装起搏器；是否正在抗凝治疗；是否有过颈部大手术史和放射治疗；查看胸片，了解心脏和肺部位置情况等，排除气胸、胸腔积液等；阅读血液检查，注意血小板、凝血功能等；了解既往是否有中心静脉置管史、穿刺部位，置管次数和有无感染史，以往手术是否顺利等。儿童患者可能需要基础麻醉或镇静方法。

2. 体格检查

（1）心脏听诊：主要是进一步明确是否存在明显的心血管疾病和心律失常；如术前存在心律失常，应该与置管后发生的心律失常进行鉴别。

（2）肺部听诊：注意双肺呼吸音是否正常；置管后进行对照，以便及时发现气胸等并发症；穿刺部位检查：主要是明确拟穿刺部位是否有感染或严重瘢痕形成；颈部是否有大肿瘤包块，如明显肿大的甲状腺瘤；头颈部活动是否正常；解剖学标志是否清楚；如果行股静脉穿刺，注意下肢是否已经有肿胀或脉管炎情况。

3. 准备器材和药品 ① 适合用的中心静脉穿刺套件，如套装的导管包等；选择合适长度的中心静脉导管。② 如有超声波仪器，可以常规备用。③ 急救器材，包括氧气、气管插管包等。④ 局麻药、盐水、肝素；必要时备用急救药品。⑤ 危重患者需进行监护器材。

【适应证】

（1）急性肾衰竭。急性肾衰竭患者需要透析4周以上者，最好采用皮下隧道带涤纶套的静脉导管。如因经费或技术等条件无法使用，则留置临时性静脉导管。

（2）长期血液透析患者通路失功。当维持性血液透析患者在透析过程中不能从其自身动静脉内瘘、移植血管或长期留置导管获得充足的血流量时，则需使用临时中心静脉导管；原留置长期导管感染，且无可用的成熟内瘘，就需要临时留置新导管做血液透析通路。

（3）自身免疫性疾病血浆交换疗法。

（4）中毒抢救；人工肝治疗、心力衰竭或水中毒单纯超滤。

（5）腹膜透析过渡。患者由于漏液、感染或疝气而必须停止腹膜透析，或因溶质或水分清除不佳而需要临时行血液透析时，都可能需要留置临时导管。

【穿刺技术】 在行深静脉穿刺插管时，应采用超声波引导或者超声波定位，也可采用体表标志定位方法。

1. 颈内静脉穿刺定位 在颈部由胸锁乳突肌的胸骨头、锁骨头及锁骨构成的三角内，颈内静脉行经三角顶部下面，并与颈动脉伴行。在患者没有心功能不全情况下，颈内静脉穿刺一般需要患者采用头低脚高位，标准体位是脚高头低15°～20°（Trendlenburger体位），或者在患者的颈项部加垫软物，使患者头后仰，并偏向对侧。

临床上最常采用的3种颈内静脉穿刺入路方法，即颈内静脉中间段入路（中间入路，最常用）、高位上入路（后位入路）、下位入路（低位入路）。

（1）颈内静脉中位入路法：根据解剖定位法最常采用的穿刺入路。通常有Vaughan和Prine穿刺法，进针点位于胸锁乳突肌三角的顶点，穿刺针与矢状面（中线）平行，与冠状面成30°～35°，穿刺针尖指向同侧乳头方向，在近处指向胸锁乳突肌三角的外侧缘中央或外1/3，穿刺针在颈内静脉中下段交点或稍下方进入颈内静脉，一般进针1.5～2.5 cm，即可探及静脉回抽见暗红色血液。

（2）颈内静脉下位入路法：也称低位中央入路。通常在超声波引导直视下穿刺采用，下段颈内静脉腔径比上中段宽，静脉外径可达到1.5 cm，其末端为膨大的静脉球，此处穿刺成功率很高。进针点在胸锁乳突肌三角内，在三角顶点的下方。

（3）颈内静脉高位后路法：在颈部外侧，进针点定于颈外静脉与胸锁乳突肌后缘的交点稍上方，穿刺针体与矢状面呈15°～20°，与冠状面呈10°～15°，针尖指向胸骨上切迹，进针深度一般4～5 cm，该方法进针在颈内静脉的外侧，穿刺是从外侧向内侧，误伤颈动脉概率比较大。

2. 股静脉穿刺　股静脉在股动脉内侧，股动脉外侧有股神经。把从内向外排列的静脉（vein）、动脉（artery）和神经（nerve）记为英语单词"VAN"（运货车）。一般定位是：腹股沟韧带下方约2 cm处，股动脉向内旁开0.5～1 cm进针，针与皮肤约成45°，针尖向心方向。

如果穿刺点太低，可能误穿大隐静脉在靠近股静脉的汇合处，穿刺针回抽有血液，但是引导钢丝无法顺利进入。肥胖患者穿股静脉时，建议一个助手将患者腹部皮肤上提（或上推），以便更好显露腹股沟的解剖标志。

3. 锁骨下静脉穿刺定位　锁骨下静脉是腋下静脉的延伸，它的走行是从第一肋骨的外侧至锁骨的胸骨端，然后与颈内静脉汇合形成上腔静脉。锁骨下静脉穿刺进针点也有很多，但锁骨下静脉穿刺主要有下入路和上入路两种方法，一般取右侧锁骨下静脉。

（1）下入路法：进针点在锁骨中内1/3段交界处，锁骨外下方0.5 cm处进针，针与皮肤约成15°，稍向后、向上，进入锁骨中段下方。在皮下刺入2～4 cm可进入锁骨下静脉。

（2）上入路法：患者肩部垫高，头尽量转向对侧并挺露锁骨上窝；以胸锁乳突肌锁骨头的外侧缘与锁骨上缘交界点为进针点，针与锁骨或矢状面（中线）成45°，在冠状面针干保持水平或略向前偏15°前进，通常进针1.5～3 cm，即可进入静脉。

【中心静脉穿刺插管技术的实施】　局麻后，直接超声波引导下穿刺；或用局麻针对静脉进行试探穿刺。在注射器保持轻度负压状态下进针，一旦暗红色静脉血涌入针筒内，记下针头进针位置、角度和方向，换用穿刺针接上注射器（最好用阻回血注射器），以相同的位置、角度和方向，保持轻度负压进针。如果回血是鲜红的或有搏动感，或者回血压力高，就是误穿入动脉了，必须立即退出穿刺针，进血管部位持续压迫至少10分钟以上。

当穿刺针确定进入静脉后，仔细地放入导丝，导丝应弯头朝内，从引导针进入应该很顺畅；如用阻回血注射器，则可从后端输送口直接送入导丝；防止大量血流出或者空气进入患者体内，特别是对于颈内静脉或锁骨下静脉穿刺者，要嘱患者此时不要深吸气或咳嗽。禁止在有明显阻力情况下，采用外力突破阻力强行送入导丝。在穿刺皮肤入口处，作一小切口，用扩张管使皮下隧道变宽，使留置导管可以较容易地沿导丝顺利放入静脉（详见图12-1模拟示意图）。用10～20 mL注射器检查回血情况，如留置导管位置顶贴在血管壁上，可对导管位置作一些调整，比如改变固定位置或后退一部分等方法，以纠正出现的血流量不足情况。

一般而言，放置颈部导管术后，标准的做法是作一个胸部X线检查，然后再行血液透析治疗，目的是检查留置导管位置，排除有无并发症发生等。

【留置导管的并发症】　临时性血管穿刺插管通路的并发症可分成两类：即主要大静脉穿刺的一般并发症和临时静脉插管的特殊并发症（表12-1）。

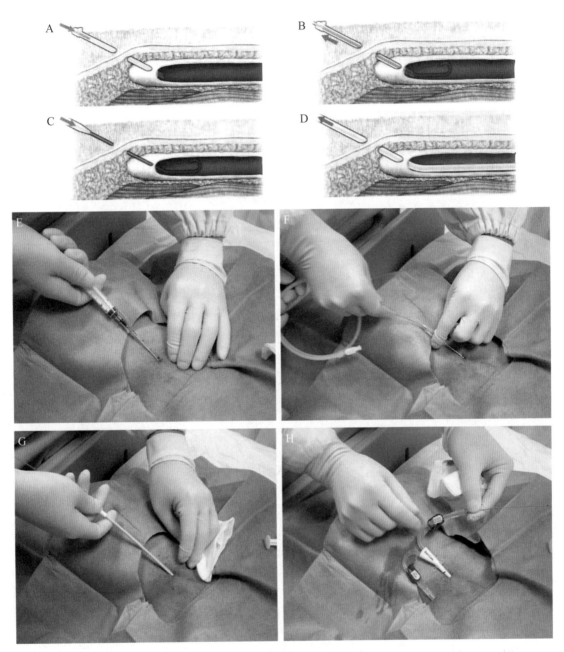

图 12-1　中心静脉穿刺插管技术

A. 穿刺针进入血管；B. 引导钢丝通过穿刺针送入血管，拔除穿刺针穿刺针进入血管；C. 通过引导钢丝，送入扩张管，扩张皮下组织，再移出扩张管；D. 通过引导钢丝，送入留置导管，并移出导丝；E. 中心静脉穿刺留置导管步骤：穿刺针进入颈内静脉，抽出血液（目前常规使用超声引导）；F. 中心静脉穿刺留置导管步骤：导丝送入穿刺针；G. 中心静脉穿刺留置导管步骤：扩张管通过导丝进入血管；H. 中心静脉穿刺留置导管步骤：临时留置导管通过导丝置入颈内静脉

表12-1　中心静脉穿刺插管可能出现的主要急性并发症

颈静脉或锁骨下静脉穿刺：
动脉损伤
局部出血
气胸或血气胸
纵隔气肿或积血
右心瓣膜穿孔
胸膜损伤
颈部血肿
臂丛损伤
胸导管损伤（左侧锁骨下静脉穿刺）
霍纳综合征
股静脉穿刺：
股部、腹膜后或盆腔血肿
腹膜穿孔
股神经损伤

　　总之，安全放置深静脉导管的技巧是当今肾科医生或透析医生必须要掌握的重要工作。目前，首先考虑的一般是颈内静脉和股静脉，如果有心功能不全，首先使用股静脉；目前推荐超声引导穿刺可以减少穿刺并发症，并减少探查次数，容易插管。实施深静脉置管的医生应当保证有足够的临床经验和较好的解剖知识，对于新手，必须要有熟练者带教、指导，遵守本章开头所述的原则，才能避免危重并发症，并顺利开始透析治疗。

（叶朝阳）

第三节　自体动静脉内瘘

　　自体动静脉内瘘是将患者的肢体动脉与表浅静脉在皮下直接吻合而形成血管通路的操作技术。最早是由Brescia和Cimino于1966年成功将患者桡动脉和头静脉吻合，并应用于尿毒症患者的临床透析治疗。自体动静脉内瘘发生感染机会较少，血栓形成风险较低，是维持性透析患者最安全、使用时间最长、最主要的血管通路。由于各个国家的国情和医疗体制的不同，自体动静脉内瘘手术的术者也有不同。在我国，超过70%的手术是由肾内科医师完成的。因此，自体动静脉内瘘手术已经成为肾内科的常规治疗技术之一。

【适应证和禁忌证】

1. 适应证

（1）慢性肾衰竭需长期行血液透析治疗的患者。

（2）糖尿病肾病患者少尿或无尿，需长期单纯超滤治疗的患者。

（3）腹膜透析失败，需改为血液透析的患者。

（4）肾移植失败，需行血液透析治疗者。

2. 禁忌证

（1）Allen试验阳性，尺动脉与桡动脉的交通支闭塞，会导致术后手掌动脉弓缺血。此时禁忌采用桡动脉做内瘘行端-端吻合。

视频2 自体动静脉内瘘手术（扫码观看）

（2）术区部位皮肤存在感染、大面积烧伤等。

（3）患者有明显凝血功能障碍、出血倾向。

（4）有心力衰竭、心律失常等基础心脏病，预计对内瘘短路导致的心输出量增加难以耐受的患者。

（5）意识障碍不能配合手术者。

【常用自体动静脉内瘘手术要点】 目前常用的自体动静脉内瘘根据手术部位和血管解剖分为：桡动脉-头静脉内瘘、肱动脉-头静脉内瘘和肱动脉-贵要静脉内瘘等。部分患者需要进行血管转位或移植来建立内瘘。下肢动静脉内瘘较少使用，有胫前或胫后动脉-大隐静脉内瘘，腘动脉-大隐静脉内瘘等。可扫描二维码观看操作视频（视频2）。

1. 术前评估及准备

（1）血管选择：对行动静脉内瘘手术的患者，应提前保护好内瘘侧肢体血管。避免在该侧肢体穿刺输液、抽血及行锁骨下静脉置管。术前充分了解患者病史及既往血管通路建立史，仔细进行动静脉系统检查，止血带检查静脉走行及静脉触诊，选择理想的造瘘静脉，必要时行血管超声或静脉造影检查。对于血管口径的要求，一般建议静脉直径大于等于3 mm，动脉直径大于等于2 mm，除了血管口径以外，特别需要考虑静脉的舒缩性。

（2）血管功能评估视诊：若静脉较细，有多处细小分支或近端加压后充盈较差，术后通畅率可受影响。触诊：若动脉搏动较弱或摸不清，提示可能存在血供不足，术后可能会出现动脉血管痉挛、静脉充盈不良等。血管超声：评估目标动静脉内径及流速情况。Allen试验：了解手掌动脉弓通畅情况及预测术后缺血可能。具体方法：在腕关节附近阻断桡尺动脉血流，通过握拳动作将手部的血液驱出，然后放开任一动脉，如在6秒内从手掌到手指可见充血，则提示有健全的手掌动脉弓存在，感染率、栓塞率和弃用率低。若血供3秒之内没有恢复，表示尺动脉与桡动脉的交通支闭塞，此时禁忌采用桡动脉行端端吻合。

（3）手术时机：由于自体动静脉内瘘需要2个月以上的成熟时间，因此，需要提前进行手术建立，通常建议在透析前3～6个月，或者肾小球滤过率小于10 mL/mim时进行。

（4）术前药品及器械准备：2%利多卡因，肝素，生理盐水；手术刀柄及刀片、巾钳、持针钳、血管钳、眼科剪、线剪、静脉拉钩、显微器械（显微镊、显微剪、显微持针钳）、7-0无损伤缝线、止血纱布等。

2. 手术要点

（1）动静脉吻合方式：常用吻合方式有侧侧吻合、端端吻合及端侧吻合。端侧吻合即静脉端与动脉侧吻合，最为常用。

（2）吻合口要求：吻合口口径目前尚无统一标准。吻合口达到5 mm时，内瘘血流量可在500 mL/min（血泵流量达到200～250 mL/min）以上，即可达到透析要求。当上臂内瘘吻合口径超过8 mm时，有可能出现高输出量心力衰竭。

（3）手术过程：以前臂动静脉端侧吻合为例。术侧肢体外展，消毒范围应扩大至切口以上20 cm。确定好动脉与静脉位置后，切开皮肤，钝性分离皮下组织，分别游离动脉及静脉，充分剥离动静脉表面的被覆筋膜。结扎静脉分支，离断静脉，以肝素生理盐水冲洗静脉近心端血管腔，检查静脉通畅程度。阻断动脉血流，显微剪纵行切开动脉壁，肝素盐水冲洗，以7-0无损伤缝线将动静脉进行连续或间断缝合，缝合完毕后依次放开静脉近心端和动脉远心端、近心端，恢复血流供应。检查吻合口是否通畅，静脉侧血管是否充盈。注意静脉近心端有无狭窄，同时注意吻合口周围有无出血点。吻合成功的标志是吻合口附近可触及震颤，听诊有吹风样或枪击样杂音；缝合皮肤，无菌敷料包扎。

3. 术后护理

（1）术后因静脉压力升高，淋巴回流受阻，手部及前臂可有不同程度的肿胀。术侧手部应适当抬高，以促进静脉回流，减轻肿胀。

（2）每天检查血管吻合口是否通畅，若静脉侧触到震颤，听到血管杂音，表示瘘管通畅，否则应怀疑血栓形成，需及时处理。

（3）术肢勿测血压、穿刺及压迫。

（4）通常血管内瘘需要4～6周成熟时间，才能进行穿刺使用。

（5）内瘘使用时穿刺针应距吻合口5 cm以上，静脉针与动脉针相距5 cm以上。

（6）尽量避免定点穿刺，建议采用绳梯法或扣眼法穿刺，以免形成假性动脉瘤及血栓，导致感染。

（7）透析穿刺后压迫止血压力要适当，以免出血及血栓形成，阻塞内瘘。

【自体动静脉内瘘并发症及处理】

1. 出血与渗血 术后早期轻微渗血可给予局部换药，适度压迫（以不阻塞血流为宜）；如仍出血不止或出血量较大，应拆线，找到出血部位，进行缝扎。晚期出血多由内瘘过早使用引起，注意避免。

2. 血管狭窄 血管狭窄是动静脉内瘘常见并发症之一。引起狭窄的原因主要为血流动力学改变导致的血管内膜增生、手术操作对血管的损伤、反复血管穿刺损伤及尿毒症毒素对血管的影响。主要表现为内瘘血流量不足，亦可表现为狭窄远心端的血管扩张或波动增强，最终可导致动静脉内瘘血栓形成和闭塞。狭窄最常见于吻合口附近，尤其在距吻合口静脉端数厘米内，以及反复穿刺部位和血管分权部位。若内瘘血管内径狭窄大于50%，且血流量不能满足充分的血液透析，可考虑行经皮腔内血管成形术或血管狭窄重建术。

3. 血栓形成 血栓形成是引起动静脉内瘘闭塞、丧失功能的常见并发症。主要原因包括：自身血管条件差、手术操作损伤、局部压迫、内瘘使用不当、过度脱水以及低血压等。血管超声可准确测定血栓部位。可行血管内溶栓术及用带气囊的导管或手术取栓。

4. 窃血综合征 又称透析相关肢体缺血综合征，是指动静脉内瘘成形术后动脉血液向血流压力较低的静脉系统分流过多，导致肢体末端血供不足，出现苍白、麻木、发凉、疼痛、坏死等一系列缺血的表现。常见于全身性动脉硬化及糖尿病患者，特别是上述高危患者的上臂动静脉内瘘。缺血症状较轻者不需立即手术治疗；若症状较重（感觉减退、缺血性疼痛）者需行手术治疗，以免组织坏死。术前的仔细病史询问和动脉血管评估，以及手术中的吻合口直径的控制，是预防窃血综合征发生的重要措施。

5. 肿胀手综合征（静脉高压症） 动静脉内瘘术后术侧前臂远端尤其是手背部常有轻度水肿，数日后多可自行缓解。若动脉血进入静脉引起远端静脉压增高，静脉回流受阻，导致毛细血管内压力升高，则产生持续性进行性重度水肿，可伴疼痛、冻疮样改变或手指淤血等临床表现，称为肿胀手综合征。引起肿胀手的原因除动脉血流增加以外，通常合并有静脉血管的狭窄或闭塞，早期可以通过握拳增加回流，减轻水肿；长期肿胀必须进行患肢物理检查和血管影像检查，明确病因和病变部位，并进行手术治疗。

6. 动脉瘤和瘤样扩张 内瘘术后数月或数年吻合口静脉端扩张，隆起于皮肤表面并伴有搏动,称之为动脉瘤。内瘘狭窄和反复穿刺损伤是主要原因,另一易忽视的原因为长期持续的高血压,其中动脉化的静脉局部发生扩张,伴有搏动,称为真性动脉瘤或动脉瘤样扩张。由于穿刺出血,在血管周围形成血肿,血肿壁机化后又与内瘘相通,伴有搏动者称为假性动脉瘤。动脉瘤直径<3 cm保守治疗即可。动脉瘤直径>3 cm,伴神经静脉压迫症状、瘤体感染或动脉瘤壁薄易破裂者需行手术治疗。

7. 充血性心力衰竭 动静脉瘘可增加回心血流,引起心脏前负荷增加,心脏舒张末期容积增大,每搏排血量随之增多,诱发心力衰竭。常见于上臂动静脉内瘘且吻合口直径过大(>6 mm)患者,前臂特别是腕部内瘘引起心力衰竭少见。术前心脏功能评价十分重要,通常射血分数小于30%时,要慎重考虑手术决定。但是由于透析患者的射血分数随透析脱水量变化影响较大,因此需要动态综合评价患者的心脏功能状态。根据患者心脏功能及耐受情况,可选择重新建立新内瘘或采用带涤纶套皮下隧道中心静脉导管作为血管通路,或改为腹膜透析。

8. 感染 动静脉内瘘感染既可以发生于围手术期伤口,亦可见于日常穿刺血管部位。局部可表现为红肿热痛,可有脓性或血性渗出液。侵犯血管壁时可致血管破溃出血,也可导致血栓形成,引起血管闭塞。全身表现可为毒血症和菌血症,常表现为透析后一过性发热;发生败血症时可表现为透析结束前发热,之后持续高热,伴有寒战和大汗,全身状况恶化。血检白细胞升高,血培养阳性。应暂停使用内瘘,改用临时性血管通路。多数情况下自体动静脉内瘘对抗生素治疗反应良好。有脓肿形成时应及时切开引流,如有脓栓形成,应当放弃内瘘。

9. 内瘘成熟不良 内瘘成熟不良是指内瘘建立以后经过6～8周的成熟和功能锻炼后,仍不能满足充分透析所需要的血流量。常见原因为静脉血管偏细、动脉硬化伴狭窄、内瘘吻合口狭窄等。术前评估十分重要,选择合适的动静脉血管,以及良好的手术技巧,是防止内瘘成熟不良的重要因素。经皮球囊扩张促成熟及内瘘重建术对纠正内瘘成熟不良有较好的疗效。

(张玉强)

第四节 移植血管动静脉内瘘

【概论】 根据上海市血液透析登记统计,采用自体血管造瘘已占到84.2%,血管移植内瘘仅为2%。国内患者一般只是在无法制作自体血管内瘘时才会考虑建立动静脉移植内瘘(AVG),故移植内瘘的占有率明显低于欧美发达国家,国内开展血管移植动静脉内瘘较好的透析中心其所占比例为10%左右,多数不足2%,在国内推广应用血管移植建立动静脉内瘘的任务仍十分艰巨,存在经济、医疗保险、手术技术、移植血管材料等诸多问题,需透析医师和相关外科医师共同努力。

【移植血管的种类及选择】

1. 移植血管的种类

(1)生物性血管:主要包括以下几种:① 自体血管如大隐静脉。② 同种异体血管。③ 异种血管如牛颈动脉,取材容易、抗原性强、血管制作程序复杂,临床极少使用。

(2)非生物血管:主要是人造血管,有各种长度及直径的成品可供选择,用于AVG的材料主要有膨体聚四氟乙烯(E-PTFE)和聚醚-氨基甲酸酯(PEU),近几年开始应用即穿型人工血管

（Acuseal等）。

2. **移植血管的选择** 美国新版K/DOQI血管通路指南提出，合成及生物血管材料应根据外科医生的经验和偏爱来选择，合成和生物材料的选择应考虑个人经验、技术和费用；没有证据支持锥型血管优于均一型血管，有外支撑环好于无支撑环的，有弹性的好于无弹性的；初期通畅率有相似的结果。

（1）人尸动脉：具有血管壁厚、弹性好、支架作用强、组织相容性佳、来源容易、价格低廉等优点，其处理方法有物理方法（冷冻辐射法）和化学方法（乙醇乙醚法）两种。用包装袋封装后以^{60}Co 25 kGy照射消毒，置常温下保存待用，一次辐射消毒通常可保存1～2年。

（2）膨体聚四氟乙烯人造血管（E-PTFE）：人造血管具有组织相容性好、长期通畅率高、血流量大、口径和长度可任意选择、能用于反复穿刺及使用时间长等优点。缺点是价格昂贵、手术难度高、术后易发生血清性水肿等并发症。

（3）自体大隐静脉：自体大隐静脉切取后不需要作任何处理，可直接用于移植血管内瘘手术，临床上多用来作短距离移植血管搭桥或处理自体血管内瘘并发症。

（4）异种血管：目前在我国已被废弃。

3. **移植部位及配对动、静脉的选择**

（1）上肢前臂腕关节上2～4 cm桡动脉，与肘窝处贵要静脉或周正中静脉，直桥式血管移植。

（2）上肢前臂肘窝下2～4 cm处，桡动脉起始部与肘窝处的头静脉贵要静脉、正中静脉，襻式U形血管移植。

（3）上肢上臂肘窝处肱动脉与头静脉或贵要静脉、正中静脉、肱静脉、腋静脉，U形移植和直桥式J形移植。

（4）上臂中段（肘窝上2～4 cm）肱动脉与贵要静脉或头静脉、肱静脉，U形移植，移植血管襻由上臂延伸至前臂。

（5）上肢腋窝腋动脉与腋静脉或贵要静脉，上臂襻式U形移植。

（6）上臂腋窝腋动脉与肘窝处正中静脉或贵要静脉，上臂直桥式移植。

（7）下肢大腿股动脉与大隐静脉根部或股静脉，下肢大腿襻式U形移植。

（8）特殊部位：如移植血管通过胸壁皮下隧道在腋动脉与髂静脉、股动脉与腋静脉之间行直桥式搭桥，颈部选用左锁骨下动脉与对侧锁骨下静脉作"项链式"弧形移植血管搭桥。

【血管移植的方式】

1. **直桥式（"J"形）移植** 所选动脉与静脉相距大时可采用该术式，移植血管皮下隧道呈直形、弧形、"C"形、"J"形等，移植血管两端与自体血管通常作端侧吻合或端端吻合，如选择肱动脉、腋动脉、锁骨下动脉、下肢股动脉；肱静脉、腋静脉、锁骨下静脉、股静脉、髂静脉必须做端侧吻合，移植的血管可供透析穿刺使用。移植部位可选择上肢前臂和上臂等，移植血管的材料可选用人尸动脉、静脉和人造血管，直桥式血管移植临床较常用。

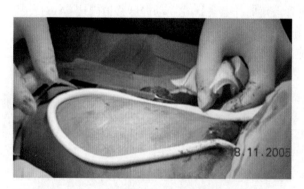

图12-2 U形移植血管（由叶朝阳教授提供）

2. **襻式（"U"形）移植** 该术式最为常用，手术部位多选择四肢，在前臂、上臂或大腿处移植血管通过"U"形皮下隧道,将其两端分别与所选的动、静脉端侧或端端吻合(图12-2)。除上述所选择的血管必须进行端侧吻合外,对于可以使用端端吻合方法的血管,在"U"形血管移植中建议也采用端侧吻合。

3. 间插式移植 多用于动静脉内瘘并发症的治疗,将失功的AVF或AVG上的病变部分如血栓形成、狭窄、堵塞、感染及局部动脉瘤形成等,作节段性切除后,选用相应长度的移植血管在两个断端间插入搭桥。

4. 跨越式移植 与间插式不同的是,该术式不切除病变部位,在其两端选择相应长度的移植血管跨越失功动静脉内瘘病变部位进行血管移植搭桥,跨越的移植血管皮下隧道应与原来内瘘血管保持一定距离,可呈直形,也可为弧形。移植血管应选择来源方便的血管。

【血管移植的手术方法与步骤】

1. 手术前检查 凝血功能、心脏功能的评估、血管影像学检查。查体应包括双侧上肢血压以确定内瘘手术的可行性、外周血管脉搏的强弱以帮助选择手术部位、Allen试验以确定血管吻合的方式及避免肢体远端缺血性坏死、上肢水肿情况以判定静脉回流是否有障碍和提高手术的成功率。

2. PTFE移植血管的吻合 移植血管与自体动脉、静脉作端侧吻合时,可将移植血管剪成斜面,以增加吻合口长度,防止术后狭窄(图12-3)。吻合血管可选用6-0双针无损伤缝线缝合。血管缝合方式:① 单纯间断缝合法:该法简单,止血充分,不易造成吻合口狭窄,用于血管的端端吻合,也可用于端侧吻合时血管前壁的缝合。② 单纯连续缝合法:其优点是缝合速度快、吻合口漏血少、可预防吻合口扩张、血流量较恒定,适合血管吻合口直径在5 mm以上的血管吻合,端端、端侧、侧侧吻合均可使用。参见图12-3。③ 水平褥式间断缝合和水平褥式连续缝合法:具有血管壁外翻充分、内膜对合良好、血液不接触缝合材料等优点,适用于较大的血管吻合。

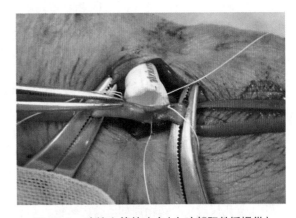

图12-3 移植血管的吻合(由叶朝阳教授提供)

3. 皮下隧道 用皮下隧道器做襻式"U"形或直桥式"J"形、弧形、"C"形皮下隧道,深浅要适中,过深不易穿刺,过浅可发生感染或局部皮肤坏死。移植血管穿过隧道时应避免扭曲、成角和受压(图12-4)。

4. 开放血流 先开放动脉端,待移植血管内空气由静脉端吻合口针眼排尽后再开放静脉血流,对吻合口漏血或针眼渗血可先采用纱布压迫数分钟,通常可以止血,如有喷射状出血或经压迫止血无效时再作必要的修补。在吻合口附近触及明显的血管震颤,证实血流

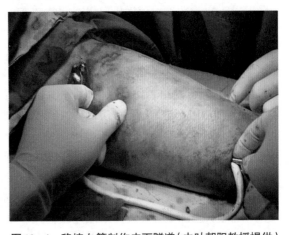

图12-4 移植血管制作皮下隧道(由叶朝阳教授提供)

通畅后再缝合皮下组织和皮肤。

5. 术后处理 手术后常规静脉使用有效抗生素3～5天，选择抗生素应考虑对残余肾功能的保护。对有高凝状态的患者，可使用低分子肝素3 000～5 000 U，每天1次连续3天，根据凝血功能改善情况可调整为隔日1次，直至控制高凝状态，或采用口服华法林、肠溶阿司匹林抗凝治疗1～2周。抬高术侧肢体，避免受压迫，一般4～8周在血清性水肿完全消退后开始穿刺使用。

【移植内瘘的常见病发症及处理】

1. 血栓形成 移植血管内瘘血栓形成的发生率为9%～19.8%，分为早期血栓形成和晚期血栓形成。一般认为术后1个月内发生的血栓，称早期血栓形成。术后1个月以上或开始穿刺使用作常规透析后出现的血栓，称晚期血栓形成，血栓形成是移植血管内瘘失功最为常见的原因。

（1）早期血栓形成的常见原因：① 吻合口狭窄。② 移植血管皮下隧道内扭曲、成角、受压。③ 术中血管内膜损伤。④ 术后移植血管周围血肿形成、血清性水肿及术后体位不当压迫移植内瘘。⑤ 解剖因素。⑥ 吻合血管时内膜外翻不足或有外膜组织翻入血管内膜。⑦ 术前存在高凝状态。⑧ 各种原因引起的低血压状态。⑨ 血管内膜病变，如糖尿病、系统性红斑狼疮引起的周围血管病变等。⑩ 手术侧肢体近心端有中心静脉导管留置史，导致其狭窄甚至闭锁；术后使用止血药不当也是导致早期血栓形成的原因。

（2）晚期血栓形成的原因：① 吻合口内膜过度增生所致的狭窄，多发生于术后数月或数年。② 穿刺使用不当，如过早使用、反复定点式穿刺、透析后压迫止血力量过大、加压包扎太紧及时间过长。弹力绷带加压止血持续时间应不超过1 h，应每15～20分钟松解1次，1 h后完全放开，提倡人造血管内瘘在手术后6～8周开始使用，或血清性水肿完全消失后可以考虑使用，使用阶梯式穿刺而避免区域或定点式穿刺。③ 移植血管内瘘流出道内膜增生性狭窄，是导致晚期血栓形成的主要原因。④ 血栓性静脉炎。⑤ 反复发生的透析低血压。

（3）处理：① 首先是采取相应措施进行预防，防治血管内膜增生最重要的是避免或者最大限度地减少内皮细胞的损伤，手术操作提倡 "no touch technique"。药物雷帕霉素（西罗莫司）、紫杉醇（PTX）等防治内膜增生在研究中。局部给药方式包括药物涂层人工血管内壁、植入经药物涂层的支架、血管吻合处注入药物、放置或注入含有药物的聚合胶等。② 药物溶栓法：在血栓形成4～6 h采用尿激酶等药物局部血管内溶栓，以10万U尿激酶加生理盐水5 mL，缓慢注入人工血管栓塞段，每日1次，可用2～3次，通常在使用2次后无效即可停止使用；不完全性血栓也可静脉注射，尿激酶20～30万单位加生理盐水100 mL静脉滴注。药物溶栓原则上是越早越好，栓塞时间超过8 h不考虑药物溶栓。③ Forgaty导管取栓法：是目前较为常用及有效的方法，在栓塞发生8 h至2周后均可使用，手术成功率可达68%，术前采用彩色多普勒血管B超或血管造影，确定血栓部位及范围，自体静脉段栓塞发生率高于动脉。手术采用臂丛麻醉或局部麻醉，方法是在吻合口远端1 cm处跨越移植血管作一横向皮肤切口，分别暴露游离长3～4 cm移植血管动脉段及静脉段，在移植血管前壁上作0.5 cm横切口，选择7F球囊导管（Forgaty导管或高压球囊）由切口插入，其深度应越过血栓部位，拔出内芯导丝，在所用导管规定的最大容量范围内，向球囊中注入生理盐水，保持球囊扩张状态缓慢将血栓拉出，先取静脉段血栓，后取动脉段，可反复多次直到认为血栓头被完全清除为止，并用肝素盐水反复冲净管腔，间断缝合血管切口，由动脉端注入尿激酶5万U加生理盐水5 mL以溶解残留血栓，开放血流。④ 间插式血管移植术。⑤ 跨越式血管移植。⑥ 移植物补片术：大小的血管补片间断或连续缝合将血管切口封闭。⑦ 经皮球囊导管扩张术：在移植血管的动脉端和静脉端分别穿刺植入鞘管，采用普通球囊取栓、Rotex取栓技术或加尿激酶溶栓。

⑧ 重建移植血管内瘘,这是处理血栓形成内瘘堵塞并发症最后方法。

2. 感 染 常导致 AVG 功能丧失,还可以引起菌血症、脓毒血症、败血症和细菌性心内膜炎等严重并发症而危及生命,一旦发生难以控制的移植内瘘感染,应迅速将移植血管摘除。

(1)常见原因:① 移植血管的材料:异种血管移植感染率最高。② 移植部位:上肢移植内瘘感染率低于下肢,特别在下肢腹股沟部的血管移植内瘘感染的机会增加。③ 手术及穿刺的污染:手术、穿刺内瘘无菌操作不规范,术后 1 周内护理不当,建议对于移植血管内瘘手术后使用绷带将切口完全覆盖包扎,2～4 天换药 1 次,如有较多的渗出或出血随时更换。④ 过早使用:可增加感染发生率,宜在术后 6～8 周待水肿完全消退后使用。⑤ 抗生素使用不足:在围手术期没有常规应用有效抗生素;在围手术期应静脉注射有效、足量的抗生素 3～5 天。

(2)处理:局部表浅的皮肤感染或移植血管内瘘周围轻度感染,可局部抗菌药物涂搽、湿敷及静脉使用抗生素治疗外,对无法控制的感染应尽快摘除移植血管,感染部分切除后通常需要作内瘘修复手术,间插式及跨越式移植血管搭桥是常用方法,并同时静脉注射有效抗生素,治疗及时可挽救部分 AVG,部分患者在感染病灶切除后不能立即修复内瘘,可作二期手术,待感染完全控制后再考虑重建 AVF。

3. 动脉瘤 动脉瘤有真性动脉瘤和假性动脉瘤之分,瘤体属血管的膨大部分,其内壁为血管内膜组织称为真性动脉瘤;瘤体与血管相邻并相通,内壁为纤维组织是假性动脉瘤,血管 B 超及造影可以确诊。真性动脉瘤发生部位多在血液透析穿刺点远端,其形成原因包括持续性内瘘局部高压、近心端血管狭窄或闭锁、吻合口过大引起的高速血流、内瘘的过早使用、透析定点式穿刺等。而假性动脉瘤的发生多由血液透析结束后穿刺点压迫移位造成,以人造血管移植内瘘最多见。

处理,对于直径小于 3～4 cm、瘤壁较厚的动脉瘤,一般不需作特别处理,只要选用松紧适度的弹性护腕;瘤体直径大于 5 cm 并影响患者生活、感染、压迫血管和神经引起剧烈疼痛及肢体末端严重缺血时应进行手术干预。

4. 血清性水肿 血清性水肿主要发生于人造血管移植,上肢襻式("U"形)移植的发生率可高达 95%,表现为移植血管周围弥漫均匀性肿胀(也称为均质性水肿),血清性水肿多发生在术后 1～3 天开始出现,一般持续 3～6 周常可自行消肿。形成原因:① 人造血管材质及纤维排列方向、顺序、密度,当血液流经人造血管时,血清可以由血管壁网眼渗出。② 人造血管内压力增加。③ 严重贫血、低蛋白血症、凝血功能异常引起的血黏度降低。随着人造血管制造技术的改进和质量的不断提高,血清性水肿持续时间逐渐缩短。处理:一般无需做特殊处理,在术后尽量抬高术侧肢体有利于水肿的消退,对消退缓慢的患者,可采用红外线照射,每天 2～3 次,每次 20～30 分钟。手术 1 周后在非血液透析日可做热敷及硫酸镁湿敷。

5. 充血性心力衰竭 由于移植动静脉内瘘血液分流,可引起回心血量增加,舒张末期容积扩大,每搏心排量增加。移植内瘘吻合口大小控制标准的掌握要难于自体血管内瘘,吻合口直径为 5～7 mm 最合适,如果移植内瘘也采用该标准则吻合口狭窄、堵塞的发生率将会明显增高。

处理:发生心脏功能衰竭时,首先应排除和纠正内瘘分流以外的原因,如患者是否达到干体重状态、存在顽固性高血压、严重营养不良和贫血、心肌明显缺血、器质性心脏疾病引起的心律失常等,在完除外其他原因后可作如下处理:① 移植内瘘缩窄术,包括手术缩小和固定直径环状物套入术。② 间插式血管移植,移植一段小口径锥形人造血管(3～5 mm 可供选择)。③ 直接结扎关闭内瘘,对于心力衰竭难以控制可考虑内瘘结扎术。④ 建立无分流透析通路,在结扎内瘘术后实施,包括肢体动脉浅置术、隧道式长期导管;腹膜透析。⑤ 预防措施,手术前准确评估心脏功能,纠正或明显改善影响心脏功能的不利因素，在手术设计AVG时应尽量远离心脏，掌握控制适合的血管吻合口直径。

6. 窃血综合征　一般在手术后数周出现临床症状，多见于伴有血管病变的患者等，多见于内瘘侧侧吻合的手术方式，特别是前者可因肢体远端静脉回流高压形成而加重缺血。术前血管超声、造影、Allen试验检查对非手术侧动脉通畅程度的判断和评估是必不可少的，可以明显预防、减少及避免该并发症的发生。（具体分级和处理参见自体内瘘）。

7. 肿胀手综合征　肿胀手综合征也叫静脉高压征，由于静脉回流障碍、毛细血管内压升高使手部出现持续性肿胀。原因与下列因素有关：① 内瘘吻合方式选择不适当。② 手部静脉回流障碍，如静脉近心端狭窄、闭锁。③ 缩窄性心包积液形成回流心脏时的高阻力。④ 静脉瓣功能障碍。

主要表现为术侧手部持续性肿胀、静脉曲张、手指颜色变暗、疼痛、皮肤糜烂、坏死。肿胀可以蔓延整个上肢，可出现前胸壁的静脉曲张，血管B超及造影可以明确诊断。

处理：① 重在预防，重视术前血管和心脏功能评估；手术避免血管侧侧吻合，结扎吻合口附近较大静脉分支，或直接在较大分支近心端手术。② 结扎吻合口静脉侧的远心端。③ 明确静脉狭窄，对于锁骨下静脉狭窄，可考虑PTA或放置血管支架。④ 严重者应关闭移植内瘘。

8. 其他并发症　① 心内膜炎主要继发于移植血管内瘘的细菌感染，首先进行有效、足量、足程抗生素治疗，如不能控制应及时摘除感染的AVG。② 缺血性神经改变，多发生在糖尿病患者，以肌肉麻痹、肢体疼痛乏力、而术侧肢体末端并无缺血症状为主要临床特征，严重者经肌电图等检查确诊后关闭移植内瘘。

（叶朝阳）

第五节　血　液　透　析

【定义】　血液透析是终末期肾病（ESRD）患者最常用的肾脏替代治疗之一，也应用于急性肾损伤（AKI）、急性药物或毒物中毒等治疗。血液透析是利用半透膜原理，将患者血液与透析液通过体外循环同时引入透析器，在透析膜两侧呈反向流动，借助透析膜两侧溶质的浓度梯度、渗透梯度和水压梯度，通过扩散、对流和吸附清除体内毒素；通过超滤清除体内潴留的水分；同时补充机体需要的物质，纠正电解质和酸碱平衡紊乱。

【适应证】

1. 终末期肾病（ESRD）

（1）终末期肾病（ESRD）患者开始透析时机：终末期肾病（ESRD）患者透析时机的选择通常根据患者的原发病、临床表现、肾脏功能（eGFR）检查结果以及经济条件等因素综合考虑决定。通常当尿毒症患者eGFR为$10\sim12$ mL/（min·1.73 m²）时，需要进行透析前评估、作透析准备。当尿毒症患者eGFR低于8 mL/（min·1.73 m²），伴有明显尿毒症症状或容量负荷过度症状时，需要开始透析治疗。

（2）ESRD患者开始透析指针：① 顽固性细胞外容量负荷过度和（或）高血压。② 饮食限制和药物治疗难以纠正的高钾血症。③ 碳酸氢盐治疗难以纠正的代谢性酸中毒。④ 饮食控制和磷结合剂治疗不能控制的高磷血症。⑤ 红细胞生成刺激剂和铁剂治疗难以纠正的肾性贫血。⑥ 无法解释的身体功能或全身健康状况减退。⑦ 近期出现体重下降和营养状况恶化,特别是伴有恶心、呕吐或其他消化道症状。

（3）ESRD患者出现下列情况时,需要紧急进行透析治疗:① 神经功能紊乱,如出现脑病表现或尿毒症脑病、精神障碍。② 无其他原因的胸膜炎或心包炎。

2. 急性肾损伤　AKI患者应综合考虑临床状况,包括可通过透析改善的临床症状和实验室检查指标,而不是仅根据血BUN和Scr值决定何时开始透析治疗。当AKI患者出现危及生命情况时（高钾血症,代谢性酸中毒,肿瘤溶解综合征,顽固性肺水肿,心包炎,脑病等）,应紧急开始透析治疗。

3. 急性药物或毒物中毒　通常蛋白质结合率低,在体内分布均匀,分子量小的药物或毒物急性中毒可使用血液透析治疗。

4. 严重水、电解质和酸碱平衡紊乱。

5. 其他　如严重高热、低体温等。

【血液透析实施】

1. 建立血管通路　可靠的血管通路是血液透析成功实施的前提条件。动静脉内瘘（AVF）是血液透析患者最理想的永久性血管通路,包括自体内瘘和移植物内瘘。中心静脉留置导管（CVC）是血液透析患者建立血管通路的另一途径,分为无隧道无涤纶套导管（临时导管）和带隧道带涤纶套导管（长期导管）。CVC可选择颈内静脉、股静脉或锁骨下静脉。

2. 抗凝治疗　血液透析时需应用抗凝治疗以防止血液在体外循环时发生凝固,合理的抗凝是血液透析顺利进行的必要保证。血液透析时常用抗凝剂是普通肝素,需根据患者凝血状态个体化调整。存在活动性出血或明显出血倾向时,可选用小剂量肝素化、局部枸橼酸、阿加曲班抗凝或无抗凝剂等方式透析。无活动性出血性疾病,血浆抗凝血酶Ⅲ活性50%以上,血小板数量正常,但脂代谢和骨代谢异常程度较重者,推荐使用低分子量肝素抗凝。并发肝素诱发血小板减少症,或先天性、后天性抗凝血酶Ⅲ活性50%以下患者,推荐使用阿加曲班或枸橼酸钠抗凝。

3. 血液透析处方　常规血液透析通常每周3次,每次4～5 h。使用中空纤维透析器,血流量大于200 mL/min,使用碳酸氢盐透析液,透析液流量500 mL/min。在我国及一些发展中国家,每周2次透析还比较普遍,其每次透析时间应不少于5 h。建议适当补充每次超滤量如何决定。

4. 评估透析充分性指标　每周3次血液透析患者$spKt/V$应大于1.2,目标$spKt/V$为1.4。相当于$stdKt/V$为2.1。每周2次血液透析患者,残余肾功能$Kru > 2$ mL/（min·1.73 m^2）时,$spKert/V$应大于2.0。

5. 血液透析患者管理及定期评估

（1）初次（新进入或转入）血液透析患者进行乙型肝炎、丙型肝炎、艾滋病和梅毒血清学的检查。建议开始透析不满6个月患者,每1～3个月检测1次;维持性血液透析6个月以上患者,每6个月检测1次。

（2）每1～3个月检测1次血常规,肝、肾功能,血电解质,血钙、磷,血气分析。有条件者检测血糖,血脂等。

（3）每3个月评估1次铁代谢状态、营养和炎症状态、Kt/V和URR及血iPTH水平。

（4）建议每6～12个月检测1次心血管结构和功能,包括心电图、心脏超声、外周血管超声等。

（5）建议每3～6个月检查胸部正侧位片。

（6）定期进行血管通路功能评价。

【并发症】

1. 低血压　低血压是血液透析过程中最常见的并发症，主要因血容量减少过多或过快、血管收缩性不良（透析液温度过高、透析过程中进食、透析前应用抗高血压药等）、心脏因素及一些少见因素（如心包填塞、心肌梗死、隐匿性出血、透析器反应等）所致。透析过程中发生低血压时，大部分患者诉头晕或恶心，有些表现为肌肉抽搐。部分患者症状很隐匿；一些患者直到血压降至极低水平之前没有任何症状。

治疗：若病情允许，将患者取头低仰卧位，停止超滤，同时通过静脉管路快速输注生理盐水100 mL或根据病情需要给予。密切观察病情，一旦生命体征稳定，可恢复超滤，但开始超滤速度要慢。

2. 肌肉痉挛　多由于低血压，超滤过度，低血容量（低于干体重）或低钠透析引起。最常见的原因是与低血压有关。

治疗：根据发生原因防治。预防低血压可防止大部分痛性肌肉痉挛发生。使用钠梯度透析可减少痛性肌肉痉挛发生。补充肉毒碱可减少透析中肌肉痉挛发生率。

3. 恶心和呕吐　多种原因引起。稳定的血液透析患者多由于低血压引起，也可以是失衡综合征早期表现。另外，透析器反应、胃轻瘫、透析液污染或成分不当亦可引起。

治疗：首先是治疗相关的低血压。若恶心和呕吐持续存在，必要时可给予止吐药。

4. 发热和寒战

（1）致热源反应，较常见，多为残余消毒液或变性蛋白残留等引起，少数由于透析温度过高、输血反应、超滤过多等所致。患者透析前无发热，发热一般出现于透析开始后1 h内，透析结束后消失。

（2）感染性发热，系由细菌等各种病原体感染所致，偶由透析器具或透析液被病原体污染引起。常在透析前发热，透析期间畏寒、发热可加重，透析结束后可持续发热。

（3）导管相关性感染患者常在导管操作后（透析开始时和结束时）立即出现寒战和发热。

（4）预防与治疗：① 若复用透析器，应严格消毒，按标准程序进行，使用前冲洗充分。严格无菌操作，恰当设定透析液温度。② 明确原因。非感染性热源反应，予糖皮质激素或抗过敏药物治疗；感染性发热，积极抗感染治疗。③ 重视导管相关性血流感染预防与控制。中心静脉留置导管时应遵守最大限度的无菌屏障要求，认真执行手消毒程序。定期更换穿刺点覆盖的敷料。接触导管接口或更换敷料时，应进行严格的手卫生。

5. 头痛　较常见，其原因不明，部分可能与轻度失衡有关，需排除神经系统并发症。可在透析中给予对氨基乙酰酚治疗。降低透析液钠浓度，纠正患者镁缺乏有助于预防。

6. 失衡综合征　是发生在透析中或透析后不久的一组以神经系统症状为主的综合征。轻者头痛、烦躁不安、恶心、呕吐、肌肉痉挛；重者可发生定向障碍、癫痫及昏迷。

治疗：轻者对症治疗，减慢血流速度，并可考虑提前结束透析；有肌肉痉挛时可给予高渗盐水或高糖注射。重者停止透析，注意气道管理及支持疗法。

预防：紧急透析患者在开始几次血液透析时采用诱导透析方法，逐步增加透析时间。慢性透析患者适当增加透析液钠浓度。

7. 透析器反应

（1）A型（过敏反应型），常发生在透析开始后最初几分钟，亦可延迟至透析开始后30分钟或更长时间。可有灼热、呼吸困难、窒息濒死感觉，偶有心脏骤停甚至死亡。轻者表现为搔痒、荨麻疹、咳嗽、鼻卡他、流泪、腹部绞痛、腹泻等。

治疗：应立即停止透析，不回输透析器和管路内血液，丢弃管路和透析器；同时按抗过敏反应处理，应用肾上腺素，或抗组胺药、糖皮质激素。

预防：透析器充分预冲。注意透析器环氧乙烷消毒日期。部分透析器反应与合并应用ACEI类降压药物有关，则应停用。

（2）B型（非特异性型），常发生于透析开始后20～40分钟。主要表现为胸痛和（或）背痛，需注意与心肌缺血及心绞痛鉴别。

治疗：主要是支持治疗，予以吸氧及对症治疗，可继续血液透析。

预防：换用不同透析膜透析器可能有效。

8.心律失常　多见冠心病、心力衰竭、电解质紊乱、尿毒症心肌病、贫血、低氧血症。针对病因治疗并予以相应抗心律失常药物。

【血液透析意外预防和处理】

1.空气栓塞　是血液透析中潜在的严重并发症。常由于泵管破裂、透析过程中输液不慎、透析结束时回血不慎等导致空气注入所致。患者出现胸痛、咳嗽、呼吸困难，甚至死亡。

治疗：立即夹闭静脉管路并停止血泵。立即将患者置于左侧卧位、头低脚高位。发生空气栓塞时，应给患者吸入纯氧，禁忌心脏按压。进一步可行心肺支持治疗，必要时送高压氧治疗。

2.透析器破膜　透析膜一旦破裂，透析器漏血，需立即停止血液透析并更换新透析器。复用透析器应严格遵守透析器加压试验常规操作。密切注意透析管道的通畅度，常可防止或减少透析中透析膜破裂的发生率。

3.血液透析管路脱落　透析管路接口松脱，会发生血液透析管路脱落，引起失血甚至发生休克。较易发生松脱的地方是管路接头处。

预防：固定管路时，应留有给患者活动的余地，稍加注意即能预防。对特殊患者透析治疗过程中应加强观察。

（张伟明）

第六节　腹膜透析管植入及拔除术

腹膜透析是终末期肾衰竭患者的有效肾脏替代治疗方法之一。成功的腹膜透析治疗首先需要植入功能良好的腹膜透析导管，目前临床上常用由硅胶材料制成的双涤纶套腹膜透析导管。患者在透析治疗过程中出现某些并发症或退出腹膜透析时需要拔除腹膜透析导管。

腹膜透析管植入术

【定义】　指将腹膜透析导管植入患者腹腔的操作，有外科手术切开法、腹腔镜法、穿刺法及Moncrief-Popovich法植管。

【适应证】　需要行腹膜透析治疗的患者。

【操作步骤】

1. 术前评估及准备

（1）患者评估：植管前需对患者进行全面评估，包括腹部情况（特别是腹部手术史、疝、消化系统疾病史等）；合并疾病情况；心肺功能等。

（2）术前准备

- 与患者及家属充分沟通，签署手术知情同意书。
- 血常规、出凝血功能检查包括血红蛋白、血小板、凝血酶原时间、活化部分凝血酶原时间、纤维蛋白原等。
- 术前常规感染指标筛查。
- 根据患者情况选择合适的导管。
- 根据患者肥胖程度、腹围、腰带的位置、生活习惯及既往手术切口确定导管植入的位置和隧道出口的位置并做好标记。
- 植管前嘱患者排空肠道和膀胱。
- 术前用药：术前1 h预防性使用抗生素，通常选用第一代或第二代头孢菌素1克；术前半小时可酌情使用止痛及镇静药物。

（3）植管方式选择

- 外科手术切开法：为维持性腹膜透析患者植管的常用方法。该方法确切可靠，并发症少，适用于绝大部分患者，但要求操作者技术娴熟，有一定的外科手术基本功。
- 腹腔镜法：该方法可在直视下将腹膜透析导管末端置于膀胱直肠窝或子宫直肠窝。此法安全、创伤小、恢复快。但通常需要全身麻醉，对技术和设备要求较高，价格较为昂贵，需由专科医师实施，较适用于有既往腹部手术史、需同时行粘连松解或解决其他外科问题的患者。
- 穿刺法：有套管针法和Seldinger法，可在床旁进行，快速，简便，Seldinger法近年来使用逐渐增多。需要紧急透析或床旁植管的患者更适合穿刺法植管。
- Moncrief-Popovich法：将腹膜透析导管的皮肤外部分完全埋在皮下隧道内，使浅部涤纶套在无菌条件下愈合，4～6周后在距皮下袖套远端2～3 cm处切开小口，将导管的远端部分引出皮肤，再开始透析。

2. 植管操作步骤

（1）外科手术切开法

- 按下腹部手术常规消毒、铺巾。
- 手术切口通常位于耻骨联合上9～13 cm，右侧或左侧旁正中切口。
- 用1%利多卡因在皮肤切口处进行局部分层浸润麻醉。部分患者可根据病情选择腹横筋膜、硬膜外或全身麻醉。
- 在标记的皮肤切口处做长约3～5 cm的皮肤切口，采用钝性与锐性分离相结合的方法，分离皮下脂肪并止血，直达腹直肌前鞘。
- 在腹直肌前鞘做纵行小切口，切开2～4 cm，推开肌肉，酌情再次局部麻醉，钝性分离腹直肌到达腹直肌后鞘。
- 提起并切开腹直肌后鞘，暴露腹膜。用血管钳轻轻提起腹膜，在确认未钳夹肠管后，在腹膜上切开小孔，用血管钳夹住小孔边缘，行荷包缝合，暂时不结扎。荷包缝合时应确认未缝住肠管或网膜。如患者腹膜菲薄，可连同腹直肌后鞘一起缝合。

- 将腹膜透析导管置于生理盐水中浸泡,并轻轻捻压2个涤纶套,充分湿润。将已用石蜡油润滑的导丝穿入腹膜透析导管内,导管末端应空出2~3 cm的距离。
- 将内含导丝的腹膜透析导管末端进入腹膜荷包口,顺腹壁向下滑行至膀胱底部,此时患者常诉有便意,表明导管末端已达膀胱直肠窝或子宫直肠窝,可拔出导丝。
- 固定导管的深部涤纶套,以免导管脱出。在深部涤纶套下将荷包扎紧打结。向导管内注入适量生理盐水或腹膜透析液,如引流呈线状则表示导管功能良好。
- 间断缝合腹直肌前鞘,将深部涤纶套埋入腹直肌鞘内。
- 确定导管在皮肤的出口位置,使浅部涤纶套距出口2~4 cm。出口处局部麻醉,隧道针引导导管穿过皮下组织,自上而下呈弧形从皮肤引出,隧道出口方向朝向外下方。连接腹膜透析外接短管,确认无渗血、渗液后,依次缝合皮下组织和皮肤。采用无菌敷料覆盖手术切口和隧道出口。

（2）Seldinger法
- 消毒、铺巾、麻醉同外科切开法。
- 在皮肤切口标记部位切开2~3 cm,分离皮下组织直达腹直肌前鞘。
- 从腹直肌前鞘酌情再次局部麻醉穿刺路径。
- 推荐采用超声实时引导以确保合适的穿刺路径。将穿刺针与装有生理盐水的10 mL注射器连接,手握注射器将穿刺针从暴露的腹直肌前鞘向尾侧进针,朝盆腔底部方向缓慢进针,通常与水平成45°,进针同时轻推注射器,并嘱患者鼓起腹壁,针尖进入腹腔时可有突破感。
- 固定穿刺针,连接注射器注入适量生理盐水,在腹壁和网膜、肠襻间形成间隙,以利于后续操作。
- 将导丝绕性端从穿刺针末端送入腹腔,深度约18 cm,确保导丝进退通畅。退出穿刺针,保持导丝在位。
- 沿导丝置入带撕脱鞘的扩张导管,注意行进方向与导丝保持一致,避免导丝弯折。扩张导管突破腹膜时有明显落空感,此时避免过分用力造成腹腔内脏器受损。之后将带撕脱鞘的扩张导管尽可能紧贴腹壁继续前行,期间应确保导丝进退顺滑。随后将鞘内的扩张导管连同导丝一并撤除,遗留撕脱鞘在位。
- 将腹膜透析导管在导丝的引导下沿撕脱鞘紧贴腹壁向盆腔底部方向送入腹腔,直至深部涤纶套到达撕脱鞘末端。助手撕开并抽出撕脱鞘,注意固定导管避免滑出,随后退出导丝。
- 导管内注入适量生理盐水或腹膜透析液,如引流呈线状则表示导管功能良好。
- 确认导管功能良好后,稍用力将深部涤纶套推送进入腹直肌鞘内。
- 建立皮下隧道、连接外接短管、缝合等同外科切开法。

【并发症】　出血、感染、腹膜透析液渗漏、腹腔内脏器损伤、导管功能障碍等。国内外相关指南建议并发症发生率应低于以下：脏器（肠道、膀胱等）损伤＜1%；显著出血（需输血或手术干预者）＜1%；早期感染（植管2周内发生的腹膜炎或出口处感染）＜5%；渗漏＜5%；导管功能障碍需要复位、重置管或导致技术失败＜15%。

腹膜透析管拔除术

【定义】　患者在透析治疗过程中出现某些并发症或退出腹膜透析时需要拔除腹膜透析导管,将腹膜透析导管拔除的操作。

【适应证】

- 难治性腹膜炎。
- 复发性腹膜炎。
- 真菌性腹膜炎。
- 重现性腹膜炎、分枝杆菌腹膜炎、多种肠源性微生物所致腹膜炎治疗无效。
- 严重隧道和/或出口感染。
- 腹膜透析管破损且破损部位接近出口处。
- 腹膜功能衰竭无法达到透析充分或其他并发症导致不能继续腹膜透析。
- 肾移植或肾功能恢复无需继续腹膜透析。

【操作步骤】

- 术前评估和准备同腹膜透析管植入术；确认深部和浅部涤纶套的位置。
- 常规消毒铺巾，局部麻醉后在深部涤纶套部位，原来切口旁做皮肤切口，钝性分离皮下组织和脂肪，找到腹膜透析导管。
- 剪断导管的皮下隧道段，在深部涤纶套远端提起腹膜透析管，自上而下逐步钝性分离深部涤纶套，完全游离深部涤纶套后将腹膜透析管腹内段拔出，缝合腹膜及腹直肌后鞘。
- 出口处皮肤局麻后做一小切口，分离浅部涤纶套。完全游离浅部涤纶套后将腹膜透析管拔除。
- 依次缝合皮下组织和皮肤，无菌敷料覆盖。

【并发症】　出血、感染、腹膜透析导管腹内段断裂。

（方炜）

第七节　持续性不卧床腹膜透析

持续性不卧床腹膜透析（CAPD）是目前国内使用最多的腹膜透析模式。自1976年报道CAPD治疗慢性肾衰竭获得满意疗效以来，维持性腹膜透析得到快速的发展，逐渐成为一体化治疗中的一项重要措施。

【CAPD的定义】　CAPD是每天持续24 h的腹膜透析，夜间长时间留腹，白天交换数次（一般2～4次）。简单易行，不需特殊的仪器设备，费用相对较低，是使用最广泛的一种透析方式。它提供持续性的治疗和稳定的生理状态，保护残余肾功能；能够较好地清除中分子毒素；患者居家治疗，独立性强，生活相对自主。

【CAPD的适应证】　各种病因导致的终末期肾病（ESRD）需要进行肾脏替代治疗的患者。尤其具有残余肾功能、有血液透析禁忌证或无条件进行血液透析、肝硬化腹水患者，以及喜欢独立生活、需要继续工作的患者。

CAPD的禁忌证包括：

（1）慢性持续性或反复发作性腹腔感染或腹腔内肿瘤广泛腹膜转移导致患者腹膜广泛纤维化、粘连，严重腹膜缺损。

（2）严重的皮肤病、腹壁广泛感染或腹部大面积烧伤患者。

（3）难以纠正的机械性问题，如外科难以修补的疝、脐突出、腹裂、膀胱外翻等。

（4）精神障碍又无合适照顾者的患者。

【CAPD的操作步骤】

1. 准备 ① 操作环境保持整洁，紫外线消毒，清洁桌面，避免空气流通，准备挂架、小桶。② 患者及操作者（如果患者不是自行操作）戴口罩、洗手。③ 检查腹膜透析液外包装、有效期、浓度种类，加热腹膜透析液；检查碘液微型帽有效期及包装。④ 分离管路，挂高透析液袋，并将废液袋放入小桶。

2. 连接 取下身上短管，确保短管处于关闭状态，取下碘伏帽迅速将短管与双联系统连接并旋紧，连接时注意短管口朝下。

3. 引流 打开短管开始引流，观察引流液的颜色和性状，引流完毕后关闭短管旋钮。

4. 冲洗 折断出口塞，保持管理通畅，慢数5秒，待废液袋有液体流入后管路夹夹闭出液管路。

5. 灌注 打开短管开关，使腹膜透析液灌注入腹腔，灌注结束关闭短管。

6. 分离 ① 撕开碘伏帽外包装，检查碘液浸润情况。② 短管朝下，将短管和腹膜透析液双联系统分离。③ 取出碘伏帽，旋紧短管口。④ 妥善固定短管，引流液称重。

【CAPD相关感染性并发症】 腹膜透析感染性并发症包括腹膜透析相关性腹膜炎和导管相关感染（出口处及隧道感染）。以往腹膜炎的发生率较高（12个患者月1次），自从连接装置改进后，发生率明显下降。但是，腹膜炎仍然是CAPD患者技术失败及死亡的重要原因，临床上要时刻注意预防及积极正确的治疗。

1. 腹膜炎 每个中心都应该检测腹膜炎感染率的情况，至少每年1次。一般使用标准的例/患者年记录腹膜炎的发生率，也可换算成X次/年。中心腹膜炎的发生率应低于0.5次/年，优秀的中心低至0.18～0.20次/年。

（1）临床表现和诊断：① 腹膜炎临床特征，例如腹痛和/或流出液浑浊。② 透析液引流液WBC>100/μL或>0.1×10⁹/L（存腹时间大于2 h），多形核细胞（PMN）>50%。③ 流出液细菌培养阳性。

上述标准符合2条以上，可以诊断腹膜透析相关性腹膜炎，其中腹膜透析液细菌培养的阳性结果不仅有助于诊断，对于后续治疗的抗生素选择及疗程有指导意义。同时也可以了解本中心的细菌耐药情况，帮助该中心经验性治疗时抗生素的选择。此外，了解引起感染的致病菌可以帮助推测可能的感染原因。为了增加培养的阳性率，建议在使用抗生素前，使用血培养技术进行腹膜透析液的细菌培养。

（2）治疗：经验性抗生素治疗在留取微生物标本后应尽早开始，根据每家中心的情况确定使用的抗生素，腹腔加药。推荐万古霉素（15～30 mg/kg，5～7天）或一代头孢菌素覆盖革兰阳性菌，联合第三代头孢菌素或氨基糖苷类抗生素针对革兰阴性菌。一旦明确培养和药敏结果，要调整抗生素，缩小抗菌谱的范围。不同致病菌治疗的疗程不尽相同。治疗后要注意观察引流液的变化情况，并重复腹膜透析液常规及CRP等检查。治疗腹膜炎的首要目的是挽救生命和保护腹膜，如果采用合适的抗生素治疗5天，腹膜透析引流液仍不清亮考虑为难治性腹膜炎，推荐尽快拔除导管。其他需要拔管的指针包括真菌性腹膜炎、再发性腹膜炎、难治性出口感染和隧道炎等。感染控制后，可以考虑再次置管，恢复腹膜透析。

2. 导管相关感染 导管相关感染包括出口处感染和隧道感染，可以单独或同时存在。

（1）定义：① 出口处感染：出口处有脓性分泌物，伴有或不伴有出口处皮肤发红。如果只有皮肤发红，而没有分泌物，可见于感染早期、皮肤过敏、导管牵拉损伤等。② 隧道感染：沿着导管的皮下隧道处出现红、肿、压痛、硬结等炎性表现，或者超声检查提示。

（2）预防：① 置管前鼻拭筛查金葡菌携带者，如果阳性，鼻腔局部使用莫匹罗星治疗。② 置管前预防性使用抗生素，术前1 h使用第一代头孢菌素。③ 仔细选择出口处的位置，易于操作，方便清洁，避开腰带和皮肤皱褶处，避免容易导致创伤和感染的位置。④ 隧道出口方向向外向下，皮下涤纶套距出口2 cm左右。⑤ 置管术后注意导管制动，出口由透气性好的无菌敷料覆盖，观察敷料有无渗血渗液，如无异常，不要过早频繁的更换敷料。⑥ 术后正确护理，并由腹膜透析专职护士对患者及家属进行教育及再教育。⑦ 注意出口处皮肤清洁，每周至少2次及每次洗澡后进行出口处清洁护理，局部使用生理盐水、聚维酮碘、洗必泰等制剂。

（3）治疗：导管相关感染可以由各种致病菌引起，最常见的致病菌是金葡菌和绿脓杆菌。如果不及时治疗会引起腹膜感染，需要拔管。

- 分泌物涂片及培养（需氧和厌氧）。
- 每天护理出口处，局部使用抗生素软膏，如莫匹罗星等。
- 口服或静脉使用抗生素，绿脓杆菌感染常常需要2个抗生素联合治疗。
- 非绿脓杆菌感染有效抗感染疗程至少2周，绿脓杆菌感染疗程至少3周。
- 顽固性的导管相关感染（积极治疗3周无效）的患者，需要拔除腹膜透析管。如果没有引起腹膜炎，可以在拔管同时，抗生素治疗下，选择新的出口处及隧道位置，再次置管。如果引起了腹膜透析感染，拔管后抗感染治疗至少2周以上，才可以再次置管。

【CAPD非感染性的并发症】

1. 机械性的并发症　CAPD由于腹腔压力的增大，容易产生各种渗漏等机械性的并发症，包括胸膜漏、阴囊鞘膜积液、后腹膜渗漏等，引起超滤减少及相应部位的症状，如严重的胸膜漏出现胸腔积液及气急、胸闷，鞘膜积液出现阴囊肿大。如果没有有效的改善，会直接导致患者技术失败率的增加。

（1）胸膜漏：患者多表现为右侧胸腔积液，胸水糖浓度的增高可以帮助诊断。同位素扫描、增强CT（腹膜透析液中加入造影剂）、美兰试验敏感性差，存在一定的假阴性。部分患者暂停CAPD，改IPD（减少留腹液体量）或临时血液透析过渡可以缓解。顽固性胸膜漏的患者充分引流胸腔积液后，经胸腔引流管注射黏合剂（多西环素、香菇多糖等），引起胸膜炎症粘连可以起到明显的治疗作用，减少患者的掉队。

（2）后腹膜渗漏：非常隐匿，除了超滤短期内显著减少，或者无法解释的超滤过少以外，没有任何的伴随症状。如果没有及时处理，患者可能因为超滤不足，无法维持容量平衡而产生不良临床预后，或退出腹膜透析。腹部MRI或增强CT检查可以帮助诊断，其中MRI的敏感性更强。对于无法维持容量平衡的患者，临时IPD（1升腹膜透析液留腹）或血液透析过渡可以纠正后腹膜渗漏。

（3）阴囊鞘膜积液：超滤减少和阴囊肿大。注意和腹股沟疝鉴别。部分患者暂停CAPD，改IPD（减少留腹液体量）或临时血液透析过渡可以缓解。泌尿外科手术缝合可以改善。

（4）腹壁疝：疝气部位有突起，可以伴有超滤减少。外科修补可以帮助改善。

2. 透析不充分　高质量腹膜透析应包含影响腹膜透析患者预后的各个方面，包括容量控制、钙磷矿物质代谢、心血管风险的控制、营养等。CAPD患者确保透析充分的策略包括：① 保护残肾功能，清除尽可能多的毒素和水盐。② 选用合适的腹膜透析液，配以合适的透析处方，腹膜清除足够的水盐及毒素。③ 饮食控制,避免水盐及各种物质摄入过多。④ 药物治疗(降磷、促红素等)。CAPD处方调整方法有限,患者需要综合上述各个方面,确保透析的充分性。

（1）CAPD患者增加溶质清除的方法

• 增加交换容量:增加留腹液体量既能最大限度增加浓度梯度,又能增加腹膜有效表面积,在增加清除率方面比增加交换次数更为有效(如每天4×2.5 L比每天5×2 L的效果更佳)。但是,增加留腹容量会增加腹压,疝和渗漏的发生率可能会增加。

• 增加每天的交换次数:增加交换次数可以最大限度增加浓度梯度,从而增加小分子毒素的清除率(Kt/V),可以有效增加患者的超滤。但是,分子量大的毒素清除率的增加有限。平均分配留腹时间,在同样的腹膜透析剂量下可以达到最高的清除效果。

• 增加透析液浓度:既增加超滤量,又增加了对流所产生的物质转运,增加了清除率。但会增加高糖、高脂、肥胖的危险,长期使用会导致腹膜损坏。

（2）改善CAPD患者容量超负荷的方法:腹膜透析患者容量超负荷是影响患者预后的重要危险因素。因此,对于CAPD患者需要定期评估患者的容量状态,准确记录尿量及超滤量,积极寻找引起容量负荷增加的原因,并进行干预。

• 严格限制水盐摄入:只要出现容量负荷增加,进一步限制水盐摄入总能起到一定的缓解作用,尤其是每天尿量和超滤量并不少的患者,严格限制水盐摄入是改善容量超负荷的主要手段。

• 对于有残肾功能的患者,使用大剂量的利尿药:襻利尿剂呋塞米虽然无法保护残肾功能,但是在尿量＞100 mL的腹膜透析患者中,使用大剂量呋塞米可以产生显著的利钠利尿作用,有助于患者容量的控制。

• 寻找可逆因素进行干预:对于容量负荷增加同时伴有超滤减少的CAPD患者,积极寻找引起超滤减少的可逆因素(如渗漏、导管功能异常等),对因处理。

• 调整腹膜透析处方:增加腹膜透析液的葡萄糖浓度,或者缩短留腹时间,可以增加超滤量。但是,会增加患者的葡萄糖负荷,对腹膜及代谢产生不利影响。同时,高浓度短时留腹,由于钠筛现象的存在,虽然超滤量增加,但是由于腹膜透析钠清除的不够,容易产生口渴,不利于患者容量的控制。夜间留腹使用葡聚糖,可以明显改善CAPD患者的超滤。

（朱彤莹）

第八节　自动化腹膜透析

【概述】　自动化腹膜透析(APD)是一种采用自动化腹膜透析机进行透析换液的腹膜透析模式,近年来发展极为迅速。传统的CAPD透析方式存在诸多缺陷,如操作相对繁琐、需要相应的操作人员、影响正常的学习和工作、不适合腹膜高转运患者、腹膜炎发生率高,上述因素促进了腹膜透析技术的革新。因此,APD技术应运而生。APD运用机器替代人工操作,对患者的生活工作影响小,可大幅度提高腹膜透析患者生活质量。与CAPD相比,APD的主要优点:液体交换操作较少,一般不影响患者白天的正常生活,对于日间需要正常工作或学习的人群而言,是最为适宜的腹膜透析方式。对于需要他人协助完成腹膜透析的人群(如生活无法自理的老龄患者或儿童),APD

亦是一种极佳的治疗选择。

【APD的定义及发展历史】 APD是通过自动化装置将一定容量的透析液注入腹腔，透析液于腹腔停留后，再自动将透析液引出的腹膜透析方式。整个过程由计算机程序控制完成，具有可靠高效、多用途、减少频繁人工操作、允许个性化透析处方的特点。

20世纪60年代，Norman设计了一种能够预设透析剂量和留腹时间的自动装置，成了现代自动腹膜透析的雏形。80年代初，Diaz-Buzo进一步改良了APD技术，提出了持续循环腹膜透析（CCPD）。患者使用机器夜间液体交换3～4次，白天腹膜透析液留腹。这种方式尽可能降低了连接频率，从而降低腹膜炎风险，是目前最为常用的APD模式。

【APD适应证、禁忌证及最佳适用人群】

1. 适应证 ① 各种病因所致的终末期肾病。② 急性肾损伤需要肾脏替代治疗。③ 急性药物或毒物中毒。④ 无条件进行血液透析或血液透析有禁忌证。⑤ 充血性心力衰竭、急性胰腺炎、肝性脑病、高胆红素血症等也可考虑采用。

2. 禁忌证 与CAPD相同，绝对禁忌证包括：① 慢性或反复发作性腹腔感染或腹腔内肿瘤广泛转移导致腹膜广泛纤维化、粘连。② 严重的皮肤病，腹壁广泛感染或腹部大面积烧伤。③ 严重的腹膜缺损或难以纠正的机械性问题，如外科难以修补的疝。④ 无合适照顾者的精神疾病患者。

3. 优选人群 ① 日间需要正常工作或学习。② 需要他人协助完成腹膜透析操作（如老年人、儿童、残疾人）。③ 残肾功能较差的腹膜高转运患者。④ 合并腹壁疝、渗漏或灌注痛等机械问题。⑤ CAPD不能达到透析充分性或容量平衡。⑥ 体型过大或过小。⑦ 有紧急透析指征但合并血流动力血不稳定、出血风险或出血性疾病、腹壁机械问题，如难治性充血性心力衰竭、脑出血、腹壁疝修补术后。

【APD透析模式】 APD常用透析模式包括：持续循环腹膜透析（CCPD）、间歇性腹膜透析（IPD）、潮式腹膜透析（TPD）和持续性流动性腹膜透析（CFPD）。

1. 持续循环腹膜透析（CCPD） CCPD是自动化腹膜透析最常用的透析方式。

（1）适用人群：该透析方式主要适用于仍正常工作、学习的腹膜透析患者及需要他人照料的腹膜透析人群，如老人、儿童、盲人等。对于低转运、低平均转运且透析充分性不达标的CAPD患者，可尝试CCPD以提高透析效果。

（2）常用处方：CCPD的透析液交换方式与CAPD正好相反，透析效率与CAPD相似。基本方式为患者入睡前将腹膜透析管与腹膜透析机连接，先排空腹腔内透析液，然后夜间进行3～5次透析液交换，每次留腹2.5～3 h，夜间总循环时间10～12 h；于次日晨最末次透析液进入腹腔后关闭腹膜透析机，患者与腹膜透析机分离，日间透析液一般留腹12～14 h。

优化持续循环腹膜透析（OCCPD）是一种特殊的CCPD方式，日间腹膜透析液交换＞1次。该方案可以显著增加小分子溶质清除率和日间的液体超滤量。

2. 间歇性腹膜透析（IPD） IPD为非持续性，部分时间存在干腹的APD模式。

（1）适用人群：对于缺乏CRRT设备的中心，IPD可作为紧急透析的首选治疗方案。紧急置入腹膜透析管后，小剂量IPD治疗可显著降低切口渗液可能，如腹膜透析时出现明显腰背部疼痛且不能耐受或并发腹壁疝、导管周围及后腹膜渗漏的患者，IPD可作为临时治疗方式。IPD溶质清除率略差，一般不适用于长期维持性腹膜透析患者。

（2）常用处方：标准的IPD方式为每周透析4～5天，每次腹腔内注入透析液1～2 L，每次留腹30～45分钟，透析日总治疗时间8～10 h。

夜间间歇性腹膜透析(NIPD)是夜间进行的1种IPD腹膜透析模式,也等同于白天干腹的CCPD。NIPD白天干腹,总体留腹时间较短,对于中分子物质的清除相对较差。

3. 潮式腹膜透析(TPD)　TPD开始时向患者腹腔灌注一定量的腹膜透析液,留腹一定时间后引流部分透析液,然后继续灌注新鲜透析液,使腹腔内始终留有一定容积的腹膜透析液,直至当日全部腹膜透析治疗结束后,将腹腔内的透析液尽可能引流干净。在夜间进行的TPD称NTPD。

(1)适用人群:在注入和引流腹膜透析液出现疼痛及导管引流不畅的患者首选推荐TPD。由于TPD治疗腹腔无干腹状态,腹腔内溶质清除和水分超滤持续进行,所以相比CAPD和CCPD,TPD可以增加小分子溶质清除。对腹膜高转运患者,TPD可提高透析充分性、改善超滤量。

(2)常用处方:TPD首先灌注一定量的透析液(一般不超过2 L),然后每个周期引流及注入透析液(设置潮式百分比10%~80%),约10 h,当日治疗结束后排空腹腔内透析液。

4. 持续流动性腹膜透析(CFPD)　CFPD使用2根腹膜透析管或1根双腔导管置入腹腔,透析液从1根导管持续注入、夹闭流出管,当腹腔内透析液达到要求的容量后,开放流出管,控制腹膜透析液的注入和流出液流速平衡。

(1)适用人群:主要适用于某些重症急性肾损伤(AKI)的治疗,尤其适合凝血功能障碍、血流动力学不稳定、AKI合并急性胰腺炎及婴幼儿AKI患者。CFPD需要使用特定的导管和消耗大量透析液,因此限制其在临床广泛推广使用。

(2)常用处方:一般透析液的流速控制在150~250 mL/min。CFPD与常规APD治疗相比,小分子溶质清除增加3~8倍。如70 kg的患者接受CFPD治疗,流速40 mL/min,每晚透析8 h,每周透析5次,每周腹膜Kt/V可以达到2.5。

【APD透析充分性】　对于终末期肾衰患者,2020年5月国际腹膜透析协会(ISPD)新出台指南"目标导向的高质量腹膜透析",建议将"充分"透析改为"目标导向"透析,定义为"患者和治疗团队共同决策制订切实可行的目标,提供个性化的高质量透析使患者达到自己的生活目标。"不再强调小分子溶质清除Kt/V > 1.7,需要综合考虑患者的钙磷代谢、血红蛋白、体液平衡等因素。如果症状、营养和容量均得到控制,无需为溶质清除达标而更改透析处方。

而针对AKI患者,2014年ISPD指南推荐每周Kt/V ≥ 3.5,轻症患者或条件限制每周Kt/V应至少 ≥ 2.1。

【APD并发症】　APD并发症与CAPD基本相似,包括① 感染相关并发症:腹膜炎、导管相关感染。② 非感染相关并发症:导管功能障碍、疝、腹膜透析液渗漏等。APD与CAPD相比,除腹膜透析相关性腹膜炎的诊疗略有区别,其余并发症的处理同CAPD。

2016年ISPD腹膜透析相关性腹膜炎诊断标准需符合下列3项中的2项或以上:① 腹痛、透出液浑浊,伴或不伴发热。② 透出液WBC > 100×10^6/L,其中多形核中性粒细胞 > 50%。③ 透出液培养有病原微生物生长。由于APD患者留腹时间较短,如透出液WBC < 100×10^6/L,但中性粒细胞比例 > 50%,仍应诊断腹膜炎。对于日间干腹的APD患者,应给予1 L腹膜透析液留腹1~2 h再送检标本。

APD相关性腹膜炎治疗与CAPD基本相同,基本方法可参考ISPD相关指南,但操作细节略有不同:① 仅日间腹腔内注射头孢菌素的患者,夜间腹腔内药物浓度往往低于大部分病原体的最低抑菌浓度(MIC),故推荐头孢菌素持续给药。② 万古霉素腹腔内间断给药和持续给药,效果相当。③ APD留腹时间短、透析剂量大,腹腔内药物浓度往往较低,但腹膜炎期间是否应临时改CAPD或适当延长留腹时间仍不明确,而且APD患者难以在短期内熟悉适应CAPD操作。

APD和CAPD患者腹膜炎的复发率、病死率、技术失败率相似；但APD患者透出液白细胞升高时间和抗生素治疗时间更长。APD患者腹腔内常用抗生素给药剂量示例，见表12-2。

表12-2　APD患者腹腔内抗生素给药常用剂量

抗 生 素	剂　　　　量
头孢唑林	20 mg/kg, 1/d
头孢吡肟	1 g, 1/d
万古霉素	LD 30 mg/kg, MD 15 mg/kg, 每3～5天（添加于长留腹的透析液中）
妥布霉素	LD 1.5 mg/kg, MD 0.5 mg/kg, 每天（添加于长留腹的透析液中）
氟康唑	200 mg, 每24～48 h

注：有残余肾功能患者（尿量≥100 mL/d）使用经肾脏清除的药物时剂量应增加25%；LD：负荷剂量；MD：维持剂量。

【APD在特殊人群的应用】

1. APD在终末期肾衰（ESRD）患者开始紧急透析的应用　部分ESRD患者由于就诊过晚或某些原因导致肾功能急剧下降，需要开始紧急透析治疗，但上述人群往往合并凝血功能障碍、血流动力学不稳定、血管通路建立失败、生命体征危重等血液透析反指征，应用APD开始紧急起始腹膜透析成为安全有效的肾脏替代治疗方式，有着非常广阔的应用前景。

紧急起始腹膜透析定义：ESRD患者需要在2周内接受透析治疗但尚未建立长期透析通路，以腹膜透析作为起始透析方式。与血液透析相比，紧急起始腹膜透析可以明显减少短期内中心静脉置管所导致的败血症和血栓形成的风险，同时并不增加远期腹膜炎、腹壁疝和渗漏的发生率。目前常用的APD透析处方：单次留腹容量1～1.5 L，总治疗时间10～12 h/d，透析总剂量8～10 L/d。逐渐增加留腹剂量，2周后开始维持性腹膜透析治疗。

2. APD在AKI患者的应用　应用APD治疗AKI具有治疗费用低、处方灵活、对医疗设备要求低的特点，尤其适用于下列情况：① 难以建立血管通路。② 血流动力学不稳定。③ 存在出血风险或出血性疾病。④ 需要清除中、大分子毒素。⑤ 难治性充血性心力衰竭。⑥ 缺乏CRRT设备的偏远或基础医疗机构。⑦ 儿童或婴幼儿患者。

APD治疗AKI时，腹膜透析置管入方式除常规手术切开和腹腔镜置入法外，Seldinger法经皮穿刺是近期发展最为迅速的置管方法。该方法有快速、简便、微创、可于在床边开展的优点，便于迅速起始肾脏替代治疗。APD治疗AKI的透析处方应根据患者的个体情况进行个性化制订。对于稳定的AKI患者，每周Kt/V应≥2.1；对于危重症AKI患者每周Kt/V应≥3.5。

3. APD在疝修补术后过渡期的应用　腹膜透析液可导致患者腹腔内压力升高，所以腹膜透析患者疝的发生率显著增加（约7%）。疝平均发生时间为透后1年，随着透析时间的延长，相应风险每年递增20%。通常需要外科无张力修补缺口，为了降低腹腔内压力、减少切口感染、促进组织愈合，疝修补术后可用APD作为术后过渡，具有精确控制入液量、保证透析充分性、维持腹腔内压力在安全范围的特点；同时并不增加术后渗漏和腹壁疝复发的风险。

目前上述人群的APD处方尚无统一标准，但是可以简单概括为：术后24 h内至术后3天开始APD治疗，原则上予以平卧位、小剂量（约1 L）、多循环的治疗方案。随后逐渐增加留腹剂量，2～3周恢复术前的透析方案。具体的腹膜透析推荐处方可参考表12-3。

表 12-3　疝修补术后 APD 推荐处方

术 后 时 间	透 析 处 方
当晚～第1周	平卧位,夜间交换10次以上,每次1 L,白天干腹
第1周～第2周	平卧位,夜间交换10次以上,每次1.5 L,白天干腹
第3周起	恢复术前透析方案

【APD 的发展方向】

1. 联机制备 APD 透析液　理想的 APD 透析剂量往往高于 CAPD,甚至高达 20～25 L/d。透析液的费用、运输、储存等诸多不便限制了 APD 在临床运用。通过可移动设备联机制备大剂量无菌、无致热原的透析液技术已在血液透析中广泛应用,借鉴血液透析中积累的经验,将其延伸至制备腹膜透析液成为1个可行的发展方向。随着 APD 技术的广泛开展,联机 APD 也将逐步进入临床应用。

2. APD 的数据共享和远程操控　为了能够实时动态监测腹膜透析患者的治疗情况,提高患者腹膜透析治疗信心、改善治疗依从性、早期发现和干预腹膜透析并发症、降低住院率和掉队率,具有数据分享和远程操控的 APD 应运而生。2019年具有双向远程数据传输功能的 APD 机器在国内上市,其收集患者端的数据并发送给诊所,基于以上数据临床医生可远程调节设备程序,增强对患者的管理。

（徐天）

第九节　连续性肾脏替代疗法

【定义和技术分类】　连续性肾脏替代疗法(CRRT)是指采用每天连续24 h 或接近24 h 的任何一种连续性血液净化技术,以替代受损的肾脏功能,维持机体内环境稳定。CRRT 为一组血液净化方法的总称,其主要特点是采用低阻力、高效能血液透析(滤过)器,缓慢和连续地清除溶质和水分。

随着 CRRT 技术不断发展,其临床应用范围已从最初救治急性肾损伤,扩展到救治各种临床常见危重病如重症胰腺炎、急性呼吸窘迫综合征(ARDS)、多器官功能障碍综合征等,成为一种多器官功能支持(MOST)的治疗技术。

根据血管通路、水和溶质的清除原理,CRRT 可分为如下4种:

1. 连续性动-静脉血液滤过(CAVH)和连续性静-静脉血液滤过(CVVH)　治疗中采用通透性高的半透膜,溶质清除依靠对流作用完成,水分清除依靠超滤作用完成。CAVH 指引出的血液来源于动脉,最后回流入中心静脉,体外循环的血流驱动力为动-静脉压力差。CAVH 时血流量为50～100 mL/min,超滤率为10～15 mL/min,溶质清除明显不足,目前已基本被淘汰。

CVVH 时体外循环的血液从中心静脉引出,再回到静脉,体外循环的血流驱动力由 CRRT 机器的血泵提供。CVVH 的血流量可达100～300 mL/min,超滤率可达10～30 mL/min。

2. 连续性动-静脉血液透析(CAVHD)和连续性静-静脉血液透析(CVVHD)　主要依靠弥

散作用清除溶质，可克服CAVH和CVVH对小分子溶质清除效率低的缺点。当前多采用较大面积的高通量透析器，小分子和中大分子溶质均可被有效清除。目前临床多采用CVVHD。

3. 连续性动-静脉血液透析滤过（CAVHDF）和连续性静-静脉血液透析滤过（CVVHDF）采用膜通透性高的滤器，治疗中透析和滤过同时进行。与单纯血液滤过比较，小分子溶质的清除效率显著提高；与单纯透析相比，中大分子溶质的清除效率也显著提高。目前临床多采用CVVHDF。

4. 缓慢连续单纯超滤（SCUF）　治疗中仅清除水分，不能清除溶质。可每日24 h连续进行或根据脱水需要而决定治疗时间，主要适用于一些需清除体内过多液体但又不能耐受较快速脱水的情况。

【适应证和禁忌证】

1. 肾脏替代指征　① 非肾后性少尿（尿量＜200 mL/12 h）或无尿（尿量＜50 mL/12 h）。② 严重代谢性酸中毒（动脉血pH＜7.15～7.2）。③ 严重氮质血症（BUN＞30 mmol/L）。④ 严重高钾血症（血钾＞6.5 mmol/L）。⑤ 心包积液、尿毒症脑病等。⑥ 严重的高钠血症（血钠＞160 mmol/L）或低钠血症（血钠＜115 mmol/L）。⑦ 严重高热（体温＞39.5℃）。⑧ 严重肺水肿。⑨ 药物或毒物过量。⑩ 病理性凝血障碍需要输注大量血制品。

其中，指征⑥～⑩不限于急性肾损伤，当非急性肾损伤患者出现这些情况时也可采取CRRT治疗。

2. 肾脏支持指征　① 营养支持。② 清除过多体液。③ 脓毒症时清除炎症介质，维持内环境稳定。④ 肿瘤化疗和放疗时清除由于肿瘤细胞坏死产生的大量代谢产物。⑤ ARDS时减轻肺水肿和清除部分炎症介质。

3. 非单纯肾脏疾病的治疗指征

（1）脓毒症：CRRT治疗脓毒症的机制主要为清除炎症介质，维持血流动力学稳定，调节机体免疫功能等。2016年脓毒症治疗指南建议脓毒症合并急性肾损伤符合肾脏替代治疗指征者，可行肾脏替代疗法。

（2）急性胰腺炎：重症胰腺炎患者CRRT治疗指征见表12-4。CRRT治疗模式和剂量可参照脓毒症。

表12-4　重症急性胰腺炎患者连续性肾脏替代治疗指征

1	持续高热（体温＞39℃，持续6 h以上），常规治疗无效
2	胰性脑病
3	合并多脏器功能障碍综合征
4	合并少尿［尿量＜0.5 mL/(kg·h)，持续2 h］或急性肾损伤
5	明显水肿或液体正平衡（＞20 mL/kg，持续24 h以上）
6	合并严重电解质紊乱
7	APACHE Ⅱ评分≥12分

注：满足以上1条者即可行连续性肾脏替代治疗。

（3）急性呼吸窘迫综合征：CRRT治疗ARDS的机制主要包括：① 清除炎性介质，改善免疫功能。② 清除体内过多水分，保持容量平衡，减轻肺水肿。③ 降低体温，减少ARDS患者的氧耗量，保护肺功能。

重症ARDS时CRRT和体外膜肺氧合(ECMO)联合治疗可显著改善患者的氧供情况和生存率。

(4)充血性心力衰竭:充血性心力衰竭时,全身有效血容量减少可激活交感神经系统和肾素-血管紧张素-醛固酮系统,肾脏重吸收水钠增加引起水钠潴留导致心脏前负荷增加及组织水肿。当心力衰竭患者对利尿剂抵抗时,可采用单纯超滤脱水治疗,排出体内过多的钠和水。

(5)中毒:小分子且蛋白结合率低的毒物或药物中毒时选择血液透析,分子量较大的可选择血液滤过,蛋白结合率高的则选择血液灌流。

(6)横纹肌溶解:横纹肌溶解时横纹肌细胞膜完整性受损,细胞内容物漏出,包括肌红蛋白、肌酸激酶、离子和小分子毒性物质等,常伴有威胁生命的代谢紊乱和急性肾损伤。横纹肌溶解患者首位死因是高钾血症,因此血钾水平迅速增高时,可考虑早期甚至预防性透析。肌红蛋白分子量为17 500,可被高通量透析膜清除。肌酸激酶分子量为86 000,不能被普通的HD/HF清除,可通过血浆置换或连续性血浆滤过吸附(CPFA)清除。

(7)其他:心肺旁路、脑水肿、肿瘤溶解综合征、肝性脑病、严重电解质和酸碱平衡紊乱(低钠、乳酸酸中毒等)时也可采用CRRT治疗。

4. 禁忌证

(1)无绝对禁忌证。

(2)严重的凝血功能障碍和活动性出血,特别是颅内出血时,应注意选择合适的抗凝方式,并在治疗过程中密切观察。

(3)心肌梗死和药物无法纠正的严重休克患者如伴有严重水钠潴留、高钾血症或代谢性酸中毒,可考虑CRRT治疗,但风险较大,治疗过程需要密切观察血流动力学指标。

【技术要求和模式选择】

1. 血管通路　当前由于CRRT机器普遍使用,中心静脉留置导管成为普遍选择。一般选择双腔导管,血流量大,可达到250～350 mL/min。置管静脉的选择一般建议按右侧颈内静脉-股静脉-左侧颈内静脉-优势侧锁骨下静脉的顺序进行,但需根据患者的实际情况和操作者掌握程度而定。

2. 血滤器或透析器选择　CRRT应选用膜通透性高、生物相容性好、血流阻力小的合成膜血滤器或透析器。高截留分子量滤过膜可用于清除炎症介质和细胞因子,但同时增加对白蛋白等大分子及抗生素的清除,需注意适当补充。

3. 置换液　进行血液滤过治疗时需补充置换液。通常建议使用碳酸氢盐作为碱基缓冲剂,特别是在多器官功能障碍综合征、脓毒症伴严重乳酸酸中毒、合并重度肝功能障碍、乳酸不耐受者。

可使用商品化置换液或自行配制,国内市售置换液成品多为乳酸盐置换液。自行配置置换液时,需严格质量控制,以确保安全。

置换液既可以从血滤器前的动脉管路输入(前稀释法),也可从血滤器后的静脉管路输入(后稀释法)。前稀释法具有肝素量小、不易凝血等优点,不足之处是清除效率较低;后稀释法则相反。

4. 抗凝　对无出血风险、无凝血功能受损者,可使用常规抗凝(低分子肝素等);对存在出血风险者,建议选择枸橼酸或甲磺酸萘莫司他抗凝;对存在肝素所致血小板减少症患者,可直接使用凝血酶抑制剂(如阿加曲班)或Ⅹa因子抑制剂。

5. 治疗剂量　选择间歇性或延长的间歇性透析治疗模式时,推荐每周的治疗剂量应达到Kt/V-3.9;选择CRRT模式时,治疗剂量(透析液流量+滤出液流量)应达到20～25 mL/(kg·h)以上

（后稀释法），考虑到处方剂量与实际剂量差异，处方剂量可增至25～30 mL/（kg·h）；对于高分解代谢状态或脓毒症、重症胰腺炎等炎症介导的疾病，处方剂量可达到35 mL/（kg·h）（后稀释法）或更高。

6. 治疗时机　危重AKI患者应及早开始RRT，且不应仅根据血清肌酐阈值决定RRT开始时机。应综合评估AKI患者整体病情（基础肾功能、基础疾病等）及病情发展趋势、治疗获益及风险等情况作出判断。

终止CRRT的指征包括：① 容量过负荷、电解质紊乱、氮质血症等内环境紊乱得到有效控制。② 原发病及并发症等明显好转，血流动力学及呼吸功能稳定，出入液量平衡。③ 肾功能恢复良好，尿量和肾脏溶质清除能力增加。终止CRRT后仍需严密监测肾功能和尿量，评估肾功能变化情况。

7. 技术选择　根据临床治疗目的和患者耐受性，可选用不同技术。若治疗目的主要以小分子溶质清除为重点，如血氮质浓度高、存在高分解代谢状态、严重高钾血症等，可选择透析为主的治疗技术，如CVVHD、CVVHDF等；若主要为清除水分，可选用单纯超滤，如SCUF；若需清除较多中、大分子溶质，以滤过为主的治疗技术，如CVVH、CVVHDF等；治疗炎症介导的疾病如脓毒症、重症胰腺炎、ARDS等，可选择高容量滤过疗法；AKI合并严重ARDS时，可采用CVVH/CVVHDF联合ECMO治疗。RRT单次治疗持续时间取决于需要清除的总量（水和溶质）和可以耐受的清除速度。见图12-5。

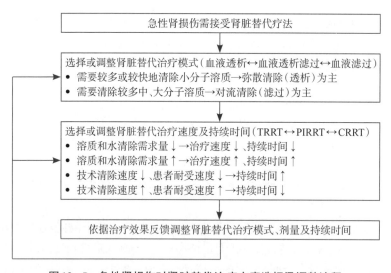

图12-5　急性肾损伤时肾脏替代治疗方案选择及调整流程

IRRT：间歇性肾脏替代疗法；PIRRT：延长的间歇性肾脏替代疗法；CRRT：连续性肾脏替代疗法

【并发症及处理】

1. 出血　由于CRRT治疗时间长，抗凝剂使用总量大，且患者往往存在凝血功能障碍，因此易发生出血并发症。

在CRRT治疗前应对患者凝血功能、血小板数量和功能以及全身情况进行评估，并据此确定抗凝方法及抗凝剂剂量，如对于高危出血倾向患者应采用无肝素治疗或局部抗凝方法；治疗中定期监测患者的凝血状态，并根据凝血指标调整抗凝剂用量和用法，以降低治疗中出血风险。

一旦发生出血并发症,应根据出血严重程度和原因及时采取措施,包括减量或停用抗凝剂、换用其他抗凝方法、应用相应拮抗剂、补充凝血因子、补充血容量、输血等。

2. 低血压 多由于治疗超滤过多过快引起有效血容量不足所致,也见于出血、透析器反应、严重心律失常、肺栓塞等。

由于CRRT治疗对象为危重症患者,其血流动力学常不稳定,且常存在意识障碍,因此治疗中应密切监测患者血压变化。一旦出现血压明显降低,应及时采取措施,如减慢或停止超滤、补充生理盐水或胶体溶液、调整升压药物用法和剂量等。

3. 透析器首次使用综合征 分A型和B型。A型反应主要发病机制为快速变态反应,常于治疗开始后5分钟内发生,少数迟至30分钟。可表现为皮肤瘙痒、荨麻疹、咳嗽、流涕、腹痛、腹泻,重者出现呼吸困难、休克、死亡等。一旦发生应立即停止治疗,夹闭血路管,丢弃体外循环血液,并予抗组胺药、糖皮质激素或肾上腺素药物治疗。如出现呼吸循环障碍,需予心脏呼吸支持治疗。预防措施包括:治疗前充分冲洗透析器和管路;选用蒸汽或γ射线消毒透析器和管路;对于高危人群可于透前应用抗组胺药物,并停用ACEI等。

B型反应常于治疗开始后20~60分钟出现。发作程度常较轻,多表现为胸痛和背痛,仅需吸氧等对症处理,常无需终止治疗。预防措施包括透析器使用前充分预冲冲洗、选择生物相容性好的透析器等。

4. 严重心律失常 CRRT治疗中可出现心律失常,可无症状,部分可出现心悸不适,严重者可引起血压下降甚至死亡。电解质紊乱、酸碱失衡、心肌缺血、器质性心脏疾病等是常见病因。

CRRT治疗中应常规行心电监护,尤其是有基础心脏疾病患者。治疗中定期监测患者的血电解质及酸碱指标,避免低血压及低氧血症发生,可有效防治严重心律失常的发生。

5. 发热 治疗中患者发热的原因较多,包括感染、热源反应、透析液(或置换液)加热过高、溶血、输血反应等,其中热原反应所引起发热可见于治疗的各个阶段,多于治疗开始后1~2 h出现,主要因透析液被细菌污染或残留内毒素过高等所致,表现为寒颤、高热等。感染引起发热多为静脉导管感染,多于治疗开始0.5~1 h发生,表现畏寒、寒颤、高热等。

对于治疗中出现高热患者,首先予对症处理,包括物理降温、口服退热药等,并适当调低透析液温度;同时分析原因,并根据原因采取措施。

6. 溶血 发生原因包括置换液/透析液温度设定过高、置换液配制错误致渗透压过低、异型输血或输入含抗体的血液等。表现为胸痛、胸部压迫感、呼吸急促、腹痛、发热、畏寒等,此时血液呈深红色或红葡萄酒色,血细胞比容明显下降,常伴高钾血症。

一旦发现,应立即处理,包括终止治疗,夹闭血路管,弃去管路中血液;纠正贫血,必要时输血;严密监测血钾,避免高钾血症等。

7. 空气栓塞 空气栓塞是威胁生命的严重并发症,治疗困难,预后差,因此预防是关键。多因泵前管道破损、注射装置漏气、管路连接松脱、空气捕获器松脱和治疗结束时回血不慎等引起。少量空气呈微小泡沫状进入体内常无症状,若快速进入大量空气,可因气栓致死。

一旦发现大量空气进入,应立即阻断静脉回路,并使患者处于头低左侧卧位,也可左侧卧位并抬高床的下肢端。以使空气聚集在右心房顶端,避免空气进入肺动脉,引起肺栓塞。此外,应给患者吸纯氧,有条件者需至高压氧舱内吸氧。必要时可应用地塞米松、肝素和低分子右旋糖酐等措施,以减少脑水肿和改善微循环。

8. 失衡综合征 由于连续缓慢清除溶质和水,血浆渗透压改变相对缓慢,因此CRRT治疗患者失衡综合征较少出现，且多为轻症，常无需特殊处理。需注意的是，由于重症患者常存在凝血功能障碍，且CRRT治疗中多需抗凝，因此颅内出血风险增加。故CRRT治疗患者如出现颅内压升高表现，需首先排除颅内出血。

（丁小强）

第十节　血　浆　置　换

【定义】　血浆置换是一种从血液循环中选择性去除细胞或其他目标异常物质的体外治疗方法，用来清除血液中致病物质或成分引起的疾病。其基本过程是将患者血液由血泵引出体外，经过血浆分离器，分离血浆和细胞成分，去除致病性血浆或选择性去除血浆中的某些致病因子，然后将细胞成分、净化后血浆及所需补充的置换液输回体内。

1914年Abel首先提出血浆置换概念：去除含有致病物质血浆，补充正常血浆。文献中的血浆置换名称不一，包括血浆除去术、血浆净化、单纯血浆置换（PE）及治疗性血浆置换（TPE）等，其机制和方法相同或相似。

【适应证】

1. 血浆置换的基本原理和益处　血浆置换的基本原理是通过有效的血浆分离/置换的方法迅速或选择性地从循环血液中去除致病性血浆或血浆中的某些致病因子。进行血浆置换的基本前提是从血浆中去除某些病理物质后可进一步减少损伤，或可逆转病理过程。

满足以下情况之一时才能应用血浆置换：① 需要去除的物质较大，血液滤过或高通量血液透析不易移除。② 需去除的物质半衰期较长。③ 需去除的物质必须毒性剧烈和/或常规治疗无效。病理物质可能是自身抗体、免疫复合物、冷球蛋白、骨髓瘤轻链、内毒素、含胆固醇蛋白或其他物质。

治疗性血浆置换去除致病性自身抗体的效果很好，此外其他益处还包括：① 清空网状内皮系统，从而增强循环毒素的内源性移除。② 刺激淋巴细胞克隆，增强细胞的治疗的效果。③ 可能回输大量血浆而无血管内容量超负荷的风险。

2. 适应证　血浆置换疗法治疗范围已扩大至各系统的200多种疾病，成为目前治疗神经系统综合征、免疫系统疾病、肾脏疾病、血液系统疾病、肝脏疾病、家族性高胆固醇血症、脏器移植以及重度感染和多脏器功能不全等多种疾病的重要手段。在美国，治疗性血浆置换大多用于治疗神经系统、免疫系统或血液系统疾病。美国单采协会（ASFA）的治疗性血浆置换指南是基于该技术用于多种疾病的大量文献综述编撰而成的。根据同行评议文献报告的TPE临床疗效证据，疾病被分为4大类：

（1）Ⅰ类：作为一线治疗，无论是单独治疗还是与其他治疗方式联用。例如TPE用于吉兰-巴雷综合征或获得性血栓性血小板减少性紫癜，肺肾综合征，红细胞单采用于伴某些并发症的镰状细胞病。

（2）Ⅱ类：作为二线治疗，无论是单独治疗还是与其他治疗方式联用。例如TPE用于冷凝集素病的危及生命的溶血性贫血或Lambert-Eaton肌无力综合征。

（3）Ⅲ类：尚未明确单采术最佳效果的疾病，决策应个体化。例如，TPE用于高甘油三酯血症性胰腺炎，体外光分离置换疗法用于肾源性系统性纤维化。

（4）Ⅳ类：已发表证据表明或提示单采术无效或有害的疾病。如TPE用于活动性类风湿关节炎，无法耐受免疫抑制治疗的重症SLE等。

【基本技术】

1. 技术分类　治疗性血液成分分离术按照分离技术分类：离心式分离、膜式分离、吸附分离。

（1）离心式血浆分离法是根据血液构成成分的比重不同，通过离心力将血液各成分分离，目前主要用于血液成分的分离采取。

（2）膜式血浆分离法是通过血浆分离器的微孔将血液的有形成分与无形成分分离的一种方法，可以串联多个分离器对血浆成分按分子量大小进一步分离。常见方法包括：单纯血浆置换法、血浆成分置换法及血浆吸附法。血浆成分置换法包括双重膜过滤法（DFPP）、冷滤过、热滤过、肝素诱导LDL沉淀法（HELP）。膜式分离法比离心式血浆分离法更简便，且可连续进行，是血浆净化的主流方法，其技术的发展使血浆净化技术迅速普及。与其他血浆置换方法相比，其特点为：体外循环血液充填量较少；具有较高的分离能力；操作简便。

（3）吸附式分离法是通过吸附，选择性清除血液中致病物质的一种方法。按照吸附原理，吸附柱有两大类：物理学吸附、生物学吸附。包括血浆灌流法（PP）和免疫吸附血浆净化（IAPP）。

2. 治疗原则　血浆置换方案取决于患者的病况、需去除的病理物质以及期望的临床和/或实验室终点。由于血浆置换不能阻止致病因子的产生，有些患者可能需要辅助性应用免疫抑制治疗，具体取决于疾病诊断。同时，对于一些疾病早期治疗能更好地控制疾病进展。

3. 技术要点

（1）血管通路：血流量充足并易于控制的血管通路是成功完成血浆置换的先决条件。根据血浆分离器的物理特性，采用血浆分离器的血浆置换技术理想的血流量应为100～120 mL/min，可以获得比较理想的血浆分离率。若采用外周静脉作为血管通路，通常平均只有60～90 mL/min。由于血浆分离率一般为血流量的1/4～1/3即20～30 mL/min，若预设的血浆治疗量不变，治疗时间会延长，但不影响疗效。根据临床病情是否需要长期治疗以及血浆置换治疗的类型是决定血管通路，必要时深静脉置管以建立血管通路。

（2）置换液：血浆置换技术在治疗过程中常有部分血液成分丢失，若这些成分的丢失引起血容量不足或对血液的正常生理功能造成影响，需补充置换液。临床情况不同，最佳置换液选择不同。大多数疾病，置换液首选5%白蛋白林格液。置换液选择及置换量确定一般根据疾病性质和选择的血浆净化方法。如果单纯1次分离血浆置换量3 000 mL，通常选用1 000～1 500 mL血浆，500～1 000 mL代血浆，500～1 000 mL平衡盐水。置换液补充原则先晶体、后胶体。DFPP通常用5%～7%白蛋白液等量置换，一般置换量500～1 000 mL。

冷却滤过法血浆净化体重较重者一般无需补充置换液，体重较轻者可适当补充白蛋白制剂。血浆吸附法一般无需置换液。

（3）抗凝剂：一般选用普通肝素抗凝，首剂2 000～3 000 U，持续500～1 000 U/h维持。部分高凝或高黏患者可适当增加肝素剂量。由于HELP在治疗过程中，肝素被阴离子交换柱吸附，故抗凝剂肝素量偏大，首剂4 000～5 000 U，维持2 500～3 500 U/h。

（4）血浆治疗量的确定：血浆净化最重要的技术要点是血浆的治疗量的确定。在此之前，需对血浆容量大小进行估算。血浆容量（PV）可由下面公式估算：

$$PV=(1-Hct) \times (b+cW)$$

其中Hct为血细胞比容（%）。b为常数，男性1 530，女性864。c为常数，男性41，女性47.2。W为体重（kg）。

简化的计算公式（Hct正常时）：

$$PV=40 \text{ mL} \times kg$$

已知PV后，可以初步设定血浆的治疗量。对于大多数疾病，标准做法是每次置换1～1.5个PV。一般而言，大分子量化合物在血管内和细胞间隙之间达到平衡。因此，清除率的计算可以简化一级动力学。对于中等体型的成人，置换1个PV约3 L置换液。

要设立血浆的治疗量，还要考虑治疗的频度或治疗间隔时间。血浆净化疗法频度取决于致病因子的分布容积、半寿期、反弹时相及治疗的血浆量，一般治疗后24～48 h血管内外蛋白达平衡，故血浆净化频率一般间隔24～48 h较宜。

【并发症】 治疗性血浆置换的并发症发生率和类型取决于患者的总体状况、血浆置换次数、置换液类型和静脉通路装置。为了防止血浆置换导致的容量不足，必须用血浆、胶体液或晶体液补充移除的血浆容量，使用血浆作为置换液时，不良反应更常发生。根据并发症发生原因分为3大类。

（1）与血管通路相关：穿刺部位出血、血肿、气胸、腹膜后出血；中心静脉导管感染、血栓形成；血管通路及分离器凝血等。

（2）与抗凝剂相关：出血（特别是肝素使用情况下）、低钙血症（枸橼酸盐）、心律失常、低血压和四肢麻木感，以及枸橼酸盐引起的代谢性碱中毒。

（3）与血浆置换步骤有关的并发症：低血压（体外循环容量过大或回输液胶体渗透压偏低）、出血（血浆凝血因子不足）、水肿（血管内胶体渗透压下降）、血液成分丢失（如血小板、免疫球蛋白），血浆、药物及管路溶出物质相关性过敏反应以及血制品潜在感染，低钾血症、药物结合蛋白的移除等。

因此，在血浆置换中应经常监测血压、体温和其他生命体征，与操作前基线水平相比有任何变化都应立即评估。据报道，TPE的总体病死率为0.03%～0.05%，最常见的死因是呼吸系统或心脏并发症。

综上，随着高分子材料科学和生物医学工程技术的迅猛发展，血浆置换已广泛应用于临床各学科，成为许多自身免疫性疾病、血液系统疾病、心脑血管疾病、重症肝病、重症感染、药物中毒等危重疾病的重要治疗手段。由于目前研究证据的性质差别很大，并且随机对照试验较少，血浆置换的适应证仍在不断地评价中。

（薛骏）

第十一节　血液灌流

【定义与概述】 血液灌流技术是将患者血液从体内引入体外循环系统，通过灌流器的吸附作用,清除毒物、药物或代谢产物的一种血液净化治疗方法或手段。与其他血液净化方式结合可形成不同的杂合式血液净化疗法。

【适应证与禁忌证】

1. 适应证 ① 急性药物或毒物中毒。② 尿毒症,尤其是合并顽固性瘙痒、难治性高血压。③ 重症肝炎,特别是暴发性肝衰竭导致的肝性脑病、高胆红素血症。④ 脓毒症或系统性炎症综合征。⑤ 银屑病或其他自身免疫性疾病。⑥ 其他疾病,如精神分裂症、甲状腺危象、肿瘤化疗等。

2. 禁忌证 对灌流器及相关材料过敏者。

【操作流程】

1. 治疗前准备

（1）灌流器的准备:一次性应用的灌流器出厂前已经消毒;使用前注意检查包装是否完整、是否在有效期内。

（2）血管通路的建立与选择。

（3）体外循环的动力模式。

• 非外源性动力模式:依靠患者良好的心功能与血压,推动体外循环。仅限于无专用设备且患者无循环衰竭时的急诊抢救。

• 外源性辅助动力模式:利用专业血液灌流机、常规血液透析机或CRRT设备,驱动并调控体外循环。

2. 操作程序及监测

（1）灌流器与血路的冲洗

• 开始治疗前将灌流器以静脉端向上、动脉端向下的方向进行固定。

• 动脉端血路与生理盐水相连接并充满生理盐水,然后正确连接于灌流器的动脉端口上,同时静脉端血路连接于灌流器的静脉端口上。

• 启动血泵,速度以200～300 mL/min,预冲盐水总量2 000～5 000 mL为宜。如果在预冲过程中可以看到游离的炭粒冲出,提示已经破膜,必须进行更换。

• 预冲即将结束前,采用肝素生理盐水充满灌流器及整个体外血路,最后将灌流器反转至动脉端向上、静脉端向下的固定方式,准备开始治疗。如果患者处于休克或低血容量状态时,可于灌流治疗开始前进行体外预冲,预冲液可采用生理盐水、代血浆、新鲜血浆或5%白蛋白,从而降低体外循环对患者血压的影响。

（2）体外循环体系的建立:冲洗结束后,将动脉端血路与已建立的灌流用血管通路正确牢固连接(如深静脉插管或动静脉内瘘),然后开动血泵(以50～100 mL/min为宜),逐渐增加血泵速度。当血液经过灌流器即将达到静脉端血路的末端出口时,与已建立的灌流用血液通路正确牢固地连接。

（3）抗凝(参照血液净化的抗凝治疗章节):① 治疗前患者凝血状态评估和抗凝药物的选择。② 抗凝方案。③ 抗凝治疗的监测和并发症处理。

（4）体外循环血流量的调整:一般以100～200 mL/min为宜。研究表明,体外循环中血液流速与治疗效果显著相关。血流速度过快则所需治疗时间相对较长;速度较慢时所需治疗的时间相对较短,但易于出现凝血。

（5）治疗的时间与次数:灌流器中吸附剂的吸附能力与饱和速度决定了每次灌流治疗的时

间。常用活性炭吸附剂对大多数溶质的吸附在2～3 h达到饱和。因此，如果临床需要，可每间隔2 h更换一个灌流器，但1次灌流治疗的时间不宜超过6 h。

对于部分脂溶性较高的药物或毒物而言，在1次治疗结束后很可能会有脂肪组织中相关物质的再次释放入血的情况，可根据不同物质的特性间隔一定时间后再次进行灌流治疗。

（6）结束治疗与回血：急性药物中毒抢救结束后可采用空气回血；非急性中毒患者一般采用生理盐水回血法。

（7）监测

• 系统监测：① 采用专用设备进行灌流治疗时，要密切观察动脉压、静脉压的变化。动脉压端出现低压报警时，常见于留置导管出现血栓或贴壁现象；动脉压端出现高压报警则常见于灌流器内血液阻力增加，多见于高凝现象，应追加肝素剂量；静脉压端出现低压报警，多见于灌流器内凝血；静脉压端出现高压报警时多见于除泡器内凝血、滤网堵塞。② 在依靠自身血压驱动的非外源动力灌流体系中，没有完善的压力监测系统。应定期测定患者血压，一旦患者出现低血压休克，则有可能导致血液灌流不足而影响疗效；动脉或静脉端除泡器内出现纤维蛋白沉积时，提示抗凝剂量不足，患者存在凝血倾向，追加肝素剂量；如果动脉端除泡器内血液平面逐渐升高，提示灌流器内阻力升高，多见于灌流器内凝血，此时静脉端除泡器血液平面会逐渐下降，必要时需要更换灌流器。

• 生命体征的监测：患者进行灌流过程中应密切观察生命体征的变化。如果患者出现血压下降，则要相应地减慢血泵速度，适当扩充血容量，必要时可加用升压药物；如果血压下降是由于药物中毒而非血容量减少所致，则应当在血液灌流过程中合用静脉升压药物，以免失去抢救治疗的时机。

• 反跳现象的监测：① 部分脂溶性较高的药物（如安眠药或有机磷类）中毒经过灌流后，可以很快降低外周循环内的药物或毒物水平，患者临床症状与体征得到暂时性地缓解；治疗结束后数小时或次日外周组织中的药物或毒物再次释放入血，导致患者二次症状或体征的加重。② 另一常见原因是没有进行彻底洗胃而在治疗结束后药物再次经胃肠道吸收入血。③ 密切观察血液灌流治疗结束后患者状况，一旦出现反跳迹象可以再次进行灌流治疗。

【影响疗效的因素】

1. 毒物毒性的强弱

2. 两种或两种以上毒物同时中毒

3. 治疗时机　灌流治疗过早则药物尚未形成血药浓度高峰，过晚则药物过多地与外周组织结合。有下列情况者应尽早进行灌流治疗：① 毒物中毒剂量过大或已达致死剂量（浓度）；经内科常规治疗病情仍恶化。② 病情严重伴脑功能障碍或昏迷；伴肝肾功能障碍；年老或药物有延迟毒性。

4. 治疗时间　1次灌流治疗时间不宜超过3 h。

5. 特异性解毒药物的使用　应与血液灌流同时使用，但要注意吸附剂对解毒药的吸附作用，必要时可加大相应剂量。

6. 减少毒物吸收　灌流结束回血时可应用空气回血法，因为生理盐水回血有可能增加毒物与吸附剂解离而再次进入血液的风险。最大限度地降低药物的后续吸收是十分重要的手段，如胃肠道中毒者应积极进行洗胃和（或）导泻，皮肤中毒者积极清洗皮肤等。

【并发症及处理】

1. 生物不相容性及处理　吸附剂生物不相容的主要临床表现为灌流治疗开始后0.5～1.0 h

患者出现寒战、发热、胸闷、呼吸困难、白细胞或血小板一过性下降（可低至灌流前的30%～40%）。一般不需要中止灌流治疗，可适量静脉推注地塞米松、吸氧等处理；如果经过上述处理症状不缓解并严重影响生命体征而确系生物不相容导致者应及时中止灌流治疗。

2. 吸附颗粒栓塞　治疗开始后患者出现进行性呼吸困难、胸闷、血压下降等，应考虑是否存在吸附颗粒栓塞。在进行灌流治疗过程中一旦出现吸附颗粒栓塞现象，必须停止治疗，给予吸氧或高压氧治疗，同时配合相应的对症处理。

3. 出凝血功能紊乱　活性炭进行灌流吸附治疗时很可能会吸附较多的凝血因子如纤维蛋白原等，特别是在进行肝性脑病灌流治疗时易导致血小板的聚集而发生严重的凝血现象；而血小板大量聚集并活化后可以释放出大量的活性物质，进而诱发血压下降。治疗中注意观察与处理。

4. 贫血　通常每次灌流治疗均会导致少量血液丢失。因此，长期进行血液灌流的患者，特别是尿毒症患者，有可能诱发或加重贫血。

5. 体温下降　与灌流过程中体外循环没有加温设备、设备工作不正常或灌流过程中注入了过多的冷盐水有关。

6. 空气栓塞　主要源于灌流治疗前体外循环体系中气体未完全排除干净、治疗过程中血路连接处不牢固或出现破损而导致气体进入到体内。患者可表现为突发呼吸困难、胸闷、咳嗽，严重者表现为发绀、血压下降、甚至昏迷。一旦空气栓塞诊断成立，必须立即停止灌流治疗，吸入高浓度氧气、必要时可静脉应用地塞米松，严重者及时进行高压氧治疗。

（彭艾）

第十二节　免疫吸附

吸附治疗是血液净化的重要组成部分，随着吸附材料和技术的发展，以及临床需要的增加，出现了许多新的吸附疗法。免疫吸附治疗的方式通常包括血液吸附和血浆吸附2种，临床上常用的血液灌流就是血液吸附，本章介绍的免疫吸附即血浆吸附。

【定义】　免疫吸附（IA），是利用高度特异性的抗原-抗体反应或有特定物理化学亲和力的物质（配体）与吸附材料（载体）结合制成吸附剂（柱），选择性或特异地清除血液中的致病因子的一种治疗方法。免疫吸附疗法不同于一般非特异的血液灌流，是在血浆置换的基础上发展起来的新技术，其对血浆中致病因子清除的选择性更高，而血浆中有用成分的丢失范围与数量更小，同时避免了血浆输入所带来的各种不良影响。

免疫吸附分为血浆分离吸附和全血直接吸附。前者将患者血液引出体外建立体外循环并抗凝，先将血液经过血浆分离器分离，再将血浆引入免疫吸附柱，以选择性吸附的方式清除致病物质，然后将净化的血浆回输体内，达到治疗目的。后者不需要分离血浆，全血直接进入免疫吸附柱进行免疫吸附。

【适应证】

1. 器官移植　对高敏免疫状态的患者，移植前免疫吸附可迅速清除抗HLA抗体，使交叉配型抗体转阴，减少了急性排斥反应的发生率；移植后，当移植物出现功能恶化，活检发现发生急性排斥反应时,使用强化免疫吸附并联用抗排斥药物,可使排斥反应逆转。

2. 肾脏疾病

（1）原发性或由肺出血-肾炎综合征、Wegener肉芽肿、结节性多动脉炎、系统性红斑狼疮等自身免疫性疾病继发急进性肾小球肾炎等疾病：免疫吸附通过清除自身抗体和免疫复合物,改善临床症状、肾脏功能。

（2）局灶阶段性肾小球硬化、原发性肾病综合征：清除蛋白尿因子减少蛋白尿,改善肾脏功能。

（3）癌症并发溶血性尿毒症综合征：清除IgG-IC,使补体水平恢复正常,溶血停止伴红细胞、血红蛋白、LDL及血小板上升,进行性肾损害缓解。

（4）脂蛋白肾病：清除血浆中的异常脂蛋白,使肾功能恢复正常。

（5）IgA肾病：特异地清除患者血液中的致病物质IgA和免疫复合物,减少蛋白尿,改善肾功能。

3. 血液疾病

（1）免疫性溶血性贫血、伴有免疫复合物的过敏性紫癜：清除血液中的相应抗体,缓解症状。

（2）先天性血友病A、血友病B及获得性血友病：清除抗凝血因子Ⅷ或Ⅸ的抗体,控制急性出血或做手术前准备。

（3）血小板减少性紫癜：免疫吸附用于治疗传统药物或手术方法难以奏效的血小板减少性紫癜,清除抗血小板抗体。

（4）冷球蛋白血症：免疫吸附用于常规治疗无效的患者,减轻患者的皮肤溃疡及关节疼痛。

（5）多发性骨髓瘤：清除免疫球蛋白及轻链蛋白,改善血液黏滞度、防止重要器官受损。

4. 神经系统疾病

（1）重症肌无力：有效清除患者血清中的抗乙酰胆碱受体抗体补体及免疫复合物等,快速改善临床症状,特别是严重的呼吸肌麻痹和吞咽障碍。

（2）格林-巴利综合征：有效清除抗周围神经组织的自身抗体,使病情迅速恢复。

5. 风湿性疾病

（1）系统性红斑狼疮：清除ANA、抗dsDNA、抗Sm等多种自身抗体,控制这些抗体介导的炎症反应,快速缓解病情,再用免疫抑制剂维持效果,用于常规治疗疗效不佳或无效的重症、对激素抵抗或使用环磷酰胺有禁忌证的系统性红斑狼疮患者。

（2）重症类风湿关节炎、皮肌炎、结节性多动脉炎、多发性硬化症等：免疫吸附用于激素治疗无效的患者。

6. 心血管疾病　扩张性心肌病：清除多种心肌自身抗体如抗β_1-肾上腺素受体抗体等,使扩张的心脏得以恢复。

7. 肿瘤　乳癌、皮肤癌、肺癌等：清除封闭因子,活化免疫系统,增强机体对肿瘤的免疫功能。

【操作步骤】

由于免疫吸附疗法存在不同类型的吸附柱和不同的治疗模式,其操作程序也有不同,应参见不同治疗方法、不同吸附柱及不同的机器设备的相关说明书进行。

1. 治疗前评估

（1）治疗前常规检查血常规、出凝血指标、血清白蛋白和球蛋白、电解质（钠、钾、氯、钙、磷）、肝肾功能、免疫学指标及与原发病相关的特异性指标等。

（2）由有资质的专科医师综合评估患者适应证和禁忌证。

（3）确定免疫吸附治疗模式及选用何种吸附柱。

（4）向家属或患者交代病情,签署知情同意书。

2. 建立血管通路　详见血管通路章节。

3. 制订治疗处方

（1）治疗剂量:一般单次吸附治疗的剂量为2～3倍血浆容量,治疗持续时间为2～3 h为宜。若有必要可更换1次吸附柱继续吸附,或定时、定期再进行吸附,具体疗程可根据患者致病的抗体、免疫球蛋白等致病因子水平来评定。

（2）抗凝:治疗前评估患者凝血状态,确定抗凝剂的种类和剂量,治疗中进行监测和并发症的处理。

4. 物品准备及核对

（1）按照医嘱准备血浆分离器、免疫吸附柱和管路并核对其型号。

（2）准备生理盐水、葡萄糖溶液、抗凝剂,配制含有抗凝剂的生理盐水,按照医嘱准备血制品或置换液,双人核对并签字。

（3）准备体外循环用的必需物品,常规准备心电监护、地塞米松等急救器材和药品。

5. 操作流程

（1）查对患者姓名,检查生命体征并记录。

（2）开机并完成机器自检。

（3）检查血浆分离器、免疫吸附柱及管路有无破损,外包装是否完好;查看有效日期、型号。

（4）按照治疗方式、机器及各种耗材的产品说明书进行安装连接,自动预冲管路、血浆分离器及免疫吸附柱。

（5）设定治疗参数,包括血液泵、血浆泵、废液泵和肝素泵流量、血浆处理目标量、温度,设定各种报警参数。

（6）血管通路静脉端注入抗凝剂,连接体外循环,引血时血流量为50～80 mL/min。

（7）密切观察机器运行,包括全血流速、血浆流速、动脉压、静脉压、跨膜压变化。

（8）治疗时血流量一般从50～80 mL/min开始逐渐增加至100～150 mL/min,分离的血浆以25～50 mL/min的流速流经吸附柱后回输体内。

（9）密切观察各种滤器情况、血浆颜色,注意有无溶血发生,如有破膜应及时更换相应分离器。

（10）密切观察患者生命体征,包括每30分钟测血压、心率、呼吸频率、脉搏、询问患者感觉。

（11）达到治疗量后,按照机器程序回收血液。

（12）观察并记录患者生命体征、病情变化、治疗参数、治疗过程及结果。

【并发症及处理】

治疗过程中若出现相关不良反应,应根据患者自身情况及时处理,适当的预处理对患者是有益的,可以在治疗前常规进行。

1. 低血压　多由体外循环引起,对本身存在低血容量的患者,在上机前酌情补充必要的胶体和晶体溶液。

2. 过敏反应　最常见,临床表现多样,常表现为发热、寒战、皮疹,少部分患者出现喉头水肿、甚至休克。治疗前充分预冲各种滤器,预冲时注意检查吸附器。治疗中出现上述症状时首先适当减慢血流速度,给予糖皮质激素和抗组胺类药物、吸氧等对症治疗,必要时终止治疗,严重者出现休克时按过敏性休克处理。

3. 溶血 查明原因，并予以纠正，如为滤器破膜，及时更换。

4. 出血 多为抗凝剂过量所致，应在评估患者凝血状态的基础上，个体化选择合适的抗凝剂和剂量，并注意监测和调整。

5. 凝血 包括血浆分离器、血浆吸附器内凝血和管路凝血，多与术前抗凝剂使用剂量不足，或患者处于高凝状态，或伴有高脂血症有关。术中密切观察跨膜压变化，调整抗凝剂追加量。如跨膜压短时间内迅速升高，可临时追加抗凝剂剂量。若出现滤器破膜，应立即更换。

6. 穿刺局部血肿、气胸、腹膜后出血 肝衰竭患者凝血功能差，可酌情于治疗前输血浆、凝血酶原复合物等补充凝血因子。治疗中注意抗凝剂用量。术中、术后要卧床休息，减少穿刺部位的活动，或局部止血。

（蒋更如）

第十三章

肾功能评估

【概述】 肾功能评估既是肾脏疾病诊断和治疗的重要依据,也是临床研究和公共卫生中最常规和最重要的工作之一,主要包括肾小球和肾小管功能评估。慢性肾脏病(CKD)的定义和分期均基于肾脏损伤的证据和肾小球滤过率(GFR)。GFR可以通过测定某种滤过标志物的滤过率得到,标志物分为外源性和内源性2种,前者包括菊粉、同位素标记物、非离子型造影剂碘海醇等,同位素双血浆法是检测GFR的传统金标准;后者包括尿素氮(BUN)、肌酐及低分子量蛋白如半胱氨酸蛋白酶抑制剂(cystatin C)、β痕迹蛋白(BTP)、α_1微球蛋白(α_1-MG)、β_2微球蛋白(β_2-MG)等,其中血肌酐(Scr)是最常用指标,但并不能准确评估肾功能。当前基于内源性标志物(如Scr、cystatin C、BTP等)的GFR评估公式所获得的估算GFR(eGFR)虽然不能完全替代实测GFR(mGFR),但更为便捷且准确性良好,为临床指南推荐并广泛应用,eGFR评估公式在中国应用可能需要校正。肾小管功能异常见于多种病因引起的以肾脏间质-小管病变,也可见于慢性肾小球病变的晚期,部分小管间质病变患者早期肾小球功能、尿常规完全正常,易被忽视。肾小管功能评估包括:近端小管重吸收、浓缩和稀释、酸碱平衡、电解质代谢功能等。

【肾小球功能评估】

1. 常用外源性标志物

(1)菊粉清除率是测定GFR经典的金标准,清晨空腹平卧,静脉滴注10%菊粉溶液,保持血浆浓度10 mg/L,测定尿量和尿中的菊粉浓度。该测定法较繁琐,目前极少临床工作中应用。

(2)同位素标记物测定GFR,是目前临床检测金标准,常用标记物有^{51}Cr-EDTA、^{125}I-Iothalamate、^{99m}Tc-DTPA,该法检测准确,重复性好,只需很小剂量同位素即可达到放射性计数的检测要求,但其放射性限制了部分患者的使用,同时价格贵、需专门设备,基层推广困难。

国内常用Gates法,该法同时显示肾脏形态和功能,简便无创,且可测定分侧肾功能,但缺点在于影响该方法准确性的因素较多,包括:显像剂在血浆中与白蛋白结合的程度,肾脏感兴趣区(ROI)的勾画,本底ROI的选取,肾脏的深度及患者年龄等。

如有条件,推荐在临床尤其科研工作中,应用同位素多点血浆法(临床常用双血浆法)检测GFR。该方法于患者前臂静脉"弹丸"式注入^{99m}Tc-DTPA 111MBq,注射后2 h及4 h分别从另一侧前臂取静脉血测定放射性计数,并根据公式计算GFR,由于该法忽略了药物的分布期,需应用Brochner-Mortensen(BM)或类似公式校正。

(3)碘海醇(三碘三酰苯,Iohexol)血浆清除率检测:Iohexol是一种应用成熟的含3个碘分子的非离子型水溶性造影剂,与传统造影剂比较,具有低过敏性、低肾毒性等优点。Iohexol不参与体内代谢,自由经肾小球滤过,不被肾小管分泌和重吸收,完全以原型从尿中排出,即使肾功能严重受累者,虽然排泄时间延长,但肾外途径排泄仍可忽略不计,其血浆清除率等于GFR,Iohexol-GFR被称为GFR检测新的金标准,既适用于CKD,也适于急性肾损伤(AKI)患者。

准确计算Iohexol血浆清除率需用2室模型,足够多的取血时间点(4~10点)获得药物的曲线下面积(AUC),准确性高,依从性和实用性不佳。临床上常简化为单室模型(取血2~4点),并应用Brochner-Mortensen(BM)公式校正,第一个取血时间点一般不早于注药后2 h,末次取血时间取决于GFR水平,GFR越低,末次取血时间的设置需越长。已建立单室数学模型(Jacobsson法和Bubeck法),只需在注射药物后一定时间内单点采样即可计算血浆清除率,简便、性价比高,更有利于在临床推广,但不适于存在分布容积异常(如孕妇、严重水平衡紊乱等)的患者。

2. 内源性标志物 内源性标志物的测定在临床实践中简便易行,据此所获得的估算GFR仍是最常用的肾功能评估方法。

(1) 血肌酐(Scr)和内生肌酐清除率(Ccr)是临床上最广泛使用的肾功能指标,但因如下原因非评估GFR的准确方法:① Scr一般在GFR<50 mL/min才上升,且受肌肉量、蛋白质摄入量、年龄、药物等因素影响。② 由于尿量难准确留取、昼夜Scr变化而只有单次清晨检测值被用以计算、操作误差等因素,Ccr测量重复性不佳。③ 肌酐经肾小球自由滤过,也可由肾小管排泌,故Ccr测定值比GFR高,其排泌量随肾功能减退而增加,严重肾衰竭时,肾小管肌酐分泌量可高达肾脏总排泄量的40%。K/DOQI指南明确提出:单独Scr不能用于准确评价肾功能,推荐成人应用Cock-croft-Gault(CG)公式计算Ccr,儿童应用Schwartz公式(见附件)。应该注意,肌酐检测差异性是国际上未完全解决的问题,各临床检测中心试剂一般溯源至美国国家标准技术研究所(National Institute of Standards and Technology)的标准参考物质,并应定期参加卫生管理部门的室间质控。

(2) 半胱氨酸蛋白酶抑制剂C(Cystatin C):是一种存在于血清中的非糖基化蛋白,属半胱氨酸蛋白酶抑制剂超家族,由所有有核细胞产生,有稳定的生成速度及循环水平,是一种理想的内源性标记物,已被证实其反映GFR价值优于Scr和Ccr。

(3) β痕迹蛋白(BTP):Lipocalin超家族成员,是脑脊液中主要蛋白质,可作为Scr尚未升高,GFR下降的合适标志物,国内尚未普遍开展检测。

3. eGFR 估算公式 通过测定内源性标志物血浓度,并根据相关预测公式计算eGFR是临床指南所推荐并在当前临床、流行病学研究中广为应用的肾功能评估方法。绝大多数eGFR估算是基于测定肌酐的评估公式(eGFR cr)。

(1) MDRD公式:该公式是在MDRD(Modification of Diet in Renal Disease)研究中得出,MDRD公式有多种形式,其中简化4变量公式只需考虑Scr、年龄、性别、种族,临床实践中容易应用(表13-1)。研究显示,MDRD公式对GFR预测结果优于CG公式,但在评估肾功能接近正常或轻度受损的人群GFR时,MDRD公式可能出现系统性低估。

表13-1 MDRD公式

Schwartz公式:$Ccr(mL/min)=(0.55\times身高)/Scr$ 　　　　　　身高(cm);Scr(mg/dL)
Cockcroft-Gault公式:$Ccr(mL/min)=[(140-年龄)\times体重\times(0.85女性)]/(72\times Scr)$ 　　　　　　　　体重(kg);Scr(mg/dL)
简化MDRD公式:$eGFR(mL/min)=186\times(Scr)^{-1.154}\times年龄^{-0.203}\times(0.742女性)\times(1.210非洲裔美国人)$

(2) CKD-EPI公式:准确性可能更高(尤其在GFR较高水平的人群中,提高了准确度,改善了MDRD公式的低估),并在2012年KDIGO指南中得到推荐。除了肌酐外,基于Cystatin C、BTP的评估方程(eGFRcys、eGFR cys-cr或eGFR$_{BTP}$)也得到验证和应用(表13-2),在新的KDIGO指南建议,如eGFR creat在45~59 mL/min之间,没有其他CKD肾脏损伤的指标异常,建议检测cystatin C,如eGFRcys或eGFR cys-creat≥60 mL/min,则不确诊CKD。

表13-2　基于肌酐、肌酐-胱抑素C的CKD-EPI公式

公式名称/性别	血清肌酐	胱抑素C	eGFR公式 ×
CKD-EPI肌酐公式			
女性	≤0.7 mg/dL（62 μmol/L）		$144 \times (Scr/0.7)^{-0.329} \times 0.993^{年龄}$
	>0.7 mg/dL（62 μmol/L）		$144 \times (Scr/0.7)^{-1.209} \times 0.993^{年龄}$
男性	≤0.9 mg/dL（80 μmol/L）		$141 \times (Scr/0.9)^{-0.411} \times 0.993^{年龄}$
	>0.9 mg/dL（80 μmol/L）		$141 \times (Scr/0.9)^{-1.209} \times 0.993^{年龄}$
CKD-EPI肌酐-胱抑素C公式			
女性	≤0.7 mg/dL（62 μmol/L）	≤0.8 mg/dL	$130 \times (Scr/0.7)^{-0.248} \times (SCysC/0.8)^{-0.375} \times 0.995^{年龄}$
		>0.8 mg/dL	$130 \times (Scr/0.7)^{-0.248} \times (SCysC/0.8)^{-0.711} \times 0.995^{年龄}$
	>0.7 mg/dL（62 μmol/L）	≤0.8 mg/dL	$130 \times (Scr/0.7)^{-0.601} \times (SCysC/0.8)^{-0.375} \times 0.995^{年龄}$
		>0.8 mg/dL	$130 \times (Scr/0.7)^{-0.601} \times (SCysC/0.8)^{-0.711} \times 0.995^{年龄}$
男性	≤0.9 mg/dL（80 μmol/L）	≤0.8 mg/dL	$135 \times (Scr/0.9)^{-0.207} \times (SCysC/0.8)^{-0.375} \times 0.995^{年龄}$
		>0.8 mg/dL	$135 \times (Scr/0.9)^{-0.207} \times (SCysC/0.8)^{-0.711} \times 0.995^{年龄}$
	>0.9 mg/dL（80 μmol/L）	≤0.8 mg/dL	$135 \times (Scr/0.9)^{-0.601} \times (SCysC/0.8)^{-0.375} \times 0.995^{年龄}$
		>0.8 mg/dL	$135 \times (Scr/0.9)^{-0.601} \times (SCysC/0.8)^{-0.711} \times 0.995^{年龄}$

（3）评估公式存在如下问题：原创公式主要基于欧美人群种族数据建立，用于中国人群可能存在偏差，国内建立了相应校正公式，但缺乏大规模的应用验证；评估公式的准确性依赖于各种内源性标志物的可靠测定，除肌酐检测差异性控制较好外，国内对Cystatin C、BTP等检测一致性存在较大问题，进而可能影响相应评估公式结果的准确；依据这些评估公式得到的eGFR与实测GFR仍有一定偏差，尤其在一些特定人群如老年人中误差可能更明显。

【肾小管功能评估】　一般包括肾小管重吸收功能、浓缩稀释功能、酸碱平衡功能和电解质代谢功能。

1. 近端小管重吸收功能

（1）小分子量蛋白：如α_1微球蛋白、β_2微球蛋白、视黄醇结合蛋白（RBP）、N-乙酰-β-D-氨基葡萄糖苷酶（NAG）等，这些蛋白质主要在近端小管被重吸收，其在尿中浓度的升高，反映近端小管损伤。

（2）其他：包括尿氨基酸、尿糖、尿磷、尿碳酸氢盐等，这些物质重吸收部位也主要在近曲小管，其在尿中排泄增多，反映近端小管损伤。近端小管多种物质重吸收障碍，常见于原发或继发性Fanconi综合征。

2. 浓缩稀释功能　主要反映远端小管、集合管功能。

（1）莫氏试验（尿浓缩稀释试验）：记取当日10、12、14、16、18、20时及次日晨8时尿量并测定尿比重，正常人24 h尿量一般1 000～2 000 mL，昼夜尿量比（3～4）：1，12 h夜尿量＜750 mL，最高比重＞1.020，高低比重差＞0.009。少尿伴高比重尿见于血容量不足引起的肾前性少尿；多尿、低比重尿、夜尿增多或比重固定在1.010，见于各种病因所致肾小管间质疾病。

（2）尿渗透压：主要受溶质离子数量影响，不能离子化的物质如蛋白质、葡萄糖对该指标影响小，相较于尿比重，能更好反映浓缩稀释功能。正常人禁饮 8 h 后尿渗透压 600～1 000 mmol/L，平均 800 mmol/L，尿/血浆渗量为（3～4.5）：1。如＜600 mmol/L，伴尿/血渗透压≤1，表明肾浓缩功能障碍，禁饮后尿渗透压在 300 mmol/L 左右，称为等渗尿，＜300 mmol/L 称为低渗尿。

3. 酸碱平衡功能　肾小管分泌氢离子或重吸收 HCO_3^- 离子的功能减退使尿酸化功能失常，通过测定尿中 HCO_3^-、可滴定酸（TA）和尿铵（NH_4^+）、尿 pH，评估尿液酸化功能。3 次清晨新鲜尿 pH ＞6.5，即可初步判定酸化功能异常，见于慢性肾盂肾炎、慢性间质性肾炎、慢性肾衰竭等小管间质损害，尿 HCO_3^- 排泄率大于 15%，提示近端肾小管酸中毒（Ⅱ型 RTA），TA、NH_4^+ 下降提示远端 RTA（Ⅰ型）。可用氯化铵负荷试验确诊不完全性远端 RTA，碳酸氢盐重吸收试验确诊不完全性近端 RTA。

4. 电解质代谢功能　包括 24 h 尿钠、尿钾、尿磷、尿钙等。① 尿钠检测前勿用利尿剂，肾前性少尿，尿钠＜20 mmol/L；急性肾小管坏死，尿钠＞40 mmol/L，慢性失盐性肾病也可见大量尿钠丢失。② 血钾＜3.5 mmol/L，24 h 尿钾＞25 mmol 考虑肾性失钾，见于多种肾小管、内分泌疾病：如 RTA、Bartter 综合征、Liddle 及 Gitelman 综合征、原发性醛固酮增多症、肾素瘤等。③ 经肾小球滤过的磷，80%～90% 在近端小管重吸收，肾小管对磷的重吸收率（TPR）和肾磷阈值（$TmPO_4$/GFR）是反映肾脏重吸收和排泄磷的重要参数，小管间质病变可见高尿磷，常伴低血磷、软骨病等；慢性肾炎、肾衰竭常见低尿磷及高磷血症。④ 正常人 24 h 尿钙 2.5～7.5 mmol，如尿钙＞0.1 mmol/（kg·d）可诊断为高尿钙症，见于特发性高尿钙及 RTA 等疾病所致继发性高尿钙，后者常伴失盐性肾病、软骨病、低血钙等；低尿钙可见于 Gitelman 综合征，常伴低血钾、低血镁、低血氯、碱血症。

【临床评估策略】　在临床实践中，应根据患者情况，灵活选用外源性和内源性标志物检测肾小球功能，对于 AKI 的患者，一般多选测定内源性标志物血浓度动态观察，如确实需要外源性标志物，可考虑应用 Iohexol-GFR，由于肾功能短期内动态变化较大，不宜选用估算公式评估 eGFR。CKD 患者，测定内源性标志物血浓度，并根据相关估算公式计算 eGFR 作为常规。但是，如存在如下情况，不能单纯用评估公式计算 GFR，包括：年龄或身材大小极端情况；严重营养不良或肥胖；骨骼肌疾病；截瘫或四肢瘫痪等，上述人群中应选用外源性标志物测定 GFR，如同位素 GFR 或 Iohexol-GFR。

肾小管功能异常，部分患者早期肾小球功能、尿常规完全正常，易漏诊，应注意清晨新鲜尿 pH、尿比重的筛查，疑诊病例须进一步全面评估肾小管功能。

（陈楠　史浩）

第十四章

药物治疗

第一节 利 尿 剂

利尿剂是一类通过抑制肾小管对水、电解质的重吸收,使尿量排出增多的药物,广泛应用于各种原因导致的水钠潴留、高血压、脑水肿等疾病。

【药物作用机制】

1. 襻利尿剂 此类药物作用于亨利襻升支粗段的髓质和皮质部分管腔膜的钠-钾-二氯($Na^+-K^+-2Cl^-$)共转运蛋白。襻利尿剂(呋塞米、布美他尼、托拉塞米和依他尼酸)能够竞争此转运蛋白的氯离子位点,从而减少钠的重吸收,此类药物最多可引起20%~25%的滤过钠被排泄。

2. 噻嗪类利尿剂 主要作用于远端小管和连结管(以及可能作用于皮质集合管初始段)噻嗪类敏感Na^+/Cl^-共转运蛋白,通过竞争转运蛋白上的氯离子位点抑制钠重吸收。这些部位钠的重吸收比例低于亨利襻。因此,噻嗪类利尿剂的尿钠排泄作用比襻利尿剂弱,最多可抑制3%~5%滤过钠的重吸收。临床上按化学结构差别可分为噻嗪型利尿剂(氢氯噻嗪)和噻嗪样利尿剂(氯噻酮、美托拉宗、吲达帕胺),其中吲达帕胺也是一种钙通道拮抗剂。噻嗪样利尿剂的半衰期较噻嗪型利尿剂长,具有更好的心肾获益。

3. 保钾利尿剂 作用于皮质集合管主细胞(可能也包括肾乳头或内髓集合管)的钠通道。保钾利尿剂通过2种不同的机制,减少主细胞中钠通道的开放数目。螺内酯和依普利酮通过竞争性抑制盐皮质激素受体拮抗醛固酮发挥作用,而阿米洛利和氨苯蝶啶则是直接抑制上皮钠通道(ENaC)的活性,不影响盐皮质激素受体,此部位抑制Na^+的重吸收会形成管腔侧正电压梯度从而减少K^+和H^+的分泌。因此,可出现高钾血症和代谢性酸中毒。保钾利尿剂的尿钠排泄活性相对较弱,最多可抑制1%~2%滤过钠的重吸收。

4. 血管加压素(AVP)受体拮抗剂 此类药物是选择性水利尿可用于治疗低钠血症。代表药物托伐普坦为选择性V2受体拮抗剂,它阻止AVP与集合管V2型AVP受体结合,关闭水通道蛋白2,使大量自由水自集合管排出。

5. 渗透性利尿剂 是一类能够自由地经肾小球滤过而很少被肾小管重吸收的物质,其药物学作用取决于该物质在溶液中分子的渗透压,代表性药物为甘露醇,其他有山梨醇、甘油等。甘露醇可抑制近端小管和亨利襻中Na^+及水的被动重吸收,主要临床应用于神经系统疾病,以减轻脑细胞水肿。

【适应证】

(1)消除水肿:肾炎、肾病综合征,急慢性肾衰竭、肝硬化、肺水肿及脑水肿等。

(2)急慢性心力衰竭。

(3)原发及继发性高血压。

(4)高钾血症及高钙血症。

(5)特发性高尿钙症。

(6)稀释性低钠血症。

(7)尿崩症。

(8)加速某些毒物的排泄。

【用法用量】 常用的襻利尿剂为呋塞米、托拉塞米及布美他尼,其作用呈剂量依赖性,在正常受试者中,低至10 mg呋塞米(2.5 mg托拉塞米或0.25 mg布美他尼)就可以产生利尿作用。利尿剂的剂量-效应曲线呈S形,达到平台期后即使血药浓度增加,利尿作用也无法继续增加,该剂量称为最大有效剂量。在正常受试者中,40 mg静脉用呋塞米(约相当于20 mg托拉塞米和1 mg布美他尼)即可达到最大排钠利尿效应,但在心力衰竭、肝硬化、肾病综合征或肾功能受损患者的最大有效剂量需要提高,具体用法用量见表14-1(数据来自UpToDate)。近年来随着大剂量使用利尿剂的潜在不良反应越来越被重视以及血液净化技术优势日益体现,临床工作中常规利尿剂的最大使用剂量已大为降低。

表14-1 襻利尿剂治疗各类疾病水肿的剂量和方法

	起始剂量(口服或静脉)			最大有效剂量(增加单次剂量和频率亦无法增加排尿)		
	呋塞米(mg)	布美他尼(mg)	托拉塞米(mg)	呋塞米(mg)	布美他尼(mg)	托拉塞米(mg)
心力衰竭	20,1~2次/天	0.5,1~2次/天	5,1次/天	80,3次/天	3,3次/天	50,2次/天
肝硬化腹水	40,1~2次/天	1,1~2次/天	10,1次/天	40,3次/天	1,3次/天	20,2次/天
肾病综合征	40,1~2次/天	1,1~2次/天	10,1次/天	120,3次/天	3,3次/天	50,2次/天
慢性肾脏病	根据肾功能	根据肾功能	根据肾功能	200,3次/天	10,3次/天	100,2次/天
急性肾损伤	80,1~2次/天	2,1~2次/天	20,1次/天	500/次	无报道	无报道

除急性失代偿性心力衰竭外,其他适应证均可以首先选择口服利尿剂。呋塞米口服生物利用度约为50%,较静脉给药需要增加剂量。托拉塞米和布美他尼口服的生物利用度高,与静脉给药大致等效。急性失代偿性心力衰竭患者和口服利尿剂效果不佳的难治性水肿患者可给予静脉襻利尿剂治疗。静脉用襻利尿剂如果初始剂量几乎没有效果,应在2 h后将剂量翻倍,可酌情增至最大推荐剂量(表14-1)。经静脉输注襻利尿剂治疗有效后仍需持续利尿,可以采用反复间断输注也可采用连续输注襻利尿剂。连续输注襻利尿剂之前,通常会静脉给予呋塞米的负荷剂量(40~80 mg),连续输注速度根据肾功能水平和利尿效果可逐渐递增为5~40 mg/h。布美他尼的最大输注速度为1~2 mg/h,托拉塞米的最大输注速度为10~20 mg/h。DOSE试验数据显示持续输注组和间断输注组的肾功能、症状改善和液体丢失程度无差异。

其他常用非襻利尿剂的用法用量见表14-2(数据部分来自UpToDate)。

表14-2 非襻利尿剂应用剂量和方法

药 物	每日起始剂量(mg)	每日常用剂量(mg)	每日最大剂量(mg)
噻嗪类利尿剂			
氢氯噻嗪	12.5~25,1~2次/天	25~50	200
氯噻酮	12.5~25,1次/天	25~50	100
美托拉宗	2.5~5,1次/天	5~10	20
吲达帕胺	1.25~2.5,1次/天	2.5~5	5
保钾利尿剂			
氨苯蝶啶	25~50,2次/天	100~200	300
阿米洛利	2.5~5,1~2次/天	5~10	40

（续表）

药　　物	每日起始剂量（mg）	每日常用剂量（mg）	每日最大剂量（mg）
螺内酯	20～40,1～2次/天	40～80	200
依普利酮	25,1～2次/天	50～100	300
血管加压素受体拮抗剂			
托伐普坦	7.5～15,1次/天	15	30

【注意事项】

1. 利尿剂抵抗　当利尿剂使用充分剂量（如呋塞米，80 mg/d）之后，水肿仍无改善，即称之为利尿剂抵抗。临床上利尿剂抵抗是1个常见的问题，原因常是多方面的：① 利尿剂的给药剂量或频率不足。② 消化道低灌注及黏膜水肿导致口服利尿剂吸收不佳。③ 肾脏低灌注、低蛋白血症及肾衰竭酸中毒导致分泌至肾小管的利尿剂减少。④ 利尿后血容量下降引起RAAS及交感神经活性增加，其他肾单位节段中钠重吸收增加导致利尿剂疗效降低称为利尿剂制动现象。⑤ 钠盐摄入过多。⑥ 同时使用干扰利尿作用的药物如非甾体抗炎药和噻唑烷二酮类药物。

临床处理措施包括：① 注意患者的依从性、液体及钠的摄入量，钠摄入过多导致利尿剂疗效差，用药前可收集24 h尿液评估钠摄入超过100 mmol（即2.3 g钠）提示患者未严格限盐。② 对严重低白蛋白血症患者输注白蛋白可加强利尿作用，推荐将襻利尿剂加入白蛋白溶液中输注的方式。③ 通过监测血清尿素氮及肌酐水平结合尿量、血压、血细胞比容等简易判断利尿后的容量状态和组织灌注；血清学生物标志物或生物电阻抗等方法可协助更准确判断容量状态。④ 纠正低循环血容量、酸碱失衡及低钠、低钾等电解质紊乱。⑤ 改变襻利尿剂的用量及用法，增加利尿剂用量和次数，将口服呋塞米改为布美他尼或托拉塞米。⑥ 必要时将口服利尿剂改为静脉用药，可考虑静脉注射联合持续静脉滴注，避免因利尿剂浓度下降引起的水钠重吸收。⑦ 联合使用不同种类的利尿剂，比如襻利尿剂和噻嗪类利尿剂联用，或襻利尿剂疗效不佳加用保钾利尿剂并逐渐增加其用量。心力衰竭及肝硬化腹水患者首选联用醛固酮受体拮抗剂。⑧ 顽固性水肿或心力衰竭患者可加用托伐普坦、SGLT2抑制剂或利钠肽类药物。⑨ 停用可干扰利尿作用的药物。

2. 利尿剂的副作用

（1）循环血容量不足：在开始利尿剂治疗或增加剂量时易发生血管内有效循环血容量不足，出现低血压。多发生于使用强利尿剂治疗、严重低蛋白血症、限盐饮食、呕吐腹泻、肝硬化腹水或血钠水平过低的患者。

（2）肾功能损害：利尿剂治疗过程中经常出现肾功能损害，居药物性肾损害病因第二位，仅次于抗生素，其可能原因包括：① 循环血容量不足可造成肾前性急性肾衰竭。② 心力衰竭恶化、肾脏低灌注及肾静脉血液淤滞。③ 渗透性利尿剂或造影剂引起的肾小管坏死。④ 襻利尿剂及噻嗪类利尿剂均可引起急性间质性肾炎。⑤ 合并使用某些肾毒性药物，如非甾体抗炎药。⑥ 合并使用影响肾灌注的药物如ACEI/ARB、钙调磷酸酶抑制剂等。⑦ 长期电解质紊乱如低钾血症、高钙血症介导的肾小管损伤。⑧ 尿液酸碱度变化致肾小管内晶体沉积引起肾内梗阻，尿钙排泄增加可导致肾结石和/或肾钙沉着症。

（3）电解质紊乱：为利尿剂最主要的不良反应，包括低钾血症或高钾血症、低钠血症、低钙血症或高钙血症和低镁血症，可在利尿治疗中单独或同时出现，多数与利尿剂的剂量和饮食中钠的摄入量有关。

（4）酸碱平衡紊乱：襻利尿剂及噻嗪类利尿剂可引起代谢性碱中毒。碱中毒常与低钾血症相伴使之难以纠正。保钾利尿剂可以引起高血钾性代谢性酸中毒。

（5）过敏反应：襻利尿剂和噻嗪类利尿剂均可引起超敏反应，通常表现为皮疹，也可表现为急性间质性肾炎，亦有相关报道。

（6）高尿酸血症和痛风：在使用襻利尿剂或噻嗪类利尿剂的患者中相对常见，可导致新发痛风或症状复发。

（7）高血糖及高脂血症：噻嗪类利尿剂长期大量应用可诱发糖耐量异常甚至糖尿病以及高脂血症，小剂量应用此不良反应较少发生。

（8）耳毒性：主要发生在大剂量静脉襻利尿剂治疗时，可导致一过性或永久性耳聋。

（戴兵）

第二节 糖皮质激素

【概述】 糖皮质激素是由肾上腺皮质束状带合成和分泌的一种肾上腺皮质激素，调节体内糖、脂肪、蛋白质的生物合成和代谢，并具有抗炎和免疫抑制作用。按药物半衰期的长短，可分为短效（可的松、氢化可的松）、中效（泼尼松、泼尼松龙、甲泼尼龙等）、长效（地塞米松、倍他米松）3类，其中，短效激素由于半衰期短，对电解质影响大，不宜用于免疫抑制剂抗炎治疗；地塞米松等长效激素的抗炎能力强，作用时间长，但对HPA轴的抑制也较明显，不适合长期治疗目的。因此，对于需要长期使用糖皮质激素的一些肾脏病及自身免疫性疾病，宜采用中效激素治疗。根据患者对糖皮质激素的治疗反应，可将其分为"激素敏感型"（用药8～12周内肾病缓解）、"激素依赖型"（激素减药到一定程度即复发）和"激素抵抗型"（激素治疗无效）3类。

【作用机制】 糖皮质激素受体广泛分布于全身各种细胞中，糖皮质激素进入细胞后与胞浆的受体结合发挥效应，其作用途径分为基因途径和非基因途径。

1. 直接基因组效应 又称反式激活，是指糖皮质激素与其受体复合物进入细胞核，直接与糖皮质激素反应元件结合，启动或抑制其下游的基因表达，从而发挥生物效应。直接基因组途径的特点是发挥作用相对慢但持久。

2. 间接基因组效应 又称反式抑制，是指糖皮质激素与其受体结合后通过激活第二信使、抑制磷脂酶A等途径发挥效应。糖皮质激素及其受体复合物进入细胞核内与NF-κB结合，阻止NF-κB与NF-κB反应元件结合，进一步抑制NF-κB介导的多种细胞因子、趋化因子、黏附分子的转录。

3. 非基因组通路 由于糖皮质激素的亲脂特性，使之能溶入细胞的各种脂质膜结构中，通过影响细胞的能量代谢和稳定溶酶体膜而发挥某些效应。此外，糖皮质激素可降低IL-1β、VEGF、COX-2等炎症相关因子mRNA的稳定性。

小剂量糖皮质激素主要通过与其受体结合而调节相关基因的转录和蛋白表达，起效较慢。大剂量使用时，则可通过与糖皮质激素受体结合后的非基因效应发挥作用，起效较快。

【适应证】 一般建议在肾活检明确病理诊断的基础上结合病因和临床特点决定是否应用糖

皮质激素,选择合适的种类、剂量、方法和时间。需密切评估疗效、不良反应、根据病情及时调整治疗方案,适应证包括:

(1) 原发性肾小球疾病(包括微小病变型肾病、局灶节段性肾小球硬化、膜性肾病、膜增生性肾炎、IgA肾病和系膜增生性肾炎、新月体肾炎等)。

(2) 继发性肾小球疾病(包括狼疮性肾炎、系统性血管炎、干燥综合征、类风湿关节炎肾损害、混合性结缔组织病肾损害、过敏性紫癜性肾炎、抗肾小球基底膜病、白塞病等)。

(3) 肾小管-间质疾病(包括特发性间质性肾炎、系统性红斑狼疮和干燥综合征所致的小管间质性肾炎、药物引起的小管间质性肾炎等)。

(4) 肾移植排异反应的防治。

【用法用量】

1. 口服用药　成人口服剂量一般不超过1 mg/(kg·d)泼尼松(最大剂量不超过80 mg/d),或甲泼尼龙0.8 mg/(kg·d)。当肝功能出现异常或存在慢性肝病时,以甲泼尼龙治疗为主。可清晨顿服或分次服用。清晨1次顿服可最大限度减少对HPA轴的抑制作用,逐步减量,减量也可采取隔日清晨顿服。

2. 静脉用药　严重水肿时,胃肠道水肿影响药物吸收,可采用静脉给药。病情严重时可应用甲泼尼龙静脉冲击治疗,剂量0.5～1.0 g/d,连续3天,必要时重复1～2个疗程。大剂量糖皮质激素冲击治疗可用于肾移植急性排斥反应、重症系统性红斑狼疮、新月体肾炎、重症紫癜性肾炎、系统性血管炎及新月体型IgA肾病的治疗。

【注意事项】

(1) 糖皮质激素的治疗剂量常大大超过生理量,在获得疗效的同时,也常会带来很多副作用,主要取决于用药剂量和时间,可累及各个系统:① 内分泌系统:库欣综合征、对HPA的抑制导致肾上腺萎缩和肾上腺皮质功能低下、类固醇性糖尿病。② 心血管系统:高脂血症、高血压、动脉粥样硬化、血栓形成、血管炎。③ 中枢神经系统:行为、认知、记忆和精神改变、脑萎缩。④ 胃肠道系统:胃肠道出血、胰腺炎、消化道溃疡。⑤ 免疫系统:免疫力低下、易感染尤其是重症感染。⑥ 皮肤:包括萎缩、伤口愈合延迟、红斑、多毛、口周皮炎、痤疮、紫纹、毛细血管扩张等。⑦ 骨骼肌肉系统:骨坏死、肌肉萎缩、骨质疏松、长骨生长延缓。⑧ 眼:白内障、青光眼。⑨ 肾:水钠潴留、低钾血症。⑩ 生殖系统:青春期延迟、胎儿发育迟缓、性腺功能减退。

(2) 不宜使用糖皮质激素的情况包括活动性消化性溃疡、肝硬化门脉高压引起消化道大出血、新近接受胃肠吻合术、严重的骨质疏松等。

(3) 当出现以下情况时应慎用糖皮质激素,用药过程密切随访:严重感染(病毒、细菌、真菌、活动性结核等)、糖尿病、高血压、精神病、青光眼、病毒性肝炎等。

(郁胜强　汤晓静)

第三节　免疫抑制剂

【概述】　免疫异常是众多肾脏疾病的主要发病机制,免疫调节或免疫抑制是治疗免疫异常相关肾脏疾病的重要手段。免疫抑制剂通过抑制细胞及体液免疫反应,使组织损伤得以减轻。一线免疫抑制剂包括:糖皮质激素、细胞毒类、钙调磷酸酶抑制剂、吗替麦考酚酯,其他免疫抑制剂如来氟米特、硫唑嘌呤、甲氨蝶呤亦作为一线治疗无效的替代方案。近年来,利妥昔单抗已经成为治疗难治性肾病综合征的重要手段。其他新型生物制剂亦不断出现,包括贝利木单抗、达雷木单抗、伊库珠单抗等,目前已在临床试验阶段。

【分类】

1. 糖皮质激素类 包括甲泼尼龙、泼尼松、甲泼尼龙。糖皮质激素作用广泛,生理情况下糖皮质激素主要影响物质代谢。超过生理剂量的糖皮质激素具有抗炎、免疫抑制的作用。

(1)适应证:糖皮质激素为肾病综合征的初治药物以及其他多种自身免疫疾病,如系统性红斑狼疮、ANCA相关血管炎等基础用药。

(2)用法用量:甲泼尼龙冲击治疗的剂量为15~30 mg/kg,最大不超过1 000 mg,疗程为qd×3 d或qod×3 d。治疗原发性肾病综合征时,口服激素常用泼尼松或泼尼松龙,起始剂量1 mg/(kg·d),最大剂量为80 mg/d,早晨顿服;或隔日2 mg/(kg·d),最大剂量为120 mg/d,早晨顿服。疗程为4~16周。肾病综合征完全缓解后,激素逐渐规律减量,减量期至少为24周。一般每1~2周减原用量的10%,减至0.4~0.5 mg/(kg·d)时,可改为隔日顿服,20 mg/d以下时减量应更为缓慢。对于继发于自身免疫疾病的肾脏病,根据疾病不同,激素用法用量常常各有不同。

(3)注意事项:长期大剂量糖皮质激素治疗存在较多不良反应,包括感染、高血压、高血糖、胃黏膜损害、骨质疏松、股骨头坏死。治疗过程中应密切监测不良反应,并给予相应的预防措施。

2. 细胞毒类 主要包括环磷酰胺和苯丁酸氮芥,其中苯丁酸氮芥目前已基本不用。环磷酰胺通过与DNA发生交叉联结,抑制DNA的合成,也可干扰RNA的功能,主要作用于细胞分裂周期S期,为经典的细胞毒药物。

(1)适应证:常与激素联合应用,治疗顽固性肾病综合征和其他严重自身免疫疾病。

(2)用法用量:国内常用方案为0.5~1.0 g/m² 静脉冲击治疗,每月1次,连用6次,以后换用免疫抑制药物维持治疗或减量至每3~6个月1次,累积量≤12 g。

(3)注意事项:① 环磷酰胺不良反应包括感染、骨髓抑制、胃肠道反应、肝脏毒性、膀胱毒性、抗利尿激素分泌不当综合征,皮肤、黏膜、毛囊损害,以及心脏损害、性腺抑制等。环磷酰胺具有远期致癌作用,主要是膀胱癌和血液系统肿瘤。② CTX治疗时,推荐联用泼尼松。③ 治疗过程中应注意水化,定时排尿。④ 定期检测肝肾功能、血常规。⑤ 若病程中合并感染,或WBC $<3×10^9/L$,暂缓冲击。

3. 钙调磷酸酶抑制剂 包括环孢素A和他克莫司。环孢素与细胞浆受体蛋白结合成复合物,与钙调磷酸酶结合,抑制 Ca^{2+} 刺激丝氨酸/苏氨酸、磷酸酶活性。他克莫司作用机制通过干扰钙依赖性信号传导途径,抑制钙调磷酸酶活性。这两种药物通过抑制钙调磷酸酶活性,抑制T辅助细胞,降低IL-2等细胞因子产生,抑制T淋巴细胞和B淋巴细胞增殖。

环孢素A:

(1)适应证:不能耐受大剂量激素治疗或有激素治疗禁忌证者,或单用激素不能缓解/频繁复发的患者。

(2)用法用量:一般的起始剂量为3~5 mg/(kg·d),每12 h服用1次,服用1周后测定血药谷浓度、峰浓度并调整剂量。谷浓度要求维持于125~175 ng/mL,峰浓度维持于900~1 000 ng/mL。半年后可减量,根据血药浓度和病情调整剂量。

（3）注意事项：① GFR≤30 mL/(min·1.73 m²)，或合并全身感染，或光镜下有中度肾小管间质损害者禁用。② 目前不推荐单独应用CsA，多采用CsA与中、小剂量糖皮质激素联合应用。③ 治疗6个月无效，或治疗后血肌酐超过基线的30%，应减量或停药。④ 定期观察肝肾功能和血钾变化。⑤ 可联合应用钙离子通道阻滞剂或ACEI/ARB，以减轻CsA的毒副作用。⑥ 停用CsA后，如果很快复发，再次应用CsA治疗后有效性也降低。

他克莫司（FK506）：生物学效应与CsA相似，而不良反应CsA少。CsA和他克莫司停药后复发率均较高。

（1）适应证：适应证与禁忌证同CsA。

（2）用法用量：一般FK506的起始剂量为0.05～0.1 mg/(kg·d)，每12 h 1次，空腹服用，服药1周后测定血压谷浓度，要求维持于5～10 ng/mL，根据浓度调整剂量。3个月后根据病情开始逐渐减量。

（3）注意事项：① 可与中、小剂量糖皮质激素联合使用。② 若治疗6个月无效，或治疗后血肌酐翻倍，应立即停药。③ 治疗后若初选高血糖、心律失常、肝功能损害，可将FK506剂量减半，必要时停药。

4. 吗替麦考酚酯（MMF）　通过其活性产物MPA抑制IMPDH的活性，抑制B淋巴细胞及T淋巴细胞的活性，在肾小球疾病中，MMF对系膜增殖的抑制也是作用机制之一。

（1）适应证：可作为Ⅲ型和Ⅳ型狼疮性肾炎的一线治疗方案，对于其他自身免疫疾病，在其他免疫抑制剂药物疗效差或出现严重不良反应不能耐受时，可作为替代方案。

（2）用法用量：MMF的治疗起始治疗剂量在1.0～2.0 g/d，疗程大于3个月。

（3）注意事项：① 治疗初期有严重消化道症状者剂量可减半或换用类似物霉酚酸。② 如果病程中合并感染如肺炎，或WBC＜3×10⁹/L，剂量减半或暂停。待感染完全控制，或白细胞恢复正常后再加至原剂量。

5. 硫唑嘌呤　具有嘌呤拮抗作用，可抑制免疫活性细胞DNA的合成，从而抑制淋巴细胞（主要为T淋巴细胞）增殖，产生免疫抑制作用。

（1）适应证：① 一般不作为初始免疫抑制治疗药物。② 与小剂量糖皮质激素联合应用作为Ⅲ、Ⅳ、Ⅴ型狼疮性肾炎以及ANCA相关血管炎的维持治疗。

（2）用法用量：推荐剂量为1.5～2.5 mg/(kg·d)，后期可逐渐减量。

（3）注意事项：可用于孕妇，孕妇无需减量。肝肾功能不全者慎用。

6. 来氟米特　为嘧啶拮抗剂，可干扰DNA合成，从而抑制淋巴细胞活性及由此而致的免疫反应。一般不作为一线免疫抑制方案用药。可作为特发性膜性肾病、特发性局灶节段性肾小球硬化的二线治疗。亦可作为IgA肾病、狼疮性肾炎、紫癜性肾炎等的免疫抑制治疗。

7. 雷公藤多甙　中药雷公藤多甙具有免疫调节作用，可用于非一线治疗，也可用于IgA肾病、紫癜性肾炎等的免疫抑制治疗，但缺乏高质量的临床证据。

8. 抗胸腺免疫球蛋白　具有抗炎和免疫调节作用。常用方案为5 g/d×5 d冲击治疗。

9. 新型免疫抑制剂

（1）利妥昔单抗：通过与B细胞表面标志物CD20结合，引发补体依赖和抗体依赖的细胞毒作用，导致B细胞凋亡。目前在肾脏病领域主要用于特发性膜性肾病和狼疮性肾炎的治疗，以及使用激素或激素＋钙调磷酸酶抑制剂后频繁复发的微小病变型肾病综合征患者。常用方案：每周1剂，每剂375 mg/m²，共用4剂；或1 g/2周，共用2剂。

（2）其他新型免疫抑制剂：贝利木单抗、阿巴西普、达雷木单抗、依库珠单抗等，目前仍处于临床试验阶段。

（倪兆慧 李舒）

第四节 生 物 制 剂

生物制剂是指应用生物技术获得的微生物、细胞、动物和人源的组织和液体等生物材料制备的，用于人类疾病预防、治疗和诊断的药品，主要是指以炎症过程或免疫反应中的特定分子或受体为靶目标的单抗或天然抑制分子的重组产物。国际上探索应用生物制剂治疗肾小球疾病的研究中，以抗CD20单抗-利妥昔单抗（Rituximab）为主，其他如B细胞激活因子（BAFF）特异性抑制剂-贝利尤单抗（Belimumab）、肿瘤坏死因子α（TNFα）、拮抗剂-英夫利昔单抗（Infliximab）、补体C5a的阻断剂-依库珠单抗（Eculizumab）等也逐渐应用于肾脏病的治疗。

【抗CD20单抗】 CD20是一种膜相关蛋白，主要表达于除浆细胞外分化发育各阶段的B细胞表面，尤其在前B细胞及活化成熟B细胞表面存在高表达。CD20可能通过调节跨膜钙离子流动直接对B细胞起作用，可调节B细胞增殖与分化。抗CD20单抗仅作用于B细胞系，结合并杀死表达CD20的B细胞，包括前B细胞、未成熟的B细胞、成熟的和活化的B细胞，但不能结合和杀死浆母细胞、成熟浆细胞或记忆浆细胞，其可能通过3种机制来削弱B细胞：① 与细胞表面的CD20分子直接结合诱导B细胞凋亡。② 诱导补体依赖的细胞毒性作用清除B细胞。③ 通过抗体依赖性细胞介导的细胞毒作用清除与CD20单抗结合的B细胞。目前抗CD20单抗，主要包括第一代的利妥昔单抗；第二代完全人源化单抗奥瑞珠单抗（Ocrelizumab）、奥法木单抗（Ofatumumab）和维妥珠单抗（Veltuzumab）；第三代Fc片段糖基化修饰的人源化单抗阿妥珠单抗（Obinutuzumab）等。

1. 利妥昔单抗 利妥昔单抗是一种人鼠嵌合单抗，由鼠抗CD20单抗的可变区Fab与人IgG1抗体恒定区Fc片段融合而成。近年来利妥昔单抗已成为免疫介导疾病的有效治疗药物，对许多免疫相关性疾病有一定疗效，其治疗相对较安全，继发感染的发病率为5.4%。美国FDA批准的治疗范围已扩展至类风湿关节炎、系统性红斑狼疮、抗中性粒细胞胞浆抗体（ANCA）相关性血管炎等自身免疫性疾病。目前在膜性肾病、狼疮肾炎（LN）、混合型冷球蛋白血症、肾小球轻微病变（MCD）、局灶节段性肾小球硬化症（FSGS）等肾病中亦有应用。

（1）ANCA相关性小血管炎：AAV是一种严重的进行性的自身免疫性疾病，可累及多个器官系统，肾脏受累率可达到87.1%。随着大剂量激素和环磷酰胺的使用，预后已有大幅改善。但有10%～20%的患者对糖皮质激素联合免疫抑制剂的治疗效果欠佳。目前利妥昔单抗已作为AAV一线治疗药物。Specks等在2001年首次报道使用利妥昔单抗治疗难治性反复发作的AAV患者。此后，在环磷酰胺、甲氨蝶呤、硫唑嘌呤及霉酚酸酯使用基础上，加用利妥昔单抗临床获益的病例相继被报道。使用利妥昔单抗后，其他免疫抑制剂及糖皮质激素的使用剂量可逐渐降低。英国的一项多中心利妥昔单抗治疗难治性AAV的回顾性研究，参与研究的65例患者中有49例获得缓解，15例部分缓解，38例患者进行了第二疗程的治疗，这其中的32例患者获得了完全缓解，缓解率高达84%。

利妥昔单抗在ANCA相关性血管炎的应用（RAVE）研究为多中心、随机、双盲、双安慰剂对照、非劣效性研究。该研究纳入197例AAV患者。实验组每周采用利妥昔单抗375 mg/m²×4周，联合糖皮质激素，对照组为环磷酰胺加硫唑嘌呤，实验组和对照组缓解率分别为64%和53%，两组有统计学差异，且利妥昔单抗对复发患者更有效。美国FDA在2011年批准了利妥昔单抗在AAV中的应用。另一项研究显示，11例难治性显微镜下血管炎MPA患者（其中7例肾损害），每周利妥昔单抗375 mg/m²×4周，间隔1个月后每周利妥昔单抗375 mg/m²×2周，未使用其他任何免疫抑制剂，此后血肌酐、蛋白尿水平及血管炎活性评分均显著下降，在36个月的随访中无患者出现复发。在复发性AAV中，利妥昔单抗的治疗效果明显优于环磷酰胺，因此可考虑为复发性AAV的一线治疗药物。对于难治性的AAV患者，亦可考虑选用利妥昔单抗治疗。RITUXVAS临床研究，纳入44例新发AAV，患者肾脏受累更严重，BVAS更高，包括需透析患者，治疗组：每周375 mg/m²×4周+2～3次静脉CTX（15 mg/kg），对照组：6～10次静脉CTX3～6个月，AZA维持，第12个月时持续缓解率（76% vs. 82%，P=0.77）和到达缓解的时间均无差异。

MAINRITSAN研究比较了固定RTX剂量（500 mg，第0天、第14天、第6个月、第12个月和第18个月）并根据B细胞重现情况和ANCA滴度制订RTX的给药剂量两种方案。在28个月时，两组的复发率和不良事件没有差异。但是定制组的RTX注射剂量的中位数值较低。

2020年相关指南提出在新发的AAV中，标准的诱导治疗方案是：糖皮质激素联合环磷酰胺（CTX）或利妥昔单抗（RTX）；对于肾功能显著下降或急剧下降的患者（Scr＞354 μmol/L），支持RTX联合糖皮质激素治疗的数据有限，优先考虑环磷酰胺联合糖皮质激素作为诱导治疗方案，也可考虑RTX联合环磷酰胺治疗。

（2）LN：LN的传统治疗方案包括糖皮质激素联合细胞毒药物（如环磷酰胺、硫唑嘌呤、霉酚酸酯等）。B细胞在系统性红斑狼疮（SLE）的发病机制中有举足轻重的作用，抗CD20单抗已成为SLE很有前景的治疗药物。利妥昔单抗联合其他免疫抑制剂治疗可改善SLE的皮肤红斑、脱发、关节炎、贫血和血小板减少等表现。临床研究证实利妥昔单抗在难治性LN治疗中有较好的效果。

利妥昔单抗对LN的疗效评估研究（LUNAR）是一项评估利妥昔单抗对增殖性LN治疗效果的Ⅲ期临床研究。144例Ⅲ/Ⅳ型LN患者随机分为利妥昔单抗（1 000 mg在治疗的第1、15、168、182天静脉给药）加标准治疗组及安慰剂加标准治疗组［标准治疗包括糖皮质激素：口服泼尼松0.75 mg/（kg·d），最大剂量60 mg/d，至第16天后在16周内逐渐减量至10 mg/d；霉酚酸酯的起始剂量1.5 g/d，4周内逐渐加量至3 g/d，持续至治疗的第52周］，缓解率分别为57%和46%。LUNAR研究中接受利妥昔单抗治疗后，蛋白尿下降超过50%的患者从治疗第52周时的10%增加至第78周时的17%。在初始治疗时无反应或不耐受的患者可尝试使用利妥昔单抗。对B细胞在SLE发病机制中作用的深入研究将有助于明确利妥昔单抗在该疾病中具体的适用范围。

（3）特发性膜性肾病：目前特发性膜性肾病的治疗方案主要包括糖皮质激素、烷化剂、钙调磷酸酶抑制剂和霉酚酸酯。Fervenza等在15例膜性肾病患者中使用利妥昔单抗（1 000 mg，2周1次，共2次）并随访1年，48%的患者蛋白尿下降，2例患者完全缓解，6例患者部分缓解。随后的一项研究在治疗后第1个月和第6个月时分别采用每周利妥昔单抗375 mg/m²×4周，在治疗后1年50%的患者获完全或部分缓解；治疗后2年80%的患者获完全或部分缓解。2017年GEMRITUX临床研究为多中心，RCT研究，与非免疫治疗组比较，RTX组（375 mg/m²，每周1次，共2次）第6个月缓解率分别为35.1% vs. 21.1%，P=0.21；第17个月缓解率分别为64.9% vs. 34.2%，P＜0.01。

MENTOR队列130例MN患者(24 h尿蛋白>5 g,eGFR>40 mL/min)随机分组,分别应用RTX(1 000 mg×2,间隔14天,6个月若部分缓解重复)和CyA[3.5 mg/(kg·d),12个月]治疗,随访时间24个月,主要终点事件为24 h蛋白尿完全缓解或部分缓解,结果显示12个月时,RTX:39/65例 *vs.* CyA:34/65例,非劣效性检验显示$P=0.004$;24个月时,RTX:39/65例 *vs.* CyA:13/65例,优效性检验显示$P<0.001$。

(4)膜增生性肾小球肾炎(MPGN):RTX在特发性MPGN的应用RCT研究较少。一项前瞻性试验中,6例MPGN患者(4例特发性和2例冷球蛋白血症患者),D1和D15分别予以2剂RTX。2例冷球蛋白血症患者在12个月后获得CR,4名特发性MPGN患者获得PR且肾功能稳定。

(5)MCD与FSGS:Francois等首次报道了利妥昔单抗治疗反复复发的MCD后,越来越多的临床研究表明,利妥昔单抗在激素抵抗和反复复发的MCD患者中有较好的疗效。FSGS在成年人多见。一项利妥昔单抗治疗难治性FSGS/MCD的Meta分析显示RTX治疗后复发次数从1.3(0~9)次/年下降至0(0~2)次/年($P<0.001$);RTX治疗后蛋白尿从2.43(0~15)g/24 h到0(0~4.89)g/24 h($P<0.001$);RTX治疗后血清白蛋白从2.9(1.2~4.6)g/L上升到4.0(1.8~5.09)g/L($P=0.001$)。移植肾复发的FSGS可通过利妥昔单抗的治疗获益。

2. 奥瑞珠单抗 奥瑞珠单抗是人源抗CD20单抗,与利妥昔单抗在细胞外的结合位点不同。在LN的Ⅲ期临床试验中,安慰剂组、400 mg奥瑞珠单抗治疗组、1 000 mg奥瑞珠单抗治疗组的肾脏反应率分别为54.7%、66.7%、67.1%,但并无统计学差异,且在接受霉酚酸酯为基础治疗的患者中使用奥瑞珠单抗时,继发严重感染的概率升高。

3. 奥法木单抗 奥法木单抗亦为人源性抗CD20单抗,识别CD20分子的近膜端抗原表位,已在慢性淋巴细胞白血病、滤泡性淋巴瘤及类风湿关节炎中进行Ⅰ/Ⅱ期临床试验,均具有较好的耐受性和反应性。目前尚未用于肾脏病治疗的临床研究。

【BAFF特异性抑制剂】 BAFF又称BlyS,在B细胞存活和分化成熟过程中起重要作用。系统性红斑狼疮患者血清中BAFF水平明显升高,中和BAFF后自身抗体的滴度亦有下降,提示BAFF可能在系统性红斑狼疮的发病机制中有重要作用,BAFF的特异性抑制剂对该疾病可能有治疗作用。贝利尤单抗是人IgG1单抗,可特异性结合和阻断BAFF的生物活性。贝利尤单抗的安全性、耐受性、免疫原性及药代动力学已在系统性红斑狼疮中的临床试验中进行研究,其不良反应发生率与安慰剂组相当,CD20[+]B细胞较安慰剂组明显下降,疾病的活动性在治疗前后并无明显异常。2020年发表的多国、多中心、随机双盲、安慰剂对照Ⅲ期临床研究,比较448名活动性狼疮性肾炎患者在接受标准治疗的基础分别接受静脉注射贝利尤单抗(10 mg/kg BW)或安慰剂治疗,观察104周时的主要终点[主要肾脏反应包括尿蛋白与肌酐之比≤0.7,eGFR不低于发病前的20%,或eGFR≥60 mL/(min·1.73 m²),且不使用补救治疗]。结果显示104周时,贝利尤单抗组的主要肾脏有效应(43% *vs.* 32%;OR 1.6;95% CI 1.0~2.3;$P=0.03$)和肾脏完全反应(30% *vs.* 20%;OR 1.7;95% CI 1.1~2.7;$P=0.02$)明显高于安慰剂组。接受贝利尤单抗治疗的患者发生肾脏相关事件或死亡的风险低于安慰剂组(HR 0.51;95% CI 0.34~0.77;$P=0.001$)。贝利尤单抗的安全性与之前的试验一致。在这项涉及活动性狼疮性肾炎患者的试验中,与单纯接受标准疗法的患者相比,接受贝利尤单抗加标准疗法的患者有更多的主要肾脏疗效。近期研究发现IgA肾病患者血清中BAFF水平升高且与临床和肾脏病理相关,BAFF特异性抑制剂贝利尤单抗是否可用于IgA肾病的治疗有待于进一步的研究。

【TNFα拮抗剂】 TNFα在系统性红斑狼疮、LN和IgA肾病小管间质纤维化的发病过程中有一定作用，目前已获准上市的TNFα靶向生物制剂有英夫利昔（Infliximab）、依那西普（Etanercept）和阿达木单抗（Adalimumab），但在肾脏病上的研究相对较少，有待进一步较大规模的随机对照临床试验。

【抗补体C5的单克隆抗体】 近期研究发现一些以前被认为是特发性膜增生性肾小球肾炎或感染后肾小球肾炎的患者，实际上是由于补体途径异常所致。关于补体途径异常活化及补体C3降低的发现激发了研究者对于补体C5单抗依库珠单抗治疗作用的研究。抗C5单抗自2007年成功在全球40多个国家批准用于治疗阵发性睡眠性血红蛋白尿后，现已被美国和欧盟地区批准用于aHUS的治疗，特别适用于儿童、血浆置换无效或依赖、肾移植后预防或治疗复发、预后较差的aHUS患者。2013年法国巴黎第五大学和Necker医院的Legendre博士等开展了两项前瞻性2期试验，纳入年龄大于12岁的aHUS患者，受试者接受了为期26周的抗C5单抗的治疗和长期随访疗。抗C5单抗治疗后，患者血小板计数增加，80%的患者维持在无TMA事件的状态。抗C5单抗治疗与所有次要终点的显著改善相关，肾小球滤过率表现为持续性、时间依赖性的增加。研究认为抗C5单抗可抑制补体介导的TMA，并可使得aHUS患者出现时间依赖性的、显著的肾功能改善。虽然抗C5单抗前景看好，但其费用极为昂贵。依库珠单抗已被FDA批准用于治疗非典型的溶血尿毒综合征，其在C3肾病中的治疗作用也在临床研究中，目前其临床效果较理想，并且有望成为其他补体异常所致疾病的备选药物。

2020年ADVOCATE研究对新诊断或复发的AAV患者应用Avacopan或激素，联合CTX或RTX，之后AZA维持，结果显示Avacopan组不劣于激素组，1年持续缓解率更优。

（王伟铭）

第五节　抗高血压药物

高血压治疗，最重要的是生活方式的改变，尤其是限钠、减重、有氧运动、戒烟等。抗高血压药物不仅能有效降低血压，而且能延缓CKD进展和减少心血管风险。血压＜130/80 mmHg为高血压的治疗主要目标，抗高血压药物需依据高血压复杂的病理生理学选择使用，根据特殊人群的类型、合并症选择不同作用机制的抗高血压药物，进行个体化治疗。

【抗高血压药物】 抗高血压药物包括肾素-血管紧张素-醛固酮系统（RAAS）阻滞剂、钙通道阻滞剂（CCB）、利尿剂、β受体阻滞剂、α受体阻滞剂等。

1. ACEI/ARB　血管紧张素转化酶抑制剂ACEI和血管紧张素Ⅱ受体拮抗剂ARB。ACEI作用机制是抑制血管紧张素转换酶，阻断血管紧张素Ⅱ的生成；通过抑制激肽酶的降解，增加缓激肽水平，发挥其降压作用。ARB作用机制是阻断血管紧张素Ⅱ1型受体（AT1）而发挥降压作用。大量临床试验显示此类药物具有良好的靶器官保护和心血管终点事件预防作用。RAAS阻滞剂可降低CKD伴高血压患者收缩压约20 mmHg，与CCB和利尿剂的降压程度相似。除降压作用外，ACEI/ARB具有不依赖于血压的作用，可减少糖尿病CKD和非糖尿病CKD患者的蛋白尿，延缓肾功能进展有重要作用。限盐或加用利尿剂可增加其降压及减少尿蛋白效应。该类药物对糖脂代谢无影响。除非有禁忌证，ACEI/ARB是高血压伴糖尿病肾病和非糖尿病肾病患者的一线选择药物。对伴慢性心力衰竭、心肌梗死后心功能不全、心房颤动预防、代谢综合征等患者有重要器官保护作用。主要不良作用包括一过性肌酐升高（AKI）和高钾血症发生的可能，在肾功能受损的患者更易发生。故开始应用时需监测血钾和血肌酐水平，如应用后血肌酐升高＜30%，可继续使用。ACEI可出现干咳，多见于用药初期，症状较轻者可坚持服药，不能耐受者可改用ARB，偶见血管神经性水肿及味觉障碍。ACEI/ARB禁忌证为妊娠、高钾血症及双侧肾动脉狭窄等。不建议ACEI和ARB联用，两者联用可增加不良事件发生，包括因CVD、心肌梗死、卒中或心力衰竭导致的死亡。

2. CCB 主要通过阻断血管平滑肌细胞上的钙离子通道发挥扩张血管、降低血压的作用，包括二氢吡啶类CCB和非二氢吡啶类CCB。二氢吡啶类CCB降压效果好，对于非蛋白尿CKD患者，CCB可单独或联合其他降压药用于高血压的一线治疗。由于二氢吡啶类CCB可扩展入球小动脉，可能会增加肾小球毛细血管内压，因此在伴有蛋白尿的CKD患者，如可耐受ACEI/ARB，应在ACEI/ARB的基础上加用CCB使血压达标。二氢吡啶类CCB可与其他降压药联合应用，尤其适用于老年高血压、单纯收缩期高血压、伴稳定性心绞痛、冠状动脉或颈动脉粥样硬化及周围血管病患者。短效二氢吡啶类CCB（如短效硝苯地平）可引起反射性交感神经激活导致心跳加快等不良反应，因此不使用推荐。二氢吡啶类CCB的其他不良反应包括面部潮红、踝部水肿等。临床上常用的非二氢吡啶类CCB，也可用于降压治疗，常见不良反应包括抑制心脏收缩功能和传导功能，二度至三度房室阻滞；心力衰竭患者禁忌使用。与二氢吡啶类CCB相比较，非二氢吡啶类CCB（如异搏定）降蛋白尿的作用强，降压作用相似。

3. 利尿剂 主要通过增加尿液排泄、降低容量负荷而发挥降压作用。容量超负荷，常为亚临床，影响约50%的CKD患者，是CVD独立危险因素。利尿剂可降低循环容量，改善LVMI和动脉僵硬度，常用作降压药物的联合用药，发挥降压和心脏保护作用。噻嗪类利尿剂，分为噻嗪和噻嗪样利尿剂两种，前者包括氢氯噻嗪和苄氟噻嗪等，后者包括氯噻酮和吲达帕胺等。国内常用的噻嗪类利尿剂主要是氢氯噻嗪和吲达帕胺，对非蛋白尿CKD高血压患者可用作一线治疗药物。PATS研究证实吲达帕胺治疗可明显减少卒中再发风险。小剂量噻嗪类利尿剂（如氢氯噻嗪6.25～25 mg）对代谢影响小，与其他降压药（尤其ACEI/ARB）合用可显著增加后者的降压作用。此类药物尤其适用于老年高血压、单纯收缩期高血压或伴心力衰竭患者，也是难治性高血压的基础药物之一，其不良反应与剂量密切相关。常见不良反应包括低血钾、高尿酸血症、低钠血症等。低血钾主要发生在开始用药2周以内。少数患者出现肾功能下降，可能与血容量不足有关，偶尔有间质性肾炎的发生。CKD患者，GFR＜30 mL/min时噻嗪类利尿剂效果不佳，建议使用襻利尿剂。襻利尿剂和噻嗪类利尿剂联合使用时因利尿作用强，需避免低血容量发生。对多囊肾病患者，因其可加速囊肿生长，应避免使用利尿剂。

保钾利尿剂如阿米洛利、醛固酮受体拮抗剂如螺内酯等可用于难治性高血压治疗。这类药物可改善早期CKD患者的心脏收缩和舒张功能，因而尤其适合用于同时存在左室功能不全患者。该类利尿剂存在加重高钾血症的风险，特别是在肾功能不全，以及与其他具有保钾作用的降压药如ACEI/ARB合用时需注意高钾血症的发生。螺内酯长期应用有可能导致男性乳房发育等不良反应。

4. β受体阻滞剂 主要通过抑制过度激活的交感神经活性、抑制心肌收缩力、减慢心率发挥降压作用，其心脏保护益处已明确。高选择性β$_1$受体阻滞剂对β$_1$受体有较高选择性，因阻断β$_2$受体而产生的不良反应较少。β受体阻滞剂尤其适用于伴快速性心律失常、冠心病、慢性心力衰竭、交感神经活性增高以及高动力状态的高血压患者。与ACEI比较，其肾脏保护作用弱。常见的不良反应有疲乏、肢体冷感、激动不安、胃肠不适等，还可能影响糖、脂代谢。二/三度房室传导阻滞、哮喘患者禁用。慢性阻塞性肺病、运动员、周围血管病或糖耐量异常者慎用。糖脂代谢异常时一般不首选β受体阻滞剂，必要时可慎重选用高选择性β受体阻滞剂。长期应用者突然停药可发生反跳现象。尽管如此，其可安全地用于不同程度肾损伤患者。

5. α受体阻滞剂　作用于外周血管的α受体阻滞剂，不作为高血压治疗的首选药，适用于高血压伴前列腺增生患者，或难治性高血压患者的治疗，常用于联合用药中，其降低CVD发生的作用较其他降压药弱。开始给药应在入睡前，以预防直立性低血压发生，使用中注意测量坐、立位血压，最好使用控释制剂。直立性低血压者禁用。心力衰竭者慎用。

进入20世纪80年代以后，利钠肽系统在调控人体血压、水盐代谢和心血管系统作用逐渐被人们所认识，并借此开发出了基于利钠肽系统的新型降压药物。沙库巴曲缬沙坦所包含的两个成分NEPI和ARB均有降低血压的作用，与传统降压药物不同的是，除了强效降压外，在多年的临床使用中，沙库巴曲缬沙坦被发现对心脏、肾脏和血管具有很好的保护作用，可降低高血压患者的心脑肾以及血管并发症的发生和死亡风险，为患者带来额外获益。

【联合用药】　2018年欧洲高血压学会/欧洲心脏病学会（ESH/ESC）以及2017年美国心脏病学院/美国心脏协会（ACC/AHA）成人高血压指南都推荐如血压高于靶目标20/10 mmHg，起始降压即联合使用2种降压药。对易发生直立性低血压的患者，如老年或糖尿病等，在开始联合用药前应评估直立性低血压的风险。

轻度高血压患者，一种降压药一般可使30%～50%患者血压达标。对1种降压药反应不佳者，可加用另一类降压药。最常用的联合用药为长效二氢吡啶CCB和长效ACEI/ARB；如未达靶目标，可应用2种药物全剂量联合治疗；如仍未达标，进一步可加用利尿剂、螺内酯或其他药物。

【生物钟疗法】　白昼血压变化受抗高血压药物的影响。夜间血压一般较白昼血压低15%左右，如睡觉时血压不能降低至少10%，提示心血管风险增加。研究提示，将至少1片降压药改到晚上服用，可更好控制血压、降低心血管死亡、心肌梗死和卒中。因而生物钟疗法似乎是1种直接改善CKD高血压患者预后的方法。

（郝传明）

第六节　磷 结 合 剂

【概述】　高磷血症是慢性肾脏病（CKD）患者，尤其是终末期肾脏病（ESRD）患者常见的并发症，与血管钙化密切相关。研究表明，CKD患者血磷每升高1 mg/dL，其冠状动脉、降主动脉和二尖瓣的钙化发生率分别显著上升21%、33%和62%，患者死亡风险增加18%。

CKD患者高磷血症根本原因是肾脏对磷的清除下降，导致磷在体内潴留。高磷血症还与磷摄入过多、活性维生素D及其类似物的不合理使用等有关。

目前，我国CKD患者血磷达标情况不容乐观，一项纳入1 711例血液透析和363例腹膜透析患者的多中心调查研究显示，血磷＞5.5 mg/dL的透析患者高达57%。上海地区透析患者的高磷血症发病率也高达58.7%。

控制血磷的方法包括饮食控制(diet)、透析治疗(dialysis)及药物治疗(drugs)。正确使用磷结合剂是控制血磷的重要手段。《中国慢性肾脏病矿物质和骨异常诊治指南》建议,对于CKD 3a~5D期患者,应当在血磷进行性、持续性升高时,开始降磷治疗。

磷结合剂分为含铝磷结合剂、含钙磷结合剂(碳酸钙、醋酸钙)以及非含钙磷结合剂(思维拉姆、碳酸镧)。磷结合剂主要以增加肠道磷排泄为主,临床医生应根据患者的血钙水平、是否存在异位钙化等进行综合评估,选择合适的磷结合剂进行治疗。

【含铝磷结合剂】 包括碳酸铝、氢氧化铝和硫糖铝等。由于存在铝中毒风险,故仅建议血磷水平持续超过2.26 mmol/L的患者使用,使用时间控制在2~4周。含铝磷结合剂常见不良反应为便秘,个别患者出现口干、恶心、皮疹等。反复长期使用可能会出现铝中毒相关脑病、骨病、贫血等。

【含钙磷结合剂】 主要包括碳酸钙、醋酸钙等。含钙磷结合剂为非处方药,碳酸钙价格便宜,临床应用广泛。由于溶解度较差,需嚼碎随餐服用。缺点是易导致高钙血症和异位钙化,尤其是对于未行透析和同时服用活性维生素D的患者,故限制了其临床应用。2017年改善全球肾脏病预后组织(KDIGO)更新发布的慢性肾脏病矿物质和骨异常指南以及我国的《中国慢性肾脏病矿物质和骨异常诊治指南》均建议,对于CKD 3a~5D期接受降磷治疗的患者,推荐限制含钙磷结合剂的使用。

含钙磷结合剂用药剂量需要根据患者血钙水平进行调整,每日钙元素摄入量不能超过2 000 mg。在使用过程中,应注意监测血钙水平。常见不良反应包括胃肠道反应、甲状旁腺功能抑制等。

【含铁磷结合剂】 如氢氧化亚铁和枸橼酸铁等,其中枸橼酸铁可有效降低CKD患者血清磷和FGF23水平,同时可补充铁元素。但是,枸橼酸盐会促进胃肠道对铝的吸收,增加铝中毒风险。因此如果CKD或接受透析的患者使用枸橼酸铁治疗,需要定期监测血清铁代谢以及血铝水平。

【碳酸镧】 新型不含钙磷结合剂,在胃内酸性环境中释放出三价阳离子镧,对食物中的磷具有高度的亲和力,与磷结合形成低水溶性的磷酸镧。磷酸镧极少被消化道吸收,可通过粪便排出体外,故此降低胃肠道对磷的吸收。碳酸镧还能够延缓主动脉钙化进展。

碳酸镧常见的不良反应为胃肠道反应(如恶心、呕吐、腹泻、便秘等),部分患者可出现头痛、皮肤过敏反应等。

本药需经咀嚼或碾碎后服用,可随餐服用。推荐起始剂量为每次250 mg(血清磷>1.78 mmol/L且<2.42 mmol/L)或500 mg(血清磷>2.42 mmol/L),每日3次,使用时应监测血磷,每2~3周逐渐调整剂量,直至血磷达到可目标水平,此后需要定期监测血磷。部分患者可能并发低钙血症,故同时需要监测血钙变化。

【司维拉姆】 包括盐酸司维拉姆和碳酸司维拉姆。司维拉姆是一种非吸收磷酸结合交联聚合体,不含钙或其他任何金属,含有多个胺根,在肠道中与磷酸分子互相作用,结合磷酸根并降低其吸收。由于思维拉姆同时会结合胆汁酸,故可能会干扰正常脂肪吸收,可以协助降低低密度脂蛋白以及总胆固醇,但也会影响脂溶性维生素A、D、E和K的吸收。

根据患者血磷水平,司维拉姆推荐起始剂量为每次0.8 g(血清磷>1.78 mmol/L且<2.42 mmol/L)或1.6 g(血清磷>2.42 mmol/L),每日3次,随餐服用。每2周根据血磷水平调整剂量,直至血磷水平达标。最常见的不良反应为消化道不良反应,包括恶心、呕吐、上腹疼痛、便秘、消化不良等。

在临床实践中,需要根据患者的钙磷代谢指标、甲状旁腺激素水平、是否接受透析、是否有转移性钙化及卫生经济学等情况综合评估,个体化应用磷结合剂;同时,积极的饮食控制和改善透析充分性也有助于血磷的控制。不同磷结合剂的特点总结见表14-3。

表14-3 不同磷结合剂的特点

分 类	药品	剂型	优 点	缺 点	使用方法及注意事项
含铝磷结合剂	碳酸铝 氢氧化铝 硫糖铝	片剂 凝胶	磷结合能力强	潜在铝中毒相关脑病、骨病、贫血等	尽可能避免使用,如必须使用,控制在2～4周内
含钙磷结合剂	醋酸钙	片剂 胶囊 颗粒	相比于碳酸钙,磷结合能力更强,钙吸收减少	潜在高钙血症相关风险,包括异位钙化和甲状旁腺抑制,消化道反应	随餐服用,用药期间钙摄入量不能超过2 000 mg/d 可用于低钙血症或接受西那卡塞治疗的患者,其他情况下尽可能限制使用,用药期间应及时检测血清钙磷水平
	碳酸钙	片剂 咀嚼片 胶囊 液体	有效降磷	潜在高钙血症相关风险,包括异位钙化和甲状旁腺抑制,消化道反应	
非钙、非铝磷结合剂	司维拉姆	片剂	有效降磷,不含钙,不被吸收,碳酸盐剂型还可改善酸碱平衡	便秘等胃肠道反应	随餐服用,起始剂量根据血磷水平决定,酌情随每餐摄入磷量调整。用药期间及时检测血清钙磷水平
	碳酸镧	咀嚼片	磷结合能力强,不含钙	恶心等胃肠道反应	

(陈晓农)

第七节 糖尿病新药

糖尿病是慢性肾脏病患者的主要合并症之一,也是主要病因之一。合并糖尿病的慢性肾脏病患者会发展至终末期肾病,而且,这部分患者的心血管高危风险是主要死亡原因。随着存在肾脏、心血管获益的糖尿病新药面世,糖尿病治疗方案不再局限于传统的双胍类、磺脲类,噻唑烷二酮和胰岛素,有了非常大的进步改变。

【药物作用机制】

1. 钠-葡萄糖协同转运蛋白2(SGLT-2)抑制剂 该类药物作用于近曲肾小管S1和S2节段上皮细胞管腔膜的SGLT-2。SGLT-2通过Na^+顺浓度梯度转运将肾小管腔内的葡萄糖逆浓度梯协同度转运入细胞,可重吸收90%的葡萄糖。SGLT2抑制剂通过抑制肾小管葡萄糖重吸收,增加尿糖排泄从而降低血糖。多项大型随机对照试验发现该药改善肾脏、心血管终点事件和死亡风险,包括进展至大量蛋白尿、血肌酐翻倍,开始肾脏替代治疗,肾因性死亡。此类药物包括达格列净、恩格列净、卡格列净等。

2. 胰高糖素样肽1（GLP-1）受体激动剂　　GLP-1是一种内源性肠促胰岛素激素，它能够作用于胰岛β细胞葡萄糖浓度依赖性地分泌胰岛素、增加胰岛素敏感性、刺激β细胞增殖分化、抑制凋亡，并减少胰岛α细胞分泌胰高血糖素，减少肝糖释放。该类药物为与内源性GLP-1同为肠源性胰岛素类似物，能够抵抗内源性二肽基肽酶Ⅳ灭活，增加GLP-1浓度并延长作用时间，降低血糖。该药可有效降低体重、改善甘油三酯、血压的作用，还具有降低尿蛋白、延缓eGFR下降等保护肾脏和保护心血管的作用。该类药物包括利拉鲁肽、利司那肽、艾塞那肽、度拉糖肽等。

3. 二肽基肽酶Ⅳ（DPP-4）抑制剂　　药物作用机制：通过抑制DPP-4而减少GLP-1在体内的失活，使内源性GLP-1的水平升高。DPP4抑制剂可减少或延缓尿蛋白的发生和进展。该类药物包括西格列汀、利格列汀、阿格列汀、沙格列汀等。

【适应证】

（1）2型糖尿病患者使用二甲双胍3个月后仍未达到A1C指标或存在二甲双胍使用禁忌证，并且患者没有动脉粥样硬化性心血管疾病或慢性肾脏病，则考虑联合使用二甲双胍和以下6种优选治疗方案中的任何一种：磺脲类、噻唑烷二酮、DPP-4抑制剂，SGLT2抑制剂，GLP-1受体激动剂或基础胰岛素；根据药物特异性作用和患者因素选择药物。

（2）在已确诊为动脉粥样硬化性心血管疾病的2型糖尿病患者中，建议将证明具有心血管疾病获益的SGLT-2抑制剂或GLP-1受体激动剂加入降糖治疗方案。

（3）在患有心力衰竭高风险或并发心力衰竭的动脉粥样硬化性心血管病的2型糖尿病患者中，首选SGLT-2抑制剂。

（4）对于患有2型糖尿病和慢性肾脏病的患者，使用SGLT-2抑制剂或GLP-1受体激动剂可降低慢性肾脏病进展，心血管事件的风险。

（5）在大多数需要注射药物具有更大的降糖效果的2型糖尿病患者中，胰高血糖素样肽1受体激动剂优于胰岛素。

（6）对肥胖的2型糖尿病患者，SGLT2抑制剂，GLP-1受体激动剂有减重作用。

【用法用量】　详见表14-4。

表14-4　CKD患者剂量调整

药　物	推 荐 剂 量	CKD患者剂量调整
SGLT-2抑制剂		
达格列净	起始5 mg，可增至10 mg qd	eGFR≥45 mL/(min·1.73 m²)无须调整剂量 eGFR<45 mL/(min·1.73 m²)不推荐使用 eGFR<30 mL/(min·1.73 m²)禁用
卡格列净	起始100 mg qd，可增加至300 mg dq	eGFR≥60 mL/(min·1.73 m²)无需调整剂量 60>eGFR≥45 mL/(min·1.73 m²)调整为100 mg qd eGFR<45 mL/(min·1.73 m²)不推荐使用 eGFR<30 mL/(min·1.73 m²)禁用 [试验中用于eGFR≥30 mL/(min·1.73 m²)的患者且在低eGFR患者中存在获益]
恩格列净	10 mg qd	eGFR≥45 mL/(min·1.73 m²)无须调整剂量 eGFR<45 mL/(min·1.73 m²)不应使用 [试验中用于≥30 mL/(min·1.73 m²)的患者且在低eGFR患者中存在获益]

（续表）

药　　物	推　荐　剂　量	CKD患者剂量调整
长效GLP-1受体激动剂		
度拉糖肽	起始0.75 mg qw，可增至1.5 mg qw，皮下注射	eGFR＞15 mL/(min·1.73 m²)无须调整剂量 在终末期肾病患者中使用经验有限，不建议使用
艾塞那肽微球	起始2 mg qw，皮下注射	50＞CrCl≥30 mL/min慎用 CrCl＜30 mL/min或终末期肾病不推荐使用 肾移植患者慎用
短效GLP-1受体激动剂		
艾塞那肽	起始5 μg bid，可增至10 μg bid，皮下注射	CrCl＜30 mL/min不推荐使用
利拉鲁肽	起始0.8 mg qd，增至1.8 mg qd，皮下注射	非终末期肾病患者无须调整剂量 在终末期肾病患者中使用经验有限，不建议使用
DPP-4抑制剂		
阿格列汀	25 mg qd	CrCl≥60 mL/min无须调整剂量 60＞CrCl≥30 mL/min调整为12.5 mg qd CrCl＜30 mL/min调整为6.25 mg qd 可不考虑透析时间，尚无腹膜透析相关研究
沙格列汀	5 mg qd （不得掰服）	eGFR≥45 mL/(min·1.73 m²)无须调整剂量 GFR＜45 mL/(min·1.73 m²)调整为2.5 mg qd 血液透析患者应在血液透析后使用，尚无腹膜透析相关研究
利格列汀	5 mg qd	无需调整剂量

【注意事项】

1. SGLT-2抑制剂

（1）可增加泌尿道、生殖器感染风险，注意个人卫生并适量饮水，保持小便通畅。

（2）避免脱水以降低循环容量，易引起低血压。

（3）联合胰岛素和胰岛素促泌剂时可能发生低血糖。

（4）可能增加酮症酸中毒风险增加，尤其是在使用胰岛素的人群中。

（5）可能引起可逆性的轻度低密度脂蛋白、胆固醇升高，注意监测血脂，必要时降脂治疗。

（6）卡格列净可增加骨折、截肢风险。开始用药前应考虑可能增加截肢风险的因素，如截肢史、糖尿病性足部溃疡等。

（7）不推荐用于妊娠中晚期、哺乳期妇女和儿童患者。

2. GLP-1受体激动剂

（1）主要存在胃肠道不良反应（恶心、呕吐、腹泻），终末期肾病患者可能无法耐受胃肠道反应，不能用于严重胃肠道疾病患者中。

（2）有急性胰腺炎相关事件报道，如有持续性腹痛时停用，确诊是否药该类药物引起，有胰腺炎疾病史的患者慎用。

（3）可能引起低血糖，特别对驾驶和操作机器患者采取必要措施防止低血糖。

（4）可能发生轻度注射部位反应，一般为轻度。

（5）可致大鼠甲状腺髓样癌，人类中是否可引起暂不明，不能用于有甲状腺髓癌（MTC）既往史或家族史患者，以及2型多发性内分泌肿瘤综合征患者（MEN2）。

（6）不推荐用于妊娠、哺乳期妇女和儿童患者。

3. DPP-4抑制剂

（1）主要不良反应为鼻咽炎、头疼、上呼吸道感染。

（2）存在轻微胃肠道反应。

（3）可能增加急性胰腺炎风险、引起关节疼痛。

（4）如出现过敏反应，包括血管性水肿、严重皮肤不良反应，停用药物，评估过敏原因。

（5）有报道出现肝损伤症状，使用时定期评估肝功能。

（傅晓岑　陈楠）

第八节　促红细胞生成制剂及低氧诱导因子脯氨酰羟化酶抑制剂

肾性贫血是指各种因素造成肾脏促红细胞生成素（EPO）产生不足或尿毒症血浆中一些毒素物质干扰红细胞的生成和代谢而导致的贫血，是慢性肾功能不全发展到终末期常见的并发症。根据2012年KDIGO贫血指南，成人和>15岁儿童CKD患者贫血的诊断标准为男性Hb<130 g/L（13.0 g/dL）和女性Hb<120 g/L（12.0 g/dL）。纠正贫血可有效减少患者心血管疾病的发生，延缓肾功能进展，是CKD患者长期管理中重要的一环。既往肾性贫血的临床治疗手段，主要包括促红细胞生成制剂（ESA）和铁剂，而近来新作用靶点的低氧诱导因子脯氨酰羟化酶抑制剂（HIF-PHI）类新药为提升肾性贫血治疗达标率提供了新选择。

促红细胞生成制剂

【药物作用机制】　内源性EPO主要在成人肾皮质间质细胞产生，少量来源于肝脏。EPO作用于骨髓中红系造血祖细胞，促进其增殖、分化。CKD合并贫血，其主要原因为EPO合成不足。20世纪80年代ESA在临床实践的应用是CKD患者贫血治疗中的重要突破，替代CKD进展过程中出现的内源性EPO不足。

【适应证】　用于CKD合并的贫血，艾滋病本身或因治疗引起的贫血及风湿性疾病引起的贫血等。另外，为择期手术储存自体血而反复采血的患者，同时应用本品可预防发生贫血。合并活动性恶性肿瘤患者，应慎用ESA治疗。

【用法用量】

1. 指征　对于Hb<100 g/L（<10.0 g/dL）的成人CKD非透析患者，建议需根据患者Hb下降程度、先前对铁剂治疗的反应、输血的风险、ESA治疗的风险和贫血合并症状，决定是否开始ESA治疗。成人CKD 5期透析患者Hb介于9～10 g/L时，可以使用ESA。使用前，需先排除可纠正的贫血原因（包括铁代谢及炎症反应）。

2. CKD 5期血液透析和血液滤过的患者 建议选择静脉或皮下注射ESA。CKD非透析和CKD 5期的腹膜透析患者,建议皮下注射。

3. 剂量 根据患者Hb浓度、体重和临床情况决定ESA起始剂。ESA可分为短效(阿法依泊汀,倍他依泊汀20～50 U/kg,每周3次)、中效(达依泊汀,0.45 μg/kg,每周1次或0.75 μg/kg,每2周1次)及长效(持续性促红细胞生成素受体激动剂CERA,每2周0.6 μg/kg或每4周1.2 μg/kg)。不同ESA更换使用时剂量换算可参考表14-5。

表14-5 不同ESA更换使用时剂量换算

Epoetin alfa 或 beta 每周剂量(U)	Darbepoetin alfa 每周剂量(μg)	Mircera 剂量 每月一次(μg)	Mircera 剂量 每2周一次(μg)
<4 000	<20	80	40
4 000～8 000	20～40	120	60
8 000～16 000	40～80	200	100
>16 000	>80	360	180

4. 目标 Hb每月增加10～20 g/L,避免4周内Hb增幅超过20 g/L。

5. 停药指征 KDIGO推荐当Hb>11.5 g/L时,可暂停ESA治疗。

【注意事项】

(1) 较常见的不良反应为高血压、心动过速、肝功能异常、瘙痒、皮疹、头痛、胸痛、肌痛、骨关节痛、水肿、疲乏、恶心及呕吐。有时尚见气短或流感样症状。包括Hb过度升高,一过性脑缺血或脑血管意外。

(2) 未控制的严重高血压患者,一般不应使用此药。

(3) 不宜对孕妇或有怀孕可能者注射本剂,哺乳期妇女不宜使用本品,在不得不用时应禁止哺乳。

(4) 本品使用过程中应同时补充铁剂,因Hb的合成可出现铁相对不足,并进而影响ESA的作用。

(5) ESA治疗初始阶段,至少每月监测Hb浓度。CKD非透析患者,ESA治疗维持阶段至少每3个月监测Hb浓度。

(6) 可能会引起高钾血症,适当调节饮食及给药剂量。

(7) 合并活动性恶性肿瘤患者,应慎用ESA治疗。

低氧诱导因子脯氨酰羟化酶抑制剂

【药物作用机制】 HIF是细胞感受缺氧状态的核心转录因子,其在红细胞生成中发挥中心作用。脯氨酰羟化酶是HIF降解的限速酶,HIF-PHI可通过抑制HIF降解,激活HIF通路,内源性促进生理浓度EPO生成,升高血清EPO水平,并可直接改善铁代谢,间接降低铁调素水平,从EPO与铁这2个关键要素上综合调控红细胞生成,达到提升Hb的目的。

【适应证】 用于治疗透析依赖性慢性肾病患者(DD-CKD)以及非透析依赖性慢性肾病患者(NDD-CKD)贫血。

【用法用量】

1. 推荐剂量　根据体重选择起始剂量：透析患者为每次100 mg（45～60 kg）或120 mg（≥60 kg），非透析患者为每次70 mg（45～60 kg）或100 mg（≥60 kg），口服给药，每周3次（TIW）。如漏服药物，无须补服，继续按原计划服用下次药物。

2. 剂量调整　在起始治疗阶段，建议每2周监测1次Hb水平，直至其达到稳定，随后每4周监测1次Hb。建议根据患者当前的Hb水平及过去4周内Hb的变化，每4周进行1次剂量调整，以使Hb水平达到并维持在100～120 g/L。剂量调整方法见表14-6。剂量阶梯如下：20、40、50、70、100、120、150和200 mg，按照预设的剂量阶梯增加和减少剂量。建议最大剂量为2.5 mg/kg。如果患者的Hb在2周内增加>20 g/L，且Hb>90 g/L，则剂量应降低1个阶梯。Hb升高过快时，建议在4周内仅降低1次剂量。

表14-6　罗沙司他计量调整方法

过去4周Hb的变化（g/L）	剂量调整时Hb水平（g/L）			
	<105	105～<120	120～<130	≥130
<-10	↑	↑	无变化	暂停给药，监测Hb；当Hb<120 g/L，降低1个阶梯剂量，恢复给药
-10～10	↑	无变化	↓	
>10	无变化	↓	↓	

注：↑=剂量增加；↓=剂量减少。

【注意事项】

（1）常见不良反应有头痛、背痛、疲劳和腹泻等。

（2）血压监测：在临床试验中观察到高血压不良事件，但这可能与基础疾病、透析等因素相关，药物相关性尚不明确，高血压控制不佳的患者应慎用本类制剂。

（3）严重肝损害的患者：在重度肝功能受损的患者（Child Pugh C级）中的有效性和安全性尚未确立。对于重度肝功能受损的患者，治疗需在仔细评估患者的风险/获益后进行。在剂量调整期间应对患者严密监测。

（4）不应与ESA同时使用。

（5）运动员慎用，妊娠期和哺乳期女性禁用，65岁以上的老年患者无需调整起始剂量，18岁以下患者中罗沙司他的安全性和有效性尚未确立。

（陈楠　刘韵子）

第九节　活性维生素D

【概述】　维生素D（VitD）是一组脂溶性开环固醇类物质，属于类固醇激素，具有调节钙磷代谢、组织生长等诸多功能，其活性形式为1,25-二羟维生素D_3（活性维生素D，又称骨化三醇）。

【维生素D代谢】

1. 活性维生素D代谢途径　内源性产生的维生素D_3是体内维生素D的主要来源,维生素D的另一个重要来源是经饮食摄入动、植物中所含的维生素D_3和维生素D_2,它们主要在近端小肠吸收,大部分储存于脂肪组织中。维生素D_3与维生素D_2均无生物活性,需经进一步转化方能发挥作用,以维生素D_3为例,它首先在肝脏经25-羟化酶作用转变为25-羟维生素D_3。25-羟维生素D_3是血循环中维生素D_3最主要的代谢产物,也是反映机体维生素D营养状况良好与否的指标。随后,25-羟维生素D_3在肾脏近端小管上皮细胞中经1α-羟化酶作用,形成最具生物活性的1,25-二羟维生素D_3。

2. 活性维生素D代谢的调节　肾脏1α-羟化酶的活性主要受血钙磷、血PTH及1,25-二羟维生素D_3影响。当血钙降低时能直接促进肾脏1α-羟化酶的活化,并迅速刺激甲状旁腺合成释放PTH,PTH可增加1α-羟化酶的活性和基因转录,促进1,25-二羟维生素D_3产生。血磷下降也可独立上调1α-羟化酶的活性,该作用不依赖于PTH。血1,25-二羟维生素D_3升高后可促进骨钙磷的动员及肠道钙磷的重吸收,纠正低血钙及低血磷,进而下调1α-羟化酶的活性;1,25-二羟维生素D_3还通过直接抑制PTH分泌及肾脏局部超短反馈调节机制抑制1α-羟化酶的活性;同时诱导24-羟化酶表达,启动侧链氧化等途径,促进自身降解和排泄,使血1,25-二羟维生素D_3水平恢复正常。当血钙磷升高时此调节过程正相反。

【维生素D的生理功能】

1. 肠道　钙在肠道的转运可分为被动和主动,维生素D可增加小肠对钙的主动转运,促进钙的吸收。维生素D还能调节肠道对磷的吸收。该部位磷的转运主要以被动吸收为主,少部分为主动转运。

2. 骨骼　骨软化或骨质矿化障碍是维生素D缺乏最常见的临床表现,研究表明1,25-二羟维生素D_3对于骨骼的重建具有直接作用,也可以通过间接作用影响血钙磷水平所致。

3. 肾脏　在生理状态下,维生素D并非调节肾脏钙磷重吸收的主要因素,1,25-二羟维生素D_3升高所致肾脏近端小管磷重吸收的增加,很快即可被肠道磷吸收大量增加和PTH的肾脏作用所掩盖。1,25-二羟维生素D_3对肾脏近端小管Na/Pi转运具有直接调节作用,进而影响磷的代谢。另外,1,25-二羟维生素D_3还能刺激肾脏近端小管上皮细胞中24-羟化酶的活性并增加其基因转录,同时抑制1α-羟化酶的作用,形成局部反馈调节。

4. 甲状旁腺　1,25-二羟维生素D_3能够抑制甲状旁腺组织中PTH的基因转录及合成释放,而PTH可通过肾脏1α-羟化酶促进1,25-二羟维生素D_3产生,这2种激素相互影响,是维持机体钙磷代谢平衡的主要体液因素。

【慢性肾衰竭时活性维生素D系统的改变】　慢性肾衰竭时1,25-二羟维生素D_3合成明显减少。继发性甲状旁腺功能亢进患者常有甲状旁腺组织中维生素D受体(VDR)数目减少,结节性增生部位更严重,这可能是尿毒症时低1,25-二羟维生素D_3水平、低血钙、甲状旁腺细胞增生、高PTH及尿毒症毒素等多种因素共同作用的结果。另外,许多尿毒症毒素,如醛类或酮类,还可引起VDR中DNA结合区化学改变,降低VDR与VDRE的亲和力。上述VDR合成及活性的异常均可造成尿毒症时1,25-二羟维生素D_3作用抵抗,加重钙磷代谢紊乱及甲状旁腺功能亢进,此时1,25-二羟维生素D_3治疗并不能使甲状旁腺组织中VDR完全上调,且存在翻译及翻译后调节异常。由于1,25-二羟维生素D_3治疗依赖于一定量的VDR水平,故对于慢性肾衰合并重度甲状旁腺功能亢进伴结节性增生、VDR极度降低者,活性维生素D药物的治疗往往无效。

【活性维生素D的临床应用】

1. 药物作用机制　活性维生素D的生物作用主要由VDR介导。VDR属于核受体大家族,分子量约48 kD。VDR在体内分布广泛,除经典靶器官(肠道、骨骼、肾脏和甲状旁腺)外,还分布于血液淋巴细胞生成系统、肌肉组织、生殖系统和神经系统等脏器。

活性维生素D对靶细胞的作用主要通过基因性调控,刺激或抑制某些靶基因合成,当游离1,25-二羟维生素D_3以弥散方式进入靶细胞后,可迅速转移至核内,与VDR结合。另外,VDR还可少量分布于胞质中,一旦与配体结合后很快转移至核内。当1,25-二羟维生素D_3与VDR结合后,可引起VDR迅速磷酸化,同时吸引RXR,形成VDR-RXR异二聚体,促使VDR复合物与靶基因启动子中维生素D反应元件(VDRE)紧密结合,反式激活RNA聚合酶Ⅱ介导的基因转录,进而影响一系列蛋白的合成,导致靶细胞功能改变。

2. 适应证　有关活性维生素D在骨矿物质代谢中的应用,KDIGO指南推荐在CKD 3~5期非透析患者中,不建议常规使用活性维生素D及其类似物,如PTH水平高于正常上限,首先应评估是否存在高磷血症、低钙血症或维生素D缺乏,如有上述症状应限制饮食中磷的摄入、使用磷结合剂、补充钙片和/或天然维生素D;如纠正了可调控因素后,合并严重、进行性甲状旁腺功能亢进的CKD 4~5期患者,可使用活性维生素D及其类似物。

对于进入透析的CKD 5期患者PTH升高时,建议使用活性维生素D及其类似物、钙激动剂或联合用药,降低PTH水平;由于随着CKD的进展,PTH的平均值及上限范围是增加的,而且不同PTH测量方法影响PTH水平,因此KDIGO工作组建议透析患者PTH应该维持在正常上限的2~9倍。

3. 用法用量　应该根据患者的血钙、PTH水平个体化制订治疗方案。对于轻中度SHPT患者,可以给予0.25 μg口服,每天1次,根据PTH变化增减剂量。大剂量间歇疗法主要用于中重度SHPT患者。每次口服1~4 μg,每周2~3次,治疗4~8周后,根据血钙、PTH水平进行调整。

4. 注意事项　过度使用活性维生素D及其类似物可使PTH过度抑制,可能导致低转化型骨病的发生。使用过程中需严密监测血钙、磷及iPTH水平。若发生高磷血症,首先应当积极降磷,建议活性维生素D及其类似物减量或停用。若发生高钙血症,建议活性维生素D及其类似物减量或停用。如果iPTH水平降至正常值高限2倍时以下,骨化三醇、维生素D类似物和(或)钙敏感受体激动剂应减量或停用。

(陈靖　张倩)

参考文献

［1］梅长林,余学清.国家卫生和计划生育委员会住院医师规范化培训教材:内科学·肾脏内科分册［M］.北京:人民卫生出版社,2015.

［2］林果为,王吉耀,葛均波.实用内科学［M］.15版.北京:人民卫生出版社,2017.

［3］FEEHALLY F, FLOEGE J, TONELLI M, et al. Comprehensive clinical nephrology[M]. 6th ed. United States of America: Elsevier, 2019.

［4］TAAL M W, TAAL M W, TAAL M W, et al. Brenner and Rector's The Kidney[M]. 11th ed. United States of America: Elsevier, 2020.

［5］TRYGGVASON K, PATRAKKA J. Thin basement membrane nephropathy[J]. J Am Soc Nephrol, 2006, 17(3): 813−822.

［6］SAVIGE J, RANA K, TONNA S, et al. Thin basement membrane nephropathy[J]. Kidney Int, 2003, 64(4): 1169−1178.

［7］BUZZA M, WILSON D, SAVIGE J. Segregation of hematuria in thin basement membrane disease with haplotypes at the loci for Alport syndrome[J]. Kidney Int, 2001, 59(5): 1670−1676.

［8］VOSKARIDES K, DAMIANOU L, NEOCLEOUS V, et al. COL4A3/COL4A4 mutations producing focal segmental glomerulosclerosis and renal failure in thin basement membrane nephropathy[J]. J Am Soc Nephrol, 2007, 18(11): 3004−3016.

［9］ANDREAS M, TSIELESTINA P, JOURNAL D C J C K. Prevalence of clinical, pathological and molecular features of glomerular basement membrane nephropathy caused by COL4A3 or COL4A4 mutations: a systematic review[J]. 2020, 13(6): 1025−1036.

［10］章友康,周蓉,王素霞.薄基底膜肾病27例研究［J］.中华内科杂志,1997,11:736−739.

［11］QAZI R A, BASTANI B. Co-existence of thin basement membrane nephropathy with other glomerular pathologies; a single center experience[J]. Journal of nephropathology, 2015, 4(2): 43−47.

［12］SAVIGE J, GREGORY M, GROSS O, et al. Expert guidelines for the management of Alport syndrome and thin basement membrane nephropathy[J]. J Am Soc Nephrol, 2013, 24(3): 364−375.

［13］CHURG J B J, GLASSOCK R J. Renal disease: classification and atlas of glomerular diseases[M]. 2nd ed. New York: Igaku－Shoin Medical Publishers, 1995.

［14］LI Y, GROOPMAN E E, D'AGATI V, et al. Type Ⅳ collagen mutations in familial IgA nephropathy[J]. Kidney Int Rep, 2020, 5(7): 1075－1078.

［15］SAVIGE J, STOREY H, WATSON E, et al. Consensus statement on standards and guidelines for the molecular diagnostics of Alport syndrome: refining the ACMG criteria[J]. Eur J Hum Genet, 2021.